AF826288

# LEHRBUCH

der

# vergleichenden Anatomie.

Von

v. SIEBOLD und STANNIUS.

**Zweiter Theil.**

## Wirbelthiere

von

H. Stannius.

Berlin.
Verlag von Veit & Comp.
1846.

# LEHRBUCH

der

# vergleichenden Anatomie

der

# WIRBELTHIERE

von

**H. STANNIUS,**
Professor in Rostock.

Berlin.
Verlag von Veit & Comp.
1846.

# Vorrede.

Vorliegendes Lehrbuch soll, durch kurze und gedrängte Aufführung der wichtigsten Thatsachen und durch Hinweisung auf die Literatur, Anfängern beim Studium der vergleichenden Anatomie der Wirbelthiere einen Stützpunkt geben, Lehrern aber einen möglichst demonstrativen Vortrag — unter Ausschluss des leidigen Dictirens — erleichtern.

Es schliesst sich an eine ähnliche Arbeit des Herrn Professor von Siebold über die wirbellosen Thiere. Ueber die getroffene Anordnung des Materials will der Verfasser mit Keinem, der sie anders gewünscht hätte, rechten; sie ward durch den Anschluss an Herrn von Siebold's Arbeit bedingt. An der Hand eines nach abweichenden Principien entworfenen Inhaltsverzeichnisses wird leicht auch ein anderer Weg bei der Benutzung des Buches für Studium oder Vortrag eingeschlagen werden können.

Entwickelungsgeschichte und Histiologie mussten leider unberücksichtigt bleiben, da sonst der Umfang des Buches die vom Verleger gesteckten Grenzen allzuweit überschritten hätte.

Gerne hätte der Verfasser Uebersichten und kurze Charakteristiken der Ordnungen und natürlichen Familien der vier Wirbelthierclassen den anatomischen Darstellungen vorausgehen lassen, wäre es ihm, bei einem kärglich zugemessenen Materiale, möglich gewesen, in dieser Richtung Besseres zu liefern, als in den meisten gangbaren Lehrbüchern der Zoologie zu finden ist. Wie

Grosses in der genannten Beziehung geleistet werden kann, beweisen J. Müller's, nach längst begonnenem Drucke dieses bereits im Jahre 1844 abgefassten Buches, publicirte Arbeiten über die natürlichen Familien der Fische.

Was den thatsächlichen Inhalt des Buches anbelangt, so hat der Verfasser nach Kräften gestrebt, selbst zu prüfen; bei dem immensen Umfange des Materiales kann er jedoch immer nur in beschränktem Maasse der Autopsie sich rühmen. Gewöhnlich wurden seine Quellen angeführt.

Der einflussreichen Erweiterungen unseres Wissens, welche uns im letzten Jahre, namentlich in Betreff der Anatomie der Fische, so reichlich zu Theil geworden sind, ist in den Nachträgen kurz gedacht worden. Ausserdem sind für Seite 99 und 100 und für Seite 125 und 126 des ersten Heftes Cartons geliefert und auf diese Weise einige bedeutende Entdeckungen noch benutzt und theilweise unrichtige Angaben verbessert worden. Endlich hat der Verfasser hier der von ihm aufgefundenen Thymus der Knochenfische (Teleostei Müll.) kurz Erwähnung gethan.

Möge dies Buch seinen oben angedeuteten Zweck nicht ganz verfehlen.

Rostock, im Januar 1846.

H. Stannius.

# Inhaltsverzeichniss

nach den Systemen und Organen, unter Berücksichtigung der Zusätze.

*) Ueber das Zungenbein s. sub I. 8.

# ZWEITER THEIL.

## Vergleichende Anatomie der Wirbelthiere.

# Erstes Buch.

## Die Fische.

---

### Literatur.

Cuvier et Valenciennes, Histoire naturelle des poissons. Paris 1828—1844. Noch nicht vollendet. Eine Uebersicht der Anatomie der Fische, mit trefflichen Abbildungen zur Erläuterung des Baues von Perca fluviatilis, findet sich im ersten von G. Cuvier bearbeiteten Bande. Zahlreiche anatomische Notizen sind der Charakteristik der einzelnen Gattungen und Arten beigegeben.

Johannes Müller, Vergleichende Anatomie der Myxinoïden. Berlin 1835 ff. 4. Die wichtigste anatomische Monographie, welche wir besitzen. Im ersten Bande wird die Osteologie und Myologie der Myxinoïden unter Vergleichung der Cyclostomen und der übrigen Knorpelfische abgehandelt. Osteologische Nachträge sind in der vergleichenden Neurologie enthalten; die übrigen Abtheilungen behandeln das Gehörorgan der Cyclostomen und das Gefässsystem aller Fische.

Müller's Vorgänger in der anatomischen Untersuchung der Cyclostomen war: Heinrich Rathke, Bemerkungen über den innern Bau der Pricke. Danzig 1825. 4. — Ueber den Bau des Querders (Ammocoetes) in seinen Beiträgen zur Geschichte der Thierwelt, Bd. 4. Halle 1827. 4. — Bemerkungen über den Bau des Amphioxus lanceolatus. Königsberg 1841. 4.

Müller und Retzius, Ueber die Anatomie des Branchiostoma lubricum in den Monatsschriften der Berl. Akademie der Wissenschaften. Dec. 1841. 8. und Müller's Archiv, 1842. S. 218 des Jahresberichtes [1]).

Ueber die Plagiostomen ist zu vergleichen die Monographie von J. Henle, Ueber Narcine, eine neue Gattung electrischer Rochen. Berlin 1834. 4.

Ueber den Stör: Karl Ernst von Baer, Berichte von der königlichen anatomischen Anstalt zu Königsberg. Zweiter Bericht. Leipzig 1819. 8.

Ueber Lepidosiren: Bischoff, Lepidosiren paradoxa, anatomisch untersucht und beschrieben. Leipzig 1840. 4. und R. Owen, über Lepidosiren annectens in den Transactions of the Linnean Society. Lond. 1839.

Die Osteologie der Fische behandeln: Rosenthal's Ichthyotomische Tafeln. Berl. 1839. 4. — Agassiz, Recherches sur les poissons fossiles. Neuchatel 1833—1843. 4.

Reich an Beobachtungen über die anatomischen Verhältnisse vieler Fische ist Alexander Monro, The structure and physiology of Fishes explained and

---

1) Nachträglich ist noch Müller's ausführliche Arbeit über Branchiostoma zu erwähnen: Ueber den Bau und die Lebenserscheinungen des Branchiostoma lubricum. Berlin 1844. 4. Mit 5 Kupfertafeln.

compared with those of man and other animals. Edinb. 1785. fol. Uebersetzt von Schneider. Leipzig 1787. 4.

Retzius, Observationes in anatomiam chondropterygiorum, praecipue Squali et Rajae generum. Lundae 1819. 4. — Stannius, Symbolae ad anatomiam piscium. Rostock 1839. 4. — Wellenbergh, Observationes anatomicae de Orthagorisco Mola. Lugd. Bat. 1840. 4.

---

# Erster Abschnitt.

## *Vom Knochengerüste.*

### I. Von der Wirbelsäule.

§. 1.

Die Wirbelsäule der Fische besteht entweder aus einer ununterbrochenen, meist cylindrischen Rückensaite (*Chorda dorsalis*) von zelliger oder faseriger Textur [1]), die von fibrös-häutigen oder knorpeligen Hüllen umschlossen wird, oder aus einzelnen, gewöhnlich getrennten, nicht selten jedoch reihenweise unter einander verschmolzenen, bald knorpeligen, bald ossificirten Wirbeln. Aufwärts gerichtete Fortsetzungen der äusseren fibrösen Scheide der *Chorda dorsalis* oder auf Kosten der letzteren entstandene, bald knorpelige, bald ossificirte obere Wirbelbogen bilden in dem einen, wie in dem anderen Falle einen oberhalb der Chorda oder der Wirbelkörper gelegenen, zur Umschliessung des Rückenmarkes bestimmten Canal. Abwärts gerichtete Fortsetzungen der äusseren fibrösen Scheide oder ausgebildetere solide untere Wirbelbogen sind wenigstens in der Caudalgegend stets deutlich nachweisbar, finden sich aber meistens [2]) längs der ganzen

---

1) Die *Chorda dorsalis* der Fische hat in der Regel ein gallertartiges Ansehn und besteht aus durchsichtigen an einander stossenden, gewöhnlich gestreckten Zellen, welche Pflanzenzellen sehr ähnlich sind. Nach den Beobachtungen von Goodsir und Müller ermangelt jedoch die *Chorda dorsalis* von Branchiostoma lubricum dieser Zellen und zeigt einen faserigen Bau. Die Fasermassen lösen sich leicht in blätteriger Form ab. Auch in der Mitte der gallertartigen *Chorda dorsalis* der Myxinoïden und Petromyzonten ist ein faseriger Faden vorhanden. Bei Lepidosiren, den ich nach eigner Anschauung im Wiener Museum für einen Fisch halten muss, scheint die Chorda ebenfalls mehr eine faserige, als zellige Textur zu besitzen. Die gallertartige Consistenz und der zellige Bau dürfen also nicht mehr als charakteristische Merkmale der *Chorda dorsalis* gelten. — Nur aus der Classe der Fische sind bis jetzt Thiere bekannt geworden, bei welchen die *Chorda dorsalis* während der ganzen Lebensdauer als continuirliches Rohr sich erhält, wie dies namentlich bei den Cyclostomen, Sturionen, Chimären und Lepidosiren der Fall ist. Sie ist dagegen vorübergehend bei den Embryonen aller höheren Wirbelthiere beobachtet worden, wo sie als Vorläufer der Wirbelsäule erscheint, aber durch die sich entwickelnden Wirbelkörper allmälig verdrängt wird.

2) Nur die Classe der Fische besitzt auch längs der Rumpfhöhle völlig ent-

Wirbelsäule. In der Caudalgegend bilden sie stets einen zur Einschliessung der *Arteria* und *Vena caudalis* bestimmten Canal; sind sie längs der ganzen Wirbelsäule entwickelt, so tragen sie immer, und zwar gewöhnlich sammt den an ihnen befestigten Rippen, zur Bildung und Umschliessung der Bauchhöhle wesentlich bei. Man hat daher die aufwärts gerichteten, das Rückenmark umschliessenden fibrösen oder soliden Theile als Neurapophyses, die absteigenden, die Gefässe umfassenden als Haematapophyses zweckmässig bezeichnet.

§. 2.

Bei den einzelnen Familien der Fische bietet die Wirbelsäule merkwürdige perennirende Entwickelungs-Verschiedenheiten dar, deren genauere Kenntniss von höchster Wichtigkeit ist.

1. Bei den am niedrigsten organisirten Fischen, namentlich bei Branchiostoma, bei den Myxinoïden und bei Ammocoetes, ist eine faserige oder gallertartige *Chorda dorsalis* vorhanden, welche von einer doppelten fibrös-häutigen Hülle umgeben wird. Die äussere dieser beiden fibrösen Häute verlängert sich nach oben und bildet oberhalb der Chorda eine zur Aufnahme des Rückenmarkes bestimmte Röhre. Nachdem sie hierauf einen zweiten Canal gebildet, tritt sie als einfaches fibröses Septum zwischen den Seitenmuskeln aufwärts. Eine abwärts steigende Fortsetzung der äusseren Haut, welche nur in der Caudalgegend deutlich erkennbar ist, bildet einen Canal für die *Arteria* und *Vena caudalis* und setzt sich gleichfalls in ein fibröses Septum fort. Die häutigen Umgebungen der *Chorda dorsalis* ermangeln jeder Spur von Knorpel- oder Knochenbildung und höchstens finden sich zarte ringförmige Streifungen an ihnen vor.

2. Auf einer höheren Bildungsstufe tritt an der fibrösen Scheide der *Chorda dorsalis* und insbesondere an der von ihr gebildeten zur Aufnahme des Rückenmarkes bestimmten Röhre die Entwickelung von Knorpelsubstanz auf. Dieses Verhalten zeigt die Gattung Petromyzon. Als Rudimente der oberen Wirbelbogen erscheinen hier an der Aussenfläche der Rückenmarkröhre paarige knorpelige Leisten. Die Anlagen unterer Winkelbogen erkennt man in zwei seitlichen, vom unteren Theile der Scheide der Chorda absteigenden, kantigen, ununterbrochenen Längsstreifen, welche einzelne eingesprengte Knorpelkörperchen enthalten und in der Schwanzgegend sich vereinigen, um einen Canal zur Aufnahme der *Arteria* und *Vena caudalis* zu bilden [1]).

---

wickelte, einen Canal einschliessende untere Wirbelbogenschenkel; bei den meisten höheren Wirbelthieren beschränkt sich das Vorkommen so entwickelter unterer Dornfortsätze auf die Schwanzgegend.

1) Oberhalb des Rückenmarkrohres liegt bei den Myxinoïden und Petromyzonten eine aus schwärzlichem Fettzellgewebe bestehende Masse, welche von einer fibrösen Scheide, einer Fortsetzung derjenigen, die das Rückenmark einschliesst, umgeben wird. — Richtung und Ausdehnung derjenigen Knorpelstreifen,

3. Eine weitere Entwickelung ist bei den Sturionen und bei Polyodon dadurch gegeben, dass aussen an der fibrösen Scheide der *Chorda dorsalis* knorpelige, aus mehren Stücken bestehende obere und untere Wirbelbogen sich entwickelt haben. Beim Störe sind die oberen Wirbelbogen von den unteren — mit Ausnahme des vordersten Abschnittes der Wirbelsäule, wo sie confluiren und dadurch die zusammenhangende corticale Schicht der Wirbelkörper bilden, — durch einen zwischen beiden liegenden, häutig gebliebenen Abschnitt der fibrösen Scheide der Chorda getrennt. Die oberen Wirbelbogen bilden zuerst ein Dach für das Rückenmark, weichen aber dann wieder aus einander zur Bildung eines Canales für ein fibröses Längsband. Die unteren Bogen besitzen in der Rumpfgegend nicht nur continuirliche rippentragende Querfortsätze, sondern bilden auch in Verbindung mit accessorischen seitlichen und unteren Schaltknorpeln einen unterhalb der Chorda gelegenen, zur Aufnahme der Aorta bestimmten Canal. Erst in der Schwanzgegend treten dann auch die Querfortsätze der unteren Wirbelbogen zur Bildung eines neuen die Fortsetzung der unteren Hohlader aufnehmenden Canales zusammen [2]).

4. Die Bildung der Chimären [3]) unterscheidet sich von derjenigen der Sturionen hauptsächlich durch den Umstand, dass in der Dicke

---

welche die oberen Wirbelkörper repräsentiren, sind in den verschiedenen Regionen der Wirbelsäule von Petromyzon marinus etwas verschieden. Im vordersten Abschnitte der Wirbelsäule divergiren die einander entsprechenden Schenkel der rechten und der linken Seite ziemlich bedeutend und besitzen daher eine schwache Aehnlichkeit mit Querfortsätzen, während sie weiter hinterwärts vermöge stärkerer Convergenz mehr den Charakter oberer Bogenschenkel an sich tragen.

2) S. die genaueren Angaben bei Baer im zweiten Bericht von der anatom. Anstalt zu Königsberg, 1819, 8. Baer ist es überhaupt, der die Verhältnisse der Wirbelsäule zuerst klar aufgefasst hat, worin Müller ihm gefolgt ist. — Ein senkrechter Durchschnitt der Schwanzgegend der Wirbelsäule lässt daher fünf Canäle erkennen, von denen der oberste für das fibröse Längsband, der zweite für das Rückenmark, der dritte für die Chorda dorsalis, der vierte für die Aorta und der fünfte für die Schwanzvene oder untere Hohlader bestimmt ist. Die letzten bleiben durch die zwischen ihnen sich erhaltenden unpaaren unteren Schaltknorpel getrennt.

3) S. Müller, Vergl. Neurol. d. Myxinoïden, S. 71. Die Zahl der in der fibrös-häutigen Scheide der Chorda liegenden ossificirten Ringe ist bei den Chimären viel grösser als die der paarigen Bogenstücke, und es kommen etwa vier Ringe auf den einem einzigen Wirbel entsprechenden Abschnitt des Rückgraths. — Müller macht a. a. O. auf die Wichtigkeit dieser Thatsache aufmerksam. Sie bestätigt und erläutert die zusammengesetzte Entstehungsweise des Wirbelkörpers, der eine innere und eine äussere Schicht besitzt. Die corticale Schicht entsteht durch Verschmelzung der beiden Bogenschenkel einer Seite; die centrale durch eine eigene Ossification der Scheide der Chorda. Vgl. §. 3. — Die oberen Wirbelbogen der Chimären bilden nur eine zur Aufnahme des Rückenmarkes bestimmte Röhre, ohne wie bei den Stören später wieder auseinander zu weichen, um ein fibröses Längsband zu umschliessen.

der Scheide der *Chorda dorsalis* zarte ossificirte Ringe vorkommen, welche bei den Stören mangeln. Uebrigens sind auch hier die oberen knorpeligen Wirbelbogen von den unteren, mit Ausnahme des vordersten Abschnittes der Wirbelsäule, vollständig getrennt. Die unteren Wirbelbogen sind in der Rumpfgegend durch zwei von dem unteren Theile der Scheide der Chorda abgehende Knorpelleisten angedeutet, die durch Querfurchen so viele Abtheilungen erhalten, als Wirbelkörper vorhanden sind.

5. Bei Lepidosiren[4]) ist die *Chorda dorsalis* zunächst von einem die Summe der Centraltheile der Wirbelkörper repräsentirenden continuirlichen Knorpelrohr umschlossen. Dieses letztere wird wieder von einer fibrösen Scheide umgeben, und nur von dieser gehen die hier ossificirten oberen und unteren Wirbelbogenschenkel aus, welche von einander völlig getrennt bleiben.

6. Bei mehren Haien, namentlich bei Hexanchus und Heptanchus, bildet die fibrös-knorpelige Scheide der *Chorda dorsalis* ein Continuum, an welchem äusserlich keine Abtheilung in Wirbelkörper sich erkennen lässt, deren Anzahl man nur nach derjenigen der abgehenden paarigen Bogenstücke bestimmen kann. Die *Chorda dorsalis* selbst stellt aber kein gleichmässiges Continuum mehr dar, vielmehr ist sie durch quere membranöse, mit einer Centralöffnung versehene Septa[5]), welche im Inneren jener Scheide sich entwickelt haben, von Punkt zu Punkt beträchtlich eingeschnürt worden.

7. Bei den übrigen Plagiostomen und bei den Knochenfischen ist die *Chorda dorsalis* durch die vollständiger ausgebildeten, discreten, bald knorpeligen, bald völlig ossificirten Wirbelkörper grossentheils verdrängt und ihre Continuität ist oft gänzlich unterbrochen. Die einander correspondirenden Flächen zweier Wirbelkörper besitzen fast immer conische oder becherförmige Vertiefungen, in welchen die Ueberreste der beim Embryo continuirlich gewesenen *Chorda dorsalis* als gallertartige Masse sich vorfinden. Häufig stehen indessen die in den entgegengesetzten Vertiefungen eines Wirbelkörpers eingeschlossenen Ueberreste der Chorda noch mit einander

---

4) S. die Abbildd. bei Bischoff in d. a. Schr. Ich kann Bischoff nicht beistimmen, wenn er die unteren rippenartig verlängerten Bogenschenkel als Rippen bezeichnet. Da diese sogenannten Rippen gegen die Schwanzgegend hin allmälig convergiren und am Schwanze in wirkliche Seitenstücke des unteren Schwanzcanales sich umwandeln, sind sie nicht blos als Rippen, sondern als rippenartige untere Bogenschenkel zu betrachten. — Uebrigens finden sich, wie auch Bischoff angibt, an der Schlusslinie der oberen wie der unteren Bogenschenkel getrennte Schlussstücke: *Processus spinosi superiores* und *inferiores*.

5) Jedes Septum entspricht der Mitte eines ausgebildeten Wirbelkörpers oder der Gegend des Centralcanales, welcher die conischen Vertiefungen der vorderen und hinteren Fläche eines Winkels verbindet. Vgl. Müller bei Agassiz, Poiss. foss. Vol. 3. p. 360 sqq. tab. 40. b.

in Verbindung mittelst eines Längscanales, welcher durch die Mitte der Wirbelkörper sich hindurchzieht.

8. Vor allen bis jetzt untersuchten Fischen zeichnet sich endlich die Gattung Lepidosteus [6]) durch den Umstand aus, dass jeder Wirbelkörper, statt der sonst vorn und hinten vorkommenden conischen Vertiefungen, vorn einen runden Gelenkkopf und hinten eine wirkliche Gelenkhöhle besitzt.

[Man vgl. über die in diesem Paragraphen enthaltenen Thatsachen die detaillirten Angaben von Müller, Vergl. Anatomie d. Myxinoïden Th. 1. — S. auch Schultze in Meckel's Archiv f. Physiol. Bd. IV.]

§. 3.

Jeder Wirbel derjenigen Fische [1]), bei welchen die Scheide der *Chorda dorsalis* nebst ihren aufwärts und abwärts gerichteten Fortsetzungen nicht blos häutig bleibt, besteht genetisch aus fünf Stücken: 1) einem unpaaren centralen Stücke, dem Kerne des Wirbelkörpers, 2) dem aus zwei Schenkeln zusammengesetzten oberen Bogen und 3) dem gleichfalls aus zwei Stücken bestehenden unteren Bogentheile [2]). Jeder Wirbel besitzt also ausser seinem Körper einen oberen Bogen und einen unteren Bogen, oder dessen nicht zur Schliessung gelangte paarige Schenkel. Verhältnissmässig selten erhalten sich die oberen und unteren Stücke im ausgewachsenen Thiere als gesonderte Theile [3]); meistentheils verschmelzen sie nämlich frühzeitig mit dem Centralstücke des Wirbelkörpers, das auf Kosten der ursprünglichen Scheide der *Chorda dorsalis* sich entwickelt hat. Geschieht diese Verschmelzung vollständig [4]), so wird das unpaare Centralstück

---

6) Blainville hat auf diese merkwürdige, bisher isolirt dastehende Thatsache zuerst aufmerksam gemacht. S. die Abbild. bei Agassiz, Poissons foss. Vol. 2. part. 2. tab. 1.

1) In diese Categorie gehören besonders die Plagiostomen und Knochenfische.

2) Vgl. hierüber besonders J. Müller, Vergl. Neurologie der Myxinoïden. Berlin 1840. S. 64 ff. und desselben Verfassers Abhandlung über die Wirbel der Haie in Agassiz, Poissons fossil., Vol. 3. p. 360 sqq. S. auch Vogt, Embryologie des Salmones. Soleure 1841. 8. p. 107 sqq.

3) Bei den Cyprinen, den Cytharinen, den Characinen, den Salmonen, dem Hecht und Polypterus erhalten sich die unteren Stücke während des ganzen Lebens als gesonderte Knochen; die oberen Stücke auch beim Hecht und an den vorderen Wirbeln der Cyprinen, so wie bei Polypterus Bichir. Nach Agassiz Untersuchungen muss auch bei allen fossilen Fischen aus der Abtheilung der Ganoïdes diese Trennung der unteren Bogen vorhanden gewesen sein.

4) Diese Verschmelzung hat oft nur sehr unvollständig Statt. So ist bei mehren Haien der innere Centraltheil der Wirbelkörper allein ossificirt, z. B. bei Scymnus, Acanthias, Centrina und im Umkreise dieser Centralossification liegt eine die Bogentheile verbindende Knorpelmasse. Nach Müller's Beobachtung ist bei Xiphias gladius der centrale, die hohlen Facetten begrenzende Theil des Wirbelkörpers selbst im erwachsenen Zustande grossentheils vom corticalen stärkeren Theile des Wirbelkörpers getrennt und steckt darin wie in einem Etui.

durch eine den beiden Bogen angehörige Knochenkruste umwachsen und vereinigt sich mit letzterer auf das innigste, dann nimmt also der peripherische Theil des Wirbelkörpers seinen Ursprung aus der Verwachsung der paarigen oberen und unteren Wirbelstücke. Die oberen Stücke convergiren, indem sie aufsteigen, und bilden meistens allein, selten in Verbindung mit anderen accessorischen Stücken (*Ossibus* oder *Cartilaginibus intercalaribus*) [5]), einen Canal zur Aufnahme des Rükkenmarkes. Bei den Stören und den meisten Knochenfischen schliessen sie darauf gewöhnlich noch ein fibröses Längenband ein [6]). Die unteren Stücke bilden in der vorderen Hälfte der Wirbelsäule die fälschlich sogenannten *Processus transversi*, welche weiter hinterwärts zu unteren Bogen sich vereinigen, deren Reihe einen unterhalb der Wirbelkörper gelegenen, zur Aufnahme der *Arteria* und *Vena caudalis* bestimmten Canal darstellt.

§. 4.

Die Textur der Wirbelkörper bietet mancherlei Verschiedenheiten dar. Bei einigen Haien bleiben sie ganz knorpelig [1]); bei anderen beschränkt sich die Ossification auf eine dünne Schicht des Centraltheiles [2]), der unmittelbar die conischen Höhlen des Wirbelkörpers umgibt; sehr selten bestehen sie aus alternirenden Schichten von Knorpel und Knochenmasse [3]). Bei den meisten Knochenfischen sind sie durchaus verknöchert [4]). — An den Seiten der Wirbelkörper und an ihrer unteren Fläche finden sich sehr häufig, sowol bei Plagiostomen als bei Knochenfischen, mehr oder minder tiefe Gruben oder Rinnen [5]). — Die Gestalt und die verschiedenen Dimensionen der Wirbelkörper sind sehr grossen Verschiedenheiten unterworfen [6]). Be-

---

Dieselbe Beobachtung habe ich an den Wirbeln eines Scomber gemacht. S. die Abbildd. bei Müller, Vergl. Neurol. d. Myxin. Tab. 4. Fig. 10.

5) Vgl. über diese §. 5.

6) Desselben geschah schon im vorigen §. bei den Stören Erwähnung. Es ward früher, z. B. von Vogt, für einen Nerven angesehen.

1) Z. B. Echinorhinus, Hexanchus, Heptanchus.

2) Z. B. Acanthias, Centrina.

3) Diese auffallende Bildungsweise ist von Müller bei Squatina beobachtet worden. Abbildung, Vergl. Neurol. d. Myxinoïden. Tab. 4. Fig. 8.

4) Indessen erhält sich bei einigen Knochenfischen eine mehr knorpelige Textur, z. B bei Cyclopterus, Orthagoniscus, Lophius. Eigenthümlich ist es, dass die Wirbel, gleich sämmtlichen übrigen Knochen des Körpers, nach dem Kochen bei Belone eine grasgrüne Farbe annehmen.

5) Unter den Plagiostomen besonders auffallend bei Lamna. Hier finden sich an der Oberfläche der Wirbelkörper mit Knorpelmasse ausgefüllte Spalten. Bei den Knochenfischen sind diese Gruben eine sehr häufige Erscheinung.

6) Am stärksten und zugleich am wenigsten zahlreich sind die Wirbel bei den Plactognathen; am zahlreichsten bei den Aalen und Haien. Ueber die verschiedene Anzahl der Wirbel bei verschiedenen Fischen finden sich Angaben in Cuvier's Vorlesungen über vergl. Anatomie Bd. 1. Bei den Plactognathen

merkenswerth ist die häufig in einzelnen Abtheilungen der Wirbelsäule vorkommende Verschmelzung der Wirbel [7]). Bei den Chimären, den Rochen und Rhinobatus kömmt sie in dem dem Kopfe zunächst gelegenen Abschnitte der Wirbelsäule vor. Auch bei Knochenfischen (Siluroïden, Loricarien, Fistularia, Cyprinen) wird sie an den ersten Wirbeln beobachtet. Ebenso entsteht, indem die Fortsätze und die Flossenträger des hintersten Schwanzwirbels oder mehrer der letzten Schwanzwirbel unter einander verwachsen, bei den meisten Knochenfischen eine verticale Platte, an deren hinteren Rand die Schwanzflosse sich ansetzt [8]).

§. 5.

Gewöhnlich stossen die beiden Schenkel jedes oberen Wirbelbogens oben zusammen zur Schliessung des zur Aufnahme des Rükkenmarkes bestimmten Canales, und verschmelzen, nachdem sie noch das fibröse Längenband zwischen sich eingeschlossen haben, zu einem einfachen *Processus spinosus superior*, der seltener als getrenntes Stück erscheint, wie bei Acipenser, Lepidosiren u. A. [1]) Diese als Regel anzusprechende Bildungsweise unterliegt aber mancherlei Ausnahmen:

1. Bei vielen Knorpelfischen liegt zwischen den aufsteigenden Schenkeln zweier auf einander folgender Wirbel jedesmal ein Knorpelstück eingeschaltet, das zur Vervollständigung des *Canalis spinalis* wesentlich beiträgt (*Cartilago intercruralis*) [2]). Selten kommen

---

schwankt die Zahl derselben zwischen 15 und 18; bei Trichiurus sind 170, bei Gymnotus ungefähr 240, bei Squalus vulpes nach Cuvier 365 vorhanden.

7) In Betreff der Chimären vgl. die von Müller, Osteologie d. Myxinoïden Tab. 5. Fig. 1. gegebene Abbildung. Bei den Rochen entsteht in dem vorderen Abschnitte der Wirbelsäule eine das Rückenmark einschliessende Capsel mit dünnem Boden. Schon vor ihrer Bildung nehmen die Wirbelkörper in der Dimension der Dicke ab. Die dünne Basis jenes vorderen Stückes der Wirbelsäule, das ganz aus hyalinischem Knorpel mit pflasterförmiger Kruste besteht, enthält keine Spur von Wirbelkörpern und nicht einmal einen Kern von harter Knochensubstanz. Müller fand, dass selbst bei einem Rochenfötus von 2″ Länge, die Säule der Wirbelkörper vor diesem Stücke fadenförmig aufhörte. Myxinoiden Th. 1. S. 93. S. die näheren Angaben über die verschmolzenen Wirbel der Rochen bei Meckel System der vergl. Anat. Th. 2. Abth. 1. S. 195 ff. — Sehr auffallend ist die Verschmelzung der ersten Wirbel unter den Siluroïden, namentlich bei Aspredo, Bagrus, Heterobranchus, Malapterurus, Schilbe, Plotosus.

8) Deutlich erkennt man den Beginn dieser Verschmelzung bei Esox. Indessen bildet der letzte Schwanzwirbel nicht immer eine solche Platte, die z. B. bei Muraena, bei Trichiurus, bei Fistularia fehlt.

1) Die Höhe der *Processus spinosi* ist ausserordentlich verschieden; sehr niedrig bei den Muränoïden; sehr hoch bei Vomer, Pleuronectes u. A. Die Vereinigung der oberen Bogenschenkel bleibt indessen am ersten Wirbel bisweilen aus, wie z. B. bei Cottus, wo also auch ein Dornfortsatz fehlt.

2) Solche *Cartilagines intercrurales* kommen vor bei Petromyzon, Acipenser, Chimaera, bei allen Haien und, wenigstens stellenweise, an der Wirbel-

zwischen zwei obern Bogenschenkeln zwei oder drei solcher Schaltstücke vor. Man unterscheidet das Schaltstück von dem oft kleineren Bogenschenkel dadurch, dass letzterer auf dem Wirbelkörper selbst aufsitzt, während jenes mehr über der Verbindungsstelle zweier Wirbel liegt.

2. Gleichfalls kommen bei vielen Knorpelfischen an denjenigen Stellen, wo die oberen Bogenschenkel convergiren, obere unpaare Schlussstücke vor [3]). Sie finden sich sowol zwischen einfachen oberen Bogenschenkeln, als auch bei Anwesenheit der *Cartilagines intercrurales*. In letzterem Falle entsprechen sie diesen und den Bogenschenkeln zugleich und alterniren mit ihnen.

3. Bei einzelnen Knorpelfischen [4]) entspricht ein einziger *Processus spinosus superior* zugleich zwei oder drei Wirbelkörpern.

4. Bei manchen Knochenfischen bilden die oberen Bogenschenkel nach vollständiger oder unvollständiger oberer Schliessung des *Canalis spinalis* keinen einfachen Dorn, sondern divergiren von neuem [5]).

5. Von der Basis der oberen Bogenschenkel gehen bei fast allen Knochenfischen noch eigene Gelenkfortsätze ab. Meist sind ihrer vier, zwei vordere und zwei hintere, vorhanden, seltener nur zwei, und dann erstrecken sich diese beiden zum nächst vorderen [6]) oder zum nächst hinteren Wirbelkörper, den sie bisweilen zangenförmig umfassen oder in dessen ihnen entsprechende Gelenkgruben sie eingreifen.

6. Selten treten von den oberen Bogenschenkeln noch eigenthümliche accessorische Fortsätze ab, welche eine Verbindung mit Hautschildern eingehen [7]).

---

säule der Rochen. Oft übertreffen die *Cartilagines intercrurales* die eigentlichen oberen Bogenschenkel an Höhe und Ausdehnung und schliessen allein den *Canalis spinalis*, z. B. bei Centrina und Heptanchus. — Bei den Pricken liegen zwischen den Austrittsstellen von zwei Spinalnerven zwei Bogenschenkel, von denen der eine die *Cartilago intercruralis* ist. Vgl. besonders Müller, Myxinoïden 1. S. 91. und dessen Aufsatz über die Wirbel der Haie in Agassiz, Poissons foss. Vol. 3. mit der dazu gehörigen Abbild. Tab. 40. b.

3) Sie finden sich bei den Chimären und bei vielen Haien, namentlich den Gattungen Scyllium, Mustelus, Galeus, Galeocerdo, Carcharias, Sphyrna, Squatina; den übrigen Haien fehlen sie. Bei den Rochen sind sie die Schlusstücke der oberen Bogenschenkel.

4) Namentlich bei Rhinobatus.

5) Diese Bildung kommt vor an den vorderen Wirbeln mehrer Loricarien und Siluroïden und namentlich der Gattungen Diodon und Tetrodon. Bei einigen Arten von Diodon ist indessen die obere Decke des *Canalis spinalis* nur häutig.

6) Z. B. bei Thynnus vulgaris, Lophius u. A.

7) Dies ist der Fall bei den Loricarien. Bei Hypostoma z. B. gehen von den oberen Bogenschenkeln der sieben vordersten Wirbel paarige Fortsätze ab, welche aufwärts gerichtet sind und die knöchernen Seitenschilder des Hautskeletes stützen.

§. 6.

Die unteren Wirbelbogen bestehen in der Regel an allen Wirbeln gleichfalls aus zwei Schenkeln, welche im vorderen Theile der Wirbelsäule gewöhnlich auswärts gerichtet sind und sogenannte Querfortsätze von verschiedener Länge bilden, an denen meistens auch Rippen befestigt sind. In der Mitte der Wirbelsäule beginnen aber diese Querfortsätze zu convergiren und stossen endlich hinter dem Ende der Bauchhöhle unten zusammen zur Bildung eines Canales für die *Arteria* und *Vena caudalis*. Nach seiner Schliessung verschmelzen die beiden Schenkel gewöhnlich zu einem einzigen mehr oder minder langen unteren Dornfortsatze [1]). Die wichtigsten Modificationen dieser Anordnung sind folgende:

1. An den vordern Wirbeln mehrer Knorpel- und Knochenfische fehlen diese den unteren Bogenschenkeln angehörigen Querfortsätze [2]). Bisweilen bilden die unteren Bogenschenkel, sobald sie überhaupt in den Wirbeln auftreten, sogleich, ohne erst als falsche Querfortsätze zu erscheinen, den unteren Wirbelcanal [3]).

2. Bei mehren Knorpelfischen liegen zwischen den unteren Bogenschenkeln eingekeilte Schaltknorpel [4]).

3. Bei manchen Knochenfischen werden die Grundflächen zweier einander seitlich entsprechenden untern Bogenschenkel, schon bevor diese convergiren und sich vereinigen, durch eine quere Knochenbrücke mit einander verbunden, welche die Aorta einschliesst [5]).

4. Nicht selten treten von der Basis der unteren Bogenschenkel vordere und hintere oder blos vordere Gelenkfortsätze ab, wodurch die Verbindung zweier Wirbel inniger wird.

5. An die unterhalb des unteren Wirbelcanales liegenden *Processus spinosi inferiores* befestigen sich bisweilen noch Rippen [6]).

Die so eben beschriebenen Querfortsätze unterscheiden sich also wesentlich von denjenigen aller höheren Wirbelthiere durch den Umstand, dass sie nichts anderes sind, als die an den vorderen Wirbeln aus einander gewichenen oder nicht zur Schliessung gelangten Schenkel des unteren Wirbelbogens, deren Vereinigung und Schliessung erst in der Schwanzgegend erfolgt.

---

1) Mehre dieser unteren Dornen sind bisweilen unter einander verwachsen. Beispiele liefern einige Arten von Scarus und von Chätodon.

2) So bei den Lophien und Plactognathen. — 3) Bei Lophius. — 4) Bei Raja, Rhinobatus, Accipenser. — 5) Bei vielen Salmonen und Clupeen.

6) Z. B. bei Salmo Salar, Thynnus vulgaris, Hypostoma, Zeus. Eine sehr merkwürdige Bildung hat Müller bei Scomber seminudus beobachtet. Hier gehen die Rippen tragenden Fortsätze der hinteren Bauchwirbel von der unteren Mittellinie der Wirbelkörper unpaarig aus, treten gerade abwärts, theilen sich dann, um einen Canal zu bilden, und gehen dann erst seitlich abwärts in zwei Schenkel aus, an denen die Rippen hangen.

Verschieden von diesen falschen Querfortsätzen sind andere, welche seltener an den Wirbeln der Fische und zwar oft mit ihnen zugleich sowol an den Rumpf- als an den Schwanzwirbeln vorkommen. Sie gehen vom Wirbelkörper aus und tragen niemals Rippen [7]).

§. 7.

Die Rippen der Fische befestigen sich gewöhnlich an der Spitze der von den unteren Bogenstücken ausgehenden Querfortsätze und umschliessen dann als gesonderte Knochenstücke der letzteren und nicht, wie bei den höheren Wirbelthieren, als Anfänge der oberen Bogen erscheinend, mehr oder weniger vollständig die Bauchhöhle. Seltener inseriren sie sich an den Wirbelkörpern [1]). Ausnahmsweise kommen auch noch an den unteren Dornen einiger Schwanzwirbel Rippen vor [2]). Nicht ganz selten fehlen die Rippen gänzlich [3]); häufiger tragen einzelne Wirbel keine Rippen [4]). Sie sind bisweilen sehr starke Knochen, die manchmal durch straffe sehnige Bänder unter einander verbunden werden [5]). Bisweilen, wie beim Stör, besteht jede Rippe aus mehren Segmenten; in anderen Fällen sind sie aber nur ganz rudimentär [6]). Die Rippen sind vorn nicht an ein Brustbein befestigt, das den Fischen fehlt und höchstens durch unpaare untere Schuppen, welche schienenähnlich entwickelt sind, angedeutet wird [7]). Mit den eigentlichen Rippen nicht

---

7) Sie kommen z. B. vor bei den Pleuronectes (z. B. bei flesus, maximus, platessa, rhombus, rhomboïdes), bei Theutis hepatus, Trigla volitans, Muraena conger, Muraenophis helena, Polypterus Bichir, Aspredo, an den Schwanzwirbeln von Thynnus vulgaris. Man kann sie den gleichfalls vom Körper der Wirbel und nicht von den oberen Bogenstücken ausgehenden Querfortsätzen der Schwanz- und Lendenwirbel der Cetaceen vergleichen.

1) Unter den Haien sind es z. B. die Gattungen Heptanchus, Carcharias und Alopias, bei welchen diese Befestigungsweise der Rippen nach Müller vorkömmt.

2) Vgl. §. 6. Anmerk. 7.

3) Z. B. bei den Cyclostomen, Lophius, Malthaea, Orthagoriscus, Diodon, Tetrodon, Ostracion, Fistularia.

4) Z. B. die ersten Wirbel der Cyprinen, der Salmonen, der Cottus und vieler andern Fische. Die zwei oder drei vordersten Wirbel sind überhaupt nicht selten etwas abweichend gebildet. Mit Unrecht bezeichnen aber Einige diese Wirbel, wegen des Mangels von ihnen abgehender Rippen, als Halswirbel. Diese Auffassungsweise ist, ausser anderen dagegen sprechenden Gründen, schon deshalb falsch, weil es viele Fische gibt, welche gar keine Rippen besitzen und die sämmtlichen rippenlosen Wirbel der Lophien, der Orthagoriscus, Diodonten u. s. w. als Halswirbel zu bezeichnen, wird sicherlich Niemandem einfallen. — Sogar für die Schwanzwirbel der Fische mangelt es an einem entschiedenen Criterium, indem offenbar Uebergangsstufen von den Bauchwirbeln zu den Schwanzwirbeln vorkommen. Diese sind gegeben 1) durch die brückenartige Verbindung zweier *Processus transversi* zur Bildung eines Canales für die Schwanzgefässe und 2) durch das Vorkommen von wirklichen Rippen an den durch die Vereinigung zweier unterer Bogenschenkel gebildeten *Processus spinosi inferiores*.

5) Diese Bänder finden sich z. B. bei den Cyprinen.

6) Z. B. bei Rhinobatus.

7) Dies letztere ist der Fall namentlich bei den Clupeen, den Vomer, den

zu verwechseln sind die in den Intermuskularbändern der Seiten- und Rückenmuskeln liegenden Fleischgräthen. Sie sind bald an den Querfortsätzen, bald an den Seiten der Wirbelkörper, bald an der Basis der oberen Dornen angeheftet. Man kann sie um so leichter für rippenartige Gebilde halten, als sie oft die wahren Rippen an Stärke übertreffen [8]).

## II. Vom Schedel.

### §. 8.

Das verlängerte Mark und das Gehirn, nebst den sie umschliessenden Häuten und Fettmassen, sind von einer an das vorderste Ende der Wirbelsäule angefügten erweiterten Capsel umschlossen, welche Erweiterung nur bei Branchiostoma fehlt. Die Wandungen dieser Capsel werden durch die ihr mehr oder minder eingeschobenen, zur Einschliessung und Unterstützung des Gehörlabyrinthes bestimmten, selten knorpeligen, in der Regel ossificirten Gehörcapseln oder *Ossa petrosa* vervollständigt. Continuirliche vordere Fortsetzungen der Hirncapsel dienen in der Regel den Gesichts- und Geruchsorganen zur Stütze; sie bilden mit der gemeinsamen Gehirn- und Gehörcapsel den Schedel der Fische.

Knorpelige oder ossificirte Hartgebilde, welche die Eingänge in den Digestions- und Respirationsapparat umgeben und weiche Theile dieser Apparate decken oder stützen — namentlich der Kieferapparat mit seinem Suspensorium, das Zungenbein, der Kiemendeckel-Apparat, die Kiemenbogen und die Schlundkiefern — stehen in der Regel mit dem Schedel in mehr oder minder inniger Verbindung. — Bei der Mehrzahl der Fische lehnen die obersten Stücke des Extremitätengürtels an ihn sich an. Bei anderen gewährt die Schedeldecke selbst noch den unpaaren Flossen Stützpunkte [1]); bei einigen [2]) kommen ganz eigenthümliche Schedelflossenknorpel vor. — Schleimabsondernde Gebilde, welche an der Oberfläche der Haut ihr Secret ergiessen und mit denen des Rumpfes in ununterbrochener Verbindung stehen, durchsetzen sehr häufig die soliden Schedeldecken oder lehnen mittelst ihrer eigenthümlichen, soliden, meist ossificirten Grundlagen an sie sich an.

---

Zeus. Bei Clupea stehen diese unpaaren Schienen wirklich mit den unteren Enden der Rippen in schwacher Verbindung.

8) Wirklich haben sich namentlich Meckel (System der vergl. Anatomie 2. S. 246), Cuvier in seiner Beschreibung des Thunfischskeletes und Agassiz in der des Polypterus Bichir irre leiten lassen. Müller hat sich über diesen Gegenstand sehr gründlich ausgesprochen. Myxinoïden 1. S. 98. Beim Thunfisch namentlich gelangt man, ohne sorgfältige Berücksichtigung aller Verhältnisse dieser Fleischgräthen, leicht dahin, sie für Rippen zu halten, da sie stellenweise die eigentlichen Rippen an Stärke übertreffen.

1) Hierher gehören die vordern Fortsetzungen der Rückenflosse bei manchen Schollen; das Kopfschild der Echeneis; die eigenthümlichen Kopfknochenstrahlen bei Lophius u. s. w. — 2) Bei vielen Rochen.

Durch diese höchst mannigfachen Beziehungen des Fischschedels zu anderen Apparaten des Körpers gewinnt derselbe auf den ersten Anblick ein fremdartiges Ansehen und erscheint complicirter, als er wirklich ist. —

Die Textur des Schedels ist sehr verschieden; bald ist der grösste Theil seiner Wandungen blos faserhäutig und es kommen nur einzelne Verknorpelungen oder Verknöcherungen an ihm vor; bald ist er mit Ausnahme häutiger Fontanellen vorwaltend oder ganz knorpelig; bald haben sich auf Kosten seines Knorpels einzelne Ossificationen gebildet und Lükken seiner knorpeligen Grundlage, so wie ein Theil dieser letzteren selbst sind von oberflächlichen Ossificationen bedeckt; bald endlich ist die knorpelige Grundlage des Schedels verschwunden und seine Wandungen erscheinen durchgängig ossificirt. — Meistentheils finden sich bei den Knorpelfischen in der oberen Wand des sonst knorpeligen Schedels mehr oder minder beträchtliche, blos häutig geschlossene Fontanellen. Aehnliche Fontanellen kehren bei den Sturionen und den meisten Knochenfischen in der knorpeligen Grundlage ihres Schedels wieder, sind aber hier nicht blos häutig geschlossen, sondern durch Knochenplatten, welche Aequivalente der Stirn- und Scheitelbeine bilden und auf Kosten einer ursprünglich fibrösen Grundlage sich entwikkelt haben, oberflächlich bedeckt.

An die Wirbelsäule sich anschliessend, dient der hintere Abschnitt des Schedels zur Einschliessung des verlängerten Markes und des Gehirnes. Das den grössten Theil des verlängerten Markes umschliessende hinterste Segment desselben stellt einen deutlichen Wirbel dar: den Occipitalwirbel. In ihm erhält sich bei vielen Knorpelfischen perennirend das vorderste Ende der *Chorda dorsalis*, welche letztere nur bei Branchiostoma bis zur vordersten Spitze des Kopfes sich fortsetzt. Die vor dem Occipitalwirbel liegenden Schedelabschnitte sind freilich vielfach mit Wirbeln verglichen worden, ohne dass jedoch die Wirbelnatur derselben mit genügender Sicherheit nachgewiesen wäre.

## §. 9.

Die wesentlichsten Modificationen der Schedelbildung sind bei den Knorpelfischen folgende:

1. Wo der vorderste Theil des centralen Nervensystemes in keiner Weise vom Rückenmarke sich sondert, wie bei Branchiostoma, ermangelt auch das jenen Theil des centralen Nervensystemes umschliessende Rohr jeder Erweiterung und ist von dem Rückenmarkrohre nicht zu unterscheiden. Eine unmittelbare Fortsetzung des letzteren, bleibt es durchaus häutig und ist nur durch die aufsteigende Verlängerung der äusseren Scheide der *Chorda dorsalis* gebildet[1]).

---

1) Nach den übereinstimmenden Beobachtungen von Rathke, Retzius, Müller, Goodsir.

Die Chorda selbst erstreckt sich unterhalb des Hirnrohres, und zwar weiter, als der Centraltheil des Nervensystemes nach vorn [2]).

2. Zur Bildung einer Erweiterung oder Schedelcapsel kömmt es erst da, wo eine bestimmte Sonderung des vordersten Theiles des Centralnervensystemes, also eines Gehirnes vom Rückenmarke eintritt, wie dies bei den Cyclostomen zuerst der Fall ist. Die *Chorda dorsalis* setzt sich, vorn zugespitzt, eine kurze Strecke weit in die Basis der Hirncapsel fort. Die äussere Scheide dieser Chorda ist zu einer knorpeligen *Basis cranii* geworden; ihre aufsteigenden Fortsetzungen bilden das Schedelgewölbe, das entweder blos knorpelhäutig [3]), oder theilweise [4]), oder grossentheils [5]) verknorpelt ist. Die knorpelige oder knochenharte *Basis cranii* besteht bald aus zwei getrennten [6]), bald aus einem gespaltenen [7]), bald aus einem unpaaren [8]) Stücke. Immer besitzt der harte Basilartheil (*Os basilare*) vorn zwei divergirende Fortsätze, welche einen vordern häutigen Theil der Schedelbasis zwischen sich nehmen. Die Seiten des *Os basilare* und zum Theil auch seine Schenkel tragen jederseits eine auswärts gerichtete Knochenblase, welche das Gehörorgan einschliesst. Eine blos häutige [9]) oder knorpelige [10]) Nasencapsel hangt bald innig mit dem vordersten Theile der Gehirncapsel zusammen [11]), bald ist sie durch eine doppelte Scheidewand und Einschnürung von ihr getrennt [12]).

3. Bei den Chimären und Plagiostomen ist die Schedelcapsel gewöhnlich bis auf obere, bisweilen sehr beträchtliche Fontanellen verknorpelt. Eine Sonderung derselben in einzelne Stücke findet nicht Statt [13]). Schedel und Wirbelkörper gehen nicht mehr unmittelbar in einander über, indem die Spitze der *Chorda dorsalis* im Basilartheile des Sche-

---

2) Nach Müller und Retzius. — 3) Bei Ammocoetes und Myxine. — 4) Bei Bdellostoma. — 5) Bei Petromyzon.

6) Bei Ammocoetes. Hier stehen die getrennten Leisten aber auch unter und hinter der Nase in einem spitzen Bogen zusammen.

7) Bei Myxine. — 8) Bei Bdellostoma und Petromyzon. — 9) Bei Ammocoetes. — 10) Bei den Myxinoïden und bei Petromyzon. — 11) Bei Petromyzon. — 12) Bei den Myxinoïden.

13) Bei allen Chimären — auch bei Ch. arctica — bemerkt man am hintern Theile des Schedelgewölbes eine kleine unpaare Oeffnung. Bei den meisten Rochen, mit Ausnahme von Narcine, ist eine mehr oder minder bedeutende Strecke der oberen Schedeldecke nicht knorpelig, sondern faserhäutig. Die Lage dieser Fontanelle und ihr Umfang sind sehr verschieden. Bisweilen ist sie durch eine Knorpelbrücke getheilt. — Dieselbe Erscheinung kehrt bei den Haien wieder, und zwar in einem solchen Grade, dass bei Galeus fast die ganze knorpelige Schedeldecke fehlt und nur eine knorpelige Querbrücke vorhanden ist. Diese Thatsachen sind zur Erläuterung der Schedelverhältnisse der Knochenfische und der ungeschwänzten Batrachier von Wichtigkeit; denn auch bei diesen finden wir — aber bedeckt von Scheitel- und Stirnbeinen — dieselben Lücken, oft in geringerer, oft in gleicher Ausdehnung, wie z. B. bei den Cyprinen, bei Cottus, bei den Fröschen.

dels fehlt [14]). Das Gehörorgan liegt entweder theils innerhalb der Schedelhöhle und theils in der Knorpelmasse des Schedels, oder ist ganz innerhalb der letzteren eingeschlossen [15]). Die mehr oder minder vollständig begrenzten und überwölbten Augenhöhlen liegen immer seitlich am Schedel und vor den Schläfengruben und sind selten auffallend weit nach vorn vorgeschoben [16]). Vor ihnen liegen die Capseln oder Gruben zur Aufnahme des Geruchsorganes, die bei den Plagiostomen unter die Schnauzenfläche treten.

4. Bei den Stören ist der ganze Schedel bald vollständig, bald mit Ausnahme einer über dem verlängerten Marke in der Hinterhauptsgegend liegenden Lücke [17]) verknorpelt. Das knorpelige Schedeldach sammt der Lücke werden von ossificirten, in einzelne Abtheilungen zerfallenen, den Schedelknochen der Knochenfische kaum vergleichbaren Hautschildern bedeckt. Unter der knorpeligen Schedelbasis findet sich eine dem hinteren Keilbeinkörper der Gräthenfische vergleichbare, schon unterhalb der ersten Wirbelkörper beginnende Knochenplatte, welche nach vorn den Schedelknorpel durchbohrt und auf der unteren Fläche der Schnauze wieder zum Vorschein kömmt [18]). — Der Schedel selbst ist fest mit der Wirbelsäule verbunden, indem die Spitze der *Chorda dorsalis* in seine knorpelige Basis sich verlängert. — Das Gehörorgan liegt theils in der Schedelhöhle, theils in der continuirlichen Knorpelmasse des Schedels. — Die Augenhöhlen finden sich vor der Schläfengrube seitwärts am Schedel und sind hinten durch einen *Processus frontalis posterior*, vorn durch einen ausgebildeteren *Processus frontalis anterior* begrenzt. — Vor den Augenhöhlen liegen in der Basis der Schnauze die Gruben für das Geruchsorgan.

5. Der Schedel von Lepidosiren [19]) ist, gleich demjenigen der Sturionen, fest mit der Wirbelsäule verbunden, indem die Spitze der *Chorda dorsalis* in seine Basis sich verlängert. Uebrigens zeichnet er sich, obschon zum Theil knorpelig bleibend, durch bedeutend stärker und allgemeiner vorkommende Ossificationen aus. Im Hinterhauptswirbel sind die Seitenstücke (*Ossa occipitalia lateralia*) verknöchert, werden aber oben durch einen die Hinterhauptsschuppe repräsentiren-

14) Durch einen aus drei Flächen bestehenden Gelenktheil ist der Schedel bei den Chimären beweglich mit der Wirbelsäule verbunden. Aehnlich bei den Haien. S. das Nähere bei Meckel, System Th. 2. Abth. 1. S. 197.

15) Das Gehörorgan ist ganz von den Schedelknorpeln eingeschlossen bei den Plagiostomen; theilweise bei den Chimären.

16) Bei einigen Plagiostomen.

17) Von Brandt und Müller wird die Verknorpelung des Schedeldaches bei Accipenser Ruthenus als vollständig geschildert und abgebildet. Ich finde bei dem gewöhnlichen Accipenser Sturio der Ostsee die angegebene Lücke beständig.

18) Abgebildet bei Baer in Meckel's Archiv f. Anat. u. Phys. Jahrg. 1826 Tab. 5. Fig. 7.

19) Vgl. die Angaben von Bischoff l. c.

den Knorpel verbunden. Der an der Schedelbasis gelegene Keilbeinkörper ist fast eben so weit ausgedehnt, wie bei den Sturionen. Er ist auswendig ossificirt, während seine der Schedelhöhle zugewendete Oberfläche mit Knorpel überzogen bleibt. Die obere Schedeldecke wird durch einen einzigen, die Scheitel- und Stirnbeine darstellenden Knochen gebildet. Die knorpeligen Felsenbeine sind seitlich vor den Hinterhauptsbeinen zwischen dem oberen Deckknochen und dem Keilbeinkörper eingefügt. Sie nehmen das Gehörorgan auf, das nicht in der eigentlichen Schedelhöhle liegt. Neben ihnen liegen die halb knorpeligen, halb ossificirten mit dem Schedelgerüste zusammenhangenden Quadratknorpel. Die vorderen Seitenwände des Schedels bilden zwei Knochenstücke, welche continuirlich in den Oberkiefer übergehen. Die vordere Gaumenfläche bleibt knorpelig. Ein dem Zwischenkiefer verglichener zahntragender Knochen dient dem zusammengesetzten knorpeligen Nasengerüste zur Stütze.

[Die Bildungsverhältnisse des Schedels der Cyclostomen sind am vollständigsten erläutert von Müller in dem ersten Theile seiner vergl. Anatomie der Myxinoïden, in welchem ausgezeichneten Werke auch schöne Abbildungen von Myxine, Bdellostoma, Ammocoetes, Petromyzon, Callorhynchus, Myliobates, Rhinoptera und Accipenser sich finden. — Ueber Petromyzon und Ammocoetes sind Rathke's frühere Arbeiten zu vergleichen. — Ueber Accipenser hat v. Baer a. a. O. in Meckel's Archiv und im Königsberger Berichte am gründlichsten gehandelt. — Gute Abbildungen von Plagiostomen-Schedeln finden sich auch bei Henle, Ueber Narcine, Berl. 1834. 4.]

## §. 10.

Der Schedel der Gräthenfische unterscheidet sich von demjenigen der Störe wesentlich durch den Umstand, dass die *Chorda dorsalis* nicht mehr continuirlich in seine Basis sich fortsetzt; vielmehr besitzt das Basilarstück ihres Hinterhauptsbeines an seiner Hinterfläche die, allen Wirbelkörpern in der Regel zukommende, mit Gallertmasse gefüllte, conische Vertiefung. — Nach der herkömmlichen Vorstellungsweise besteht der bedeutendste Unterschied zwischen dem Schedel der Knochenfische und demjenigen der Knorpelfische darin, dass er bei diesen letzteren eine continuirliche Knorpelcapsel bildet, während er bei jenen in zahlreiche einzelne, unmittelbar unter einander verbundene Knochen zerfallen soll. In der That ist diese Unterscheidung nur einer oberflächlichen Anschauung des Knochenfisch-Schedels entnommen. Bei sehr vielen Knochenfischen erhält sich nämlich, zum Theil unter lose aufliegenden Ossificationen verborgen, perennirend eine zusammenhangende knorpelige Schedelcapsel. Auf Kosten dieser letzteren haben sich meistens nur partielle Ossificationen gebildet, welche einander häufig nicht unmittelbar berühren, sondern durch zwischenliegende Ueberreste der zusammenhangenden primitiven Knorpelcapsel getrennt erhalten werden. Hiervon überzeugt man sich am deutlichsten durch Untersuchung von Schedeln der Salmonen, Esocinen, Cyclopoden u. A. — Von der Persistenz einer wirklichen nur partiel ossificirten, aber theilweise durch aufliegende Knochen bedeckten Knorpelcapsel bis zur ausschliesslichen Bildung des Schedels aus einzelnen, einander dicht und innig berührenden Schedelknochen, wie sie bei den meisten Plectognathen (mit Ausnahme von Orthagoriscus) und bei den eigentlichen Muränoïden angetroffen wird, findet dann ein ganz allmälicher Uebergang Statt [1]). — Bei den meisten Knochenfischen erhält sich namentlich ein Ueberrest der ursprünglichen Knorpelcapsel unter dem knöchernen Schedeldache. Die Knochen, welche den Schedel oben bedecken und durch ihre Anzahl und gegenseitige Lagerung den Scheitelbeinen und Stirnbeinen der höheren Wirbelthiere entsprechen, liegen in der Regel oberflächlich auf dem continuirlichen oder durch Lücken unterbrochenen knorpeligen oberen Schedeldache. Unter geeigneter Behandlung gelingt die Entfernung dieser Knochen leicht und ohne die mindeste Verletzung des unter ihnen liegenden Knorpelgerüstes. Man findet nach ihrer Wegnahme, dass unter ihnen die Seitenwandungen der Schedelcapsel allseitig, oder blos brückenförmig, durch ein vollständiges oder lückenhaftes Knorpeldach mit einander und mit der Hinterhauptsschuppe verbunden sind. Die etwa vorhandenen, von diesen Knochen verdeckten Lücken oder Fontanellen bieten bei allen Individuen der gleichen Art durchaus constante Umrisse und Lagenverhältnisse dar. Die Ausdehnung und die Contouren dieser Lücken sind bei den verschiedenen Familien verschieden. Diese Fontanellen entsprechen denjenigen, welche an der

---

1) Als solche Uebergangsformen von den Esocinen und Salmoniden zu den Aalen und den Plectognathen sind zu betrachten die Percoïden, namentlich Perca, Lucioperca, Acerina; die Gattung Ammodytes, die Clupeen, die Cotti, die Cyprinoïden, die Siluroïden, Belone und Exocoetus, ferner die Schollen und die Gadoïden. [Beiläufig bemerke ich hier, dass Müller's Trennung der Gattungen Belone, Exocoetus, Hemiramphus von den Esocinen in jeder Beziehung völlig gerechtfertigt erscheint. Zu den von Müller namhaft gemachten Charakteren kommen noch das von Esox völlig abweichende Verhalten der knorpeligen Grundlage des Schedels, die Unvollständigkeit des knöchernen Infraorbitalringes und die Bildung eines grossen *Ganglion Vagi* am Magen — lauter auffallende Unterscheidungsmerkmale von den Esocinen.] Bei den Gadoïden sind kaum noch schwache Ueberreste der ursprünglichen Knorpelcapsel zu erkennen. Bei den Aalen (Muraena, Muraenophis), so wie bei den meisten Plectognathen (Diodon, Tetrodon) ist das Knorpelskelet des Schedels, namentlich auch unterhalb der Scheitel- und Stirnbeine, völlig verschwunden. Bemerkenswerth ist es, dass bei diesen Fischen zugleich das Skelet der Schleimröhren entweder ganz ausser Beziehung zum Schedel bleibt, wie bei den vorgenannten Plectognathen, oder ihm nur sehr locker und oberflächlich verbunden ist, wie bei den Aalen. — Der Schedel der Plagiostomen ist nur mit der knorpeligen Grundlage des Schedels der Knochenfische, einschliesslich der auf Kosten dieser knorpeligen Grundlage entstandenen Ossificationen zu vergleichen. Die auf Kosten fibröser Häute entstandenen Schedelknochen treten bei den Knochenfischen als ganz neue Elemente hinzu.

obern Schedeldecke der Knorpelfische, und namentlich der Plagiostomen, vorkommen. Liegen diese Fontanellen bei letzteren unter der Haut frei zu Tage, so werden sie bei den Knochenfischen durch Knochenplatten verdeckt. Diese letzteren (die ***Ossa parietalia*** und ***frontalia principalia***) entstehen also nicht auf Kosten des das obere Schedeldach bildenden Knorpels, sondern entwickeln sich über demselben aus einer fibrös-häutigen Grundlage. — Es sind also am Fischschedel sehr häufig Ossificationen zwiefacher Art perennirend zu unterscheiden: 1) Knochen, welche auf Kosten des primitiven Schedelknorpels und 2) Knochen, welche auf Kosten einer fibrös-häutigen Grundlage entstanden sind. Erstere können als integrirende Schedelknochen, letztere als Deckknochen bezeichnet werden. Erstere verdrängen den Knorpel, letztere bedecken ihn blos auswendig. Zu den integrirenden Schedelknochen gehören immer die sämmtlichen Knochen des Hinterhauptswirbels mit Einschluss der Hinterhauptsschuppe, ferner die ***Ossa mastoidea***, die ***Ossa petrosa***, Cuvier's vorderer Keilbeinkörper, die ***Alae magnae***, die ***Ossa frontalia posteriora*** und ***anteriora;*** zu den blossen Deckknochen gehören dagegen, ausser den ***Ossa parietalia*** und ***frontalia principalia***, das ***Os sphenoïdeum basilare s. posterius***, der ***Vomer*** und das ***Os ethmoïdeum***.

[Während die meisten Anatomen die knorpelige Grundlage des Schedels der Knochenfische fast gänzlich vernachlässigten, hat C. E. v. Baer in einem wichtigen Aufsatze: Ueber das äussere und innere Skelet, in Meckel's Archiv für Anat. u. Physiol., Jahrgang 1826. S. 371 ff., sie in ihrem Gegensatze zu den blos oberflächlich aufliegenden Deckknochen zuerst gewürdigt, obschon blos andeutungsweise. Baer nimmt einen gleichzeitig vorhandenen knöchernen und knorpeligen Schedel an. — Die von Baer entdeckten Thatsachen sind bestätigt und erweitert durch C. B. Reichert (Vergleichende Entwickelungsgeschichte des Kopfes der nackten Reptilien, Königsb. 1838. 4. S. 212 ff.). Reichert gründet auf dieses Verhalten der Schedelknochen eine kritische Beleuchtung der bisher gangbaren Schedeltheorie, und kömmt zu dem Resultate, dass die oberen Deckknochen des Fischschedels nicht als typische Scheitel- und Stirnbeine, also nicht als solche Knochen, welche Aequivalente bei höheren Wirbelthieren finden, sondern einzig als Hautknochen, als modificirte Schuppenbildungen zu betrachten sind. Für ein Schleimhautgebilde erklärt er auch den ***Vomer*** der Fische. — Während Köstlin in seiner Schrift über den Schedel der Wirbelthiere diese Thatsachen gänzlich vernachlässigt, sind sie durch Vogt und Agassiz in den letzten Lieferungen des Agassiz'schen Werkes über die fossilen Fische, mit Recht hervorgehoben. Jedoch finden sich die Verfasser nicht bewogen, der Reichert'schen Theorie beizutreten. — Meine obigen Angaben stützen sich auf zahlreiche eigene Untersuchungen, welche in einer besonderen Schrift näher mitgetheilt werden sollen. Noch mag hier bemerkt werden, dass das Perenniren der knorpeligen Schedelgrundlage nicht allein bei den Fischen, sondern auch bei anderen Wirbelthieren, namentlich bei den Batrachiern, beobachtet worden ist. Auch bei anderen Reptilien scheiden sich während des ganzen Lebens die Schedelknochen in integrirende, auf Kosten der ursprünglichen Knorpelcapsel entstandene, und in Deckknochen, welche in einer oberflächlichen fibrös-häutigen Grundlage gebildet wurden. Diese Thatsachen gewinnen an Interesse, wenn man sie mit Jacobson's Beobachtungen über den Primordialschedel vergleicht. Jacobson fand bei Säugthier-Embryonen an der Innenfläche der meisten, später den permanenten Schedel bildenden Knochen ein eigenthümliches Knorpelskelet. Er gibt ferner an, dass, seinen Beobachtungen zufolge, das ganze *Os occipitis*, das *Corpus ossis sphenoïdei* und das *Os ethmoïdeum* auf Kosten der primitiven Knorpelcapsel des Schedels entstünden, während alle übrigen Schedelknochen in Membranen sich entwickeln, ohne als Knorpel präformirt zu sein. Wie bei den Säugthieren verhalte sich auch die Ossification beim Menschen. Man ersieht aus Jacobson's Mittheilungen, dass das genetische Verhalten der Schedelknochen bei den Fischen und den nackten Reptilien kein isolirtes Phänomen ist; sie lehren wieder, dass Theile, welche bei den höheren Wirbelthieren im Laufe der Entwickelung spurlos verschwinden, bei den niedriger organisirten Classen der Wirbelthiere perennirend sich erhalten können; sie beweisen endlich die Unhaltbarkeit der Reichert'schen Deductionen, in so ferne diese auf dem verschiedenen Entwickelungsprocesse der Schedelknochen basirt sind. Ist es einmal nachgewiesen, dass die Scheitelbeine und die Stirnbeine der Säugthiere auf ähnliche Weise, wie bei den Fischen, auf Kosten einer fibrösen Grundlage sich entwickeln, so fällt jeder Grund, diese Knochen des Fischkopfes als dem eigentlichen Schedel fremd zu betrachten, hinweg; vielmehr stellen sie sich auch in dieser Beziehung als die vollkommensten Aequivalente der gleichnamigen Knochen der höchsten Wirbelthiere heraus.]

§. 11.

Der Schedel der Gräthenfische ist zugleich Gehörcapsel [1]), indem nicht nur die *Ossa petrosa* integrirende Theile desselben sind, sondern auch andere Schedelknochen: namentlich die Hinterhauptsbeine und die *Ossa mastoïdea* zur Aufnahme von Theilen des Gehörorganes mit verwendet werden. — Der vor den *Ossa petrosa* liegende Abschnitt des Schedels verschmälert sich in der Regel beträchtlich und verliert an Tiefe; seine Höhle nimmt die vordersten Anschwellungen des Gehirnes und meistens auch die Geruchsnerven auf. Da dieser Abschnitt mit dem von ihm absteigenden knöchernen, knorpeligen oder fibrösen *Septum interorbitale* die beiden Augenhöhlen bildet, überwölbt und trennt, so wird er am passendsten als Orbitalsegment des Schedels bezeichnet. Dieses Orbitalsegment setzt sich nach vorn fort in den Schnauzentheil, der den Geruchsorganen und dem Kieferapparate zur Grundlage und Stütze dient. — Die geraden Muskeln des Augapfels, und unter ihnen namentlich die *Musculi recti externi*, befestigen sich bei den meisten Knochenfischen nicht an den nächsten knöchernen Umgebungen der Augenhöhle, sondern es sind die Muskeln beider Bulbi eine grosse Strecke weit von einem unter der hinteren Hälfte der Schedelhöhle

---

1) Bei den Knochenfischen stossen, ähnlich wie bei den Myxinoïden, die Gehörcapseln (*Ossa petrosa*) vor dem *Os basilare occipitis* zusammen.

liegenden Canale umschlossen, der vorn in die eigentlichen Augenhöhlen einmündet [2]). —

In der Regel durchaus symmetrisch gebildet, zeichnet sich der Schedel nur in der Familie der Pleuronectiden durch seitliche Asymmetrie aus.

§. 12.

Die einzelnen in die Zusammensetzung des Schedels der Gräthenfische eingehenden Knochen sind folgende:

1. Das hinterste Segment des Schedels, welches zur Umschliessung eines grossen Theiles der *Medulla oblongata* dient, besteht, wie schon oben bemerkt ward, in einem wahren Wirbel, dem gesammten Hinterhauptsbeine [1]). Dieses wird aus mehren einzelnen Knochen zusammengesetzt, nämlich 1) dem Körperstück (*Os basilare*), 2) und 3) zwei oberen Bogenstücken (*Ossa occipitalia lateralia*), 4) einem oberen Schlussstück (*Os occipitale superius s. Squama occipitalis*). In der Regel kömmt zu diesen Stücken noch jederseits ein zwischen der *Squama occipitalis* und den *Occipitalia lateralia* eingekeiltes, bald mehr, bald minder vollständig ossificirtes Schaltstück hinzu: das *Occipitale externum.* Diese Stücke sind meistens unter allen Schedelknochen am vollständigsten ossificirt, sind auf Kosten der ursprünglichen Knorpelcapsel des Schedels entstanden, und bald durch Nähte, bald dagegen durch zwischenliegende Knorpelstreifen: Ueberreste der primitiven Knorpelcapsel, von einander gesondert. — Der Körper des Hinterhauptsbeines (*Os basilare*) besitzt hinten eine conische Vertiefung, welche derjenigen des ersten Wirbels entspricht und die gewöhnlichen Ueberreste der Gallertsäule enthält. Von der unteren Fläche des *Os basilare* steigen oft Seitenfortsätze zur Vervollständigung des unter der Schedelbasis liegenden, die Augenmuskeln aufnehmenden Canales, abwärts. Das *Occipitale basilare* und die *Occipitalia lateralia* werden durch eine innere, quer vorspringende Leiste gewöhnlich in zwei unvollständig gesonderte, über einander liegende Fächer oder Abthei-

---

2) Dieser Canal ist am ausgebildetsten bei den Acanthopterygiern und unter den Malacopterygiern bei den Clupeen und Salmonen; er ist schwach angedeutet bei den Muränoïden und fehlt den Gadoïden, den meisten Plectognathen und Sauroïden.

1) Die sämmtlichen Theile des Hinterhauptsbeine sind unter gleichen Benennungen abgebildet bei Cuvier und Valenciennes, Tab. 1. No. 5. 8. 9. und 10. — Hallmann bemühet sich in der a. S. die *Occipitalia externa* als *Ossa mastoïdea* zu deuten. — Weil das *Os occipitale superius* häufig sehr beträchtlich ist, weil es sich ferner häufig zwischen die *Ossa parietalia* verlängert (was namentlich bei vielen Acanthopterygiern, bei den Gadoïden u. A. der Fall ist), weil es endlich oft eine wahre *Crista sagittalis* bildet (Labroïden), oder gar die Scheitelbeine verdrängt (viele Siluroïden) hat man die Hinterhauptsschuppe als *Os interparietale* gedeutet.

lungen getheilt, von denen die untere zur Aufnahme der Gehörsteine mit verwendet wird, die obere oder höhere aber der *Medulla oblongata* zur Stütze dient. Jedes *Occipitale laterale* besitzt gewöhnlich einen Gelenkhöcker, der an einen entsprechenden Fortsatz des ersten Wirbels fest und unbeweglich sich anlegt. Durch seitliche Oeffnungen in den *Ossa occipitalia lateralia* [2]) treten beständig die *Nervi vagi* und *glossopharyngei* aus. — Das obere Schlussstück oder das *Occipitale superius* bildet häufig eine starke *Crista occipitalis*. — Die *Occipitalia externa* nehmen immer einen Theil des Gehörlabyrinthes auf, behalten meist inwendig eine schwache Knorpelschicht und dienen mit ihrer äusseren, gewöhnlich in eine Spitze ausgezogenen Fläche einem der oberen Schenkel des Extremitätengürtels zum Befestigungspunkte.

2. Das zweite Schedelsegment besteht aus dem unpaaren unteren *Sphenoïdeum basilare* und aus mehren paarigen Knochen, von denen die bedeutendsten die *Ossa petrosa* sind.

Das unpaare *Sphenoïdeum basilare* [3]) der Knochenfische bildet mit dem ihm vorn sich anschliessenden *Vomer* [4]) eine knöcherne Längsbrücke, welche unterhalb des Schedels von dem *Os basilare occipitis* aus bis zum vordersten Ende des Schnauzentheiles sich erstreckt. Das lange *Sphenoïdeum basilare* liegt mit seinem hinteren Rande oft schuppenartig unter dem vorderen Theile des *Occipitale basilare* [5]), oder greift mit oberflächlichen Zacken in dessen Rindensubstanz ein [6]), und setzt sich dann unterhalb des, durch die sich berührenden *Ossa petrosa* gebildeten Bodens der Hirncapsel nach vorne, oft bis zum Schnauzentheile des Schedels fort. Bisweilen legt sich der Knochen dicht unter die eben genannten soliden Schlussstücke der Hirncapsel; in andern Fällen bleibt er aber von ihnen entfernt. Meistens nämlich bildet die obere Fläche des *Sphenoïdeum basilare* den Boden eines unterhalb der allseitig geschlossenen Hirncapsel gelegenen, zur Aufnahme mehrer Augenmuskeln bestimmten Canales, dessen obere Wandungen von den unteren Schlussknochen der Hirncapsel (*Ossa petrosa*), und dessen Seitenwandungen von absteigenden Fortsätzen der letzteren allein, oder zugleich von aufsteigenden Seitenfortsätzen des *Sphenoïdeum basilare* gebildet werden. Das *Sphenoïdeum basilare* der Knochenfische besitzt also im Allgemeinen die Eigenthümlichkeit, dass es kein unteres Schlussstück der eigentlichen Hirncapsel bildet, welche vielmehr unten von den paarigen, in der unteren Mittellinie an einan-

---

2) Bisweilen dienen diese Knochen auch zum Durchschnitte des als *Nervus hypoglossus Auct.* bezeichneten ersten Spinalnerven.

3) Abgebildet bei Cuvier und Valenciennes, Pl. II. Fig. 3. No. 6.

4) Abgebildet ebendaselbst No. 16. — 5) Z. B. bei Diodon. — 6) Z. B. bei Gadus, Silurus.

der stossenden *Ossa petrosa* begrenzt wird. Nur bei wenigen Knochenfischen kömmt eine kleine Stelle der Oberfläche des *Sphenoïdeum basilare* in unmittelbare Berührung mit der *Hypophysis cerebri* 7), welche durch eine vor dem vorderen Rande der *Ossa petrosa* liegende Lücke der Schädelbasis herabragt. Häufig ruhet auf dem *Sphenoïdeum basilare* mit einem absteigenden Stachel der sogenannte vordere Keilbeinkörper 8) (*Os sphenoïdeum anterius Cuv.*, *Sphenoïdeum superius Hallm.*).

Die beträchtlichsten Knochen dieses Schedelsegmentes, welche die eigentliche Schedelcapsel unten schliessen und den grössten Theil ihrer soliden Seitenwand bilden, sind die *Ossa petrosa* 9). Sie verbinden sich abwärts der Länge nach unter einander und stossen mit ihren hinteren Rändern an den vorderen Rand des *Occipitale basilare* und zum Theil auch an die Vorderränder der *Occipitalia lateralia*. Der vordere Rand des Basilartheiles der *Ossa petrosa* stösst nicht unmittelbar an andere Schlussknochen der Schedelbasis, sondern endet frei und bildet die hintere Begrenzung einer Lücke, welche vorn gewöhnlich durch eine knorpelige oder ossificirte Querbrücke (*Os sphenoïdeum anterius Cuv.*) umschrieben, abwärts aber mit durch den schuppenförmigen hinteren Keilbeinkörper verdeckt wird. In die so entstandene Lücke senkt sich die *Hypophysis cerebri*. — Die Innenwand der *Ossa petrosa* trägt wesentlich zur Aufnahme des Gehörorganes und namentlich der Gehörsteine mit bei. Ist ein Augenmuskelcanal vorhanden, so verläuft er unterhalb dieser Knochen, die zur Bildung seiner Seitenwände oft durch absteigende Fortsätze beitragen. Diese letzteren schliessen dann an correspondirende Fortsätze des *Os sphenoïdeum basilare* sich an. — Durch Oeffnungen oder Canäle der *Ossa petrosa*, mindestens durch vordere Ausschnitte derselben, treten gewöhnlich drei Hirnnervenpaare: die *Nervi abducentes*, *faciales* und *trigemini*. — Es ist also bei den Knochenfischen durch die eingeschalteten, paarige untere Schlussstücke darstellenden, unmittelbar an das *Basilare occipitis* sich anschliessenden *Ossa petrosa* der hintere Keilbeinkörper von der unmittelbaren Begrenzung und Umgürtung der Hirncapsel ausgeschlossen worden.

Aufwärts und hinterwärts findet sich am oberen Rande der Seitenfläche jedes *Os petrosum* ein Knochen, der hinten an das *Occipitale externum*, oben an den Schlussknochen der Schedeldecke (*Os parietale*) anstösst. Dieser, durch Function, Lage und Verbindung als *Os*

---

7) Z. B. bei den Gadoïden. — 8) Z. B. bei Perca, Clupea, Salmo.

9) Hallmann hat in der a. S. S. 55. diese schon früher von Anderen adoptirte Deutung der hier abgehandelten Knochenstücke gerechtfertigt. Cuvier bezeichnet sie als grosse Keilbeinflügel (*Alae magnae s. Alae temporales*). Vgl. seine Abbildung dieser Knochen von Perca l. c. Tab. 1. No. 11.

*mastoïdeum* zu bezeichnende Knochen kömmt deutlich an der Oberfläche des Schedels zu Tage und besitzt in der Regel einen stielförmigen, nach hinten gerichteten Fortsatz, welcher, gleich demjenigen des *Occipitale externum* zur Befestigung des Extremitätengürtels und starker Sehnen der Seitenmuskeln des Rumpfes dient. Seine innere, der Schedelhöhle zugewendete Wand trägt zur Aufnahme des Gehörlabyrinthes und namentlich der halbcirkelförmigen Canäle bei. Häufig erstreckt sich die Ossification dieses Knochens nicht bis an seine innere Oberfläche, welche nicht selten knorpelig bleibt. Bisweilen verlängert sich das *Os mastoïdeum* schuppenförmig über einen grossen Theil des *Os petrosum*; bei anderen Knochenfischen zerfällt es in zwei Knochenstücke [10]).

An die vordere Hälfte des oberen Randes des *Os petrosum* schliesst sich das *Os frontale posterius* [11]), ein Knochen, der an der hinteren Grenze des oberen Randes der Augenhöhle einen mehr oder minder beträchtlichen Vorsprung (*Processus orbitalis posterior*) bildet. Sein hinterer Rand berührt meist den vorderen des *Os mastoïdeum*.

Zwischen den oberen Rändern der *Ossa mastoïdea* und zum Theil auch der *Frontalia posterioria* sind die *Ossa parietalia* als häufig paarige, sehr oft aber nur durch einen unpaaren Knochen repräsentirte obere Schlussstücke eingekeilt, die nicht selten durch die nach vorn verlängerte Hinterhauptsschuppe aus einander gedrängt werden [12]).

An der Stelle, wo das *Os frontale posterius*, das *Os mastoïdeum* und *Os petrosum* sich berühren, findet sich, bestimmt zur Aufnahme des Suspensoriums der Kiefer, entweder nur eine lange schmale Gelenkgrube, oder hinter dieser noch eine zweite rundliche [13]).

Es ward schon früher erwähnt, dass an der Uebergangsstelle der gemeinschaftlichen Gehirn- und Gehörcapsel in das Orbitalsegment des Schedels eine Verengerung der Schedelhöhle Statt findet. So weit die *Ossa petrosa* Basilarstücke sind, endet ihr vorderer Rand frei; an denjenigen Theil ihres Vorderrandes aber, der die aufsteigende Seitenwand des Schedels bildet und zugleich an den Vorderrand jedes *Os frontale posterius* schliesst sich als besonderes Knochenstück jederseits ein Keil-

10) Cuvier hat diese beiden Stücke mit besonderen Namen belegt. Das beständig vorkommende bezeichnet er als *Os mastoideum*; das accessorische, welches, wie er selbst bemerkt, häufig fehlt, wie dies z. B. bei Esox, Muraena, Cyprinus der Fall ist, nennt er *Os petrosum*. Hallmann sieht das *Mastoideum Cuv.* als *Ala temporalis* an. Zur eigentlichen Begrenzung des Hirnes trägt es in der Regel gar nicht bei; es bleibt meist in der Tiefe knorpelig, wie z. B. bei Esox, Salmo u. A. sehr deutlich zu erkennen ist. Es legt sich schuppenartig über das *Os petrosum* bei den Gadoïden.

11) Unter gleicher Benennung abgebildet bei Cuvier und Valenciennes l. c. Tab. 1. No. 4.

12) Vgl. das in der Anmerkung 1. S. 22. Gesagte.

13) Eine Gelenkgrube ist z. B. vorhanden bei Salmo, zwei bei Esox u. A.

beinflügel (*Ala magna*) 14). Er vervollständigt die Seitenwand des Schedels, bildet eine Art unvollständiger vorderer Querwand, und vermittelt so, durch häutige, zum Durchtritte der Augennerven bestimmte Theile ergänzt, den Uebergang der breiteren Schedelhöhle in den verengten Orbitaltheil. Häufig werden die beiden Keilbeinflügel am Schedelgrunde unter einander verbunden durch eine unpaare Querbrücke, die, nach Cuvier's Vorgange, als vorderer Keilbeinkörper (*Os sphenoïdeum anterius*) bezeichnet wird.

Dieser vordere Keilbeinkörper 15) ist immer schmal, bildet die vordere Begrenzung der zur Aufnahme der *Hypophysis* bestimmten Schedellücke und setzt sich oft abwärts in einen dünnen Stiel fort, der auf dem unter ihm verlaufenden *Os sphenoïdeum basilare* ruhet. Er liegt bei den Fischen also oberhalb des hinteren *Sphenoïdeum basilare*. Bisweilen setzt sich der Körper dieses Knochens fort in einen dünnen Knorpelstiel, der nach vorn in die Basis der Schnauze übergeht, das *Septum interorbitale* trägt und mehr oder minder vollständig von dem hinteren Keilbeinkörper und dem *Vomer* eingeschlossen wird. In andern Fällen ist seine Verbindung mit diesem von der Schnauze nach hinten sich erstreckenden Knorpelstiele nicht nachweisbar. Bei einzelnen Gattungen von Knochenfischen scheint dieser vordere Keilbeinkörper überhaupt zu fehlen oder nur in fibrös-häutigem Zustande vorhanden zu sein.

---

14) Bei den Salmonen sind diese Knochen sehr ausgebildet, bei den Gadoïden sehr unbeträchtlich. Cuvier nennt sie *Alae parvae s. orbitales* und bildet sie so ab l. c. No. 14. Hallmann hat sie, nach dem Vorgange von Meckel, richtiger als grosse Keilbeinflügel bezeichnet. Häufig erscheinen sie als partielle Ossificationen einer zusammenhangenden knorpeligen Grundlage, wie man leicht nach Wegnahme der oberen Deckstücke erkennt. Unterhalb der letzteren werden sie meistens durch eine knorpelige Querbrücke verbunden.

15) Es ist hier für diesen Knochen vorläufig Cuvier's Benennung: vorderer Keilbeinkörper, beibehalten worden. Es mag bemerkt werden, wie auffallend die Uebereinstimmung zwischen diesem Knochen und dem hinteren Keilbeinkörper der Schlangen-Embryonen ist, wie ihn Rathke in seiner Entwickelungsgeschichte der Natter Tab. VII. Fig. 17. d. abbildet. — Hallmann schlägt für diesen Knochen, weil er bei vielen Fischen mit einem abwärts gerichteten Stiele auf dem sogenannten hinteren Keilbeinkörper ruhet, den Namen *Sphenoïdeum superius* vor. Diesen Stiel finde ich z. B. bei Perca, Lucioperca, Acerina, Belone, Salmo, Clupea, Ammodytes. — Hallmann macht in d. a. Schr. mit Recht auf einen Irrthum Cuvier's aufmerksam, der diesen Knochen mit den abwärts verschmolzenen Seitenstücken des Orbitaltheiles des Schedels der Cyprinoïden und Siluroïden (*Alae orbitales*) confundirt. — Bei den Cyprinen bleibt der Knochen permanent knorpelig und vermittelt die Verbindung der *Ossa petrosa*. Bei Muraena ist er flach und knöchern und ermangelt des abwärts gerichteten Stieles. Bei Esox ist er knorpelig und setzt sich nach vorn durch einen Knorpelstiel in den Knorpel der Schnauzenbasis continuirlich fort, der vom *Sphenoïdeum posterius* und vom *Vomer* abwärts bedeckt wird. Bei Pleuronectes, Gadus, Cottus habe ich ihn vermisst.

3. Die Höhle der Gehirncapsel verlängert sich nach vorn in den verengten und verschmälerten Orbitalabschnitt des Schedels, verliert aber hier, um den Augen Raum zu lassen, an Tiefe. Die Fortsetzungen der Seitenwände treten daher gewöhnlich, nachdem sie eine mehr oder minder tiefe obere Höhle (wie bei den Cyprinen), die jedoch oft nur durch einen engen Canal repräsentirt ist, umschlossen haben, abwärts zur Bildung eines selten knöchernen, meist fibrösen *Septum interorbitale* zusammen. Dieser ruhet auf dem vorhin beschriebenen, von der Schnauzenbasis nach hinten zu Cuvier's vorderem Keilbeinkörper sich erstreckenden, Knorpelstiel. Die oberen Deckstücke des Orbitalabschnittes bilden die gewöhnlich paarigen eigentlichen Stirnbeine (*Ossa frontalia principalia*). Diese bilden, seitwärts vorragend, zugleich das Dach der Augenhöhlen, das bei einigen Familien durch accessorische Supraorbitalknochen [16]) erweitert wird. Bestehen die Seitenwandungen des Orbitalsegmentes aus eigenen, eine tiefere Höhle seitlich umschliessenden Knochenstücken, so hat man diese letzteren als *Alae orbitales* [17]) zu deuten. Durch die Höhle oder den engeren, oberen Canal des Orbitalsegmentes treten die Geruchsnerven bis an die Grenze des Schnauzentheiles des Schedels. Die Grenze beider vorderen Schedelabschnitte wird durch die hier seitlich und auswärts sich anschliessenden *Ossa frontalia anteriora* [18]) bezeichnet. Jeder dieser Knochen bildet an der vorderen Grenze der Augenhöhle einen gewöhnlich integrirend ossificirten, selten knorpelig bleibenden *Processus orbitalis anterior*. Durch eine gewöhnlich ziemlich weite Oeffnung eines jeden *Os frontale anterius* tritt der Geruchsnerv der entsprechenden Seite hindurch. Sehr selten werden blos die Aussenwände beider *Foramina pro nervis olfactoriis* von den *Ossa frontalia anteriora* gebildet, während ein zwischen diesen beiden Knochen liegendes unpaares Knochenstück den Innenrand beider Oeffnungen vervollständigen hilft. Dieses unpaare Zwischenstück [19]) ist als erste Andeutung einer eigenen *Lamina cribrosa ossis ethmoïdei* anzusehen.

Der Orbitaltheil des Schedels setzt sich in den Schnauzentheil desselben fort. Dieser Schnauzentheil (Cuvier's *Os ethmoïdeum*) [20]) ist bald oberflächlich, bald vollständig ossificirt; bald ist er solide, bald ausgehöhlt; bald kurz, bald sehr verlängert. Er bildet stets

---

16) Z. B. bei den Cyprinen, bei Cyclopterus, bei Esox u. A.

17) Z. B. bei den Cyprinoïden, den Siluroïden, wo die beiden Knochen an der Basis zugleich ringförmig verwachsen sind.

18) Abgebildet bei Cuvier und Valenciennes l. c. No. 2. — Sie bleiben knorpelig bei den Muränoïden.

19) Dieses bisher übersehene Stück fand ich constant bei den Gadoïden.

20) Abgebildet bei Cuvier und Valenciennes l. c. No. 3.

die solide Grundlage der beiden Geruchsgruben. Sein vorderstes Ende dient dem Oberkiefer-Apparate zur Stütze.

Die Basis der Schnauze und zum Theil auch schon des Orbitalsegmentes wird abwärts durch den oberflächlich anliegenden *Vomer*[21]) gebildet. Dieser schliesst sich an das vordere Ende des *Os sphenoïdeum basilare*, gewinnt vorn an Breite und legt sich, nachdem er den hinterwärts gerichteten Knorpelstiel der Schnauze umschlossen hat, meist lose und schuppenförmig unter den Schnauzentheil des Schedels. In der Regel ist er mit Zähnen besetzt. Gewöhnlich gewährt er auch dem Oberkiefer-Apparate Stützpunkte.

[Die Grundlage der bisherigen Deutungen des Fischschedels hat Cuvier geliefert. S. dessen Regne animal, Tome 3. Pl. X. (mit Abbildungen von Gadus Morrhua), und Hist. nat. d. poissons, Vol. 1. p. 316 sqq. Pl. 1—3. (mit Abbildungen von Perca fluviatilis). Zahlreiche Abbildungen von Fischschedeln und Skeleten mit oft verfehlten Deutungen und überhaupt sehr mangelhaftem Texte siehe bei Rosenthal, Ichthyotomische Tafeln, Berl. 1812—1822. 4. — Bessere, gleichfalls zahlreiche Abbildungen bei Agassiz, Poissons fossiles, an vielen Stellen des Werkes; der Verf. hat allmälich mehre von den Cuvier'schen theilweise abweichende Deutungsversuche der Knochen des Fischschedels publicirt. — Abbildungen von Fischschedeln mit zum Theil eigenthümlichen Deutungen ihrer Theile in den Schriften von Oken, Spix, Bojanus, Geoffroy St Hilaire, Carus und Wagner. — An monographischen Arbeiten sind zu vergleichen: Arendt, Diss. de capitis ossei Esocis lucii structura, Regiom. 1824. 4. und eine mir erst kürzlich bekannt gewordene Dissertation von Zaeringer, Quaedam de historia naturali atque descriptio sceleti Salmonis farionis, Friburg. 1829. 8. (unter Schultze's Leitung). — Ein wahrer Fortschritt geschah durch Hallmann's Vergleichende Osteologie des Schläfenbeines, Hannover 1837. 4. Mit Abbild., in so fern der Verf. nicht auf Beschreibung trockener, in den Museen vorgefundener Schedel sich beschränkt, sondern mehre Knochen in Bezug auf die von ihnen umschlossenen Weichtheile, die durchtretenden Nerven u. s. w. vergleichend untersuchte. — Fleissig, aber nicht in dem eben genannten Sinne bearbeitet, sondern nur auf Untersuchung trockener Schedel gestützt, ist die Arbeit von Köstlin: Der Bau des knöchernen Kopfes in den vier Klassen der Wirbelthiere. Stuttg. 1844. 8. — Die ältere Literatur findet man sehr vollständig und kritisch aufgeführt bei Cuvier und Valenciennes l. c. T. 1. p. 313 sqq.]

## III. Von den Schleimröhrenknochen des Schedels.

### §. 13.

Accessorische Knochen des Schedels, welche zwar bei den meisten, aber keineswegs[1]) bei allen Knochenfischen vorkommen, sind diejenigen, welche nach Cuvier als *Ossa nasalia*, *infraorbitalia* und *supratemporalia* bezeichnet werden. Das sogenannte *Os*

---

21) Abgebildet ebendaselbst No. 16.

1) Sie fehlen z. B. bei den meisten Lophien und Plectognathen. Sie sind bei andern Fischen unvollständig, wie z. B. bei Belone, Hemiramphus, Exocoetus.

*nasale* liegt als mehr oder minder schuppenförmige Knochenplatte oder als röhrenförmiges Knöchelchen gewöhnlich einwärts von der Nasengrube an oder auf dem Schnauzentheile des Schedels. Der vorderste der sehr verschiedenartig gestalteten Infraorbitalknochen [2]) ist meistens seitlich und auswärts von der Nasengrube an den vorderen (gewöhnlich von dem *Os frontale anterius* gebildeten) Augenhöhlenfortsatz befestigt und bildet eine vordere und äussere Begrenzung der Augenhöhle. An ihn schliesst sich hinten ein ähnlicher Knochen an, der in Verbindung mit zwei oder drei ihm folgenden einen unteren und äusseren Ring um die Augenhöhle bildet, indem der letzte derselben an den hinteren Augenhöhlenfortsatz (und namentlich an das *Os frontale posterius*) befestigt zu sein pflegt. Bisweilen erlangen diese Knochen eine solche Ausdehnung, dass sie das *Praeoperculum* fast erreichen oder selbst mit ihm verwachsen und dann, auch unter einander sehr innig verbunden, einen vollständigen äusseren Gesichtspanzer bilden, der den Gaumenapparat und das Unterkiefer-Suspensorium verdeckt [3]). — Nicht selten [4]) schliessen sich mehr oder minder unmittelbar an den hintersten Infraorbitalknochen mehre andere Knochenstücke an, welche den äusseren, zur Seite der oberen Hinterhauptsgegend befindlichen Kopfknochen (dem *Os frontale posterius*, *mastoïdeum* u. s. w.) aufliegen, in ihrem Baue jenen analog sind und bis zur Anheftungsstelle des Schultergürtels am Schedel reichen oder über die Zinken des *Os suprascapulare* weggehen. Cuvier hat diese Knochen, nach Bakker's Vorgange, *Ossa supratemporalia* genannt.

Die zahlreich und verschiedentlich angestellten Vergleichungen dieser Knochenstücke mit typischen Kopfknochen höherer Wirbelthiere ermangeln überzeugender Begründung [5]). Untersucht man diese Knochen näher, und namentlich an frischen Köpfen, so findet man, dass sie entweder bald einfache, bald ramificirte Canäle einschliessen [6]), oder durch das Hinzutreten von aponeurotischen Theilen [7]) zur Bildung von Canälen oder von Höhlen verwendet werden. Diese Canäle oder Höhlen sind inwendig von einer schleimhautähnlichen Fortsetzung der äusseren Haut ausgekleidet und münden durch mehr oder minder feine und

---

2) Die grösste Ausbildung erfahren diese Knochen bei den Sciänoïden und bei Lepidoleprus. S. Abbildungen der Ersteren bei Cuvier und Valenciennes Tab. 140. Sie stellen weite Höhlen dar, die aussen theils durch zierliche Knochenbrücken, theils häutig geschlossen werden. Der vorderste Infraorbitalknochen zeichnet sich häufig durch seinen beträchtlichen Umfang vor den folgenden aus.

3) Am stärksten bei Trigla; mehr oder minder bei der ganzen Familie der Cataphracten.

4) Z. B. bei Gadus, Lepidoleprus.

5) Zusammengestellt in meinem Aufsatze. S. S. 31.

6) Einfache Canäle z. B. bei den Cyprinen, ramificirte bei den Clupeen, sehr fein vertheilte bei den Cataphracten.

7) Bei den Gadoïden, Lepidoleprus, Sciänoïden u. s. w.

zahlreiche Oeffnungen an die äussere Hautoberfläche. In die Höhle oder den Canal jedes solchen Knochens treten durch eigene Oeffnungen Nerven und Gefässe, und in der Nähe der letzteren findet man häufig einfache oder ramificirte kleine Drüsenschläuche [8]), bestimmt zur Absonderung von Schleim, der die äussere Oberfläche des Kopfes schlüpfrig erhält. Es sind also diese Knochen die Träger oder Stützen eines schleimabsondernden Apparates der Kopfhaut.

Da aber andere Theile dieses Schleim absondernden Apparates in eigenen Röhren oder Canälen auch über die Oberfläche anderer Kopfknochen, welche nicht als accessorisch betrachtet werden dürfen, sich erstrecken [9]), so bedarf es des Beweises, dass die hier abgehandelten Knochen wesentlich nur dem Schleim absondernden Apparate angehören. Dies geht aber aus folgenden Thatsachen hervor: 1) Bei vielen Knochenfischen stimmen ***Ossa nasalia***, ***infraorbitalia*** und ***supratemporalia*** in ihrem wesentlichen Verhalten völlig überein mit denjenigen Trägern jenes Absonderungsapparates, welche anderen Schedelknochen blos oberflächlich aufgesetzt sind oder welche durch deren Substanz hindurchdringen [10]). 2) Bei Anderen finden sich unter der Haut längs des ganzen Rumpfes rücksichtlich ihres Baues und ihrer Function ganz analoge Knochen wieder und erscheinen zugleich als Fortsetzungen dieser Kopfknochen [11]). 3) Bei einigen Knochenfischen sind, statt jener Knochen, auch am Schedel, ähnlich wie am Rumpfe, verwachsene Schuppen vorhanden, in denen der genannte Absonderungs-Apparat verläuft [12]). 4) Bei andern werden die Knochen blos durch gegliederte Röhren vertreten [13]), wahren und unmittelbaren Fortsetzungen derjenigen Röhren, welche hier auch am Rumpfe den Schleim absondernden Apparat der Haut umschliessen. 5) Bei anderen fehlt am knöchernen Theile des Kopfes der Schleim absondernde Apparat mit seinen eigenthümlichen Knochen gänzlich [14]). 6) Bei andern verläuft, bei Abwesenheit eigener Knochen, jener Absonderungs-Apparat, innerhalb der meist sehr dicken Haut und zwar nehmen die in dieser gelegenen häutigen oder solideren Röhren denselben Verlauf, wie jene Knochen bei anderen Fischen [15]).

---

8) Am deutlichsten bei Gadus morrhua, callarias; auch Cyprinus Brama; die Nerven besonders stark bei Lepidoleprus, Corvina, Sciäna u. s. w.

9) S. §. 22. — 10) Z. B. bei Gadus, Lepidoleprus, den Sciänoïden, Cottus, vielen Percoïden. — 11) Gadus, Cottus, Pleuronectes u. s. w.

12) Z. B. bei Scomber, Thynnus mit Ausnahme des vordersten, ossificirten Knochens.

13) Bei allen Muränoïden, den Siluroïden.

14) Bei den Plectognathen: Tetrodon, Diodon, Ostracion, bei den Lophien: Lophius, Malthaea u. A.

15) Bei mehren Tetrodon-Arten; auch Raja, Rhinobatus, Chimära könnten — obwol Knorpelfische — als beweisend hier angeführt werden, indem die Knorpelröhren ihres Schleim absondernden Apparates im Wesentlichen einen ganz ana-

[Diese Angaben beruhen auf Untersuchung von mehr als 100 Fischgattungen. Eine vorläufige Mittheilung derselben ward gegeben in Froriep's Notizen, April 1842, No. 469.]

## IV. Vom Kiefer-Gaumenapparate.

### §. 14.

Der Kiefer-Gaumenapparat der Knorpelfische bietet eine so ausserordentliche Mannichfaltigkeit der Bildungen dar, dass es erforderlich ist, sein Verhalten je nach den einzelnen Familien kurz zu schildern.

1. Bei Branchiostoma findet sich nur ein den Mund umgebender, reifenförmiger, den Mundknorpeln vieler andern Knorpelfische entsprechender Knorpel. Er ist aus vielen Stücken zusammengesetzt, welche in die Knorpel der Mundcirren auslaufen [1]).

2. Bei Ammocoetes treten zuerst knorpelige Gaumenleisten und eine von ihnen eingeschlossene knorpelige Gaumenplatte auf, welche durch ihr hinteres Ende mit der Schedelbasis verwachsen ist, und auf welcher der Nasengaumengang ruhet. Ober- und Unterkiefer, so wie alle Lippenknorpel fehlen gänzlich [2]).

3. Bei den Myxinoïden breiten sich die beiden Schenkel des *Os basilare* flügelförmig aus und bilden einen Gaumen-Schlund-Rahmen, mit welchem dann noch mehre abgesonderte Knorpel und Knochen, namentlich eine lange Gaumenplatte mit Gaumenleisten, auf welcher ersteren der Nasengaumengang ruhet, ferner die knöcherne Nasenstütze, das Knorpelgerüst des Schlundsegels und eigenthümlich gestaltete Mundknorpel verbunden sind. Der untere Mundrand wird, in Ermangelung eines Unterkiefers, vom Zungenbeine gebildet [3]).

4. Bei Petromyzon [4]) tritt von den knorpeligen Seitenwänden des Schedels ein unter dem vorderen Theile der *Basis cranii* gelegenes kurzes, knorpeliges Gaumenstück ab, auf welchem der Nasengaumengang liegt. Vorn und hinten, von der Seite dieses Gaumenknorpels ausgehend, bilden zwei sich vereinigende Fortsätze einen mit einer Membran ausgefüllten Knorpelbogen, auf dem das Auge ruhet. Am vorderen Rande des Gaumenstückes befestigt sich ein gewölbtes hinteres Mundschild und weiter nach vorn liegen eigenthümliche Knorpelstücke

---

logen Verlauf haben, wie seine knöchernen Grundlagen bei den meisten Knochenfischen. Ich werde in einer ausführlichen Arbeit, die von zahlreichen Abbildungen begleitet ist, auf diesen Gegenstand zurückkommen.

1) Ueber Branchiostoma vgl. die angeführten Schriften von Rathke und von Müller und Retzius.

2) Abbildungen von Ammocoetes. Müller l. c. Tab. 4. Fig. 6—10.

3) Abbildungen von Bdellostoma. Müller l. c. Tab. 3. Fig. 1—7.; von Myxine ibid. Fig. 8. 9. Tab. IV. Fig. 11.

4) Abbild. von Petromyzon marinus. Müller l. c. Tab. 4. Fig. 1—5.

zur Deckung und Umgebung des Mundes. Dieser wird hier von einem eigenthümlichen Lippenringe begrenzt.

5. Bei den Chimären [5]) sind auffallend gestaltete Lippenknorpel vorhanden. Ein vom Schedel getrennter Oberkiefer-Gaumen-Apparat fehlt gänzlich. Die continuirlich vorwärts sich fortsetzende Schedelbasis bildet vorn einen zahntragenden Alveolarrand. Der Unterkiefer ist vom Schedel getrennt, hangt aber nicht an einem beweglichen Suspensorium, sondern articulirt mit einem von der Knorpelmasse des Schedels ausgehenden unbeweglichen Fortsatze.

6. An die Chimären schliesst sich durch den Mangel eines vom Schedel getrennten Oberkiefer-Gaumen-Apparates, durch den Besitz eigenthümlicher Labialknorpel, und endlich durch die nicht erfolgte Ablösung des das Suspensorium des Unterkiefers bildenden Quadratjochbeines die Gattung Lepidosiren [6]), entfernt sich aber wieder durch den Besitz eines eigenthümlichen, dem ossificirten Deckstücke des Schedels mittelst Bandmasse verbundenen zahntragenden Zwischenkiefers, so wie durch die Ossification seines Quadratjochbeines.

7. Bei den Plagiostomen [7]) finden sich, ausser häufig vorkommenden accessorischen Labialknorpeln, zahntragende obere und untere Knorpelstücke, die durch ein Suspensorium am Schedel aufgehängt sind und die Kiefer bilden. Das Suspensorium besteht gewöhnlich aus einem einzigen Knorpelstück, zu welchem nur bei einzelnen Gattungen ein vorwärts gerichtetes Knorpelstück hinzutritt, das man dem Cuvierschen *Os jugale* der Knochenfische verglichen hat. Ein bei vielen Rochen an der vorderen Wand des Spritzloches gelegener Knorpel ist als Aequivalent des *Os pterygoïdeum Cuv.* der Gräthenfische angesehen worden. Nur bei einer Gattung von Rochen finden sich Knorpel, die den Gaumenbeinen (*Ossa palatina Cuv.*) der Gräthenfische analog zu sein scheinen. — Die Mundtheile sind nur bei wenigen, zur Familie der Torpedines gehörigen Plagiostomen vorstreckbar.

8. Bei den Stören [8]) liegt unter der langen knorpeligen Schnauze,

---

5) Abbild. von Callorhynchus antarcticus. Müller l. c. Tab. 5. Fig. 2.

6) S. die Abbildungen und die ausführlicheren Mittheilungen über diesen Gegenstand bei Bischoff in d. a. Schr.

7) Abbild. von Narcine brasiliensis. Müller l. c. Tab. 5. Fig. 3. 4.; von Squatina laevis ibid. Fig. 5. u. 6.; von Rhinoptera brasiliensis und Myliobates aquila, Tab. 9. Fig. 12. 13. — Die Labialknorpel sind am vollständigsten von Müller beschrieben worden. Sie finden sich besonders bei den Haien; unter den Rochen kommen sie bei Narcine und Rhinoptera vor. Der den Gaumenbeinen verglichene Knorpel ist von Henle bei Narcine brasiliensis aufgefunden worden. — Der jochbeinähnliche Knorpel am Suspensorium kömmt bei Rhinoptera und Myliobates vor. — Die Abbildungen, welche Rosenthal in seinen ichthyotomischen Tafeln gegeben, sind oft ungenau und stehen den Müller'schen in jeder Beziehung nach.

8) Abbild. von Accipenser Ruthenus, Müller l. c. Tab. 9. Fig. 10. u. 11. Die

in die ihr Schedel sich verlängert, ein sehr eigenthümlich gebildeter vorstreckbarer Kiefer-Gaumenapparat, der an dem Schedel durch ein aus drei Stücken bestehendes Suspensorium befestigt ist, das demjenigen vieler Knochenfische entspricht. Von diesen drei Stücken ist nur das oberste ossificirt. Der Kiefer-Gaumenapparat selbst besteht theils aus knöchernen, theils aus knorpeligen Stücken. Eine paarige Knochenplatte ist dem ***Os palatinum Cuv.*** der Gräthenfische, eine paarige Knorpelplatte dem ***Os pterygoïdeum*** derselben verglichen worden. Ausserdem kömmt noch am hinteren Theile des Gaumenapparates eine unpaare accessorische Gaumenplatte vor. Ein Paar Randstücke sind als Oberkiefer und Zwischenkiefer gedeutet worden. Der Unterkiefer besteht aus zwei Seitenhälften.

9. Bei den Spatularien 9) ist der Kiefer-Gaumenapparat gleichfalls mittelst eines aus drei Stücken bestehenden Suspensorium am Schedel befestigt, von welchen wieder das oberste ossificirt ist. Der Oberkiefer- und Gaumenapparat liegt mit seinem vorderen Ende unter dem Schedel, ist aber nicht vorstreckbar, wie bei den Sturionen. Eine äussere paarige Knochenlamelle repräsentirt den Oberkiefer; ein Zwischenkieferstück fehlt. Zwischen Oberkiefer und Gaumenbein liegt eine dem ***Os pterygoïdeum Cuv.*** der Knochenfische verglichene paarige, knorpelige Lamelle. Eine hinter dieser vorhandene paarige, knöcherne Lamelle betrachtet man als Aequivalent des ***Os palatinum Cuv.*** der Gräthenfische. Der Unterkiefer ist knöchern.

[Die sorgfältigsten anatomischen Untersuchungen über den Kiefer-Gaumenapparat der Knorpelfische sind von Müller angestellt und in dem ersten Theile seiner Vergleichenden Anatomie der Myxinoïden, erläutert durch treffliche Abbildungen, niedergelegt worden. Müller hat zugleich die früheren Deutungen dieser Theile bei den verschiedenen Knorpelfischen kritisch gemustert und ist namentlich zu dem Resultate gelangt, dass den Cyclostomen ein wirklicher Ober- und Unterkiefer. fehlt, indem ihre nach völlig abweichenden Typen geformten Mund- und Lippenknorpel als solche Gebilde nicht zu betrachten sind; ebenso verwirft er, mit Recht, die Ansicht Cuvier's, dass die Labialknorpel der Haien, der Chimären und einiger Rochen für Kieferstücke zu halten seien. Dagegen sucht er den Kiefer-Gaumenapparat der Störe, Spatularien und Plagiostomen auf denjenigen der Knochenfische zu reduciren und vergleicht auch den zahntragenden Alveolarrand des Chimärenschedels dem Oberkiefer und Zwischenkiefer der Gräthenfische. Die Haltbarkeit der Müller'schen Deutungen ist später von

---

Deutung der drei Bestandtheile des Kiefer-Suspensorium bei den Stören, welche Müller zweifelhaft geblieben ist, scheint mir durch eine Vergleichung derselben mit den in gleicher Anzahl vorhandenen der Gattung Silurus erleichtert zu werden. Nachträglich bemerke ich, dass Müller selbst so eben diese Vergleichung angestellt hat. S. den eben erschienenen Jahresbericht im 6ten Hefte des Archives 1843.

9) Abbild. von Planirostra edentula Müller l. c. Tab. V. Fig. 7.

Reichert in Frage gestellt worden. Sie scheinen in der That, bevor sie adoptirt werden, noch sorgfältiger vergleichender Prüfung zu bedürfen.]

§. 15.

Bei den Knochenfischen ist der Kiefer-Gaumenapparat bei weitem zusammengesetzter. Als Oberkiefer und Zwischenkiefer betrachtet man Knochenstücke, welche am oberen Rande des Einganges in die Mundhöhle gelegen sind und meistentheils einen hohen Grad von Beweglichkeit besitzen, übrigens jedoch rücksichtlich ihres Baues, ihrer Verbindung und der Anzahl der sie zusammensetzenden Knochenstücke eine sehr grosse Mannichfaltigkeit darbieten.

Bei den meisten Knochenfischen liegt der aus zwei paarigen und gewöhnlich symmetrischen Hälften gebildete Zwischenkiefer [1]) vor dem Oberkiefer, ist umfänglicher als dieser, bildet den ganzen oberen Kieferrand oder einen grossen Theil desselben, zeichnet sich durch seine Freibeweglichkeit aus und ist in der Regel allein zahntragend. Er besteht meist aus zwei in der oberen Mittellinie durch Bandmasse, selten durch Naht vereinigten bogenförmigen Abschnitten. An der Verbindungsstelle besitzt jeder einen aufsteigenden Ast von sehr verschiedener Länge, welcher durch elastische Bänder und Gelenke mit dem vorderen Theile der Schnauze bald unmittelbar, bald durch Vermittelung zwischenliegender Knorpel- oder Knochenstückchen verbunden zu sein pflegt. Die Länge des aufsteigenden Astes und seine Leichtbeweglichkeit gestatten vielen Fischen diesen Kiefertheil bedeutend vorzustrekken. Seltener ist dieser Zwischenkiefer fester mit dem übrigen Schnauzengerüste verbunden oder angewachsen. — Der Oberkiefer liegt bei der Mehrzahl der Knochenfische hinter dem Zwischenkiefer und ihm parallel und besteht dann aus zwei in der Mittellinie sich nicht fest verbindenden Seitenschenkeln. Das obere Ende jedes dieser Schenkel pflegt mit dem *Vomer*, dem *Intermaxillare* und dem Gaumenbeine durch Gelenke beweglich verbunden zu sein. Jeder Seitenschenkel besteht meistens aus einem einzigen Stücke, seltener aus zwei oder mehren

1) So verhält es sich bei den meisten Knochenfischen, besonders aber den Acanthopterygiern. Ein unpaares *Intermaxillare* besitzt Diodon; es kömmt nach Müller auch bei Mormyrus vor. Durch Naht sind die beiden Schenkel des Zwischenkiefers verbunden, z. B. bei Tetrodon; in der ganzen Länge verbunden sind sie bei Belone. — Die aufsteigenden Aeste sind sehr stark entwikkelt bei Zeus, Vomer, Labrus, Anarrhichas u. A.; sie verbinden sich eng oder verschmelzen bei Cyprinus, Cyclopterus; sie werden unbedeutend bei Salmo, Clupea, und verschwinden bei Silurus, Muraena. Bei diesen letztgenannten Fischen, so wie auch bei Andern, z. B. Belone, Xiphias, hört die freie Beweglichkeit des Zwischenkiefers auf. Bei vielen bildet er mit dem Oberkiefer einen gemeinschaftlichen Bogen, z. B. bei den Salmonen, den Characinen, Esocinen, den Clupeen u. A. — Bei den Plectognathen findet eine innige Verschmelzung des Oberkiefers mit dem Zwischenkiefer Statt.

Stücken [2]). — Bei vielen Knochenfischen liegt der Oberkiefer nicht als ein zweiter Bogen hinter dem Zwischenkiefer, sondern bildet mit diesem letzteren, der mitten zwischen seine beiden Seitenschenkel geschoben ist, einen zusammenhangenden, meist beweglichen, selten unbeweglich am Schedel befestigten Bogen oder selbst einen Schnabel. In der Familie der Plectognathen sind Oberkiefer und Zwischenkiefer völlig verwachsen.

Der Unterkiefer der Knochenfische ist durch ein eigenthümliches, aus mehren Stücken bestehendes Suspensorium am Schedel befestigt und an den Innenrand dieses Suspensorium, so wie namentlich an das Gelenkstück, das den Unterkiefer trägt, schliessen sich mehre bis zum Oberkiefer reichende Knochenplatten, welche unterhalb der Augenhöhle gelegen, als Gaumenstücke betrachtet werden. Meistens verbinden sich diese Gaumenstücke nur vorn durch Gelenk mit der als ***Vomer*** bezeichneten Schnauzenbasis, mit dem Oberkiefer und dem ***Frontale anterius;*** seltener lehnt sich der grösste Theil ihrer Innenränder mehr oder minder fest und unbeweglich an das ***Os sphenoïdeum posterius.***

Das eigentliche Suspensorium des Unterkiefers besteht mindestens aus drei, gewöhnlich aber aus fünf Stücken [3]). Das oberste dieser Stücke greift in der Regel ein in eine lange, an der oberen Seitenwandung des Schedels über dem Felsenbeine gelegene einfache oder doppelte Gelenkgrube und ist nur selten unbeweglich mit dem Schedel verwachsen [4]). An dem oberen Theile seines Hinterrandes trägt dies Stück einen gewöhnlich runden Gelenkhöcker zur Einlenkung des ***Operculum***, des obersten Stückes des Kiemendeckels. — Abwärts steigend wird dieser Knochen in der Regel stabförmig. Diese stabförmige Verlängerung ist häufig theilweise knorpelig oder durch knorpelige Substanz unterbrochen und erscheint so als ein gesonderter Knochen, der sich einwärts vom ***Praeoperculum*** und vom eigentlichen Träger des Unterkiefergelenkes bis in die Nähe dieses Gelenkes erstreckt. Bisweilen erkennt man, dass er hier durch unregelmässig gestaltete, schwer zu isolirende knorpelige Masse in das Gelenkstück des Unterkiefers übergeht und auf diese Weise mit einem an der Innenseite des Unterkiefers gelegenen und in dessen Höhle nach vorn verlaufenden

2) Die Zusammensetzung des Oberkiefers aus mehren Stücken findet sich z. B. bei Esox, bei den Salmonen, den Clupeen, einigen Scomberoïden, besonders aber bei Lepidosteus. Der Oberkiefer tritt gegen den Zwischenkiefer bisweilen sehr zurück, wie z. B. bei Belone, wo der lange Schnabel einzig durch die beiden der Länge nach verbundenen Zwischenkiefer gebildet wird. Ganz rudimentär oder fehlend ist der Oberkiefer bei den Siluroïden; vielen Aalen fehlt er ganz.

3) Drei Stücke sind vorhanden bei den Siluroïden; sie entsprechen Cuvier's ***Temporale***, dem ***Praeoperculum*** und Cuvier's ***Os jugale.*** Eine Reduction derselben findet auch Statt bei den Plectognathen und den Muränoïden.

4) Z. B. bei Diodon.

Knorpelstreifen (Meckel'scher Knorpel) locker zusammenhangt. Cuvier hat das mit dem Schedel durch Gelenk verbundene Stück *Os temporale*, die stabförmige Verlängerung von dem Punkte an, wo sie durch Knorpelmasse vom vorigen Knochen sich scheidet, *Os symplecticum* genannt. An dieses *Os symplecticam* oder an die Stelle, wo es vom *Os temporale* abgeht, befestigt sich gewöhnlich das hinterste Stück des Zungenbeinbogens durch einen Fortsatz, den Cuvier *Os styloïdeum* nennt.

Unterhalb des Gelenkhöckers für das *Operculum* lehnt sich an den hinteren Rand des *Os temporale* ein mehr oder minder bogenförmiger Knochen, *Praeoperculum*, der abwärts und vorn unter den eigentlichen Träger des Unterkiefergelenkes tritt und dieses letztere fast immer erreicht. Es ist nur selten mit dem hinteren Rande des *Os temporale* unbeweglich verbunden [5]). Bisweilen aber verwächst es mit denjenigen abwärts verlängerten Schleimcanal-Knochen (*Ossa infraorbitalia*), welche sonst einen einfachen Infraorbitalring bilden. Geschieht dies [6]), so wird das Unterkiefer-Suspensorium mit dem ihm verbundenen Gaumenapparate von einem Schilde mehr oder minder vollständig überwölbt. Bei den meisten Knochenfischen [7]) nimmt das *Praeoperculum* einen bogenförmigen, zum Unterkiefer hin sich verlängernden und in dessen Aussenwand sich fortsetzenden Arm des Schleimcanales der Haut in Knochenrinnen oder fest angewachsenen Knochenschuppen auf.

Ueber dem vorderen und unteren Ende des *Praeoperculum* liegt das eigentliche Gelenkstück, das den Unterkiefer trägt, von Cuvier als *Os jugale* bezeichnet. — Zwischen dem vorderen und unteren Rande des *Os temporale*, dem *Praeoperculum* und *Os jugale* ist ein meist flacher Knochen gelegen, den Cuvier *Os tympanicum* nennt.

Von den vorderen und oberen Rändern dieses *Os tympanicum* und des *Os jugale* aus erstreckt sich eine, meist aus drei Stücken bestehende Knochenfläche zur Schnauzengegend des Schedels und zum Oberkiefer auf- und vorwärts, welche den Gaumenapparat bildet [8]). Den obersten und vordersten dieser Knochen, welcher durch ein Gelenk

---

5) Bei den Plectognathen. Die Verhältnisse des *Praeoperculum* bei dieser Familie, bei den Siluroïden und den Muränoïden lassen keinen Zweifel darüber aufkommen, dass dieser Knochen — wie dies auch schon Meckel, Rathke, Reichert u. A. angenommen — wirklich dem Kiefersuspensorium und nicht dem Kiemendeckel-Apparate angehört.

6) Bei der Familie der Cataphracten, namentlich der Gattung Trigla.

7) Ausnahmen von dieser Regel bilden die Plectognathen, die Lophien. — Am entschiedensten tritt jenes Verhältniss dagegen hervor bei den Aalen.

8) Bei einigen Familien verkümmert dieser Gaumenapparat, namentlich bei den Siluroiden, Erythrinen, Muränoïden; besonders bei Muränophis Helena. Der Innenrand des Gaumenapparates stosst bisweilen an das *Sphenoïdeum basilare*, z. B. bei Diodon.

mit dem Schnauzentheile des Schedels, meist aber auch mit dem vorderen Stirnbeine und dem Oberkiefer verbunden ist, betrachtet man nach Cuvier sehr allgemein als Gaumenbein, *Os palatinum*. Es verläuft bisweilen dem Oberkiefer parallel und ist häufig mit Zähnen besetzt. Von den hinter ihm liegenden, die Verbindung mit dem Unterkiefer-Suspensorium bewirkenden beiden Knochen hat man den äusseren, an das *Os jugale* sich anlegenden Knochen *Os transversum*, den inneren *Os pterygoïdeum* genannt.

Der Unterkiefer besteht bei den meisten Knochenfischen aus zwei vorn durch Bandmasse verbundenen Aesten, deren jeder häufig einen *Processus coronoïdeus* besitzt. Meistens besteht jeder Unterkieferast aus drei bis vier Stücken: 1) dem vorderen *Os dentale*, dessen oberer Rand gewöhnlich zahntragend ist; 2) dem *Os articulare*, das dem *Os jugale* eingelenkt ist; 3) dem am hinteren Rande jedes *Os articulare* gelegenen, oft knorpelig bleibenden Eckstücke: *Os angulare* [9]). Unbeständiger ist ein kleines am Innenrande des *Os articulare* gelegenes Knochen- oder Knorpelstück, das Cuvier dem *Os operculare* der Reptilien vergleicht. Selten erscheint die Zahl dieser Knochenstücke so vermehrt, dass sie derjenigen der beschuppten Reptilien gleichkömmt [10]). — Sehr beständig bildet das *Os dentale* inwendig eine mehr oder minder beträchtliche Höhle, in welche der Meckel'sche Knorpel, ein Unterkiefermuskel und die Nerven und Gefässe sich hineinerstrecken.

[Wenn Cuvier's Benennungen in obiger Darstellung unverändert beibehalten wurden, so geschah dies nur aus dem Grunde, weil sie die bekanntesten und geläufigsten sind, nicht aber, dass die damit belegten einzelnen Knochenstücke dadurch als Aequivalente der gleichnamigen Theile höherer Wirbelthiere bezeichnet würden. Kein anderer Theil des Fischskeletes hat so mannichfache Deutungen erfahren müssen, als die in diesem Paragraphen abgehandelten Knochen. — Was zuerst das *Os temporale* mit seinen Verlängerungen: dem *Os symplecticum* und dem Meckel'schen Knorpel anbetrifft, so gehören dieselben dem ersten Visceralbogen an und möchten ihre Aequivalente in dem gleichnamigen Knorpel der Säugethiere und dem in den Hammer des Gehörorganes sich umwandelnden Blastem finden. Das *Praeoperculum* halte ich mit Geoffroy und Reichert für das *Os tympanicum s. quadratum*. Auf die Analogie von Cuvier's *Os jugale* mit dem *Os quadrato-jugale* der Batrachier hat Müller bereits überzeugend aufmerksam gemacht. Sehr zweifelhaft bleibt immer noch die Deutung von Cuvier's *Tympanicum*. Gute Abbildungen des Kiefer-Gaumenapparates von Perca fluviatilis bei Cuvier und Valenciennes T. 1. Tab. 1—3. Die anomalen Fische Lepidosteus und Polypterus s. bei Agassiz, Poiss. foss. Vol. 3. Tab. 40 sqq. — Bei einigen Knochenfischen kommen noch accessorische Lippenknorpel vor, wie Müller entdeckt hat. —]

---

9) Ich habe dieses Stück bei genauerer Untersuchung nie vermisst.

10) Bei Osteoglossum (nach Müller) so wie auch bei Lepidosteus osseus auf 6.

## V. Vom Zungenbeine.

### §. 16.

Bei den Cyclostomen und namentlich bei den Myxinoïden und Petromyzonten zeigt der Zungenbein-Apparat so eigenthümliche und zusammengesetzte Verhältnisse, dass es vorläufig unmöglich scheint, sie auf diejenigen der höheren Fische zu reduciren. Bei den Myxinoïden bilden ihm angehörige Theile, bei Mangel eines Unterkiefers, den unteren Mundrand [1]). — Einfacher und sehr übereinstimmend gestaltet erscheint das Zungenbein bei den höheren Knorpelfischen und Knochenfischen. Es stellt einen hinter dem Unterkiefer und vor dem ersten Kiemenbogen gelegenen, aus zwei, meist gegliederten und mittelbar unter einander verbundenen Seitenschenkeln bestehenden Bogen dar. Jeder Seitenschenkel ist selten am Schedel selbst [2]), gewöhnlich am Suspensorium des Unterkiefers beweglich eingelenkt. Bei den Knochenfischen geschieht diese Einlenkung durch einen knöchernen oder knorpeligen Stiel (*Os styloïdeum*), der bei den Gattungen, die ein vollständig entwickeltes Suspensorium besitzen, an der Verbindungsstelle des *Os temporale* mit dem *Os symplecticum* befestigt ist. — Die Zahl der Segmente, aus welchen jeder Zungenbeinbogen zusammengesetzt ist, zeigt sich verschieden; bei mehren Haien ist jed r Schenkel einfach, bei vielen Rochen besteht er aus zwei, bei den Chimären, Sturionen und Spatularien aus drei Stücken; unter den Knochenfischen wechselt die Zahl der letzteren; doch sind deren höchstens vier vorhanden. — Die Verbindung der Seitenbogen wird bei den Rochen und Sturionen dadurch bewirkt, dass ihre unteren Enden an die Bogen des vordersten Kiemenpaares sich anheften. Schon bei den Chimären und Haien sind sie durch ein eigenes unpaares Mittelstück (*Copula*) verbunden; dies wird auch bei den Knochenfischen nur sehr selten vermisst [3]). Bei den letzteren schliesst sich gewöhnlich vorn an diese *Copula* noch ein meist einfaches, selten paariges *Os linguale s. entoglossum*, das der Zunge zur Stütze dient [4]). — Unterhalb der

---

1) Den Zungenbeinapparat der Myxinoïden schildert ausführlich Müller, Myxin. Th. 1. S. 49., und gibt schöne Abbildungen nicht blos von Bdellostoma, sondern auch von Petromyzon, Chimaera und Planirostra. — Das Zungenbein fehlt bei Branchiostoma.

2) So bei den Chimären durch fibröse Membran an den Schedel und namentlich auch an seine Unterkiefer-Apophyse. Am Schedel, nach Rathke, bei Raja aquila und Rhinobatus rostratus; bei Torpedo und Narcine am Suspensorium des Unterkiefers; bei Rhinobatus Horkelii an der Grenze des letztern und des Schedels.

3) Nicht so häufig, als Rathke angibt; ich finde es z. B. bei Diodon, bei Cyclopterus u. A. Es fehlt bei Muraenophis helena.

4) Es fehlt bei Muraenophis und andern von Rathke namhaft gemachten Fischen.

Vereinigung der Zungenbeinbogen und mehr oder weniger innig, oft durch Sehnen an sie befestigt, erscheint bei den meisten Knochenfischen noch ein Zungenbeinkiel, der, von sehr verschiedener Grösse und Form, denjenigen Fortsetzungen der Seitenmuskeln des Rumpfes, welche man als *M. sternohyoïdei* bezeichnet, als Ansatzpunkt dient [5]. — An jeden Zungenbeinbogen, und besonders an seinen mittleren Theil, heften sich bei den meisten Knorpelfischen und bei allen Knochenfischen knorpelige oder knöcherne Strahlen, *Radii branchiostegi*. Gewöhnlich durch eine doppelte Haut, zwischen welcher Muskelfasern verlaufen, zusammengehalten (*Membrana branchiostega*), tragen sie zur Schliessung der Kiemenhöhle mehr oder minder wesentlich bei und bilden also eigentlich einen Theil des Kiemendeckel-Apparates. Sie fehlen den Sturionen, werden bei Planirostra durch eine Knochenplatte repräsentirt, sind bei den Chimären, Haien und Rochen als knorpelige Strahlen vorhanden und meist mit ähnlichen vom Kiefersuspensorium ausgehenden, hier den Kiemendeckel darstellenden Knorpelstrahlen verbunden. Bei den Knochenfischen bieten sie je nach Zahl und Form bedeutende, auch als systematische Charaktere benutzte Verschiedenheiten dar [6].

[Man vgl. besonders Rathke, Anat. philos. Untersuchungen über den Kiemenapparat und das Zungenbein der Wirbelthiere, Riga 1832. 4.]

## VI. Vom Skelet des Respirations-Apparates.

### §. 17.

Fast allen Fischen kommen knorpelige oder knöcherne, meist mit der Wirbelsäule oder mit dem Schedel mehr oder minder innig verbundene Gebilde zu, welche theils zur Deckung des Kiemenapparates, theils zur unmittelbaren Unterstützung derjenigen gefässreichen Theile dienen, in welchen die Umwandlung venösen Blutes in arterielles geschieht.

Was zuerst die soliden Aussengebilde des Kiemenapparates anbetrifft, so kommen schon bei Branchiostoma Knorpelstäbchen in sehr grosser Zahl vor, welche die Seitenwände des Respirationsschlauches bilden. Bei Ammocoetes und bei Petromyzon ist ein knorpeliger, mit der Wirbelsäule und mit dem Schedel in Verbindung stehender, sehr zusammengesetzter äusserer Kiemenkorb vorhanden, an den die Constrictoren der Kiemensäcke sich befestigen. Nur noch bei den Plagiostomen finden sich ähnliche, wenn schon minder zu-

---

5) Er fehlt bei Diodon, Tetrodon, Lophius; bietet übrigens sehr verschiedene Gestaltungsverhältnisse dar. Er ist doppelt und paarig bei Polypterus, wie Müller gefunden.

6) Bei Diodon und Tetrodon bildet der erste Kiemenhautstrahl eine breite Platte; die Strahlen sind von enormer Länge bei den Lophien; sie sind in grosser Zahl vorhanden und stark gekrümmt bei den Aalen.

sammengesetzte, die Ränder der Kiemenspalten stützende, reihenförmig gestellte Knorpelstreifen, welche aber die Wirbelsäule nicht erreichen.

Zugleich erscheinen bei ihnen, und zwar namentlich bei den Haien, als erste Andeutungen des Kiemendeckels der übrigen Fische mehre vom Kiefersuspensorium ausgehende Knorpelstreifen. Aehnliche Streifen kommen bei den Chimären vor. Sie liegen theils frei, theils sind sie an einer mit den Zungenbeinbogen zusammenhangenden Knorpelplatte befestigt und schliessen sich an die eigentlichen *Radii branchiostegi* an. Bei Planirostra wird der Kiemendeckel durch eine einfache Knochenplatte repräsentirt, welche am zweiten Stück des Kiefer-Suspensorium befestigt ist. Bei den Sturionen dagegen besteht er, obschon äusserlich einfach erscheinend, wie bei den Knochenfischen, aus drei Knochenstücken. Diese sind das *Operculum*, das *Suboperculum* und das *Interoperculum*. Ihr Verhalten bei den meisten Knochenfischen ist folgendes. Das beträchtlichste dieser Knochenstücke ist immer das am meisten nach hinten und oben gelegene *Operculum*. Es besitzt an seinemvordern und obern Winkel eine Gelenkgrube, welche in einen convexen Gelenkkopf des *Os temporale* passt. Es liegt hinter dem absteigenden Aste des *Praeoperculum*, an dem es meistens durch Bandmasse lose so befestigt ist, dass es wie ein Thürflügel auf- und zugeklappt werden kann. — An den unteren Rand des *Operculum* ist die zweite kleinere, nicht ganz selten fibrös-häutig bleibende Platte des Kiemendeckel-Apparates: das *Suboperculum* gewöhnlich der Länge nach angeheftet. Von den Vorderrändern der beiden vorigen Knochen aus, ihnen meist innig angeheftet, seltener von ihnen mehr getrennt, erstreckt sich das *Interoperculum* bogenförmig zum Unterkiefer hin und verbindet sich mit dessen unterem Winkelstück durch Bandmasse. An der Innenfläche des *Interoperculum* ist durch Ligament der Zungenbeinbogen gewöhnlich so befestigt, dass der Kiemendeckel-Apparat ohne gleichzeitige Mitbewegung der Zungenbeinbogen weder geöffnet, noch geschlossen werden kann.

[Ueber Branchiostoma s. d. angef. Schriften von Rathke, von Müller und Retzius. — Ueber Ammocoetes und Petromyzon vgl. Rathke, Bemerkungen über den innern Bau von Petromyzon, Danzig 1826, und dessen Beiträge z. Geschichte d. Thierwelt Abth. 4., Halle 1828. 4. Born in Heusinger's Zeitschrift f. organ. Physik Bd. 1. Mayer, Analekten f. vgl. Anatomie, Bonn 1835. 4. Tab. 1. — Ueber die Plagiostomen und Knochenfische Rathke's Unters. üb. d. Kiemenapparat. — Ueber Accipenser Baer, Bericht. — Ueber Planirostra und Chimaera Müller, Myxinoïd. Th. 1. — Rathke macht S. 76. der zuletzt genannten Schrift eine Menge von Knochenfischen namhaft, bei denen die Zahl der Stücke des Kiemendeckels auf 2 oder auf 1 reducirt sein soll. Ich finde jedoch z. B. bei Chaetodon, Muraena, Uranoscopus, Callionymus, Trichiurus, Lophius, Malthaea die gewöhnliche Zahl der Stücke; bei den Plectognathen aber, namentlich bei Diodon, zerfällt das lange stabförmige *Interoperculum* streng genommen in zwei Stücke, so dass also eher eine Vermehrung, als eine Verminderung der Knochenstücke — bei übrigens sehr eigenthümlichem Verhalten des Kiemendeckels — anzunehmen ist. Enorm entwickelt ist er bei Malthaea und anderen Lophien. — Den Siluroïden fehlt das *Interoperculum.*]

§. 18.

Bei den höheren Knorpelfischen und bei sämmtlichen Knochenfischen kommen vier knorpelige oder knöcherne Kiemenbogen (*Arcus branchiales*) vor, welche der Reihe nach hinter dem Zungenbeinbogen gelegen sind. Sie dienen mit ihrem grösseren, mittleren Abschnitte, gewöhnlich sämmtlich, seltener nur zum Theil [1]) als solide Stützen der knorpeligen oder knöchernen Kiemenstrahlen und der diese letzteren überziehenden häutigen Kiemenblättchen. Auf sie folgt hinten ein unvollkommener gebildeter Bogen, welcher fast nie mehr als Kiementräger dienend, häufig mit Zähnen besetzt, den Schlundkopf seitlich und abwärts unterstützt und darum als unterer Schlundknochen (*Os pharyngeum inferius*) bezeichnet wird. Nur die Gattung Lepidosiren liefert ein Beispiel vom Vorkommen von Kiemenblättchen an diesem fünften Bogen [2]). Er ist gewöhnlich vom hintersten Kiemenbogen getrennt, selten mit ihm verwachsen [3]).

Jeder Kiemenbogen besteht aus zwei Seitenschenkeln, deren untere Enden an der Bauchfläche convergiren und hier in der Regel mittelst einer Reihe kleiner unpaarer Knochen- oder Knorpelstücke, selten durch grössere und breitere Knorpelplatten unter einander verbunden sind [4]). Diese gewöhnlich vorhandenen [5]) Verbindungsstücke entsprechen, ihrer Lage und Bedeutung nach, der *Copula* der Zungenbeinbogen, an welche sie auch meistens hinten sich anschliessen. Was ihre Zahl anbelangt, so ist diese keinesweges immer derjenigen der Kiemenbogen gleich, indem zwei oder drei der letzteren sehr häufig eine gemein-

---

1) Vgl. über diesen Punkt den vom Respirationsorgane der Fische handelnden Abschnitt.

2) S. Bischoff's Angaben a. a. O. „An ihrer unteren, nach der Kiemenhöhe hinsehenden Seite tragen die drei hintersten Kiemenbogen die Ueberreste der kleinen büschelförmigen Kiemen; der erste und zweite Kiemenbogen tragen keine solche."

3) Dieser Fall tritt bei Muraenophis Helena ein. Rathke spricht diesem Thiere besondere Schlundkiefer ab. Mir scheint aber der dickere vierte Kiemenbogen durch eine Verschmelzung von Schlundkiefer und Kiemenbogen entstanden zu sein.

4) Solche breitere Knorpelplatten, hinterwärts verlängert, kommen vor bei den Rochen. Bei Rhinobatus (rostratus und Horkelii) schliessen sich die Bogen des vordersten Kiemenpaares nicht an diese Platte, sondern werden durch einen queren Knorpelstab verbunden.

5) Sie fehlen bei Muraenophis, Lophius, Malthaea; nach Rathke auch bei den Syngnathen und bei Uranoscopus. Bei Cyclopterus aber, denen Rathke sie gleichfalls abspricht, sind sie vorhanden. Selbst bei den Lophien ist wol nur eine Verwachsung des Schlundkiefers mit der plattenförmigen Copula anzunehmen.

schaftliche *Copula* besitzen. Die beiden oberen Enden der Schenkel jedes Kiemenbogens vereinigen sich nicht. Sie sind durch Zellgewebe oder fibröses Gewebe an der *Basis cranii* oder unterhalb des vordersten Abschnittes der Wirbelsäule [6]) befestigt oder hier eingelenkt.

Jeder einzelne Kiemenbogen ist gewöhnlich aus mehren Gliedern zusammengesetzt, deren Grösse, Länge, Form und Anzahl mannichfachen Verschiedenheiten unterworfen ist. In der Regel besteht jeder Seitenschenkel der drei vorderen Kiemenbogen der Knochenfische aus vier Gliedern, während der des letzten Kiemenbogens meist eine geringere Anzahl derselben besitzt und der untere Schlundknochen aus zwei Segmenten oder aus einem einzigen besteht. Die beiden Seitenschenkel des letzteren können unten verwachsen [7]) oder durch ein einziges unpaares Stück ersetzt werden [8]).

Unter den einzelnen Gliedern der Kiemenbogenschenkel ist immer das zweite von unten das längste und beträchtlichste und nächst ihm das dritte. Dem vierten oder obersten Gliede, welches bei vielen Gräthenfischen anomale Formen darbietet und mit Zähnen besetzt ist, hat man, besonders in Berücksichtigung dieses letzteren Verhaltens, den Namen eines oberen Schlundknochens (*Os pharyngeum superius*) gegeben. Die einzelnen in einer Reihe hinter einander liegenden oberen Schlundknochen sind sehr häufig unter sich verwachsen [9]). Bei Cuvier's Labyrinthfischen treten die oberen Schlundknochen noch in eine sehr wesentliche Beziehung zum Respirations-Apparate, in so fern sie, wenigstens theilweise, durch das Zerfallen in Blätter siebbeinförmige Labyrinthe bilden, welche, mit Schleimhaut überkleidet, die Grundlage eines respiratorischen Gefässnetzes abgeben [10]). Eigenthümliche Entwickelungen anderer Art zu ähnlichem Zwecke finden sich am oberen Stücke des zweiten und vierten Kiemenbogens von Heterobranchus anguillaris.

Eine andere auffallende Bildung bieten die meisten Plectognathen [11]) dar, indem hier, nicht von dem oberen Schlundkiefer, sondern von dem

---

6) Unter den Knochenfischen kömmt dies letztgenannte Verhalten z. B. bei den Aalen: Anguilla, Muraenophis u. A., unter den Knorpelfischen z. B. bei den Haien vor.

7) Sie sind durch Naht mit einander verbunden bei Chromis nach Cuvier's Angaben.

8) Diese Verwachsung findet sich sowol bei Acanthopterygiern als bei Malacopterygiern. Müller hat neuerlich aus den Knochenfischen mit unpaarem unterem Schlundkiefer die Gruppe der Pharyngognathi abgebildet. Er rechnet dahin: 1) die Scomber-Esoces (Exocoetus, Belone, Hemiramphus u. s. w.), 2) die Chromiden, 3) die Labroïdei cycloïdei und 4) die Labroïdei ctenoïdei. S. Erichson's Archiv für Naturgeschichte, 1843, S. 305.

9) Z. B. bei Uranoscopus, Cottus sehr deutlich.

10) S. die Abbildungen bei Cuvier und Valenciennes l. c. Tab. 205. u. 206.

11) Ich finde diese Bildung namentlich bei Tetrodon, Diodon, Ostracion.

Basilarstücke eines jeden Schenkels des dritten Kiemenbogens aus, unterhalb der *Copulae* der Kiemenbogen, ein Knochenbogen nach vorn sich erstreckt, der durch ein Ligament an die vorderste *Copula*, welche mehr dem Zungenbein, als den Kiemenbogen angehört, sich befestigt.

Die convexe Fläche der Kiemenbogen und ihr Innenrand sind gewöhnlich mit eigenthümlichen, rauhen, oft ossificirten Oberhautgebilden, in Form von Plättchen, Tuberkeln, Zähnen, Zangen, Spitzen u. s. w. besetzt, welche das Eindringen von Speisen in die Kiemenhöhle hindern. — Die Convexität der mit Kiemenblättchen besetzten Segmente der Kiemenbogen bildet eine Rinne, in welcher die Nerven und Gefässstämme der Kiemen verlaufen.

[Man vgl. über den hier abgehandelten Gegenstand besonders die schon angeführte Schrift von Rathke über den Zungenbein- und Kiemenapparat. Einzelne berichtigende Bemerkungen über Knorpelfische finden sich in Müller's Osteologie und Myologie der Myxinoïden. Ueber Narcine und Torpedo vgl. Henle in seiner Schrift über Narcine S. 22.; über Lepidosiren Bischoff l. c. S. 15. Alle diese Schriften enthalten gute Abbildungen.]

## VII. Von den Knochen der Extremitäten.

### §. 19.

Die Vorderextremitäten oder Brustflossen der Fische sind gewöhnlich an einem durch die Vereinigung oder Verschmelzung zweier Seitenschenkel gebildeten Schultergürtel befestigt. Das obere Ende jedes Schenkels ist bei den Sturionen und denjenigen Knochenfischen, bei welchen der Extremitätengürtel nicht blos rudimentär vorhanden ist[1]), mit dem Schedel, bei den Rochen mit dem vorderen Abschnitte der Wirbelsäule verbunden, während es bei den Haien und Chimären beide nicht unmittelbar berührt. — Bei den Haien besteht dieser Gürtel aus einem schräg vorwärts und abwärts gerichteten Knorpelbogen, dessen beide Seitenschenkel in der Mittellinie unter dem Herzen continuirlich in einander übergehen. An seinem oberen Ende trägt jeder Seitenschenkel ein ihm durch Bandmasse angefügtes Knorpelstück. An der Biegungsstelle jedes Schenkels ist ihm eine Reihe ossificirter, fast wie Wirbelkörper gestalteter, unter einander durch Ligamente verbundener kleiner Knochencylinder aufgesetzt. An seinem hinteren Rande besitzt er Gelenkflächen, bestimmt zur Aufnahme von zwei bis drei Knorpelstücken, welche die Flossenknorpel tragen. Diese bestehen in mehren Reihen länglicher Knorpelcylinder, welche aber nicht durch die ganze häutige Flosse sich hindurch erstrecken. Im grösseren hinteren Abschnitte der letzteren finden sich nämlich zwischen den Hautbedekkungen feine gelbe Faserstreifen, von hornartigem Ansehen, welche

---

1) Hierher gehören namentlich die Muränoïden. Ihnen fehlt die Verbindung des Schultergürtels mit dem Hinterhaupte.

auch in den Flossen der Chimären vorkommen, deren Brustflossen in Betreff ihrer Zusammensetzung von denen der Haien überhaupt nicht bedeutend abweichen. — Bei den Rochen findet sich ein ähnlicher, aber oben mit der Wirbelsäule verwachsener oder ihr eng angehefteter Schultergürtel. Er bildet bei Rhinobatus einen einfachen, nirgend unterbrochenen Knorpelring, zerfällt aber bei andern Rochen in mehre Glieder. Auch an ihm sind die Flossenstrahlen nicht unmittelbar, sondern durch Vermittelung dreier zwischenliegender, ihm beweglich einlenkter Knorpelstücke (*Ossa metacarpi* und *carpi*) befestigt. Gewöhnlich bilden die beiden äusseren Knorpelstücke einen vorwärts und einen hinterwärts gerichteten Bogen. Der vordere, aus zahlreichen an einander gefügten Gliedern bestehend, erstreckt sich zur Seite des Schedels vorwärts. Bisweilen erreicht die vordere Spitze dieses Bogens die hintere des den Rochen eigenthümlichen, an den *Processus orbitalis anterior* befestigten Schedelflossenknorpels. — An diesen Knorpeln haften nun die cylindrischen Flossenknorpel, welche, in vielen Reihen auf einander folgend, die solide Grundlage der ganzen Flosse bilden. — Bei den Sturionen und Knochenfischen hat, mit Ausnahme mancher Aale, deren Extremitäten sehr abortiv werden, die Befestigung ihres im Wesentlichen übereinstimmend gebildeten Schultergürtels am Schedel Statt. Derselbe besteht bei den Knochenfischen aus zwei Seitenschenkeln, welche vom Schedel aus, hinter und unter den Kiemenbogen vorwärts gerichtet absteigen und sich an der Bauchseite des Körpers durch Ligament, seltener durch Naht [2]), zu einem einzigen Bogen vereinigen. Jeder Seitenschenkel ist in der Regel aus drei Knochenstücken zusammengesetzt. Der oberste Knochen befestigt sich gewöhnlich mit zwei Apophysen an das *Os occipitale superius* und an das *Os mastoïdeum* des Schedels [3]). Man bezeichnet ihn, nach Cuvier, gewöhnlich als *Os suprascapulare*. Der zweite kleinere, nicht ganz beständige Knochen ist der *Scapula* zu vergleichen. Der dritte, beträchtlichste Knochen vermittelt durch seine Verbindung mit demjenigen der entgegengesetzten Seite die untere Schliessung des Bogens und besteht gewöhnlich aus zwei Lamellen, welche eine zur Aufnahme der Seitenmuskeln des Rumpfes bestimmte Furche oder Höhlung einschliessen. Cuvier nennt ihn fälschlich *Humerus*, während er als *Clavicula* zu deuten ist. An der Innenseite des oberen Endes dieses

---

2) Durch Naht geschieht die Verbindung bei der Familie der Loricarien. Der bei dieser Familie fast ganz unter dem Panzer verborgenen Extremitätengürtel bildet ein nur in der Mitte offenes knöchernes Septum zwischen Kiemenhöhle und Bauchhöhle. In der vom Bauchtheile des Schultergürtels gebildeten knöchernen Scheide liegt das Herz.

3) Bei Lophius, Malthaea u. A. besitzt er eine einfache mit dem Schedel verbundene Spitze; beim Wels geschieht die Verbindung durch zwei Zinken, von denen die eine zur Seite des *Basilare occipitis* sich anlegt.

Knochens ist ein gewöhnlich aus zwei Stücken bestehender, meistens nach hinten gerichteter Fortsatz befestigt, der mit dem *Os coracoïdeum* verglichen ist [4]). Die *Clavicula* trägt ausserdem gewöhnlich zwei bis drei Knochenstücke [5]), welche Cuvier als Vorderarmknochen bezeichnet. — An sie schliessen sich endlich — ausser einem Flossenstrahl — die eigentlichen Träger dieser Strahlen, die *Ossa metacarpi*, meistens vier bis fünf in eine Reihe gestellter Knochenstückchen, selten ausserordentlich verlängert, wie bei den Lophien, und in diesem Falle bisweilen in geringerer Zahl vorhanden [6]). Die Flossenstrahlen selbst sind länglich und mit ihrer Basis durch eine Gelenkvertiefung an die *Ossa carpi* befestigt; jeder Strahl besteht aus zwei Hälften. Der erste Strahl ist häufig dicker als die übrigen und bei einigen Fischen, namentlich vielen Siluroïden, eigenthümlich bewaffnet. Bemerkenswerth sind die sogenannten fingerförmigen Anhänge der Triglen, drei von den übrigen getrennte Flossenstrahlen, welche wahrscheinlich als Tastorgane dienen. Sehr abweichend ist die Extremitätenbildung bei Lepidosiren, wo Statt zahlreicher Flossenstrahlen nur ein einziger Knorpelfaden jederseits vorhanden ist.

Die Knochen der Hinterextremitäten stehen bei den Fischen nie in unmittelbarer Verbindung mit der Wirbelsäule und sind minder zusammengesetzt, als die der Vorderextremitäten. Bei den Plagiostomen besteht das Beckengerüst aus zwei zu einer Querleiste verbundenen Knorpeln. Aussen und hinten befestigt sich an jeden derselben ein Knorpelbogen, welcher die Flossenknorpel trägt, und ausser diesem oft ein einzelner stärkerer Flossenstrahl. Bei den Männchen der Plagiostomen und Chimären trägt der Knorpelbogen mit seinem hinteren Ende die zangenförmigen äusseren Begattungsorgane. Bei den Chimären und Stören sind die beiden Knorpel des Beckengerüstes getrennt. Bei den Knochenfischen [7]) haften die Flossenstrahlen gewöhnlich unmit-

---

4) Er fehlt den meisten Malacopterygii apodes Cuv. mit Ausschluss der Ophidini Müll., den Siluroïden. den Loricarinen, Anarrhichas u. A. Ueber seine abweichenden Formen s. Geoffroy in den Ann. d. Musée T. IX. p. 413. Der Herausgeber von Cuvier's Vorlesungen, Duvernoy, betrachtet diese Knochen wegen ihres Verhaltens bei Amphacanthus, Mugil, Argyreiosus, Seserinus u. A., wo sie sich zum After hin ausdehnen und sich zum Theil vereinigen, und bei einigen anderen Knochenfischen, wo sie in Beziehung stehen zu den Hinterextremitäten, als Beckenknochen: *Ossa innominata* — eine Deutung, welche sich gewiss nicht rechtfertigen lässt.

5) Bei den Lophien sehr rudimentär; bei den Siluroïden fehlend.

6) Bei Lophius und Malthaea finde ich 2; bei Chironectes 3; doch sind nach Meckel bei Batrachus 5 vorhanden. — Bei Polypterus finden sich nach Cuvier 3.

7) Vielen Knochenfischen fehlen die Hinterextremitäten gänzlich, z. B. den Muränoïden, den Ophidini, den Syngnathen, Anarrhichas, vielen Plectognathen. Bei andern, z. B. bei Lepidopus, sind sie sehr rudimentär. Bei Cottus indisiator nach Meckel sehr entwickelt. Am eigenthümlichsten bei den Cyclopoden, na-

telbar, selten mittelst *Ossa metatarsi* (Polypterus), an einem paarigen Knochen, dessen Seitentheile in der Regel mehr oder minder vollständig durch ihre Innenränder verbunden und nur selten ganz von einander getrennt sind [8]). Die Lage der Hinterextremitäten ist — wenn sie überhaupt vorhanden sind — verschieden; bald nämlich liegen sie vor den Brustflossen (*P. jugulares*), bald wenig hinter und unter denselben (*P. thoracici*), bald endlich hinter ihnen und sind mehr oder weniger dem After genähert (*P. abdominales*).

[Ueber die Extremitäten der Fische haben am ausführlichsten gehandelt Cuvier im ersten Theile der Histoire nat. d. poiss. und im ersten Theile der Leçons d'anat. comparée. Geoffroy Saint-Hilaire, Philos. anat. T. 1. Meckel, System d. vergl. Anat. Bd. 2. Abth. 1. — Abbildungen finden sich in den Werken von Cuvier, Rosenthal, Agassiz in Carus' Erläuterungstafeln und Wagner's Icones zootomicae; Abbild. von Plagiostomen bei Henle, über Narcine, und Müller, Myxinoïd. Th. 1. — Der Gattung Branchiostoma und den Cyclostomen fehlen die Extremitäten gänzlich.]

## VIII. Von den unpaaren Flossen.

### §. 20.

Die Rücken-, Schwanz- und Afterflossen der Fische enthalten als solide Grundlagen einzelne Strahlen, welche reihenweise, bald sehr dicht an einander liegen, bald weiter von einander entfernt, durch mehr oder minder beträchtliche häutige Zwischenräume von einander getrennt sind. Bei den Cyclostomen sind die einzelnen Flossenstrahlen in fibrös-häutige mit der Wirbelsäule in Verbindung stehende Blätter eingeschlossen; bei Branchiostoma sitzen sie einem solchen fibrösen Blatte auf. Bei den meisten höheren Fischen sind die einzelnen Strahlen der Rücken- und Afterflossen mehr oder minder beweglich eingelenkt auf den Spitzen eigenthümlicher knorpeliger oder knöcherner Stützen, der Flossenträger. Bei den Haien, den Chimären und manchen Knochenfischen [1]) sind diese Flossenträger grossentheils zwischen einem fibrösen mit den Kanten der Wirbelsäule in Verbindung stehenden Blatte eingeschlossen; bei den meisten Knochenfischen dagegen tritt die Basis eines oder selbst mehrer [2]) solcher Flossenträger zwischen je zwei *Processus spinosi superiores* oder *inferiores*, an welche letzteren denn die Flossenträger meistens durch eine fibröse senkrecht stehende Haut befestigt sind. Wegen dieser Beziehung zur Wirbelsäule haben einige Anatomen die Flossenträger mit Unrecht als Theile

---

mentlich bei Cyclopterus und Lepadogaster, wo sie durch ihre Verschmelzung das Brustschild bilden.

8) Z. B. bei Belone, Exocoetus, Salmo u. A.

1) Muränoïden, Ophicephalus u. A.

2) Z. B. bei Pleuronectes, Chaetodon, Zeus, Tetrodon an vielen Abschnitten der Wirbelsäule.

derselben betrachtet und als accessorische Dornen bezeichnet. Gewöhnlich entspricht jedem Flossenstrahl ein Flossenträger; bei den Rochen aber besteht letzterer meist aus einer Reihe über einander liegender Glieder. Sehr häufig kommen auch Flossenträger ohne ihnen entsprechende Flossenstrahlen vor; oft dienen sie auch als Stützen von Hautschildern [3]). Eine sehr eigenthümliche Bildung zeigt bei vielen Knochenfischen [4]) der erste unter den Trägern der Afterflosse, in so fern er ausserordentlich stark, lang, vorwärts gekrümmt, dem *Processus spinosus inferior* innig verbunden, und oft aus der Verwachsung mehrer Knochenstücke entstanden ist; er bildet dann eine scharfe hintere Grenze der Bauchhöhle [5]). — Die Strahlen der Schwanzflosse sind bei den meisten Knochenfischen an dem letzten senkrecht stehenden Schwanzwirbel befestigt; beim Stör und den Haien hat dagegen ihre Befestigung an den unteren Dornen des aufwärts gebogenen Endes der Wirbelsäule Statt. Die Flossenstrahlen der Knochenfische sind zum Theil spitzige Knochen; in andern Fällen weich, gegliedert und meist auch ramificirt [6]). In der Regel besteht jeder Flossenstrahl aus zwei, der Länge nach verbundenen Seitenhälften. Diese weichen meistens an der Basis aus einander zur Bildung zweier Gelenkköpfe, durch welche sie sehr beweglich mit den oberen Enden der Flossenträger verbunden zu sein pflegen; bisweilen wird diese Verbindung noch durch ein eigenes Gelenkknöchelchen vermittelt.

---

3) Z. B. bei Trigla u. v. A. — 4) Besonders auffallend bei den Pleuronectes-Arten.

5) Sehr eigenthümlich sind kugelförmige Anschwellungen einzelner Flossenträger bei einigen Arten von Chaetodon und Ephippus (s. Abbild. bei Cuvier u. Valenciennes Tab. 204.). — Bei einigen Knochenfischen verlängert sich die Rückenflosse auf den Schedel, z. B. bei Pleuronectes; bei anderen kommen einzelne Flossenstrahlen daselbst vor, z. B. bei Lophius; bei Echeneis besteht das Kopfschild aus eigenthümlich modificirten und verwachsenen Flossenstrahlen und Trägern derselben.

6) Auf diesen Verschiedenheiten in der Bildung der Flossenstrahlen beruhet die Sonderung und Eintheilung der meisten Knochenfische in Acanthopterygier und Malacopterygier. Letztere besitzen weiche, verästelte und articulirte Rückenflossen, während dieselben bei den Acanthopterygiern, wenigstens theilweise, spitze, ungegliederte und unverzweigte Knochenstücke sind. — Dass dieses von Cuvier befolgte Eintheilungsprincip der Knochenfische manche Inconvenienzen hat und namentlich nicht immer ganz naturgemäss ist, hat neuerlich J. Müller auseinandergesetzt in seinem Aufsatze: Beiträge zur Kenntniss der natürlichen Familien der Fische in Erichson's Archiv f. d. Naturgeschichte, 1843. S. 292 ff. Müller bringt nicht nur eine Anzahl von Acanthopterygiern und Malacopterygiern, weil sie vereinigte untere Schlundknochen haben, in die neue Ordnung der Pharyngognathen, sondern fasst auch den Begriff der Acanthopterygier schärfer, indem er nachweiset, dass sie, sobald sie vollständige Bauchflossen besitzen, durchgängig einen ungegliederten ersten Strahl dieser Bauchflossen haben. Müller rechnet daher auch die Discoboli zu den Acanthopterygiern — nach dem Vorgange von Risso.

## Zweiter Abschnitt.

### *Von den äusseren Hautbedeckungen.*

§. 21.

Die äusseren Hautbedeckungen der Fische bieten eine ausserordent liche Mannichfaltigkeit der Bildungen dar, welche theils durch die verschiedene Dicke der *Cutis*, theils durch die Anwesenheit von Schuppen, von derberen zusammenhangenden Ossificationen (Ostracion), von oberflächlichen Schmelzbildungen, von vertikalen Stacheln, die mit horizontalen Fortsätzen in der dicken *Cutis* haften (Diodon) u. s. w. bedingt wird. — Die Dicke der *Cutis* ist nicht nur bei verschiedenen Gattungen und Arten der Fische, sondern auch an verschiedenen Stellen der Hautoberfläche desselben Thieres sehr verschieden. Ihre Bildungselemente sind verschlungene Zellgewebsfasern, welche häufig Höhlungen einschliessen, die mit Fett angefüllt sind. Sie enthält Blutgefässe. Bedeckt wird sie von Pigmentzellen, welche bisweilen eine eigene Schicht bilden. Oberflächlich liegt endlich die aus Pflaster-Epithelialzellen gebildete *Epidermis*. Bei den meisten Fischen sind Schuppen vorhanden; bald liegen sie zerstreut, bald sind sie dachziegelförmig über einander gelagert. In beiden Fällen sind sie eingebettet in abgesonderten, geschlossenen Säcken, die von Fortsetzungen der *Cutis* gebildet werden. An der unteren Fläche der Schuppen haftet eine silberglänzende, aus mikroskopischen krystallinischen S äbchen bestehende Materie. An der Oberfläche jeder Schuppe liegt eine sehr feine, von der *Cutis* gesonderte Membran, welche concentrische Linien besitzt, die den ebenso gerichteten Erhabenheiten der Schuppe selbst entsprechen. Mit Unrecht hat man die Schuppen als Oberhaut- oder Horngebilde betrachtet und angenommen, dass ihr Wachsthum nur schichtweise und blos durch Apposition Statt fände. Haben gleich die zahlreich angestellten mikroskopischen Untersuchungen ihren feineren Bau noch nicht erschöpfend aufgeklärt und ist namentlich die Anwesenheit von Blutgefässen in ihrer Substanz noch nicht nachgewiesen: so ist doch an der unteren Fläche der meisten Schuppen eine weichere Substanz von der Textur des Faserknorpels nicht zu verkennen und es gibt ossificirte Schuppen, in welchen das Vorkommen von strahligen Knochenkörperchen sicher nachgewiesen ist. — Bei den Stören, den Loricarien, den Ostracion u. A. kommen statt ihrer stärker entwickelte Knochenplatten vor, welche oft eine oberflächliche glasähnliche Schmelzschicht besitzen. — Bedeutenden Werth haben einige neuere Systematiker auf die Bildung des freien Randes der Schuppen gelegt. Die Fische mit ganzrandigen Schuppen hat man Cycloïden, diejenigen, deren Schuppen einen gezähnelten oder gewimperten freien Rand besitzen, Ctenoïden genannt; eine Unterscheidung, welche jedoch als allgemeines Classificationsprincip zu voreilig benutzt worden ist.

Sehr allgemein kommen im Hautgebilde oder unter der *Cutis* der Fische Apparate vor, welche den Schleim absondern, der die Hautoberfläche schlüpfrig erhält. Diese Schleim absondernden Apparate zeigen wieder eine grosse Mannichfaltigkeit der Bildungen. Bei den Myxinoïden sind es runde, platte Säcke, die zwischen den Muskeln liegen und deren jeder eine eigene äussere Oeffnung besitzt. Bei den Rochen finden sich, statt dieser Säcke, vielfach verzweigte, zusammenhängende Röhren oder Canäle, deren Wandungen theils fibro-cartilaginös sind, theils aus elastischen Fasern bestehen und in den Stämmen viel dicker zu sein pflegen, als in den Zweigen. Während diese Röhren bei den Rochen geschlossen sind und nur die Enden ihrer Zweige frei nach aussen münden, finden sich bei den Chimären theilweise zwar auch solche Röhren, deren kürzere Zweige mit zahlreichen, weiten, runden, sehr regelmässig gestellten Oeffnungen münden, theilweise aber, und namentlich am Kopfe, der Länge nach geöffnete Halbcanäle, welche von Stelle zu Stelle durch sehr zierlich gebildete auswärts geöffnete Knorpelrinnen gestützt werden. Bei den Knochenfischen kommen rücksichtlich der Beziehungen des absondernden Apparates zum Hautgebilde und zu den Schuppen beträchtliche Verschiedenheiten vor. Bei vielen mit kleinen Schuppen versehenen Fischen liegt der Rumpftheil des Schleim absondernden Apparates unter der mit Schuppen bekleideten *Cutis* verborgen. Er stellt in diesem Falle gewöhnlich eine Längsröhre dar, welche durch kurze Quercanäle nach aussen mündet. Die Röhre selbst wird theils von Häuten umschlossen, theils erhält sie in kleineren oder grösseren Zwischenräumen, solidere Stützen und Umgebungen. Diese letzteren bestehen bald in cylindrischen Knochenröhren [1]), bald in knöchernen Rinnen oder Halbcanälen [2]), also in wirklichen Knochen des Seitencanales. — Häufig liegen dergleichen Knochenreihen oberflächlicher und dabei viel dichter, so dass man sie auch ohne Entfernung der *Cutis* von aussen wahrnimmt [3]). Bei anderen Knochenfischen fehlen den Röhren die knöchernen Stützen [4]). In allen denjenigen Fällen, wo dieser Absonderungs-Apparat, von geschlossenen Wandungen umgeben, ein röhrenartiges Continuum darstellt, belegt man ihn während seines Verlaufes am Rumpfe mit dem Namen des Seitencanales. — Bei der Mehrzahl der Knochenfische nehmen aber eigenthümlich gestaltete Schuppen diesen Absonderungs-Apparat auf. Die Reihe von Schuppen, welche diese Bestimmung hat, ist unter dem Namen der Seitenlinie bekannt und die systematische

1) Z. B. bei den Muränoïden. — 2) Z. B. bei Cuttus, den Gadoïden. — 3) Bei den Pleuronectes. — 4) Bei den meisten Siluroïden; bei einigen Tetrodon u. A.

Zoologie hat die ausserordentlich grossen Verschiedenheiten, welche die Beschaffenheit, die Stellung und besonders die Richtung dieser eigenthümlich modificirten Schuppen darbieten, zur Charakteristik der Gattungen mannichfach benutzt. Bald liegt der Absonderungs-Apparat blos in einem der Schuppe aufgesetzten Cylinder, welcher mit jener, die die Grundlage bildet, eine übereinstimmende Textur besitzt; bald bildet er Verzweigungen unter dem häutigen Ueberzuge der Schuppe u. s. w. — Bei Untersuchung grösserer Fische findet man, dass die solide Grundlage des absondernden Apparates, mag sie in eigenen Knochen oder in Schuppen bestehen, eine untere zum Durchtritt von Nerven und Gefässen bestimmte Oeffnung besitzt, dass der Canal selbst von einer Schleimhaut ausgekleidet ist, dass endlich in der Nähe des Eintrittes der Nerven und Gefässe bisweilen zarte aus mikroskopischen Zellen gebildete Blinddärmchen [5]) — also wirkliche absondernde Drüsen — vorhanden sind. — In der Regel nimmt dieser absondernde Apparat bei den Fischen einen sehr beständigen Verlauf. An jeder Seite des Rumpfes erstreckt er sich vom Schwanze bis an die hintere Grenze des Kopfes bald einfach, bald unter Abgabe stärkerer Aeste vorwärts. Ausnahmsweise [6]) stehen die Apparate beider Seiten durch einen schon hinter dem Schedel quer über den Rücken verlaufenden Canal in Verbindung. Gewöhnlich erstreckt sich der Apparat jeder Seite an oder über dem *Os suprascapulare* zum Schedel und theilt sich hier in drei Arme: 1) einen in der oberen Hinterhauptsgegend quer aufsteigenden, der die Verbindung der Apparate beider Seiten bewirkt; 2) einen oberen Längsarm, der über dem *Os mastoïdeum* mehr oder minder gerade vorwärts verläuft und an der hinteren Grenze der Augenhöhle in zwei Schenkel sich spaltet, von denen der eine oberhalb der Augenhöhle bis in die Gegend der Nasengrube sich erstreckt und in Cuvier's *Os nasale* zu enden pflegt, während der andere in eigenthümlichen Stützen: den sogenannten *Ossa infraorbitalia*, ringförmig unterhalb der Augenhöhle vorwärts sich begibt; und 3) einen tiefen absteigenden Arm, der längs des *Praeoperculum* [7]) abwärts und von hier aus gewöhnlich an der Aussenseite des Unterkiefers vorwärts sich erstreckt. Der ganze Kopftheil des Apparates pflegt in eigenen, von knöchernen Wandungen umschlossenen, durch Oeffnungen unterbrochenen Canälen der verschiedenen Kopfknochen oder in ihnen aufgesetzten und mit ihnen verwachsenen knöchernen Halbcanälen zu verlaufen. Doch erleidet diese Regel Ausnahmen, indem z. B. bei den meisten Knorpelfischen und unter den Knochenfischen bei mehren Plectognathen auch der Kopftheil des Seitencanales ausser Be-

---

5) Nach Untersuchungen an grösseren Gadus-Arten und an Cyprinus Brama.

6) Bei allen Muränoïden.

7) Bei den Muränoïden wird das *Praeoperculum* ganz oder fast ganz durch eine Knochenröhre des Seitencanales ersetzt.

rührung mit den Kopfknochen bleibt [8]) und blos im Hautgebilde eingeschlossen ist.

[Man vgl. über die Structur der Haut und besonders der Schuppen folgende Arbeiten: Kuntzmann in den Verhandl. d. Gesellsch. naturf. Freunde in Berlin, 1824. Th. 1. S. 269 ff., mit Abbild. — Heusinger, Histologie II. 226. — Agassiz, Poissons foss. an mehren Stellen; Agassiz in den Ann. d. sc. natur. 1840. XIV. p. 97. — Mandl in den Ann. d. sc. natur. 1839. XI. p. 347. und XIII. p. 62. — Besonders aber Peters in Müller's Archiv, 1841. S. CCIX. Meine Beobachtungen stimmen durchgängig mit denen von Peters überein. Die Tasche, welche die Schuppen umgibt, ist nicht blos Oberhautgebilde, wie Agassiz annimmt. Die Anwesenheit von strahligen Knochenkörperchen in den Schuppen von Polypterus und Lepidosteus haben Peters, Müller, Agassiz u. A. constatirt; ich finde sie auch in denen von Thynnus vulgaris. — Ueber andere Knochenbildungen der Haut vgl. Müller's Myxinoïden Th. 1. S. 63. — Die Schilderung der verschiedenen Formen der Schuppenbildung gehört der Zoologie an; sie zum ausschliesslichen systematischen Eintheilungsprincipe zu wählen, erscheint mehr als bedenklich. Vgl. über diesen Gegenstand die vortreffl. Bemerkungen v. J. Müller in Wiegmann's Archiv 1843. S. 298. Abbildungen des Seitencanales s. bei Monro, Vergleichung des Baues der Fische, übers. von Schneider. — Blainville, Princip. d'Anat. comp. hat die knöchernen Röhren des Seitencanales beim Aale gekannt. Sie kommen bei allen Muränoïden vor.]

---

# Dritter Abschnitt.

## *Uebersicht der Muskeln.*

### §. 22.

Jede Seitenhälfte des Rumpfes wird von einer starken Muskelmasse (dem Seitenmuskel) eingenommen, welche von der Basis der Schwanzflossenstrahlen mit einzelnen Sehnen beginnt und dann nach vorn sich erstreckt, wo sie am Hinterhaupte und längs des ganzen Schultergürtels sich anheftet. Fortsetzungen dieses Muskels erstrecken sich bei den Knochenfischen von dem vordern Rande der Bauchseite des Schultergürtels zu den Zungenbeinbogen, als ***Musculi sternohyoïdei.*** An der Oberfläche des Seitenmuskels erscheinen zahlreiche mehr oder weniger parallele, im hinteren Theile des Rumpfes zickzackförmige, nach vorn mehr geschwungene, in der Querdimension verlaufende sehnige Streifen. Sie sind die Säume durchtretender Ligamente, welche den Seitenmuskel in eben so viele Abtheilungen theilen, als Wirbelkörper und Spinalnerven vorhanden sind. Die zwischen zwei solcher Querstreifen eingeschlossenen Muskelbündel haben einen geraden ge-

---

8) Bei Raja und Rhinobatus geht nur eine ganz kurze Strecke durch den Schedelknorpel.

streckten Verlauf. Jedes einzelne Muskelsegment bildet in der Regel drei zusammenhangende Hohlkegel oder Hohlkegel-Abschnitte; die Spitze des mittleren ist nach vorn, die der beiden anderen nach hinten gerichtet. Die Hohlkegel oder Hohlkegel-Abschnitte aller einzelnen Muskelsegmente stecken successive in einander. Eine mittlere Längsfurche theilt den Rumpftheil des Seitenmuskels in eine Rücken- und Bauchhälfte. Diese beiden Hälften entsprechen einander völlig und sind, was besonders deutlich bei Betrachtung der Schwanzgegend hervortritt, durchaus symmetrisch und gleichartig gebildet. Die Rückenhälfte erstreckt sich von der Mitte der Wirbelkörper aus über die oberen Wirbelbogenschenkel, die Bauchhälfte von derselben Gegend aus über die unteren Wirbelbogenschenkel und in der Bauchgegend zugleich über deren Verlängerungen, die Rippen. Schon die ganze Region der Flossenträger wird oben sowol, als unten häufig von einem gesonderten Längsmuskel bedeckt. Die die Seitenwände der eigentlichen Bauchhöhle belegende Muskelmasse ist also nicht, wie bei den meisten höheren Wirbelthieren, ein eigenthümliches System von Muskeln, sondern eine unmittelbare Fortsetzung und ein Aequivalent derjenigen, welche über die unteren Wirbelbogenschenkel in der Schwanzgegend sich erstreckt. Eine vollständige Sonderung der Seitenmuskelmasse in einzelne, den Rückenmuskeln und den Interprocessualmuskeln der höheren Wirbelthiere entsprechende Fascikel findet bei den Fischen noch nicht Statt. — Nur bisweilen erscheinen paarige gerade Bauchmuskeln[1]), welche einem eigenthümlichen Systeme vorderer oder unterer gerader Schluss muskeln angehören.

Die Bewegungen der Flossenstrahlen werden durch Systeme kleiner Muskeln bewirkt, welche, in verschiedenen Richtungen über einander liegend, zum Theil in antagonistischem Verhältnisse zu einander stehen. Die der After- und Rückenflosse bestehen aus einer Lage oberflächlicher Muskeln, welche von der Haut zur Basis der Flossenstrahlen sich erstrecken. Die tieferen umfassen die Flossenträger und heften sich gleichfalls an die Wurzeln der Strahlen. Diese Muskeln bewirken an den Rücken- und Afterflossen deren Hebung und Senkung. An der Schwanzflosse finden sich noch ausgebildetere Muskeln, welche die Flossenstrahlen einander nähern und von einander entfernen. Aehnliche Verhältnisse kehren an den Flossen der Extremitäten wieder. Eine oberflächliche Lage kleiner, an ihrer Basis verschmolzener, vom Schultergürtel absteigender Muskeln hebt z. B. die Brustflosse; eine tiefere Lage senkt sie. Wirken die Muskeln beider Lagen zusammen, so ziehen sie die Flosse vorwärts. Aehnlich beschaffen, wie die Vorwärtszieher der Flossen, sind ihre Rückzieher, welche sie den Bauchwandungen nähern. — Bei den Plagiostomen, und namentlich bei den Rochen,

---

1) Z. B. bei Branchiostoma, Myxine u. A.

erreichen die Muskeln der Extremitäten einen ungeheuren Umfang und sind, der horizontalen Lage der Flossen gemäss, eigenthümlich modificirt.

Die Bewegung der Kiefer geschieht bei den Knochenfischen durch eine grosse Muskelmasse, welche meist mit mehren ausgebreiteten Schichten und Abtheilungen von der äusseren oder oberen Fläche der das Kiefersuspensorium und den Gaumenapparat bildenden Knochen ausgeht, unterhalb der Augen, von einer fibrösen Membran bedeckt, sich vorwärts erstreckt und mit zwei durch Aponeurose verbundenen Sehnen von ungleicher Stärke am Oberkiefer und am *Processus coronoïdeus* des Unterkiefers sich befestigt. — Die beiden Bogen des Unterkiefers werden einander genähert durch einen an der Innenfläche eines jeden vorhandenen und in dessen Höhle sich erstreckenden Muskel. Zwischen den Unterkieferbogen und denen des Zungenbeines liegen etwas schräg die *Musculi geniohyoïdei*. — Zur Annäherung der den Gaumen-Apparat und das Kiefersuspensorium zusammensetzenden Knochen an die Schedelbasis und zugleich zu ihrer Senkung dient ein von der Schedelbasis zum Innenrande und zur untern Fläche dieser Knochen sich erstreckender quer verlaufender Muskel. Gehoben wird derselbe Apparat durch einen von der Gegend des *Processus orbitalis posterior* zum *Os temporale* und *pterygoïdeum* absteigenden Muskel. — Das *Operculum* besitzt gleichfalls einen mehr oder minder zusammengesetzten Hebemuskel und einen ihm entgegenwirkenden Senker. — Die Constrictoren der Kiemenhöhle sind bei den Cyclostomen, den Chimären und Plagiostomen sehr ausgebildet. Bei den Knochenfischen sind sie durch die zwischen den *Radii branchiostegi* des Zungenbeines gelegenen Muskeln repräsentirt, deren Bildung durch eigenthümliche Verhältnisse der Kiemenhöhle, wie sie z. B. bei den Lophien und bei den Muränoïden vorkommen, mannichfach modificirt erscheint. Die hintere Wand der Kiemenhöhle besitzt in der Regel ein muskulöses Diaphragma. — Ein sehr complicirter Muskelapparat bedingt die Bewegungen der Kiemenbogen. Zahlreiche kleine Muskeln steigen von der Schedelbasis zu den einzelnen Kiemenbogen abwärts und ziehen sie aufwärts. Ein stärkerer Muskel erstreckt sich von der unteren Fläche der Wirbelsäule schief zu dem obersten Abschnitte eines der hinteren Kiemenbogen, hebt den ganzen Apparat und zieht ihn zurück. — Ihm entgegen wirkt ein vom Zungenbein zu jedem *Os pharyngeum inferius* sich erstreckender Muskel. Zwei andere Muskeln liegen zwischen demselben Knochen und dem Schultergürtel; der eine zieht den Kiemenbogen-Apparat nach hinten; der andere zieht ihn zugleich abwärts. — Durch obere und untere Quermuskeln werden die Kiemenbogen und *Ossa pharyngea inferiora* beider Seiten einander genähert. Kleine schiefe Muskeln ziehen die unteren Segmente derselben an ihre *Copulae*.

[Zahlreiche nähere Angaben über das Verhalten der Muskeln bei den Cyclostomen s. in den angef. Schriften von Müller und Rathke; über die Muskeln der übrigen Fische aber in Cuvier, Histoire nat. d. poiss. Vol. 1., mit vortrefflichen Abbild. auf Taf. IV. V. VI. von Perca; ferner in mehren Theilen von Cuvier, Leçons d'anat. comparée, mit vielen Zusätzen von Duvernoy, und in Meckel's System der vergl. Anatomie; Abbildungen auch bei Carus, Erläuterungstafeln Heft 1. Tab. 2. — Kein Theil der vergleichenden Anatomie bedarf mehr einer durchgreifenden, über alle Wirbelthierclassen ausgedehnten Bearbeitung, als die verhältnissmässig noch sehr vernachlässigte Myologie.]

---

# Vierter Abschnitt.

## *Vom Nervensysteme und den Sinnesorganen.*

### I. Von den Centralorganen des Nervensystemes.

§. 23.

Die Centralorgane des Nervensystemes bestehen bei den Fischen aus dem im Canale der oberen Wirbelbogenschenkel liegenden Rückenmarke und dem von der Schedelhöhle umschlossenen, aus mehren Anschwellungen bestehenden Gehirne, welche vermittelst des verlängerten Markes in einander übergehen. Nur der niedrigste bis jetzt bekannte Fisch (Branchiostoma lubricum) macht hiervon in so fern eine Ausnahme, als bei ihm der vordere Theil des centralen Nervensystemes vor dem Rückenmarke nicht durch eigene Anschwellungen ausgezeichnet ist, jenes vielmehr nach vorn allmälich sich verdünnt und dann als Hirn vorn abgerundet endet [1]).

Das Rückenmark der Cyclostomen ist bandartig, platt, elastisch und dehnbar und besteht aus bandartigen, platten, blassen Fäden mit zwischenliegenden feineren Fasern [2]). Auch bei den Chimären bleibt es, unter Anwesenheit ähnlicher Bildungselemente, elastisch und zeigt sich im hintersten Theile bandartig [3]). Bei den übrigen Fischen besitzt seine Textur diese Eigenthümlichkeiten nicht. Seine Form ist hier gewöhnlich cylindrisch; es hat eine hintere tiefere und eine vordere seichtere Längsfurche und einen engen Mediancanal. Es besteht aus vier Strängen, von denen die oberen, wenigstens im vorderen Theile des Rückenmarkes, entwickelter zu sein pflegen, als die unteren. Gewöhnlich ist das Rückenmark sehr lang und erstreckt sich durch die ganze Länge des Wirbelcanales; nur ausnahmsweise wird es sehr kurz, wie bei Lophius und Orthagoriscus [4]). — Es endet bei den Knochenfischen

---

1) So nach Müller, Monatsber. d. Acad. d. Wiss., Dec. 1841. — 2) Vgl. Müller, Vgl. Neurol. d. Myxinoïd. — 3) S. Valentin in Müller's Archiv, 1842.
4) Vgl. Arsaky, de piscium cerebro et medulla spinali, Hal. 1813. Bei Or-

mit einer scharf hervortretenden rundlichen oder ovalen gangliösen Anschwellung [5]), aus welcher bisweilen noch ein unpaarer Faden abgeht [6]). — An der Ursprungsstelle einzelner stärkerer Nervenwurzeln aus den hinteren Strängen besitzen diese bisweilen paarige knotige Anschwellungen [7]).

§. 24.

Das verlängerte Mark und die vor ihm liegenden Hirntheile bieten eine grosse Mannichfaltigkeit der Bildungen dar. Im Allgemeinen hat das Gehirn der Fische — mit der einzigen angegebenen Ausnahme — die Eigenthümlichkeit, dass es aus einer Reihe, theils paariger, theils unpaarer oberer Anschwellungen besteht, deren Zahl in den verschiedenen Ordnungen derselben sich nicht gleich bleibt und dass auch an seiner Basis hinter der meist sehr stark entwickelten *Hypophysis* gewöhnlich noch untere Lappen vorkommen [1]). Die Weise der Reduction dieser einzelnen Abtheilungen des Fischgehirnes auf die Hirntheile der höheren Wirbelthiere und ihre davon abhängige Benennung sind sehr verschiedenartig ausgefallen [2]). Am sichersten gelingt die Deutung der einzelnen oberen Abtheilungen des Fischgehirns, wenn man sie den primitiven Hirnabtheilungen der Embryonen der höheren Wirbelthiere vergleicht, deren Zahl anfangs drei beträgt, aus denen aber sehr bald fünf sich entwickeln. Das vorderste dieser Bläschen (das Vorderhirn) ist die Grundlage der künftigen Hemisphären, das zweite (Zwischenhirn) repräsentirt die Umgebungen des dritten Ventrikels; aus dem dritten (Mittelhirn) entwickeln sich die Vierhügel; aus dem vierten (Hinterhirn) bildet sich das kleine Gehirn und das fünfte (Nachhirn) ist die

---

thagoriscus ist das Rückenmark kaum so lang als das Gehirn und besitzt ganglienartige Anschwellungen.

5) Z. B. bei Perca, Lucioperca, Gadus, Silurus, Pleuronectes.

6) Bei Cyprinus nach E. H. Weber, Meckel's Archiv 1827.

7) Bei Trigla lange bekannt; nach Müller auch bei Polynemus. Bei Beiden scheinen die sogenannten fingerförmigen Anhänge der Brustflossen, zu welchen die aus diesen Anschwellungen entspringenden Nerven sich begeben, Tastorgane zu sein. Bei Trigla adriatica finden sich drei verschmolzene und drei isolirte Tuberkeln; bei Trigla lyra kommen fünf vor. Vgl. die Abbildung von Tiedemann in Meckel's deutschem Archiv, Bd. 2.

1) Die wichtigsten früheren Arbeiten über das Fischgehirn sind namhaft gemacht in einem an Beobachtungen äusserst reichhaltigen Aufsatze von Gottsche: Vergl. Anatomie des Gehirns der Gräthenfische, in Müller's Archiv f. Anat. u. Phys. Jahrg. 1835. Ich kann die Angaben des Verf., gestützt auf vielfache Prüfung derselben, fast durchweg bestätigen, ohne mit seinen Deutungen übereinzustimmen.

2) Eine kritische Zusammenstellung sämmtlicher über das Gehirn der Gräthenfische aufgestellten Ansichten hat geliefert Müller in seiner vergleichenden Neurologie der Myxinoïden, Berlin 1840.

Grundlage der Gegend des verlängerten Markes [3]). Wird dieser Ausgangspunkt, unter Berücksichtigung der Ursprungsstellen der Nerven und der Insertionsstelle der *Hypophysis* consequent festgehalten, so gelangt man zu einer einigermaassen befriedigenden Deutung der oberen Anschwellungen des Fischgehirnes. Die Verminderung ihrer Anzahl in den Gehirnen vieler Fische erklärt sich durch Verschmelzung zweier Grundlagen zu einer, ihre Vermehrung aber durch Spaltung einer Grundlage in zwei besondere Gebilde.

Geht man bei Betrachtung der einzelnen Hirntheile der Fische von vorn aus, so findet man in der Mehrzahl derselben zuerst ein oder zwei Paare meist rundlicher Anschwellungen (*Tubercula olfactoria*), welche den Geruchsnerven angehören.

Abgesehen von den Anschwellungen der Geruchsnerven sind bei den Myxinoïden [4]) drei auf einander folgende paarige Hirnabtheilungen vorhanden, welche an der Basis kaum gesondert erscheinen. Das vorderste Paar entspricht dem Vorderhirn oder den Hemisphären; zwischen dem hinteren Theile der die beiden Hemisphären trennenden Furche liegt ein kleiner unpaarer Körper. Auf sie folgen die *Lobi ventriculi tertii*, von deren Basis die Sehnerven ihren Ursprung nehmen, hinter welchen die kleine *Hypophysis* liegt. Die letzte und kleinste der oberen paarigen Abtheilungen repräsentirt Mittelhirn und Nachhirn zugleich. Die *Lobi inferiores* werden durch eine hinter der *Hypophysis* liegende unpaare Erhabenheit angedeutet. Alle genannten Hirntheile sind durchaus solide; nur zwischen der letzten paarigen Abtheilung des Gehirnes und der *Medulla oblongata* liegt ein *Sinus rhomboïdalis*. Das verlängerte Mark zeigt sich im Vergleich zum Rückenmarke in der Dicke und Breite angeschwollen. Es besitzt zwei divergirende Marksäulen, welche zur Seite der hintersten Hirnabtheilungen vorn frei und stumpf enden (die *Lobi medullae oblongatae*), aus welchen die Mehrzahl der Nerven ihren Ursprung nimmt.

Am Gehirne der Petromyzonten [5]) zeigen sich hinter den *Tubercula olfactoria* die vorn durch eine Spalte getrennten, hinten verbundenen soliden Hemisphären. Auf sie folgt das unpaare Zwischenhirn, welches die Höhle des dritten Ventrikels enthält, die in die Höhle der *Hypophysis* übergeht. Vor dieser letzteren kommen die Sehnerven hervor. Hierauf folgt das gleichfalls hohle paarige Mittelhirn. Das

---

3) Vgl. C. E. v. Baer, Ueber die Entwickelungsgeschichte der Thiere, Königsberg 1837. 4. S. 107 ff.

4) Vgl. Müller l. c. S. 8 ff. Abbildungen in Müller's Schrift über den Bau des Gehörorganes bei den Cyclostomen Tab. 2.

5) Abbildungen in Carus Zootomie, Tab. IX.; bei Rathke, üb. den Bau d. Pricke, Tab. 3.; bei d'Alton in Müller's Archiv 1840; bei Müller, Gehörorgan d. Cyclostomen Tab. 3. und copirt bei Wagner, Icones physiol. Tab. 23.

***Cerebellum*** erscheint als unbedeutende Querleiste, welche über den vordersten Theil des ***Sinus rhomboïdalis*** ausgespannt ist und nur eine Commissur der seitlichen oberen Theile der ***Medulla oblongata*** darstellt. Die ***Lobi inferiores*** werden durch eine hinter der ***Hypophysis*** am vorderen Theile der Basis des verlängerten Markes gelegene unpaare Vorragung vertreten. Die ***Medulla oblongata*** selbst gewinnt nach dem Hirne zu an Breite und besitzt einen weiten ***Sinus rhomboïdalis***, der unter dem ***Cerebellum*** in die Höhle des Mittelhirnes sich fortsetzt. Die den Myxinoïden eigenthümlichen ***Lobi medullae oblongatae*** fehlen.

Bei den Chimären[6]) scheinen die auf die unbedeutenden Riechtuberkeln folgenden grossen, hohlen Lappen die Hemisphären und den ***Lobus ventriculi tertii*** zugleich zu repräsentiren, denn unter ihnen liegt die ***Hypophysis***, hinter welchen sogleich zwei seitliche, den ***Lobi inferiores*** vergleichbare Erhabenheiten sich zeigen. Das Mittelhirn besitzt einen stark entwickelten, länglich-runden, durch eine Längsfurche paarigen, inwendig hohlen Lappen, der sowol den vor ihm liegenden ***Lobus***, als auch nach hinten das ***Cerebellum*** grossentheils überragt und mittelst eines dünneren Stieles der Basis des Gehirnes aufsitzt. Das hinter ihm gelegene gleichfalls sehr entwickelte ***Cerebellum*** zeichnet sich durch zierliche Windungen aus. Zur Seite des ***Sinus rhomboïdalis*** liegen beträchtliche, ihn grossentheils überwölbende, oben an einander stehende, aber durch eine Mittelfurche getrennte ***Lobi medullae oblongatae*** und abwärts von diesen letzteren seitliche ***Lobi Vagi.***

Bei Accipenser[7]) folgen auf die Riechtuberkeln die oben durch eine tiefe Spalte getrennten, an der Basis durch Markmasse eng verbundenen Hemisphären. Jeder ***Lobus*** zeigt zwei durch eine seichte Furche geschiedene, inwendig solide Massen. Auf sie folgt ein kleiner unpaarer ***Lobus ventriculi tertii***, oben nur von Hirnhäuten überwölbt, daher, nach Wegnahme derselben, eine offene Höhle darbietend, welche seitlich von leichten, den ***Thalami optici*** vergleichbaren Erhabenheiten begrenzt, oben, nur unmittelbar vor den ***Lobi optici***, durch eine schmale Commissur bedeckt wird. Diese Höhle communicirt mit der

---

6) Vgl. Valentin in Müller's Archiv 1842; mit Abbildung. Ich kann der Deutung der Gehirntheile, wie sie Valentin gegeben, nicht beitreten; er bezeichnet die ersten Lappen als Hemisphären, das Mittelhirn aber als ***Lobus ventriculi tertii.*** Auch rücksichtlich des kleinen Gehirns möchte Einiges zu modificiren sein.

7) Vgl. Stannius in Müller's Archiv 1843, mit Abbildungen. Der Stör besitzt auch eine ***Epiphysis***, der in dem angef. Aufsatz keine Erwähnung geschehen ist, weil dies Gebilde nur mit den Gefässen und gefässreichen Häuten des Hirnes in Verbindung zu stehen scheint. Diese ***Epiphysis*** erstreckt sich beim Stör aufwärts in die Knorpelsubstanz des Schedels hinein.

der verschmolzenen *Lobi inferiores*, an deren Basis die starke solide *Hypophysis* ruhet. Die auf den *Lobus ventriculi tertii* folgenden *Lobi optici* sind paarig und hohl; von ihnen nehmen die *Nervi optici* ihren Ursprung. Das sehr entwickelte, hohe, oberflächlich theilweise gewundene *Cerebellum*, bildet nicht allein eine die vierte Hirnhöhle überwölbende Quercommissur, sondern ragt auch mit seinem massigeren zapfenförmigen Körper frei hinein in die Höhle des Mittelhirns. Die nach dem Hirne zu beträchtlich an Breite gewinnende *Medulla oblongata* besitzt einen weiten *Sinus rhomboïdalis*, schmale, lange, säulenförmige *Lobi*, die sich nicht berühren, und bildet zur Seite des *Cerebellum* stark entwickelte *Lobi nervi trigemini*. An der durch eine Längsfurche in zwei Seitentheile zerfallenen Basis findet sich eine brückenartige Quercommissur.

Bei den Plagiostomen [8]) zeichnen sich die mehr oder minder viereckig-rundlichen, vorzüglich in der Breitendimension entwickelten, meistens durch eine seichte obere Furche paarigen Hemisphärenmassen aus durch ihren beträchtlichen Umfang, durch Spuren von Windungen und durch den Besitz einer Höhle. Diese letztere communicirt bisweilen mit einer Höhle der Riechnerven, welche nicht gleich bei ihrem Ursprunge, sondern erst viel weiter nach vorn ihre Anschwellungen bilden. In der Hemisphärenhöhle werden den Streifenhügeln vergleichbare Erhabenheiten beobachtet. Auf dies Vorderhirn folgt bei mehren Plagiostomen ein unpaarer kleiner *Lobus ventriculi tertii* mit einer Höhle, unterhalb welcher die *Hypophysis* liegt. Hinter dieser finden sich zwei getrennte *Lobi inferiores*. Das viel bedeutender entwickelte Mittelhirn besteht aus zwei durch eine Mittellinie oben getrennten ziemlich convexen Markmassen, welche eine Höhlung überwölben. Das sehr beträchtliche *Cerebellum* überragt mit seiner mittleren oberen Masse, welche zuweilen deutliche Windungen zeigt, häufig einen grossen Theil des Mittelhirns und bildet zugleich unten eine über die vierte Hirnhöhle weggehende Quercommissur. An und neben der vierten Hirnhöhle finden sich starke *Lobi nervi trigemini*. An der Ursprungsstelle des *Nervus vagus* zeigen sich bald schwache Erhabenheiten, bald mehre kleine Ganglien, bald sehr starke den *Sinus rhomboïdalis* überwölbende in der Mitte zusammenstossende Massen, die sogenannten *Lobi electrici* der Zitterrochen.

---

8) Abbildungen von Plagiostomen-Gehirnen finden sich bei Carus, Zootomie Tab. IX. und Darstellung des Nervensystemes Tab. II.; bei Kuhl, Beitr. z. Zool. u. vergl. Anat. Frankf. 1820. Tab. 1.; bei Weber, de aure et auditu hom. et anim. Lips. 1820. 4. Tab. 10.; bei Swan, Illustrations of the comp. anat. of the nerv. syst. Lond. 1836. 4. Tab. X.; bei Wagner, Icones physiol. Tab. 23.; bei Valentin in Neue Denkschr. d. schweiz. Gesellsch. f. Naturwiss. Neuchat. 1841. Bd. 6.; bei Mayer, Spicilegium observat. anatomicar. de Organo electrico in Rajis, Bonn. 1843. 4. u. a. a. O.

Bei den Knochenfischen[9]) liegen meistens unmittelbar vor den Hemisphärenlappen die den Riechnerven angehörigen Anschwellungen, die selten erst am vorderen Theile der *Nervi olfactorii* sich bilden. Auf die Hemisphärenlappen folgen dann die sogenannten *Lobi optici*, welche zugleich das Zwischenhirn und Mittelhirn repräsentiren, denn die *Hypophysis* befestigt sich an der Basis des vorderen Theiles dieser Lappen und die *Nervi trochleares* entspringen zwischen ihnen und dem *Cerebellum*. Hinter der *Hypophysis* liegen an ihrer Basis die *Lobi inferiores*. Oben folgt auf die *Lobi optici* nach hinten das *Cerebellum*, an welches ferner noch häufig Anschwellungen der *Medulla oblongata* (*Lobi posteriores auct.*) sich anschliessen.

Die paarigen, soliden Hemisphärenlappen der Gräthenfische haben gewöhnlich eine bläulich-graue Farbe und zeigen häufig einige sehr schwache Erhabenheiten oder Windungen; sie bestehen grossentheils aus grauer Substanz, enthalten aber zugleich weisse Fasern, mit denen die Pyramidalstränge in sie ausstrahlen. Die beiden Lappen verbinden sich durch eine *Commissura interlobularis*, deren Fasern aus den Pyramiden stammen. In der Regel sind sie kleiner als die *Lobi optici*[10]), seltener gleich gross[11]), noch seltener grösser als sie[12]). Bei den Schollen ist der aufwärts gelegene *Lobus* immer grösser und ausgebildeter, als der untere, ihm entsprechende.

Zwischen den Hemisphärenlappen und den *Lobi optici* liegen seitlich auf dem Hirnstiele noch zwei kleine Tuberkeln (*Tubercula intermedia*), welche durch eine feine Quercommissur (*Commissura tenuissima*) verbunden werden. Mit ihnen steht durch Gefässe oder häutige Theile in Verbindung die, wie es scheint, allen Fischen zukommende *Epiphysis*, ein vielleicht durchaus vasculöses Gebilde, das oft bedeutend höher, als die eigentlichen Hirntheile, in der Schedelhöhle sich erhebt[13]).

Die gleichfalls paarigen *Lobi optici* sind gewöhnlich länglichrund oder cylindrisch und bestehen aus grauer, mit weissen Fasern untermengter Substanz. Ihre Grösse steht anscheinend in einem geraden Verhältnisse zur Grösse der Augen[14]). Stets besi zen sie in ihrem In-

---

9) Vgl. besonders den Aufsatz von Gottsche, dem zahlreiche Abbildungen beigegeben sind.

10) Sehr klein fand sie Gottsche bei Zeus faber.

11) Z. B. bei Gobius niger und Crenilabrus norwegicus nach Gottsche.

12) Bei Muraena. Hier kommen auch Spuren von Theilung jedes Hemisphärenlappens in zwei Abtheilungen vor, die auch Valentin angibt.

13) Ich habe sie nie vermisst; sehr entwickelt ist sie z. B. bei Salmo.

14) Von Gottsche nach Beobachtungen an den Pleuronectes-Arten geschlossen. Klein sind sie auch bei Silurus, wo die Sehnerven und Augen schwach und klein sind.

nern eine umfangreiche Höhle und enthalten zahlreiche kleine Gebilde, welche sehr verschiedenartig gedeutet worden sind [15]).

Unter den *Lobi optici* inserirt sich mit einem bald kurzen, bald langen [16]) Trichter (*Infundibulum*) die *Hypophysis*. Der Trichter hangt zusammen mit einem grauen dreieckigen Theile (*Trigonum fissum*), in welchem ein von zwei wulstigen Lippen begrenzter, in den Ventrikel der Sehlappen führender Spalt sich findet. Vor diesem grauen Dreieck liegt eine, die Ursprünge der beiden Sehnerven verbindende Commissur (*Commissura transversa Halleri*). Die röthlich-grau gefärbte, gefässreiche, anscheinend immer solide *Hypophysis* ist bei allen Knochenfischen gross, bei einigen aber wieder hervorstechend entwickelt [17]). Sie ruhet in einer vorn von dem brückenförmigen vorderen Keilbeinkörper, hinten von dem Vorderrande der *Ossa petrosa* geschlossenen Lücke der unteren Schedelwand.

Gleichfalls unter den *Lobi optici* liegen die *Lobi inferiores*, meist zwei ovale Lappen von graulich-weisser Farbe, hinten gewöhnlich eng verbunden, vorn durch das *Trigonum fissum* weiter aus einander gedrängt. Sie sind, anscheinend immer, hohl und ihre Höhle communicirt mittelst des Trichters mit dem Ventrikel der *Lobi optici*. Zwischen und unter ihnen liegt häufig ein membranöser, gefässreicher, oft weiter Sack (*Saccus vasculosus*), der eine eiweissartige Flüssigkeit enthält. Die hinteren Grenzen der *Lobi inferiores* verdecken eine weisse, dicht an der Ursprungsstelle der *N. N. oculorum motorii* befindliche Quercommissur.

Das bald sehr kleine [18]), bald auffallend grosse und stark entwikkelte [19]) *Cerebellum* ist gewöhnlich oberflächlich glatt, besitzt aber bisweilen Furchen [20]). Obgleich es unpaar erscheint, erkennt man doch mehr oder minder deutliche Spuren einer mittlern Längsfurche. Inwendig besitzt es eine mit den übrigen Ventricularräumen communicirende

---

15) Mit besonderer Sorgfalt von Gottsche beschrieben.

16) Sehr lang bei Lophius und Clupea Alosa nach Gottsche.

17) Z. B. Cyclopterus, Pleuronectes; ich habe mich nie von Anwesenheit einer Höhle in diesem Gebilde überzeugen können.

18) Bei Gobius niger, Julis, Lophius nach Gottsche; sehr klein fand ich es auch bei Cottus und Cyclopterus.

19) Bei Thynnus nach Cuvier, bei Echeneis nach Gottsche, bei Gymnotus nach Valentin, bei verwandten Muränoïden nach Müller; bei Scomber scomber, Salmo salar fand ich es ebenfalls sehr stark entwickelt. — Es überragt bei den genannten Fischen bald einen grossen Theil der *Lobi optici*, bald reicht es noch weiter nach vorn, wie bei Thynnus. S. die Abbildung bei Müller, Gehörorg. d. Cyclostomen Tab. 3.

20) Bei Scomber beobachtet; auch bei Thynnus und Echeneis nach Cuvier und Gottsche.

Höhle. In die Markmasse des *Cerebellum* gehen die seitlich aufsteigenden *Corpora restiformia* über.

Hinter dem kleinen Gehirn liegen häufig paarige Anschwellungen der *Medulla oblongata*, die sogenannten *Lobi posteriores*, welche oft oberhalb des vierten Ventrikels sich verbinden. Sie scheinen die stark entwickelten Ursprungsstellen des *Nervus trigeminus* zu sein. Hinter ihnen liegen noch seitliche Anschwellungen an der Ursprungsstelle des *Nervus vagus* (*Lobi Vagi*).

Von dem Boden der vierten Hirnhöhle erhebt sich bisweilen noch eine unpaare Anschwellung [21]) oder es kommen deren sogar mehre [22]) vor. — Der *Sinus rhomboïdalis*, dessen Boden von den vorderen Pyramiden und dessen Seitenwände von den *Corpora restiformia* und den hinteren Pyramiden gebildet werden, hat eine verschiedene Ausdehnung und communicirt nach hinten mit dem Mediancanale des Rückenmarkes. An seinem Boden finden sich mehre Commissuren. Vom Rückenmarke aus nach dem Hirne zu gewinnt die *Medulla oblongata* immer an Breite.

§. 25.

Das Gehirn der Fische ist nicht nur im Verhältnisse zur ganzen Körpermasse, sondern auch zur Masse der aus ihm hervortretenden Nerven sehr klein; am beträchtlichsten ist es bei den Plagiostomen. Meistentheils füllt es die Schedelhöhle bei weitem nicht aus und ist oft in Vergleich zu dem Umfange der letzteren sehr unbeträchtlich zu nennen. Eine harte Hirnhaut ist fast immer deutlich nachweisbar. Die das Gehirn unmittelbar umkleidende gefässreiche *Pia mater* wird meistentheils von einer fettreichen, sulzigen Masse, die bald in grösserer, bald in geringerer Menge vorhanden ist, umgeben; durch diese Masse wird die Schedelhöhle oft zum grössten Theile ausgefüllt [1]).

## II. Von den Spinalnerven.

§. 26.

Die Spinalnerven der meisten Fische entspringen mit zwei Wurzeln, einer vorderen und einer hinteren — ein Gesetz, von welchem nur sehr wenige Ausnahmen bekannt sind, indem nur bei einigen Gadus-Arten, statt einer hinteren Wurzel, deren zwei an der Mehrzahl der Spinalnerven vorkommen [1]). Bei einigen Knochenfischen besitzt

---

21) Z. B. bei den Cyprinen. — 22) Z. B. bei Silurus.

1) Sehr eigenthümlich sind die Umhüllungen des Gehirnes bei Petromyzon und Accipenser durch Anwesenheit von härteren Scheibchen und gefässreichen fächerförmigen Platten. — Reichert hat die Existenz der harten Hirnhaut der Knochenfische mit Unrecht in Abrede gestellt.

1) Dies Verhalten hat Swan bei Gadus Morrhua entdeckt; ich beobachtete es an 31 Spinalnerven von Gadus Callarias, der freilich nach Kröyer von erstgenannter Art nicht specifisch verschieden sein soll. Die eine dieser beiden hinte-

ausschliesslich der erste Spinalnerv eine hintere und zwei vordere Wurzeln [2]) und bei anderen werden die beiden ersten Spinalnerven aus zwei hinteren und einer vorderen Wurzel gebildet [3]). — Von der Regel, wonach die hinteren Wurzeln der Spinalnerven zu einem Ganglion anschwellen, kennt man dagegen keine bestimmte Ausnahme [4]). Diese gangliöse Anschwellung wird gewöhnlich gleich nach dem Austritte der hinteren Wurzel aus dem von den oberen Bogenschenkeln der Wirbel gebildeten Canale beobachtet [5]). Die Austrittsstelle der Wurzeln ist in der Regel der Zwischenraum zwischen zwei oberen Bogenschenkeln der Wirbel; selten treten sie durch die Knochensubstanz der oberen Bogenschenkel [6]). Sogleich nach der Ganglienbildung der hinteren Wurzel verflicht sich die vordere mit ihr und alsbald treten die einzelnen Zweige aus dieser verbundenen Nervenmasse hervor. In der Regel sind ***Rami dorsales s. posteriores*** [7]) und ***Rami ventrales s. anteriores*** vorhanden; meistens geht zwischen beiden noch ein ***Ramus medius*** [8]) ab.

***Rami dorsales*** sind meistens zwei vorhanden: ein vorderer (***R. spinosus***), der längs dem hinteren Rande des ihm entsprechenden ***Processus spinosus*** zum Rücken aufsteigt und ein hinterer (***R. communicans***), der schräg nach hinten sich erstreckt und dann mit dem ***R. spinosus*** des nächst hinteren Spinalnerven sich verbindet [9]). Durch die Vereinigung beider entsteht dann häufig ein ***R. communicans*** für den ***R. lateralis trigemini*** [10]). Bisweilen gehen neben den genannten beiden Hauptästen noch untergeordnete Zweige ab, die sich sogleich in die Rückenmuskeln begeben. Mitunter gibt der ***R. dorsalis*** nur einen solchen Rückenmuskelzweig ab und seine Fortsetzung bildet einen ***R. communicans***. Durch die Vereinigung dieser ***R. communicantes*** entsteht in diesem Falle ein Längsnervenstamm, der an der Basis der Dornfortsätze nach hinten sich erstreckt. Aus diesem letzteren gehen dann ***R. dorsales*** ab, die theils unmittelbar in die oberste Schicht der Rückenmuskeln sich vertheilen, theils an den ***R. lateralis N. trigemini*** treten [11]).

Der ***Ramus medius*** geht meistens unmittelbar aus dem

---

ren Wurzeln ist für den Rückenast, die andere für den Bauchast der Spinalnerven bestimmt.

2) Z. B. bei Belone vulgaris.

3) Ihr Verhalten bietet bedeutende, selbst individuelle Verschiedenheiten dar. S. meine Abhandlung über den Dorsch in Müller's Archiv 1842.

4) Swan's Angabe, dass bei Gadus die hinteren Wurzeln keine Ganglien besitzen sollen, ist unrichtig. Aber die für den Rückenast bestimmte hintere Wurzel schwillt erst in beträchtlicher Entfernung von ihrer Austrittsstelle zu einem Ganglion an.

5) Z. B. bei Cyclopterus, Salmo, Belone, Cottus. — 6) Z. B. bei Lophius. — 7) Müller vermisste sie bei den Myxinoïden. — 8) Z. B. bei Cottus, besonders stark aber bei Cyclopterus. — 9) Z. B. bei Salmo, Cyclopterus. — 10) Bei Cyclopterus, Silurus. — 11) Z. B. bei Belone, Cottus.

durch die Vereinigung beider Wurzeln gebildeten sehr kurzen Stamm hervor; seltener ist er ein Zweig des *R. anterior* und ist dann untergeordnet [12]). Wo er sehr stark entwickelt ist, tritt er in der seitlichen Mittellinie des Rumpfmuskels nach aussen und theilt sich unter der Haut in zwei Zweige, von denen der eine zum Rücken aufsteigt, während der andere zum Bauche abwärts sich begibt. Diese Hautzweige gehen zum Theil in die Bahn des *R. lateralis N. vagi* über [13]). In andern Fällen scheint er grossentheils in die Rumpfmuskeln sich zu vertheilen [14]).

Der ***Ramus anterior*** pflegt meistens einfach zu sein und übertrifft die beiden anderen Aeste bedeutend an Stärke. Er erstreckt sich abwärts zum Bauche; wo Rippen vorhanden sind, liegt er gewöhnlich an deren vorderem Rande, dicht über dem Bauchfelle; sobald die unteren Bogenschenkel der Wirbel zu unteren Bogen sich vereinigen, wird es zu einem *R. interspinosus inferior.* Bisweilen spaltet er sich unten am Bauche in zwei Aeste, von denen der eine vorwärts, der andere hinterwärts gerichtet ist [15]).

Von den ***Rami anteriores*** werden die Extremitäten mit Nerven versorgt; die für die Extremitäten bestimmten vorderen Aeste sind meistens bedeutend stärker als die übrigen. An die Brustflosse begeben sich bei den Knochenfischen in der Regel Elemente der *Rami anteriores* der zwei bis vier ersten Spinalnerven. Immer legt sich der *R. anterior* des ersten Spinalnerven an den des zweiten an und gibt ausser Fasern für die Brustflosse einen Ast für den *M. sternohyoïdeus* ab [16]). Bei den Rochen vereinigt sich eine grosse Zahl der vordersten Spinalnerven sogleich nach ihrer Entstehung aus den beiden Wurzeln zu einem g meinschaftlichen Stamme, aus welchem die Nerven für die Brustflosse abgehen.

Die Kehlflosse vieler Knochenfische wird von den vorderen Aesten des vierten bis siebenten Spinalnerven mit Nerven versorgt; bei den Bauchflossern treten die *R. anteriores* weiter hinterwärts gelegener Spinalnerven an die Bauchflosse.

In der Schwanzgegend vereinigen sich die einzelnen hinteren und vorderen Aeste der Spinalnerven oft geflechtartig zur Bildung von zwei Längstämmen, aus welchen denn wieder die einzelnen Nerven abtreten. In das Geflecht der Rückenäste geht auch die hinterste Fortsetzung des *R. lateralis trigemini* oft ein.

[Diese Darstellung beruhet durchgängig auf eigenen Untersuchungen an Knochenfischen.]

---

12) Z. B. bei Salmo, Gadus. — 13) Z. B. bei Cyclopterus. — 14) Bei Cottus, Salmo, Belone. — 15) Z. B. bei Cyclopterus.

16) Diesen Ast des ersten Spinalnerven bezeichnet man gewöhnlich als *N. hypoglossus.*

## III. Von den Hirnnerven.

§. 27.

In der Anordnung der Hirnnerven[1]) der meisten bis jetzt genau untersuchten Fische herrscht eine sehr wesentliche Uebereinstimmung. Nur bei Branchiostoma[2]) sind auch die von dem vordersten Theile des Central-Nervensystemes entspringenden Nerven sämmtlich nach dem Typus der Spinalnerven gebildet und eigene Sinnesnerven, deren Existenz jedoch bei der Anwesenheit von Sinnesorganen unbedingt angenommen werden darf, wurden bisher nicht beobachtet.

1. Der *N. olfactorius* entspringt aus den Hemisphärenlappen des Gehirnes mit mehr oder minder zahlreichen Bündeln oder stellt mehr eine Fortsetzung dieser Hirntheile dar, wie bei den Plagiostomen. Bei den Cyclostomen, den Stören und vielen Gräthenfischen bildet jeder *N. olfactorius* sogleich bei seinem Hervortreten aus dem vorderen Hirnlappen eine unmittelbar vor diesem gelegene Anschwellung[3]) (*Tuberculum olfactorium*)[4]). Mitunter liegen auch zwei solcher Anschwellungen hinter einander[5]). Bei Vorhandensein derselben hat der

---

1) Specielle Untersuchungen über das Verhalten der Hirnnerven der Fische sind vielfach angestellt worden. Ausser den Schriften von Carus, Serres und Desmoulins, welche letzteren indess selten zuverlässig sind, müssen verglichen werden die Untersuchungen von Müller und Goodsir über Branchiostoma (Müller's Archiv 1842, Jahresb.), von Müller über die Myxinoïden (Vergl. Neurol. d. Myxin.), von Schlemm und d'Alton über Petromyzon (Müller's Archiv 1838), von Scarpa und Swan über einzelne Nerven der Plagiostomen (Scarpa, Anat. Unters. d. Gehörs u. d. Geruchs, Nürnb. 1800; Swan, Illustrations, Lond. 1835 sqq.), von mir über Accipenser (Symbolae ad anatomiam piscium, Rostoch. 1838. 4.) und über die Knochenfische die von E. H. Weber (De aure et auditu hom. et animal., Lips. 1820. 4. und Meckel's Archiv 1827), von Cuvier (in Cuvier et Valenciennes, Poissons Tome 1.), von Büchner (Mém. de la soc. d'hist. nat. de Strasbourg, Tome 2.), von Schlemm und d'Alton (Müller's Archiv 1837, Jahresb.), von Swan (l. c.), von mir (Müller's Archiv 1842). — Meine neueren Untersuchungen, welche bald ausführlich mitgetheilt werden sollen, erstrecken sich besonders über die Gattungen: Cottus, Scomber, Cyclopterus, Belone, Salmo, Coregonus, Pleuronectes, Clupea und Muraena.

2) Vgl. Rathke, Müller und Goodsir. „Der vorderste Nerv ist etwas dicker, als die folgenden. Er gleicht nicht ganz dem *Trigeminus*, sondern nur einem Theile desselben, da die Seiten des Mundes und der grössere Theil des Kopfes nicht mehr von ihm, sondern bereits von den fünf folgenden Nerven versorgt werden."

3) Abbildungen bei Gottsche l. c.

4) Vgl. über das *Tuberculum olf.* besonders Gottsche in Müller's Archiv 1835. Es findet sich unter den einheimischen Fischen, z. B. bei Accipenser, Perca, Scomber, Cottus, Trigla, Esox, Belone, Cyclopterus, Salmo, Coregonus, Clupea, Pleuronectes; nach Gottsche auch bei Ammodytes, Gasterosteus, Gobius u. v. A.

5) Am deutlichsten beim Aal und überhaupt bei den Muränoïden. S. Abbildungen bei Valentin in den neuen Denkschr. d. schweiz. Gesellsch. für d. ges. Naturwiss. Th. 6., Neuchatel 1841.

eigentliche Geruchsnerv immer eine beträchtliche Dicke. Fehlt das *Tuberculum* unmittelbar vor dem Hemisphärenlappen, so bildet der Geruchsnerv ein solches unmittelbar vor seinem Eintritte in das Geruchsorgan [6]). Die aus diesem *Tuberculum* austretende Nervenmasse ist beträchtlicher als die eintretende. — Der Geruchsnerv verläuft durch den Orbitalabschnitt der Hirncapsel vorwärts und tritt durch ein *Foramen* des *Os frontale anterius* oder eines ihm entsprechenden knorpeligen Fortsatzes [7]) in das Geruchsorgan. Bei den Schollen ist der obere Nerv viel stärker als der untere [8]).

2. Der bei Myxine [9]) ganz rudimentäre *N. opticus* hat bei den meisten übrigen Fischen eine beträchtliche Stärke [10]). Er entspringt aus dem unteren Theile der *Lobi optici*, scheint indessen auch Fasern aus anderen Hirntheilen zu empfangen [11]). Bei Bdellostoma ermangeln die beiden Sehnerven jeder Verbindung und Kreuzung. Bei Petromyzon, den Plagiostomen und Stören stehen sie nur durch eine Commissur in Verbindung. Bei den Knochenfischen findet, nachdem die beiden Sehnerven an ihrem Ursprunge durch eine Commissur sich verbunden haben, eine vollständige Kreuzung derselben ohne wechselseitigen Austausch von Fasern an der Kreuzungsstelle Statt. Bald geht der für das rechte Auge bestimmte Nerv über, bald geht er unter dem Nerven des linken Auges weg [12]); selten durchbohrt der eine Nerv die auseinanderweichenden Bündel des anderen [13]). Bei den Plagiostomen, Stören und Knochenfischen besteht der Sehnerv in einer gefalteten Membran [14]). Bei den Knochenfischen verlässt er die Schedelhöhle gewöhnlich durch eine unterhalb der *Alae magnae* und zwischen diesen Knochenstücken gelegene Oeffnung des membranösen Theiles der vorderen Schedelwand [15]).

Die Augenmuskelnerven fehlen den Myxinoïden [16]). Bei Petromyzon sind ihrer zwei vorhanden, welche Elementen des *N.*

---

6) Z. B. bei Cyprinus, Cobitis, Gadus unter den Knochenfischen und bei den Rochen und Haien. S. die Abbild. von Swan und Scarpa.

7) Bei Gadus wird das *Foramen* durch das *Os ethmoïdeum* und das *Frontale anterius* gebildet.

8) Schon von Gottsche richtig bemerkt. — 9) Vgl. Müller a. a. O.

10) Bisweilen ist er jedoch schwach und dünn, z. B. bei Silurus.

11) Vgl. Gottsche. — Namentlich wurden Ursprünge von den *Lobi inferiores* und vom *Trigonum fissum* beobachtet.

12) Beide Fälle scheinen nach meinen Beobachtungen gleich häufig zu sein.

13) Ist Regel beim Häring; doch gibt es hier individuelle Ausnahmen.

14) Schon den älteren Anatomen bekannt, z. B. bei Xiphias, Scomber, Pleuronectes, Clupea, Salmo, Silurus, Cyprinus, Esox, Perca, Lucioperca, Sparus; nach Soemmerring auch bei Raja und Squalus.

15) Dies Verhalten darf bei den Knochenfischen als Regel angenommen werden; es findet Statt z. B. bei Cottus, Scomber, Gadus u. A.

16) Nach Müller l. c.

*oculorum motorius* und dem *N. trochlearis* entsprechen. Sie verbinden sich gleich nach ihrem Austritte aus der Hirncapsel zu einem Stamme, welcher in die *M. M. rectus superior*, *rectus internus* und *obliquus superior* sich vertheilt [17]). Die übrigen drei Augenmuskeln werden durch zwei Zweige des *N. trigeminus* versorgt. Bei allen übrigen Fischen liegt keine Beobachtung von Mangel eines der drei Augenmuskelnerven vor.

3. Der *N. oculorum motorius* nimmt seinen Ursprung von der *Basis encephali* hinter den *Lobi inferiores*. Er tritt bei den Knochenfischen durch den grossen Keilbeinflügel [18]) oder durch die unterhalb desselben ausgespannte fibröse Membran in die Augenhöhle [19]). Er vertheilt sich immer in die *M. M. rectus superior*, *internus*, *inferior* und *obliquus inferior*. Ausserdem gibt er bei den Knochenfischen eine kurze Wurzel zu dem Ciliarknoten [20]); mindestens verbindet sich einer seiner Zweige mit einem Zweige des *N. trigeminus* zur Bildung eines neben dem *N. opticus* in den *Bulbus* tretenden Ciliarnerven [21]).

4. Der *N. trochlearis* entspringt an der oberen Fläche des Gehirnes zwischen den *Lobi optici* und dem *Cerebellum*. Er tritt bei den Knochenfischen bald durch den grossen Keilbeinflügel [22]), bald durch den fibrös-häutigen Theil der Schedelcapsel in die Augenhöhle [23]). Er vertheilt sich stets ausschliesslich in den *M. obliquus superior*.

5. Der *N. abducens* entspringt, gewöhnlich mit zwei Wurzeln [24]), aus den unteren Pyramiden der *Medulla oblongata*. Bisweilen steht er mit dem Ganglion des *N. trigeminus* [25]) oder mit einem Fädchen des *N. sympathicus* in Verbindung [26]). Seine Austrittsstelle findet sich gewöhnlich an der Schedelbasis [27]); bei vielen Knochenfischen tritt er durch das *Os petrosum* [28]). Er verzweigt sich ausschliesslich in den *M. rectus externus* [29]).

6. Der *N. trigeminus* ist bei allen Fischen ein Nerv von bedeutender Stärke. Er entspringt immer aus den Seitentheilen der *Medulla oblongata*, abwärts von den *Lobi optici* und *Lobi posteriores*. Das Verhalten seiner Wurzeln bietet grosse Verschiedenheiten dar. Bei Pe-

---

17) Nach Schlemm und d'Alton l. c. — 18) Z. B. bei Cyprinus, Salmo.

19) Z. B. bei Gadus, Cottus.

20) Ein deutliches *Ganglion ciliare* mit Ganglienkörpern fand ich bei Scomber, Cottus, Cyclopterus, Belone. Bei anderen Knochenfischen, wie bei Gadus, Salmo, habe ich mich nicht bestimmt von seiner Anwesenheit überzeugt. Büchner fand das Ganglion auch bei Cyprinus.

21) Z. B. bei Accipenser, Salmo, Gadus. — 22) Z. B. bei Cyprinus. — 23) Z. B. bei Gadus, Cottus. — 24) Bei fast allen von mir untersuchten Knochenfischen. — 25) Von mir bei Gadus beobachtet. — 26) Bei Cyclopterus von mir, bei Cyprinus von Büchner beobachtet. — 27) Z. B. bei Accipenser.

28) Z. B. bei Salmo, Esox.

29) Wo ein die Augenmuskeln aufnehmender Knochencanal unterhalb der Schedelhöhle vorhanden ist, tritt er sogleich in diesen hinein, z. B bei Salmo.

tromyzon besitzt er eine obere und eine untere Wurzel; bei Accipenser vermehrt sich die Zahl der Wurzeln bedeutend. Diese Vermehrung der Wurzeln, welche auch bei einigen Gräthenfischen [30]) beobachtet wird, erklärt sich nur theilweise aus dem Umstande, dass die neben dem *N. acusticus* austretende Wurzel des *N. facialis* mit zu den Wurzeln des *N. trigeminus* gezählt worden ist. Niemals nehmen alle Wurzeln des *N. trigeminus* gleichmässig Antheil an der Bildung seines Ganglion; namentlich ist die dem *N. facialis* entsprechende Wurzel stets davon ausgeschlossen [31]). Bisweilen finden sich an einzelnen Wurzeln isolirte Ganglien [32]). Bei den Gräthenfischen tritt der grössere Theil seiner Aeste durch Canäle des *Os petrosum;* selten durch einen am Vorderrande dieses Knochens befindlichen Ausschnitt. Die einzelnen Aeste dieses Nerven verhalten sich bei den verschiedenen Abtheilungen der Fische verschieden. Bei den Myxinoïden vertheilen sich seine zahlreichen Aeste sowol unter häutigen Ausbreitungen, als in Muskeln, enthalten also sämmtlich zugleich centripetale und centrifugale Fasern [33]). Der Bereich des Nerven erstreckt sich hier über die Haut des Gesichtes und der Oberfläche des Kopfes, die Tentakeln, das Nasenrohr, die Schleimhaut der Zunge, der Mundhöhle, des Rachens, des Schlundsegels und die Zungenzähne, ferner über die Muskeln der Nase, der Mundknorpel, des Schnauzenknorpels, des Mundes, der Zunge und des Zungenbeines. Bei Petromyzon verzweigt sich der in eine geringere Zahl von Aesten zerfallende Nerv in dieselben Organe, gibt aber zugleich noch Augenmuskelnerven ab [34]). Bei den minder sorgfältig untersuchten Plagiostomen hat er drei Hauptäste [35]), von denen der erste dem *R. primus* der höheren Wirbelthiere entspricht; der zweite vertheilt sich an Kiefermuskeln, Lippen und Schnauze; der dritte gibt den Kiefermuskeln und der in der Umgebung des Mundes liegenden Haut Zweige. Bei den Chimären [36]) finden sich ein dem *R. ophthalmicus* entsprechender Ast, ein Ast für die häutigen Theile der Schnauze und die hier befindlichen Schleimcanäle, ferner ein Ast für Schnauze, äussere Haut, Muskeln der Lippenknorpel, Lippen und Schleimhaut der Mundhöhle, und ein starker, die Elemente des *N. facialis* einschliessender Ast, dessen Zweige für Muskeln des Kiemensackes, für Muskeln und Haut der Unterlippe, für Zunge und Schleimhaut der Mundhöhle, für Gaumen und Zähne bestimmt sind. Bei den Stören [37]) sind die Aeste gleichfalls zahlreich: 1) ein *R. ophthalmicus* für die *Orbita* und deren Umgebungen (der einen Ciliarnerven abgibt) und auch für das Ge-

30) Ich fand vier bei Gadus und Cottus; nur drei bei Belone, Salmo, Cyclopterus. — 31) Nach zahlreichen Untersuchungen an Knochenfischen.

32) Namentlich bei Cottus, bei Cyclopterus an der zweiten Wurzel beobachtet.

33) Nach Müller. — 34) Nach Schlemm und d'Alton. — 35) Nach Swan. — 36) Nach eigener Untersuchung. — 37) Vgl. meine Symbolae ad anat. pisc.

ruchsorgan und dessen Umgebvngen bestimmt ist; 2) zwei Aeste für Schnauze und Bartfäden; 3) ein ***R. maxillaris superior;*** 4) ein ***R. maxillaris inferior***, der auch für die Muskeln des Unterkiefers Zweige abgibt; 5) ein ***R. palatinus;*** 6) ***R. R. temporales*** und 7) der zum Theil dem ***N. facialis*** entsprechende ***R. opercularis***, in Verlauf und Vertheilungsweise demselben Nerven der Gräthenfische analog. Bei den noch sorgfältiger untersuchten Gräthenfischen sind gewöhnlich folgende Aeste vorhanden: 1) ein ***R. ophthalmicus*** für die ***Orbita***, die Stirn, das Geruchsorgan; gewöhnlich gehen von ihm, seltener unmittelbar aus dem gangliösen ***Plexus*** des ***Trigeminus***, zwei Ciliarnerven ab, von welchen der eine isolirt in den ***Bulbus*** tritt [38]), während der andere mit einem Zweige des ***N. oculorum motorius*** und oft auch des ***Sympathicus*** sich verbindet; 2) ein Ast für die häutigen Umgebungen des Oberkiefers und Zwischenkiefers; 3) ein Unter-Augenhöhlenast für die Wangenhaut und die unter dem Auge liegenden Schleimcanäle [39]); 4) ein ***R. palatinus*** für das Gewölbe der Mundhöhle, unter der Schleimhaut sich verbreitend; 5) ein ***R. maxillaris inferior*** für die Kaumuskeln und häutige und musculöse Theile des Unterkiefers bestimmt, neben welchem seltener noch abgesonderte ***N. N. temporales*** aus dem Hauptplexus der Wurzeln hervortreten [40]).

Bei vielen Gräthenfischen geht aus dem Wurzelgeflechte des ***N. trigeminus*** noch ein Stamm ab (***R. lateralis***) [41]), welcher gewöhnlich das Schedelgewölbe durchbohrt, oberhalb des Schedels nach hinten verläuft, neben die Spitze der Dornfortsätze der Wirbel tritt und unter Aufnahme von Verbindungsfäden, die mehren Hirnnerven [42]) und den Dorsalästen aller Spinalnerven angehören, bis zum Schwanze sich erstreckt. Der ***R. lateralis trigemini*** vor seiner Verbindung mit andern Nerven entspricht einem ***R. communicans*** der Rückenäste der

---

38) ***R. ciliaris longus.*** Schlemm sah beim Zander diesen Zweig mit einem Faden aus dem ***Ganglion ciliare*** des ***Sympathicus*** sich verbinden. Er tritt in der Nähe der Befestigung des ***M. rectus superior*** in den ***Bulbus*** und scheint nie zu fehlen; ich fand ihn bei allen oben genannten Fischen.

39) Er ist um so stärker, je bedeutender der Schleimcanal entwickelt ist; sehr stark sah ich ihn bei Lepidoleprus und bei den Sciänoïden; auch bei Gadus; sehr schwach bei Cyclopterus, Belone, bei welchem letzteren Thiere der Infraorbital-Canal ganz abortiv ist.

40) Z. B. bei Gadus.

41) Von E. H. Weber entdeckt. Ich sah ihn bei Perca, Cottus, Cyclopterus, Gadus, Silurus, Belone, Muraena. Bei Cyprinus und Salmo fehlt er. Er gibt in der Regel feine in der Schedelhöhle sich vertheilende Zweige ab.

42) Verbindungszweige vom ***Vagus*** wurden von mir beobachtet bei Cottus, bei Gadus, bei Belone, bei Muraena. Bisweilen treten sie innerhalb der Schedelhöhle hinzu, gehen von den Wurzeln des ***Vagus*** ab und haben eigene Ganglien.

Spinalnerven [43]); seine Fortsetzung ist ein Collector von Primitivfasern verschiedenen Ursprunges, wie der Grenzstrang des *Sympathicus.* Aus diesem so viele und heterogene Elemente enthaltenden Längsstamme nehmen Zweige für die Rückenflossen und deren Muskeln ihren Ursprung. Bisweilen gehen Aeste dieses *R. lateralis* zu den Extremitäten und zur Bauchgegend [44]); mitunter ist er nur rudimentär; oft fehlt er ganz.

7. Als dem *N. trigeminus* angehörig, sieht man endlich noch den bei den Gräthenfischen, dem Störe und den Plagiostomen, beständig vorhandenen *R. opercularis* an, einen Nervenstamm, welcher theils Elemente des *N. trigeminus*, theils Elemente des *N. facialis* enthält. Gebildet wird er aus einer dicht neben dem *N. acusticus* hervortretenden, keine Ganglienkörper enthaltenden Wurzel (*N. facialis*), an welche sehr bald, oft aber erst nachdem sie schon Zweige für die den Kiemendeckel-Apparat bewegenden Muskeln abgegeben hat, mit Ganglienkörpern belegte Elemente des *N. trigeminus* sich anlegen. So entsteht ein gemischter, gewöhnlich starker Nervenstamm, der in zwei Hauptäste zerfällt, von welchem der eine, am Suspensorium des Unterkiefers absteigend, zu diesem letztern sich begibt, während der andere zum Zungenbein und zu den *Radii branchiostegi* tritt. Beide Aeste verzweigen sich sowol in häutigen Theilen, als an Muskeln.

Ein gesonderter *N. facialis* ist bei den Cyclostomen beobachtet worden [45]); er enthält hier dem *N. acusticus* angehörige Fasern (*N. acusticus accessorius*). Er verbreitet sich in Muskeln und gibt auch Hautzweige für Gesicht und Kopf ab. Bei Petromyzon geht aus der Verbindung des *N. facialis* mit dem *N. vagus* der *R. lateralis* hervor.

8. Der *N. acusticus* ist bei allen Fischen ein sehr beträchtlicher Nerv, der mit drei bis fünf sehr weichen Wurzelstämmen hinter dem *N. trigeminus* und vor dem *N. vagus* aus dem Seitentheile des ver-

---

43) Ueberhaupt lässt sich eine grosse Analogie zwischen mehren Hirnnerven der Fische und den Spinalnerven nicht verkennen. Der sogenannte *N. hypoglossus* ist ein Spinalnerv. Der *N. vagus* hat *Rami anteriores* (die sämmtlichen *R. R. branchiales* und *pharyngei*) und *Rami posteriores* (die *R. R. supratemporalis* und *opercularis*, so wie auch die von seinen Wurzeln und seinem Stamme abgehenden *R. R. communicantes ad R. lateralem trigemini;* diese entsprechen den *R. dorsales communicantes* an den Spinalnerven der Gräthenfische). Der *N. glossopharyngeus* hat einen *R. anterior* in seinem *R. branchialis.* Die *Rami maxillaris inferior, maxill. superior* und *R. infraorbitalis* sind *R. anteriores* des *N. trigeminus*, während sein *R. lateralis* ein *R. posterior* oder *dorsalis* ist.

44) Am ausgebildetsten ist er bei Gadus; sehr entwickelt auch bei Muraena. Bei beiden hat er auch einen Bauchast, der sich dem Rückenast analog verhält.

45) Von Müller bei Myxine; von Born und Schlemm u. d'Alton bei Petromyzon.

längerten Markes hervortritt und sogleich in die verschiedenen Theile des Gehör-Apparates sich begibt [46]).

9. Der *Nervus glossopharyngeus* fehlt bei den Cyclostomen als gesonderter Nerv [47]). Bei den übrigen Fischen scheint er ohne Ausnahme vorhanden zu sein und entspringt vor dem *N. vagus*, an dessen Wurzeln er oft sehr dicht anliegt, von den Seitentheilen der *Medulla oblongata*. Er tritt durch die inneren Theile des Gehörorganes hindurch. Gewöhnlich verlässt er den Schedel durch ein eigenes, bei den Gräthenfischen im *Os occipitale laterale* liegendes Loch und gelangt so in die Kiemenhöhle. Hier bildet er sogleich ein Ganglion, in welches jedoch nicht immer seine sämmtlichen Fasern eingehen. Dann theilt er sich in zwei Aeste: einen *R. anterior*, der unter der Schleimhaut des Gaumens sich verbreitet und bei den Knochenfischen Fädchen zur Nebenkieme schickt [48]). Bei den Cyprinen begeben sich Zweige von ihm in das erectile Geschmacksorgan [49]). Selten fehlt dieser Zweig [50]). Der zweite Ast des Nerven ist der ungleich stärkere *R. branchialis*, der für den ersten Kiemenbogen bestimmt ist und dessen Endzweige in der Zunge oder unter der Schleimhaut der unpaaren Zungenbein-*Copula* sich verbreiten.

10. Der *N. vagus* ist bei allen Fischen sehr beträchtlich, häufig stärker, als der *N. trigeminus*. Er entspringt stets von dem Seitentheile der *Medulla oblongata*, neben dem *Cerebellum* und dem vierten Ventrikel, hinter dem *N. acusticus*. Ist er sehr stark, so findet sich hier eine eigene Anschwellung (*Lobus vagi*) an seinem Ursprunge [51]). Seine Vertheilung an den Kiemenapparat, den Schlund, die Speiseröhre und den Magen unter Abgabe von Muskel- und Schleimhautzweigen ist durchaus beständig. Von ihm ausgehende, zum Herzen sich begebende Nervenfaden sind bei mehren Fischen sicher nachgewiesen [52]). Er sendet den Schlundkiefern Zweige. Wo eine Schwimmblase vorhanden ist, wird auch diese mit Zweigen von ihm versorgt. Bei allen Fischen, mit Ausnahme des Branchiostoma, wo er spinalartig ist, und der Myxinoïden [53]), bildet er allein oder in Verbindung mit anderen Nerven [54])

---

46) Vgl. über die Vertheilung dieses Nerven die Schriften von Scarpa, Weber und Breschet über das Gehörorgan der Fische.

47) Nach Müller und Schlemm u. d'Alton.

48) Von mir sehr beständig beobachtet, während Müller den Nebenkiemen Zweige aus dem *N. trigeminus* zukommen lässt.

49) Nach Weber's, Büchner's und meinen übereinstimmenden Beobachtungen. — 50) Ich vermisste ihn bei Esox und Belone. — 51) Z. B. bei den Cyprinen. — 52) Von Büchner bei Cyprinus, von mir bei Gadus, bei Belone.

53) Nach Müller.

54) Bei Petromyzon in Verbindung mit dem *N. facialis* und *hypoglossus* nach Schlemm und d'Alton; bei Cyprinus nach Weber und Büchner in Verbindung mit dem *N. trigeminus*. Ein solcher Verbindungszweig kann auch dann vorkommen, wenn ein eigener *R. lateralis trigemini* vorhanden ist, wie bei

den ***R. lateralis vagi***, einen an der Seite des Rumpfes nach hinten sich erstreckenden Nervenstamm[55]. Gewöhnlich gehen Aeste von ihm zur Haut des Kopfes und des Kiemendeckels (***R. R. supratemporalis*** und ***opercularis***)[56]. Bei den Myxinoïden erweitert sich der Bereich des ***N. vagus*** dadurch, dass ein aus seinen beiden Magenästen gebildeter unpaarer Stamm am Darme bis zum After sich erstreckt[57]. — Die Zahl der Wurzeln des ***N. vagus*** beläuft sich bei den Gräthenfischen in der Regel auf zwei. Die beiden Wurzeln legen sich zwar dicht an einander und treten durch ein gemeinschaftliches ***Foramen*** des ***Os occipitale laterale***, verschmelzen aber nie vollständig und scheinen höchstens einige Fäden auszutauschen[58]. Aus der stärkeren Wurzel, welche regelmässig wenigstens ein sehr beträchtliches Ganglion bildet[59], in welches jedoch nicht alle Elemente eingehen, stammen die Kiemen-, die Schlund-, die Speiseröhren- und Magenäste[60]. Der erste Kiemen-Nervenstamm bildet beständig noch ein ihm eigenthümliches Ganglion. Die zweite Hauptwurzel, welche gewöhnlich kein Ganglion zu besitzen scheint[61], ist die Quelle des Systemes der Seitennerven, wohin namentlich der ***R. lateralis***, der ***R. opercularis*** und der ***R. supratemporalis*** zu rechnen sind. Der ***R. intestinalis N. vagi*** steht bei

---

Cottus; er kann fehlen, obgleich der ***R. lateralis trigemini*** mangelt, wie bei Salmo. Die Anwesenheit von Elementen des ***N. trigeminus*** ist also nicht nothwendig; eine Verbindung mit dem, dem ***N. facialis*** theilweise entsprechenden ***R. opercularis trigemini*** ist bei den Knochenfischen nirgend nachgewiesen.

55) Der ***R. lateralis vagi*** liegt bald in der Tiefe zwischen den beiden Hauptmassen der Seitenmuskeln, wie bei Raja, Chimaera, Clupea, Belone, bald ganz oberflächlich unter der Haut, wie bei Accipenser, Salmo und vielen anderen Fischen, bald hat er einen ***R. profundus*** und ***R. superficialis***, wie bei Pleuronectes, Cottus. Selten ist er kurz, wie bei Petromyzon, wo er nur längs des ersten Drittheils des Rumpfes zu verfolgen ist; oft gibt er starke Aeste ab, wie bei Cyprinus und Clupea zum Rücken (den ***Lateralis trigemini*** vertretend); bei Belone in die Gegend der Brustflosse; bei Gadus u. s. w. Meistens folgt der Hauptstamm des Nerven der Richtung der seitlichen Schleimröhren, unter welchen er liegt. Fehlen diese am Rumpfe, wie bei Cyclopterus, so ist er sehr dünn. Er gibt sehr deutlich Zweige für die Schleimröhren und für die Haut ab. Letztere bilden bisweilen Schlingen mit feinen Zweigen der Spinalnerven, wie bei Cyclopterus, Gadus.

56) Diese schon Schlemm und Büchner zum Theil bekannten Zweige habe ich bei allen von mir untersuchten Gräthenfischen: Perca, Trigla, Cottus, Cyclopterus, Gadus, Salmo, Coregonus, Clupea, Pleuronectes, constant angetroffen.

57) Nach Müller.

58) Nach Beobachtungen von mir an vielen Gräthenfischen. Bei Cyclopterus und bei Belone tritt ein gangliöses Fädchen aus der stärkern Wurzel zur zweiten.

59) Mitunter bilden einzelne Wurzelstränge vor Entstehung des Hauptganglion eigene gangliöse Anschwellungen.

60) Bei Belone besitzt jeder ***R. intestinalis vagi*** an der Speiseröhre ein starkes Ganglion.

61) Bei Cyclopterus, Cottus, Clupea, Salmo vermisste ich es, fand es dagegen bei Belone.

den Knochenfischen stets in inniger Verbindung mit dem *N. sympathicus.*

Dem *N. hypoglossus* analog betrachtet man einen bei vielen Fischen vorhandenen, stets aus dem Rückenmarke mit einer oder mit zwei Wurzeln entspringenden, nach Ursprung und Vertheilungsweise den Rückenmarksnerven zuzuzählenden Nerven, der meist zwischen dem Schedel und dem ersten Wirbelbogen austritt und dann einen oder zwei *Rami dorsales* und einen stärkeren *R. anterior* abgibt. Letzterer legt sich an den *R. anterior* des nächst folgenden Spinalnerven an, gibt ihm Fasern ab, die vereint mit jenem zur Brustflosse treten, und setzt sich dann abwärts fort, um in den *M. sternohyoïdeus* sich zu vertheilen.

Bisweilen [62]) kommen hinter dem *N. vagus* noch einzelne isolirte sehr feine Nervenwurzeln aus der Grenze der *Medulla oblongata* und der *M. spinalis* hervor, die in die Umgebungen des Gehirnes innerhalb der Schedelhöhle sich vertheilen, oder auch in die Schultermuskeln eintreten.

## IV. Vom *Nervus sympathicus.*

### §. 28.

Bei den Cyclostomen scheint kein gesonderter *N. sympathicus* vorzukommen [1]); die Störe und Plagiostomen besitzen ihn, doch fehlen hier noch exacte Untersuchungen über seinen Verlauf und seine Verbindungen [2]). — Bei den Knochenfischen ist sein Verhalten Folgendes [3]): Der Grenzstrang bildet ein Continuum, das von der Austrittsstelle des *N. trigeminus* bis in den hintersten Theil des Canales der unteren Wirbelbogenschenkel sich erstreckt. Der Kopftheil des Grenzstranges liegt ausserhalb der Schedelhöhle, an beiden Seiten der Schedelbasis. Hier verläuft er unterhalb der Austrittstellen des *N. trigeminus*, des *N. facialis s. opercularis trigemini*, des *N. glossopharyngeus*, des *N. vagus* und *N. hypoglossus* nach hinten, um dann unmittelbar unter die Anfänge der *Rami anteriores* der Spinalnerven zu treten und so in den Rumpftheil sich fortzusetzen. Mit allen genann-

---

62) Z. bei Salmo, Accipenser u. A.

1) Nach Müller's, Schlemm's, d'Alton's und meinen Untersuchungen.

2) Vgl. Giltay (Dissert. de nervo sympathico, Lugd. Bat. 1834. 8.), Remack (Froriep's Neue Notizen 52. S. 153.), Swan (Illustrations) und Stannius (Symbolae ad anat. piscium).

3) Vgl. E. H. Weber, Anatomia comparata Nervi sympathici, Lips. 1817. 8., und die Arbeiten von Cuvier, Giltay, Schlemm u. d'Alton, Büchner und Stannius über die Gräthenfische. Meine Untersuchungen erstrecken sich über die Gattungen Cottus, Cyclopterus, Gadus, Pleuronectes, Salmo, Coregonus, Belone und Muraena. Giltay muss sich getäuscht haben, wenn er die Anwesenheit zahlreicher sympathischer Fäden in Muskeln der Fische, namentlich in ihren Kiemenmuskeln behauptet.

ten Hirnnerven und mit den *Rami anteriores* sämmtlicher Spinalnerven steht er durch feine, bald einfache, bald doppelte oder mehrfache Fäden in Verbindung. In der Regel findet sich an jeder Verbindungsstelle des Grenzstranges mit einem der genannten Hirnnerven und mit jedem *R. anterior* eines Spinalnerven ein Ganglion. Es kann aber auch durch Verschmelzung die Zahl der Ganglien reducirt sein, wie dies namentlich am Kopftheile des Grenzstranges beobachtet wird [4]). Die in dem Grenzstrange verlaufenden, seine Ganglien verbindenden Stränge haben im Kopftheile meistens eine etwas graue, im Rumpftheile in der Regel eine weisse Farbe. Die Ganglien des Kopftheiles übertreffen diejenigen des Rumpftheiles meistens an Stärke. Aus dem vordersten Ganglion des Kopftheiles geht, wie es scheint regelmässig, ein für das Ciliarnervensystem bestimmter Zweig ab; eine Verbindung mit dem *N. abducens* ist gleichfalls beobachtet worden [5]). Aus dem zweiten oder dritten Ganglion treten Zweige für die Gefässe des *Circulus cephalicus*, für die Nebenkieme und auch feine *Rami branchiales* ab. Die beiden letzten Ganglien des Kopftheiles und die ersten Ganglien des Rumpftheiles senden starke und kurze Zweige einwärts, welche ein vor oder unter dem Körper eines der ersten Wirbel liegendes grosses *Ganglion splanchnicum* bilden. Bald ist jederseits ein solches vorhanden; dann ist das rechte am stärksten und erhält aus dem linken sehr bedeutende quere Verbindungsstränge [6]); bald fehlt linkerseits ein eigenes Ganglion und die linkerseits abgetretenen Zweige senken sich in das beträchtliche *Ganglion splanchnicum* der rechten Seite [7]). Aus diesem letztern gehen immer die, die *Arteria coeliaco-mesenterica* begleitenden graden *Rami splanchnici* hervor, welche später immer mehr oder minder zahlreiche Verflechtungen mit den *Rami intestinales Nervi vagi* bilden. Bisweilen werden an ihnen noch untergeordnete Ganglien beobachtet; stets treten ihre Zweige in Begleitung der Gefässstämme zum Darmcanale, der Leber und Milz und, sobald sie vorhanden ist, auch zur Schwimmblase. Aus dem *Ganglion splanchnicum* hervorgehende Zweige begeben sich auch in die Nieren und zur Aorta.

Aus dem Grenzstrange des Rumpfes nehmen mehr oder minder zahlreiche, bald paarige, bald unpaare, stärkere und schwächere *Rami renales*, *Rami ovarici* und *spermatici* ihren Ursprung. Sie sind bald

---

4) Die Zahl der Ganglien am Kopftheile unterliegt oft individuellen Verschiedenheiten, die ich bei allen von mir untersuchten Fischen angetroffen habe; an den Austrittsstellen des *N. trigeminus* und des *R. opercularis* finden sich bald zwei, bald nur eins; das unter dem *Glossopharyngeus* liegende ist nicht ganz constant. Unter der Austrittsstelle des *Vagus* liegen oft zwei Ganglien. Sehr vielen Abweichungen sind die unter dem *Hypoglossus* und den beiden ersten Spinalnerven liegenden Ganglien unterworfen.

5) Vgl. §. 27. — 6) Z. B. bei Gadus, Belone, Cyclopterus. — 7) Z. B. bei Cyprinus, Cottus, Salmo.

von weisser Farbe [8]), bald grau; namentlich in dem letzten Falle übertreffen sie, wegen der Masse in sie eingehender sogenannter Scheidenfortsätze, den ganzen Grenzstrang sehr bedeutend an Stärke [9]) und besitzen bisweilen eingestreute kleine Ganglien. Auch die Harnblase erhält ihre Nerven vom *Sympathicus*. Die *Arteria Aorta* wird von Fäden beider Grenzstränge oft umsponnen. Im Canale der unteren Bogenschenkel stehen die beiden Grenzstränge durch quere Commissuren vielfach in Verbindung und verschmelzen auch stellenweise oder gänzlich zu einem unpaaren Strange [10]).

## V. Vom Geruchsorgane.

### §. 29.

Das Geruchsorgan der Fische besteht in einer mehr oder minder faltenreichen, von einem Flimmer-Epithelium ausgekleideten Schleimhaut, an welcher der Geruchsnerv sich ausbreitet. Diese Schleimhaut-Ausbreitung liegt bald in knorpeligen oder häutigen Capseln, bald in Gruben an der Vorderfläche des Kopfes. Nur sehr selten communiciren dieselben mit der Mundhöhle.

Das Geruchsorgan der Cyclostomen ist unpaar oder einfach. Bei Branchiostoma besteht es in einer über dem linken Auge befindlichen ziemlich flachen, becherförmigen Vertiefung, die mit ihrem unteren spitzeren Theile dem centralen Nervensysteme unmittelbar aufsitzt. Die Concavität des Becherchens ist mit Flimmerorganen besetzt und steht mit der Mundhöhle in keiner Verbindung [1]). — Bei den Myxinoïden führt eine dicht über dem Munde geöffnete, luftröhrenartig von Knorpelringen gestützte lange Nasenröhre in die unmittelbar vor der Hirncapsel gelegene Nasencapsel, innerhalb welcher die Schleimhaut Längsfalten bildet [2]). Vom Grunde des Nasensackes führt ein unter der Hirncapsel verlaufender Nasengaumengang durch eine Oeffnung in die Mundhöhle. Hinter der Nasengaumenöffnung liegt eine segelartige, rückwärts gerichtete Klappe, welche zur Bewegung und Erneuerung des in der Nasenhöhle enthaltenen Wassers zu dienen scheint. — Bei den Petromyzonten führt ein an der Oberfläche des Kopfes mündendes, der Knorpelringe ermangelndes Nasenrohr in eine einfache, bald knorpelige, bald häutige Nasencapsel, deren innere Häute in eine lange, am Ende blind geschlossene Röhre sich verlängern, welche den harten Gaumen durchbohrt, aber durch die undurchbohrte Schleimhaut der Mundhöhle von dieser abgeschlossen ist [3]).

---

8) Z. B. bei Cyclopterus. — 9) Z. B. bei Gadus. — 10) Z. B. bei Gadus, Cyclopterus, bei Cottus.

1) S. Kölliker in Müller's Archiv 1843. S. 32. Mit Abbild.

2) Abbild. bei Müller, Vergl. Anatomie d. Myxinoïd. Th. 1. Tab. 2. Fig. 10.

3) Abbild. bei Müller l. c. Tab. 4. Fig. 1. Die Nasencapsel ist bei Petro-

Bei den Plagiostomen, Chimären und Sturionen ist die knorpelige Grundlage der Nasengruben mit der Knorpelmasse des Schedels verwachsen. Bei den Plagiotomen liegen die grossen Nasengruben an der unteren Fläche der Schnauze, und zwar bei den Rochen neben den Mundwinkeln. Sie sind durch häutige, von Knorpeln gestützte, unter Einfluss kleiner Muskeln stehende Klappen verschliessbar. Der in diesen vorhandene Nasenflügel-Knorpel ist meist mit dem Rande der Nasengrube an mehren Stellen verwachsen [4]) und nur selten völlig gesondert [5]). Mitunter kömmt in der Mitte einer gemeinsamen Nasenklappe noch ein unpaares Knorpelstück vor [6]). — Bei den Chimären liegen die weiten, tiefen Nasengruben unmittelbar über der Oberlippe. Ihr Eingang wird durch eine häutige von einem Knorpel gestützte Klappe verdeckt. Andere zusammengesetzte Nasenflügelknorpel kommen an der Innenseite des Einganges in die Nasengruben vor [7]).

Bei Lepidosiren findet sich über jeder Seite der Schnauze ein merkwürdiges helmartiges Knorpelgerüst, inwendig von der Nasenschleimhaut ausgekleidet, deren Falten kammförmig nach beiden Seiten sich erstrecken. Es ist, wenigstens bei Lepidosiren paradoxa, eine vordere und eine hintere Nasenöffnung vorhanden, welche letztere in dem Mundwinkel gelegen ist [8]) und in die Mundhöhle mündet.

Bei den Sturionen und Knochenfischen liegen die Nasengruben an dem Seitentheile der Schnauze. Bei den Knochenfischen ist jede Nasengrube von der äussern Haut bedeckt und besitzt — mit Ausnahme der Labroïdei ctenoïdei und der meisten Chromides (Müll.), denen nur eine einzige Oeffnung jederseits zukömmt — zwei hinter einander gelegene äussere Oeffnungen, welche indessen bisweilen ziemlich weit von einander entfernt sind. Die vordere Oeffnung liegt häufig in einer röhrenförmigen, durch Muskelfasern contractilen Verlängerung oder besitzt einen klappenartigen Hautvorsprung. Selten bestehen die Nasengruben in gestielten Glöckchen, an deren Grunde die Schleimhautfalten liegen [9]). Die Schleimhaut-Ausbreitung selbst besitzt mehr oder minder zahlreiche Faltungen. Sie ist befestigt auf einer fibrösen oder knorpelartigen Grundlage, welche bald rund, bald länglich ist. Von dieser ge-

---

myzon knorpelig, bei Ammocoetes blos häutig und besitzt hier keine Längsfalten der Schleimhaut.

4) Vgl. über die Nasenflügelknorpel Müller l. c. S. 172. Mit Abbild.

5) Z. B. bei Narcine, Scyllium.

6) Z. B. bei Myliobates und Rhinoptera. S. Müller l. c. Tab. 9. Fig. 12. 13. und S. 172.

7) Abbild. bei Müller l. c. Tab. 5. Fig. 2.

8) Vgl. Bischoff's angef. Schrift S. 10. u. 14., so wie dessen Abbildungen, bes. Tab. 4. Bei Lepidosiren adnectens soll dagegen nach Owen die hinten mit der Mundhöhle communicirende Nasenöffnung fehlen.

9) Bei Lophius.

hen zarte Leisten aus, die zur Stütze der Schleimhautfalten dienen und eine unverkennbare Aehnlichkeit mit den Stützen der Kiemenblättchen besitzen. Ist die Nasengrube rund, so gehen sie radienförmig von einem gemeinsamen Centrum oder von einer kurzen Mittelleiste aus; bei länglicher Form der Nasengrube gehen meistens von einer Axe zwei Reihen von Falten kammförmig ab. Bisweilen theilen sich die Falten wieder in Zweige. Am zusammengesetztesten scheint die Nasenbildung bei Polypterus zu sein [10]). Die Schleimhaut der Nasengruben ist immer sehr gefässreich und ausser den Ausbreitungen des *Nervus olfactorius* vertheilen sich an ihr feine Zweige, die aus dem vordersten Aste des *N. trigeminus* stammen. Beim Stör ist über jede Nasengrube eine brückenförmige schräge Leiste ausgespannt, welche eine knorpelige, knochenharte solide Grundlage besitzt.

[Man vgl. über das Geruchsorgan folgende Schriften: Harwood, System d. vergl. Anatomie, übers. von Wiedemann, Berl. 1799. 4. — Scarpa, Anatom. Untersuchungen des Gehörs u. Geruchs, Nürnb. 1800. 4. — Blainville, Princ. d'Anat. comp. T. 1.]

## VI. Vom Gesichtsorgane.

### §. 30.

Das Auge der Fische steht auf sehr verschiedenen Stufen der Ausbildung. Bei Branchiostoma scheinen zwei seitlich am Vorderende des centralen Nervensystemes befindliche Pigmentflecke, zu welchen anscheinend ein kurzer Nerv tritt, als Augen gedeutet werden zu müssen [1]). Noch bei den parasitischen Myxinoïden bleiben die Gesichtsorgane höchst unentwickelt. Bei Myxine findet sich jederseits, von Muskeln und Haut bedeckt, ein sehr kleines, als Auge zu betrachtendes Körperchen, zu welchem ein Nerv sich begibt [2]). Bei Bdellostoma liegt das hinsichtlich seiner inneren Organisation gleichfalls noch nicht hinlänglich untersuchte Auge oberhalb der Muskeln und wird von einer dünnen Fortsetzung der äusseren Haut bedeckt. Die Augenmuskeln scheinen durchaus zu fehlen. — Ausserordentlich klein sind auch die Augen bei Lepidosiren, wo jedoch die Hautdecken durchsichtig über diese Organe, in denen man Sclerotica, Linse, Chorioïdea unterschieden hat, weggehen. Auch hier sind keine Augenmuskeln aufgefunden worden [3]). — Selbst bei einigen Knochenfischen kömmt es vor, dass die äussere Haut, ohne sich beträchtlich zu verdünnen oder durchsichtig zu werden, die unter ihr liegenden sehr kleinen Augen über-

10) Nach Müller.

1) Vgl. die Abhandlungen von Müller und Retzius und die von Kölliker in Müller's Archiv 1843.

2) S. Müller, Ueber den eigenthümlichen Bau des Gehörorganes der Cyclostomen, Berl. 1838. 4. S. 23 ff.

3) Nach den Angaben von Bischoff und Owen.

zieht, so dass die Existenz dieser Organe selbst, mit Unrecht, bei ihnen früher geläugnet worden ist [4]).

Bei den meisten Fischen sind die Augen verhältnissmässig gross; bei einigen durch ihren Umfang ausgezeichnet [5]); nur bei einzelnen Familien, wie namentlich den Siluroïden und den Aalen sind sie klein. Sie liegen gewöhnlich an beiden Seiten des Orbitalsegmentes des Schedels, sind selten, dicht neben einander gestellt, aufwärts gerichtet [6]) und liegen noch seltener, wie bei den Schollen, asymmetrisch beide an derselben Seite des Kopfes.

Der in der Orbita gelegene Theil des Bulbus pflegt von Fett, von gelatinösem Zellgewebe und selbst von Lymphräumen reichlich umgeben zu sein. Bisweilen ist der Bulbus auf eigenthümliche Weise an die Wände der Orbita befestigt. So besitzt bei den Plagiostomen die Sclerotica hinten, neben der Eintrittsstelle des Sehnerven, eine knorpelige äussere Anschwellung mit rundlicher Gelenkfläche, welche auf einem aus dem Grunde der Augenhöhle vorragenden, auf einem dünneren Stiele sitzenden, am Ende keulenförmig verbreiterten Knorpel sehr frei beweglich, nur durch Zellgewebe locker angeheftet, ruhet. Bei den Stören und mehren Knochenfischen tritt an die Sclerotica, von der Orbitalwand aus, ein neben dem *Nervus opticus* gelegenes fibröses Tenaculum [7]). Die Bewegungen des Bulbus werden sehr allgemein durch vier gerade und zwei schiefe Augenmuskeln vermittelt, welche letztere von der vorderen Wand der Augenhöhle ihren Ursprung nehmen. Der eigenthümlichen Lage der geraden Augenmuskeln vieler Knochenfische in einem unterhalb der Schedelbasis verlaufenden, vorn mit den Augenhöhlen communicirenden Canale, geschah schon früher (§. 12.) Erwähnung. Die Muskeln beider Bulbi gehen divergirend aus ihm hervor. Am weitesten nach hinten erstrecken sich in ihm die *M. M. recti externi.* — Thränenorgane fehlen den Fischen allgemein.

Der Bulbus ist bei den meisten Fischen vorn ziemlich flach, hinten dagegen gewöhnlich kugelrund. Meistens geht die äussere Haut, nach Bildung einer ringförmigen Einstülpung im Umkreise des Bulbus, durchsichtig werdend, einfach über das Auge weg; seltener kommen erst Augenlidbildungen zu Stande, entweder in Gestalt eines am Auge angewachsenen oberen Hautfortsatzes, wie bei den Rochen und Schollen, oder mit freien Rändern [8]); in diesem letztern Falle erscheinen sie bei Knochenfischen als vordere und hintere durchsichtige Falte [9]), oder kreisförmig

---

4) Z. B. bei Apterichthus coecus (s. de la Roche in den Ann. du Musée T. XIII. p. 326.); bei Silurus coecutiens (s. Rudolphi, Grundr. d. Physiologie Th. 2. Abth. 1. S. 155.

5) Z. B. bei Priacanthus, Pomatomus, Myripristis u. A. — 6) Z. B. bei Uranoscopus. — 7) Dies finde ich z. B. bei den Salmonen und bei den Esocinen. 8) So bei allen Haien. — 9) Bei Scomber, Caranx, vielen Clupeen.

mit mittler Oeffnung [10]), oder angeschwollen und mit einem eigenen Sphincter versehen [11]). Nur bei einigen Haien kömmt auch eine wirkliche Nickhaut vor [12]).

Die fibröse Sclerotica umschliesst bei den Knochenfischen gewöhnlich zwei starke Knorpelscheiben, welche oft verknöchern. Bei einigen Fischen findet sich statt ihrer eine wirkliche Knochencapsel, welche vorn zur Insertion der Cornea und hinten zum Durchtritte des Sehnerven geöffnet ist [13]). Bei den Plagiostomen ist die Sclerotica einfach knorpelig.

Die in der Mitte dünnere, nach dem Rande zu dickere Cornea ist gewöhnlich sehr flach convex. Selten zerfällt sie durch einen dunkelen Streifen in zwei Abtheilungen [14]).

Die bei vielen Knochenfischen durch ein fetthaltiges Zellgewebe von der Sclerotica getrennte Chorioïdea besteht aus drei Blättern: 1) der äusseren, durch nadelförmige mikroskopische Krystalle silber- oder goldfarbenen eigentlichen Chorioïdea, welche die Iris bildet; 2) der inneren, mit sechseckigen Pigmentzellen bedeckten, auch als Uvea sich fortsetzenden *Membrana Ruyschiana*, und 3) der mittleren Gefässhaut (*Membrana vasculosa Halleri*). Die gewöhnlich sehr dicht an die Hornhaut anstossende Iris scheint bei den Knochenfischen nur eine sehr geringe Beweglichkeit zu besitzen. Bei den Rochen geht vom oberen Rande derselben ein in mehre Zweige gespaltener, schleierartiger Fortsatz (*Operculum pupillare*) abwärts, welcher die Pupille vorhangartig verschliessen kann. Eine ähnliche Einrichtung kömmt auch bei den Pleuronectiden vor. Offenbar steht sie mit der platten Körperform und der Art des Schwimmens dieser Thiere in Verbindung und dient zur Abhaltung zu grellen Lichtes. Die Pupille selbst ist bei den meisten Fischen rund, seltener und zwar namentlich bei vielen Plagiostomen länglich oval oder in die Quere verlängert. Ciliarfortsätze sind bei Accipenser und bei mehren Plagiostomen, namentlich den Haien, so wie bei einzelnen Knochenfischen beobachtet worden [15]); der Mehrzahl der letzteren scheinen sie jedoch zu fehlen.

Der Sehnerv durchbohrt die Augenhäute bald in schräger Richtung, entfernt von der Augenaxe, bald tritt er in den Mittelpunkt des Bulbus ein. Da er eine gefaltete Haut darstellt, deren Ränder kein Continuum bilden, so entsteht auch in der Retina eine von der Eintrittsstelle des Sehnerven bis zu ihrem vorderen Rande sich erstreckende Spalte, deren Ränder denjenigen der gefalteten Haut des eigentlichen

---

10) Bei Butirinus. — 11) Bei Orthagoriscus Mola nach Cuvier.

12) Z. B. bei den Familien der Carchariae, Triaenodontes, Galei, Scylliodontes, Musteli. — 13) Z. B. bei Xiphias.

14) Bei Anableps tetrophthalmus. S. das Nähere über den Bau seines Auges bei Soemmerring l. c. p. 68. — 15) Beobachtet bei Thynnus vulgaris.

Sehnerven entsprechen. Durch diese Spalte der Retina dringt bei vielen Knochenfischen eine von der *Membrana Ruyschiana* gebildete pigment- und gefässreiche Falte (*Processus falciformis*), welche von der Hyaloïdea umfasst, durch den Glaskörper zur Linse tritt und meistens vermittelst eines anscheinend knorpelartigen Knötchens, der *Campanula Halleri*, an den Rand der Linse sich befestigt.

Die Retina [16]) selbst besteht bei den Knochenfischen deutlich aus mehren Blättern oder Häuten, von denen die innerste blos durch die fächerförmig aus einander strahlenden Primitivfasern des Sehnerven gebildet wird. Die stabförmigen Körperchen der Retina und die Zwillingszapfen sind bei den Fischen besonders deutlich erkennbar. — Die von einer dünnen Capsel umgebene Linse [17]) ist kugelrund, sehr gross und derb, besitzt einen besonders harten Kern, liegt in einer Grube des Glaskörpers, wo sie durch Ligamente, welche von der *Membrana hyaloïdea* gebildet werden, befestigt wird und ragt mit ihrem vorderen Abschnitte durch die Pupille in die vordere Augenkammer, welche durch sie fast vollständig ausgefüllt wird, so dass der *Humor aqueus* nur in sehr geringer Menge vorhanden ist. Das von der aus Fasern und Zellen gebildeten *Membrana hyaloïdea* umschlossene *Corpus vitreum* hat die Consistenz von flüssigem Eiweiss.

Zwischen der *Membrana Ruyschiana* und der eigentlichen Chorioïdea liegen bei der Mehrzahl der Fische, um den eintretenden Sehnerven die von den Arterien und Venen der Chorioïdea gebildeten Wundernetze, welche unter dem Namen der Choroïdealdrüse bekannt ist [18]).

[Man vgl. über das Auge der Fische besonders folgende Abhandlungen: Haller, Opera minora, T. III. p. 250 sqq. — Rosenthal, Zergliederung des Fischauges, in Reil's Archiv f. Physiol. Th. X. S. 393. — Blainville, Principes d'anatomie comparée, T. I. Paris 1822. 8. — W. Soemmerring, De oculorum hominis animaliumque sectione horizontali, Gött. 1818. fol. p. 62 sqq. — Jurine in den Mémoires de la société physique de Genève, Tome 1. — Albers in den

---

16) Vgl. Gottsche in Müller's Archiv 1834, S. 457 ff. und besonders den Aufsatz von Hannover, Ueber die Netzhaut und die Gehirnsubstanz bei den Wirbelthieren, in Müller's Archiv 1840, S. 322.

17) Die Uebereinstimmung der Fischlinse mit derjenigen der übrigen Wirbelthiere hinsichtlich ihres feineren Baues ist nachgewiesen worden von Werneck in Ammon's Zeitschr. f. Ophthalmologie Bd. V.

18) Vgl. über diesen Gegenstand §. 49. — S Erdl, Disquisitiones de piscium glandula choroïdeali. Monach. 1839. 4. — J. Müller, Vergl. Anatomie des Gefässsyst. d. Myxinoïden, S. 82 ff. Nach Müller's umfassenden Untersuchungen scheint dies Organ bei allen Knochenfischen vorzukommen, welche Pseudobranchien besitzen, dagegen vielen der Fische zu fehlen, denen auch die Nebenkiemen fehlen. Daher fehlt es bei Silurus, Pimelodus, Synodontis, bei den Aalen, bei Cobitis. Trotz des Mangels der Pseudobranchien kömmt es vor bei Erythrinus und Osteoglossum. Es fehlt dagegen bei den mit Pseudobranchien versehenen Stören und Plagiostomen.

Denkschriften d. Acad. der Wissensch. zu München, 1808. (Sehr unbedeutend.) — Cuvier u. Valenciennes, hist. nat. d. poiss. I. 446.]

## VII. Vom Gehörorgane.

### §. 31.

Das Gehörorgan der verschiedenen Ordnungen der Fische, von welchem indessen bei Branchiostoma noch keine Spur nachgewiesen ist, steht auf sehr verschiedenen Stufen der Ausbildung, behält aber stets die Eigenthümlichkeit, dass ihm die Schnecke und eine eigentliche Paukenhöhle fehlen. Selten nur kömmt eine Verbindung des knorpeligen oder selbst des häutigen Labyrinthes mit der äusseren Hautoberfläche zu Stande. Das Labyrinth liegt entweder ausserhalb der eigentlichen Schedelhöhle, bald in mit ihr communicirenden Gehörcapseln (Cyclostomen), bald innerhalb der Knorpelsubstanz des Schedels (Plagiostomen, Lepidosiren) oder es liegt theils in letzterer und theilweise auch in der Schedelhöhle selbst (Chimären, Sturionen, Knochenfische).

Bei den Cyclostomen ist das Labyrinth in einer eigenen mit dem Schedel in unmittelbarer Verbindung stehenden seitlichen Knorpelcapsel eingeschlossen. Bei den Myxinoïden liegt das blos in einem ringförmigen, in sich selbst zurücklaufenden Rohre bestehende häutige Labyrinth, an dessen oberer Wand der *Nervus acusticus* sich ausbreitet, in einer ihm entsprechend gestalteten Höhle jener Capsel. Es enthält keine den Gehörsteinen anderer Fische analoge Concretionen. — Das häutige Labyrinth der Petromyzonten [1]) wird noch durch eine eigenthümliche membranöse Umhüllung an seine umschliessende Knorpelcapsel befestigt. Es besteht 1) aus einem Vestibulum, das drei Ab theilungen besitzt: zwei grössere paarige, welche auswendig durch eine Furche, inwendig durch einen faltigen Vorsprung getrennt sind. Mit ihnen ist eine dritte unpaare, sackförmige Abtheilung durch einen Stiel verbunden. Hierzu kommen 2) zwei halbcirkelförmige Canäle, deren jeder bei seinem Ursprunge aus dem Vestibulum eine Ampulle besitzt, in welche faltenförmige Vorsprünge hineinragen. Beide Canäle steigen an der Oberfläche des häutigen Vestibulum, welcher sie angewachsen sind, auf, um sich knieförmig mit einander zu verbinden. An ihrer Verbindungsstelle communiciren sie abermals mit dem Vestibulum durch eine Oeffnung. Das häutige Labyrinth enthält nur helle Flüssigkeit und keine feste Concretionen. Die beide Aeste des *Nervus acusticus* umfassen die Ampullen.

Bei den Plagiostomen ist das Labyrinth ganz von der Knorpelsubstanz des Schedels umschlossen. Das häutige Labyrinth wird von einem eigenen, durch derbere Textur ausgezeichneten knorpeligen Labyrinthe zunächst umgeben; zwischen beiden befindet sich

1) Ammocoetes verhält sich ganz wie Petromyzon.

eine Flüssigkeit. Die innere Oberfläche des knorpeligen Labyrinthes ist von einem Perichondrium überzogen, von welchem aus fadenförmige Fortsätze an die äussere Oberfläche des häutigen Labyrinthes sich erstrecken, um es zu befestigen. Die Wandung des engeren häutigen Labyrinthes ist sehr spröde. Das *Vestibulum membranaceum* bildet einen in drei Abtheilungen zerfallenen Sack, welcher einen kleineren sackartigen Anhang besitzt. Es enthält zwei weiche, kreideartige Concremente. Drei weite halbcirkelförmige Canäle stehen mit dem Vestibulum bald durch weite Oeffnungen, bald durch zwei enge Gänge in Verbindung. Bei den Haien erstreckt sich blos ein Canal vom *Vestibulum cartilagineum* aus bis in eine von Haut verschlossene Oeffnung im oberen Hinterhauptstheile des Schedels, während bei den Rochen sowol das knöcherne, als das häutige Vestibulum einen solchen Verbindungsgang besitzt. In der Mitte der Occipitalgegend ihres Schedels zeigt sich nämlich eine blos von Haut überzogene Grube, welche vier sehr kleine Oeffnungen besitzt, von denen zwei zum rechten und zwei zum linken Labyrinthe führen. Die beiden vorderen communiciren mit dem *Vestibulum cartilagineum;* die beiden hinteren mit dem *Vestibulum membranaceum.* Zwischen der hinteren Oeffnung und der äusseren Haut liegt ein membranöser Sack (*Sinus auditorius externus*), der mittelst eines durch die Schedelöffnung absteigenden Canales in das membranöse Vestibulum seiner Seite sich öffnet. Der durch einen kleinen Muskel zu verengende Sack enthält, gleich seinem Canale, kohlensaure Kalkerde in einem flüssigen Vehikel und steht durch einen bis drei sehr feine Canälchen mit der äusseren Hautoberfläche in Verbindung.

Das Gehörorgan der Chimären und Störe zeigt mit demjenigen der Knochenfische grosse Uebereinstimmung. Bei allen diesen Fischen liegt nämlich das häutige Labyrinth theils innerhalb der Schedelhöhle, theils in der knorpeligen oder knöchernen Substanz der Schedelwandungen. Bei den Knochenfischen tragen zu seiner Aufnahme und Unterstützung zahlreiche Knochen des Schedels bei: das *Os basilare occipitis*, das *Occipitale laterale*, das *Occipitale superius*, das *Os mastoïdeum* und das *Os petrosum* [2]. — Das häutige Labyrinth besteht 1) aus dem Vorhofe (*Vestibulum s. Alveus communis canalium semicircularium*), einem der inneren Schedelwand locker angehefteten Sacke von verschiedener Form und Grösse; 2) aus einem von dem Vorhofe bald durch eine schwache Einschnürung unvollkommen getrennten, bald mit ihm durch einen engen Canal verbundenen Säckchen (*Saccus vestibuli s. Saccus lapillorum*). Die Höhle dieses Säckchens wird durch eine membranöse

2) S. die näheren Angaben darüber bei Hallmann, Vergl. Osteologie des Schläfenbeines, S. 58 ff.

Scheidewand in zwei mit einander zusammenhangende Kammern getheilt. — Der vordere Theil des Vestibulum enthält einen weissen, sehr harten, rundlichen oder ovalen, glatten Stein (*Lapillus*). Zwei ähnliche Steine finden sich in den beiden Kammern des Säckchens. Der grössere derselben (*Sagitta*) ist meist rundlich oder länglich, streifig und gezähnelt und an seiner Innenfläche mit einem Grübchen versehen, das zu seiner Befestigung dient. Der andere (*Asteriscus*) ist von verschiedener Gestalt und in der Regel viel kleiner [3]). — 3) Die letzten und wesentlichsten Theile des membranösen Labyrinthes sind die drei halbcirkelförmigen Canäle mit den Ampullen. Jeder Canal besitzt zwei Schenkel, von welchen der eine immer mit einer Ampulle aus dem *Alveus communis* hervorkömmt, während der zweite entweder mit dem Schenkel eines anderen Bogenganges verbunden [4]), oder getrennt [5]), immer aber ohne Ampulle in den *Alveus communis* sich einsenkt. Der vordere und hintere halbcirkelförmige Canal stehen senkrecht; der äussere steht horizontal. Wo der Gehörnerv an die Ampulle tritt, findet man an dieser eine quere Vertiefung. Von ihr erhebt sich im Innern der Ampulle eine Scheidewand, *Septum transversum*, welche die Höhle der Ampulle in zwei Theile theilt. Der durch die Ampullenwand in das Septum eintretende Nerv dringt, in feine Zweige aufgelöset, durch dieses hindurch und verbreitet sich an der Oberfläche des Septum und der zunächst gelegenen Ampullenwand. — Der *Nervus acusticus* tritt nicht allein in die Ampullen der halbcirkelförmigen Canäle, sondern bildet auch im Umkreise der Otolithen äusserst feine Ramificationen und Geflechte. Nur ausnahmsweise kömmt bei den Knochenfischen eine Communication des Labyrinthes mit häutig verschlossenen Oeffnungen am Schedel vor [6]).

[Die wichtigsten Schriften über das Gehörorgan der Fische sind folgende: J. Müller, Ueber den eigenthüml. Bau d. Gehörorganes b. d. Cyclostomen, Berl.

3) Nach Krieger's schätzbaren Untersuchungen bestehen die Gehörsteine aus Krystallen kohlensaurer Kalkerde, von denen jeder in einer eigenen Zelle eingeschlossen ist.

4) Z. B. beim Hecht, bei Belone u. A. — 5) Z. B. bei den Cyprinen.

6) Hierher gehört zunächst eine unpaare, blos häutig bedeckte unpaare Oeffnung im Schedeldache von Cobitis fossilis. Abgeb. bei Weber, Tab. VI. Fig. 44. — Bei Lepidoleprus trachyrhynchus und coelorhynchus findet sich in der Hinterhauptsgegend des Schedels jederseits eine länglich-runde Oeffnung in eine durch zarte Haut ausgekleidete und in der Tiefe häutig verschlossene Grube führend, welche inwendig an einen Recessus des zur Aufnahme des Gehörorganes bestimmten Abschnittes der Schedelhöhle grenzt. Vgl. Otto in Tiedemann u. Treviranus Zeitschrift Bd. 2. — Bei Lepidoleprus norwegicus vermisse ich mit Müller diese Bildung, die aber bei allen Mormyri und bei der Gattung Notopterus, nach den Beobachtungen von Heusinger und Müller, wiederkehrt. S. Heusinger in Meckel's Archiv f. Anat. u. Physiol. 1826, S. 324. Müller in Wiegmann's Archiv 1843, S. 324.

1838. — Monro, Vergleichung d. Baues u. d. Physiologie der Fische. Uebers. v. Schneider. Leipz. 1787. 4. — Scarpa, De auditu et olfactu. Ticin. 1789. 4. — Huschke, Beiträge zur Physiologie u. Naturgeschichte. 1r Bd. Weimar 1824. 4. — Besonders reichhaltig: E. H. Weber, De aure et auditu hominis et animalium. Lips. 1820. 4. — Breschet, Recherches anat. et physiologiques sur l'organe de l'ouie des poissons. Paris 1838. 4. — Ueber die Gehörsteine vgl. Ed. Krieger, Diss. de Otolithis. Berol. 1840. 4. — Ueber die Ampullen der halbcirkelförmigen Canäle: Steifensand in Müller's Archiv 1835, S. 174.]

§. 32.

Bei mehren Knochenfischen kömmt eine Verbindung des Labyrinthes mit der Schwimmblase zu Stande. Die Weisen derselben sind verschieden:

1. Bei einigen Fischen findet blos eine Verbindung der, vorn blind endenden Schwimmblase mit häutig geschlossenen Stellen des Schedels Statt, welche die Höhlung, in der der grosse Gehörstein liegt, begrenzen [1]).

2. Bei anderen wird das häutige Labyrinth durch eine Reihe von Knöchelchen mit der Schwimmblase verbunden [2]). Bei allen wahren Cyprinoïden, bei allen mit einer Schwimmblase versehenen Siluroïden, bei den Erythrinen und Characinen verlängert sich jeder Vorhof durch einen Canal nach hinten. Die convergirenden Canäle beider Seiten vereinigen sich in einem häutigen Behälter, welcher im Basilartheile des Hinterhauptsbeines gelegen ist (*Sinus impar*). Zwei kleine Löcher führen aus diesem *Sinus impar* in zwei runde noch mit Labyrinthwasser gefüllte Säckchen (*Sinus sphaerici s. Atria sinus imparis*), welche, an der Oberfläche des ersten Wirbels neben dem *Foramen magnum* gelegen, zum Theil von einem eigenthümlichen Knöchelchen (*Claustrum*) umfasst werden. Durch drei mit den drei vordersten Wirbeln beweglich zusammenhangende Knöchelchen kömmt nun eine mittelbare Verbindung zwischen der hinteren Fortsetzung des häutigen Labyrinthes und der Schwimmblase zu Stande.

3. Bei einigen Clupeen [3]) kommen vordere geschlossene Enden

---

1) Z. B. bei Holocentrum (Cuvier u. Valenciennes T. 3. p. 196.), Myripristis (ibid. p. 167.). Von Weber bei Sparus Salpa und Sargus entdeckt (l. c. p. 71.).

2) Bei Cyprinus, Cobitis und Silurus von Weber entdeckt (l. c. p. 46. Tab. IV. V. VI.). Von Müller auf die oben genannten Familien ausgedehnt. S. Archiv 1842, S. 323 ff. — E. H. Weber verglich früher die die Verbindung des inneren Labyrinthes mit der Schwimmblase vermittelnden Knochen mit den drei Gehörknöchelchen der Säugthiere. Näher liegt es, mit Geoffroy und Meckel, diese Knochen als abgelösete Stücke der ersten Wirbel zu betrachten.

3) Bei Clupea, Engraulis, Notopterus. Das vordere Ende der Schwimmblase tritt canalförmig zur Basis des Hinterhauptsbeines. Durch gabelförmige Theilung dieses verengten Fortsatzes entstehen zwei häutige Canäle, welche in einen Knochengang des Hinterhauptsbeines treten. Hier schwellen sie sogleich an und je-

der Schwimmblase in unmittelbare Berührung mit Anhängen des häutigen Vestibulum.

[Diese Beziehungen des Gehörorganes zur Schwimmblase sind von E. H. Weber entdeckt, von Heusinger, Cuvier und Müller weiter verfolgt worden.]

## VIII. Von den electrischen Organen.

### §. 33.

Sowol bei einigen Plagiostomen, als bei einigen Knochenfischen kömmt ein merkwürdiger Apparat vor, der unter Einfluss des Nervensystemes Electricität frei werden lässt. Genauere anatomische Untersuchungen über das Verhalten dieses Apparates sind an den Torpedines, dem Gymnotus electricus und dem Malapterurus electricus angestellt worden. Die electrischen Apparate bestehen in nerven- und gefässreichen häutigen Gebilden. Diese zerfallen durch vertical [1]) oder durch horizontal [2]) gestellte Scheidewände in eine bedeutende Anzahl säulenartig neben einander stehender oder horizontal über einander liegender Abtheilungen. Jede solche Abtheilung wird durch zahlreiche, in dem ersten Falle horizontal, in dem anderen vertical stehende Septa in eine Menge von kleinen geschlossenen Räumen getheilt, deren jeder mit einer gallert- oder eiweissartigen Flüssigkeit gefüllt ist. Die häutige Grundlage dieser Apparate besteht aus Fasern, welche denen des elastischen Gewebes rücksichtlich ihres Baues sehr nahe kommen. Diese Fasern sind nicht blos in den die grösseren Abtheilungen bildenden Häuten, sondern auch in den dünneren Septa nachweisbar. Die Wände der mit Flüssigkeit gefüllten Räume sind von einem aus kernhaltigen Zellen gebildeten Epithelium ausgekleidet. Zwischen dieser Epithelialschicht und dem eigentlichen Septum befindet sich eine durchsichtige Substanzlage, welche den capillaren Gefässnetzen und den Nervenausbreitungen zur Grundlage dient. — Im Uebrigen bieten diese Organe, je nach Verschiedenheit der Thiere, rücksichtlich ihrer Lage, ihrer Ausdehnung, der Ursprungsstätte ihrer Nerven u. s. w. beträchtliche Verschiedenheiten dar.

Bei den Torpedines liegen sie zu beiden Seiten des Kopfes zwischen diesem und den vorwärts sich erstreckenden Brustflossenknorpeln, als platte Organe unmittelbar unter der äussern Haut. Nach Entfernung der letzteren gelangt man auf eine anscheinend sehnige Membran mit polygonalen, zellenartigen Figuren, den Endbegrenzungen eben

---

der zerfällt abermals in zwei von Knochen umschlossene häutige Röhrchen, deren jedes in einer blinden Blase endet. Eine dieser von einer Knochenblase umschlossenen häutigen Blasen berührt einen Anhang des häutigen Vestibulum. Vgl. Weber a. a. O.

1) Bei den Torpedines. — 2) Bei Gymnotus.

so vieler ähnlich gestalteter, vertical oder etwas schräg gestellter Säulen. — Jedes Organ erhält vier Nervenstämme, von denen der vorderste aus dem dritten Aste des ***Nervus trigeminus*** stammt, während die drei anderen den Kiemenästen des *N.* ***vagus*** angehören.

Der Zitteraal (Gymnotus electricus) besitzt zwei grössere obere und ein kleineres unteres, aber paariges electrisches Organ. Jedes grössere obere Organ liegt unmittelbar unter der äusseren Haut und erstreckt sich längs des ganzen Schwanzes, über der Afterflosse und den Muskeln derselben gelegen, nach hinten. Das untere kleinere wird von den Muskeln der Schwanzflosse bedeckt. Beide zerfallen in horizontal über einander liegende Abtheilungen. Die Nerven dieser Gebilde (jederseits über 200) sind Fortsetzungen der ***Rami anteriores*** der Spinalnerven.

Bei dem Zitterwels (Malapterurus electricus) erstrecken sich zwei äussere Organe jederseits vom Kopfe bis hinter die Bauchflosse und liegen unmittelbar unter der äusseren Haut. Ihre Nerven erhalten sie aus dem *N.* ***vagus***. Die inneren, von jenen durch eine Aponeurose getrennten Organe erhalten ihre Nerven aus den ***Rami anteriores*** der Spinalnerven. Das äussere Organ besteht aus sehr kleinen rautenförmigen Zellen.

[Die Zahl der electrischen Fische wird gewöhnlich grösser angegeben; indess bleibt es höchst zweifelhaft, ob Trichiurus indicus und Tetrodon electricus wirklich mit diesen Apparaten versehen sind. Zu den electrischen Rochen gehören aber ausser den eigentlichen Torpedines (T. vulgaris, marmorata und Galvani) auch noch Arten der Gattung Narcine. — Ueber die anatomischen Verhältnisse dieser Thiere vgl. vorzüglich die Abhandlungen von J. Hunter, Philos. Transact. 1773, P. 2. p. 481. und 1775, P. 2. p. 395. — Rudolphi in d. Abhandl. d. Berl. Acad. d. Wissensch. 1820—21, S. 229. und 1824, S. 187. — Valentin in den Neuen Denkschr. d. allg. Schweiz. Gesellsch. f. d. ges. Naturwiss. Bd. 6. Neufchat. 1841, wo die histologischen Verhältnisse ausführlich erörtert sind und auch eine Beschreibung des electrischen Apparates der Gattung Narcine gegeben ist. — Ueber das Physikalisch-Physiologische vgl. Matteucci, Traité des phénomènes electro-physiologiques; suivi de recherches anatomiques sur le système nerveux et sur l'organe électrique de la torpille par Savi. Paris 1844. 8. — Mayer (Spicilegium observationum anatomic. de organo electrico in Rajis etc. Bonn. 1843. 4.) will auch bei nicht electrischen Rochen ein Analogon dieser Organe gefunden haben.]

# Fünfter Abschnitt.

## *Vom Verdauungs-Apparate.*

### I. Vom Gebisse.

§. 34.

Die Zähne der Fische bieten die grösste Mannichfaltigkeit dar hinsichtlich ihres Baues, ihrer Form, ihrer Zahl und ihrer Insertionsstellen. Während es einerseits Fische gibt, welche der Zähne gänzlich ermangeln [1]) oder dieselben nur in sehr geringer Menge besitzen [2]), kommen andere vor, bei denen eine grosse Anzahl von Zähnen und zwar an den verschiedensten Knochen sich findet. Zahntragend können folgende Knochen werden: der Unterkiefer, der Oberkiefer, die Gaumenbeine, der Vomer, der hintere Keilbeinkörper, das Zungenbein, die Kiemenbogen, die unteren Schlundknochen. Bei der Gattung Pristis ist die Schnauze sägenförmig mit Zähnen besetzt. Zähne kommen ausserdem in blos häutigen Gebilden vor. Selten sind fast alle genannten Theile gleichzeitig zahntragend; meistens finden sich blos an einigen oder mehren derselben Zähne [3]).

Die Form dieser Zähne ist höchst verschiedenartig. Oft sind sie von einer ausserordentlichen Dünne und Feinheit und dabei so kurz, dass sie eher durch den Tastsinn, als durch das Gesicht wahrgenommen werden. Dies sind Cuvier's ***Dents en velours*** [4]). Sind sie etwas länger, so ähnelt eine damit besetzte Fläche einer Raspel (***Dents en râpe***) [5]). Verlängern sie sich noch mehr, so erscheinen sie borstenförmig. — Die Zähne mancher Fische ähneln den Reisszähnen der Säugthiere [6]); bei anderen sind sie plattenförmig; bei anderen erscheinen sie als starke, stumpfe und ziemlich lange Kegel [7]); oder sie sind kurz und cylindrisch; in diesem Falle sind sie an ihrem freien Ende bald eben, bald abgerundet [8]); oft sind diese Zähne so klein und so zahl-

1) Z. B. Ammocoetes, Accipenser, Planirostra und die Familie der Lophobranchii.

2) Z. B. die Myxinoïden, die Chimären, die Cyprinen.

3) Bei den Cyprinen nur an den Schlundkiefern; bei den Plagiostomen nur an den Kieferknorpeln; bei Labrus und Scarus am Unterkiefer, Zwischenkiefer und den Schlundkopfknochen; bei Esox an den meisten, bei Salmo an fast allen überhaupt zahntragenden Knochen. Bei Sudis, Notopterus und Osteoglossum ist auch der hintere Keilbeinkörper zahntragend. — Nur an häutigen Gebilden (Lippen) kommen die Zähne vor bei Petromyzon; auch Helostomus unter den Knochenfischen besitzt Lippenzähne.

4) Z. B. bei den meisten Percoïden. — 5) Z. B. die Vomerzähne bei Esox, bei Silurus. — 6) Z. B. die Vorderzähne von Dentex, Esox u. A. — 7) Z. B. bei Anarrhichas. — 8) Ersteres bei Labrus, letzteres bei Sargus.

reich, dass die damit besetzte Fläche ein granulirtes Ansehn erhält [9]). Das freie Ende der conischen Zähne kann in zwei oder drei Spitzen getheilt [10]), oder kann umgebogen sein [11]), oder es ist mit Widerhaken versehen [12]). Die Zähne können am Ende zweilappig [13]), oder dreilappig [14]), oder eingekerbt [15]), oder mit sägenförmigen Rändern, oder mit Spitzen [16]) versehen sein — kurz es zeigt sich in der Form der Fischzähne eine Mannichfaltigkeit, wie sie in keiner anderen Thierclasse wieder angetroffen wird. Die Form der Zähne wechselt bisweilen mit dem Alter oder bietet sexuelle Verschiedenheiten dar [17]).

Was die Befestigungsweise dieser Gebilde anbelangt, so ist diese nicht minder mannichfach. Sie haften blos in den umgebenden Weichtheilen [18]), oder sind in Alveolen eingekeilt; in diesem letzteren Falle haften sie in dem sie aufnehmenden Knochen unbeweglich und sind selbst fest mit ihm verwachsen [19]), oder sind ihm im Gegentheil nach einer Richtung hin beweglich verbunden [20]). Bei einigen Fischen müssen sich nämlich die Zähne bei Schliessung des Mundes immer nach hinten umlegen. Bei anderen ragt ein von der unteren Fläche der Zahnhöhle ausgehender Knochenfortsatz in die hohle Basis seines Zahnes hinein [21]). Selten liegen die Zähne in einer Längsgrube und die an einander stossenden Zähne sind durch wahre sägenförmige oder wellenförmige Nähte ihrer Seiten unter sich verbunden [22]).

Die Textur der Zähne ist gleichfalls sehr verschiedenartig. Am häufigsten bestehen sie aus Knochensubstanz, welche dichter ist als die derjenigen Knochen, an welchen sie befestigt sind. In diesem Falle kann ihre ganze Masse gleichförmig sein [23]), oder sie sind auswendig von festerer Knochenmasse überzogen [24]); einige besitzen eine wirkliche Schmelzschicht [25]). An den Zähnen von Balistes ist noch eine dem Cämentum der Säugthierzähne entsprechende Substanz beobachtet worden und an den Gaumenzähnen von Scarus soll durch Ossification der Pulpa noch eine vierte härtere, elfenbeinartige Substanz hinzukommen. Die Zähne der Cyclostomen bestehen aber nicht aus Knochenmasse, sondern aus Hornsubstanz. In ihrer Zusammensetzung ihnen ähnlich scheinen die elastischen und biegsamen Zähne der Chätodonten, der Trichodonten und der Loricarien zu sein. — Die Zähne erneuern sich häufig und während der ganzen Lebensdauer, indem die alten beständig durch neue, sich vorschiebende, verdrängt werden.

---

9) Z. B. bei Labrus. — 10) Zweispitzig bei Citharina, dreizackig bei Platax. — 11) Z. B. bei Pimelepterus. — 12) Z. B. bei Trichiurus. — 13) Z. B. Sargus unimaculatus. — 14) Z. B. Aplodactylus. — 15) Z. B. Boops. — 16) Z. B. Notidanus u. A. — 17) Nach Angaben von Müller u. Henle l. c. — 18) Z. B. Petromyzon, Mugil, Salarias. — 19) Z. B. Esox, Salmo. — 20) Z. B. Chauliodus. — 21) Z. B. Balistes. — 22) Z. B. Myliobates. — 23) Z. B. Exocoetus, Echeneis. — 24) Z. B. Sphyraena. — 25) Z. B. Sargus, Balistes.

[Die ausführlichste Arbeit über den Zahnbau der Fische ist R. Owen's Odontography, Part. 1. u. 2. Lond. 1840 u. 41. 8., mit sehr zahlreichen Abbildungen, welche sowol die Formenverhältnisse, als den feineren Bau der Zähne erläutern. Vgl. ferner Born in Heusinger's Zeitschr. für organ. Physik, Th. 1. S. 182. — Cuvier im ersten Theile seiner Histoire nat. d. poissons und in den Leçons d'anatomie comparée. — Retzius in Müller's Archiv f. Anat. u. Phys. Jahrg. 1837. (besonders über den mikroskopischen Bau der Zähne.) — Agassiz an vielen Stellen seiner Poissons fossiles. — Müller und Henle, Systematische Beschreibung der Rochen und Haien, Berlin 1838. fol., mit zahlreichen Abbildungen von Zähnen der Plagiostomen.]

## II. Vom *Tractus intestinalis.*

§. 35.

Die Mund- und Rachenhöhle der Fische sind von höchst verschiedener Länge und Weite. Am eigenthümlichsten verhält sich die Mundhöhle bei Branchiostoma durch den Besitz fingerförmig gestellter Wimpern oder Flimmerorgane, deren Schwingungen das Phänomen einer Räderbewegung zu Stande bringen [1]). — Bei allen Fischen stehen Mund- und Rachenhöhle in Communication mit den Athmungswerkzeugen. Bei vielen Knochenfischen verhindern hinter den Kiefern gelegene Schleimhautfalten den Rücktritt des verschluckten Wassers aus der Mundhöhle, und die Zähnchen und mannichfach gestalteten Fortsätze, mit denen der concave Rand ihrer Kiemenbogen besetzt ist, verhütet den Eintritt der Speisen in die Kiemenspalten. Wo der Kiemenschlauch sehr lang ist, wie bei Branchiostoma, beginnt die Speiseröhre erst weit hinter der Mundhöhle. — Speicheldrüsen fehlen anscheinend beständig [2]). — Das gewöhnlich derbe, harte, oft mit Zähnen besetzte Zungenrudiment scheint zur Vermittelung von Geschmacksempfindung nicht geeignet. Indessen kommen bei einigen Fischen eigenthümliche Gebilde vor, welche vielleicht die Geschmacksempfindung vermitteln könnten. Als solches erscheint z. B. ein sehr contractiles, vom *Nervus glossopharyngeus* mit zahlreichen Fäden versorgtes, am Gewölbe der Rachenhöhle gelegenes Organ der Cyprinen [3]).

---

1) S. das Nähere in Müller's Abhandlung.

2) Sie werden von Rathke und Meckel bei einzelnen Fischen erwähnt; ich habe mich indessen von ihrer Anwesenheit bisher nie überzeugen können. Eine bei den Chimären und allen Plagiostomen vorkommende eigenthümliche, gewöhnlich unterhalb des *M. geniohyoïdeus* gelegene, röthliche, gefässreiche Drüse, welche schon von Retzius beschrieben ist, darf gewiss nicht für eine Speicheldrüse angesehen werden. Sie besitzt bei den eben genannten Familien eben so wenig, als bei Accipenser, wo sie am vorderen Ende des Kiemen-Arterienstammes liegt, einen Ausführungsgang und scheint den vor dem Herzen im Umkreise der grossen Gefässstämme fast bei allen beschuppten Reptilien vorkommenden, der Thymus verglichenen, Blutgefässdrüsen zu entsprechen.

3) Vgl. über diesen Apparat die Bemerk. von E. H. Weber in Meckel's Archiv f. Anat. u. Phys. Bd. 2. S. 309.

Der *Tractus intestinalis* liegt, mit seltenen Ausnahmen, ganz innerhalb der Bauchhöhle [4]). Diese ist bei vielen Knorpelfischen hinten nicht vollständig geschlossen, sondern mündet oft durch zwei [5]), selten durch einen einzigen [6]) *Porus abdominalis* nach aussen. Auch steht sie bei vielen Knorpelfischen mit der Höhle des Pericardium in offener Verbindung [7]).

Der eigentliche Darmcanal besteht bei den Fischen meistens aus drei verschiedenen Abtheilungen, von welchen die beiden letzten nur selten völlig zusammenfallen [8]). Die erste oder der Munddarm entspricht dem Schlundkopfe, der Speiseröhre und dem Magen; die zweite oder der Mitteldarm repräsentirt den gesammten Dünndarm, die dritte oder der Afterdarm ist das *Intestinum rectum* der höheren Wirbelthiere. Ihre Grenze ist nicht immer scharf zu bezeichnen. Veränderte Dimensionsverhältnisse, Abweichungen in der Textur ihrer Schleimhaut, in der Dicke und Faserlage ihrer Muskelhaut, die Insertionsstellen der Ausführungsgänge der verschiedenen Drüsen geben häufig Haltpunkte ab für ihre Unterscheidung. Sehr oft aber sind ihre Grenzen noch schärfer bezeichnet durch das Vorhandensein einer Pförtnerklappe und einer Dickdarmklappe oder eines ihre Stelle vertretenden Wulstes. — Die der Speiseröhre entsprechende Region des Munddarmes steht sehr oft mit pneumatischen Apparaten in Höhlenverbindung. Dahin gehören die Schwimmblase, von deren Verhalten später die Rede sein soll, und ein von der vorderen Wand der Speiseröhre bei vielen Plectognathen ausgehender Sack. Dieser Sack, der von der vorderen Wand der Speiseröhre ausgeht, setzt sowol nach vorn bis unter den Unterkiefer, als auch nach hinten bis zum Ende der Bauchgegend sich fort, nimmt Luft auf und dient zum Aufblasen dieser Thiere. In der Regel eine einfache Höhle bildend, soll er bisweilen getheilt und mit zelligen Wanden versehen sein. Dass er als ein respiratorisches Organ zu betrachten sei, dagegen spricht der Ursprung seiner Gefässe.

Im Munddarme, der bei den höheren Fischen mit einem gewöhnlich sehr muskulösen, durch die *Ossa pharyngea inferiora* unterstützten

4) Bei der Gattung Solea liegt jedoch, gleich den Geschlechtstheilen, fast der ganze Mitteldarm und ein Theil des Afterdarmes ausserhalb der Bauchhöhle zwischen den Fulcra der Afterflosse und den Muskeln der rechten Seitenhälfte des Schwanzes.

5) Bei den Plagiostomen, wo sie nicht zur Ausführung des Sperma und der Eier dienen, und bei vielen anderen Fischen, wo sie diese letztere Bestimmung haben.

6) Er ist einfach und unpaar bei Branchiostoma und bei Lepidosiren. — Bei Branchiostoma, wo dieser Porus zu dem Respirations-Apparate in Beziehung steht und auch zur Ausführung des Samens und der Eier dient, liegt er weit vór der Afteröffnung.

7) Bei den Myxinoïden, Ammocoetes, Accipenser, Chimaera, den Plagiostomen.

8) Z. B. bei den Cyprinen, bei einigen Pleuronectes; nach Rathke auch bei Salmo Labrax und Clupea Pilchardus.

Schlundkopfe beginnt, wird häufig eine Scheidung von Speiseröhre und Magen vermisst. Die hintere Hälfte desselben, welche der Magengegend entspricht, zeichnet sich nämlich oft weder durch eine Erweiterung, noch durch Eigenthümlichkeiten ihrer Texturverhältnisse vor der vorderen aus [9]). Ein Magen ist zuerst da zu unterscheiden, wo die hintere Hälfte des Munddarmes allmälich sich erweitert und wo gleichzeitig mit dieser Erweiterung Veränderungen in der Dicke und Textur seiner Häute eintreten [10]). Seine Sonderung wird deutlicher, wo er, bei veränderter Textur, schlauchartig oder sackartig sich erweitert [11]). Selten wird der Magen zugleich durch eine Einschnürung von dem kurzen Oesophagus getrennt [12]). — Die Bildung des Magens bietet übrigens grosse Verschiedenheiten dar. Bei den meisten Fischen zerfällt er in eine *Portio cardiaca* und *pylorica*, die unter mehr oder minder spitzem Winkel in einander übergehen. Sehr häufig liegt vor der Uebergangsstelle in den Pförtnertheil ein Blindsack, der in Betreff seiner Gestalt, Ausdehnung, Lage und Richtung sehr verschiedenartig sich verhalten kann, bei einzelnen Fischen aber von sehr beträchtlicher Ausdehnung ist [13]). Meistens ist die *Portio pylorica* des Magens darmartig, selten wieder sackförmig erweitert, wie z. B. bei einigen Sargus. Bisweilen bildet sie an der Uebergangsstelle in den Mitteldarm einen spitzen Winkel [14]).

Hinter der meistens vorhandenen Pförtnerklappe ist die Insertionsstelle der *Appendices pyloricae* oder des Ausführungsganges eines drüsigen Pancreas und des Gallenganges. Der bald enge, bald weite Mitteldarm ist häufig in der Pförtnergegend am weitesten und bisweilen selbst weiter als der in ihn übergehende Magen. Gewöhnlich verengt er sich allmälich nach hinten. — An der Grenze von Mitteldarm und Afterdarm fehlt mit seltenen Ausnahmen jede Spur von Blinddarm [15]). Bald bietet der Durchmesser dieser beiden Abtheilungen des

---

9) Bei den Cyclostomen, den Cyprinen, den Cobitis, manchen Pleuronectes, vielen Pharyngognathen: Exocoetus, Hemiramphus, Belone, den Labroïden, den Lophobranchii; unter den Plectognathen bei Balistes und Ostracion, unter den Aalen bei Symbranchus; ferner bei mehren Blennius, Gobius u. s. w.

10) Z. B. bei Gasterosteus und bei mehren Schollen, z. B. Flesus, Limanda, Passer, Platessa.

11) Z. B. bei den Siluroïden, bei Esox.

12) Sehr stark bei einigen Pimelodus-Arten, schwach bei einigen Pleuronectes, Cottus u. A.

13) Am längsten ist wol dieser Blindsack bei Ammodytes, sehr weit bei Chironectes. — Ein Blindsack kömmt schon bei Branchiostoma vor, wird aber hier von Müller als Leber gedeutet, während Rathke ihn als Magen betrachtet.

14) Z. B. bei Esox.

15) Andeutungen davon finden sich nach Cuvier und Valenciennes (V. 6. p. 354. u. 361.) bei der Gattung Box; bei Box vulgaris einer; bei B. Salpa zwei.

Darmcanales keine Verschiedenheiten dar [16]), bald ist der Afterdarm enger [17]), als der Mitteldarm, bald endlich ist er weiter, als dieser [18]). In Vergleich zum Mitteldarm ist der Afterdarm immer sehr kurz und verläuft in der Regel ganz gerade.

Viele Fische, und unter ihnen besonders die gefrässigen Raubfische, besitzen einen sehr kurzen *Tractus intestinalis*, der oft ganz gerade oder fast gerade vom Schlunde zum After verläuft [19]); bei anderen Fischen ist er länger und bildet mehre, oft selbst sehr zahlreiche Krümmungen und Windungen [20]).

Sehr selten ist der Darmcanal mit der Rückenwand des Leibes fest verwachsen [21]); meistens wird er durch Fäden, Bänder, oder durch ein wirkliches häutiges Gekröse, d. h. durch Peritonnal-Duplicaturen befestigt [22]).

Die Anordnung der Häute des Darmcanales stimmt im Wesentlichen mit der bei den höheren Wirbelthieren vorkommenden überein. Der Schlundkopf ist bei den höheren Fischen gewöhnlich von einem starken, ringförmigen Muskel umgeben, der von vorn nach hinten an Dicke abnimmt. Bisweilen ist die Speiseröhre durch Muskeln, welche von der Rückenseite des Rumpfes ihren Ursprung nehmen, erweiterungsfähig [23]). Die Muskelhaut des Magens ist von sehr verschiedener Dicke, gewöhnlich aber schwächer, als die des Oesophagus. In der Regel ist sie in der *Portio pylorica* am stärksten und bildet oft an der Uebergangsstelle des Magens in den Mitteldarm einen dicken Wulst [24]). Im Mittel- und Afterdarm verhält sich ihre Dicke gleichfalls sehr verschieden; nicht selten ist sie im Afterdarme schwächer, als im Mitteldarme [25]).

Während die Muskel-Primitivbündel des *Tractus intestinalis* in der Regel keine Querstreifen besitzen, sind die letzteren in der ganzen Muskelhaut des Darmes von Cyprinus tinca beobachtet worden [26]).

---

16) Z. B. bei Tetrodon, Diodon, Anarrhichas, Scorpaena, Anableps, Clupea, Salmo, Esox, Anguilla u. A.

17) Z. B. bei Gasterosteus, Centriscus, Ostracion, Balistes, Syngnathus.

18) Z. B. bei Perca, Diacope, Percis, Trigla, Sciaena, Sparus, Scomber, Cottus, Labrus, Pleuronectes, Gadus, Cyclopterus, Echeneis, Silurus u. A.

19) Z. B. bei Petromyzon, den Plagiostomen, Cobitis, Belone, Anarrhichas, den Salmonen. — 20) Z. B. bei den Cyprinen, vielen Squamipennen u. A.

21) Bei Branchiostoma, Petromyzon, Ammocoetes.

22) Nach den Beobachtungen von Rathke ist das Gekröse ursprünglich stets vorhanden, kann jedoch später durch Resorption fast ganz verschwinden, wie bei den Syngnathen und mehren Cyprinen.

23) Wie bei mehren Cottus-Arten. S. Rathke's nähere Angaben l. c. S. 15.

24) Sehr stark z. B. bei Mugil; auch bei Johnius, Scomber u. A.

25) Z. B. bei den Plagiostomen, den Plectognathen.

26) Von Reichert, s. Med. Zeitung d. Vereines für Heilkunde in Preussen, 1841, No. 10.

Die meisten Verschiedenheiten bietet die Anordnung der Schleimhaut des *Tractus intestinalis* dar. Nur bei Branchiostoma ist sie überall mit einem Flimmerepithelium versehen. — Die Schleimhaut der Speiseröhre, welche bei den meisten Fischen von einer verdickten Epithelialschicht ausgekleidet ist, bildet sehr häufig Längsfalten, die nicht selten unter einander sich verbinden und deren freier Rand oft mit zottenartigen Vorsprüngen oder mit Schleim absonderuden *Cryptae* besetzt ist. Bisweilen finden sich an seiner Innenfläche stärkere fleischige Papillen oder Warzen [27]); sehr selten kommen an derselben zahnartige Bildungen vor [28]). Bei Anwesenheit eines wirklichen Magens verändert sich die Textur der Schleimhaut an dessen Grenze meist allmälich, seltener plötzlich. Sie ist im Magen häufig glatt, seltener bildet sie feine netzförmige Verdoppelungen und noch seltener besitzt sie Papillen oder Zotten. Die netzförmigen Falten werden, wenn sie überhaupt vorkommen, im Grunde des Blindsackes schwächer und schwinden auch zuweilen in der *Portio pylorica* ganz. — Oft sind die Magendrüschen sehr deutlich [29]). —

Die Flächenvergrösserung der Schleimhaut des Mitteldarmes ist auf die mannichfachste Weise realisirt. Am häufigsten findet sich ein Netzwerk, gebildet durch mehr oder minder stark vorragende, nicht selten gezackte Falten der Schleimhaut. Oft verlaufen die grösseren Schleimhautfalten zickzackförmig oder wellenförmig der Länge nach und werden durch schwächere transverselle Falten verbunden, wodurch polygonale Zellen entstehen. Oft enthalten grössere Zellen kleinere und diese wieder Zellen dritter und vierter Ordnung eingeschlossen [30]). Aber auch wahre Zotten können allein oder, von den stärkeren Falten ausgehend, gleichzeitig mit diesen vorkommen. Selten erscheinen stärkere Querfalten unter Gestalt vollständiger oder unvollständiger vorspringender Ringe im Mitteldarme [31]). — Auch im Afterdarme der Fische kömmt eine Vergrösserung der Schleimhautfläche auf ähnliche Weise, wie im Mitteldarme, zu Stande, obschon die Bildung hier meist einfacher ist.

Eigenthümlich verhält sich der Mitteldarm einiger Cyclostomen [32]), der Chimären, der Störe, des Lepidosiren, der Plagiostomen und des Poly-

27) Z. B, sehr stark bei Accipenser, Acanthias, Box, Caesio; schwach bei Clupea, Gadus u. A.

28) Bei Rhombus xanthurus, Stromateus fiatola, Tetragonurus.

29) Z. B. bei Trigla, Uranoscopus, Blennius, Gasterosteus, Cyclopterus.

30) So wird beim Stör ein Theil des Darmcanales zu einem sehr complicirten Secretionsorgan und gewinnt nicht geringe Aehnlichkeit mit der Innenwand der Lunge mancher Schlangen, z. B. derjenigen von Python.

31) Z. B. bei Clupea; auch im Afterdarme mehrer Salmonen.

32) Die Spiralklappe fehlt bei Branchiostoma, wie auch bei Ammocoetes und den Myxinoïden, kömmt dagegen der Gattung Petromyzon zu.

pterus durch die Anwesenheit der sogenannten Spiralklappe. Diese ist gewöhnlich in der Art schraubenförmig gewunden, dass sowol ihr an der Darmwand befestigter, als auch ihr freier Rand eine Spirale bildet. Seltener ist sie in einer longitudinalen Linie befestigt und dabei spiralförmig gerollt [33]). Bisweilen, wie z. B. bei den Stören, finden sich an dieser Spiralklappe noch zahlreiche Darmdrüschen. — Bei den Chimären und Stören erstreckt sich die Spiralklappe bis zum After; bei Petromyzon und bei den Plagiostomen folgt dagegen auf den Spiraldarm noch ein ziemlich weiter, kurzer, mit einfacher Schleimhaut ausgekleideter Afterdarm. In den Anfang des letzteren, und zwar an seiner Rückseite, mündet bei den Plagiostomen ein längliches, fingerförmiges, hohles, drüsiges, am Mesenterium angeheftetes Organ mit weiter Oeffnung. Da bei den Plagiostomen auch die am Ende verbundenen Harnleiter und die Ausführungsgänge der Geschlechtstheile die hintere Wand des Endes des Afterdarmes durchbohren, um in ihn einzumünden, findet hier schon eine wirkliche Cloakbildung Statt.

[Ueber den *Tractus intestinalis* der einheimischen Fische vgl. besonders: H. Rathke, in der zweiten Abtheilung seiner Beiträge zur Geschichte der Thierwelt, Halle 1824. 4. — Rathke in Müller's Archiv 1837, S. 335 ff. — Ausserdem siehe die grösseren Werke von Cuvier und Meckel.]

## III. Von der Milz.

§. 36.

Dieses den Wirbelthieren ausschliesslich eigenthümliche und zuerst bei den Fischen auftretende Organ ist bei fast allen Ordnungen und Gattungen der letztgenannten Thierclasse sicher nachgewiesen. Nur bei Branchiostoma und bei Lepidosiren scheint sie durchaus zu fehlen und bei den Cyclostomen bleibt es zweifelhaft, ob die bisweilen paarig vorhandenen, eines Ausführungsganges ermangelnden drüsigen, in der Nähe der Cardia gelegenen Organe wirklich der Milz entsprechen. Bei mehren Haien besteht sie aus zahlreichen kleinen, durch Blutgefässe verbundenen Körperchen und bei Accipenser werden Nebenmilzen beständig beobachtet. Bei den meisten Fischen stellt sie jedoch eine einzige bräunlich-rothe, selten hellrothe, weiche, sehr blutreiche Masse dar, deren äussere Form sehr verschiedenartig sein kann. Sie liegt bei allen Fischen in der Nähe des Magens oder der ersten Hälfte des Darmcanales, meist rechterseits, befestigt durch Gefässe und Bauchfellfalten oder häufiger durch zellgewebsartige Bänder.

[Vgl. die speciellen Angaben über ihr Verhalten bei den einzelnen Fischarten in Cuvier und Valenciennes, Hist. nat. d. poiss. — Nach Schwager-Bardeleben, Observat. microscop. de glandularum ductu excretorio carentium

---

33) Diese letztere Bildung kömmt nach Meckel, Duvernoy und Müller vor bei den Gattungen Carcharias, Zygaena, Galeocerdo, Thalassorhinus.

structura etc., Berol. 1841, besteht die Pulpa der Milz bei den Fischen, gleichwie bei den übrigen Wirbelthieren, aus zellenartigen Höhlen, welche mit runden, den Zellenkernen gleichenden Körperchen angefüllt sind. — Bei den Myxinoïden kommen jederseits an der Cardia drüsige Organe ohne Ausführungsgang vor, und bei Petromyzon findet sich gleichfalls ein solches Organ, das von Mayer zuerst beschrieben ist und nach Schwager-Bardeleben einen ähnlichen Bau besitzt, wie die Milz der übrigen Wirbelthiere. — Rathke vermisst die Milz bei Lepadogaster. Am grössten fand er sie bei Clupea Pilchardus. — In eine Menge kleiner runder Läppchen zerfallen ist sie z. B. bei Lamna cornubica, wie Retzius zuerst beobachtete. Ein ähnliches Verhalten bemerkten Cuvier und Blainville bei mehren anderen Haien. — Bei Lepidosiren soll, nach Owen's Angaben, die Milz fehlen. — Nebenmilzen sah ich bei Pleuronectes maximus.]

## IV. Von den *Appendices pyloricae* und dem *Pancreas*.

§. 37.

Mehren Ordnungen der Fische, nämlich allen Cyclostomen und auch vielen Knochenfischen, mangelt jede Spur sowol einer Bauchspeicheldrüse, als auch der sogenannten *Appendices pyloricae*. Diese letzteren, die bei sehr vielen Knochenfischen vorkommen, sind röhren- oder blinddarmförmige Ausstülpungen des Darmes, welche dicht hinter dem Pförtner in die Darmhöhle übergehen. Man hat lange Zeit angenommen, dass sie die Stelle des eigentlichen drüsigen Pancreas verträten, und in der That liegt nur eine, bisher noch nicht sicher bestätigte Beobachtung von der Coexistenz eines drüsigen Pancreas und dieser Appendices vor 1). Diese *Appendices pyloricae* besitzen dieselben Häute, wie der Darm selbst, und die sie inwendig auskleidende Schleimhaut stimmt auch in ihren Texturverhältnissen überein mit der Schleimhaut desjenigen Darmtheiles, in welchen sie einmünden. Die Zahl dieser blinddarmförmigen Ausstülpungen, welche in der Regel eine grosse Menge Schleim absondern, ist je nach den einzelnen Familien, Gattun-

1) Müller hat eine von ihm ausgegangene Behauptung, betreffend die Coexistenz eines wahren drüsigen Pancreas und der *Appendices pyloricae* bei der Gattung Lota später wieder zurückgenommen. So bleibt nur die Beobachtung von Alessandrini, welcher beim Störe die Anwesenheit eines drüsigen Pancreas beobachtet hat, als Einwurf gegen die bisher übliche Anschauungsweise übrig. „Viscus dextrum latus tenet cavitatis abdominalis, aliquantum vero sequitur exitum primae portionis descendentis intestini eique strictim adhaeret prope pylorum atque hoc modo insitionem proprii ductus excretorii penitus celat.“ Bisher habe ich mich nicht sicher von der Anwesenheit dieses Organes überzeugen und habe namentlich keinen in den Darm mündenden Ausführungsgang entdekken können. Alessandrini hat aber eine so ausführliche, von Abbildungen begleitete Beschreibung gegeben, dass kaum eine Täuschung von seiner Seite anzunehmen steht. Ich muss diesen Gegenstand daher der wiederholten Untersuchung anderer empfehlen und werde auch selbst jede Gelegenheit, die zu seiner Aufklärung sich mir bieten sollte, gewissenhaft benutzen.

gen und Arten sehr verschieden; selten sind nur ein [2]), zwei [3]) oder drei [4]) solcher Blinddärmchen vorhanden, häufiger kommen sie in beträchtlicher Anzahl vor [5]). Bald, und zwar namentlich dann, wenn ihre Zahl gering ist, erscheinen sie als einfache kürzere oder längere Ausstülpungen, deren jede abgesondert in den Darm mündet; bald vereinen sich mehre zu einem gemeinsamen, in den Darm führenden Gang, und diese gemeinschaftlichen Mündungsgänge sind bald sehr zahlreich, bald in geringer Anzahl vorhanden [6]). Oft treten die Blinddärmchen nicht unmittelbar in die in den Darm übergehenden Gänge, sondern vereinigen sich erst zu Zweiggängen, welche dann wieder zu Aesten eines Hauptganges zusammentreten [7]). In anderen Fällen sind die Blinddärmchen selbst an ihrem Ende gespalten oder verzweigt [8]). Bisweilen liegen die peripherischen Blinddärmchen büschel- oder garbenförmig neben einander und werden durch zwischenliegendes Zellgewebe zusammengehalten [9]). — Ein solches Convolut von Blinddärmchen erhält schon mehr das Ansehen einer conglomerirten Drüse, wenn mehre Zweige des Ausführungsganges und die in sie übergehenden Blinddärmchen nicht nur durch Zellgewebe verbunden, sondern auch von einer gemeinsamen Hülle umschlossen werden [10]). Endlich können in einen Darmgang, anstatt längerer, gestreckter Blinddärmchen, grössere zellenartige Ausstülpungen übergehen, deren jede wieder in Zellen zweiter und dritter Ordnung zerfällt, wie bei Accipenser [11]). Jeder dieser Gänge und jede einzelne Zelle besitzt die sämmtlichen Häute des Darmcanales; die Schleimhaut zeigt dieselben netzförmigen, complicirten Vertiefungen, wie im Darmcanale, und die dicken Muskelwandungen sind durch Bindegewebe zusammengehalten. Die ganze Masse endlich wird hier von einer gemeinsamen Membran umschlossen.

---

2) Z. B. bei Ammodytes tobianus.

3) Z. B. bei vielen Arten von Pleuronectes, bei der Mehrzahl der zu Cuvier's Pharyngii labyrinthiformes gehörigen Fische, bei mehren Arten der Gattung Amphiprion u. A.

4) Z. B. bei Perca fluviatilis, Diploprion, Aspro, Acerina.

5) Bei den Arten der Gattung Trigla schwankt die Zahl zwischen 5—9, bei Cottus zwischen 4—9, bei Uranoscopus zwischen 11—13; sehr zahlreich sind sie bei vielen Scomberoïden, bei mehren Squamipennen, bei vielen Gadoïden, Clupeen und Salmoniden, auch bei Cyclopterus und Lepidosteus.

6) Z. B. haben bei Clupea Pilchardus 48—50 Anhänge, nach Rathke 33 Mündungen; dagegen kommen nur 2 vor bei Xiphias, 5 bei Thynnus vulgaris.

7) S. die Abbildung von Thynnus vulgaris bei Müller, de str. gland. Tab. VII. Fig. 4.

8) Z. B. bei Cyclopterus, Fiatola, Gymnotus, und bei Dermatopterus und Istiophorus nach Ehrenberg. — 9) Z. B. bei Thynnus vulgaris.

10) So bei Xiphias nach Rosenthal; bei Seriola und Temnodon nach Cuvier.

11) Vgl. die Abbildung bei Monro, Vergleichung des Baues der Fische etc. Tab. VIII. Ich kann die Baer'sche Darstellung im Königsberger Berichte nicht ganz treffend nennen.

Bei einigen Knochenfischen [12]), so wie auch bei den Chimären und Plagiostomen erscheint eine, ganz wie das Pancreas der höheren Wirbelthiere gebildete, gelappte drüsige Bauchspeicheldrüse, deren Canälchen zu einem gemeinschaftlichen Ausführungsgange zusammentreten, der in den Anfang des Spiraldarmes einmündet [13]).

[Beide Gebilde, Pancreas und *Appendices pyloricae*, fehlen besonders denjenigen Fischen, welche gar keinen gesonderten Magen besitzen oder durch eine sehr einfache Magenbildung sich auszeichnen, namentlich den meisten Laboïden, den Cyprinoïden, den Esocinen (mit Ausnahme der Mormyri), den Lophobranchien und Plectognathen. Auch den Siluroïden und Loricarien mangeln die *Appendices pyloricae*, jedoch scheint bei einigen derselben ein kleines drüsiges Pancreas vorzukommen. Beide Gebilde können auch einzelnen Gattungen solcher Familien abgehen, deren übrige Genera *Appendices pyloricae* besitzen. So fehlen sie z. B. nach Cuvier bei Ambassus Commersonii, bei Agriopus verrucosus, bei Anarrhichas lupus, ferner den Gattungen Chironectes, Malthaea, Batrachus u. A. m.]

## V. Von der Leber.

### §. 38.

Die hinsichtlich ihres feineren anatomischen Baues noch nicht hinlänglich untersuchte Leber der Fische, besteht bei allen, mit einziger Ausnahme von Branchiostoma lubricum, wo sie, ähnlich wie bei den Anneliden, noch nicht von den Darmwänden gesondert ist, aus einem mehr oder minder beträchtlichen drüsigen Organe von ziemlich weicher Consistenz und gelblicher oder gelber, gelbbrauner, rothbrauner, oder rother oder selbst schwärzlicher Färbung [1]). Meist zeichnet sie sich durch einen grossen Fettgehalt aus. Sie liegt in der Regel im Anfange der Bauchhöhle, oft sehr weit in derselben hinterwärts sich erstrekkend [2]), bisweilen den grössten Theil des Darmes umgebend [3]). Ihre Form ist unendlich vielen Verschiedenheiten unterworfen und oft bedingt durch die verschiedene Gestalt und die Dimensionen der Bauchhöhle.

---

12) Z. B. bei Anguilla vulgaris; anscheinend auch bei Silurus glanis und bei Esox.

13) Bei Raja batis z. B. besteht das derbe Pancreas aus zwei dreieckigen, durch eine schmale Brücke verbundenen Lappen. Der Ausführungsgang mündet, bis zu seinem Ende von Drüsensubstanz umgeben, in den Anfang des Spiraldarmes an der der Einmündungsstelle des Gallenganges gegenüber liegenden Seite. — Bei Lepidosiren soll, nach Owen, das Pancreas fehlen.

1) Roth soll die Farbe der Leber sein bei Holocentrum orientale. — Uebrigens ist die Färbung bei verschiedenen Individuen derselben Art oft nicht ganz gleich.

2) Z. B. unter den einheimischen Fischen bei Clupea, Gadus, Gasterosteus.

3) Bei fast allen Cyprinen.

Bald liegt ihre Hauptmasse mehr rechts [4]), bald links [5]). Bisweilen bildet sie eine einzige ungetheilte Masse [6]), welche vielfach eingeschnitten sein kann, ohne in mehre gesonderte grössere Lappen zu zerfallen. Häufiger zerfällt sie in zwei seitliche Hauptlappen, welche selten ganz getrennt bleiben, wie bei den Myxinoïden, und gewöhnlich durch ein oft beträchtliches Querstück verbunden werden [7]); in anderen Fällen hat sie drei Lappen [8]) und besteht selten aus zahlreichen, durch die Gallencanälchen ziemlich eng verbundenen Läppchen [9]). Ist sie zweilappig, so ist sehr häufig der linke Lappen der beträchtlichere. — Mit sehr wenigen Ausnahmen [10]) kömmt den Fischen eine Gallenblase zu, welche gewöhnlich dicht unter der Leber oberflächlich liegt, seltener in ihre Substanz eingebettet [11]), bisweilen aber ganz von der Leber getrennt ist [12]) und dann in der Regel zwischen ihr und dem Magen oder dem Darme liegt. Meistens steht die Grösse dieser Gallenblase in directem Verhältnisse zum Umfange der Leber. Ihre Gestalt ist sehr verschieden; sie ist bald kugelförmig [13]), bald oval, bald cylindrisch, bald gefässartig in die Länge gezogen [14]) und dann bisweilen durch den grössten Theil der Bauchhöhle sich erstreckend. — Die Gallencanälchen der Leber vereinigen sich meistens zu mehren Stämmchen, welche letztere bald zu einem *Ductus hepaticus* zusammentreten, bald nach und nach einzeln, und zwar meist unter rechtem oder stumpfem Winkel in den *Ductus cysticus* [15]) oder in die Gallenblase selbst oder in beide einmünden [16]). Der bisweilen dicke und mit muskulösen Wandungen

4) Z. B. bei Gasterosteus, Cyprinus Carpio.

5) Z. B. Esox, Muraena, Salmo, Cottus, Cyclopterus u. A.

6) Z. B. die kleine Leber von Petromyzon; ferner bei Cobitis, Cottus, Salmo, Osmerus, Thymallus, Muraena, Esox, Belone, Lophius, Syngnathus, Orthagoriscus, Tetrodon, Mugil, Blepharis, Seriola u. v. A.

7) Z. B. bei den Haien, bei Gymnotus, Sphagebranchus, den meisten Gadus, Polypterus, Silurus, Loricaria, Anarrhichas, Vomer, Coryphaena, Caranx, Lepidopus, Chorinemus, Auxis, Ophicephalus, Chaetodon, Glyphisodon, Uranoscopus u. v. A.

8) Z. B. bei mehren Rochen, bei mehren Clupeen, bei den meisten Cyprinen, bei Thynnus, bei Corvina u. A. — 9) Z. B. bei Ammodytes tobianus.

10) Sie fehlt bei Petromyzon und Ammocoetes; nach Rathke bei Scomber leuciscus; nach Cuvier auch bei Labrus turdus. Mit Unrecht aber spricht Duvernoy den Labroïden überhaupt die Gallenblase ab. Auch bei Cyclopterus, dem Cuvier und, ihm folgend, Wagner sie abspricht, ist sie vorhanden.

11) Wie bei einigen Cyprinen, Accipenser, mehren Rochen.

12) Z. B. bei vielen Squamipennen, bei Salmo Salar, Lophius piscatorius, Vomer Brownii u. A. — 13) Z. B. bei Sebastes, Synanceia, Mugil.

14) Am auffallendsten bei den Scomberoïden: Thynnus vulgaris, Th. pelamis, Scomber, Auxis, Thyrsites, Lepidopus; auch bei Upeneus Merula, Sciaena, Otolithus u. A.

15) Z. B. bei Lophius, Labrus viridis, Cyprinus, Gadus Morrhua, Muraena Anarrhichas, Accipenser. — 16) Bei mehren Rochen.

versehene [17]) Darmgallengang senkt sich in der Regel dicht hinter dem Pylorus in den Anfang des Darmcanales; sobald *Appendices pyloricae* vorhanden sind, dicht über, unter oder zwischen der Einmündungsstelle dieser letzteren. Bei den Plagiostomen senkt er sich in den Anfang des Klappendarmes [18]). Oft findet sich, entsprechend seiner Einmündungsstelle, im Innern des Darmes eine kleine Papille [19]).

[Man vergl. über die Leber der Fische besonders Cuvier, Leçons d'Anat. comp. T. IV. p. 1., revu par G. L. Duvernoy, Paris 1835; die zahlreichen Angaben über das Verhalten derselben bei einzelnen Species in Cuvier und Valenciennes, Hist. nat. d. poiss., und über die Leber der inländischen Fische einen Aufsatz von Rathke in Meckel's Archiv, Jahrg. 1826. — Ueber Branchiostoma s. die Notiz bei Müller im Jahresbericht der Academie, Dec. 1841.]

---

# Sechster Abschnitt.

## *Vom Gefässsysteme.*

### §. 39.

Bei den Fischen tritt das Körpervenenblut in das Herz und von diesem aus, mittelst eines dickwandigen Aortenstieles (*Bulbus arteriosus*) in Kiemenarterien, deren feinste Verzweigungen innerhalb der Kiemenblättchen oder anderer Athmungsorgane es in Kiemenvenen überführen. Diese letzteren setzen in die Stämme der Körperarterien sich fort, deren feinste capillare Verzweigungen in die Körpervenen übergehen. Das venöse Blut sammelt sich theils unmittelbar in den zum Herzen führenden Körpervenenstämmen, theils gelangt es in diese, nachdem es ein Pfortadersystem durchlaufen hat. — Bei den meisten Fischen ist also das Herz nur ein venöses Kiemenherz; bei anderen aber mehr als dies, in so fern Fische bekannt sind, deren Kiemenarterienstamm oder deren Herz Aortenbogen abgibt, welche unmittelbar in den Körperarterienstamm oder die Aorta übergehen [1]).

---

17) Bei mehren Haien.

18) Beim Stör inserirt er sich unmittelbar hinter der Magenerweiterung, also weit entfernt vom Spiraldarm.

19) Z. B. Labrax lupus, Accipenser, Raja, Rhinobatus.

1) Diese Anordnung ist bis jetzt nur bei einigen aalartigen Fischen, bei Lepidosiren und bei Branchiostoma, perennirend angetroffen worden. Bei Amphipnous Cuchia theilt sich nach Taylor die Kiemenarterie in drei Zweige. Einer derselben tritt jederseits zwischen den vierten kiemenlosen Kiemenbogen und den Schlundknochen und dann vor dem zehnten Wirbel direct zur Aorta, welche ausserdem durch Kiemen- und Lungenvenen gebildet wird (Edinburgh Journ. of sc.

## I. Vom Herzen.

§. 40.

Die Bildung des Herzens [1]) bei Branchiostoma zeigt bedeutende Aehnlichkeit mit derjenigen der gefässförmigen Herzen der Anneliden. Es ist doppelt: ein Kiemenarterien- und ein Hohlvenenherz. Jenes ist eine von keinem Herzbeutel umschlossene, gleichförmig dicke, ziemlich lange, contractile Röhre, die, unter dem Kiementhorax gelegen, am Ende der Speiseröhre mit dem gleichfalls röhrenförmigen contractilen Hohlvenenherzen zusammenhangt [2]). — Das Herz der übrigen Fische liegt mit dem *Bulbus arteriosus* in einem bald mit der Bauchhöhle communicirenden [3]), bald geschlossenen [4]) Herzbeutel. Dieser erhält bei einigen Cyclostomen [5]) eine knorpelige Decke, welche mit dem knorpeligen Kiemengerüste zusammenhangt, und besitzt bei anderen Knorpelfischen eine äussere fibröse Capsel [6]). — Der Herzbeutel vieler Fische steht mit der Oberfläche der Herzkammer durch anscheinend tendinöse Fäden in Verbindung, die indessen bei genauerer Untersuchung als Blutgefässe sich zu erkennen geben [7]).

---

1831). — Auch bei Monopterus liegt, nach Müller, jederseits an dem keine Spur von Kieme besitzenden vierten Kiemenbogen, ein von der Kiemenarterie direct zur Aorta verlaufender Aortenbogen. — Bei Lepidosiren setzen sich, nach Owen und Bischoff, Aeste der Kiemenarterie nach Abgabe von Kiemen- und Lungenzweigen direct in die Aorta fort. — Bei Branchiostoma geht, nach Retzius und Müller, jederseits von dem Mittelherzen ein herzartiger, contractiler Aortenbogen ab, der vor der vordersten Kieme liegt und direct in die Aorta führt. — Bei den Myxinoïden hat Müller aus dem vordersten Kiemenarterienaste hervorgehende obliterirte *Ductus arteriosi* angetroffen, woraus sich ergibt, dass eine analoge Bildung bei den Myxinoïden wenigstens temporär vorkömmt. Vgl. Müller, Vergl. Anat. des Gefässsystemes der Myxinoïden, Berlin 1841, S. 27 u. 19.

1) Ueber das Herz der Fische im Allgemeinen vgl. Tiedemann, Anatomie des Fischherzens, Landshut 1808, 4.; Meckel, System d. vergl. Anat. Bd. 5.

2) S. Müller und Retzius a. a. O.

3) Bei den Myxinoïden, bei Ammocoetes, Accipenser, Chimaera, den Plagiostomen. Bei letzteren bildet der einfache Canal in der Bauchhöhle zwei Seitencanäle, welche sich vor dem Anfange des Magens öffnen. Beim Stör geschieht die Communication durch einen unpaaren, an der Bauchseite der Speiseröhre verlaufenden, mehre Zoll langen Canal. Flimmerbewegung habe ich weder in dem Canal, noch in dem Herzbeutel beobachtet.

4) Bei Petromyzon und bei den Knochenfischen. — Eine Fortsetzung des Herzbeutels überzieht auch unmittelbar die Substanz des Herzens.

5) Bei Petromyzon. — 6) Bei Accipenser, den Plagiostomen.

7) Sie kommen constant vor bei Muraena, Muraenophis, Anarrhichas, Cobitis, Accipenser, Petromyzon. Beim Stör und bei Cobitis habe ich mich davon überzeugt, dass diese anscheinend tendinösen Fäden wirklich Blutgefässe sind. Beim Stör sind es zum Theil Arterien, welche aus der *Arteria mammaria interna* an die das Herz umkleidenden drüsenähnlichen Lymphräume treten. Siehe über diese §. 45. Anm. 3.

Das Herz selbst besteht aus einer gewöhnlich dickwandigen, sehr muskulösen [8]) Kammer nebst dem aus dieser hervortretenden *Bulbus arteriosus* und einer weiten, meist mit dünneren Wandungen versehenen Vorkammer, welche die Kammer gewöhnlich seitwärts etwas überragt. Kammer und Vorkammer besitzen in der Regel eine einfache Höhle. Indess gibt es Fische, deren Vorkammer durch eine unvollkommene Scheidewand in zwei Höhlen zerfällt [9]). An der Eintrittsstelle des Körpervenen-Sinus in die Vorkammer fehlen gewöhnlich Klappen und nur selten kömmt eine häutige Doppelklappe vor [10]). — Zwischen der Vorkammer und der Kammer sind sehr regelmässig halbmondförmige Klappen vorhanden [11]). — Die Kammer [12]) selbst, in Form und Umfang beträchtliche Verschiedenheiten darbietend, geht mit ihrem vorderen Ende über in den nur bei den Cyclostomen häutigen, bei den übrigen Fischen sehr verdickten, oft muskulösen und contractilen länglichen *Bulbus arteriosus*. Nur bei Branchiostoma ist das Kiemen-Arterienherz Beides: Herzkammer und *Bulbus arteriosus* zugleich; doch gehen von ihm seitlich sehr zahlreiche kleine contractile *Bulbilli* am Ursprunge der Kiemenarterien ab. In der arteriösen Mündung der Herzkammer finden sich bei den Cyclostomen, bei Lepidosiren und den Knochenfischen nur zwei einfache, halbmondförmige Klappen. Bei den Chimären, Stören und Plagiostomen, so wie auch bei Polypterus, kommen aber in dem sehr musculösen *Bulbus arteriosus* zwei bis fünf Querreihen dicht neben einander stehender halbmondförmiger Klappen vor [13]). —

---

8) Die Primitivbündel der Muskelfasern des Herzens fand ich immer quergestreift, eine Regel, die, nach Müller, auch für die Myxinoïden Gültigkeit hat.

9) Dies ist wol sicher der Fall bei Lepidosiren paradoxa. Bischoff fand hier eine netzförmig durchbrochene Scheidewand. S. dessen Schrift: Lepidosiren paradoxa, Leipzig 1840, 4. S. 17. Nach Treviranus (Beobachtungen a. d. Zootomie u. Physiologie, 1. Heft, Bremen 1839, 4.) sollen auch bei Trigla und Anarrhichas zwei Vorkammern vorhanden sein, zwischen welchen eine durchbohrte Scheidewand sich findet. Ich habe mich von der Richtigkeit dieser Angaben nicht überzeugen können. — 10) Bei Myxine.

11) Sie fehlen bei Lepidosiren nach Bischoff. Bei den meisten Fischen kommen zwei freie Klappen vor; bei Orthagoriscus Mola vier.

12) Die Muskelsubstanz der Kammer ist bei beginnender Fäulniss leicht in eine äussere und innere Schicht zu trennen, von denen jene eine Art-Sack um diese bildet. Dies rührt daher, dass die äussere Muskulatur der Herzkammer, bei verschiedenem Verlaufe der Muskelbündel, derber und dichter ist, als die innere, weichere Muskelmasse, welche mit der ersteren nur locker verbunden zu sein pflegt. Vgl. Rathke in Meckel's Archiv, 1826.

13) In jeder Querreihe stehen drei, seltener vier Klappen. — Zwei Querreihen kommen vor bei Chimaera, Carcharias, Scyllium, Galeus; drei bei Sphyrna, Mustelus, Acanthias, Alopias, Lamna, Rhinobatus, Torpedo; drei bis vier bei Accipenser; vier bei Hexanchus, Heptanchus, Centrophorus, Trygon; vier bis fünf bei Raja; fünf bei Scymnus, Myliobatis, Pteroplatea und Squatina. Nach Angaben von Müller, Archiv 1842. Müller hat, wie ich nachträglich bemerke, auch

Die Arterien des Herzens entspringen gewöhnlich aus dem zweiten oder dem dritten Kiemen-Venenstamme [14]), seltener auch aus einem als *Arteria mammaria* zu bezeichnenden Aste der *Arteria axillaris.* — Die Nerven stammen aus dem *Nervus vagus*, und zwar meistens aus seinen *Rami pharyngei*, welche mit sympathischen Fäden in Verbindung zu stehen pflegen.

## II. Von den Kiemengefässen.

### §. 41.

Während bei Branchiostoma die Bulbillen der Kiemenarterien seitlich aus dem Arterienherzen abtreten, setzt sich bei den übrigen Fischen das vordere Ende des *Bulbus arteriosus* fort in den ausserhalb des Herzbeutels liegenden, nie mehr contractilen Kiemen-Arterienstamm, aus welchem jederseits die Kiemenarterien hervorgehen. Bei den Myxinoïden hat jeder Kiemensack seine besondere Arterie [1]); bei den übrigen Fischen [2]) tritt an die vordere Kiemenblattreihe eines jeden Sackes oder einer jeden Spalte eine andere Arterie, als an die hintere, indem eine Arterie für die beiden an demselben Kiemenbogen befestigten Kiemenblattreihen bestimmt ist. Jede Kiemenarterie tritt in einen durch die Furche der Kiemenbogen gebildeten und durch die in zwei verbundenen Reihen aufsitzenden Kiemenblättchen vervollständigten Canal. Jedes Kiemenblättchen [3]) erhält seinen eigenen Gefässstamm, dessen feinste capillare Netze sich in den Falten der Blättchen finden. Sie gehen ununterbrochen in die Anfänge der Kiemenvenen über. Bei den Myxinoïden geht von jedem Kiemensack eine Kiemenvene ab; bei den Petromyzonten gehört jede Kiemenvene den an einander stossenden Flächen zweier Kiemensäcke an. Bei den Rochen bilden die Kiemenvenen um jede innere Kiemenspalte einen Cirkel, aus welchem eine Kiemenvene abgeht; diese Cirkel anastomisiren unter einander durch Quergefässe. — Die Kiemenvenen haben bei den Knorpelfischen sowol, als bei den Knochenfischen, nicht nur dorsale, sondern auch ventrale Verlängerungen.

---

bei Polypterus drei Reihen Klappen gefunden; jede Reihe enthält acht bis zehn Klappen.

14) Aus der zweiten Kiemenvene nach Hyrtl bei Salmo, Perca und Lucioperca; aus der dritten Kiemenvene nach meinen Beobachtungen beim Stör, wozu aber noch die aus der *Arteria mammaria* stammenden Zweige hinzukommen.

1) Nach Müller l. c.

2) Auch bei Petromyzon.

3) Sehr schöne Beobachtungen über die feinsten Kiemengefässe finden sich bei Hyrtl in den Med. Jahrb. d. Oesterr. Staates, Bd. 24., 1838, S. 235 ff.

## III. Von den Körperarterien.

§. 42.

Bei allen Fischen entstehen durch unmittelbare Fortsetzung, Verzweigung oder Verbindung der Kiemen-Venenstämme die Arterienstämme des Körpers, zu deren Bildung nur selten direct aus dem Herzen stammende, also venöses Blut führende Aortenbogen beitragen. Schon unmittelbar aus einzelnen Kiemenvenen, und zwar theils als Aeste, theils als ventrale Verlängerungen derselben, treten sowol bei Knochenfischen, als bei Stören und Plagiostomen Arterien für das Herz, die Zungenbeinmuskeln, die *Membrana branchiostega* und feine nutritive Zweige für das Knochengerüst und die Schleimhaut der Kiemenbogen ab [1]). Zum Theil nach Abgabe von Aesten bilden die sämmtlichen dorsalen Fortsetzungen der Kiemenvenen durch ihre Vereinigung zu unpaaren oder paarigen Stämmen die Ausgangspunkte der Arterienäste des Körpers. Die Entstehungsweise dieser Stämme aus den Kiemenvenen bietet bei den verschiedenen Ordnungen der Fische Verschiedenheiten dar. Bei den Myxinoïden treten die meisten Kiemenvenen sogleich, nachdem sie die Kiemen verlassen, zur Bildung einer unter der Wirbelsäule gelegenen Aorta zusammen, welche nicht blos hinterwärts als *Aorta descendens*, sondern auch vorwärts als *Arteria vertebralis impar* sich fortsetzt. Ausserdem hangen alle oder die meisten Kiemenvenen jeder Seite durch eine der Aorta parallele Längsanastomose zusammen, die nach vorn als *Arteria carotis communis* sich fortsetzt. Diese beiden Carotiden begleiten die Speiseröhre nach vorn, unter Abgabe von Speiseröhren- und Zungenmuskelzweigen. Hinter dem Kopfe theilt sich jede *Carotis communis* in zwei Aeste: eine *A. carotis externa*, welche in Kopfmuskeln und Zunge sich verzweigt, und eine *A. carotis interna*. Die beiden *Carotides internae* verbinden sich bogenförmig unter dem Anfange der Wirbelsäule. Dieser Bogen nimmt das Ende der *A. vertebralis impar* auf. Aus ihm entsteht eine unpaare Kopfarterie, welche vorwärts verläuft und Zweige für Nase, Nasengaumengang u. s. w. abgibt.

Bei Petromyzon entsteht die Aorta auf ähnliche Weise. Die *Carotides communes* werden aber gebildet durch die Vereinigung der ersten Kiemenvene mit einem vorderen seitlichen Aste der Aorta. Die *Arteria vertebralis impar* und die unpaare Kopfarterie fehlen.

Bei den Chimären, Stören und Plagiostomen treten die meisten oder sämmtliche Kiemenvenen zur Bildung der *Aorta descendens* zusammen [1]). Aber die Entstehung der Carotiden ist abweichend [2]).

---

1) S. die Abbild. bei Monro, Tab. 1.

2) Bei den Chimären dringt die erste Kiemenvene jeder Seite in die Schedelhöhle als *Carotis posterior* und die zweite Kiemenvene, welche übrigens,

Bei den Knochenfischen treten sämmtliche Kiemenvenen [3]) einer Seite successive zu einem unter dem Anfange der Wirbelsäule und unter der *Basis cranii* gelegenen Längsbogen zusammen. Die hinteren Schenkel dieser beiden paarigen Bogen vereinigen sich zur Bildung einer *Aorta descendens* und die vorderen Schenkel fliessen transversel zusammen. So entsteht ein ausserhalb der Schedelhöhle gelegener Gefässkreis (*Circulus cephalicus*), der nach hinten in die unpaare Aorta sich fortsetzt, aus dessen vorderem Abschnitte Zweige abtreten, die für das Gehirn, die Orbita und die Nase bestimmt sind, und aus dessen Seiten die *Carotides posteriores* entstehen. — Aus der Aorta [4]), welche selten von der Bauchfläche der Wirbel völlig zu isoliren ist, entspringen *Art. intercostales* und an verschiedenen Punkten untergeordnete Zweige für die Nieren, die Platten des Mesenterium und die Geschlechtstheile. Ihre Hauptäste sind aber 1) eine *Art. coeliaco-mesenterica*, welche, selten unmittelbar aus dem hinteren Abschnitte des *Circulus cephalicus* hervorkommend [5]), die *A. coeliaca* und *mesenterica superior* zugleich vertritt [6]); 2) die für die Extremitäten bestimmten *Art. axillares* und 3) eine eigene *A. mesenterica posterior*, die gewöhnlich vorkömmt [7]). — Das Ende der Aorta setzt sich als *A. caudalis* in dem

---

gleich den folgenden, zur Bildung der Aorta beiträgt, gibt eine in die Augenhöhle tretende *A. carotis anterior* ab. Beim Stör und bei den Plagiostomen bildet sich aus den vorderen Kiemenvenen jeder Seite eine *Carotis posterior*, die bei den Rochen in das Rückgrath, bei den Stören in die Knorpelmasse des Schedelgrundes eintritt. Die beiden *Carotides posteriores* vereinigen sich bei den meisten dieser Fische eben so wenig, als bei den Chimären; nur bei den Haien fliessen die beiden *Carotides posteriores* in einem mittleren Loche der Schedelbasis zusammen, wo denn die Hirnarterie entspringt. Die *Carotis anterior* entsteht aber beim Stör und den Plagiostomen aus den Gefässen der Pseudobranchie des Spritzloches.

3) Bei vielen Knochenfischen entspringt aus dem Bauchende der ersten Kiemenvene jederseits eine *A. hyoïdeo-opercularis*, welche dem oberen Rande des Zungenbeinbogens folgt, Zweige an das Zungenbein und die Kiemendecken abgebend. Sie tritt dann, nachdem sie das Suspensorium des Unterkiefers durchbohrt, an die innere Seite des Kiemendeckels und gelangt nach Abgabe einiger Hautzweige zur Nebenkieme. — Hyrtl sah bei Lucioperca und bei Aspro Zingel aus dem ventralen Theile der Kiemenvenen einen unpaaren Stamm zusammentreten, der zwischen die Muskeln der Brustflossen abwärts verläuft und hier sich vertheilt. Beim Hecht entspringt, nach Müller, die *A. subclavia* aus dem gemeinschaftlichen Stamm der beiden vorderen Kiemenvenen jeder Seite. Die *A. subclavia* gibt eine *A. mammaria interna* ab, die am Bauche rückwärts verläuft und vordere Intercostalzweige abschickt. S. darüber auch Monro S. 6. u. 7.

4) In der Aorta des Störes, des Lachses, des Welses liegt ein von der Schedelbasis ausgehendes fibröses Band. — Bei mehren Cyprinen bildet die Aorta innerhalb der Bauchhöhle unter jedem Wirbelkörper einen Sinus.

5) Bei Lota nach Hyrtl. — 6) Z. B. bei Accipenser, Perca, Cyprinus. Bei Raja sind, nach Monro, diese beiden Arterien getrennt.

7) Ich finde sie z. B. bei Accipenser, Salmo.

Canale der unteren Wirbelbogenschenkel verlaufend, fort. — Die für die starken Vorderextremitäten bestimmten *Art. axillares* schwellen durch partielle Erweiterung und Belegung mit Muskelfasern bei Torpedo und bei den Chimären zu accessorischen Herzen an [8].

[Die wichtigsten dieser Darstellung zu Grunde liegenden Arbeiten über das arterielle Gefässsystem der Fische sind ein an Beobachtungen sehr reicher Aufsatz von Hyrtl in den Med. Jahrbüchern d. Oesterr. Staates, XV. S. 70 u. 232. und Müller's vergl. Anatom. des Gefässsystemes d. Myxinoïden. — Zu vgl. ist auch die Schrift von Monro, üb. den Bau u. die Physiol. der Fische. — Rücksichtlich aller specielleren Data muss auf diese Arbeiten verwiesen werden.]

## IV. Von den Venen.

### §. 43.

Die Venen der Fische zeichnen sich sowol durch die Dünne ihrer Wandungen, als auch durch ihre Weite und die häufige Bildung einzelner sinusartiger Erweiterungen aus [1]. Klappen scheinen nur selten in ihnen vorzukommen [2]. Die das venöse Blut aus den verschiedenen Körpertheilen aufnehmenden Stämme treten theils unmittelbar zum Herzen, theils bilden sie zuvor Pfortadersysteme. Die grösseren Venenstämme verhalten sich folgendermaassen: 1) Zwei *Venae cardinales anteriores* [3]) *s. jugulares* nehmen das Blut aus dem Hirne, dem Schedel, der Augenhöhle, dem Schlunde und zum Theil auch von den Kiemenbogen auf. Selten erweitert sich der Bereich einer dieser Venen, wodurch sie dann asymmetrisch wird [4]. 2) Ihnen entsprechen zwei hintere Cardinalvenen (*Venae cavae posteriores Auctor.*) [5]. Die Ent-

8) Bei den Chimären von Duvernoy entdeckt. Vgl. Ann. d. sc. nat., 1837, T. 8. p. 35. — Später auch von Valentin beschrieben. Ich finde sie bei Chimaera arctica und monstrosa. — Bei Torpedo von Davy aufgefunden. Auch an den äusseren Hülfsorganen der männlichen Geschlechtstheile hat Davy bei Plagiostomen ein pulsirendes Organ beobachtet, das jedoch noch nicht näher untersucht ist.

1) Die Venen sind oft mehr Rinnen in dem Parenchym der Organe, z. B. der Nieren, als mit selbstständigen Häuten versehene Canäle. Stark erweitert sind z. B. die Jugularvenen der Knochenfische, die Lebervenen der Rochen; bei Petromyzon findet sich ein von Rathke näher beschriebener Blutbehälter, der das Blut der Nieren und Geschlechtstheile aufnimmt. Aehnliche, mit den hinteren Cardinalvenen communicirende, finden sich bei den Rochen.

2) Monro erwähnt ihrer, als bei Raja vorkommend, S. 8.

3) Sie liegen gewöhnlich unter den unteren Wirbelbogen, nur bei Petromyzon oberhalb derselben, wie Rathke angibt.

4) Bei den Myxinoïden nach Retzius und Müller.

5) Sie werden häufig mit Unrecht als hintere Hohlvenen bezeichnet, wie Baer nachgewiesen. Sie sind aber auch nicht bloss Aequivalente des Systemes der *Venae vertebrales posteriores*, wie Baer meinte. Ihre Analoga finden sich vielmehr nur bei den Embryonen höherer Wirbelthiere, wie Rathke (drit-

stehungsweise derselben ist folgende: die Venen der Schwanzflosse sammeln sich in einen Stamm, der in der Regel einfach gefässförmig ist, bei Anguilla und Muraenophis aber ein pulsirendes Caudalherz besitzt. Der Stamm der Caudalvene verläuft unterhalb der ***Art. caudalis*** im Canale der untern Dornen der Schwanzwirbel und nimmt in dieser Strecke sämmtliche Venen des Schwanzes auf. Nachdem die ***Vena caudalis*** den genannten Canal verlassen, treten in sie in der Regel mehre Aeste aus der einen [6]) (meist der linken) Niere. Sie steht gewöhnlich auch mit Venen des Afterdarmes in Verbindung [7]). Hierauf erstreckt sie sich, zwischen den Nieren, oder durch das Parenchym einer derselben (meist der rechten) verlaufend, als ***Vena cardinalis posterior dextra*** vorwärts, nimmt allmälich die Venen der Niere ihrer Seite, Venen der Rumpfwandungen, welche durch die Nierensubstanz treten, Venen der keimbereitenden Geschlechtstheile und auch wol der Schwimmblase [8]) auf. Die Venen der entgegengesetzten Niere sammeln sich allmälich in einen der vorigen parallelen Stamm, welcher durch Aufnahme von Gefässen gleicher Art verstärkt wird, gewöhnlich aber schwächer bleibt, als der vorige, und stellt so eine ***V. cardinalis posterior sinistra*** dar. Immer steht sie mit der ihr entgegengesetzten eigentlichen Fortsetzung der Schwanzvene durch zahlreiche Quer-Anastomosen in Verbindung. Zuletzt nehmen beide Stämme gewöhnlich noch die Venen der Extremitäten auf. — 3) Die bald mehrfachen, bald zu einem Stamme verbundenen ***Venae hepaticae*** (die einzigen Repräsentanten der unteren Hohlvene der höheren Wirbelthiere) empfangen das venöse Blut aus der Leber.

Durch die Vereinigung aller dieser Venenstämme entsteht ein gemeinsamer ***Sinus venarum***. Die Art seiner Entstehung ist verschieden. Bei den Myxinoïden [9]) verbindet sich der aus der Vereinigung der bei den hinteren Cardinalvenen entstandene hintere Körpervenenstamm mit der ***V. jugularis sinistra*** zu seiner Bildung und dann erst senken in ihn zwei Lebervenen und die asymmetrische, durch Aufnahme von Venen des Rumpfes verstärkte ***V. jugularis dextra*** sich ein. Bei den Plagiostomen [10]) vereinigt sich je eine hintere und eine vordere Cardinalvene mit Venen der Vorderextremität und einer oberflächlichen Kopfvene zur Bildung eines Quervenenstammes (***Ductus Cuvieri***) und durch die Vereinigung der beiden ***Ductus Cuvieri*** entsteht der ***Sinus communis***, in den dann die Lebervenen eintreten.

---

ter Bericht üb. d. naturw. Semin. zu Königsb., 1838. 4.) sehr überzeugend gezeigt hat.

6) Nach eigenen Untersuchungen an Knochenfischen. Nach Retzius und Müller ist bei den Myxinoïden die linke Cardinalvene am stärksten.

7) Namentlich sehr deutlich beim Wels, wo diese Zweige Wurzeln des Leber-Pfortadersystemes bilden. — 8) Z. B. bei Esox, Gadus.

9) Vgl. darüber bes. Müller a. a. O. — 10) S. Monro l. c. Tab. II.

Bei den Knochenfischen entstehen gleichfalls, durch die Vereinigung jeder vordern Cardinalvene mit der ihr entsprechenden hinteren, zwei quere *Ductus Cuvieri*. In den durch ihre Verbindung entstandenen *Sinus communis* senken sich dann die Lebervenen, entweder mit einem gemeinsamen Stamme [11]), oder mit zwei [12]), ja selbst mit mehren Aesten [13]). Dieser *Sinus* nimmt auch die *V. jugularis inferior* auf, wenn sie unpaar ist [14]).

Die zuführenden Gefässe des Leber-Pfortadersystemes [15]) sind bei den Fischen in der Regel nicht bloss die Venen des Magens, des Darmkanals, der Milz, der *Appendices pyloricae*, sondern meistens gesellen sich zu ihnen auch Venen der Schwimmblase, der Rumpfwandungen [16]) und der Genitalien [17]). Bei vielen Fischen vereinigen sich diese — bisweilen theilweise durch eigenthümliche Lage ausgezeichneten [18]) — Gefässe zu einem Pfortaderstamme [19]), ehe sie ihr Blut in die Leber ergiessen. Selten ist dieser Stamm herzartig contractil, so dass er ein wahres Pfortaderherz darstellt [20]). — In anderen Fällen, und zwar bei der Mehrzahl der Knochenfische, treten die zur Bildung des Pfortadersystemes beitragenden Venen einzeln oder in einige Stämme gesammelt [21]) zur Leber. Selten bilden sie vor ihrem Eintritte in dieselbe Wundernetze [22]).

---

11) So nach Rathke bei Belone, Cyclopterus, Anguilla, Ammodytes, Salmo, Silurus, Accipenser. — 12) Z. B. bei Gadus, Esox, Pleuronectes, Thynnus u. A.

13) Z. B. bei Clupea, Cottus, einigen Cyprinen u. A.

14) Z. B. bei Thynnus nach Müller.

15) S. hierüber vorzüglich einen Aufsatz von Rathke in Meckel's Archiv f. Anat. u. Physiol., 1826, S. 126 ff. — 16) Bei den Myxinoïden nach Müller.

17) Bei den Myxinoïden, den Cyprinen, Cobitis, Blennius, Perca, Osmerus nach Rathke.

18) Bei Petromyzon liegt der Stamm der Intestinalvenen, nach Rathke, im Inneren des Darmes in der denselben durchziehenden Falte. Duvernoy und Meckel beobachteten bei Galeocerdo, Zygaena und einigen anderen Haien einen ähnlichen Verlauf dieses Gefässes im freien Rande der hier eigenthümlich gestalteten Längsklappe des Darmes. Duvernoy glaubt hier sogar eine Belegung der Vene mit Muskelfasern erkannt zu haben. Siehe Ann. d. sc. nat. T. 3. 1835. p. 274.

19) Bei Petromyzon, den Plagiostomen, Anguilla, Acerina, Lota u. A.

20) Von Retzius und Müller bei Branchiostoma und Myxine entdeckt.

21) Am weitesten ist die Isolirung gediehen bei den meisten Cyprinen; weniger bei Pleuronectes maximus, Lophius, Xiphias; drei Stämme sind vorhanden bei Cottus; zwei Hauptstämme und neben ihnen isolirte Gefässe z. B. bei Gadus, Belone, Clupea; zwei getrennte Hauptstämme bei Esox, Osmerus, Blennius; einzelne Gefässe neben einem Hauptstamme bei Perca, Ammodytes, Cyclopterus, beim Wels, bei Orthagoriscus mola. — Meist nach Rathke's Angaben.

22) Nach Eschricht's und Müller's Entdeckung gehen bei Thynnus vulgaris und Th. brachypterus die vom Magen, von der Milz, vom Darme, von den *Appendices pyloricae* kommenden Venen einzeln über in ein grosses Wundernetz, bevor sie in die Leber treten. S. deren Aufsatz in den Abhandl. d. Berl. Acad. d. Wissensch., 1835.

Da bei den Fischen die Venen der Rumpfwandungen durch die Nierensubstanz hindurch in die *Venae cardinales* treten, haben einige Physiologen eine pfortaderähnliche Vertheilung derselben innerhalb der Nieren angenommen, ohne dass jedoch eine solche bei den Fischen mit Sicherheit nachgewiesen wäre [23]).

§. 44.

Von besonderem Interesse ist noch das Verhalten der Gefässe in den Pseudobranchien oder Nebenkiemen und in der sogenannten Choroïdealdrüse der Fische. Es sind dies zwei Gebilde, welche meistens, obschon nicht immer, gleichzeitig vorkommen und deren Bau besonders durch Müller aufgeklärt ist.

Die Pseudobranchien kommen den meisten Fischen zu, fehlen aber anderen, wie es scheint, gänzlich [1]). Sie erscheinen unter zwei verschiedenen Formen.

1. Als blutreiche, den wahren Kiemen ähnliche, aber viel kleinere, unbedeckt liegende Organe, welche einen Kamm von Blättchen mit Knorpelstrahlen und fedriger Vertheilung der Blutgefässe darstellen. Die Federchen sind schmal und sehr regelmässig zu einem Kamm oder Fächer geordnet [2]).

2. Als blutreiche, anscheinend drüsige [3]), aus mehren Läppchen bestehende Gebilde [4]), welche von der Haut der Kiemenhöhle, bisweilen auch von Fett und Muskeln oder sogar von Knochen [5]) bedeckt werden. Die feineren Elemente sind die nämlichen, wie bei der vorigen Form; die Läppchen sind dicke, breite und gewöhnlich kurze Federchen mit einem mikroskopisch erkennbaren Kiel von zelligem Knorpel. Dieser Kiel ist beiderseits mit häutigen, hohen und breiten Blättchen besetzt.

---

23) S. darüber Jacobson, de systemate venoso pecul., Hafn. 1821; Isis 1822, S. 114. und Nicolai, Isis 1826, S. 404. Ich habe mich bisher nicht sicher von der Existenz der pfortadermässigen Vertheilung der Rumpfvenen und der Zweige der Schwanzvene in den Nieren von Gadus, Cyprinus und andern untersuchten Knochenfischen überzeugen können und theile daher vorläufig die von Meckel und Cuvier gegen Jacobson vorgebrachten Bedenken.

1) Müller vermisste sie unter den Plagiostomen bei Scymnus, Lamna, Myliobates, Trygon; unter den Knochenfischen bei den Muränoïden, vielen Siluroïden, einigen Clupeen, bei Cobitis, Mormyrus, Polypterus.

2) Diese Form ist bei den Knochenfischen die häufigste.

3) Nach Müller bei Gasterosteus, Coryphaena, Lichia, Gerres, Chromis, Cychla, Ophicephalus, Anabas, Cyprinus, Cyprinodon, Esox, Belone, Exocoetus, Hemiramphus, Echeneis, bei allen Gadoïden (ich finde sie so auch und zwar sehr gross bei dem verwandten Lepidoleprus), bei vielen Salmoniden, bei Tetrodon.

4) Bei Esox unter einer Hautfalte versteckt, nach aussen von der oberen Insertion der Kiemenbogen.

5) Bei Cyprinus. Man findet sie hier, nach Wegnahme des contractilen Gaumenorganes, zwischen dem hinteren Ende des queren Gaumenmuskels und den oberen Schlundknochen, welche sie zum Theil bedecken.

Meistens liegen die Läppchen neben einander in Einer Reihe; in anderen Fällen liegen sie haufenweise und gekrümmt auf einander.

Bei den meisten Knochenfischen liegen die Nebenkiemen am Gaumentheile der Kiemenhöhle, hinter dem queren Gaumenmuskel, vor oder auswärts von dem oberen Ende der Kiemen. Abweichende Lagenverhältnisse kommen bei vielen Knorpelfischen vor. Bei den Stören und bei den meisten Plagiostomen liegt sie an der vorderen Wand des Spritzloches. Die Schleimhaut der Spritzlochhöhle bildet hier eine Reihe senkrechter kammartiger Falten [6]). Bei den Carcharias liegt sie in einem blinden Gange versteckt im Munde, vor und auf dem Kiefersuspensorium.

Ihr Verhältniss zur Choroïdealdrüse ist folgendes: 1) Viele Fische, denen die Pseudobranchie fehlt, besitzen auch letztere nicht [7]). 2) Die Choroïdealdrüse kömmt selten spurweise ohne Vorhandensein einer Pseudobranchie vor [8]). 3) Bei den Knochenfischen ist kein Beispiel von Mangel der Choroïdealdrüse bei Anwesenheit einer Pseudobranchie bekannt. 4) Nur bei Stören und Plagiostomen ist letztere ohne gleichzeitige Anwesenheit einer eigentlichen Choroïdealdrüse vorhanden.

Pseudobranchien und Choroïdealdrüse sind nur eigenthümliche Wundernetzbildungen [9]). Die Arterien der Pseudobranchien entspringen bei verschiedenen Fischen aus verschiedenen Stämmen: bald aus dem *Circulus cephalicus* [10]), bald aus der *A. hyoïdeo-opercularis* [11]), bald aus Kiemenvenen [12]); sie anastomosiren auch mit andern Arterien. Die Arterie der Pseudobranchie zerfällt nun in Zweige und jedes Blättchen des Organes erhält ein feines zuführendes Gefässchen, das durch einen Bogen in ein abführendes Gefäss übergeht. Diese *Vasa revehentia* vereinigen sich zu einem Stamm, der zur *Arteria ophthalmica magna* [13]) wird. Diese letztere bildet sodann den arteriellen Theil eines Wundernetzes, das unter dem Namen der Choroïdealdrüse bekannt ist. Die *Arteria ophthalmica magna* löset sich nämlich büschelförmig auf und aus diesem Gefässconvolute entspringen arteriöse Gefässstämme für die *Chorioïdea* des Auges. Venen führen dies Blut in die Choroïdealdrüse

---

6) Bei den Embryonen von Mustelus, Acanthias, Spinax gehen von ihnen die von Rathke und Leuckart beobachteten äusseren Kiemenfäden der Spritzlöcher ab. Vgl. Leuckart, Untersuchungen über die äusseren Kiemen der Embryonen von Rochen und Haien, Stuttg. 1836. 8. S. 17 u. 34.

7) Beide fehlen den Welsen, z. B. Silurus, Pimelodus, Synodontis, den Aalen, den Cobitis. — 8) Z. B. bei Erythrinus, Osteoglossum, Notopterus.

9) Der membranöse Theil der Pseudobranchie erhält aber aus den Kopfgefässen noch seine eigenen nutritiven Gefässchen. — 10) Z. B. bei Esox.

11) Z. B. bei Lucioperca, Perca, Gadus, Lota u. A. — 12) Bei den Haien.

13) Die *Arteriae ophthalmicae magnae* beider Seiten stehen, nach Müller, durch eine über dem *Os sphenoïdeum basilare* verlaufende Anastomose in Verbindung. Sie empfangen auch bisweilen, z. B. bei Lucioperca, Gadus Verbindungszweige von Gefässen, die aus dem *Circulus cephalicus* entspringen.

zurück und zerfallen hier ebenfalls wundernetzartig in Röhren, aus welchen das Blut in die *Vena ophthalmica magna* sich sammelt, welche dasselbe dann in die grossen Körpervenen überführt [14]. — Die Störe und Plagiostomen bilden von dieser Anordnungsweise in so ferne eine Ausnahme, als bei ihnen aus den Gefässen der Pseudobranchie die für das Auge und das Gehirn bestimmte *A. carotis anterior* hervorgeht. — Andere Wundernetzbildungen sind die der Lebervenen und der *Arteria coeliaca* bei Lamna cornubica, die der Magen- und Darmgefässe bei Squalus vulpes, die der Pfortader und der *Arteria coeliaca* der Thunfische [15].

[Die vollständigste Zusammenstellung der hierher gehörigen, meist von Müller zuerst beobachteten und successive bekannt gemachten Thatsachen findet sich in seiner vergl. Anatomie des Gefässsystemes der Myxinoïden. — Ueber die Choroïdealdrüse vergl. auch Erdl, disquisitiones de glandula choroïdeali, Monach. 1839. 4.]

## V. Vom Lymph-Gefässsysteme.

### §. 45.

Mit Ausnahme des durch helles farbloses Blut ausgezeichneten Branchiostoma sind bei allen bisher untersuchten Fischen Lymphgefässe aufgefunden worden [1], und es scheint sogar, als ob das Lymph-Gefässsystem in dieser Thierclasse vorzüglich ausgebildet sei. Sehr starke Saugadernetze und Säcke finden sich an den Verdauungsorganen, besonders dem Magen, so wie auch an der Milz; kaum minder reichlich kommen sie an den Geschlechtstheilen, in der Augenhöhle, an der Basis der Brustflossen und an den Muskeln des Stammes der Wirbelsäule vor. Bisweilen umgeben Lymphgefässe die grösseren oder kleineren Blutgefässstämme scheidenartig [2]; ja selbst das Herz kann von solchen Lymphsäcken umgeben sein [3]. — Freie Mündungen der Saugadern kom-

---

14) Diese Angaben stützen sich auf Müller's Beobachtungen an Gadus, Cyprinus, Salmo, Esox, Lophius, Scomber, Lucioperca, Perca. Wenn die Pseudobranchie und die Choroïdealdrüse fehlen, wie beim Wels, so sind die in das Innere des Auges tretenden Gefässe klein und entspringen aus den Kopfzweigen des *Circulus cephalicus*.

15) S. hierüber die Abhandlung von Müller und Eschricht, mit vortrefflichen Abbildungen. — Vergl. über Wundernetzbildungen der Schwimmblase das betreffende Capitel.

1) S. über die Lymphgefässe der Myxinoïden Müller, vergl. Anat. d. Gefässsyst. d. Myxin. S. 18. — 2) Sowol von Fohmann, als von mir mehrfach beobachtet, namentlich beim Stör und bei den Rochen.

3) Wie es scheint bei Petromyzon. Noch deutlicher beim Stör. Hier sind die Herzkammer und der *Bulbus arteriosus* von einer auf den ersten Anblick drüsig erscheinenden, schwammigen Substanz umkleidet. Zahlreiche Blutgefässe, welche mit den Gefässen, die man irriger Weise für tendinöse vom Herzbeutel zum Herzen sich erstreckende Fäden hielt, in Verbindung stehen, verbreiten sich daran auf sehr eigenthümliche Weise. Bei Untersuchung des Contentum dieser

men bei den Fischen eben so wenig vor, als bei den höheren Wirbelthieren [4]); sie beginnen, so weit man dies hat verfolgen können, als geschlossene Bläschen oder zellenartige Erweiterungen, die von einer innern glatten Membran ausgekleidet werden. Die Lymphgefässstämme bilden gleichfalls nicht selten sinusartige Erweiterungen, in welchen häufig zellige oder klappenartige Vorsprünge vorkommen. Wirkliche Klappen aber finden sich, wie es scheint, nur an den Stellen, wo grössere Saugaderstämme in das Venensystem einmünden. — Was die Lage dieser grösseren Stämme anbetrifft, so erstrecken sich sehr allgemein zwei paarige starke Lymphgefässe oder ein unpaares, vorn in zwei Schenkel ausgehendes, durch die ganze Länge der Bauchhöhle unmittelbar unter der Wirbelsäule, über oder neben den Blutgefässstämmen gelegen [5]). Diese Stämme münden in Venen ein, welche den Schlüsselbeinvenen oder Jugularvenen der höheren Wirbelthiere entsprechen. — Andere Stämme verlaufen unterhalb der Seitenlinie in der Rinne zwischen den Seitenmuskeln des Rumpfes, sind jederseits einfach bis dreifach vorhanden, vereinigen sich aber im letzteren Falle zu einem Stamme, nehmen eine Menge von Nebenästen aus der Bauch- und Rükkenseite der Körperperipherie auf und communiciren an zwei Stellen mit dem Venensysteme. Die eine Verbindung ist die mit der Caudalvene, und geschieht dadurch, dass jeder Saugaderstamm in einen lymphatischen Caudalsinus übergeht. Die beiden Caudalsinus verbin densich durch einen Quercanal, der die Basis des mittleren knöchernen Strahles des letzten Schwanzwirbels durchbohrt und treten convergirend in den *Canalis vertebralis inferior*, wo sie in den Anfang der *Vena caudalis inferior* zusammenfliessen. Die zweite Verbindung geschieht durch einen vielleicht contractilen, zu beiden Seiten der Schedelhöhle gelegenen Kopfsinus, der in die Jugularvene oder in den Hohlvenensinus mündet. Eine Klappe hindert den Rücktritt der Lymphe in die Saugaderstämme [6]). — Vielleicht finden sich ausser diesen Uebergangspunkten der Lymphgefässe in das Venensystem noch zahlreichere, und es scheint, als ob namentlich auch kleine Lymphgefässe in kleinere Venen übergehen [7]). —

---

scheinbaren Drüsen erkannte ich sie als Lymphsäcke, indem ich, ausser spärlich vorhandenen Blutkörperchen, unendlich viele, kleine runde Lymphkörnchen, etwa fünf- bis sechsmal kleiner, als die Blutkörperchen des Störs, von der Grösse der menschlichen Blutkörperchen darin antraf. Einige hatten eine granulirte Oberfläche, andere waren von einer blassen kreisrunden Schale umgeben.

4) Monro's Annahme solcher freien Mündungen beruhete offenbar auf Injection der feineren und dünnhäutigeren Schleimkanäle der Rochen.

5) S. die Abbildung bei Fohmann Tab. 4. vom Aal. Ich habe bei vielen Knochenfischen zwei solcher Bauchstämme angetroffen.

6) S. hierüber die interessante Abhandlung von Hyrtl in Müller's Archiv 1843, S. 224 ff. mit Abbild.

7) Namentlich nach den Untersuchungen von Fohmann. Ein zwischen den Magenhäuten des Störs gelegener *Sinus lymphaticus* communicirt an dieser

Lymphgefässknäuel (lymphatische Drüsen) sind bei den Fischen mit Sicherheit noch nicht nachgewiesen worden. Doch kommen in der Bauchhöhle vieler Fische in mehr oder minder beträchtlicher Zahl, gewöhnlich in der Nähe der Milz und des Pförtners gelegen, weissliche Körper vor, welche ein milchweisses Contentum besitzen, in welchem die mikroskopische Untersuchung feine Körnchen nachweiset [8]).

[Man vgl. über das Lymphsystem der Fische, das von Alex. Monro und W. Hewson entdeckt ist, besonders: Monro, Vergleichung d. Baues d. Fische, Leipz. 1787, 4. und Fohmann, das Saugadersystem der Wirbelthiere, 1. Heft, Heidelb. 1827, mit Abbild.]

---

# Siebenter Abschnitt.

## *Vom Respirations-Apparate.*

§. 46.

Die eigentlichen Respirationsorgane der Fische bestehen aus gefässreichen häutigen Theilen (Kiemenblättchen), welche gewöhnlich mittelbar an Kiemenbogen befestigt sind. Ein verschiedenartig eingerichteter Apparat beweglicher Theile hat den Zweck, dem Wasser Zutritt und Abfluss zu und von der Höhle oder den Höhlen, in welchen die Respirationsorgane eingeschlossen sind, zu verschaffen. Sie communiciren stets mit dem Anfange der Verdauungshöhle und besitzen wenigstens einen äusseren Ausgang; in der Regel sind deren jedoch zwei, oft auch mehre vorhanden.

Bei Branchiostoma gelangt das Wasser durch den Mund sogleich in einen von der Bauchhöhle umschlossenen, nach hinten in die Speiseröhre übergehenden Kiemenschlauch, dessen mit Flimmer-Epithelium ausgekleidete Seitenwände durch Knorpelstäbchen gebildet werden. Je zwei der letzteren begrenzen eine durch Querleisten unterbrochene contractile Spalte, durch welche das Wasser aus dem Kiemenschlauche

---

Stelle mit zahlreichen Venenzweigen. — Irrthümlich scheinen Fohmann's Ansichten über die zuführenden und rückführenden lymphatischen Gefässe der Kiemen zu sein. Vgl. darüber Müller's Bemerk. in seiner angef. Schrift S. 29.

8) Es sind dies diejenigen Körperchen, welche ich früher (s. meine Symbolae ad anat. piscium, Rost. 1839) beschrieben und als Residuen des Dottersackes betrachtet hatte und welche von Müller als Pancreas angesehen waren. Sie kommen bei den meisten Knochenfischen, z. B. bei Cottus, Trigla, Scomber, Gadus, Belone, Cobitis, Cyclopterus u. A. an der oben angegebenen Stelle vor. Obschon ich nicht im Stande war, eine directe Verbindung derselben mit Lymphgefässen nachzuweisen, sah ich doch öfter starke Lymphräume in ihrer unmittelbaren Nähe und spreche die Vermuthung aus, dass sie Mesenterialdrüsen sein mögen.

in die Bauchhöhle tritt. Diese letztere verlässt es durch einen ziemlich weit vor dem After gelegenen einfachen ***Porus branchialis abdominalis***, der zugleich als Ausmündungsstelle des Geschlechts-Apparates dient.

Bei den Myxinoïden führen jederseits sechs bis sieben ***Ductus branchiales externi***, die bald eine gemeinsame, bald getrennte äussere Oeffnungen besitzen, in sechs bis sieben Kiemenbeutel und jeder dieser letzteren communicirt durch einen am Ausgange contractilen Gang mit der Speiseröhre. Jeder Kiemenbeutel ist inwendig von Schleimhaut ausgekleidet und erhält durch eine seröse Membran nicht blos einen unmittelbaren äusseren Ueberzug, sondern auch eine beutelartige lose Umhüllung, in welche die Kiemenarterie eintritt. Ein sehr complicirter ***M. constrictor branchiarum*** entleert das in die Kiemenbeutel aufgenommene Wasser in die Speiseröhre. Aus dieser tritt es durch einen unpaaren linken ***Ductus oesophageo-cutaneus***, der in das ***Stigma externum*** oder in das letzte dieser Stigmata mündet, nach aussen.

Bei den Pricken sind jederseits sieben, in eigenen serösen Beuteln liegende Kiemensäcke vorhanden, denen eben so viele ***Stigmata externa*** entsprechen. Jeder dieser Säcke communicirt durch einen kurzen Gang mit einem unpaaren, unter der Speiseröhre liegenden, hinten blind endenden, vorn in die Mundhöhle führenden Canale, an dessen Ostium eine häutige Doppelklappe befindlich ist. Jeder seröse Beutel kann durch eine eigene Muskelschicht verengt werden und die Kiemensäcke werden von aussen durch einen starken Muskelapparat zusammengedrückt, der an dem knorpeligen äussern Kiemenkorbe befestigt ist.

Bei den Plagiostomen findet sich eine Reihe getrennter Kiemensäcke. Jeder mündet sowol nach innen, als auch nach aussen durch eine eigene Spalte. Die äusseren Oeffnungen liegen frei und unbedeckt, bei den Haien seitlich, bei den Rochen an der Bauchfläche unter den Brustflossen; sie erscheinen daher bei jenen vertical, bei den Rochen transversel gestellt. Ihre Zahl beläuft sich — mit Ausnahme der Gattungen Hexanchus und Heptanchus, wo sie auf sechs und sieben steigt — jederseits auf fünf. — Die Kiemensäcke selbst entstehen dadurch, dass von der Mittellinie jedes Kiemenbogens, zwischen dessen vorderer und hinterer Kiemenblattreihe ein doppeltes häutiges Diaphragma sich erhebt, dessen eine Lamelle die Hälfte eines vorderen, und dessen zweite Lamelle die Hälfte eines hinteren Kiemensackes auskleidet. An der vorderen Wand des ersten Sackes haftet eine halbe Kieme[1]) und der letzte Sack besitzt überhaupt nur eine halbe Kieme. — Bei den meisten Plagiostomen — jedoch mit Ausnahme der Carchariae und Triaenodontes — geschieht der Austritt des den Kiemensäcken zugeführen Wassers zum Theil durch Spritzlöcher. Dies sind Gänge, welche vor dem Kiefer-

1) Diese halbe Kieme ist am Zungenbeine befestigt.

suspensorium liegend, aus der Mundhöhle an die Oberfläche des Kopfes führen. Ihre äussere Oeffnung pflegt durch eine Klappe verschliessbar zu sein.

Bei den Stören und Knochenfischen tritt das Wasser durch den Mund in die Zwischenräume der mit Schleimhaut überzogenen Kiemenbogen. Diese sind durch einen beweglichen Kiemendeckel, der bei den Sturionen noch eine accessorische Kieme trägt, geschützt. Der Ausgang aus der Kiemenhöhle bildet in der Regel eine schräg von oben und hinten nach unten und vorn sich erstreckende Spalte [2]), ausser welcher bei den Stören und bei Polypterus noch ein Spritzloch vorhanden ist. Selten ist diese Spalte sehr verengt, wie z. B. bei den Lophien. Noch seltener sind die Kiemenspalten beider Seiten einander unten sehr genähert oder zu einer einzigen verschmolzen. — An der hinteren Wand der Kiemenhöhle finden sich gewöhnlich zahlreiche Schleim absondernde Drüsen (*Folliculi branchiales*) [3]). — Alle Kiemenbogen sind von einer Fortsetzung der Schleimhaut der Rachenhöhle bekleidet. Der der Rachenhöhle zugekehrte concave Rand derselben ist mit mannichfach gestalteten, zum Theil derben Fortsätzen: Stacheln, Tuberkeln, Platten u. s. w. besetzt, die das Eindringen von Speisen und fremden Körpern in die Zwischenräume der Kiemenbogen hindern [4]). In einer Rinne des convexen Randes der Kiemenbogen verlaufen die Gefäss- und Nervenstämme der Kiemen. Zwischen je zwei Kiemenbogen findet sich ein mehr oder weniger weite und lange Spalte. Bei vielen Knochenfischen werden diese Spalten dadurch verkleinert, dass die einzelnen Bogen in einer mehr oder minder beträchtlichen Strecke durch Fortsätze der inneren Hautbedeckungen sich verbinden [5]). Gewöhnlich nehmen die Spalten von vorn nach hinten an Ausdehnung allmälich ab. Häufig fehlt die letzte, zwischen dem vierten Kiemenbogen und dem unteren Schlundknochen liegende Kiemenspalte, indem die Hautbedeckung ununterbrochen von jenem auf diesen Knochen sich fortsetzt [6]).

---

2) Die Grösse der äusseren Oeffnung zeigt bedeutende Verschiedenheiten; am beträchtlichsten ist sie bei den Clupeen, sehr klein bei den Aalen und besonders bei den Lophien. Bei der letztgenannten Familie ist aber die Kiemenhöhle selbst von ausserordentlicher Weite. Die beiden äusseren Oeffnungen nähern sich schon bei Sphagebranchus und verschmelzen bei Symbranchus.

3) S. darüber meine Symbol. ad anat. pisc., Rost. 1839, und Müller, Gefässsyst. d. Myxinoïden, S. 48.

4) Diese mannichfachen Bildungen werden von der systematischen Zoologie als Unterscheidungscharaktere mannichfach benutzt.

5) Dies Verhalten kömmt z. B. vor bei den Cyprinen, mehr noch bei den Plectognathen und den Lophobranchii. Bei Muraenophis werden aus den Spalten kleine Löcher.

6) Dieser Mangel der letzten Kiemenspalte hangt mit der Anwesenheit von einer einzigen Kiemenblattreihe auf dem letzten Kiemenbogen eng zusammen. Rathke führt mit Unrecht die Gadus als solche Fische auf, denen die letzte

[Man vgl. über den Kiemenbogen- und den Opercular-Apparat §. 17. u. 18., wo auch die wichtigsten Schriften über die Respirationsorgane der Fische angeführt sind. Hinzuzufügen sind noch: Lereboullet, Anatomie comparée de l'appareil respiratoire dans les animaux vertébrés, Strasb. 1838, 4. und Hyrtl in den Medic. Jahrbüchern des Oesterr. Staates, Bd. 24., 1838, S. 232.]

§. 47.

Das respiratorische Gefässnetz findet sich in den Kiemenblättchen, welche aber ausser den respiratorischen Gefässen eigene ernährende, den Branchialgefässen vergleichbare Gefässe erhalten. Die Kiemenblättchen sind bei den höheren Knorpelfischen und bei den Knochenfischen in zwei parallelen Reifen auf jeden Kiemenbogen so gestellt, dass sie die Rinne seines convexen Randes in einen Canal verwandeln. Kleine Muskelbündel, welche zwischen den beiden Reihen der Kiemenblättchen an deren Basis liegen, ziehen sie aneinander [1]). — Bei den meisten Knochenfischen trägt also jeder der vier Kiemenbogen zwei Reihen von Kiemenblättchen, so dass sie also gewöhnlich vier ganze Kiemen besitzen. Von dieser Regel kommen mannichfache Ausnahmen vor, deren die häufigste die ist, dass der letzte Kiemenbogen nur eine Blätterreihe trägt [2]). Die Kiemenblätter nehmen immer nur den mittleren Theil der convexen Seite der Kiemenbogen ein. Die Kiemenblättchen selbst sind gewöhnlich länglich, platt, lanzettförmig oder sichelförmig; sie besitzen meist äusserst zahlreiche feine Querfalten, durch welche eine sehr beträchtliche Flächenvergrösserung derselben bewerkstelligt wird [3]). Bei der Familie der Lophobranchii zeigen die Kiemenblätter in so ferne einen eigenthümlichen Bau, als auf der verdünnten kurzen Basis derselben ein erweitertes Ende sitzt, woraus ihre keulenförmige Gestalt resultirt.

Jedes häutige Kiemenblättchen besitzt eine solide Grundlage in einem bald knorpeligen, bald knöchernen [4]) Strahl, dessen Basis

---

Kiemenspalte mangeln soll. Sie ist bei allen Gadoïden: Gadus, Raniceps, Phycis u. s. w., vorhanden, wenn auch ihre Ausdehnung unbeträchtlich ist.

1) Von Alessandrini und von Duvernoy beschrieben. S. die Annal. d. scienc. natur., 1839, und Cuvier, Leçons d'anat. comp., ed. Duvernoy.

2) Mehre Familien der Knochenfische haben nur drei ganze und eine halbe Kieme; dies ist der Fall bei den Labroïden (mit Ausschluss der Chromiden), bei vielen Cataphracten, namentlich den Gattungen Cottus, Scorpaena, Sebastes, Synanceia, Agonus, Apistes; bei mehren Cyclopoden, namentlich bei Cyclopterus Liparis, Lepadogaster, Gobiesox; ferner bei Zeus, bei Chironectes, bei Polypterus. — Nur drei Kiemen besitzen: Lophius, Batrachus, Diodon, Tetrodon, Monopterus, Cotylis, Sicyases und unter den Knorpelfischen auch Lepidosiren; zwei und eine halbe Kiemen besitzt Malthaea; zwei Amphipnous Cuchia. Vgl. Müller in Erichson's Archiv S. 302.

3) Hyrtl zählte bei Salmo Hucho an den längsten Kiemenblättchen 800 bis 1000 solcher Falten; bei Accipenser Huso 1400 bis 1600. — 4) Knorpelig z. B. bei Perca, Cottus, Trigla, Cyclopterus; ossificirt bei Salmo, Alosa u. A.

dem Rande des Kiemenbogens, seitlich von der Furche aufsitzt. Dieser Strahl liegt immer am innern Rande des Blättchens; er nimmt bald die ganze Länge des letzteren ein, bald ist er kürzer als dieses [5]. — In der Regel sind die beiden Blätterreihen desselben Kiemenbogens von gleicher Länge; bisweilen ist jedoch die vordere Blätterreihe kürzer, als die hintere [6]. Die einzelnen Blättchen derselben Reihe sind gewöhnlich von einander getrennt, seltener paarweise oder durchgängig durch Querlamellen mit einander verbunden [7]. — Die beiden Blätterreihen eines Kiemenbogens können völlig von einander gesondert [8], oder in kürzerer oder längerer Strecke, mehr oder minder innig durch ein häutiges Diaphragma verbunden sein [9]. Nicht selten alterniren aber auch die Blättchen der beiden Reihen [10].

Bemerkenswerth sind die äusseren Kiemen bei den Embryonen der Plagiostomen; es sind dies freie fadenförmige Verlängerungen, welche meist von beiden Reihen der Kiemenblätter ausgehen. Sie schwinden frühzeitig [11]. Auch aus den Spritzlöchern gehen häufig solche Kiemenfäden hervor.

§. 48.

Von besonderem Interesse sind noch die accessorischen Athemorgane mehrer Fische. Dahin gehören die mit Schleimhaut ausgekleideten siebbeinförmigen Labyrinthe der obersten Glieder der Kiemenbogen (*Ossa pharyngea superiora*) bei einer Familie von Knochenfischen (*Pharyngii labyrinthiformes* Cuv.) und die baumförmigen Organe an denselben Theilen bei Heterobranchus. Die zuführenden Gefässe dieser Organe sind nach Taylor Fortsetzungen der Kiemenarterien; die aus dem intermediaren Capillargefässnetze hervorgehenden Gefässe treten in die Kiemenvenen über. — Von gleicher Bedeutung sind, bei analogem Verhalten der Gefässe, die Kiemenhöhlenlungen bei Saccobranchus singio und bei Amphipnous Cuchia. Endlich kommen wirkliche Bauchhöhlenlungen vor, welche mit einer Glottis in die untere Wand des Schlundes münden, bei Lepidosiren.

[Man vgl. über den interessantesten Punkt, nämlich über das Verhalten der Gefässe in diesen Theilen den Aufsatz von Taylor im Edinb. Journal of scienc., 1831. — Ueber die siebbeinförmigen Labyrinthe s. Cuvier, Hist. nat. d. poiss., Vol. VII. p. 323. und die Abbildungen Tab. 205. u. 206. — Ueber Heterobranchus s. Geoffroy im Bulletin philomatique, ann. X. n. 62. p. 105.; Heusinger im Berichte von der zoot. Anstalt zu Würzburg S. 42.; Valenciennes, Hist. nat.

5) Z. B. bei Cottus, Cyclopterus. — 6) Namentlich am ersten Kiemenbogen bei den Cyprinen, bei Salmo u. A. — 7) Bei Xiphias. — 8) Z. B. bei Cottus, Trigla, Esox, Cyclopterus. — 9) Theilweise bei Cyprinus, Silurus, Salmo, Accipenser. — 10) Z. B. bei Cyclopterus, Tetrodon u. A.

11) Vgl. darüber besonders: F. S. Leuckart, Untersuchungen über die äusseren Kiemen der Embryonen von Rochen und Haien, Stuttg. 1836, 8. (mit Abbildungen).

d. poiss., Vol. XV. p. 353 sqq. — Bei Saccobranchus geht von der Kiemenhöhle ein in den Seitenmuskeln über den Rippen liegender langer Luftsack aus. Siehe darüber, ausser Taylor, Valenciennes l. c. p. 402. — Amphipnous Cuchia hat nur am zweiten Kiemenbogen wenige langfädige Kiemenblättchen. Der dritte Kiemenbogen trägt, statt der Kiemenblättchen, eine dicke, halbdurchscheinende, häutige Kieme mit gefranztem Rande. In die Kiemenhöhle mündet aber eine jederseits hinter dem Kopfe liegende sehr gefässreiche Blase. In diese vertheilen sich Kiemenarterien; die Venen vereinigen sich zur Bildung der Aorta. S. darüber Taylor a. a. O. — Ueber Lepidosiren vgl. die Abhandlungen von Owen und Bischoff.]

---

# Achter Abschnitt.

## *Von den Harnorganen.*

§. 49.

Die Nieren liegen bei Branchiostoma in der Nähe des ***Porus abdominalis*** in Gestalt mehrer, von einander getrennter, drüsiger Körperchen [1]). — Bei den Myxinoïden [2]) bilden sie isolirte, zarte, gefässreiche Läppchen. Mit jedem derselben hangt ein kleines Säckchen zusammen, das durch eine Verergerung in ein zweites, in den langen Harnleiter mündendes Säckchen übergeht. — Bei den Petromyzonten erstreckt sich die durch das Bauchfell bedeckte Gesammtmasse der Nieren von der Mitte der Bauchhöhle bis zu deren Ende. Die blind geschlossenen Harnkanälchen verlaufen theils quer und wenig geschlängelt, theils sehr gewunden. Eine Harnblase fehlt; die Ureteren öffnen sich in eine vor dem After gelegene Papille, in welche auch die Bauchöffnungen übergehen. — Bei den Plagiostomen erstrecken sich die Nieren gewöhnlich nicht längs der ganzen Bauchhöhle, hinter welcher sie, vom Bauchfell bedeckt, liegen, sondern sind kurz, dick, lappig und an der Oberfläche gleichsam hirnartig gewunden. Der am inneren Rande jeder Niere verlaufende Harnleiter nimmt die zu grösseren Stämmen zusammengetretenen Harnleiter allmälich auf. Die beiden Harnleiter münden, nachdem sie am Ende sich blasenartig erweitert und bei den Männchen die Saamenleiter aufgenommen haben, bald vereinigt, bald getrennt in die Rückenfläche des Afterdarmes [3]). An der Mündungsstelle findet sich gewöhnlich eine kleine Papille, die mit einer Klappe versehen ist. — Bei den Stören erstrecken sich die sehr langen

---

1) Nach Retzius und Müller.

2) Nach Müller, Gefässsytem der Myxinoïden, S. 13.

3) Eine wirkliche Harnblase, wie sie Mayer, Toussaint u. A. beschreiben, habe ich bei mehren von mir untersuchten Rochen vermisst.

Nieren von der Kiemenhöhle bis zum Ende der Bauchhöhle, äusserlich vom Bauchfelle und über diesem noch von einer tendinösen Membran bekleidet, welche zahlreiche derbere Querbänder bildet. Der Harnleiter läuft als weiter contractiler Canal am äusseren Rande jeder Niere abwärts. Etwa im zweiten Drritttheile der Bauchhöhle mündet der kurze, weite Saamen- oder Eileiter in den Harnleiter seiner Seite und die gemeinschaftlichen Harn- und Eileiter beider Seiten fliessen zuletzt in einen kurzen unpaaren Gang zusammen, der hinter dem After sich öffnet. — Bei den Knochenfischen nehmen die Nieren, dicht an die untere oder vordere Fläche der Wirbelsäule geschmiegt, zunächst von einer eigenthümlichen fibrösen Haut und darauf vom Bauchfelle überzogen, ausserhalb oder oberhalb welchem sie also liegen, gewöhnlich die ganze Länge der Bauchhöhle ein [4]). Sie beginnen vorn an der hinteren Grenze des Schedels, oberhalb und hinter der Kiemenhöhle, als zwei durch den Schlundkopf getrennte dicke, lappige, gefässreiche, weiche Massen und erstrecken sich, flacher werdend, in der Mittellinie dicht an einander liegend und oft verschmelzend, hinterwärts. Sie erreichen gewöhnlich das hinterste Ende der Rumpfhöhle und treten, sehr verschmälert, bisweilen noch eine kurze Strecke weit in den Canal der unteren Wirbelbogenschenkel. Ihre röthlich-braune, in der Regel weiche, schwammige Masse ist vorn, in der Nähe des Kopfes meist derber als in dem weiter hinterwärts gelegenen Abschnitte. Sie bestehen aus kleinen, gefässreichen, platten Lappen. Die in die Nieren tretenden Arterien bilden zum Theil die, unter dem Namen der Malpighi'schen Körperchen bekannten Gefässknäuel, welche bei den Fischen klein und minder häufig und dicht, als bei den höheren Wirbelthieren zu sein pflegen [5]). — Die ***Ductus uriniferi*** sind lange, blind geendete Canäle von überall gleichem Durchmesser, welche bald gewunden, bald gestreckt, bei einigen unmittelbar, bei anderen nachdem sie zu grösseren Aesten sich vereinigt, in die Harnleiter übergehen. Selten theilen sich die Harncanälchen gabelförmig innerhalb der Nierensubstanz. Der Stamm eines jeden Ureter beginnt als solcher entweder schon im vordersten Theile seiner Niere, oder die durch Sammlung der Harncanälchen gebildeten einzelnen ***Rami ureterici*** vereinigen sich erst weiter hinterwärts zu einem gemeinsamen Stamme. Meistens verbinden sich die beiden Harnleiter zu einem gemeinsamen Canale, welcher, allmälich sich erweiternd, in die Harnblase übergeht. Seltener treten sie gesondert in die Blase und noch seltener senken sich in die letztere, neben den Stämmen der Harnleitern mehre einzelne ***Rami ureterici*** ein, wie dies bei Gasterosteus der

---

4) Eine Ausnahme bildet z. B. Thynnus, wo die Nieren nicht bis zur Mitte der Bauchhöhle reichen.

5) Vgl. darüber Hyrtl in den Medic. Jahrb. des Oesterr. Staates, Bd. 25., 1838, S. 83.

Fall ist. Gewöhnlich geschieht die Einsenkung in den Körper der Harnblase zwischen den Seitenhörnern derselben, seltener in den Blasenhals. Eine Harnblase scheint den Knochenfischen nur selten zu fehlen [6]). Sie ist gewöhnlich sehr dünnwandig, selten dickwandig [7]). Ihre Form ist sehr vielen Abweichungen unterworfen; bald ist sie rund, bald oval, bald schlauchförmig, häufig zweihörnig oder gabelförmig gespalten. Ebenso verschieden ist ihr Umfang; besonders gross scheint sie bei denjenigen Fischen zu sein, denen die Schwimmblase fehlt [8]). Sie liegt immer über dem Afterdarm. Sie öffnet sich hinter dem After durch eine kurze Verengerung, welche man als Urethra betrachten kann. Selten fällt ihre Mündung mit derjenigen der Geschlechtstheile zusammen, was namentlich bei den Männchen der Fall ist, während bei den Weibchen die Eileiter gewöhnlich abgesondert zwischen After und Urethra ausmünden.

[Man vgl. über die Harnorgane der Fische Steenstra-Toussaint, Commentatio de systemate uropoetico piscium, Lugd. Bat. 1835, 4. und Gottsche in Froriep's Notizen No. 838. — Ueber den feineren Bau der Nieren s. Müller, de glandularum secernentium structura penitiori, Tab. XIII.]

## Von den Nebennieren.

### §. 50.

Sie sind sowol bei den höheren Knorpelfischen als bei den Gräthenfischen beobachtet worden. An der Rückenseite der Nieren bilden sie bei den Haien einen schmalen Streifen von okergelber Farbe [1]); bei den Rochen findet sich bald ein ähnlicher langer Körper hinter jeder Niere an den Harnleitern, oder es sind vier bis fünf kleinere Körperchen [2]) dieser Art, von gleicher Farbe, ziemlich weicher Consistenz und aus mikroskopisch wahrnehmbaren runden Körnchen bestehend, vorhanden. Aehnliche, aus Körnchen bestehende, gelblich-weisse, die nämlichen Körnchen enthaltenden Körperchen finden sich in grosser Zahl an den Nieren des Störs [3]). — Bei den Knochenfischen haben die Nebennieren eine abweichende Form. Sie stellen rundliche oder runde, weissliche oder weisslich-graue Körperchen dar, welche bald doppelt bald dreifach vorhanden sind, von einer eigenen Membran umschlossen werden und einen feinkörnigen Inhalt besitzen. Sie liegen entweder

---

6) Eine wirkliche Blase fehlt bei Cobitis fossilis, wo die beiden Harnleiter am äussersten Ende der Bauchhöhle zu einem sehr kurzen unpaaren Gang zusammentreten. Ausserdem soll sie angeblich fehlen bei Sillago acuta, Platycephalus insidiator, Pogonias fasciatus, Clupea Pilchardus u. A.

7) Z. B. bei Sebastus norwegicus. — 8) Sehr gross ist sie z. B. bei Cyclopterus, Pleuronectes, Lophius, Orthagoriscus.

1) So wenigstens bei Acanthias. — 2) So bei Raja Batis.

3) Sie sind hier weit zahlreicher und stehen nur selten mit einander in Verbindung.

am hintersten Ende der Nierenmasse an der vorderen Grenze des Gefässcanales der unteren Wirbelschenkel [4]) oder weiter vorwärts, etwa in der Mitte der Nieren, bald frei, bald in deren Substanz eingesenkt [5]).

[Vergl. über diese Gebilde Retzius, Observat. in anat. chondropterygiorum, Lund 1819, 4. (Plagiostomen) und Stannius in Müller's Archiv 1839, S. 97.]

---

# Neunter Abschnitt.

## *Von den besonderen Absonderungsorganen.*

### Die Schwimmblase.

§. 51.

Mit dieser Benennung belegt man ein von mehren übereinanderliegenden Häuten umschlossenes, meist unpaares, doch in der Regel symmetrisches, selten völlig paariges [1]), immer hohles, pneumatisches Organ vieler Fische, das zum grössten Theil oder ganz in ihrer Bauchhöhle gelegen ist. Dasselbe kömmt nicht allen Fischen zu; unter den Knorpelfischen wird es nur bei den Familien der Accipenseres und Spatulariae angetroffen; einzelnen Familien der Knochenfische fehlt es gänzlich [2]); in anderen Familien fehlt es einzelnen Gattungen, während es bei anderen vorkömmt [3]), ja es kann unter mehren Arten derselben Gattung einigen eigen sein, anderen mangeln [4]).

Die Höhle der Schwimmblase wird zunächst umschlossen von einer mit Pflaster-Epithelium ausgekleideten Schleimhaut, auf welche sodann nach aussen eine bald dünnere, bald dickere, weisse, glänzende, oft deutlich aus zwei Schichten bestehende fibröse Haut folgt, die ihrerseits wieder zum Theil vom Bauchfelle überzogen zu werden pflegt. Selten finden sich an ihrer Innenwand zellige Vorsprünge [5]). Sie bildet meist

---

4) Die häufigste Bildung; bei Perca, Lucioperca, Cottus, Trigla, Cyprinus, Gadus, Pleuronectes und vielen anderen Fischen von mir beobachtet.

5) Bei Anguilla, Esox, Belone, Salmo.

1) Bei Polypterus Bichir sind zwei lange cylindrische Schwimmblasensäcke vorhanden, welche zu einer kurzen unpaaren Höhle zusammentreten, die durch eine *Glottis ventralis* in den Schlund mündet.

2) Unter den Weichflossern der Familie der Pleuronectes, den Loricarien.

3) Fehlend z. B. bei Lophius, Percis, Percophis, Eleginus, Auxis, Trachypterus, Gymnetrus u. vielen A.

4) Beispiele bieten dar die Gattungen Polynemus, Scomber u. A.

5) Bei Amia nach Cuvier; in der vorderen Hälfte der hinteren Abtheilung der Schwimmblase von Erythrinus taeniatus und salvus nach Müller und Jacobi. Bei Platystoma fasciatum fand Müller einen eigenthümlichen zelligen Saum an den Seiten und am hinteren Umfange der Schwimmblase. Bei Bagrus filamentosus sind zwei hinter einander liegende, inwendig aus kleinen lufthaltigen

eine einfache Höhle, welche bisweilen durch unvollkommene Scheidewände in mehre mit einander communicirende grössere Kammern zerfällt [6]). Häufig besteht sie auch aus zwei hinter einander liegenden Abtheilungen [7]), welche nur selten ausser Communication stehen [8]). Mitunter kommen durch eine Längseinschnürung zwei seitliche Abtheilungen zu Stande [9]), oder es findet eine Längs- und eine Querabtheilung zugleich Statt [10]). Ziemlich oft bildet sie Ausstülpungen, ist an beiden Enden zweihörnig [11]), oder hat blos am vorderen Ende zwei Ausstülpungen [12]), oder am hinteren [13]); oder besitzt seitliche Ausstülpungen [14]), meist in grösserer Anzahl, welche bisweilen wieder fingerförmig getheilt sind [15]); es kommen selbst baumförmige Verzweigungen einzelner Ausstülpungen vor [16]). — In der Regel hat sie eine längliche Form und ist nur selten mehr in der Breitendimension entwickelt. Sie wird gewöhnlich unmittelbar, seltener mittelbar von der Bauchhöhle umschlossen und liegt in der Regel vor der Vorderfläche der Nieren über dem *Tractus intestinalis* und den drüsigen Anhängen desselben, zwischen den keimbereitenden Geschlechtstheilen, beginnt häufig in der Nähe des Schlundes, setzt sich bisweilen durch Anhänge in die Sche-

---

Zellen bestehende Schwimmblasen vorhanden. Auch Lepidosteus sollte nach Cuvier, Agassiz und van der Hoeven eine zellige Schwimmblase besitzen, während Valentin (Repertorium f. Anat. u. Physiol., Jahrg. 1840) bei Lepidosteus spatula, statt der angeblichen Zellen, quergestreifte muskulöse *Trabeculae carneae* gefunden hat, durch welche die Luft der Schwimmblase offenbar rasch entleert werden kann.

6) Bei Bagrus, Arius und mehren Arten von Platystoma.

7) Z. B. bei den Cyprinoïden und Characinen. Bei beiden Familien ist, nach Müller's Untersuchungen, die vordere Abtheilung durch den Bau ihrer Häute in hohem Grade elastisch, die hintere nicht. Beide sind mit Muskeln versehen.

8) Z. B. bei Gymnotus aequilabiatus nach Humboldt, Bagrus filamentosus nach Müller.

9) Z. B. Tetrodon oblongus, Diodon rivularis, Prionotus punctatus, einigen Arten von Dactylopterus u. s. w.

10) Z. B. Cobitis fossilis, Pimelodus biscutatus, P. occidentalis, Auchenipterus furcatus.

11) Z. B. Dules maculatus, Pimelepterus altipennis, Lactarius delicatulus.

12) Z. B. Sphyraena vulgaris, Trigla cuculus, einige Arten Otolithus, Conodon antillanus, einige Micropogon u. A. Das vordere Ende ist dreihörnig bei Holocentrum longipinne, Pristipoma rubrum, P. fasciatum, Butirinus.

13) Z. B. bei mehren Sillago, Heliases insolatus, Lethrinus atlanticus, Cantharis vulgaris, Maena, Smaris u. A.

14) Z. B. bei Umbrina vulgaris jederseits drei; bei Cheilodactylus carponemus aus jedem Ende zwei und von jeder Seite vier. Bei vielen Gadus-Arten.

15) So bei Sciaena aquila und hololepidota; bei vielen Arten von Corvina. — Abbildungen von Schwimmblasen der Sciänoïden bei Cuvier und Valenciennes, Hist. nat. d. poiss., Tab. 138. 139.

16) So bei Corvina lobata, wo aus zwei vorderen abgeschnürten Abtheilungen zwei baumförmig verzweigte Stiele hervorgehen.

delbasis fort [17]), liegt in anderen Fällen weiter hinten und erreicht bald das äusserste Ende der Bauchhöhle [18]), bald erstreckt sie sich nicht so weit hinterwärts. Selten wird sie vollständig von Knochen eingeschlossen [19]), häufiger treten einzelne ihrer Fortsetzungen in Höhlungen, welche bald von Schedelknochen [20]), bald von Wirbelfortsätzen [21]) gebildet werden, oder ihr hinteres Ende wird von einer Höhlung der knöchernen Flossenträger aufgenommen [22]). — Bei einigen Fischen kommen in ihrer äusseren Haut, oder zwischen dieser und der inneren, Muskelfasern vor, bei anderen erstrecken sich von der Wirbelsäule ausgehende Muskeln [23]) an dieselbe, bisweilen bewirkt ein aus Knochen und Muskeln bestehender Apparat willkührliche Verdünnung und Verdichtung der in der Schwimmblase enthaltenen Luft [24]). Sie steht entweder durch einen ***Ductus pneumaticus*** mit dem ***Tractus intestinalis***, und zwar meist mit der Speiseröhre, in Höhlenverbindung, wie bei den Sturionen und den Malacopterygii abdominales, oder sie ist geschlossen, wie bei allen Acanthopterygiern, bei den Malacopterygii subbrachii, bei den Plectognathen, den Lophobranchii und bei den Pharyngognathi (Müll.) der Fall ist [25]). Der ***Ductus pneumaticus*** besitzt die nämlichen Häute, wie der Körper der Schwimmblase, nur sind sie meist dünner. An seinem ***Ostium oesophageum*** erweitert er sich bisweilen und besitzt mitunter einen eigenen ***Sphincter***; er ist bald kurz und weit, bald lang, eng, selbst gewunden und senkt sich meist in die Dorsalwand des ***Tractus intestinalis***; sehr selten tritt er seitwärts in den ***Oesophagus*** [26]) oder hat sogar ein ***Orificium oesophageum ventrale*** [27]). — Bei vielen Knochenfischen berührt die Wandung der Schwimmblase eine Ausstülpung des membranö-

---

17) Z. B. bei vielen Clupeen: Clupea, Engraulis, Notopterus.

18) Z. B. bei Clupea.

19) Z. B. bei Cobitis (s. die Abbild. bei Weber, de aure et auditu, Tab. VI.), ferner bei Clarias, Heterobranchus, Heteropneustes und Ageneiosus nach Müller.

20) Bei den Clupeen. — 21) Z. B. bei Gadus navavaga nach Baer.

22) Z. B. bei Pagellus calamus. — 23) Z. B. bei Gadus.

24) Bei den Gattungen Auchenipterus, Synodontis, Doras, Malapterurus und Euanemus findet sich, nach Müller, am ersten Wirbel jederseits ein anfangs dünner, schmaler Fortsatz, der zuletzt in eine grosse runde Platte sich ausdehnt, welche die Schwimmblase eindrückt. Die Platte kann durch einen vom Schedel entspringenden Muskel gehoben werden, wobei denn die Luft aus dem ***Ductus oesophageus*** der Schwimmblase austritt. Eine ähnliche Einrichtung besteht bei manchen Arten der Gattung Ophidium.

25) Für den Systematiker wichtige Bemerkungen über diesen Gegenstand finden sich mitgetheilt von Müller in Wiegmann's Archiv, 1843, S. 343. Der Luftgang der Schwimmblase ist vorhanden bei den Familien der Cyprinoïden, Siluroïden, Sauroïden, Esoces, Salmones, den Characinen, Clupeen, Mormyri, den Sturionen. Unter Cuvier's Malacopterygii apodes kommen Gattungen mit und andere ohne Luftgang der Schwimmblase vor. Erstere sind von Müller vereinigt worden zur Familie der Anguillares; letztere bilden seine Ophidini.

26) Bei Erythrinus. — 27) Bei Polypterus Bichir.

sen Labyrinthes des Gehörorganes oder steht mit demselben in einer durch eine Reihe von Knöchelchen vermittelten Verbindung [28]). — Die Arterien der Schwimmblase entspringen aus dem Aortensysteme und nehmen bald aus der letzten Kiemenvene, bald aus dem Stamme der Aorta, bald aus der *Arteria coeliaca* ihren Ursprung; ihre Venen münden bald in die Pfortader, bald in die Cardinalvenen, oder auch in die Lebervenen. Die Art der Vertheilung dieser Gefässe [29]) bietet bei vielen Fischen in so ferne eine Eigenthümlichkeit dar, als sie Wundernetze bilden, in welche sowol Arterien, als Venen sich auflösen. Das Verhalten dieser Wundernetze kann sehr verschieden sein. Bei vielen Fischen lösen sich die Gefässstämme strahlenförmig, schweifförmig, wedelförmig, quastförmig in viele feine Röhren auf, welche sich zuletzt in baumförmig sich vertheilende kleine Zweige fortsetzen. Wenn dieses Zerfallen der einzelnen Arterienstämmchen über den ganzen Zwischenraum der fibrösen Haut und der Schleimhaut sich fortsetzt, so kömmt es zu keiner localen Anhäufung der feinen Gefässröhren. Diese diffusen Wundernetze können aber auch blos an bestimmten Stellen der Schwimmblase vorkommen und bilden dann die sogenannten rothen Körper. In diesem Falle verzweigen sich die Capillargefässe entweder sogleich, nachdem sie die Masse eines Wundernetzes verlassen haben, in dessen nächster Umgebung, oder sie sammeln sich in viele kleine Zweige, welche sich baumförmig in einem eigenen Saume oder Hofe der einzelnen Wundernetzmassen verzweigen, während die übrige Fläche der Schwimmblase ihr Blut nicht aus den Wundernetzen, sondern aus einfach verzweigten Gefässen erhält. Endlich kommen locale amphicentrische Wundernetze vor. Die Arterienstämme zerfallen in unendlich zahlreiche Röhrchen, welche wieder zu grossen Arterienstämmen zusammentreten, die dann baumförmig an der innern Haut der ganzen Schwimmblase sich vertheilen. Aus den so vertheilten Reisern gehen Venen hervor, welche, zu grossen Venenstämmen verbunden, zu den Wundernetzen zurückkehren, hier wieder in unendlich viele Röhrchen zerfallen, um einen neuen Venenstamm zu bilden, der das Blut dem Pfortadersysteme oder Körpervenensysteme zuführt. — Bei denjenigen Fischen, deren einzelne Schwimmblasenarterien in eben so viele einzelne von einander getrennte Wundernetze zerfallen, sind diese letzteren häufig von blassen oder gelblichen, mässig dicken, von der umgebenden Schleimhaut scharf abgegrenzten Säumen umgeben, in welche die baumartige Verzweigung der aus dem Wundernetze kommenden arteriellen Reiser Statt hat. Diese Säume sind zellig und drüsig und scheiden wahrscheinlich vorzugsweise die in der Schwimmblase ent-

---

28) Vgl. §. 32. Bei den Cyprinoïden, Siluroïden und Characinen.

29) S. besonders Müller's vergleichende Anatomie des Gefässsystemes der Myxinoïden.

haltene Luft aus. Bei anderen Fischen kommen zerstreute Grübchen auf der ganzen Innenfläche der Schwimmblase vor, während dieselben bei wieder anderen nicht nachweisbar sind. Hier geschieht also die Luftabscheidung von dem grössern Theile der Innenfläche der Schwimmblase. — Die Nerven der Schwimmblase stammen aus den Intestinalästen des *Nervus vagus*, welche vor ihrem Herantreten schon sympathische Fäden aufgenommen haben und an welche häufig noch einzelne Zweige vom Sympathicus sich anlegen.

[Die Schriften über die Schwimmblase der Fische sind ausserordentlich zahlreich. Zu vergleichen sind besonders: G. Fischer, Versuch über die Schwimmblase der Fische, Leipzig 1795, 8. — de la Roche in den Annales du Musée d'hist. nat., XIV. 1809. — Rathke in den Neuesten Schriften d. naturf. Gesellschaft in Danzig, Halle 1825, Bd. 1. Heft 4. — v. Baer, Untersuchungen über die Entwickelungsgeschichte d. Fische, Leipz. 1835, 4. — Rathke in Müller's Archiv, 1838, S. 413. — Jacobi, Diss. de vesica aërea piscium, Berol. 1840, 4. — Müller, Vergl. Anatomie des Gefässsystemes d. Myxinoïden, Berlin 1841, 4. und im Archiv f. Anat. u. Physiol., 1841 u. 1842. Ein sehr vollständiges Material zur Geschichte der Schwimmblase bei den einzelnen Arten und Gattungen enthält Cuvier und Valenciennes, Hist. nat. d. poissons. — Gegen die lange herrschend gewesene Ansicht, als ob die Schwimmblase den Lungen der höheren Wirbelthiere vergleichbar wäre, haben am schärfsten, mit vollem Rechte, v. Baer und Müller sich ausgesprochen. Physiologischer Charakter der Lungen ist es, dass ihnen venöses Blut zugeführt wird, welches in arterielles umgewandelt, in den Körper zurückkehrt. Allen Schwimmblasen fehlt dieser Charakter anscheinend durchaus. Dagegen liegt es nicht fern, die Schwimmblasen dem Bronchialgerüste der höheren Wirbelthiere zu vergleichen. Namentlich ist ihre Aehnlichkeit mit den oft sehr beträchtlichen zellenlosen hinteren Abschnitten der Ophidierlungen, welche kein respiratorisches Gefässnetz mehr besitzen, unverkennbar.]

---

# Zehnter Abschnitt.

## *Vom Geschlechts-Apparate.*

§. 52.

Die keimbereitenden weiblichen Geschlechtstheile der Fische liegen gewöhnlich innerhalb der Bauchhöhle; selten grösstentheils oder ganz ausserhalb derselben, wie bei den Schollen [1]). Sie sind in der Regel an gekrösartigen Bauchfellfalten befestigt. Ein Flimmer-Epithelium scheint, namentlich in den Eileitern, immer vorhanden zu sein. Die Ovarien sind meist paarig vorhanden; indess kommen in den meisten Ordnungen einzelne Gattungen und Arten vor, welche durch unpaare

---

1) Die Eiersäcke liegen hier gewöhnlich ganz ausserhalb der Bauchhöhle auf den Trägern der Afterflosse.

Anordnung dieser Gebilde sich auszeichnen [2]). Rücksichtlich des Baues der Eierstöcke und ihres Verhaltens zu den Eileitern sind vier verschiedene Typen zu unterscheiden:

1. Das auswendig gewöhnlich vom Bauchfelle bekleidete, aus einer Muskelhaut und einer von dieser umschlossenen Schleimhaut bestehende Ovarium bildet eine geschlossene Höhle, welche ununterbrochen in einen sehr kurzen Eileiter übergeht. In diesem Falle, der sich bei den meisten Knochenfischen realisirt findet, zeigen sich im Innern der Eierstockshöhle bald blattartig vorspringende Längs- [3]) oder Querfalten von verschiedener Höhe und Dicke, bald kolbenförmige, kegelförmige oder warzenförmige Erhabenheiten, an denen die Ausbildung der unbefruchteten Eier vor sich geht und die zum Theil durch die reifenden Eier hervorgezogen werden. Sind die Eierstöcke paarig, so geht bald jeder in einen eigenen, kurzen Eileiter über und die beiden Eileiter vereinigen [4]) sich später zu einem einzigen Eiergang oder dieser letztere entsteht sogleich dadurch, dass die hinteren, von Vorsprüngen freien Enden der beiden Eierstockshöhlen zu einer einzigen unpaaren, weiteren [5]) oder engeren Höhlung zusammenfliessen. Ein unpaarer Eierstock verlängert sich dagegen, bei Vorhandensein des hier abgehandelten Bildungstypus, in einen einzigen röhrenförmigen Eierleiter. — Die Ausmündungsstelle der Oviducte ist eine hinter dem After, vor der Oeffnung der Urethra liegende Grube oder Papille [6]). Fast alle Fische, denen diese Anordnung der weiblichen Geschlechtstheile zukömmt, sind eierlegend, wenige lebendig gebärend [7]). In diesem letzteren Falle übernimmt der hinterste Abschnitt des Eierstockes, welcher dann auch eine eiweissartige Flüssigkeit absondert, die Function eines Uterus.

2. Das Ovarium besteht in einer einerseits glatten, andererseits mit blattartigen Vorsprüngen versehenen, an einer Bauchfellfalte befestigten Platte, neben welcher kein Eileiter vorhanden ist [8]). Die an

---

2) Unpaar sind die innern weiblichen Geschlechtstheile z. B. unter den Cyclostomen bei Petromyzon, unter den Plagiostomen bei mehren Haien, namentlich den Gattungen: Scyllium, Mustelus, Galeus, Carcharias, Sphyrna; unter den einheimischen Knochenfischen bei Perca fluviatilis, Blennius viviparus, Ammodytes tobianus, wo der rechts gelegene Eierstock durch eine Scheidewand in zwei Seitenhälften zerfallen ist und bei Cobitis taenia und barbatula.

3) Z. B. bei Gadus, Pleuronectes, Belone u. A. Bisweilen sind Längs- und Querfalten zugleich vorhanden, wie bei Cyprinus; die einzelnen Falten verbinden sich häufig unter einander. Bei Anwesenheit warzenartiger Vorsprünge befindet sich am Ende eines jeden derselben nur ein Ei, das also in einem, durch einen Stiel gehaltenen Kelche liegt, wie bei den Vögeln. So verhält es sich z. B. bei Acerina, Blennius u. A.

4) Z. B. bei Clupea. — 5) Sehr weit bei Pleuronectes, Cyclopterus, Cottus, Gadus u. A. — 6) Z. B. bei Gasterosteus.

7) Z. B. bei Blennius viviparus, Anableps, mehren Silurus u. A.

8) Diese von Rathke entdeckte Anordnung findet sich bei mehren Aalen und

den blattartigen Vorsprüngen gebildeten Eier fallen in die Bauchhöhle und werden dann durch einen einfachen, zwischen dem After und der Mündung der Harnwerkzeuge gelegenen *Porus abdominalis* ausgeführt.

3. Ausser dem plattenförmigen Ovarium ist ein von diesem völlig getrennter aber sehr kurzer Eileiter vorhanden. Die Eier fallen zuerst in die Bauchhöhle und gelangen dann erst in den Eileiter. Hierher gehört Petromyzon [9]), wegen des Besitzes einer den Eileiter repräsentirenden kurzen häutigen Röhre, welche in das Ende des Darmcanales hineinragt. Ferner auch Accipenser [10]). Die Eier treten hier, nachdem sie frei in die Bauchhöhle gefallen, in einen kurzen, weiten, vom Bauchfelle gebildeten, inwendig mit Flimmer-Epithelium ausgekleideten Trichter, und aus diesem in den Harnleiter. An der Einmündungsstelle des Trichters in den Harnleiter findet sich eine verschliessbare Klappe.

4. An die Stelle des kurzen Eileiters tritt bei den Chimären und Plagiostomen eine wirkliche Tuba, entweder paarig, wie die Eierstöcke, oder unpaar, wenn das Ovarium es ist. Sind die weiblichen Geschlechtstheile paarig, so liegen die inneren Mündungen der beiden Tuben dicht neben einander, fast zu einer einzigen verschmolzen. Die Eier erhalten in dem Eileiter entweder blos eine feste Schaalenhaut oder es geschieht innerhalb desselben zugleich die Entwickelung der Jungen. Jede Tuba zerfällt in mehre Abtheilungen. Die erste, engere ist durch den Besitz von Längsfalten ihrer Schleimhaut ausgezeichnet. An ihrem Ende befinden sich zwei Hervorragungen, bedingt durch die Anwesenheit zweier, aus zahlreichen blind geendeten Röhren bestehenden Eileiterdrüsen [11]), welche in die Höhle des Eileiters münden. Dieser geht hierauf entweder sogleich, oder mittelst eines zwischenliegenden

---

allen Lachsen. — Bei Osmerus entsteht durch ein von jedem Eierstocke ausgehendes Band eine Höhle, deren Aussenseite von der Seitenwand desBauches, deren Innenwand von jenem Bande gebildet wird.

9) Bei Petromyzon hangt der unpaare Eierstock nicht mehr an einem gekrösartigen Mesoarium, sondern ist mit den Bauchwandungen nur durch Zellgewebe verbunden.

10) Zur Seite der Ovarien ist beim Stör die Bauchhaut mit Flimmer-Epithelium ausgekleidet. Dies setzt sich fort in die trichterförmigen Eileiter; die Bewegungen der Cilien erfolgen so, dass Substanzen, z. B. aufgestreutes Kohlenpulver, aus der Bauchhöhle dem Harnleiter zugeführt werden. Im Harnleiter selbst und nach dem Uebergange der Eileiter in seine Höhle hört alle Flimmerbewegung auf. — Analog scheint, nach Müller's Beobachtungen, Polypterus Bichir sich zu verhalten. Die Eierstöcke sind ohne Ausführungsgänge; dagegen sind zwei ausführende Eileiter von einigen Zoll Länge vorhanden, die mit dem Ende des Ureters sich vereinigen.

11) Nach Müller besitzen die Haien mit Nickhaut eine eigene Form der Eileiterdrüsen. Diese bilden zwei schneckenartig gekrümmte hohle Schläuche, welche sich gegenüber liegen. Die Wände sind drüsig. Als drüsige Elemente erscheinen immer Röhrchen.

engeren Abschnittes über in eine beträchtliche Erweiterung, den Uterus, dessen Innenwand durch eigenthümliche Längsfalten, die mit blattartigen Vorsprüngen versehen sind, ausgezeichnet ist. Die beiden Uteri münden bei den Plagiostomen mittelst einer Art Scheide in die Rückenfläche des Afterdarmes. — In welchen Beziehungen ein paariges, aus kleinen Zellen bestehendes drüsiges Organ ohne Ausführungsgang, das in Falten des Bauchfelles gelegen ist, zu den Geschlechtstheilen steht, ist noch unbekannt.

[Ueber den Geschlechts-Apparat der Knochenfische ist besonders zu vergl. eine sehr ausführliche Abhandlung von H. Rathke in dessen Beiträgen zur Geschichte der Thierwelt, Th. 3. S. 117 ff.; ferner ein Aufsatz von ihm in Meckel's deutschem Archiv, Th. 6. S. 589. — Ueber Accipenser vgl. Brandt und Ratzeburg, Medic. Zoologie Th. 2. Tab. IV. — Ueber die Plagiostomen Treviranus in Tiedemann und Treviranus, Zeitschr. f. Physiol. Th. 3.; von besonderem Interesse ist — vorzüglich in Betreff der hier nicht zu erläuternden Placenta-Bildung — ein Aufsatz von Müller, über den glatten Hai des Aristoteles, in den Schriften der Berliner Academie der Wissenschaften, 1842.]

§. 53.

Sind gleich die Hoden der meisten Fische paarig, so fehlt es doch nicht an Beispielen von unpaarer Anordnung derselben [1]). Auch sind sie im ersteren Falle nicht immer ganz symmetrisch, indem nicht selten der eine den andern an Grösse übertrifft. Rücksichtlich ihres inneren Baues und ihrer Verhältnisse zum Saamenleiter zeigen sie folgende wesentliche Verschiedenheiten:

1. Die Hoden mehrer Knorpel- und Knochenfische sind, ihrem äusseren Verhalten nach, von den Eierstöcken derselben Thiere nicht zu unterscheiden [2]). Ihre Substanz besteht nur aus sehr kleinen, mehr oder minder runden Körnern von gleicher Grösse, welche meist an dicht neben einander liegenden blattartigen Vorsprüngen der Hodenplatte sich entwickeln. Bei den Cyclostomen und den Aalen, denen ein körniger Hode zukömmt, fehlt ein eigener Saamenleiter und der Saame wird frei in die Bauchhöhle ergossen, aus welcher ein hinter dem After gelegener *Porus abdominalis* ihn ausführt. Bei Accipenser gelangt dagegen der Saame durch Quergefässe, welche durch das Band des Hodens verlaufen, in den Harnleiter. — Die Hoden erstrecken sich in diesem Falle durch die ganze Länge der Bauchhöhle oder durch den grössten Theil derselben.

---

1) Z. B. bei Petromyzon, Perca fluviatilis, Blennius viviparus, Ammodytes tobianus, Cobitis u. A. Der Hode liegt bald links, wie bei Perca, bald rechts, wie bei Ammodytes, bald in der Mittellinie, wie bei Blennius.

2) Diese Bildung ist beobachtet bei Branchiostoma, Myxine, Petromyzon, Accipenser, Muraena. Rathke vindicirt sie auch den Cottus und Pleuronectes. Nach demselben Beobachter kömmt die körnige Structur zugleich mit der Anwesenheit von Saamencanälchen vor bei Cyclopterus.

2. Wesentlich verschieden ist der Bau der Hoden bei den meisten Knochenfischen. Sie sind sackartig oder stellen eine geschlängelte und geknäuelte [3]), bisweilen durch Einschnitte lappige [4]) Masse dar, welche mit einem von vorn nach hinten herablaufenden Saamenleiter in Verbindung steht. Sind die Hoden paarig, so treten die beiden Saamenleiter sogleich oder später [5]) zu einem längeren oder kürzeren einfachen röhren- oder sackförmigen [6]) Canale zusammen, dem Saamengange, der zuletzt, mit der Urethra verbunden, in eine dicht hinter dem After gelegene kleine Warze [7]) oder Grube ausgeht. In den Saamenleiter münden nun zahlreiche blindgeendete Saamencanälchen [8]), welche überall einen gleichen Durchmesser behaupten, an ihrem Ende oft gabelförmig gespalten, bisweilen durch zahlreiche netzförmige Anastomosen mit einander verbunden sind [9]) und durch Bindegewebe zusammengehalten, die eigentliche Hodensubstanz ausmachen. Diese wird von einer eigenthümlichen dünnen Membran und sodann vom Bauchfelle umgeben, das, eine Falte bildend, den Hoden zugleich befestigt. Bald erstrecken sich die an der Rückenseite der Bauchhöhle gelegenen Hoden durch die ganze Länge derselben, bald sind sie kürzer.

3. Ein anderer Typus wird bei den Plagiostomen beobachtet [10]). Im vordersten Theile der Bauchhöhle liegt jederseits ein breiter platter Hode. Seine Substanz ist durch zahlreiche Scheidewände in Fächer oder Capseln getheilt. Jedes dieser Fächer wird durch eine rundliche erbsengrosse Blase ausgefüllt, welche wiederum zahlreiche kleine Bläschen oder Zellen enthält, in denen die Spermatozoen sich entwickeln. Dieser Hode steht durch *Vasa efferentia* in Verbindung mit dem mehr einwärts gelegenen langgestreckten, aus vielfach geschlängelten Canälen bestehenden Nebenhoden, der in einen anfangs gleichfalls geschlängelten, später geraden Saamenleiter übergeht. Dieser mündet, am Ende erweitert, in die blasenartige Erweiterung der Ureteren.

Accessorische drüsige Organe sind bei einigen Knochenfischen und den Plagiostomen beobachtet [11]). Bei den Chimären und

---

3) Z. B. bei Gadus. — 4) Bei Cyclopterus. — 5) Z. B. bei Clupea, Gasterosteus, Cottus, Salmo, Pleuronectes. — 6) Sehr weit bei Cottus, Gadus; sackförmig bei Pleuronectes.

7) Diese einem Penis verglichene Warze oder Papille findet sich z. B. bei Cyclopterus, Cottus, Blennius, Pleuronectes, Silurus, Gasterosteus u. A. Sehr weit hinter dem After liegt sie bei Anableps.

8) Vgl. über den feineren Bau des Hodens Rathke in seinen Beiträgen z. Gesch. d. Thierwelt, Heft 3. S. 183.; Treviranus in Tiedemann und Treviranus, Zeitschr. f. Physiol. Th. 2. S. 12.; J. Müller, De gland. secern. str. p. 105., mit Abbild. — 9) Bei Clupea Alosa nach Müller.

10) Vgl. ausser den angeführten Schriften von Müller und Treviranus, Stannius in Müller's Archiv 1840, S. 41. und Hallmann ebendas. S. 467.

11) Rathke beschreibt bei Blennius eine Drüsenschicht, welche sich um das Ende des Saamenganges und der Urethra herumlegt. Derselbe Beobachter

Plagiostomen, bei welchen eine wirkliche Begattung Statt findet, sind eigene äussere, zangenförmige, an den Trägern der Flossenstrahlen der Hinterextremität befestigte Begattungsorgane oder Haftorgane vorhanden, an deren Basis seitlich zwei drüsige, absondernde, nach aussen mündende Gebilde liegen [12]).

Bemerkenswerth ist es, dass bei der Familie der Lophobranchier [13]) die Eier am Körper der männlichen Individuen zur Entwickelung kommen. Die Männchen der Gattung Scyphius tragen die Eier hart an der unteren Fläche des Rumpfes, an welcher sie durch eine feste weissliche Substanz ankleben. Bei anderen Syngnathen und den Hippocampen besitzen die Männchen eine förmliche Bruttasche hinter dem After, gebildet durch zwei einander entgegen gewachsene Hautfalten der Schwanzgegend.

---

fand bei Gobius niger sehr zusammengesetzte accessorische innere Geschlechtstheile, l. c. S. 201. Bei den Plagiostomen findet sich ein paariges drüsiges, aus kleinen Zellen gebildetes Organ ohne Ausführungsgang, analog demjenigen der Weibchen.

12) An der dem Schwanze zugewendeten Seite jedes Haftorganes befindet sich eine ziemlich weite Oeffnung, welche in eine unter der Haut und den Muskeln verborgene, auf den Flossenknorpeln gelegene Höhle führt. Diese ist ziemlich weit und enthält einen rücksichtlich seines feineren Baues noch nicht näher untersuchten drüsigen, absondernden Apparat.

13) Vgl. Eckström, die Fische in den Scheeren von Mörkö, übers. von Creplin, S. 133.; Retzius in Oken's Isis, 1835; Rapp in der Isis, 1834; Siebold in Wiegmann's Archiv für Naturgesch., 1842, S. 292 ff. — Die Frage, ob es wirklich die Männchen und nicht etwa die Weibchen sind, welche das Brütorgan besitzen, muss meiner Ueberzeugung nach zu Gunsten der ersteren entschieden werden. Ich kann dasjenige, was Siebold a. a. O. rücksichtlich der inneren Geschlechtstheile anführt, so weit Weingeistexemplare eine Entscheidung zulassen, vollkommen bestätigen. Siebold hat die Güte gehabt, zu diesen Untersuchungen eine grosse Anzahl von Syngnathen mir zu übersenden. — Abbildungen dieser Bruttasche, so wie der Geschlechtstheile der Fische überhaupt, finden sich in Carus und Otto, Erläuterungstafeln f. vergl. Anatomie, Heft 5. Taf. VI.

# Zweites Buch.

## Die Reptilien.

Literatur.

Duméril und Bibron, Erpétologie générale ou histoire naturelle complète des Reptiles. Paris 1834 sqq. Mit Abbild. — Noch unvollendet. Mit Berücksichtigung der in den Einleitungen erörterten anatomischen Verhältnisse ausgearbeitete systematische Schrift.

Schlegel, Essai sur la physiognomie des serpens. 2 Vol. Amsterd. 1837. 8. u. fol. — Enthält eine anatomische Charakteristik der Ophidier.

Cuvier, Recherches sur les reptiles douteux, in Humboldt und Bonpland, Recueil d'observations de zoologie et d'anatomie comparée, Vol. 1.

Rusconi und Configliachi, Del proteo anguino di Laurenti monografia. Pavia 1818. 4. — Rusconi, Observations anatomiques sur la Sirène, mise en parallèle avec le protée et le tétard d. l. Salamandre aquatique. Pavie 1837. 4.

A. F. Funk, De Salamandrae terrestris vita, evolutione, formatione tractatus. Berol. 1827. fol. c. tab.

E. F. C. Siebold, Observationes de salamandris et tritonibus. Berol. 1828. 4. c. f.

Ant. Dugès, Recherches sur l'ostéologie et la myologie des Batraciens à leurs différens âges. Paris 1834. 4. Mit Abbild. — Sehr reichhaltig.

Bojanus, Anatome testudinis Europaeae. Viln. 1819—1821. fol. c. tab. — Die vollständigste ikonographische Dartellung, welche wir über irgend ein Wirbelthier besitzen. Der Text beschränkt sich leider nur auf Erklärung der trefflichen Abbildungen.

Die Osteologie der Reptilien findet sich (mit Ausschluss derjenigen der Ophidier) am vollständigsten kritisch abgehandelt bei Cuvier, Recherches sur les ossemens fossiles. Tome 9 et 10. Mit schönen Abbildungen.

J. G. Schneider, Historia Amphibiorum naturalis et litteraria. Fasc. 1 et 2. Jen. 1799—1801. — J. Müller, Beiträge z. Anat. d. Amphibien, in Tiedemann und Treviranus, Zeitschr. f. Physiologie, Bd. IV. — C. F. A. Mayer, Analecten zur vergleichenden Anatomie. Bonn 1835—1837. 4. — Panizza, Sopra il sistema linfatico dei rettili ricerche zootomiche. Pavia 1833. fol. Mit prachtvollen Abbildungen, welche, auch abgesehen vom Lymph-Gefässsystem, instructiv sind.

# Erster Abschnitt.

## *Vom Knochengerüste.*

### I. Von der Wirbelsäule.

§. 54.

Die Wirbel der Reptilien zerfallen mindestens in Rumpfwirbel und Schwanzwirbel. Die Unterscheidung der ersteren in Halswirbel, Rückenwirbel und Lendenwirbel beruhet häufig auf der Anwesenheit oder dem Mangel von Rippen an den Wirbeln verschiedener Regionen des Rumpfes; bei einigen Gruppen jedoch, wo sämmtliche oder die meisten Rumpfwirbel rippentragend sind, ändert sich die Bezeichnung der Wirbel je nach der verschiedenen Dimension der Rippen in den einzelnen Gegenden der Wirbelsäule. So bezeichnet man z. B. bei den Crocodilen diejenigen Wirbel als Halswirbel, deren Rippenrudimente nicht verlängert sind und zählt zu den Lendenwirbeln auch diejenigen, welche sehr schwache Andeutungen von Rippen besitzen. — Kreuzbeinwirbel heissen endlich diejenigen Wirbel, mit denen die Darmbeine verbunden sind.

Die Rumpfwirbel der Reptilien ermangeln ausgebildeter, einen Canal umschliessender unterer Bogenschenkel, welche dagegen — mit wenigen Ausnahmen, zu denen namentlich die ungeschwänzten Batrachier gehören — an den Schwanzwirbeln vorkommen. Sie sind aber nie unter dem Körper eines einzigen Wirbels, sondern zwischen je zwei Wirbelkörpern befestigt.

Die Zahl der Wirbel unterliegt den grössten Verschiedenheiten; am geringsten ist sie bei den ungeschwänzten Batrachiern [1]), sehr bedeutend dagegen bei den Proteïdeen, den Salamandrinen und besonders den Cöcilien; sehr beträchtlich ist die Wirbelzahl auch bei allen beschuppten Reptilien; unter ihnen wieder am beträchtlichsten bei den schlangenähnlichen Sauriern und bei den Ophidiern.

Bei allen nackten Reptilien besitzt der Atlas zwei Gelenkflächen und ermangelt gewöhnlich [2]) aller Querfortsätze, besitzt auch

---

1) Bei den ungeschwänzten Batrachiern sind ausser dem langen Steissbeine sehr regelmässig neun Wirbel vorhanden, welche Zahl jedoch bei einigen Gattungen durch Verschmelzung von Wirbeln vermindert wird. Bei Ceratophrys dorsata verschmelzen der erste und zweite Halswirbel. Bei Systoma und Pipa sinkt, in Folge von Verschmelzung einerseits des Atlas mit dem nächstfolgenden Halswirbel und andererseits des Kreuzbeines mit dem Steissbeine die Zahl der Wirbel auf sieben. Letztere Verschmelzung kömmt auch bei Xenopus (Dactylethra) vor. — Bei Proteus finden sich etwa 60, bei Siren über 80, bei Amphiuma mehr als 100 Wirbel; über 200 sind bei Coecilia vorhanden. Noch beträchtlicher ist die Wirbelzahl bei Schlangen; d'Alton zählte bei Python 323 Wirbel.

2) Z. B. bei Pipa vorhanden.

nie Rippenanhänge. — Die Körper der übrigen Wirbel sind bei den Proteïden, dem Axolotl und den Cöcilien, wie bei den Fischen, an ihrer vorderen und hinteren Fläche conisch vertieft oder ausgehöhlt [3]. Die Wirbelkörper der Salamandrinen sind an ihrer Vorderseite convex, an ihrer Hinterseite concav, während bei den ungeschwänzten Batrachiern meistens — obschon nicht immer [4]) — die Hinterseite querconvex und die vordere concav zu sein pflegt. An dem querconvexen Gelenkkopfe finden sich meistens Spuren einer mittleren Furche. Die Dornen der oberen Wirbelbogen sind nie beträchtlich, meist flach, hinterwärts gerichtet. In der Regel besitzt jeder obere Bogen vier Gelenkfortsätze, von denen die beiden hinteren auf den beiden vorderen des nächstfolgenden Wirbels ruhen. — Querfortsätze sind bei den geschwänzten Gattungen ziemlich ausgebildet vorhanden; an ihren Enden befestigen sich häufig Rippen, welche jedoch immer unbedeutend sind, das Brustbein niemals erreichen, dagegen meistens den *Ligamenta intermuscularia* zu Ansatzpunkten dienen. Die Querfortsätze der ungeschwänzten Batrachier [5]) sind in der Regel lang und die meisten tragen keine Rippen. Mehr oder minder beträchtliche Andeutungen der letzteren finden sich nur an den Querfortsätzen des dritten und vierten Wirbels durch Anwesenheit knorpeliger Apophysen, welche bei den Aglossa besonders stark entwickelt sind. Der einzige Kreuzbeinwirbel der ungeschwänzten Batrachier zeichnet durch seine langen und breiten *Processus transversi* sich aus [6]) und besitzt an der Hinterseite seines Körpers gewöhnlich zwei Tubercula, welche in zwei entsprechende Gelenkhöhlen der Vorderseite des sehr verlängerten, dünnen, schwertförmigen Schwanzwirbels eingreifen, der nur bei wenigen Gattungen [7]) mit dem vorigen Wirbel verwachsen ist.

---

3) In diesen oft tiefen Höhlen (Proteus) findet sich, ganz wie bei den Fischen, als Ueberrest der *Chorda dorsalis* eine gallertartige Masse. Interessant ist es, dass diese konischen Vertiefungen auch den Larven vieler Batrachier zukommen. — Uebrigens bieten, den Beobachtungen von Dugès und Müller zufolge, die Wirbelkörper der Batrachier merkwürdige Entwickelungs-Verschiedenheiten dar. Bei Einigen entstehen die Wirbelkörper allein durch die oberen Wirbelbogenschenkel; die Scheide der *Ch. dorsalis* bleibt unterhalb derselben liegen und hat gar keinen Antheil an ihrer Bildung. Hierher gehören Cultripes, Pelobates und Pseudis paradoxa. — Bei den meisten ungeschwänzten Batrachiern und bei Salamandra terrestris entstehen dagegen die Wirbelkörper als ossificirte Ringe in der äusseren Scheide der *Ch. dorsalis*, die in den Zwischenstellen bandartig wird. S. die Bemerk. von Müller in seiner vergl. Neurologie d. Myxinoïden.

4) Bei Pipa finde ich die Convexität an der Vorderfläche der Wirbelkörper.

5) Ausserordentlich verlängert am zweiten und dritten Wirbel von Pipa, am dritten und vierten von Xenopus; bei Pipa am zweiten und dritten Wirbel mit knorpeligen Rippenrudimenten versehen. Ich finde die knorpeligen Rippenrudimente bei den einheimischen Fröschen sehr beständig am dritten und vierten Wirbel; aber nur sehr schwach angedeutet.

6) Enorm ausgebildet bei Pipa u. Xenopus. — 7) Pipa, Xenopus, Systoma.

Bei den Ophidiern[8]) geschieht die Verbindnng der Wirbelkörper dadurch, dass ein an der hinteren Fläche des Wirbelkörpers befindlicher kugelrunder Gelenkkopf in eine entsprechende Gelenkhöhle der Vorderseite des nächstfolgenden Wirbelkörpers eingreift. Die oberen Bogen zweier Wirbel verbinden sich durch je vier Gelenkflächen, welche so angeordnet sind, dass die des vorderen Wirbels diejenigen des nächst hinteren decken. Indem die freien Enden der äusseren Gelenkfortsätze sich kreuzen, entstehen oft falsche Querfortsätze. Wahre Querfortsätze fehlen an den Rumpfwirbeln oder werden nur durch ein Paar an der Basis der oberen Bogenschenkel vorragende Tubera repräsentirt. An diese befestigen sich die Rippen, welche an allen Rumpfwirbeln, mit Ausnahme der vordersten, vorkommen. Die letzte oder die letzten Rippen sind oft gabelförmig gespalten. Jede knöcherne Rippe trägt an ihrem freien Ende oft eine knorpelige Spitze. Kreuzbeinwirbel sind, bei dem gewöhnlich vorhandenen Mangel eines Beckens, nur selten zu unterscheiden. An den Schwanzwirbeln kommen, Statt der Rippen, ziemlich beträchtliche Querfortsätze vor, welche an den ersten dieser Wirbel oft getheilt oder doppelt sind. — Die oberen Dornen sind bei den grossmäuligen Schlangen höher, als bei den Microstomata, wo sie niedrig sind oder fehlen. Einfache untere Dornen finden sich an den meisten Rumpfwirbeln, paarige untere Bogenschenkel, welche aber häufig getrennt bleiben und dann keinen einfachen unteren Dorn bilden, unter allen Schwanzwirbeln. — Abweichend von den übrigen Wirbeln gestaltet sind die beiden ersten Halswirbel. Der Atlas ist gewöhnlich ringförmig und besteht aus dem Körper und den bald paarigen, bald zu einem Stücke verschmolzenen oberen Bogenschenkeln. Der Epistropheus besitzt einen Zahnfortsatz.

Die Wirbel der Chelonier[9]) haben das Eigenthümliche, dass ihr oberer Bogen fast immer durch Naht mit dem Körper verbunden ist. Der Atlas besteht aus dem Körper und zwei unverschmolzenen oberen Bogenschenkeln. Vor dem Körper des Epistropheus und von ihm noch durch ein *Os sesamoïdeum* getrennt, liegt, als abgesondertes Stück, der *Processus odontoïdeus*. Eigenthümlich verhält sich die Articulation der Halswirbel. Die Körper einiger derselben sind an der Vorderfläche convex, an der hinteren concav; bei anderen findet die umgekehrte Anordnung Statt, was dadurch möglich wird, dass den eben geschilderten Wirbelkörpern biconvexe oder biconcave eingeschoben sind. Die *Processus spinosi superiores* und *inferiores* der Halswirbel sind nie sehr stark ausgebildet; deutliche Querfortsätze fehlen. Von

8) Vgl. die sehr genaue Abhandlung von d'Alton, De pythonis ac boarum ossibus, Hal. 1836, 4., mit Abbild.

9) Vergl. über die Verhältnisse der Wirbelsäule bei den Cheloniern Peters, Observationes ad anatomiam Cheloniorum, Berol. 1838, 4., mit Abbild.

dem oberen Bogen eines jeden Wirbels treten zwei hintere und zwei vordere Gelenkfortsätze ab; die vorderen werden von den hinteren des nächst vorderen Wirbels bedeckt. An der Bauchseite des Hinterrandes der letzten Halswirbel finden sich bisweilen kleine accessorische Knöchelchen. Der erste Rückenwirbel ist durch seinen oberen Dornfortsatz mit dem Hautskelet verbunden; die folgenden Rückenwirbel verschmelzen durch ihre oberen Bogenstücke auf das Innigste mit diesen Knochenschildern des Hautskeletes. Vom ersten Rückenwirbel an bis zum Ende des Schwanzes kommen anfangs Rippen, später aber ihnen analoge Querfortsätze vor, welche letzteren immer als abgesonderte, mit den Wirbeln nicht verwachsene Knochenstücke sich erhalten. Die Rippen der Rückenwirbel sind fast beständig nicht an einem einzelnen Wirbel befestigt, sondern treten von der Verbindungsstelle je zweier Wirbel ab, ohne dass ihre Articulation mit diesen durch besondere Querfortsätze vermittelt würde. Die der Schwanzwirbel treten zwar nur von einem Wirbel ab, tragen jedoch mit ihrer Basis zur Vervollständigung der an der Vorderfläche der Wirbelkörper befindlichen Gelenkgrube bei. — Untere und obere Dornfortsätze sind an den Schwanzwirbeln nirgend deutlich vorhanden.

Bei den Sauriern besitzt der Atlas ausser seinem Körper ein Paar getrennter oberer Bogenstücke. Der Epistropheus hat einen vor seinem Körper liegenden, gesonderten ***Processus odontoïdeus.*** Die Hinterseite jedes Wirbelkörpers ist querconvex, die Vorderseite ist entsprechend ausgehöhlt; eine Regel von welcher nur die mit hohlen Facetten versehenen Schwanzwirbel einiger Gattungen Ausnahmen bilden [10]. Die beiden verschmolzenen oberen Bogenschenkel besitzen immer obere Dornen, deren Länge freilich bedeutenden Verschiedenheiten unterworfen ist. Die oberen Bogenschenkel besitzen an ihrer Basis zwei vordere und zwei hintere Gelenkfortsätze, von denen die hinteren die vorderen des nächstfolgenden Wirbels decken. Sowol an den Hals-, als an einem Theile der Rückenwirbel kommen häufig einfache untere Dornen vor, welche gewöhnlich zwischen je zwei Wirbelkörpern gelegen und meist getrennte Knochenstücke sind [11]. An den letzten Halswirbeln zeigen sich rippenähnliche, doch nicht mit dem Brustbeine articulirende Knochen. Alle Rückenwirbel bis zum Becken, allenfalls mit Ausnahme des letzten, tragen Rippen, welche an einem zwischen Wirbel und oberem Bogenschenkel liegenden Tuberculum befestigt zu sein pflegen. Es sind gewöhnlich zwei Kreuzbeinwirbel vorhanden, an deren starken Querfortsätzen das Darmbein befestigt ist. An den Schwanzwirbeln kommen gewöhnlich Querfortsätze vor, welche

---

10) Z. B. Anguis, einige Geckones.

11) Z. B. Varanus, Iguana, Chamaeleo, Psammosaurus, Uromastix u. A.

bisweilen, wie z. B. bei Uromastix, durch ihre Breite sich auszeichnen. Zwischen je zwei Schwanzwirbelkörpern sind, bisweilen mittelst kleiner Tuberkeln, die unteren Bogenschenkel befestigt, welche in eine Spitze auslaufend, die *Processus spinosi inferiores* bilden. Gewöhnlich fehlen diese unteren Wirbelbogen zwischen den vordersten Schwanzwirbeln und werden auch an den letzten abortiv.

Die Wirbel der Crocodile bieten manche Eigenthümlichkeiten dar. Sämmtliche Halswirbel besitzen Rippenrudimente, von denen bald weiter die Rede sein soll. Der Atlas besteht aus vier Stücken: einem Basilarstücke, zwei oberen Bogenschenkeln und einem abgesonderten bogenförmigen oberen Schlussstücke. Der Epistropheus hat einen mit seinem Basilarstücke durch Naht verbundenen *Proc. odontoïdeus;* übrigens stimmt er darin mit allen anderen Wirbeln überein, dass seine unter einander verwachsenen, in einen oberen Dorn auslaufenden oberen Bogenschenkel durch Naht mit dem Wirbelkörper verbunden sind. Jeder Wirbelkörper besitzt eine vordere vertiefte und eine hintere convexe Fläche. Der obere Bogen jedes Wirbels hat vier Gelenkfortsätze: zwei vordere und zwei hintere; die letzteren decken die vorderen des nächstfolgenden Wirbels. Seitwärts geht von jedem Bogenschenkel der Halswirbel (mit Ausnahme der beiden vordersten) ein kleiner *Processus transversus* ab. Viel beträchtlicher sind diese mit gleichem Ausgangspunkte versehenen Querfortsätze an sämmtlichen Rücken- und Lendenwirbeln. Die noch stärkeren Querfortsätze der Kreuzbeinwirbel und der vorderen Schwanzwirbel zeichnen sich dadurch aus, dass sie an der Grenze der Wirbelkörper und der oberen Bogenschenkel liegen und von beiden durch Naht getrennt bleiben. Die Körper der meisten Halswirbel und der vier vordersten Rückenwirbel besitzen einen einfachen mit dem Körper verschmolzenen unteren Dorn. Die meisten Schwanzwirbel (mit Ausnahme der vordersten) sind mit unteren Bogenschenkeln versehen, welche immer zwischen je zwei Wirbelkörpern inserirt sind und am Ende zu einem einfachen unteren Dorn verschmelzen. Dieser kann jedoch auch ein abgesondertes Stück sein. — Sämmtliche sogenannten Halswirbel und die Rumpfwirbel sind rippentragend. Die Rippen der beiden ersten Halswirbel sind einfache, hinterwärts gerichtete, an dem Körper des Atlas und von der Verbindungsstelle des *Proc. odontoïdeus* mit dem Körperstücke des zweiten Halswirbels befestigte Knochengriffel. Die übrigen Halsrippen sind an ihrer Wurzelhälfte gabelförmig gespalten und befestigen sich mit dem einen Schenkel an den *Processus transversus* des oberen Bogenschenkels, mit dem anderen aber an den Wirbelkörper. Dasselbe gilt von den ersten Rippen der Rückenwirbel, welche aber, von der dritten, an ausschliesslich an Querfortsätzen, jedoch meist mit zwei Köpfchen sich befestigen. Auch an den Enden der *Processus transversi* mehrer sogenannter Lendenwirbel sieht man bei jungen Thieren sehr kleine selbstständige als Rippenrudimente zu betrachtende Ossificationen [12]).

[Man vgl. über die Wirbelsäule der Reptilien, ausser den Handbüchern von Cuvier und Meckel, besonders Cuvier's Recherches sur les ossemens fossil., Tome IX. u. X. mit den dazu gehörigen Abbild. Ueber die Wirbel der Batrachier, und besonders über ihre Entwickelungsgeschichte, Dugès, Recherches sur l'ostéologie et la myologie des Batraciens, Paris 1834. 4.]

§. 55.

Die Rippen sind bei allen nackten Reptilien nur rudimentär [1]) und erreichen weder das Brustbein, noch verbinden sich die sich seitlich entgegengesetzten unter einander. Eben so wenig finden solche Verbindungen Statt bei den starken, gewölbten, am Ende meist knorpeltragenden Rippen der Ophidier und einiger schlangenähnlichen Saurier. Bei den meisten Sauriern enden einige der vordersten Rippen frei, während ein Theil der folgenden mit den Knorpeln an das Brustbein sich befestigt. Bei vielen Sauriern [2]) kommen eigenthümliche Verbindungsweisen der Rippen vor. Im zweiten Dritttheile des Rumpfes vereinigen sich nämlich bisweilen je zwei einander entsprechende Rippen rechter und linker Seite durch einen convex nach vorn gerichteten Knorpelbogen, der unter spitzem Winkel von ihren Knorpelenden abtritt. Bisweilen gehen noch von der Mitte dieses Bogens vorwärts gerichtete Spitzen oder Fortsätze ab [3]). Diese als Bauchrippen bezeichneten Bogen entsprechen den *Inscriptiones tendineae* der Bauchmuskeln, welche auch bei anderen Sauriern ihre Stelle vertreten. — Bei Draco ist ein grosser Theil der Rippen sehr verlängert und trägt nicht zur Umschliessung der Rumpfhöhle, sondern zur Unterstützung der Flughaut bei [4]). — Viel Eigenthümliches besitzen die Rippen der Crocodile. Schon die meisten Halsrippen, mit Ausnahme der beiden ersten, sind dadurch ausgezeichnet, dass sie an ihrem freien Ende nicht zugespitzt erscheinen, sondern in einen horizontalen, nach vorn und hinten sich erstreckenden Fortsatz auslaufen, mittelst dessen sie einander berühren und decken [5]). Die verlängerte, mit einem einfachen Knorpel versehene Rippe des ersten Rückenwirbels erreicht das Sternum nicht. Jeder Knorpel der folgenden acht Brustbein-

12) Ich habe sie bei jungen Exemplaren der Champza und Crocodilus an den meisten Rumpfwirbeln angetroffen.

1) Sie finden sich bei den Cöcilien an den meisten Rumpfwirbeln; an vielen Wirbeln von Triton und Salamandra; nur an einigen bei den Proteïden und Derotremata.

2) Bei Chamaeleo, Polychrus, Gecko fimbriatus nach Meckel; ferner bei Anolis, Seps, Acontias. — 3) Gecko fimbriatus nach Meckel.

4) Abbildung bei Tiedemann, Anatomie und Naturgeschichte des Drachens, Heidelb. 1810, 4.

5) Eine Einrichtung, wodurch die Seitenbewegung des Halses sehr beschränkt wird.

Rippen besteht aus zwei Segmenten. An der Verbindungsstelle jeder dieser Rippen mit ihrem Knorpel findet sich, analog dem *Processus uncinatus* der Vögel, ein durch Ligament ihr verbundener, hinterwärts gerichteter, platter, ziemlich breiter Fortsatz, der die nächst folgende Rippe erreicht und deckt. Diese Fortsätze bleiben lange knorpelig, ossificiren aber später ziemlich vollständig [6]. — Die Rippen der beiden letzten Rückenwirbel und die Rippenandeutungen an den sogenannten Lendenwirbeln erreichen das Sternum und dessen hintere gabelige Fortsetzungen nicht. Aber entsprechend diesen sieben Wirbeln finden sich an der Bauchfläche sieben Paar unter einander durch eine fibro-cartilaginöse Membran verbunderer Bauchrippen. Jede der letzteren besteht aus zwei, eine kurze Strecke mit einander parallel liegenden Segmenten. Das hinterste Paar ist am längsten und lehnt sich hinten an eine von den Schaambeinen ausgehende fibro-cartilaginöse Membran. Dies System der Bauchrippen, das unter dem Namen des *Sternum abdominale* bekannt ist, gehört in die Kategorie der *Inscriptiones tendineae.*

Bei den Cheloniern [7]) hat man den im Bereiche des Hautschildes liegenden verlängerten Rippen der eigentlich sogenannten Rückenwirbel eine ausserordentliche Breite zugeschrieben und die Entstehung des Hautschildes selbst durch Verwachsung dieser verbreiterten Rippen erklärt. Bei Untersuchung von Schildkröten-Fötus überzeugt man sich jedoch leicht, dass diese Anschauungsweise auf Confusion zweier ganz verschiedenen Ossifications-Elemente beruhet, nämlich der eigentlichen Rippen und der sie bedeckenden und umwachsenden Hautknochen. Erstere selbst besitzen die gewöhnliche Breite, die sie auch bei erwachsenen Seeschildkröten an ihren Enden noch in späteren Lebenszeiten darbieten; die Hautknochen legen sich über die Rippen, umwachsen sie und vereinigen sich unter einander durch Nähte. Die mit einander der Reihe nach durch Naht verbundenen, die Seitentheile des Rückenschildes bildenden Knochenstücke sind also — mit Ausnahme des ersten und des letzten, welche blos Hautknochen zu sein pflegen — Producte der Verwachsung von Hautknochenstücken mit den eigentlichen Rippen. Die Enden der Rippen inseriren sich nicht am Brustbeine. — Uebrigens werden die ursprünglichen unter den Hautschildern liegenden Rippen häufig mehr oder minder vollständig resorbirt [8]).

---

6) Ich fand diese bisher übersehenen und sonst nur den Vögeln eigenthümlichen Fortsätze zuerst bei Champza lucius, später aber bei allen von mir untersuchten Crocodilen und beim Gavial. Sie sind grossentheils knorpelig; jeder knorpelige Fortsatz enthält aber einen Knochenkern. Der Fortsatz selbst erreicht die nächst hintere Rippe und ist dem der straussartigen Vögel am ähnlichsten.

7) Vgl. §. 54. und die citirte Abhandlung von Peters. Embryonen von Seeschildkröten sind besonders überzeugend; ich untersuchte die von Ch. mydas und imbricata und kann die Angaben von Peters durchaus bestätigen.

8) Z. B. bei Emys, besonders aber bei Cryptopus und Testudo.

## II. Vom Schultergerüst und Brustbein.

§. 56.

Bei allen Reptilien ist das Schultergerüst, sobald es überhaupt vorhanden, vom Schedel getrennt. Bei den Perennibranchiaten und den Salamandrinen bildet das Schultergerüst jeder Seite ein grossentheils knorpeliges und nur stellenweise ossificirtes Continuum, das aber in Gestalt verschiedenartig gerichteter und geformter Fortsätze die Elemente dreier verschiedenen Theile darzubieten pflegt. Diese sind 1) das Scapularstück, das gewöhnlich halb knorpelig, halb verknöchert vom Rücken auswärts und abwärts steigt; 2) ein Clavicularfortsatz [1]) und 3) ein hinter ihm liegender Coracoïdalfortsatz. Dieser letzte steigt hinter dem vorigen von aussen nach innen zur Brustseite ab. Der eine *Processus coracoïdeus* pflegt an der Brustfläche den anderen zu berühren oder zu bedecken [2]). Bisweilen kömmt hinter dem Berührungspunkte beider noch eine isolirte unpaare Brustbeinplatte [3]) von faserknorpeliger Textur vor. — An dem Winkel, den der *P. coracoïdeus* mit der Scapula bildet, liegt, meist von Knochensubstanz umgeben, seltener im Knorpel, die Gelenkgrube für den Humerus. — Das Schultergerüst der ungeschwänzten Batrachier stellt einen hinten offenen, vorn geschlossenen und mit Brustbeinstücken verbundenen Halbgürtel dar. Jede Seitenhälfte besteht in der Regel aus vier Stücken: 1) einer die Querfortsätze der Wirbelsäule und deren Muskeln bedeckenden flachen, gewöhnlich knorpeligen, selten grossentheils ossificirten Platte (*Cartilago suprascapularis*) [4]); 2) einem an deren äusseres Ende sich anschliessenden, gewöhnlich etwas gebogenen Knochen, dessen freies Ende cartilaginös wird und zum Theil den grösseren Abschnitt der Gelenkgrube für den Humerus bildet (*Scapula*); 3) vervollständigt wird diese Gelenkgrube durch einen von ihr aus bald schräg, bald quer zur Mittellinie der Brust gerichteten Knochen (*Os coracoïdeum*); 4) der letzte meist schmale Knochen erstreckt sich, ohne zur Bildung der Gelenkgrube beizutragen, von dem freien Ende der Scapula zur Mittellinie der Brust. Er entspricht der *Clavicula* und liegt vor dem *Os coracoïdeum*, meistens ihm parallel, indem beide Knochen nur selten divergiren [5]) und einen Winkel bilden. Der Zwischenraum welcher beide trennt, wird gewöhnlich durch membranöse Theile ausgefüllt [6]). Meist stossen die *Ossa coracoïdea* und die *Claviculae* beider Seiten in der Mittellinie der Brust unmittelbar oder mittelst eines zwischenliegenden Knorpelstreifens zusammen; seltener schiebt sich der Innenrand eines *Os coracoïdeum* über den anderen [7]). Auf diese Weise ent-

---

1) Er ist sehr schwach bei Triton. — 2) Z. B. bei Proteus, bei Siredon, bei Triton. — 3) Beim Axolotl. — 4) Bei Pipa grossentheils verknöchert. 5) Bei Pipa. — 6) Bei Pipa durch eine fibrös-knorpelige Membran. 7) Bufo, Calamita.

steht ein Brustkorb, der immer noch durch das Hinzutreten anderer unpaarer Knochen oder Knorpelplatten vervollständigt wird. An den Hinterrand der vereinigten *Ossa coracoïdea* schliesst sich ein unpaarer, am Ende verbreiterter Knochen, der dem Schwertfortsatze des Brustbeines verglichen ist. Seine Stelle wird bisweilen durch eine fibro-cartilaginöse Platte vertreten [8]). An den Vorderrand der vereinigten *Claviculae* befestigt sich, wenigstens bei Rana, ein ähnliches, nach vorn gerichtetes schmales Stück, das ein *Manubrium sterni* darstellt [9]).

Das Schultergerüst der Saurier bietet ähnliche Beziehungen zum Brustbeine dar. Es besteht in der Regel aus denselben vier Stücken, wie bei den Batrachiern. An eine meist breite fibröse Platte schliesst sich die ossificirte Scapula, welche in Verbindung mit dem zur Brust gerichteten, durch einen halbmondförmigen Rand an das Brustbein befestigten *Os coracoïdeum* die Gelenkgrube für den Humerus bildet. Die Bildung des *Os coracoïdeum* ist in so fern eigenthümlich, als es nach vorn und innen in zwei oder drei Zacken oder Zinken ausläuft, welche durch Zwischenräume von einander getrennt werden [10]). Diese Zwischenräume werden dadurch zu allseitig umschlossenen Löchern, dass an den freien Rand der einzelnen Zacken eine continuirliche bogenförmige Knorpelplatte sich anschliesst. Das vordere verbreiterte Ende dieser Knorpelplatte des rechten *Os coracoïdeum* pflegt die des linken in der Mittellinie der Brust, oberhalb des Sternum zu bedecken. Die Clavicula endlich wird durch eine von dem Vorderrande der Scapula zum *Manubrium sterni* quer und unterhalb des *Os coracoïdeum* sich erstreckende Knochenleiste repräsentirt. Sie trägt zur Bildung der Gelenkgrube für den Humerus nicht bei. — Die *Ossa coracoïdea* beider Seiten lehnen sich mit ihren halbmondförmigen Ausschniten an die vorderen Ränder des Hauptstückes des Brustbeines. Das Sternum der Saurier besteht gewöhnlich aus zwei unpaaren hinter einander gelegenen Stücken. Das hintere, von dem so eben die Rede war, ist am beträchtlichsten und stellt eine mehr oder minder deutlich rhomboidale, bisweilen aus zwei paarigen Seitenhälften [11]) zusammengesetzte Knorpelplatte dar. An seine hinteren Seitenränder befestigen sich Rippenknorpel, an die vorderen die *Ossa coracoïdea*. An die vordere Spitze dieser Brustbeinplatte heftet sich ein langes unpaares nach vorn gerichtetes Manubrium, das durch zwei bald von seiner Mitte, bald von seinem Vorderrande abgehende transversale Seitenäste bald die Form eines Kreuzes [12]), bald die eines T [13]) annimmt. Mit der vorderen Spitze dieses Manubrium sind die Claviculae verbunden.

---

8) Pipa. — 9) Es fehlt bei Bufo. — 10) Zwei z. B. bei Lacerta; drei bei Varanus. — 11) Z. B. bei Varanus. — 12) Z. B. bei Lacerta, Scincus, Platydactylus. — 13) Z. B. bei Varanus, Iguana.

Von der eben beschriebenen Anordnung des Schultergerüstes und des Brustbeines machen die Chamäleonten und die Crocodile eine Ausnahme. Bei beiden ist die Knorpelplatte oberhalb der ossificirten Scapula unbedeutend und eine Clavicula fehlt gänzlich. Die beiden *Ossa coracoïdea*, denen die eigenthümlichen Zacken und Knorpelplatten der meisten Saurier mangeln, lehnen sich an das einfache rhomboidale Hauptstück des Brustbeines, das beim Chamäleon ossificirt ist, aber kein Manubrium besitzt, während es bei den Crocodilen knorpelig bleibt und ein knöchernes, theils dem Knorpel aufliegendes, theils nach vorn verlängertes ossificirtes einfaches Manubrium ohne transverselle Aeste hat. Bei beiden Familien heftet sich an den hinteren Rand des Brustbeines ein einfacher oder zusammengesetzter Längsknorpelstreif, der bei den Crocodilen nach hinten gabelförmig gespalten ist. An diese Verlängerung inseriren sich, gleichwie an die hinteren Seitenränder des Hauptstückes, Rippenknorpel.

Bei den schlangenähnlichen Sauriern 14) verkümmern Schultergerüst und Brustbein und schwinden zum Theil völlig, wie bei Acontias. Bei den Ophidiern endlich fehlen sie, gleich den Vorderextremitäten, durchaus.

Sehr einfach ist das Schultergerüst der Chelonier, das von dem theils durch verwachsene Rippen und Hautknochen, theils durch das Brustbein gebildeten Panzer umschlossen wird. Es besteht aus zwei Knochen, welche beide zur Bildung der Gelenkgrube für den Humerus beitragen. Der eine dieser Knochen repräsentirt die Scapula und Clavicula, welche letztere in Gestalt eines einfachen, oberhalb des Brustschildes einwärts gerichteten Fortsatzes erscheint. Das freie Schulterblattende dieses Knochens ist durch Ligament über dem Rippenrudimente des ersten Rückenwirbels befestigt. Der zweite am Brustschilde hinterwärts gerichtete Knochen ist das *Os coracoïdeum*. Ein streifenförmiges Band verbindet sein freies Ende mit demjenigen der Clavicula.

Das Brustbein der Chelonier besteht in der Summe derjenigen Knochenstücke, welche die Grundlage ihres Brustschildes (*Plastron*) bilden. Die Zahl dieser Brustbeinstücke beläuft sich gewöhnlich auf neun, von welchen je vier paarig, eines jedoch unpaarig ist. Das letztere ist meistens zwischen den beiden obersten Paaren der Brustbeinstücke eingeschlossen. Gestalt und Verbindungsweise dieser Stücke sind

14) Vgl. über diesen Gegenstand besonders Heusinger in seiner Zeitschr. für organ. Physik, Bd. 3. S. 489. und Müller in Tiedemann und Treviranus, Zeitschr. Bd. 4. — Ein Brustbein fehlt bei Anguis und Ophisaurus. Anguis, obschon ohne äusserliche Rudimente von Extremitäten, besitzt doch ein Schultergerüst auf jeder Seite. Es sind *Scapula*, *Clavicula* und *Os coracoïdeum* vorhanden. Vollständiger ausgebildet sind Schultergerüst und Brustbein bei Pseudopus und bei Chirotes. — Lepidosternon, Cephalopeltis und Acontias besitzen keine Spur von Schultergerüst.

bei den verschiedenen Gattungen der Schildkröten grossen Verschiedenheiten unterworfen [15]) Während bei den Seeschildkröten niemals eine vollständige Verschmelzung aller dieser Stücke eintritt, sind sie bei den Landschildkröten nur in früher Jugendperiode getrennt, und vereinigen sich durch Nähte allmälich sowol allseitig untereinander, als auch seitwärts, in mehr oder minder beträchtlicher Ausdehnung, mit dem Rückenschilde. Das aus der Verwachsung dieser Brustbeinknochen mit dem Hautskelete entstandene Plastron bedeckt das Schulter- und Beckengerüst von der Bauchseite.

[Vgl. besonders Cuvier, Recherches, T. IX. u. X., Tab. 232. 233. 240. 245. 252. 253. 255.]

## III. Vom Beckengerüste.

### §. 57.

Die Mehrzahl der Reptilien besitzt ein mehr oder weniger ausgebildetes Beckengerüst, das selbst häufig solchen Gattungen zukömmt, bei denen ein Schultergerüst mangelt. Ohne Spur eines Beckens sind unter den unbeschuppten Reptilien die Cöcilien und die Gattung Siren, und unter den beschuppten viele Ophidier. — Bei Proteus bleibt das Becken knorpelig und besteht aus zwei paarigen schräg absteigenden leistenförmigen Darmbeinen, *Ossa ileum*, welche an den Kreuzbeinwirbeln vermittelst Bänder befestigt sind und aus einer horizontalen Knorpelplatte, welche kaum eine Spur einer Medianfurche darbietet. Diese Platte entspricht den Sitz- und Schaambeinen. — Beim Axolotl und bei den Salamandrinen geschieht die Verbindung der Hüftbeine mit dem Querfortsatze des Kreuzbeinwirbels durch Vermittelung eines rippenartigen Fortsatzes. An diesen lehnt sich jedes absteigende Hüftbein mit einer knorpeligen Epiphyse. Statt der einfachen horizontalen Knorpelplatte des Proteus findet sich hier eine hinten knöcherne, vorn knorpelige, aus paarigen Seitenhälften gebildete Platte. Der hintere knöcherne Abschnitt dieser Platte repräsentirt die Sitzbeine; der vordere knorpelige wird als Analogon der Schaambeine betrachtet. Beim Axolotl verlängert sich der vordere knorpelige Abschnitt in einen mittleren unpaaren Knorpelstiel, der sich aber bei den Salamandern alsbald spaltet und so die Form eines Y annimmt [1]). Das Becken der ungeschwänzten Batrachier hat eine sehr anomale Form. Die beiden langen *Ossa ileum* werden durch den starken Querfortsatz des Kreuzbeinwirbels gestützt.

---

15) Vgl. hierüber besonders die nähern Angaben und Abbildungen von Cuvier l. c. T. IX. p. 401. Bei dem Interesse, das das Plastron für die systematische Zoologie hat, sind auch Duméril und Bibron auf nähere Erörterungen über seine Bildungsverhältnisse eingegangen. L. c. T. I. p. 376 sqq.

1) Allgemein wird dieser Knorpel der Salamandrinen als nicht zum Becken gehörig betrachtet und für eine an die Beutelknochen mancher Säugthiere erinnernde Bildung erklärt.

Jedes Hüftbein verbindet sich, unten verbreitert, mit dem *Os ischii* und *Os pubis* seiner Seite. Indem diese letztgenannten beiden Knochen und zum Theil auch die *Ossa ileum* mit den gleichnamigen Knochen der entgegengesetzten Seite verschmelzen, nimmt das Becken die Form einer Scheibe an. Alle drei Beckenstücke, von denen die mehr unten und vorn gelegenen *Ossa pubis* stets knorpelig bleiben, tragen zur Bildung der für das Femur bestimmten Gelenkpfanne bei. Zwischen den beiden Gelenkpfannen erhält sich eine in der Mitte durch Knorpel ausgefüllte Lücke.

Die meisten Saurier besitzen ein vollständig ausgebildetes Becken, das jederseits aus drei Knochen gebildet wird, die sämmtlich zur Bildung der Gelenkpfanne beitragen. Das Hüftbein ist gewöhnlich länglich, fast horizontal gestellt, und von hinten nach vorn etwas abwärts gerichtet. Bei den Chamäleonten steht es dagegen fast perpendiculär, besitzt auch oben, gleich dem Schulterblatt, eine platte cartilaginöse Epiphyse, welche oberhalb der Querfortsätze der Kreuzbeinwirbel liegt. Die Schaambeine vereinigen sich bei den Sauriern mit den Sitzbeinen nicht mehr zu einer gemeinschaftlichen Platte, wie bei den Salamandern, vielmehr bilden die beiden Schaambeine und die beiden Sitzbeine, indem sie sich je mit einander zu einer besonderen Schaambein- und Sitzbein fuge verbinden, zwei hinter einander gelegene, durch eine weite Oeffnung getrennte Bogen. Diese die beiden Bogen trennende Oeffnung zerfällt oft durch einen von der Sitzbeinfuge ausgehenden, vorwärts gerichteten Fortsatz in zwei mehr oder minder vollständig getrennte Seitenhälften; bisweilen ist statt dieses Fortsatzes nur ein mittlerer ligamentöser Strang vorhanden. Beim Chamäleon trägt jedes Sitzbein nahe an der Symphyse einen kleinen accessorischen Knochen; auch bei vielen anderen Sauriern: Iguana, Varanus, Polychrus u. A. geht von der Symphyse der Sitzbeine ein nach hinten gerichteter, ihr beweglich verbundener Knorpel ab, der selten theilweise ossificirt. Bei den schlangenähnlichen Sauriern: Pseudopus, Bipes, Ophisaurus, Anguis sind nur Rudimente des Beckens vorhanden. Sie bestehen in einem jederseits an dem Querfortsatze eines Wirbels oder am Ende der Rippen befestigten verschieden gestalteten Knöchelchen, das dem Darmbeine entspricht und nur selten noch andere rudimentäre Extremitätenknochen trägt.

Interessant ist es, dass dergleichen Beckenrudimente auch bei manchen Ophidiern angetroffen werden; sie liegen hier aber in der Regel, mit Ausnahme von Acontias und Amphisbaena, wo sie an den Enden von Rippen befestigt sind, ganz frei, ohne mit der Wirbelsäule verbunden zu sein und erscheinen bald ohne Spur von Extremitäten, bald tragen sie mit Sporen besetzte Rudimente derselben.

Die Beckenknochen der Schildkröten werden von dem Bauchschilde umgeben, hangen aber mit demselben gewöhnlich nur durch Ligamente zusammen — eine Regel, von welcher die Gattung Chelys in so ferne eine bedeutende Ausnahme macht, als die Beckenknochen hier nicht nur mit dem Bauchschilde, sondern auch mit dem Rückenschilde eine festere Verbindung eingehen. — Ihre Anzahl und Anordnung bleibt bei den Cheloniern dieselbe wie bei den Sauriern und sie tragen sämmtlich zur Bildung der Gelenkpfanne bei. Beständig ist die Lage des Beckens so, dass die Hüftbeine von der Wirbelsäule schräg nach vorn absteigen und dass die gemeinsame Oberfläche der Sitz- und Schaambeine dem Bauchschilde parallel liegt. Stets vereinigen sich sowol die beiden Sitzbeine, als auch die beiden Schaambeine in der Mittellinie. Bei den Seeschildkröten wird die Sitzbeinfuge mit der Schaambeinfuge nur durch Ligament verbunden. Sitzbeine und Schaambeine sind hier also, abgesehen von dem Ligamente, durch eine einzige weite Oeffnung getrennt. Bei den Land- und Süsswasserschildkröten stossen aber die vereinigten Sitzbeine in der Mitte hinten an die beiden Schaambeine; es finden sich hier zwischen den unverbundenen Seitenästen der Sitz- und Schaambeine also zwei Oeffnungen.

Abweichend von der allen übrigen beschuppten Reptilien zukommenden Anordnung zeigt sich das Becken der Crocodile. Die sogenannten [2]) Schaambeine tragen hier nicht zur Bildung der Gelenkpfanne für den Oberschenkel bei und vereinigen sich nicht unter einander. Jedes Schaambein ist mit einer Apophyse des Sitzbeines seiner Seite verbunden und erstreckt sich rippenartig schräg abwärts und vorwärts. Beide Schaambeine werden durch die zwischen den Bauchrippen gelegene Aponeurose verbunden.

[Sehr gute Abbildungen vom Beckengerüste der Reptilien finden sich bei Cuvier, Recherches etc. — Ueber die abortiven Beckenknochen vieler Saurier und Ophidier haben gehandelt Mayer, Nov. Act. phys. med. Acad. Caes. Leop. Carol. T. 12. p. 2. 1825, und noch gründlicher, Heusinger in seiner Zeitschr. f. organ. Physik, Bd. 3. S. 481. Vgl. auch Müller in Tiedemann und Treviranus, Zeitschr. Bd. IV. Unter den Ophidiern sind es die Gattungen Python, Boa, Eryx, Tortrix, Typhlops, Acontias, Amphisbaena, bei denen man bisher Beckenrudimente aufgefunden hat. Rhinophis besitzt nach Müller keine Spur von Beckenrudiment. Mayer hielt die Beckenrudimente mit Unrecht für Knochen der Extremitäten. Gegen diese Annahme spricht, ausser dem von Heusinger gründlich erörterten Verhalten der Muskeln, auch noch der Umstand, dass zu diesen Knochen bei Pseudopus und bei Bipes lepidopus abortive Extremitätenknochen hinzukommen. Bei Acontias und Amphisbaena findet sich an der innern Seite der letzten Rippen ein s-förmig gekrümmtes Knöchelchen, bei Acontias durch Bandfasern befestigt; bei Amphisbaena frei und am Ende einen Knorpel tragend; bei Anguis ist der etwas verschieden gestaltete Knochen an der Spitze des Querfortsatzes eines Wirbels befestigt. Bei Pseudopus trägt der ähnlich befestigte Kno-

2) Diese sogenannten Schaambeine erinnern an die oben erwähnten accessorischen Bauchdeckenknochen der Salamandrinen, denen sie mehr ähneln, als den Schaambeinen der übrigen Reptilien.

chen die aus zwei Gliedern bestehenden Extremitätenknochen; das zweite Glied der letzteren ist mit einem hornigen Nagel überzogen. Bei Bipes lepidopus finden sich, nach Cuvier, in einem ähnlichen warzigen Stummel Rudimente eines Femur, einer Tibia und vier äussere Glieder; bei andern Bipes-Arten sind die Extremitäten noch weiter ausgebildet und bilden den Uebergang zu Seps. Bei Typhlops sind wieder blos Beckenrudimente vorhanden, die sich von beiden Seiten unter spitzem Winkel vereinigen und wahrscheinlich meist den Schaambeinen entsprechen. Bei Tortrix kommen zu den Beckenrudimenten in dem Ende der Klaue Extremitätenknochen hinzu. Bei Boa und Python besteht das Becken- und Extremitätenrudiment jeder Seite aus fünf Knochen und Knorpeln: drei Beckenknochen und zwei Extremitätenknochen, von denen das äusserste einen Nagel trägt. Noch vollkommener ist die Bildung bei Eryx. — S. die Abbild. bei Heusinger.]

## IV. Von den Knochen der Extremitäten.

### §. 58.

Die Knochen der Extremitäten der Reptilien nähern sich rücksichtlich ihrer allgemeinen Anordnung, selbst bei den im Wasser lebenden Gattungen, welchen sie als Ruder dienen, weit mehr denen der Säugethiere, als denen der Fische. Die Knochen der Vorderextremitäten bestehen — sobald sie nicht verkümmern — aus einem einfachen Oberarmknochen (*Humerus*) [1]), aus zwei gewöhnlich getrennten, nur bei den ungeschwänzten Batrachiern verschmolzenen Vorderarmknochen (*Radius* und *Ulna*) [2]), aus einer unbeständigen Zahl von

1) Der Kopf des Humerus bleibt bei den Batrachiern fast immer knorpelig. Bei den Salamandrinen hat der Oberarmknochen wegen seiner halsartigen Einschnürung unterhalb des Gelenkkopfes und wegen seiner beiden trochanterartigen Knorren, so wie auch wegen der beiden zur Einlenkung der Vorderarmknochen bestimmten Condyli, grosse Aehnlichkeit mit einem Femur. — Bei den meisten ungeschwänzten Batrachiern ist er fast gerade, bei den Kröten mehr gekrümmt. Er besitzt in der Regel nur eine Leiste. Bei Cystignathus pachypus ist er eigenthümlich in die Breite entwickelt und wird so zu einem fast flachen Knochen. Der Oberarm ist bei fast allen ungeschwänzten Batrachiern beträchtlich länger, als der Vorderarm. — Bei den meisten Sauriern kürzer, als der Vorderarm, besitzt der Humerus, namentlich bei den Eidechsen, grosse Aehnlichkeit mit dem der Vögel; unten zeigt er zwei rundliche Erhabenheiten zur Articulation mit den Vorderarmknochen. — Das Oberarmbein der Crocodile ist länger als die Vorderarmknochen und besitzt eine starke Leiste. — Unter den Cheloniern ist es bei den Seeschildkröten am kürzesten, ziemlich gerade, sehr platt, oben mit starken Fortsätzen versehen; bei den Landschildkröten ist es länger, stark gekrümmt, rundlich, besitzt einen deutlich abgesetzten Hals und schwächer entwickelte Fortsätze. Bei allen Schildkröten ist der Oberarm so um seine Axe gedrehet, dass seine Streckfläche nach vorn, seine Beugefläche nach hinten liegt.

2) Die beiden Vorderarmknochen der ungeschwänzten Batrachier sind, wie es scheint beständig, verschmolzen und bilden einen einzigen ziemlich breiten Knochen. Er besitzt eine besonders an seinen beiden Enden deutlich hervortretende Längsfurche und hat inwendig, wenigstens in seinem unteren, am deutlichsten gefurchten Abschnitte auch zwei getrennte Markröhren. Er hat einen deutlichen Ellenbogenknorren. An der unteren Gelenkfläche finden sich stets zwei

Handwurzelknochen (*Ossa carpi*)[3], aus der Reihe der *Ossa metacarpi*[4]) und endlich aus den Phalangen der Finger[5]). Selten kommt als eigenthümliche Bildung zn diesen Knochen noch eine oberhalb des Ellenbogenknorrens kniescheibenähnlich gelegene Ossification hinzu, der man den Namen Ellenbogenscheibe (*Patella brachialis*) gegeben hat[6]). — Der Plan der Anordnung dieser Knochen ist im Allgemeinen ganz derselbe, wie bei den Säugethieren.

---

überknorpelte Erhabenheiten. Bei den übrigen Reptilien sind beide Knochen getrennt und in der Regel ist die Ulna länger, als der Radius; nur bei Chelonia und Trionyx findet das umgekehrte Verhalten Statt. Bei den Schildkröten sind überhaupt die Vorderarmknochen oben und unten (besonders bei Chelonia) in grösserer Strecke unbeweglich mit einander verbunden. Bei allen Schildkröten bildet ferner die Ulna den Aussenrand, der Radius den Innenrand des Armes, eine Eigenthümlichkeit, welche am meisten bei den Landschildkröten hervortritt und mit dem oben erörterten Verhalten des Humerus zusammenhangt.

3) Sie bleiben bei Siren und Proteus cartilaginös. Bei den Salamandrinen sind sie kurz und rundlich; es finden sich ihrer in drei Reihen sieben bis acht; bei den ungeschwänzten Batrachiern stehen sie in zwei Reihen und sind in der Zahl von sieben vorhanden; bei den Sauriern bilden die in verschiedener Anzahl vorhandenen Knochen zwei Reihen. Bei den Crocodilen finden sich zwei Reihen; in der hinteren liegen drei Knochen, ein kleinerer und zwei grössere, welche den Mittelhandknochen sehr ähnlich gebildet sind. In der vorderen Reihe finde ich, wie Meckel, vier sehr kleine, allerdings sehr spät ossificirende Knochen. Bei den Landschildkröten liegen in der ersten Reihe vier, in der zweiten fünf Handwurzelknochen; ihre Zahl wächst bei den Emyden und den Seeschildkröten auf zehn, welche in zwei Ordnungen liegen. Sie sind bei den letzteren eigenthümlich abgeplattet, wodurch die Hand dieser Thiere eine unverkennbare Aehnlichkeit mit derjenigen der Cetaceen erhält.

4) Die Mittelhandknochen sind gewöhnlich längliche Knochen und gleichen ihrem Baue nach in der Regel denen der Phalangen. Kurz und dick sind sie bei den Chamäleonten. Bei den Landschildkröten hat man sie häufig als Phalanges digitorum bezeichnet und darum auch wol ganz geläugnet.

5) Die Zahl der Finger, so wie die Anzahl der einen Finger zusammensetzenden Glieder sind sehr verschieden. Bei Proteus sind nur drei Finger vorhanden; bei den ungeschwänzten Batrachiern nur vier ausgebildete Finger, indem der Daumen rudimentär bleibt. Unter den Sauriern kehrt die Verminderung der Fingerzahl wieder bei Seps, Chalcides und Anderen mit verkümmerten Extremitäten versehenen Gattungen. Die häufigste Zahl der Finger ist fünf. Gewöhnlich stehen sie in Einer Reihe; bei den Chamäleonten sind aber die beiden äussern Finger abgesondert und nach hinten gerichtet. — Die Fingerglieder sind gewöhnlich länglich; nur bei den Landschildkröten auffallend kurz. Die Zahl der Glieder ist an den verschiedenen Fingern verschieden. Bei einigen Sauriern (Iguana, Basiliscus, Lacerta) bestehen die beiden äusseren Finger aus vier oder fünf Phalangen.

6) Es ist dieser Knochen nur eine Sehnenossification in dem Streckmuskel des Oberarmbeines; er kömmt vor bei Pipa, Rana, vielen Sauriern, z. B. Lacerta, Iguana, Polychrus, ferner bei einigen Cheloniern, namentlich bei der Gattung Testudo. Vgl. darüber R. Wagner in Heusinger's Zeitschr. f. organ. Physik, Bd. 1. S. 592.

Die Knochen der Hinterextremitäten bestehen da, wo sie nicht blos rudimentär sind, aus einem einfachen Oberschenkelbeine (***Femur***) [7], aus der ***Tibia*** und ***Fibula*** [8], die nur bei den ungeschwänzten Batrachiern verwachsen, aus einer unbeständigen Zahl von Fusswurzelknochen (***Ossa tarsi***) [9], aus der Reihe der ***Ossa metatarsi*** [10]) und aus

---

7) Dieser Knochen bietet wenig Eigenthümlichkeiten dar. Bei Proteus ist er verhältnissmässig lang; bei den Salamandern besitzt er einen sehr starken Kopf und hat bei ihnen und bei den Tritonen eine sehr starke untere Leiste; bei den ungeschwänzten Batrachiern zeichnet er sich durch seine Länge aus. Bei den Sauriern und bei den Crocodilen ist sein Kopf nicht rund und wenig abgesetzt. Auch der Trochanter ist schwach. Bei den Cheloniern ist das Oberschenkelbein durch die Stärke seines Kopfes ausgezeichnet, der unter rechtem Winkel mit dem eigentlichen Knochen sich verbindet. Dieser besitzt gewöhnlich zwei Rollhügel, die besonders bei Emys sehr entwickelt sind. Der Knochen selbst ist bei den Seeschildkröten mehr gerade, bei den Emyden und Cheloniae stark vorwärts gekrümmt.

8) Rücksichtlich der Verwachsung von Tibia und Fibula finden sich bei den ungeschwänzten Batrachiern ähnliche Verhältnisse, wie in Betreff ihrer Vorderarmknochen. Am deutlichsten tritt die Neigung zum Zerfallen in zwei Knochen bei Pipa hervor; bei Rana am wenigsten. Bei den Salamandern ist die Fibula stärker, als die Tibia; bei allen übrigen Ordnungen findet das entgegengesetzte Verhältniss Statt.

9) Die Fusswurzelknochen bleiben bei Proteus, Siredon und Salamandra knorpelig, während sie bei Triton verknöchern. Sie sind klein und liegen mindestens in zwei Reihen hinter einander. Sehr eigenthümlich ist das Verhalten der Fusswurzelknochen bei den ungeschwänzten Batrachiern. Sie bestehen aus sieben Knochen, wenn man von einer Verknorpelung, welche hinter den langen Knochen liegt, absieht. An die verschmolzene Tibia und Fibula schliessen sich zwei lange parallele Knochen, welche auf den ersten Anblick für accessorische Tibia und Fibula gehalten werden könnten. Sie sind bald vollständig von einander getrennt (Bufo), bald am oberen Ende verwachsen (Rana), bald endlich ist ihre Verwachsung vollständig (bei Obstetricans punctatus nach Dugès). Bei Pipa sind sie kurz und dick. Der innere entspricht dem Astragalus, der äussere dem Calcaneus. Theils zwischen diesen Knochen und dem Metatarsus, theils aber am Daumenrande des Fingers finden sich fünf andere ossificirte oder knorpelige Knöchelchen. (S. die Abbild. bei Dugès Tab. IV.) — Bei den Sauriern sind die Fusswurzelknochen in zwei Reihen gestellt; ihre Zahl ist geringer als bei irgend einer anderen Ordnung und schwankt zwischen vier und fünf. Auch bei den Crocodilen sind nur fünf kleine, zwei Reihen bildende Fusswurzelknochen vorhanden, von welchen der Calcaneus und Astragalus die beträchtlichsten sind. — Bei den Cheloniern liegen die in grösserer Anzahl (sechs bis sieben) vorhandenen *Ossa tarsi* in zwei Reihen. Bei Testudo liegt in der ersten Reihe nur ein einziger sehr grosser Knochen; statt seiner sind bei Chelonia zwei vorhanden; in der Vorderreihe liegen stets fünf bei Testudo, grossentheils kleine, bei Chelonia grössere, platte Knochen.

10) Die Mittelfussknochen sind bei den ungeschwänzten Batrachiern, den meisten Sauriern und Cheloniern und den Crocodilen lange Röhrenknochen.

den Phalangen der Zehen [11]). Eine Kniescheibe (*Patella*) [12]) ist bei einigen Sauriern und Cheloniern beobachtet worden.

## V. Vom Schedel.

### §. 59.

Der Schedel der Reptilien hat keine Beziehung mehr zu einem Apparate von Schleimröhren-Knochen, wie dies bei den meisten Gräthenfischen der Fall ist und dient auch dem Schultergerüst nicht mehr zum Stützpunkte. Niemals bleibt er ganz knorpelig, wie bei den Cyclostomen, den Plagiostomen und bei den Chimären, sondern ist immer von mehr oder minder ausgebildeten Knochen umschlossen.

Indessen erhält sich neben diesen letzteren häufig die ursprüngliche knorpelige Grundlage des Schedels perennirend; am vollständigsten bei den ungeschwänzten Batrachiern [1]), abortiver beim Axolotl. Bei ersteren verharrt gewöhnlich nicht nur die eigentliche knorpelige Schedelcapsel mit einzelnen integrirenden Ossificationen, sondern auch ein Theil des Kiefer-Apparates zeigt dauernd eine knorpelige Grundlage. In der oberen knorpeligen Schedeldecke finden sich, wie dies auch bei den Fischen unter gleichen Bedingungen der Fall ist, gewöhnlich beträchtliche Fontanellen oder Lücken. Das weiche Schedeldach mit seinen Lücken, der grösste Theil der weichen Schedelbasis, die knorpelige Bedeckung der Nasenhöhlengegend und die knorpelige Grundlage der Oberkiefergegend werden auch hier durch lose aufliegende Knochenplatten und Knochenstäbe bedeckt und gestützt; die zusammenhangenden knorpelig häutigen Theile kommen also erst nach Entfernung dieser Ossificationen zu Tage. — Noch bei einigen Sauriern erhalten sich einzelne Ueberreste der primitiven Knorpelcapsel. Am deutlichsten ist dies Verhältniss bei den Chamäleonten, wo die ganze Schilddecke der Scheitelbein- und Stirnbeingegend zwei verschiedene Elemente enthält, nämlich 1) eine tiefere, dünne, knorpelähnliche Schicht, welche in die fibrös-häutigen Seitenwände des Schedels unmittelbar übergeht und 2) die oberflächlichen Ossificationen. Auch bei den übrigen Sauriern ist ein zwischen dem oberen Bogen des Hinterhauptsgürtels und dem Hinterrande des Scheitelbeines knorpelhäutig bleibender Abschnitt der Schedeldecke als Ueberrest der primitiven Schedelcapsel zu betrachten. In die gleiche Categorie gehören ferner die fibrös-häutigen Seitenwände des Saurier-Schedels mit ihren rudimen-

11) Die Zahl der Glieder, aus welchen die einzelnen Zehen bestehen, ist sehr verschieden. Sie schwankt zwischen 1 und 5.

12) Sie ist von Wagner beobachtet bei mehren Monitor, Lacerta, Scincus und bei Terrapene clausa und erschient hier als eine ziemlich beträchtliche Ossification in der Sehne der Streckmuskeln des Unterschenkels.

1) S. die meistens sehr treuen Abbildungen in der Schrift von Dugès über die Batrachier, Tab. 1. — Vgl. auch §. 10.

tären Verknorpelungen und Verknöcherungen, der vom Keilbeinkörper aus nach vorn sich erstreckende Knorpelstiel, welcher bei den Sauriern, Crocodilen und Cheloniern vorkömmt u. s. w. Nur bei den Ophidiern [2]) erhält sich als Ueberrest der primitiven knorpeligen Grundlage des Schedels, gleichwie bei fast allen höheren Wirbelthieren, blos das innere Knorpelgerüst der Nasenhöhlen.

Bemerkenswerth ist ferner die unvollständige Ossification des Scheitelbeines vieler Saurier, in welchen oft frei zu Tage liegende häutige Fontanellen [3]) sich erhalten, die gewöhnlich auf ein sehr kleines Loch in der Mitte des Scheitelbeines [4]) reducirt sind, in anderen Fällen aber dadurch verdeckt werden, dass eine innige Verschmelzung und Verwachsung der unvollständig ossificirten Stirn- und Scheitelbeine mit den starken Schuppenknochen der Haut Statt findet [5]).

§. 60.

Der Schedel aller unbeschuppten Reptilien zeichnet sich dadurch aus, dass das Hinterhauptsbein wesentlich aus zwei Seitenstücken (den *Ossa occipitalia lateralia*) gebildet wird und dass das *Occipitale basilare* und *superius* entweder nicht einmal als gesonderte Anlagen vorhanden, oder nur durch mehr oder minder schmale, jene Seitenstücke trennende Knorpelstreifen angedeutet sind. Nur äusserst selten ist das *Occipitale basilare* durch einen gesonderten Knochenkern repräsentirt. Mit dieser vorwaltenden Ausbildung der Seitenstücke des Hinterhauptsbeines hangt der constanteste osteologische Charakter des Schedels der nackten Reptilien: das Vorkommen zweier seitlichen, völlig von einander getrennten *Condyli occipitales* zusammen. — Mit Ausnahme der *Occipitalia lateralia* und der *Ossa petrosa* sind die Knochen des Schedels nur dünne Platten. Beständig fehlt eine *Sella turcica*.

Der Schedel der geschwänzten nackten Reptilien besitzt, so abweichend seine Formverhältnisse einerseits bei den Proteïdeen, andererseits bei den Cöcilien und endlich wieder bei den Salamandrinen immer sein mögen, manche fast beständig wiederkehrende Eigenthümlichkeiten.

Der Hinterhauptsgürtel wird gebildet durch zwei *Ossa occipitalia lateralia*, deren jedes mit dem ihm seitlich und aussen sich

---

2) Bei ihnen sind sämmtliche Seitenwandungen des Schedels, mit Einschluss derjenigen seines Orbitalsegmentes, vollständig verknöchert. Auch die beiden Orbitae sind hier nicht durch einfaches weicheres Septum, sondern durch die allseitig verknöcherte vordere Fortsetzung des Schedelcanales getrennt.

3) Solche häutige Fontanellen erhalten sich z. B. bei Stellio, Phrynocephalus, Euprepes, Sceleporus u. A.

4) Er findet sich bei sehr vielen Sauriern, z. B. der ganzen Familie der Monitores, den meisten Iguanen, den Chamäleonten u. s. w. das ganze Leben hindurch und verschwindet nie.

5) Z. B. bei Pseudopus, Scincus u. A.

anschliessenden *Os petrosum* gewöhnlich so innig verschmolzen ist, dass beide nur einen einzigen Knochen darzustellen scheinen. Eine Trennung beider Knochen wird gewöhnlich auch nur durch einen knorpeligen Streifen bewirkt. In der Regel stossen die beiden *Occipitalia lateralia*, deren Gelenkhöcker sehr weit von einander entfernt sind, so dicht zusammen, dass keine Spur eines *Occipitale basilare* und *superius* vorhanden ist; nur beim Axolotl sieht man nach Wegnahme der Scheitelbeine und des Keilbeins, dass die beiden völlig ossificirten seitlichen Hinterhauptsbeine unten und oben durch Zwischenknorpel verbunden werden.

Die ganze Schedelbasis, von der Grenze des Hinterhauptsloches an, bis zum Grunde der Nasencapsel, wird gebildet durch das breite, völlig platte *Os sphenoïdeum basilare* 1).

Die Seitenwandungen der Schedelhöhle werden vor den Felsenbeinen, bis zur hinteren Grenze der Nasenhöhlen hin, durch ossificirte Keilbeinflügel gebildet 2). Nur beim Axolotl bleibt die hintere Hälfte jeder Seitenwandung perennirend knorpelig, während die vordere, dem Stirnbeine seitwärts entsprechende, integrirend ossificirt ist.

Die oberen Schedeldecken entstehen immer durch zwei paarige Scheitelbeine und zwei paarige Stirnbeine. Nur bei einigen Cöcilien kömmt ausser ihnen noch ein unpaares *Os ethmoïdeum* an der Schedeldecke zu Tage 3).

Zwei Nasenknochen sind — mit Ausnahme mehrer Cöcilien — vorhanden. Gewöhnlich zeigen sich auch am vorderen Augenhöhlenrande eigene ***Ossa frontalia anteriora***, die aber namentlich den Proteïdeen und anscheinend auch den Cöcilien fehlen.

Die Oberkieferbeine sind gewöhnlich unbeweglich mit dem Schedel verbunden und ermangeln der durch vollständige Jochbogen 4) vermittelten Verbindung mit den Quadratbeinen. Nur die Cöcilien machen von dieser Regel eine Ausnahme und bei der Breite der ihren Jochbogen bildenden Knochen entsteht über der Augen- und Schläfenhöhle ein durch ein kleines Augenloch perforirtes Schild. — Bei Siren

---

1) Es ist am längsten bei Proteus und Siren; am kürzesten bei den Cöcilien.

2) Ob sie auch bei den Cöcilien vorkommen, muss ich unentschieden lassen; ich habe mich von ihrer Anwesenheit nicht überzeugen können.

3) Bei Coecilia albiventris beobachtet und früher als *Frontale medium*, durch Dugès aber als *Os ethmoïdeum* gedeutet, weil es unter die *Ossa frontalia* absteigt und zum Durchgange der *Nervi olfactorii* dient. Es erscheint aber nicht bei allen Cöcilien an der Oberfläche des Schedels. Bei den Salamandern, besonders aber beim Axolotl, bleibt die dem *Os ethmoïdeum* entsprechende Region des Schedels knorpelig. Beim Axolotl besteht die ganze Grundlage der Schnauze in einem mit dem Schedel innig zusammenhangenden Knorpel, der grossentheils durch aufliegende Knochenstücke gedeckt wird.

4) Bei den Salamandrinen wird die hintere Hälfte des Jochbogens dnrch ein zum Quadratbeine sich erstreckendes Ligament ersetzt.

sind die Oberkieferbeine ganz abortirt und fehlen sogar bei Proteus; beträchtlich sind sie dagegen bei den Cöcilien [5]) und Salamandrinen. Der meist paarige Zwischenkiefer besitzt gewöhnlich starke oberhalb der Nasenhöhlen aufsteigende Aeste. Er ist bei mehren Cöcilien mit den Nasenbeinen zu einem Knochen verschmolzen [6]).

Der Gaumenapparat besteht meistens in kleinen zahntragenden Platten, welche gewöhnlich dem ***Sphenoïdeum basilare*** lose aufsitzen. Dieselben sind nur bei einigen Gattungen, z. B. bei Proteus, durch ein eigenes ***Os pterygoïdeum*** mit dem Quadratbeine verbunden. Bei Siren sind jederseits zwei solcher Platten vorhanden, von welchen die hintere einem Gaumenbeine, die vordere dem paarigen Vomer der Batrachier, Saurier und Ophidier zu vergleichen ist. Bei Proteus bilden beide ein einziges Stück. Bei den Coecilien findet sich jederseits ein grosser zahntragender Gaumenknochen vor dem ***Sphenoïdeum basilare.*** Bei den Salamandern ist jederseits ein einziger, hinten sehr schmaler, vorn plattenartig verbreiterter Knochen vorhanden, der zum Theil unter dem ***Sphenoïdeum basilare*** liegt und vorn den Boden der Nasenhöhle bildet. Die Untersuchung junger Salamander lehrt, dass derselbe aus der Verwachsung zweier ursprünglich getrennt gewesener Knochenstücke entstanden ist, also dem Vomer und dem Gaumenbeine zugleich entspricht. Auch beim Axolotl liegen perennirend jederseits zwei zahntragende Platten hinter einander, von welchen die hintere mit dem knorpeligen ***Processus pterygoïdeus*** des Quadratbeines in Verbindung steht. — Ein gesondertes ***Os pterygoïdeum***, welches Gaumenbein und Quadratbein verbindet, kömmt bei Proteus, bei Menobranchus und bei Coecilia vor.

Das den Unterkiefer tragende Quadratbein bietet grosse Verschiedenheiten dar. Bei Siren und bei Proteus besteht es in einem länglichen, ziemlich beträchtlichen, vorwärts gerichteten Knochen, der oben an das Felsenbein geheftet ist und mit seinem unteren vorderen Ende das Unterkiefergelenk trägt. Bei Proteus und bei Menobranchus besteht es aus zwei Elementen, dem eigentlichen Quadratbeine und dem das Unterkiefergelenk tragenden Quadratjochbeine, und ist bei beiden von dem ossificirten ***Os pterygoïdeum*** getrennt. — Bei den Salamandrinen besteht das Kiefer-Suspensorium wesentlich aus drei Elementen: 1) dem etwas schräg hinterwärts zum Unterkiefer absteigenden ***Processus tympanicus***, 2) dem ***Proc. pterygoïdeus*** und 3) dem kleinen Quadratjochbein. Letzteres bleibt beim Axolotl [7]) permanent knorpelig, während es

5) Bei denjenigen Cöcilien, welche einen schildförmigen Jochbogen besitzen, findet sich eine eigenthümliche Oeffnung zwischen dem Oberkiefer und Zwischenkiefer; sie führt in einen Canal, der unter dem Oberkieferbeine liegt und ein Tentakel enthält.

6) Bei Coec. hypocyanea sind, nach Müller, beide Knochen getrennt.

7) Beim Axolotl erhält sich das gesammte Kiefersuspensorium zum grossen Theile in knorpeligem Zustande; nur das eigentliche Quadratbein ist ossificirt.

bei den Salamandern ossificirt; der beim Axolotl knorpelige, breite ***Processus pterygoïdeus*** erreicht das Gaumenbein, während derselbe Fortsatz bei den Salamandern, wo er verknöchert ist, frei nach vorn und aussen ragt und ausser aller Verbindung mit dem Gaumenbeine und dem Oberkiefer bleibt.

Die beiden Unterkieferäste sind bei den geschwänzten nackten Reptilien fest mit einander verbunden, ohne jedoch verwachsen zu sein. Jeder Ast besteht aus zwei bis vier einzelnen Knochenstücken. Die wesentlichsten derselben sind 1) das zahntragende ***Os dentale*** und 2) das ***Os articulare***, das beim Salamander mit dem dritten innern Deckstücke oder dem ***Os operculare*** verschmilzt. Gewöhnlich befindet sich die Gelenkfläche am hinteren Ende des Unterkiefers; von dieser Regel machen die Coecilien in so ferne eine Ausnahme, als bei ihnen hinter der Gelenkfläche noch ein langer krummer Fortsatz vorkömmt.

[Man vergl. über Proteus und Siren Cuvier, Recherches T. X. Tab. 255.; über Coecilia Dugès l. c. Tab. XIV., Müller in Tiedemann und Treviranus, Zeitschr. Tab. XVIII. Fig. 3. u. 5.; über die Salamander und Tritonen Cuvier l. c. T. X. Tab. 253—255., Funk l. c. Tab. III. und Dugès l. c. Tab. XIV.; über Amphiuma Cuvier in den Mém. d. Musée d'hist. nat., Tome XIV. Tab. 2.; über Menobranchus und Menopoma Mayer in den Analekten f. vergl. Anatom., Tab. VII. Fig. 1. u. 2.]

### §. 61.

Die Schedel der ungeschwänzten Batrachier besteht gewöhnlich in einer länglichen, cylindrischen, grossentheils knorpeligen Röhre, in deren hinterem Abschnitte beständig integrirende, durch cartilaginöse Zwischenräume verbundene Ossificationen vorkommen, deren mittleres Segment meistens fibro-cartilaginös bleibt und die vorn durch einen ossificirten Ring ergänzt wird. Zu den integrirenden Ossificationen kommen zahlreiche Knochenstücke hinzu, welche der knorpeligen Grundlage oberflächlich lose aufliegen. Seltener bildet, wie bei Pipa, die ganze auffallend plattgedrückte Hirncapsel, mit Ausnahme der, isolirte Knochen enthaltenden, Occipitalgegend, einen einzigen ununterbrochenen Knochengürtel, dessen obere Platte seitwärts vorspringt. — In der Hinterhauptsgegend finden sich bei allen ungeschwänzten Batrachiern gewöhnlich nur zwei ossificirte, unten sowol, als oben durch einen schmalen knorpeligen Zwischenraum von einander getrennte Seitenstücke (***Occipitalia lateralia***), deren jedes einen Gelenkhöcker trägt und eine Oeffnung für den Durchtritt des ***N. vagus*** und des in seiner Bahn verlaufenden ***N. glossopharyngeus*** besitzt. Nur ausnahmsweise wird bisweilen ein kleines gleichfalls integrirend ossificirtes ***Occipitale basilare*** beobachtet [1]). — An jedes seitliche Hinterhauptsbein schliesst sich seitlich und zum Theil auch vorn ein beträchtliches, grösstentheils oder ganz ossifi-

1) Bei Bufo marinus.

cirtes *Os petrosum*, das, quer nach aussen vorspringend, dem Kiefer-Suspensorium zur Stütze dient. Es vervollständigt hinten in der Regel die Seitenwand der Schedelhöhle, nimmt das Gehörorgan auf und lässt den *N. trigeminus* durchtreten. Gewöhnlich werden die beiden *Ossa petrosa* durch einen breiten Zwischenraum, der der Schedelbasis angehört, von einander getrennt. Dieser Zwischenraum bleibt dann, gleich dem ganzen folgenden Schedelsegment, fibro-cartilaginös. Das Dach der knorpeligen Grundlage des mittleren Schedelabschnittes enthält in der Scheitel- und Stirngegend vier kleinere oder zwei grössere, durch fibro-cartilaginöse Brücken von einander getrennte Oeffnungen, welche auswärts von den knorpelig-häutigen Seitenwandungen begrenzt werden. Die Fontanellen kommen aber oberflächlich nicht zu Tage, weil zwei, gewöhnlich der ganzen Länge nach an einander sich anschliessende, selten wie bei den Hylae getrennte, meist an ihren Aussenrändern etwas umgebogene Knochenplatten, die von der Hinterhauptsgegend bis zum vorderen Ende der Orbitalregion sich erstrecken, die knorpelig-häutigen Theile, sammt den Lücken, lose aufliegend, bedecken. Diese aufliegenden Knochenplatten entsprechen den Scheitelbeinen oder den verschmolzenen Stirn- und Scheitelbeinen. Auch die Basis der knorpeligen Schedelcapsel wird von einer länglichen mit zwei Querschenkeln versehemen Knochenplatte, welche gleichfalls von der Hinterhauptsgegend bis zur vorderen Grenze der Hirncapsel sich erstreckt, bedeckt. Die Querschenkel dieser Platte legen sich unter die durch die *Ossa petrosa* gebildeten Querfortsätze. Die ganze Platte stellt das *Os sphenoïdeum basilare* dar. Die häutigen Seitenwandungen des Schedels besitzen gewöhnlich keine integrirende oder aufliegende Ossificationen, sind jedoch selten ausnahmsweise ossificirt [2]) und lassen immer die Nerven der Gesichtsorgane durchtreten. — Der vorderste Abschnitt der Hirncapsel stellt einen vollständig geschlossenen Knochenring dar (Cuvier's *Os en ceinture*), dessen Höhle vorn gegen die Nasenhöhle hin, bis auf zwei zum Durchtritt der Geruchsnerven bestimmte Oeffnungen oder Canäle geschlossen ist. Dieser auf Kosten der knorpeligen Grundlage gebildete Knochenring wird gewöhnlich oben grossentheils von den oberen Schedelplatten oder Scheitel-Stirnbeinen bedeckt, so dass er erst nach deren Entfernung frei zu Tage liegt. Vorn schliessen sich an diesen Knochenring die beiden breiten, durch ein Septum geschiedenen knorpeligen oder knorpel-häutigen Nasenhöhlen an. An der vorderen Grenze der Augenhöhle geht, den Vorderrand derselben bildend, von der Vereinigungsstelle des Knochenringes mit der fibro-cartilaginösen Umgebung der Nasenhöhle ein mehr oder minder schmaler Querknorpel nach aussen in einen Knorpelbogen über, der dem Kieferbogen parallel laufend, oder mit ihm verschmolzen in den

2) Bei Ceratophrys cornuta, Xenopus Bojei, Pipa.

*Processus pterygoïdeus* des Quadratbeines sich fortsetzt. Das fibröse Dach jeder Nasenhöhle, sammt dem Querknorpel, wird von einer Knochenplatte, die nach aussen stielförmig sich verschmälert, bedeckt. Diese Knochenplatte ist Cuvier's *Frontale anterius*. Ihre Ausdehnung ist nach dem Altersstadium und je nach der Artverschiedenheit wechselnd; bisweilen bedeckt sie noch einen Theil des Knochenringes der Hirncapsel. Selten kommen noch isolirte äussere Nasenbeine hinzu [3]). In jeder Nasenhöhle findet sich bei vielen Fröschen noch eine sehr kleine Ossification, welche, eine Nasenhöhlentasche bildend, als Concha zu bezeichnen ist.

Das Kiefer-Suspensorium oder das Quadratbein ist ein sehr zusammengesetztes Hartgebilde, das nie vollständig zu verknöchern scheint. Es articulirt beweglich durch zwei knöcherne, oft vermittelst zwischenliegender Knorpelsubstanz verbundene Apophysen mit dem *Os petrosum*. Von der äusseren Apophyse erstreckt sich ein frei endender *Processus mastoïdeus* schräg vorwärts und abwärts zur Augenhöhle; schräg hinterwärts und abwärts begibt sich ein, seiner Gestalt nach, dem *Os tympanicum* vieler Saurier entsprechender Fortsatz, *Processus tympanicus*, der in Gemeinschaft mit dem Quadratjochbein das Unterkiefergelenk bildet. Ein dritter vorwärts gerichteter Fortsatz ist der tiefer liegende *Processus pterygoïdeus*, der einwärts vom Quadratjochbeine und vom Oberkiefer in die knorpelige Grundlage des vorderen Augenhöhlenbogens übergeht und an einer Stelle eng an den Oberkieferbogen sich anschliesst. — Das den Unterkiefer tragende Gelenk wird nicht blos von dem Ende des *Processus tympanicus* des Quadratbeines, sondern wesentlich auch von einem Gelenkende des an jenes sich anschliessenden *Os quadrato-jugale* gebildet, welches als eine dünne Knochenleiste, vom Quadratbein nach vorn gerichtet, an den eigentlichen ossificirten Oberkiefer sich anschliesst und mit diesem einen zusammenhangenden Bogen bildet — eine Regel, von welcher jedoch die Gattung Pipa eine Ausnahme bildet. Das *Os maxillare superius* selbst erstreckt sich bogenförmig, den grössten Theil des oberen Mundrandes bildend, nach vorn und schliesst sich hier an den vor und zwischen den beiden Nasenhöhlen gelegenen gleichfalls ossificirten Zwischenkiefer seiner Seite. Jeder der beiden lose verbundenen Zwischenkiefer besitzt einen Alveolarrand und einen zum Nasenhöhlendach aufsteigenden Fortsatz. — An der hinteren Grenze des Nasenhöhlenbodens oder des Gaumendaches findet sich jederseits gewöhnlich — mit Ausnahme der Gattung Pipa — eine lose aufliegende, bei den Fröschen zahntragende Knochenplatte, welche die hintere Nasenöffnung begrenzt. Sie entspricht dem paarigen Vomer der übrigen Reptilien. —

3) Ich finde sie neben den aufsteigenden Zwischenkiefer Aesten bei Cystignathus pachypus.

Endlich erstreckt sich an der Unterseite des Schedels von dem vorderen Ende des ringförmigen Knochens ein stabförmiger Knochen nach aussen zum Oberkiefer, welcher den den vorderen Augenhöhlenrand bildenden Knorpel bedeckt. Man hat ihn Gaumenbein genannt. — Der Unterkiefer besteht gleichfalls gewöhnlich aus knorpeligen und ossificirten Theilen zugleich. Seine Gelenkfläche (*Os articulare*) ist knorpelig und setzt sich in einen von Knochen belegten Stiel nach vorne fort. Der grösste Theil dieses Knorpels liegt in einer Rinne, die von dem Hauptknochen, *Os operculo-angulare* Dugès, gebildet und aussen von dem *Supraangulare* Dug. vervollständigt wird. Der von diesen Knochen umschlossene Knorpel hangt vorn zusammen mit dem paarigen Schlussstück der beiden Unterkieferbogen: *Os dentale*.

[Ueber den Schedel der ungeschwänzten Batrachier vergl. man, ausser dem 10ten Bande von Cuvier's Recherches, besonders die angef. Schrift von Dugès, der zuerst die Aufmerksamkeit auf die Coexistenz eines knorpeligen und knöchernen Schedels bei dieser Ordnung gelenkt hat. Bei zahlreichen von mir untersuchten Schedeln in- und ausländischer Arten der Gattungen Rana, Hyla, Bufo, Bombinator u. A. habe ich wesentlich dieselben Theile gefunden, welche Dugès beschreibt. Pelobates weicht durch ein Schläfenhöhlendach ab und Pipa ist ausgezeichnet wegen der bis zur Hinterhauptsgegend sich erstreckenden ringförmigen Ossification. Die bisher aufgestellten Deutungen des Batrachierschedels sind nicht ganz befriedigend zu nennen. Cuvier's *Frontalia anteriora* sind mehr Nasenbeine, als vordere Stirnbeine. Das *Os en ceinture* wird meistens dem Siebbein verglichen. Das passt allerdings auf einige Arten, wo die Ossification ganz unbeträchtlich und beschränkt ist, aber nicht auf andere, wo diese ringförmige Verknöcherung die halbe Schedellänge einnimmt, wie z. B. bei Hyla lactea, und noch weniger auf Pipa, bei der anscheinend die ganze Hirncapsel, mit Ausnahme der Occipitalgegend, von einem ununterbrochenen Knochengürtel umgeben ist. Diese ringförmige Ossification erinnert am meisten an die Ringbildungen der Schedelknochen bei den ächten Ophidiern. Zur Untersuchung wähle man frische, nicht aber getrocknete Schedel, indem nur bei ersteren die knorpeligen Theile zu erkennen sind.]

## §. 62.

Alle beschuppten Reptilien besitzen ein durchaus wirbelähnliches Hinterhauptsbein, das einen vollständig geschlossenen Ring darstellt. Seine einzelnen Bestandtheile sind gewöhnlich: ein unpaares *Os basilare*, ein gleichfalls unpaares *Occipitale superius s. Squama occipitalis* und zwei seitliche, beide verbindende *Occipitalia lateralia*. Selten sind die letztgenannten beiden Knochen mit der *Squama* zu einem Knochen verschmolzen [1]). Jedes *Occipitale laterale* verlängert sich bei den Ophidiern in einen schwachen, bei den Sauriern, Cheloniern und Crocodilen aber in einen starken Querfortsatz. Dieser letztere wird bei dem Chamäleon und den Cheloniern nicht blos durch das *Occipitale laterale*, sondern unter

1) Bei Amphisbaena.

Hinzutreten eines accessorischen Knochens, des ***Occipitale externum*** [2]), der jenem durch Naht verbunden bleibt, gebildet. Das ***Occipitale laterale*** besitzt Foramina zum Durchtritt der ***Nervi glossopharyngeus*** und ***vagus.***

Beständig ist nur ein mittlerer ***Condylus occipitalis*** vorhanden. Seine Formation nähert sich am meisten derjenigen der unbeschuppten Reptilien da, wo er nur durch die beiden ***Occipitalia lateralia*** gebildet wird und aus zwei einander berührenden Gelenkköpfen besteht, wie bei mehren Chamäleonten; am fernsten steht dagegen jener Bildung die der Crocodile, wo er, einfach und rund, fast ganz auf Kosten des ***Os basilare*** entsteht. Bei den meisten Sauriern, den Ophidiern und Cheloniern besitzt er drei an einander stossende Höckerchen und wird durch das ***Os basilare*** und die beiden ***Occipitalia lateralia*** gebildet. — Auch rücksichtlich des Antheiles, den die einzelnen Hinterhauptsknochen an der Begrenzung des ***Foramen magnum*** haben, kommen Verschiedenheiten vor. Bei den meisten Sauriern und Cheloniern tragen dazu sämmtliche Theile des Hinterhauptsbeines bei; bei Chamäleo ist das ***Os basilare*** und bei den meisten Ophidiern [3]), den Crocodilen und einigen Schildkröten [4]) das ***Occipitale superius*** ganz davon ausgeschlossen. — Bei den meisten Cheloniern bildet das ***Occipitale superius*** eine beträchtliche nach hinten verlängerte Hinterhauptsleiste. — Theile des Hinterhauptsbeines werden bei allen beschuppten Reptilien zur Aufnahme des Gehörlabyrinthes mit verwendet: bei den Sauriern und Ophidiern das ***Occipitale laterale***; bei den Cheloniern das ***Occipitale externum*** und bei den Crocodilen, ausser den ***Occipitalia lateralia***, auch das ***Occipitale superius*** [5]).

Vor dem ***Basilare occipitis*** wird die Schedelbasis vervollständigt durch einen ihm durch Naht verbundenen Keilbeinkörper (***Sphenoïdeum basilare***). Seine untere Fläche liegt bei den Ophidiern und Sauriern völlig frei, ist aber bei vielen Cheloniern und besonders bei den Crocodilen durch die ***Ossa pterygoïdea*** zum Theil verdeckt [6]). Die obere der Schedelhöhle zugewendete Fläche des Keilbeinkörpers bildet immer eine ***Sella turcica.*** Vorn ist er bei den Sauriern, Cheloniern und Crocodilen [7]) in einen dünnen Knorpelstiel ausgezogen, welcher meist bis in die Nasenhöhle sich verlängert und nicht nur das fibrös knorpelige ***Septum interorbitale***, sondern auch das ***Septum***

---

2) Abweichende Ansichten über diesen Knochen s. bei Hallmann.

3) Bei Rhinophis trägt, nach Müller, auch die Squama occipitalis zur Umschliessung des *Foramen magnum* bei. — 4) Bei Hydromedusa nach Peters.

5) Vgl. den Abschnitt über das Gehörorgan §. 86.

6) Bei den Crocodilen besitzt das *Sph. basilare* an seiner unteren Fläche ein Loch, das den Eingang zu einem in die *Sella turcica* führenden Canal bildet.

7) Bei den Crocodilen bildet es, ehe es in den Knorpelstiel übergeht, eine kurze verticale Knochenleiste.

*narium* stützt. Bei den meisten Ophidiern verlängert er sich in einen dünnen Knochenstiel, der aber bei einigen Gattungen, wo das Keilbein auch vorn breit bleibt [8]), fehlt. Bei den Sauriern besitzt der Keilbeinkörper starke seitliche Gelenkfortsätze zur Articulation mit den *Ossa pterygoïdea*; bei den Ophidiern statt ihrer kleine Seitenfortsätze; solche Fortsätze fehlen bei den Cheloniern und Crocodilen. — Ossificirte aufsteigende Keilbeinflügel sind bei den Sauriern, den Ophidiern und auch bei den meisten Cheloniern nicht vorhanden; nur bei den Landschildkröten kommen sehr niedrige aufsteigende Fortsätze der Keilbeinkörper vor und bei den Crocodilen finden sich, als besondere Knochenstücke, von dem Keilbeinkörper und der vorderen abgestutzten verticalen Leiste desselben, so wie von den *Ossa pterygoïdea* aufsteigende hintere Keilbeinflügel, welche die Seitenwand der Schedelhöhle vervollständigen.

Derjenige Schedelabschnitt, welcher das Gehirn umgibt, wird oben fast ganz von dem bald paarigen, bald unpaaren Scheitelbeine überwölbt, indem das Stirnbein, auf das Orbitalsegment des Schedels beschränkt, fast nur die zum Durchtritt der Geruchsnerven bestimmte canalförmige vordere Fortsetzung der Schedelhöhle bedeckt. Nur bei einigen Sauriern und bei den Crocodilen hat das Stirnbein noch etwas mehr Antheil an der Bedachung der eigentlichen Schedelhöhle. Unpaar ist das Scheitelbein bei den Ophidiern, bei den Crocodilen und bei den meisten Sauriern, mit Ausnahme der Geckonen [9]); paarige Scheitelbeine von beträchtlicher Ausdehnung finden sich bei allen Cheloniern. Zu den Seiten des Scheitelbeines liegt immer die Schläfengrube. Uebrigens bietet es bei einzelnen Ordnungen sehr charakteristische Eigenthümlichkeiten dar. Bei den meisten Sauriern geht vom Scheitelbeine jederseits eine starke Leiste bogenförmig nach hinten und aussen und legt sich mit ihrem hinteren Ende auf den *Processus transversus* des Hinterhauptsbeines. Bei den Ophidiern stellt das Scheitelbein einen nur an der Schedelbasis offenen, hier aber durch den Keilbeinkörper und dessen Stiel geschlossenen Ring oder Gürtel dar, bildet also die Seitenwandungen der eigentlichen Schedelcapsel [10]). Bei den Cheloniern

---

8) Z. B. bei Trigonocephalus, Naja.

9) Paarig ist es auch bei Bipes nach Müller.

10) Dies ist eine der am meisten characteristischen Eigenthümlichkeiten der Ophidier. Indess bilden die Amphisbänen, Chirotes, Lepidosternon und andererseits Acontias, ja selbst einige Scincoïden Uebergangsstufen zwischen Ophidiern und Sauriern. Bei den Scincoïden sind absteigende schmale Fortsätze des Scheitelbeines vorhanden, welche indess nur die *Columellae* erreichen; bei Acontias biegt sich das Scheitelbein seitlich um und umschliesst den oberen Seitentheil der übrigens seitwärts häutig begrenzten Schedelhöhle. Hier fehlen schon die *Columellae*. Bei Amphisbaena endlich bleibt zwischen dem Scheitelbein und dem Keilbein jederseits nur eine schmale Lücke.

besitzt jedes Scheitelbein eine zur Schedelbasis absteigende Leiste, welche einen grossen Theil der Schedelhöhle seitlich begrenzt [11]).

Den Orbitalabschnitt des Schedels bedeckt bei den Sauriern, den Ophidiern und den Crocodilen ganz, bei den Cheloniern grösstentheils das Stirnbein [12]), *Frontale medium s. principale.* Dasselbe ist unpaar bei den meisten Sauriern und den Crocodilen, paarig bei Lacerta, Varanus [13]), den Ophidiern und den Cheloniern. Es bildet bei vielen Sauriern [14]), bei den Cheloniern und Crocodilen durch schmale absteigende Leisten an seiner unteren Fläche gewöhnlich einen Halbcanal, der durch fibrös-cartilaginöse Theile zu einem Canal für die Geruchsnerven vervollständigt wird. Bei den Ophidiern bilden aber die beiden Stirnbeine einen unten vollständig geschlossenen Gürtel, der eine weitere Höhle einschliesst.

Bei den meisten beschuppten Reptilien lehnen sich an den vorderen Rand des Stirnbeines zwei mehr oder minder beträchtliche Nasenbeine, welche die Nasenhöhle bedecken. Von dieser Regel machen zunächst mehre Saurier mit offenen Nasenhöhlen [15]) eine Ausnahme, indem bei ihnen nur ein unpaares rudimentäres Nasenbein vorhanden ist, das die beiden Nasenlabyrinthe in Gestalt einer durch einen aufsteigenden Fortsatz des Zwischenkiefers vervollständigten mittleren Leiste trennt. Bei einigen Sauriern fehlt sogar dieses Nasenbeinrudiment [16]). Eine andere Ausnahme bilden die Chelonier, bei denen an den Vorderrand der *Frontalia media* die in der Mittellinie durch Naht verbundenen *Frontalia anteriora* anstossen, welche, bei der Abwesenheit von Nasenbeinen, die Nasenhöhle zum grossen Theile überwölben. Nur bei der Gattung Hydromedusa sind Nasenbeine angetroffen worden [17]), deren Stelle bei Trionyx und Chelys durch eine knorpelige, rüsselartig verlängerte Nasendecke vertreten wird. Bei den Ophidiern vereinigen sich absteigende Fortsätze der Nasenbeine zur Bildung eines einfachen knöchernen *Septum* der beiden Nasenhöhlen.

Bei den meisten Sauriern und Ophidiern findet sich am Boden der Nasenhöhle zur Seite des *Septum* ein das vorderste Horn des knorpeligen Nasenlabyrinthes stützendes und theilweise umschliessendes Muschelbein, *Concha anterior* [18]). Aehnliche Knochen kommen

---

11) Von einigen anderen Eigenthümlichkeiten des Scheitelbeines ist schon §. 59. die Rede gewesen.

12) Die beiden Stirnbeine rücken bei den Amphisbänen weiter nach vorn und bedecken den Orbitaltheil fast nicht mehr.

13) Auch bei Anguis, Ophisaurus, Acontias.

14) Am auffallendsten bei Acontias und Gecko, aber auch, obschon minder stark, bei Scincus, Iguana u. A.

15) Z. B. Varanus. — 16) Z. B. bei Pseudopus.

17) S. darüber die angeführte Schrift von Peters.

18) Unter den Sauriern am deutlichsten bei denen mit offenen Nasenhöhlen,

auch bei den Crocodilen sehr ausgebildet vor, sind aber hier von den Oberkieferbeinen und Nasenbeinen bedeckt und werden erst nach deren Entfernung deutlich sichtbar.

Die Seitenwände der Schedelhöhle werden bei allen beschuppten Reptilien hinten gebildet durch das *Occipitale laterale* und durch das an dessen vorderen Rand stossende *Os petrosum.* Dieser bei den Ophidiern und den meisten Sauriern ziemlich beträchtliche Knochen kömmt bei den Cheloniern und namentlich bei den Crocodilen äusserlich wenig zu Tage. Er nimmt immer einen Theil des Gehörlabyrinthes auf und ist ausserdem zum Durchtritte des *Nervus facialis* bestimmt, wie denn auch der zweite und dritte Ast des *N. trigeminus* durch einen vorderen Ausschnitt dieses Knochens hindurchtreten.

Die weitere Bildung der Seitenwandungen der Schedelhöhle unterliegt, je nach den einzelnen Ordnungen beträchtlichen Verschiedenheiten. Die Seitenwandungen der eigentlichen Hirncapsel sind ganz ossificirt und werden durch das gürtelförmige Scheitelbein gebildet bei den Ophidiern. Die gürtelförmigen Stirnbeine umschliessen bei ihnen die Höhle des Orbitalabschnittes des Schedels. Die Seitenwandungen bestehen dagegen bei allen Sauriern nur in einer fibrösen Haut, welche blos einzelne Verknorpelungen enthält. Bei den Cheloniern werden sie grossentheils durch absteigende Fortsätze der Scheitelbeine und bei den Crocodilen theilweise durch die als gesonderte Knochenstücke erscheinenden hinteren Keilbeinflügel gebildet. Ergänzt werden diese knöchernen Theile bei den Cheloniern und Crocodilen durch fibröse Häute, welche nicht nur den vordersten Theil der eigentlichen Hirncapsel seitlich umschliessen, sondern auch, gleich wie bei den Sauriern, die im Orbitaltheile des Schedels vorhandene Rinne für die Geruchsnerven zu einem Canale vervollständigen, abwärts aber zu einem häutigen, auf dem Knorpelstiel des Keilbeinkörpers ruhenden *Septum interorbitale* verschmelzen. Dies setzt sich gewöhnlich als *Septum* der Nasenhöhlen nach vorn fort.

## §. 63.

Durch Nähte mit den Schedelknochen verbunden sind bei den meisten beschuppten Reptilien eigene Knochen, welche die Augenhöhlen begrenzen. Es sind dies die *Frontalia anteriora* [1]) und *poste-*

---

z. B. den Varanen, bei Pseudopus; aber auch bei den übrigen vorhanden, obschon durch die Nasenbeine verdeckt.

1) Das *Os frontale anterius* ist beständiger, als das *Os frontale posterius;* jenes fehlt bei wenigen Schlangen, z. B. bei Tortrix, während allen engmäuligen Schlangen und einigen ihnen nahestehenden Sauriern, so wie auch mehren weitmäuligen Schlangen die *Frontalia posteriora* fehlen, in welchem Falle denn die Augengrube hinten ganz offen ist und ohne alle Grenzen in die Schläfengrube übergeht. Der Mangel der *Frontalia posteriora* ist beobachtet bei

*riora*, die weniger beständigen Thränenbeine (*Ossa lacrymalia*), welche den Thränencanal bilden und die seltener vorhandenen *Ossa supraorbitalia.*

Die *Ossa frontalia anteriora* umgeben den vorderen Rand der Augenhöhlen und grenzen diese durch absteigende Schenkel von den Nasenhöhlen ab. Diese absteigenden Schenkel berühren sich in der Mittellinie nie, sondern werden durch membranöse oder cartilaginöse Theile getrennt, welche den Geruchsnerven Durchtritt gestatten, also die Stelle des, als besonderes Knochenstück mangelnden, Siebbeines vertreten. Die *Frontalia anteriora* liegen gewöhnlich seitlich von dem vordersten Theile des *Frontale principale* und vom Nasenbeine und sind bei den Sauriern, den Crocodilen und den meisten Ophidiern auch oben und aussen vollständig von einander getrennt; bei einigen Ophidiern berühren sie sich indess hinten und oben mit schmalen Fortsätzen, die sich über die Nasenbeine legen [2]). Bei den meisten Cheloniern dagegen, denen, wie schon erwähnt ward, die Nasenbeine fehlen, liegen sie vor den *Frontalia media*, sind in der oberen Mittellinie durch Naht mit einander verbunden [3]) und bedecken auch grossentheils die Nasenhöhle.

Thränenbeine kommen bei den meisten Sauriern und bei den Crocodilen vor und liegen auswärts und abwärts von den vorderen Stirnbeinen, an der vorderen Grenze der Augenhöhlen, vorn an den Oberkiefer, unten und hinten gewöhnlich an das Jochbein anstossend. — *Ossa supraorbitalia*, welche den oberen Augenhöhlenrand erweitern, oder dessen häutige Erweiterungen stützen, sind nur bei einigen Sauriern und Ophidiern angetroffen worden; bald einfach, wie bei Varanus und Python, bald mehrfach, wie bei Lacerta.

Jedes *Os frontale posterius* bildet einen hinteren Augenhöhlenvorsprung und bezeichnet die Grenze zwischen Augenhöhle und Schläfengrube. Es liegt gewöhnlich auswärts von einem Theile des *Os frontale medium* und *Os parietale*. Bei der Gattung Chelonia verlängert es sich nach hinten, indem es den ganzen Aussenrand des Scheitelbeines begrenzt und bildet auf diese Weise einen grossen Theil des die Schläfengrube überwölbenden Daches.

Bei vielen beschuppten Reptilien, namentlich bei den Ophidiern und bei einigen Sauriern [4]), bildet das *Frontale posterius* nur einen einfachen *Processus orbitalis posterior*, ohne mit einem hinteren Augenbogen oder mit Schläfenknochen sich zu verbinden. Bei den meisten

---

Elaps, Duberria, Brachyorrhos; ferner bei Tortrix, Uropeltis, Rhinophis, Typhlops, Alanus, Cephalopeltis, so wie auch bei Amphisbaena und Chirotes. Bei einem Python-Schedel finde ich einen griffelförmigen, nach hinten gerichteten Knochen am *Frontale posterius* befestigt. — 2) Z. B. bei Python.

3) Getrennt bleiben sie indessen bei Chelys durch die *Frontalia media.*

4) Z. B. bei den Geckonen.

übrigen Ordnungen und Familien tritt es sowol mit dem *Os zygomaticum* als auch nach hinten mit dem *Os quadrato-jugale* in Verbindung; ausnahmsweise mangelt bei vielen Cheloniern die Verbindung mit dem *Os quadrato-jugale* und bei einigen Sauriern die unmittelbare Verbindung mit dem *Os zygomaticum.*

Das *Os zygomaticum* fehlt ganz bei den Ophidiern, eben so bei einigen Sauriern 5), und erscheint bei einigen anderen nur als unbedeutender Fortsatz des Oberkieferbeines. Bei den meisten Sauriern, bei allen Cheloniern und bei den Crocodilen bildet es, vom Oberkiefer ausgehend und das *Frontale posterius* erreichend, einen Augenhöhlenbogen, der indess bei den Varanen durch ein zwischen beiden Knochen liegendes Band ergänzt wird.

Durch ein bei vielen Cheloniern, den meisten Sauriern und den Crocodilen an das *Os zygomaticum* und an das *Frontale posterius* stossendes, bei anderen Cheloniern 6) blos mit dem *Os zygomaticum* verbundenes *Os quadrato-jugale* 7) wird ein Schläfenbogen gebildet oder vervollständigt. Dieser Knochen erreicht beständig das, das Unterkiefer-Suspensorium bildende *Os tympanicum s. quadratum.* Sein Befestigungspunkt an diesem unterliegt jedoch bedeutenden Verschiedenheiten. Bei einigen Cheloniern, namentlich den Seeschildkröten und bei den Crocodilen erstreckt er sich abwärts zu dem für den Unterkiefer bestimmten Gelenkfortsatze des Quadratbeines; bei anderen Cheloniern erreicht er diesen letzteren nicht mehr und bei allen Sauriern trägt er nur zur Befestigung des an den Schedel sich anlegenden Endes des Quadratbeines bei. Bei den Ophidiern, bei denjenigen Sauriern, die kein Jochbein besitzen 8) und bei Chelys fehlt er ganz.

Ein im hintersten Abschnitte der Schläfengegend gelegener Knochen ist das *Os mastoïdeum.* Es stellt bei den meisten Ophidiern eine oberhalb des *Os petrosum* liegende, durch Ligamente beweglich an der hinteren Grenze des Scheitelbeines und an dem *Occipitale laterale* befestigte, dann aber frei hinterwärts gerichtete Leiste dar, deren hinteres Ende ein Gelenk für das Quadratbein bildet. Bei anderen Ophidiern fehlt es oder ist ganz rudimentär 9). Bei den meisten Sauriern ist es gleichfalls rudimentär 10); bei anderen erscheint es als eine zwischen dem Quadratjochbein und dem hinteren Fortsatze des Scheitel-

---

5) Bipes, Acontias, mehre Geckonen; bei einigen Geckonen ist es indessen ganz rudimentär vorhanden. — 6) Z. B. Emys, Trionyx.

7) Cuvier bezeichnet diesen Knochen als Schlafbeinschuppe, *Squama temporalis.* — 8) Z. B. bei den Geckonen.

9) Es fehlt bei Typhlops, Rhinophis und den meisten übrigen engmäuligen Schlangen oder ist ganz rudimentär und dient dem Quadratbeine nicht zur Stütze.

10) Z. B. Iguana, Scincus, wo es als ein kleines rundliches Knochenstück über dem *Processus transversus* des Hinterhauptsbeines liegt.

beines eingekeilte Leiste [11]), die die Schedel-Articulation des Quadratbeines hinten vervollständigt. Die auffallendste Bildung zeigen die Chamäleonten. Die beiden *Mastoïdea* stellen zwei nach hinten und oben gerichtete Bogen dar, die weit hinter dem Schedel mit einander in Berührung treten und an ihrer Vereinigungsstelle durch das hinterwärts gerichtete, die Gestalt einer *Crista occipitalis* annehmende Scheitelbein erreicht werden. Bei den Landschildkröten legt sich das *Os mastoïdeum* schuppenartig über den hintersten Theil des Quadratbeines; bei Chelonia und den Crocodilen bildet es ein Dach über dem Quadratbeine, dient ihm mit zur Befestigung und stützt sich selbst auf den Querfortsatz des Hinterhauptsbeines.

Das *Os tympanicum s. quadratum* endlich bildet bei allen beschuppten Reptilien einen Gelenkfortsatz, der den Unterkiefer trägt. Die Befestigungsweise dieses Knochens am Schedel ist verschieden. Bei den Ophidiern und Sauriern ist es beweglich, bei den Cheloniern und Crocodilen durch Naht fest und unbeweglich mit ihm verbunden. Bei den grossmäuligen Ophidiern articulirt es mit dem hintersten freien Ende des *Os mastoïdeum*; bei den Ophidia microstomata ist es an der Grenze des *Occipitale laterale* und *Petrosum* aufgehängt; bei den Sauriern haben an der Bildung des zu seiner Aufnahme bestimmten Gelenkes der Querfortsatz des Hinterhauptsbeines, der hintere Fortsatz des Scheitelbeines, das *Os mastoïdeum* und das *Os quadrato-jugale* Antheil. Bei den Schildkröten und Crocodilen ist es zwischen dem *Quadrato-jugale*, *Mastoïdeum*, *Occipitale laterale*, *Petrosum*, *Sphenoïdeum* und *Pterygoïdeum* fest eingekeilt. Bei den Ophidiern bildet es blos eine abwärts gerichtete Leiste; bei vielen Sauriern verhält es sich ähnlich; bei Anderen bildet es hinten eine Rinne oder Längsgrube, die bei einigen Tejus schon zu einer weiteren und tieferen rundlichen Höhle wird. Weiter ausgebildet erscheint diese Höhle bei den Schildkröten und Crocodilen. Es gewährt dem Paukenfelle, sobald dasselbe überhaupt vorhanden ist, einen Stützpunkt.

[Die ausführlichsten Untersuchungen über den Schedel der Saurier, Chelonier und Crocodile finden sich im 9ten und 10ten Bande von Cuvier's Recherches sur les ossemens fossiles. Ueber sämmtliche beschuppte Reptilien vgl. Meckel, System d. vergl. Anatomie Th. 2, und Köstlin, Bau des knöchernen Kopfes. — Ueber einzelne ihrer Knochen: Hallmann, Vergl. Osteologie d. Schläfenbeines. — Ueber viele Saurier und Ophidier: J. Müller in Tiedemann und Treviranus, Zeitschr. Bd. 4. — Ueber die Ophidier: d'Alton, De Pythonis et Boarum ossibus, und Cuvier, Leçons d'anat. comp. T. 2. — Ueber die Chelonier, ausser Bojanus, besonders Peters in der angef. Schrift. Die ältere Literatur kann hier nicht ausführlich gegeben werden. Die meisten oben angef. Schriften sind mit Abbildungen versehen.]

---

11) Z. B. bei Varanus, Gecko.

§. 64.

Der Kiefer-Gaumen-Apparat der beschuppten Reptilien bietet in so ferne grosse Verschiedenheiten dar, als er bei den Sauriern und besonders bei den Ophidiern sehr frei beweglich, bei den Cheloniern und Crocodilen aber — mit Ausnahme des Unterkiefers — fest und unbeweglich mit dem Schedel verbunden ist. — Die Saurier und Ophidier haben das Gemeinsame, dass ihr Quadratbein, welches nicht nur den Unterkiefer trägt, sondern welchem gewöhnlich auch das *Os pterygoïdeum* eingelenkt ist, frei beweglich mit dem Schedel articulirt. Bei den Ophidiern dient dem lose mit dem Schedel verbundenen Kiefer-Gaumen Apparate die ganz solid knöcherne Schedelcapsel als fester Stützpunkt, während ein solcher fester Stützpunkt ihm bei den Sauriern eigentlich nur durch den *Processus transversus* des Hinterhauptsbeines gewährt wird. Bei den Sauriern ist übrigens der Oberkiefer-Gaumen-Apparat, abgesehen von den dem *Sphenoïdeum basilare* stets beweglich eingelenkten *Ossa pterygoïdea*, mit dem vorderen Schedelabschnitte und den Gesichtsknochen fest verbunden. Der Kiefer-Gaumen-Apparat kann bei ihnen niemals allein, sondern nur mit dem ganzen vorderen Schedelabschnitte, welchem er angefügt ist, gehoben werden. Die Bewegung des letzteren wird dadurch möglich, dass das Scheitelbein einerseits mit dem Vorderrande des Hinterhauptsbeines und andererseits mit der continuirlichen soliden Schedelbasis (dem *Sphenoïdeum basilare*) nur durch fibrös-häutige Theile zusammenhangt. Bei den ächten Ophidiern bietet dagegen die ganze völlig unbewegliche und allseitig ossificirte Schedelcapsel dem nur mit dem *Frontale anterius* beweglich verbundenen Oberkiefer-Apparate einen durchaus festen Stützpunkt dar und die Freibeweglichkeit kömmt nur dem Kiefer-Gaumen-Apparate und seinem Suspensorium zu. Die Ophidia microstomata bilden in dieser Beziehung allmäliche Uebergänge zu den Sauriern.

Die Zusammensetzung des Oberkiefer-Gaumen-Apparates zeigt übrigens bei allen beschuppten Reptilien eine gewisse Uebereinstimmung. Die constant vorkommenden Knochen sind: ein einfaches oder paariges Zwischenkieferbein, zwei Oberkieferbeine, zwei Gaumenbeine, zwei *Ossa pterygoïdea.* Zu ihnen kommen, als nicht so beständige Knochen, zwei *Ossa transversa*, ein einfacher oder paariger *Vomer* und, als *Copulae* mit dem Schedeldache, die nur den meisten Sauriern eigenthümlichen *Columellae.*

Der Zwischenkiefer ist bei den Sauriern, Cheloniern und Crocodilen fest eingekeilt zwischen den beiden Oberkieferbeinen; eben so verhält er sich bei den Amphisbänen und mehren verwandten Gattungen, während er bei den ächten grossmäuligen Schlangen auf dem, durch die beiden Nasenbeine gebildeten, Septum der Nasenhöhlen aufsitzt und mit den Oberkieferbeinen unverbunden bleibt. Er ist einfach bei den meisten Sauriern, bei den Ophidiern und bei Chelys, paarig bei den Scincoïden, den übrigen Cheloniern und den Crocodilen. Bei den Sauriern trennt ein aufsteigender Fortsatz die beiden Nasenhöhlen und verbindet sich oft mit den Nasenbeinen. Sein (nicht immer vorhandener) horizontaler Theil trägt bei einigen Sauriern, bei den Cheloniern und besonders bei den Crocodilen zur Vervollständigung des Bodens der Nasenhöhle und des Daches der Mundhöhle bei.

Das Oberkieferbein stellt bei den ächten Ophidiern nur eine zahntragende Leiste dar, die, mit dem *Frontale anterius* articulirend, bei den unschädlichen und einigen giftigen Schlangen, z. B. Hydrophis, Bungarus, Sepedon, Naja, lang, bei manchen giftigen, wie namentlich dei Crotalus, Trigonocephalus, Vipera, dagegen sehr kurz ist. — Bei den Amphisbänen, den ächten Sauriern, den Cheloniern und Crocodilen ist es fest und unbeweglich mit dem Schedel verbunden. Während sein Gesichtstheil bei allen Cheloniern und vielen Sauriern zur Begrenzung der Augenhöhle und Nasenhöhle beiträgt, ist es bei den Amphisbänen, Lacerten, Varanen u. A. von ersterer, bei den Crocodilen von beiden ausgeschlossen. Der Antheil, welchen es an der Bildung des knöchernen Gaumengewölbes hat, ist sehr verschieden. Noch bei vielen Sauriern bildet es kaum mehr als ein Alveolarstück [1]); bei anderen einen schmalen Gaumenrand [2]); breiter wird dieser bei den meisten Cheloniern, während bei den Crocodilen der grösste Theil des knöchernen Gaumens durch die beiden fast in ihrer ganzen Länge mittelst Naht verbundenen Gaumenplatten der Oberkieferbeine gebildet wird.

Die Gaumenbeine bestehen bei den ächten Ophidiern in zwei kurzen, weit von einander getrennten, zahntragenden Leisten, welche hinten mit den *Ossa pterygoïdea* verbunden sind. Schon bei mehren Ophidia microstomata verlieren sie ihre Freibeweglichkeit. Bei den Amphisbänen, den Sauriern, Cheloniern und Crocodilen sind sie sowol mit den Oberkieferbeinen, als mit den *Ossa pterygoïdea* unbeweglich verbunden und tragen bei allen ächten Sauriern und den Crocodilen zur Umschliessung seitlicher Oeffnungen bei, welche eine Lücke im Augenhöhlenboden bilden und in deren hinterem Umkreise der *M. pterygoïdeus* sich befestigt. Bei den meisten Sauriern bildet jedes Gaumenbein eine einfache Knochenplatte, das einerseits den Boden der Augenhöhle und andererseits das Gaumengewölbe vervollständigt; schon bei den Scincoïden, so wie auch bei den meisten Cheloniern entsteht durch zwei Platten eine Rinne für den hinteren Nasengang jeder Seite, welche Rinne bei den Crocodilen zu einer allseitig begrenzten Höhle wird. Bei den meisten Sauriern [3]) und bei vielen Cheloniern sind die beiden Gaumenbeine in der Mitte mehr oder weniger weit von einan-

---

1) Z. B. bei Iguana. — 2) Z. B. bei Scincus, Gecko, Chamaeleo, Varanus.
3) Namentlich bei den Geckonen, Chamäleonten, Scincoïden.

der, bei jenen durch eine Lücke, bei diesen durch den zwischen sie geschobenen Vomer, von einander getrennt; bei einigen Cheloniern und bei der Crocodilen sind sie in der Mittellinie durch Naht mit einander verbunden.

Die *Ossa pterygoïdea* sind bei den ächten Ophidiern schmale gebogene Leisten, welche stets vorn an die Gaumenbeine, hinten aber durch je eine stielförmige Verlängerung gewöhnlich an das Unterkiefer gelenk des Quadratbeines stossen und aussen durch ein eigenes Knochenstück (*Os transversum s. pterygoïdeum externum*) mit dem Oberkieferbeine verbunden werden. Bei einigen engmäuligen Schlangen und bei den Chamäleonten fällt die Verbindung mit dem Quadratbeine weg. Bei den meisten Sauriern kömmt zu den genannten Verbindungen noch eine bewegliche Einlenkung an Querfortsätzen des *Sphenoïdeum basilare.* Bei den Amphisbänen und den Sauriern vervollstän digen die *Ossa pterygoïdea* mit ihren Gaumenplatten das knöcherne Gaumengewölbe, gewöhnlich ohne einander in der Mittellinie zu berühren. Bei den Cheloniern sind sie stets in der Mittellinie durch Naht verbunden, bilden den grössten Theil des knöchernen Gaumengewölbes [4]), stehen gewöhnlich mit dem Oberkiefer nicht in Verbindung, legen sich an den ganzen hinteren Rand der Gaumenbeine, liegen stets unter einem Theile des *Sphenoïdeum basilare* und unter seinem Knorpelstiel, verbinden sich seitwärts durch Naht mit den Quadratbeinen und stützen endlich in der Regel die absteigenden Aeste der Scheitelbeine. Bei den Crocodilen berühren sie sich in der Mittellinie, schliessen sich mit ihren Vorderrändern an die hinteren Ränder der schmaleren Gaumenbeine, tragen, auswärts frei, noch zur Umgürtung der seitlichen Oeffnungen bei, welche am Boden der Augenhöhle sich finden, verbinden sich aussen durch die *Ossa transversa* mit den Oberkiefern, den Jochbeinen und den *Ossa frontalia posteriora*, liegen unterhalb eines grossen Theiles des *Sphenoïdeum basilare* und treten durch sehr kurze aufsteigende Aeste mit den *Ossa petrosa*, *tympanica* und den Keilbeinflügeln in Verbindung. Sie sind ausgehöhlt; ihre beiden, durch ein knöchernes Septum geschiedenen, Höhlen sind Verlängerungen derjenigen der Gaumenbeine und enthalten die hinteren Nasengänge, welche durch zwei Oeffnungen an ihrer Grundfläche nach aussen münden.

Das nur den Sauriern, fast allen Ophidiern und den Crocodilen eigenthümliche, den Cheloniern fehlende *Os transversum* [5]) *s. pterygoïdeum externum* vermittelt die Verbindung des *Os pterygoïdeum* und bisweilen auch des Gaumenbeines [6]) mit dem Ende des Alveolartheiles des Oberkiefers und häufig zugleich mit dem Jochbeine oder

4) Besonders bei Chelys.
5) Es fehlt bei Typhlops, ist aber bei Rhinophis vorhanden.
6) Z. B. bei Scincus.

auch noch mit dem *Frontale posterius* 7). .Es ergänzt nur selten das Gaumengewölbe 8).

Den meisten Sauriern 9) eigenthümlich ist ein an der oberen Fläche des *Os pterygoïdeum*, über seiner Articulation mit dem Keilbeinkörper befestigter, aufwärts zu der Grenze des Scheitelbeines und des Hinterhauptsbeines sich erhebender Knochenstiel, *Columella*, der allen übrigen Reptilien fehlt.

Bei allen beschuppten Reptilien endlich, mit Ausnahme der Crocodile, findet sich ein bald paariger, bald unpaarer Vomer, der vor den Gaumenbeinen, oder, wie bei einigen Schildkröten, zum Theil auch zwischen ihnen gelegen, in Verbindung mit ihnen nicht nur die beiden hinteren Nasenöffnungen umschliesst, sondern sie auch trennt. Unpaar ist dieser Vomer bei allen Cheloniern; paarig bei den Ophidiern und Sauriern; hier berühren sich die beiden Knochen in der Mittellinie. Zwischen Gaumenbeinen und Zwischenkiefer eingekeilt, vervollständigt der Vomer bei den Schildkröten und namentlich bei vielen Sauriern den vorderen Abschnitt des Gaumengewölbes, bildet bei den Sauriern und Ophidiern den grössten Theil des Bodens der Nasenhöhle und dient den Nasenmuscheln zur Stütze. Bei einigen Sauriern, namentlich bei den Varanen kömmt ganz vorn zwischen dem Vomer und dem Zwischenkiefer noch ein kleines längliches unpaares Knöchelchen vor.

Der Unterkiefer der beschuppten Reptilien bietet sowol rücksichtlich der Verbindungsweise seiner beiden Seitenäste, als auch rücksichtlich der Anzahl der ihn zusammensetzenden einzelnen Knochenstücke grosse Verschiedenheiten dar. Die beiden Unterkieferbogen verbinden sich bei den Sauriern und den Crocodilen fest und innig mit einander durch eine zwischen den *Ossa dentalia* liegende Naht. Bei den meisten Cheloniern — mit Ausnahme der Gattungen Chelys und Hydromedusa — ist sogar für beide Aeste des Unterkiefers nur ein einziges mittleres unpaares *Os dentale* vorhanden. Ganz entgegengesetzte Verhältnisse finden dagegen bei den Schlangen Statt, indem, wenigstens bei den Ophidia macrostomata, die beiden Unterkieferäste weit auseinander stehen und nur durch dehnbare Bandmasse mit einander verbunden sind. Von ihnen unterscheiden sich die engmäuligen Schlangen durch eine innigere Verbindung beider Aeste und bilden so den Uebergang zu den Sauriern.

Die geringste Anzahl von Knochenstücken im Unterkiefer wird bei den Giftschlangen, namentlich bei Crotalus und Trigonocephalus angetroffen, wo ihrer nur vier jederseits vorhanden sind; ihre Zahl steigt bei der Mehrzahl der Ophidier auf fünf; bei den meisten Sauriern und

7) Bei den Crocodilen. — 8) Z. B. bei Scincus.

9) Sie fehlt den Chamäleonten und vielen schlangenähnlichen Sauriern: Acontias, Anguis, Seps, Pseudopus, Bipes, Ophisaurus.

bei den Crocodilen sind sogar sechs vorhanden; eben so viele würden bei den Cheloniern gezählt werden, würde bei den meisten derselben nicht, bei Anwesenheit eines unpaaren *Os dentale* 10), die Zahl sämmtlicher Knochenstücke des Unterkiefers auf eilf reducirt. — Die einzelnen Knochen, welche den Unterkiefer der höheren Saurier, der Crocodile und der Schildkröten zusammensetzen, sind folgende: 1) Das *Os dentale*, unter allen das beträchtlichste, welches zugleich allein die Zähne trägt; 2) das die Innenfläche des Unterkiefers vervollständigende *Os operculare*, bei den Crocodilen am weitesten nach vorn gerückt, bei den Cheloniern mehr hinterwärts gelegen; 3) das den unteren Winkel bildende *Os angulare*; 4) das über ihm, am hinteren und oberen Theile des Unterkiefers liegende *Os supraangulare*; 5) das bei den Crocodilen kleine, die Innenfläche vervollständigende, bei den Cheloniern und den Sauriern den Kronenfortsatz bildende *Os complementare*; 6) das Gelenkstück, *Os articulare*, welches in den in die Unterkieferhöhle sich erstreckenden Meckel'schen Knorpel sich fortsetzt.

Ein *Processus coronoïdeus* fehlt dem Unterkiefer der Crocodile, ist dagegen bei den meisten Ophidiern, so wie auch bei den Cheloniern vorhanden und bei den Sauriern gewöhnlich sehr stark entwickelt. — Bei den Ophidiern, Cheloniern und einigen Sauriern, z. B. den Chamäleonten, befindet sich das Gelenk am hintersten Ende jedes Unterkieferastes, während sich letzterer bei den meisten Sauriern und bei den Crocodilen noch mehr oder minder bedeutend hinter dem Gelenke verlängert.

Die Gattung Rhamphostoma besitzt endlich die Eigenthümlichkeit, dass die Symphyse der beiden Unterkieferäste, welche schon bei mehren ächten Crocodilen nach hinten sich ausdehnt, von vorn bis zu den vorletzten Zähnen reicht, indem die beiden *Ossa dentalia* sich in dem grössten Theile ihrer Länge verbinden und im letzten Viertel ihrer Ausdehnung noch die *Ossa opercularia* beider Seiten, gleichfalls durch Symphyse verbunden, zwischen sie treten.

[S. über den Kiefer-Gaumen-Apparat die früher §. 62. angeführten Schriften.]

## VI. Vom Zungenbein- und Kiemenbogen-Apparate.

### §. 65.

Das Zungenbein der Perennibranchiaten 1) besteht aus zwei Zungenbeinbogen nebst deren Copula und dem Kiemenbogen-Apparate und entspricht mit einigen Modificationen den gleichnamigen

---

10) Es ist jedoch parig bei Chelys und Hydromedusa.

1) Siehe Cuvier, Recherches sur les ossem. foss., T. X. Tab. 255. (Siren u. Proteus). Rusconi l. c. Tab. IV. V. VI. Aehnlich ist das Verhalten bei Menopoma nach Mayer.

Apparaten der Fische. Von jeder Seite des *Os petrosum* steigt ein an ihm durch Ligament befestigter Zungenbeinbogen (vorderes Horn des Zungenbeines) abwärts. Beide Bogen convergiren und stossen zusammen an einer mittleren, unpaaren, schmalen Copula (Zungenbeinkörper), welche vorn eine der Zunge zur Grundlage dienende Knorpelplatte (*Cartilago entoglossa*) trägt, nach hinten aber stabförmig verlängert ist [2]). Von dem hinteren Ende dieses Knochens gehen jederseits zwei [3]) einfache oder aus zwei Abschnitten bestehende, den Zungenbeinbogen parallele Knochen ab, an deren Enden drei oder vier bald knöcherne, bald knorpelige Kiemenbogen theils unmittelbar, theils mittelbar befestigt sind [4]). — Bei den Cöcilien [5]) ist, ausser den Zungenbeinbogen, nur das erste Paar der folgenden vier Bogen mit der Copula verbunden; die beiden nächsten Paare stehen weder unter einander, noch mit der Copula in Verbindung und dem fünften Paare dient das vierte zur Stütze. — Der Zungenbein Apparat der Salamandrinen bietet während ihres Larvenzustandes [6]) eine auffallende Aehnlichkeit mit dem der Perennibranchiaten dar, erfährt aber später, besonders durch das Schwinden der Kiemenbogen, bedeutende Veränderungen. Bei den ausgebildeten Thieren sind zwei vorn bald unverbundene, bald die Spitze der die folgenden Bogen verbindenden Copula erreichende Zungenbeinbogen [7]) vorhanden. Anstatt des Kiemenbogen-Apparates zeigen sich aber zwei seitliche, mittelst einer knorpeligen Copula vereinigte Knorpelbogen und ein hinter ihnen liegendes Paar verknöcherter Bogen (*Columellae*), die durch eine hintere ossificirte Copula verbunden sind. Die hintere Copula grenzt an die vordere. Jede Columella articulirt an ihrem hinteren Ende mit dem vor ihr liegenden Bogen. — Bei den ungeschwänzten Batrachiern ist das eigenthümlich geformte Zungenbein durch Reduction der ursprünglichen Kiemenbogen und ihrer Copula und durch Verschmelzung dieser Theile mit den eigentlichen Zun-

---

2) Bei Siren setzt sich an das hintere Ende der Copula noch ein unpaares, gleichfalls in der Längsrichtung nach hinten sich erstreckendes Knochenstück, das an seinem freien Ende vielfach ausgezackt ist.

3) Bei Proteus ist das zweite nur rudimentär. Aus zwei Segmenten besteht jeder dieser Knochen, nach Cuvier, bei Siren.

4) Vier knorpelige Kiemenbogen finden sich bei Siren (auch beim Axolotl und bei den Salamanderlarven); drei ossificirte bei Proteus. Die letzten beiden befestigen sich durch Knorpel an den ersten.

5) Vgl. Henle, Vergleichend anat. Beschreib. des Kehlkopfs, Leipz. 1839, 4., Tab. 1. Fig. 1.

6) Siehe Rusconi, Descrizione anatomica degli organi della circolazione delle larve delle Salamandre, Pavia 1817. 4. — C. Siebold, Observat. de Salamandris et Tritonibus, Berol. 1828. 4. Fig. 15—17. — Martin St. Ange in Ann. d. sc. nat., T. XXIV.

7) Bei Triton ensatus nach Rathke. Hier findet sich auch eine zweilappige *Cartilago entoglossa*, welche sonst den Tritonen fehlt.

genbeinstücken entstanden [8]). Der einfache Zungenbeinkörper [9]) stellt gewöhnlich eine mehr oder minder breite, nur sehr selten [10]) theilweise ossificirte Knorpelplatte dar, von deren vorderem Theile die grossen Hörner als ein Paar langer Knorpelbogen abgehen und in der Regel [11]) mit dem Schedel articuliren. An den Seiten des Zungenbeinkörpers zeigen sich noch zwei Paar viel kürzere Fortsätze, welche bei Verschmälerung des Zungenbeinkörpers auch als untergeordnete Aeste der grossen Hörner erscheinen können [12]). Das vierte Bogenpaar endlich, das stets vom hintersten Theile des Körpers abgeht, besteht in zwei beständig verknöcherten, stabförmigen, an ihrem Ende eine knorpelige Epiphyse tragenden Stücken: *Columellae.*

§. 66.

Bei den Ophidiern fehlt entweder jede Spur eines Zungenbeines [1]) oder es ist rudimentär und nur durch zwei lange Knorpelfäden repräsentirt, welche, zur Seite der Zungenscheide liegend, vorn in einem Bogen sich vereinigen. — Bei den Sauriern [2]) besitzt das Zungenbein einen sehr unbedeutenden Körper, der vorn in eine für die Zunge bestimmte Spitze ausläuft. Hinten ist es mehr oder minder tief gabelförmig getheilt und setzt sich auch nicht selten auf diese Weise in ein Paar accessorischer hinterer Hörner fort [3]). Ausser diesen aber kommen regelmässig jederseits zwei schmale Hörner vor. Das vordere dieser Hörner besteht gewöhnlich aus zwei, seltener aus drei meistens knorpeligen oder selbst bandartigen Segmenten, welche häufig unter spitzen Winkeln zusammentreten [4]). Es umfasst gewöhnlich seitlich den Hals und articulirt selten mit dem Schedel [5]). Das zweite Horn besteht bald aus einem, bald aus zwei Segmenten, ist gewöhnlich grossentheils ossi-

---

8) S. die Abbildungen von Batrachierlarven bei Rathke, Kiemenapparat u. Zungenbein d. Wirbelthiere, Tab. IV. Fig. 3—8.

9) Zahlreiche und vortreffliche Abbildungen hat Henle gegeben a. a. O. Tab. 1. u. 2. — 10) Bei Alytes und bei Xenopus nach Henle.

11) Mit Ausnahme von Pipa. Siehe Henle a. a. O. Bei den Aglossa divergiren die grossen Hörner zuerst, convergiren dann und verschmelzen. Auf diese Weise schliessen sie eine Oeffnung ein, durch welche die *Musc. hyoglossi* treten. Bei Pipa enden sie in dieser Verschmelzung. — Statt des zweiten und dritten Hornes findet sich bei den Aglossa ein Paar breiter Fortsätze. Auch verschmilzt bei ihnen der Zungenbeinkörper mit dem Stimmladenknorpel.

12) Bei Hyla venulosa nach Henle.

1) Müller vermisste es bei Tortrix, Typhlops, Rhinophis.

2) Zahlreiche Abbildungen bei Cuvier, Ossem. foss., Tab. 245. Fig. 1—8. Vom Zungenbein der schlangenähnlichen Saurier gab Müller Abbildungen in Tiedemann und Treviranus, Zeitschr. f. Phys., Bd. 5. Tab. 19. Fig. 4—10.

3) Bei Lacerta, Scincus, Iguana. Bei letzterer Gattung und auch bei andern Sauriern dienen sie den Hautlappen der Kehle zur Stütze.

4) Bei Gecko wird das erste Segment an seinem Ende breiter, bei Lacerta und Scincus das zweite am Anfange; beide Bedingungen treffen zusammen bei Varanus. — 5) Dies ist der Fall bei Lacerta und Scincus.

ficirt und oft nur an der Spitze knorpelig 6). Bei den Crocodilen 7) bildet der Zungenbeinkörper eine nach der Bauchseite convexe Knorpelplatte, welche ein Paar Hörner trägt. Jedes derselben besteht aus einem ossificirten und einem knorpeligen Segmente. Sie articuliren nicht mit dem Schedel. — Unter den Cheloniern 8) herrscht grosse Verschiedenheit rücksichtlich der Bildung des Zungenbeines. Der breite Körper ist bald einfach, bald besteht er aus zahlreichen Stücken 9). Bei Einigen ist er solide, bei Anderen besitzt er eine 10) oder selbst zwei 11) Oeffnungen. Gewöhnlich trägt er drei Paar kurzer Hörner; nur bei den Landschildkröten ist das vorderste Paar mit dem Körper verschmolzen. Beständig erstreckt sich eine schmalere oder sehr breite *Cartilago entoglossa* 12), welche mit ihrem hinteren Ende lose durch Zellgewebe an die untere Fläche des Zungenbeinkörpers befestigt ist, nach vorn zur Zunge.

---

## Zweiter Abschnitt.

### *Vom Hautorgane.*

§. 67.

Das Hautorgan der Reptilien bietet rücksichtlich seiner Zusammensetzung, seiner Verhältnisse zu den von ihm umschlossenen Theilen und der an ihm vorkommenden absondernden Drüsen mannichfache Verschiedenheiten dar. Bei den nackten Reptilien ist die Haut am einfachsten gebildet. Sie besteht aus der meist dünnen Cutis, deren Elemente verschlungene Zellgewebsfasern sind, aus einer diese bedeckenden Pigmentschicht 1) und aus der, mehrfache Lagen von Zellen bildenden, Epidermis, welche in steter Erneuung begriffen ist. Bald haftet die Haut innig an den Muskeln, bald ist sie sehr locker durch Zellgewebsbrücken, welche namentlich bei den ungeschwänzten Batrachiern häufig subcutane Lymphräume einschliessen 2), mit ihnen verbunden. Bei den beschuppten Reptilien zeichnet sich die Haut meistens durch

---

6) Bei Varanus endet das hintere Horn über dem Schulterblatt.

7) Abbild. bei Cuvier l. c. Tab. 233. Fig. 3. — 8) Abbild. bei Cuvier Tab. 240. Fig. 40—43. Bojanus Tab. XIII. Fig. 42. — 9) Bei Trionyx.

10) Bei Emys. S. auch die Abbildung des sehr eigenthümlich zusammengesetzten und gestalteten Zungenbeins von Chelys bei Cuvier l. c. Tab. 240. Fig. 41.

11) Bei Testudo radiata und T. indica nach Cuvier.

12) Schmal bei Chelonia, sehr breit und aus zwei Seitenhälften bestehend bei Chelys.

1) Die ramificirten Pigmentzellen der Frösche sind hinlänglich bekannt. Eine sorgfältige Beschreibung des Hautapparates der Frösche liefert Ascherson in Müller's Archiv, 1840, S. 15. mit Abbild.

2) Abgebildet bei Dugès, Recherches Tab. 5. p. 122.

grössere Dicke aus; am dünnsten ist sie bei vielen Sauriern, namentlich den Geckonen und den Chamäleonten, welche keine einander deckenden Schuppen besitzen, sondern wo die Haut durch kleine Erhabenheiten, die vorzugsweise reichlich Pigment enthalten, sich auszeichnet. Sehr viel dicker ist die Cutis bei den mit deutlichen Schuppen versehenen Ophidiern und Sauriern. Die aus verschlungenen Zellgewebsfasern bestehende Cutis ist hier nicht gleichmässig eben, sondern bildet von Stelle zu Stelle Verdoppelungen, welche nach ihrem freien Ende hin allmälich sich verdünnen. Indem jede solche freie Duplicatur die zunächst liegende Ausbreitung der Cutis dachziegelförmig deckt, erhält die ganze Cutis ein schuppenförmiges Ansehen. Ueber der die Cutis unmittelbar bedeckenden Pigmentschicht liegt sodann die aus mehren Lagen bestehende continuirliche Epidermis. Diese ist, so weit jede Schuppe der Cutis frei zu Tage liegt, verdickt, verdünnt sich aber, wenn sie unter den freien Rand derselben über den bedeckten Abschnitt der Cutis sich fortsetzt, um da wo sie oberflächlich zu Tage kömmt wieder hornartig sich zu verdicken. An den verdünnten Stellen und unmittelbar über der Pigmentschicht erkennt man deutlich die polyedrischen, oft kernhaltigen Zellen der Epidermis, während diese an den hornartig verdickten Stellen nicht nachweisbar sind. Bei vielen anderen Sauriern, z. B. den Scincoïden [3]), Pseudopus, kommen Ossificationen in den von Epidermistaschen umschlossenen und oberflächlich unmittelbar von einer Pigmentschicht bedeckten Cutisschuppen vor. Jede ossificirte Schuppe, an deren Basis die Cutis haftet, besteht, namentlich bei vielen Scincoïden, aus zahlreichen, sehr regelmässigen, mosaikartig durch dünne Bindegewebsstreifen unter einander verbundenen Knochenstückchen, welche oberflächlich bisweilen zierliche Rinnen und Furchen zur Aufnahme der Pigmentschicht besitzen. Bei Pseudopus sind die Ossificationen noch dicker. — Bei den Crocodilen besitzt die Cutis nicht sowol Schuppen, als sie vielmehr in grössere, sehr regelmässig gestaltete, durch festeres Gewebe ausgezeichnete Abtheilungen oder Schilder zerfällt, welche von biegsameren schlafferen Falten oder Einsenkungen der Cutis allseitig umschlossen und von einander abgegrenzt werden. Auf Kosten der Cutis bilden sich mit vorschreitendem Alter in der Substanz jener derberen Schilder Ossificationen. Die Epidermis ist auch bei ihnen, so weit sie die Oberfläche jener Schilder bedeckt, dicker, als in ihren Zwischenräumen, wo sie sich verdünnt. — Bei den Cheloniern zeigt die Cutis im Allgemeinen eine ähnliche Bildung, wie bei den Crocodilen, indem sie im Bereiche des Kopfes, des Halses, der Extremitäten und des

---

3) Ich habe hier sowol, als bei Pseudopus deutliche Knochenkörperchen beobachtet. Ich untersuchte mehre Lygosoma (Tiliqua Gray). Die Structur der Schuppen verdiente bei den Scincoïden von der systematischen Zoologie mehr berücksichtigt zu werden, als bisher geschehen ist.

Schwanzes in ähnliche, durch laxere faltige Säume getrennte Schilder zerfällt. In der Rückengegend des Rumpfes entstehen aber auf Kosten der Cutis die merkwürdigen, mit den oberen Wirbelbogenschenkeln und mit den Rippen verwachsenden Ossificationen, deren Summe das sogenannte Rückenschild der Chelonier bildet, das nach Entfernung der, unter dem Namen Schildpatt bekannten, hornartig verdickten Epidermis zu Tage kömmt. Diese auf Kosten der Cutis gebildeten Ossificationen, welche gewöhnlich durch Nähte mit einander verbunden sind, bestehen aus einer Reihe von Medianplatten des Rückens, aus grösseren paarigen die Rippen deckenden Seitenplatten und aus den umgürtenden Marginalplatten [4]).

Eine interessante, aber rücksichtlich ihrer anatomischen und physiologischen Bedingungen noch nicht hinreichend aufgeklärte Erscheinung ist der Farbenwechsel vieler Saurier, namentlich der Chamäleonten [5]).

Der absondernde Apparat des Hautsystemes ist bei den Reptilien höchst verschieden entwickelt; er scheint nur den Cheloniern und den Ophidiern gänzlich zu mangeln. Bei den Salamandern [6]) und einigen Tritonen finden sich zahlreiche Hautdrüsen, theils zerstreut, theils regelmässig gestellt; die letzteren erstrecken sich, zu jeder Seite der Wirbelsäule eine Längsreihe bildend, von der Schwanzspitze bis zum Kopfe und bilden hier, zu Haufen dicht an einander gedrängt, die fälschlich sogenannten Parotiden. Bei den Fröschen und Kröten finden sich, namentlich in den äusserlich warzig erscheinenden Regionen der Haut reichliche contractile Drüsen und die Bufonen sind, gleich den Salamandern, durch eine jederseits am Kopfe befindliche Anhäufung grösserer Drüsen, der Parotiden der meisten Schriftsteller, ausgezeichnet. Bei einigen Fröschen [7]) kommen auch Reihen grösserer Drüsen am Oberarme vor. Bei den Sauriern finden sich die in Gestalt blinder Säckchen erscheinenden Hautdrüsen vorzugsweise in gewissen Regionen des Körpers; bei vielen erstrecken sie sich in Gestalt kleiner Tuberkeln von der Inguinalgegend bis zur Kniebeuge an der Innenseite des Schenkels abwärts und sind dann unter dem Namen *Papillae femorales* bekannt [8]); bei anderen kommen in der Oberarmbeuge ähnliche Drüsen

4) S. die Abbild. bei Cuvier, Recherches Tab. 241. und bei Bojanus l. c. Tab. III.

5) Vgl. van der Hoeven, Icones ad illustrandas coloris mutationes in Chamaeleonte, Lugd. Bat. 1831. 4. — Milne Edwards in Müller's Archiv 1834, S. 474. — 6) Abbild. bei Funk Tab. II.

7) Bei Pelobates cultripes nach Müller.

8) Vgl. darüber die sorgfältigen Untersuchungen von C. F. Meissner, De Amphibiorum quorundam papillis glandulisque femoralibus, Basil. 1832. 4. Er fand sie bei Crocodilurus, Monitor, Ameiva, Tejus, Pseudoameiva, bei allen Lacertoïden, Algyra, Cordylus, Uromastix, Agama, Leiolepis, Brachylophus, Physignathus, Istiurus, Iguana, Polychrus. Vgl. die Abbild. bei Meissner.

vor [9]; bei den Amphisbänen, mehren Geckonen und Scincoïden finden sie sich in der Nähe des Afters [10]. — Bei den Crocodilen ist einmal vor dem Hinterrande eines jeden Hautschildes eine kleine Drüsenöffnung vorhanden und ausserdem finden sich einige grössere Hautdrüsen, deren Secret einen moschusartigen Geruch besitzt. Von den letzteren liegt eine jederseits einwärts vom Schenkel des Unterkiefers.

---

# Dritter Abschnitt.

## *Vom Muskelsysteme.*

### §. 68.

Rücksichtlich der Anordnung der Muskeln des Stammes der Wirbelsäule schliessen sich unter den nackten Reptilien die Perennibranchiaten, die Derotremata und die Cöcilien auf das engste an die Fische an, indem der grösste Theil ihrer Muskelmasse durch den grossen Seitenmuskel (*M. lateralis*) gebildet ist [1]. Dieser Muskel erhält sich bei ihnen nicht nur an den beiden Hälften des Schwanzes und an der oberen des Rumpfes, sondern erstreckt sich an letzterem noch bis zur vorderen Mittellinie des Bauches. Er zerfällt bei ihnen, ganz wie bei den Fischen, durch eine vom Schwanzende bis zum Kopfe jederseits sich erstreckende Längsfurche in einen Rückentheil und einen Bauchtheil und nimmt vom Rücken nach dem Bauche zu an Dicke ab. Schief von hinten und oben nach vorn und unten durchgehende *Ligamenta intermuscularia*, zwischen welchen die Muskelbündel einen geraden Verlauf haben, theilen die Seitenmuskelmasse in so viele einzelne Abtheilungen, als Wirbel vorhanden sind. Der Rückentheil des Seitenmuskels befestigt sich an den hinteren Theil des Schedels; sein Bauchtheil setzt sich nach vorne bis zum Zungenbeine fort, nur durch die an das Becken sich befestigenden Muskeln unterbrochen. Umhüllt von dem Bauchtheile des Seitenmuskels sind, mit Ausnahme eines fehlenden *M. rectus abdominis*, die übrigen, gewöhnlich noch unvollzählig vorhandenen Bauchmuskeln. — Dasselbe Verhalten zeigt sich im Allgemeinen bei den Larven der Salamandrinen und ungeschwänzten Batrachier.

Bei den vollständig entwickelten Individuen dieser letztgenannten Ordnungen fällt aber, gleichwie bei allen beschuppten Reptilien und den höheren Wirbelthieren überhaupt, der Bauchtheil des Seitenmuskels am Rumpfe völlig weg, während er dagegen an der unteren oder vorderen

---

9) Hier finde ich einige bei Iguana. — 10) So auch bei Tachydromus Daud.

1) Dies hat Müller nachgewiesen durch Untersuchung von Menobranchus und Amphiuma; ich finde dasselbe Verhalten bei Proteus, Siredon und Coecilia. Siehe Müller's vergl. Anat. d. Myxinoïden, I. S. 230.

Fläche des Schwanzes vollständig sich erhält. Die eigentlichen Rücken muskeln der höheren Reptilien — gleichwie aller höheren Wirbelthiere — entsprechen aber dem Rückentheile des Seitenmuskels. Bei den Salamandrinen sind nicht nur an der Ober- und Unterseite des Schwanzes, sondern auch längs des ganzen Rumpftheiles des Rückenmuskels *Ligamenta intermuscularia* vorhanden, welche so viele Abtheilungen bilden, als Wirbel da sind. Noch bei den Sauriern zeigen sich in den zahlreichen Sehnen der Rückenmuskeln deutliche Ueberreste dieser *Ligamenta intermuscularia*. Sie gehen, wie man auf Querdurchschnitten erkennt, schief von oben und hinten nach unten und vorn und theilweise dann wieder nach hinten hindurch.

[Ueber das Muskelsystem der Reptilien sind vorzüglich folgende Schriften zu vergleichen: Cuvier, Leçons d'anat. comp., T. 1. und 4. a. — Meckel, System d. vergl. Anat., Th. 3. und 4. — Von der Muskulatur der nackten Reptilien handeln ausser Townson, Funk, Siebold, Carus und Mayer: Zenker, Batrachomyologia, Jen. 1825. 4. c. fig. und Dugès, Recherches etc. — Die Muskeln der Schildkröte bildet trefflich ab Bojanus l. c. — Die Muskeln der Ophidier schildern durch Wort und Abbildung Hübner, De organis motoriis Boae caninae, Berol. 1815. 4. und besonders ausführlich d'Alton in Müller's Archiv 1834.]

§. 69.

Eigene Hautmuskeln haben sich bei den Perennibranchiaten von der Seitenmuskelmasse noch nicht gesondert. Bei den ungeschwänzten Batrachiern kommen mehre eigene, vom hinteren Theile der Beckengegend aus, an die Haut tretende Muskeln [1]) vor. Bei den Salamandrinen ist ein Theil der zwischen Unterkiefer und Zungenbein gelegenen Muskeln innig an die Haut geheftet. Während bei den Schildkröten am ganzen Rumpfe keine Spur solcher Muskeln vorhanden ist, vertritt ihr *Latissimus colli* [2]) die Function eines Hautmuskels am Halse. Unter den übrigen beschuppten Reptilien sind sie bei der Mehrzahl der Saurier weniger, als bei den Crocodilen und ganz besonders den Ophidiern entwickelt. Bei der letztgenannten Ordnung [3]) erstrecken sich nicht nur die beiden oberflächlichen schiefen Bauchmuskeln, von den Rippen aus mit zahlreichen Fascikeln an die Haut des Bauches, sondern es finden sich in der ganzen Bauchgegend noch mehre Systeme eigener Schuppenmuskeln, welche, nur an Schuppen sich befestigend, mit dem Knochengerüste in keiner Verbindung stehen.

§. 70.

Hinsichtlich des Verhaltens der Rückenmuskeln kommen bei den einzelnen Ordnungen der Reptilien beträchtliche Verschiedenheiten vor. Es ist nicht blos die Anordnung der Muskeln der gesammten Rücken-

1) Siehe Dugès, No. 56. Pubio-dorso-cutane und No. 57. Coccy-dorso-cutanes. — 2) Siehe Bojanus Tab. XV. Fig. 56. No. 21.

3) Diese Hautmuskeln sind sehr ausführlich von d'Alton l. c. geschildert.

fläche überhaupt, sondern auch die ihrer einzelnen Gegenden bei Reptilien verschiedener Ordnungen höchst mannichfaltig und namentlich von der grösseren oder beschränkteren Freibeweglichkeit der Wirbel, von dem Verhalten der einzelnen Wirbelfortsätze, von der Anwesenheit und Ausdehnung der Rippen, so wie von den Beziehungen der Wirbel zu den Hautbedeckungen abhängig.

Bei den Salamandrinen [1]) und ungeschwänzten Batrachiern [2]) findet noch keine Sonderung der Rückenmuskelmasse in eine innere und äussere Portion Statt. Bei der ersten Familie zeigt sich blos in der Nackengegend ein eigenthümlicher paariger Muskel, welcher von den Dornfortsätzen der vorderen Wirbel zum Hinterhaupte sich begibt [3]). Bei den ungeschwänzten Batrachiern theilen stärkere Sehnen die Rückenmuskelmasse in einzelne, successive hinter einander liegende grössere Abtheilungen. — Bei den Cheloniern sind wegen der eigenthümlichen Verhältnisse des Hautskeletes zur Wirbelsäule, namentlich also wegen der Verwachsung der Hautknochenschilder mit den oberen Wirbelbogen und der dadurch bedingten Unbeweglichkeit der letzteren, gerade die eigentlichen Rückenmuskeln der Rumpfgegend auf ein Minimum der Ausbildung reducirt oder ganz verschwunden [4]). Entwickelter sind dagegen bei ihnen die Rückenmuskeln der Schwanzgegend, am meisten aber die des so beweglichen Halses [5]). — Bei den Sauriern und Crocodilen sondert sich die Rückenmuskelmasse längs des Rumpfes in eine innere und eine äussere Portion. Jene entspricht den ***Musculi spinalis, semispinalis, multifidus*** etc. der höheren Wirbelthiere, diese den ***Musculi sacrolumbalis*** und ***longissimus dorsi.*** Letztere Portion befestigt sich mit aufsteigenden Bündeln theils an die Wirbel-Querfortsätze, theils an die Rippen. — Noch deutlicher, als bei den Sauriern, ist bei den Ophidiern [6]) die Trennung der Rückenmuskelmasse in eine innere und eine äussere Portion. Beide trennen sich schon am Schwanze. Die äussere, dem ***Longissimus dorsi*** und ***sacrolumbalis*** entsprechende Portion spaltet sich in Zipfel, welche am Schwanze zu den Spitzen der Querfortsätze gehen; am Rumpfe aber bildet sie zwei Hauptmassen, deren Bündel aufsteigend an die einzelnen Rippen sich befestigen. Die

---

1) Abbild. bei Dugès Tab. XVII. und bei Funk Tab. II. Fig. 11.

2) Abbild. bei Zenker Tab. I. und bei Dugès Tab. VI.

3) *M. trachelomastoïdeus* Funk. *Sus-occipito-spinal* bei Dugès.

4) Sie fehlen ganz nach Meckel bei Chelonia; sie sind von Emys abgebildet bei Bojanus Tab. XVII. Fig. 67. No. 39. und liegen zwischen dem nicht angewachsenen Theile der Rippen und dem Schilde zur Seite der Wirbel. Stark sind sie bei Cryptopus.

5) Siehe Bojanus Tab. XVI—XIX. Sie entsprechen den Splenii, Biventer cervicis, Spinalis cervicis u. s. w.

6) d'Alton bezeichnet die innere Portion der Rückenmuskeln als zweibäuchigen Rückwärtszieher der Rippen, und trennt sie mit Unrecht von den eigentlichen Rückenmuskeln.

innere Portion sondert sich in mehre einzelne Abtheilungen, welche den *M. M. spinalis*, *semispinalis* und *multifidus* entsprechen [7]). — Gesondert von den eigentlichen Rückenmuskeln sind bei der Mehrzahl der Reptilien die zwischen den Dornfortsätzen der Wirbel liegenden *M. interspinales* und die zwischen ihren Querfortsätzen befindlichen *M. intertransversarii*, so wie die, ihnen ihrer Bedeutung nach verwandten hinteren Kopfmuskeln *Recti et obliqui capitis posteriores.*

§. 71.

Eigene Muskeln, welche von der Wirbelsäule zu den Rippen sich begeben, kommen wenigstens bei den beschuppten Reptilien vor. Unter den Schildkröten besitzt Chelonia einen vom ersten Halswirbel zum Rückenschilde sich begebenden Rippenheber (*M. scalenus*). Ein analoger Muskel erstreckt sich bei anderen Schildkröten von einem der letzten Halswirbel zur zweiten Rippe. Sonst fehlt den Cheloniern das System der *M. levatores costarum* am Rumpfe gänzlich. Bei den Sauriern finden sich schwache äussere und, bei einigen wenigstens, z. B. bei den Chamäleonten, auch innere Rippenheber. Letztere erstrecken sich von dem *Processus spinosus inferior* oder von der Vorderfläche eines Wirbelkörpers zu der nächst hinteren Rippe. Auch innere Rückwärtszieher der Rippen kommen vor. — Bei den Ophidiern sind die von der Wirbelsäule zu den Rippen sich begebenden Muskeln mehrfacher Art: 1) von der äusseren Portion des Rückenmuskels unvollständig gesondert ist eine continuirliche und zum Theil noch verschmolzene Reihe von Gelenkfortsatz-Rippenmuskeln oder langen äusseren Rippenhebern; 2) bedeckt von ihnen sind die eigentlichen *M. levatores costarum externi*; 3) diesen letzteren entsprechen an der Vorderfläche der Wirbelsäule die vom *Processus spinosus inferior* oder von der Vorderfläche zweier Wirbelkörper entspringenden und an die oberen Enden der Rippen sich befestigenden *M. levatores costarnm interni* oder inneren Vorwärtszieher der Rippen; 4) Antagonisten der vorigen Muskeln sind innere Rückwärtszieher der Rippen, welche, bei gleichem Ursprunge, den entgegengesetzten Verlauf haben. Es sind *M. retrahentes costarum superficiales* und *profundi* zu unterscheiden.

Die eigentlichen Zwischenrippenmuskeln (*M. intercostales*) sind, mit einziger Ansnahme der Chelonier, bei allen denjenigen Ordnungen vorhanden, welche wirkliche Rippen besitzen. Ausser ihnen kommen bei den Ophidiern noch schräg verlaufende lange Zwischen-

---

7) d'Alton unterscheidet vier Muskeln: den langen absteigenden Muskel zwischen den Gelenk- und Dornfortsätzen; den aufsteigenden Muskel zwischen den Dorn- und Gelenkfortsätzen, den kurzen absteigenden Muskel zwischen Gelenk- und Dornfortsätzen und die Muskeln zwischen den Wirbelbogen und Dornfortsätzen.

rippenmuskeln vor, zwischen deren beiden Insertionspunkten eine grössere Anzahl von Rippen inne liegt.

[Man vgl. über das eigenthümliche Verhalten der abgehandelten Muskeln bei den Ophidiern besonders d'Alton l. c. und Everard Home in den Philos. Transact. 1812.]

§. 72.

Die Bauchmuskeln sind bei den Reptilien gewöhnlich nicht auf die Bauchgegend beschränkt, sondern erstrecken sich meistens auch über die Brustgegend, sind also wirkliche vordere Rumpfmuskeln. Der den Perennibranchiaten fehlende oder bei ihnen mit dem Bauchtheile des *M. lateralis* verschmolzene gerade Bauchmuskel erstreckt sich bei den Salamandrinen und bei den ungeschwänzten Batrachiern weit vorwärts und ist von dem *M. sternohyoïdeus* nur unvollständig geschieden [1]). Er besitzt gewöhnlich starke *Inscriptiones tendineae*, deren Anzahl derjenigen der Rippen entspricht. Auch bei den Sauriern finden sich zum Theil solche sehnige Querstreifen. Bei den schlangenähnlichen Sauriern und bei den Ophidiern erscheint er noch bestimmter als vorderer Zwischenrippenmuskel, indem er zwischen den einzelnen Rippenknorpeln gerade vorwärts sich erstreckt. Beim Crocodil liegen die Bauchrippen zwischen seinen Bäuchen. Den Cheloniern scheint er gänzlich zu fehlen.

Während von den schiefen Bauchmuskeln bei den Perennibranchiaten und Batrachiern der eine häufig fehlt und auch bei den Cheloniern nur der innere derselben vorhanden ist, zeigt sich bei den Sauriern und besonders auch bei den Ophidiern eine Zunahme ihrer Zahl. Bei letzteren heften sich die einzelnen Fascikel der beiden äusseren ihrer vier Bauchmuskeln, nachdem sie von der äusseren Fläche und dem hinteren Rande oder von den Spitzen der Rippen entsprungen sind, an die Haut und sind daher auch wol als eigenthümliche Rippen-Hautmuskeln betrachtet worden [2]). Die dritte Schicht liegt ebenfalls an der äusseren Fläche der Rippen und geht am Bauche in eine Aponeurose über. Die vierte Schicht endlich, scheint dem *M. obliquus internus* zu entsprechen. Bei den meisten Sauriern und den Crocodilen sind statt dieser vier schiefen Bauchmuskeln nur drei vorhanden, von denen der oberflächlichste gleichfalls Fascikel an die Haut abgibt. — Der *Musculus transversus abdominis* ist bei den Cheloniern, Sauriern und Crocodilen vorhanden, fehlt dagegen den Ophidiern.

Ein accessorischer Bauchmuskel ist noch bei den Salamandrinen und den Crocodilen der *M. pyramidalis* [3]).

---

1) S. Abbild. bei Siebold Fig. 12.; bei Dugès Tab. XVII. No. 24. Salamandra; Tab. VII. No. 52. 53. Rana. Die *Inscriptiones tendineae* fehlen bei Pipa. — 2) So namentlich von d'Alton.

3) Bei ersteren wegen der accessorischen am Becken haftenden Knorpel; bei letzteren wegen des eigenthümlichen Verhaltens der Schaambeine.

Zwerchfellartige Muskelausbreitungen kommen sowol bei unbeschuppten, als bei beschuppten Reptilien vor. Die eigenthümlichsten Bildungen dieser Art, wirkliche Peritonealmuskeln, sind unter den Batrachiern bei den Aglossa angetroffen worden [4]). Ein vorderer Muskel entspringt jederseits breit von der Röhre des Oberschenkelknochens, erstreckt sich, ähnlich einem Bauchmuskel, einwärts von dem eigentlichen schiefen Bauchmuskel vorwärts zur Brust, schlägt sich am Brustbein nach innen und tritt am Bauchfelle angeheftet zum Oesophagus. Jedem dieser Muskeln entspricht ein hinterer Peritonealmuskel, der gleichfalls vom Oberschenkel entsprungen, auswärts von den Nieren die ganze hintere Wand des Bauchfelles bis zur Speiseröhre und zum Pharynx bekleidet. Diesen Peritonealmuskeln vergleichbare Apparate kommen bei den übrigen Batrachiern nur sehr schwach angedeutet vor. Sehr ausgebildet sind sie dagegen bei den Crocodilen. — Ein dem Zwerchfelle der höheren Wirbelthiere völlig analoger Muskel ist bei den Cheloniern vorhanden [5]). Er beginnt fleischig mit mehren Bündeln von den Körpern des dritten und vierten Rückenwirbels und einer entsprechenden Rippe. Einige seiner Fascikel heften sich an den Rand der Lungen, während ein anderer unterhalb der Lunge auf das Bauchfell übergeht. *Musculi sternomastoïdei* finden sich unter den beschuppten Reptilien bei Cheloniern, Sauriern und Crocodilen.

§. 73.

Von den Muskeln der Vorderfläche der Wirbelsäule sind die unteren oder vorderen Schwanzmuskeln fast immer nur Wiederholungen der an der Rückenseite des Schwanzes vorhandenen. —

Bei den Salamandrinen und der Mehrzahl der ungeschwänzten Batrachier findet sich am Kopftheil der Wirbelsäule ein kleiner gerader Kopfbeuger, *Rectus capitis anterior*, zu dem bei den Salamandern noch ein *Rectus capitis lateralis* hinzukömmt [1]). Auch bei den Ophidiern sind zwei Paar von den unteren Dornen der Wirbel zum *Os basilare* sich erstreckende Kopfbeuger vorhanden, die beide, besonders aber der unterste, durch ihre Länge ausgezeichnet sind, indem sie über eine grosse Anzahl von Wirbeln verlaufen. Die dem *M. longus colli* und dem *Rectus capitis anticus* entsprechenden Muskeln finden sich bei allen übrigen beschuppten Reptilien wieder. Sehr ausgebildet sind sie bei den Cheloniern [2]).

Bei allen Batrachiern und allen beschuppten Reptilien, mit Ausnahme der Ophidier, ist endlich ein dem *M. quadratus lumborum* ver-

---

4) Siehe Mayer, Ueber Pipa, in den Nov. act. Acad. Leop. Carol. T. XII. p. 2. 1825. Tab. XLIX. Ueber Xenopus vgl. Mayer, Analekten Heft 1. S. 31.

5) Abbild. bei Bojanus l. c. Tab. XVII—XX. No. 42.

1) Abbild. bei Dugès Tab. XVII. Fig. 128. (Salamandra).

2) Abbild. bei Bojanus Tab. XVII. XX.

gleichbarer Muskel vorhanden, der von den Querfortsätzen der hinteren Rückenwirbel oder auch von den letzten Rippen entspringend selten blos zum Querfortsatze des Kreuzbeines [3]), meistens vielmehr zum Hiftbein sich begibt.

§. 74.

Der allgemeine Plan der Anordnung der Schultermuskeln ist bei den Reptilien der nämliche, wie bei den höheren Wirbelthieren. Die Muskeln ihres Schultergerüstes bestehen mindestens in Vorwärtsziehern und Hebern und in Rückwärtsziehern, die jenen entgegenwirken. Zu ihnen kömmt sehr allgemein ein zwischen der Schulter und dem Zungenbeine gelegner *M. omohyoïdeus*. Die Schulterheber und Vorwärtszieher erstrecken sich von der Gegend der obersten Wirbel und meistens vom Kopfe abwärts und entsprechen den *Musculi cucullares, rhomboïdeï, levatores scapulae*, während die Rückwärtszieher dem *M. serratus anticus* und dem *pectoralis minor* zu vergleichen sind.

Die Muskeln der Extremitäten bieten, wie sich bei der Verschiedenartigkeit der Bewegungen, welche zu vermitteln sie bestimmt sind, erwarten lässt, ausserordentlich mannichfache Anordnungsweisen dar, welche auch nur andeutungsweise zu schildern ausser dem Plane dieses Lehrbuches liegt. Zu den beständigsten Muskeln des Oberarmes gehören der dem *Deltoïdeus* vergleichbare Heber, der den Schulterblattmuskeln (*M. M. supraspinatus* und *infraspinatus*) vergleichbare Auswärtszieher, ein grosser Brustmuskel (*Pectoralis major*), ein *M. latissimus dorsi* und ein *M. coracobrachialis*. Der Vorderarm besitzt stets Beuger und Strecker, welche theils vom Oberarm, theils von Knochen des Schultergerüstes ihren Ursprung nehmen. Die Muskeln der Handwurzel und der Mittelhand bestehen in Streckern und Beugern, welche meistens vom Oberarmbein absteigen. Die Finger besitzen ausser gemeinschaftlichen Streckern und Beugern kleinere Muskeln dieser Art, so wie auch Adductoren und Abductoren. — Die Muskeln der hinteren Extremität lassen sich, gleich denen der vorderen, auf den Typus der höheren Wirbelthiere zurückführen.

[Es muss in Betreff dieses §. auf die angeführten speciellen Schriften verwiesen werden. Ueber die Muskeln der rudimentären Extremitäten vieler Saurier und Ophidier hat gehandelt Heusinger, Zeitschrift f. organ. Physik, 3ter Bd. 1833. S. 481 ff. mit Abbild.]

§. 75.

Die Antlitzmuskeln sind unbedeutend und beschränken sich auf die zur Erweiterung und Verengerung der Nasenlöcher bestimmten Muskeln [1]).

---

3) So bei einigen exotischen Fröschen, wo dieser Muskel als Analogon der Rippenheber sich zeigt.

1) Vgl. über diese Muskeln den das Geruchsorgan der Reptilien behandelnden §. 84.

Die Kiefermuskeln sind bei allen Ordnungen im Allgemeinen nach gleichem Plane angeordnet. Nur bei den Ophidiern, und namentlich den weitmäuligen, tritt zu den gewöhnlichen Kiefermuskeln noch ein höchst eigenthümliches, durch die Freibeweglichkeit des gesammten Kiefer-Gaumenapparates erforderlich gewordenes System von Muskeln hinzu.

Die Muskeln, welche den Unterkiefer heben und anziehen, befestigen sich immer vor dem Unterkiefergelenke. Diese Muskeln zerfallen sehr beständig in zwei Hauptmassen: eine äussere und eine innere. Erstere entspricht dem *M. temporalis* und *masseter*, letztere den *Musculi pterygoïdoi*. Der äussere Kaumuskel ist bei allen Reptilien von sehr bedeutendem Umfange und besteht stets aus mehren Bäuchen oder selbst vollständiger getrennten Portionen, welche häufig als verschiedene Muskeln beschrieben sind. Diejenige Portion, welche an den *Processus coronoïdeus* des Unterkiefers sich befestigt, entspricht dem *M. temporalis*, die an die ganze Aussenfläche und den unteren Rand dieses Knochens öfter sich ansetzende ist mehr dem *M. masseter* analog. Sehr entwickelt ist diese Kaumuskelmasse bei vielen Schlangen, wo sie grösstentheils von der Median-Crista des Scheitelbeines entspringt, bei den Chamäleonten, wo sie den Raum zwischen der mittleren, nach hinten verlängerten Schedeleiste und der äusseren Leiste ausfüllt, bei den Sauriern, wo die *Fossa temporalis* eine so grosse Weite erlangt. — Die innere Kaumuskelmasse zerfällt gleichfalls öfter in mehre Portionen, so dass — namentlich bei den Sauriern — ein *M. pterygoïdeus externus* und *internus* zu unterscheiden sind.

Die zur Senkung und Abziehung des Unterkiefers bestimmte Muskelmasse, welche hinter dem Gelenkende desselben sich befestigt, entspricht dem *M. digastricus*. Bei den unbeschuppten Reptilien und den Sauriern erstreckt er sich von der Nackengegend zum Unterkiefer; bei den Cheloniern dagegen nimmt er seinen Ursprung vom *Processus mastoïdeus* des Schedels. Bei den Ophidiern wird seine Stelle durch zwei Muskeln vertreten. Der eine derselben hat seinen Stützpunkt am Hinterhauptsbeine und am Quadratbeine, während der andere von den Dornfortsätzen mehrer Wirbel absteigt.

Bei den weitmäuligen Schlangen [2]) treten zu den genannten Muskeln des Kiefer-Gaumenapparates noch folgende hinzu: 1) das Kiefersuspensorium oder Quadratbein kann durch einen hinten in Hautmuskeln übergehenden Muskel zurückgezogen werden; 2) und 3) zwei hinter einander zwischen der unteren Fläche des *Sphenoïdeum basilare* einerseits und den *Ossa pterygoïdea* und *palatina* andererseits gelegene Muskeln ziehen jene Knochen an die Schedelbasis heran und nähern sie sich gegenseitig; 4) ein Muskelpaar erstreckt sich vom Scheitelbeine zu jedem *Os pterygoïdeum* und hebt letzteres; 5) ein Muskelpaar

---

2) Abbildungen dieses Muskelapparates finden sich bei d'Alton l. c. Tab. VII.

erstreckt sich vom Keilbeinkörper zum Vomer, dessen Anziehung und so zugleich eine Beugung des Schnauzentheiles des Schedels bewirkend; 6) ein Muskelpaar zieht die beiden Unterkieferhälften an einander. Beide Muskeln durchkreuzen sich; jeder entspringt vom Gelenkfortsatze des einen Unterkieferastes und erstreckt sich zum anderen Ende des entgegengesetzten Astes.

§. 76.

Das Zungenbein der Reptilien ist der Insertionspunkt einer grossen Anzahl von Muskeln, durch die es nach verschiedenen Richtungen hin bewegt wird, oder denen es als fester Stützpunkt dient. Die Zungenbeinmuskeln lassen sich ohne Schwierigkeit auf die der höheren Wirbelthiere zurückführen; sie sind bei den meisten Reptilien ziemlich übereinstimmend gebildet, am eigenthümlichsten bei den Ophidiern, was einerseits durch die rudimentäre Bildung ihres Zungenbeines selbst, andererseits aber durch den Mangel eines Brustbeines und eines Schultergerüstes bedingt wird.

Vom Brustbeine aus wird das Zungenbein abwärts gezogen durch zwei *M. sternohyoïdei*, welche bei der Mehrzahl der nackten Reptilien noch unmittelbare Fortsetzungen der geraden Bauchmuskeln sind.

Von der Schulter aus wird es seitwärts und abwärts gezogen durch zwei *M. omohyoïdei*. Bei den Cheloniern werden die *M. sterno-* und *omohyoïdei* durch ein einziges Muskelpaar repräsentirt, das von den *Claviculae* seinen Ursprung nimmt. Bei den Ophidiern aber werden diese Muskeln durch zwei Paar Nacken-Zungenbeinmuskeln vertreten, welche von der Aponeurose der Dornfortsätze der Wirbel ihren Ursprung nehmen.

Vom Unterkiefer aus wird das Zungenbein vorwärts gezogen durch zwei *M. mylohyoïdei*, welche aber bei den ungeschwänzten Batrachiern fast ganz ausser Verbindung mit dem Zungenbeine stehend, die Aeste des Unterkiefers an einander zu ziehen bestimmt sind und ihrer Funktion nach *M. intermandibulares* heissen könnten. Diese Muskeln, welche einen Boden der Mundhöhle bilden, sind auch bei den Ophidiern vorhanden, hier aber gewöhnlich mit anderen Muskeln, namentlich solchen, die zur Haut gehen, verschmolzen.

Die *M. geniohyoïdei* werden niemals vermisst. Bisweilen sind sie in mehre Portionen zerfallen.

Zu den bisher genannten Muskeln kommen noch Muskeln, welche bei den Salamandrinen vom Quadratbeine, bei den Fröschen theilweise vom Schedel, bei den Cheloniern, Sauriern und Crocodilen vom Seitentheile des Unterkiefers oder von dessen hinterem Ende entspringen und das Zungenbein bald heben, bald es seitwärts ziehen.

Zur Zunge endlich erstrecken sich vom Zungenbeine aus beständig die *M. hyoglossi*, welche die Zunge zurückziehen und Antagonisten der sie vorwärts ziehenden *M. M. genioglossi* sind.

[Rücksichtlich des Details muss auf die oben namhaft gemachten Schriften verwiesen werden.]

---

# Vierter Abschnitt.

## *Vom Nervensysteme und von den Sinnesorganen.*

### I. Von den Centralorganen des Nervensystemes.

§. 77.

Das Rückenmark der Reptilien übertrifft das Gehirn an Masse nicht mehr so bedeutend, wie dies bei den Fischen der Fall ist. Anscheinend erstreckt es sich immer durch die ganze Länge des Wirbelcanales und ist bei langgestrecktem Körperbaue lang und dünn, bei gedrungenem Körperbaue, wie z. B. bei den ungeschwänzten Batrachiern, verhältnissmässig breiter, so dass es dann auch vom Gehirne an Breite weniger übertroffen wird, als unter der zuerst genannten Bedingung. Es schwillt bei den mit ausgebildeten Extremitäten begabten Reptilien in den Regionen, wo die für die Extremitäten bestimmten Nerven von ihm abtreten, ziemlich bedeutend an [1]). Auch an den Ursprungsstellen der übrigen Nerven sind, namentlich bei den Ophidiern, unbedeutendere Anschwellungen bemerkt worden [2]). Die innere graue Substanz des Rückenmarkes bildet, auf Querdurchschnitten sichtbare, vordere und hintere Hörner [3]). Es besitzt immer eine vordere, gewöhnlich tiefere und eine hintere, meist oberflächlichere Längsfurche und einen Centralcanal, der, an der ***Medulla oblongata*** sich erweiternd und in die hintere Längsfurche übergehend, den offenen, bei den unbeschuppten Reptilien längeren, bei den Sauriern und Crocodilen kürzeren und breiteren ***Sinus medullae oblongatae*** bildet. Dieser letztere wird häufig von einer dicht an dem Cerebellum haftenden, durch die Gefässhaut gebildeten Quercommissur überwölbt [4]).

[Vortreffliche Abbildungen vom Rückenmarke der Schildkröte gibt Bojanus l. c. Tab. XXI.]

---

1) Die Stärke dieser Anschwellungen entspricht dem Umfange des austretenden Nerven. Bei den ungeschwänzten Batrachiern ist die vordere Anschwellung sehr unbedeutend, die hintere dagegen sehr beträchtlich. Bei den Cheloniern sind beide stark und treten um so mehr hervor, als das Rückenmark zwischen ihnen — wegen der geringen Stärke der Rumpfnerven — sehr dünne ist. Siehe Bojanus Fig. 83. u. 84.

2) Carus bemerkte bei den Ophidiern, entsprechend der Abgangsstelle eines jeden Spinalnerven, eine leichte Anschwellung des Rückenmarkes.

3) Abgebildet bei Bojanus Fig. 95—100.

4) S. Abbild. bei Bojanus Fig. 85. 87—89.

§. 78.

Das Gehirn der Reptilien bietet zwar, was seinen Umfang anbetrifft, bei den einzelnen Ordnungen nicht unbeträchtliche Verschiedenheiten dar, zeigt aber rücksichtlich der Zahl seiner einzelnen Anschwellungen eine wesentliche Uebereinstimmung. Auf das verlängerte Mark folgt das Cerebellum; an dieses schliesst sich nach vorn die stets paarige Vierhügelmasse, worauf weiter nach vorn die Hemisphären und endlich ganz vorn häufig noch die kleinen Riechnervenganglien folgen. Das ganze Gehirn zeichnet sich noch, verglichen mit dem der höheren Wirbelthiere, durch seine langgestreckte Form aus. Das verlängerte Mark geht bei den unbeschuppten Reptilien flach und fast gerade, bei den übrigen aber mittelst einer ziemlich beträchtlichen unteren Wölbung in das Gehirn über [1]). Ueber den vierten Ventrikel, in welchem bei den Cheloniern und den Crocodilen Erhabenheiten vorkommen, die zu den Hörnerven in Beziehung stehen, erstreckt sich das oberflächlich graue Cerebellum. Es stellt bei den unbeschuppten Reptilien nur eine dünne, blattförmige Commissur der Seitenwände des vierten Ventrikels dar, bleibt bei den Ophidiern noch sehr unbeträchtlich, gewinnt bedeutend an Masse bei den Sauriern und Cheloniern, besitzt bei letzteren schon eine seichte Längsfurche und wird noch beträchtlicher bei den Crocodilen, wo es, gleich wie bei einigen Sauriern, durch zwei seitliche Anhänge ausgezeichnet ist und durch eine Querfurche in eine vordere und hintere Abtheilung zerfällt. Vor dem Cerebellum liegt, meist ganz frei, nur bei einigen Sauriern theilweise von ihm bedeckt, die Vierhügelmasse, *Lobi optici Auct.* Sie stellt zwei rundliche Erhabenheiten dar, welche durch eine Längsfurche von einander getrennt werden und bei den unbeschuppten Reptilien im Verhältniss zu den Hemisphären noch am umfänglichsten sind. Neben ihnen kommen bei einigen Sauriern noch eigenthümliche seitliche und untere kleinere Anschwellungen vor. Die gewölbten Vierhügelganglien bilden die Decke einer einfachen, weiten Höhle, die den zur dritten Hirnhöhle sich erstreckenden *Aquaeductus Sylvii* darstellt. Von dem Boden dieser Höhle erheben sich gewöhnlich noch ziemlich beträchtliche Anschwellungen [2]). Vor den Vierhügeln, zwischen ihnen und den Hemisphären, liegt an der Oberfläche des Gehirnes frei die Zirbel, deren zwei Schenkel bei den höheren Reptilien von den *Thalami optici* und der hinter diesen liegenden *Commissura posterior* der Hemisphären ausgehen. Die vordersten Hirnmassen sind die Hemisphären, welche, besonders bei allen beschuppten Reptilien, die übrigen Abtheilungen des Gehirnes an Masse und Umfang beträchtlich überwiegen. Sie gewinnen nament-

---

1) Abgebildet bei Bojanus Fig. 78—89.

2) Vom Frosche und Crocodile abgebildet bei Müller l. c. Tab. IV. Fig. 1. und 2.

lich bei den Ophidiern, Sauriern und Crocodilen an Breite. Oberflächlich erscheinen sie grau, glatt und windungslos. Sie sind allgemein paarig uud besitzen wenigstens eine vordere, bei den höheren Ordnungen jedoch eine vordere und eine hintere Commissur. Die nur einigen Ordnungen zukommenden Anschwellungen für die Geruchsnerven, welche immer viel unbeträchtlicher sind, als bei den Fischen, sind bald mehr oder minder vollständig von ihnen getrennt, bald verschmelzen sie mehr mit ihnen [3]) und erscheinen bei den ungeschwänzten Batrachiern sogar unter einander verschmolzen. Die Hemisphärenganglien bedecken immer die Seitenventrikel, deren Höhle gewöhnlich in die der *Lobi olfactorii* sich fortsetzt. Vom Boden der Seitenventrikel erheben sich die *Corpora striata*, in welche die *Crura cerebri* übergehen. Nach innen von den gestreiften Körpern findet sich in jedem Seitenventrikel bei Cheloniern, Ophidiern und Crocodilen noch eine gangliöse Erhabenheit, bedeckt vom *Plexus chorioïdeus lateralis* [4]). Mit ihrem hinteren Theile überwölben die Hemisphärenlappen vollständig oder grossentheils auch den dritten Ventrikel und die zu seinen Seiten, als zwei kleine, solide, seichte Erhabenheiten gelegenen *Thalami optici*, welche auch bei den geschwänzten Batrachiern, obwol von sehr geringem Umfange, vorhanden sind. Die Höhle des dritten Ventrikels setzt sich abwärts fort in das *Infundibulum* und durch dieses in die bei den ungeschwänzten Batrachiern zweilappige, bei den Ophidiern sehr beträchtliche, bei den Cheloniern längliche *Hypophysis*. Vor dem *Infundibulum* und hinter dem *Chiasma* des Sehnerven sieht man oft noch eine dem *Tuber cinereum* entsprechende schwache Erhabenheit. Sonst ist die Basis des Gehirnes, besonders bei den nackten Reptilien, sehr einfach und fast eben. — Die häutigen Umhüllungen des Hirnes und Rükkenmarkes entsprechen denen der höheren Wirbelthiere [5]); bemerkenswerth sind indessen die bei den nackten Reptilien seh allgemein vorkommenden weissen Massen, welche die Gefässhaut bedecken un bei mikroskopischer Untersuchung als Crystalle sich zu erkennen geben. Sie finden sich schon bei den Larven der Batrachier und zeigen sich auch an den Austrittsstellen der einzelnen Nerven, besonders der vom Rückenmarke stammenden, reichlich angehäuft.

---

3) Unvollkommen verschmolzen z. B. bei den Cheloniern; deutlich getrennt bei den Ophidiern. Müller bildet diese Anschwellungen für die Geruchsnerven auch an dem Gehirn der Crocodile ab; ich vermisse sie hier gänzlich, finde vielmehr, dass jeder Geruchsnerv unmittelbar vor seinem Eintritte in das Geruchsorgan, gleichwie bei vielen Sauriern eine starke, längliche, inwendig mit einer Höhle versehene Anschwellung bildet.

4) Die *Plexus chorioïdei laterales* setzen sich einfach in den dritten Ventrikel fort.

5) S. die Abbild. des *Ligamentum denticulatum* der Dura mater des Rükkenmarkes bei Bojanus l. c. Fig. 102.

[Man vgl. über das Gehirn der Reptilien: Carus, Darstellung des Nervensystemes S. 174 ff. mit den Abbild. auf Tab. 3. — Serres, Anatomie comp. du cerveau Tab. V., mit sehr mangelh. Abbildungen. — Vortrefflich sind die Darstellungen von Bojanus l. c. Tab. XXI. — Das Hirn des Crocodils bildet ab Müller, Vergl. Neurologie d. Myxinoïden Taf. III. — Eine zusammenhangende Schilderung gibt Valentin in seiner Ausgabe der Sömmering'schen Nervenlehre, Leipzig 1841, 8., S. 110 ff. — Abbildungen des Gehirnes von Chelonia und Boa s. bei Swan, Illustrations of the nervous System, Tab. XII. XVII. XVIII.]

## II. Von den Spinalnerven.

### §. 79.

Die Spinalnerven der Reptilien entspringen ganz allgemein mit zwei Wurzeln: einer vorderen und einer hinteren, ein Gesetz, von welchem anscheinend nur der erste oder die beiden ersten Cervicalnerven sowol bei den nackten Reptilien, wo sie den fehlenden *Nervus hypoglossus* vertreten, als auch bei einigen beschuppten Reptilien 1) eine Ausnahme machen. Die beiden Wurzeln verlassen den Wirbelcanal in der Regel in dem Zwischenraume der oberen Bogenschenkel zweier Wirbel; nur bei den Cheloniern liegt die Austrittstelle der Rumpfnerven oberhalb der Mitte jedes Wirbelkörpers. Immer bildet die hintere Wurzel nach ihrem Austritte aus dem Wirbelcanale oder während desselben ein Ganglion, worauf die Verbindung mit der vorderen Wurzel Statt hat. Hierauf theilt sich der Stamm jedes Spinalnerven in einen schwächeren *R. dorsalis s. posterior* und einen stärkeren *R. ventralis s. anterior*. Die *Rami anteriores* des oder der ersten Rückenmarksnerven vertreten bei den nackten Reptilien den *N. hypoglossus;* bei den meisten höheren Reptilien verbinden sie sich mit diesem Nerven, oder mit dem *N. accessorius* oder selbst mit dem *N. facialis*. Die für die Extremitäten bestimmten Nerven zeichnen sich durch bedeutendere Stärke vor den übrigen aus. Durch die *Rami anteriores* der letzten Cervicalnerven wird ein *Plexus brachialis* gebildet, aus welchem ein *Ramus radialis*, *ulnaris* und *medianus* hervorgeht. Eben so entsteht durch dieselben Aeste der vorletzten Dorsalnerven ein *Plexus cruralis*, aus welchem Aeste für die Beckenmuskeln, so wie auch Stämme, welche dem *N. obturatorius* und *cruralis* entsprechen, abgehen; durch den letzten Dorsalnerven und die Sacralnerven wird aber ein mit jenem Geflechte in Verbindung stehender *Plexus ischiadicus* gebildet, aus welchem, ausser untergeordneteren Nerven, ein starker *N. ischiadicus* entsteht, der über dem Unterschenkel in einen *N. peroneus*, *popliteus* und *tibialis* sich spaltet.

---

1) Bei den Cheloniern besitzen die beiden ersten Cervicalnerven nur eine vordere Wurzel. — Man sehe über das Verhalten der Spinalnerven bei den Cheloniern die vortrefflichen Abbildungen von Bojanus.

## III. Von den Hirnnerven.

§. 80.

Sämmtliche Hirnnerven der Reptilien zeigen rücksichtlich ihrer Ursprungsstellen aus den Centralorganen des Nervensystemes sehr constante, denen der Fische durchaus entsprechende Verhältnisse.

Der bei den meisten Reptilien starke *N. olfactorius* entspringt immer aus den Hemisphährenlappen. Er besitzt bei den Batrachiern und Cheloniern ein eigenes, dicht vor den Hemisphären liegendes *Tuberculum olfactorium*, das bald durch eine Einschnürung deutlich getrennt, bald mit dem entsprechenden Hemisphärenlappen inniger verschmolzen ist. Bei den Sauriern und Crocodilen [1]) fehlt ein solches *Tuberculum olfactorium* vor den Hemisphären und der Nerv bildet erst unmittelbar vor seinem Eintritte in das Geruchsorgan eine längliche, mit einer inneren Höhle versehene Anschwellung. — Der *N. opticus* entspringt aus dem *Thalamus opticus* und aus der Unterfläche der Vierhügelmassen. Die beiden *Nervi optici* bilden vor dem *Infundibulum* ein *Chiasma* [2]). — Der *N. oculorum motorius* entspringt an der Grundfläche des Gehirnes hinter dem *Infundibulum* von den vorderen Pyramiden. Die Ursprungsstellen beider Nerven liegen immer nahe bei einander. — Der *N. trochlearis* entspringt, wenn er, wie dies der häufigste Fall ist, als gesonderter Nerv erscheint, an der obern Fläche des Gehirns, von dem hinteren Rande der Vierhügelmasse, zwischen dieser und dem *Cerebellum*. — Der gleichfalls in der Regel selbstständige *N. abducens* entspringt gewöhnlich mit zwei Wurzeln von der Basis des verlängerten Markes, dicht neben dessen vorderer Furche. — Der starke *N. trigeminus* kömmt mit mehren Fascikeln zur Seite der *Medulla oblongata* zum Vorschein. — Der schwache *N. facialis* entspringt zur Seite des vierten Ventrikels, dem hier gleichfalls austretenden *N. acusticus* sehr dicht anliegend. — Der durch grosse Weiche ausgezeichnete *N. acusticus* entspringt vom Boden der vierten Hirnhöhle und theilt sich in zwei Hauptzweige, von denen bei den nackten Reptilien der eine in den Sack des Labyrinthes, der andere in die Ampullen der halbcirkelförmigen Canäle sich begibt; bei den beschuppten Reptilien ist gleichfalls der eine Ast für diese Ampullen bestimmt, der andere aber für die Schnecke, und der Sack des Labyrinthes wird von beiden Aesten mit Zweigen versorgt. — Der *N. glossopharyngeus* entspringt seitwärts vom verlängerten Marke, bald dem *N. acusticus* näher gerückt, bald dicht neben dem hier gleichfalls, gewöhnlich mit mehren Wurzeln, hervortretenden stärkeren *N. vagus*. — Der *N. accessorius* entspringt zwischen der vorderen und hinteren Wurzel der vordersten Cervicalner-

1) Dies Verhalten finde ich bei Lacerta, Varanus, Monitor und Champza lucius.
2) Vgl. §. 85.

ven [3]), erstreckt sich, successive feine Zweige aus dem Rückenmarke aufnehmend, vorwärts und verschmilzt mit dem *N. vagus*. — Der *N. hypoglossus* entspringt mit einer Wurzel von der Seitenfläche der *Medulla oblongata* unter den Wurzeln des *N. vagus*. Er tritt durch ein eigenes Loch des Hinterhauptsbeines.

[In Betreff der nackten Reptilien s. die Abbild. bei Fischer, Amphibiorum nudorum neurologiae specimen, Berol. 1843, 4. Die Nervenursprünge der Schildkröte sind vortrefflich dargestellt von Bojanus l. c. Tab. XXI.]

## §. 81.

Während die höheren Sinnesnerven bei den nackten Reptilien durch keinen Umstand besonders sich auszeichnen, besitzen andere Hirnnerven bei ihnen merkwürdige Eigenthümlichkeiten.

1. Die Augenmuskelnerven kommen häufig theilweise aus der Bahn des *N. trigeminus*. Am selbstständigsten erhält sich der *Nerv. oculorum motorius;* der, nachdem er zuvor in zwei Aeste sich gespalten, gewöhnlich in die *M. M. recti superior*, *inferior* und *internus*, so wie in den *M. obliquus inferior* sich vertheilt. Indess mangelt bei den Salamandern und Tritonen ein von dem *M. rectus superior* abgehender Zweig, der vielmehr aus der Bahn des *R. primus N. trigemini* hervorkömmt. — Der *N. trochlearis* ist zwar bei den ungeschwänzten Batrachiern selbstständig und verbreitet sich in den *M. obliquus superior*, scheint dagegen bei den Salamandern und Tritonen ganz in der Bahn des *N. trigeminus* zu verlaufen, aus dessen erstem Aste jener Muskel mit Nervenfäden versorgt wird. — Der *N. abducens* ist nur bei den Salamandern und Tritonen, so wie bei den Gattungen Bufo [1]) und Pipa selbstständig, wo er in den *M. rectus internus* und *suspensorius oculi* sich vertheilt; bei den übrigen Fröschen ist er in den ersten Ast des *N. trigeminus* übergegangen. Doch ist dies nur bei den ausgebildeten Thieren, nicht aber bei den Larven der Fall [2]). — Bei Pipa endlich erhalten sämmtliche Augenmuskeln nicht blos von ihren eigenthümlichen Nerven, sondern auch aus dem ersten Aste des *N. trigeminus* Zweige.

2. Der *N. trigeminus* [3]) zeichnet sich nicht blos durch die eben erwähnten eigenthümlichen Beziehungen zu den Augenmuskel-

---

3) Bei den Schildkröten abwärts bis zum vierten Cervicalnerven. S. die Abbild. bei Bojanus. Andere Abbildungen gab Bischoff, N. accessorii Willisii anatomia et physiologia, Darmst. 1832, 4. Tab. V.

1) Bei Bufo pantherinus sah Vogt ein Fädchen desselben in das Ganglion des *N. trigeminus* übergehen; Fischer vermisste dasselbe bei Bufo palmarum.

2) Nach Fischer's Angaben l. c. p. 53.

3) Das Ganglion dieses Nerven zerfällt nach Fischer, bei Pelobates und Bombinator als erste Andeutung der Theilung bei den Salamandrinen, durch eine Einschnürung in zwei Segmente.

Nerven [4]), sondern auch durch sein Verhältniss zum *N. facialis* aus. Dies kann verschiedener Art sein: 1) die in der Bahn des *N. acusticus* entspringenden Elemente des *N. facialis* gehen in den *N. trigeminus* über und verlassen diesen wieder in Gestalt eines gemischten Nerven (*R. jugularis Auct.*), wie dies bei den ungeschwänzten Batrachiern der Fall ist; oder 2) Elemente des *N. trigeminus* treten in die Bahn des vom *N. acusticus* mehr isolirten *N. facialis*, der in diesem Falle nicht nur ein eigenes Ganglion bildet [5]), sondern auch Zweige, welche sonst dem *N. trigeminus* angehören, entsendet (Proteus, Triton, Salamandra). — Der erste Ast des *N. trigeminus* (*R. ophthalmicus*) vertheilt sich besonders an das obere Augenlid, an die Schleimhaut der Nase und an die Muskeln der Nasenlöcher. Bei den Fröschen besitzt er einen *R. ciliaris;* bei den Cöcilien tritt ein Zweig von ihm in das Tentakel. Die beiden *Rami maxillares* verlassen, wie bei vielen Fischen, das Ganglion des *N. trigeminus* oft [6]) in Gestalt eines einfachen Stammes, der, nach Abgabe untergeordneter Kaumuskelzweige, in einen *R. maxillaris superior* und *inferior* sich spaltet. Jener versorgt besonders das untere Augenlid und die Haut der Jochbeingegend mit Fäden; dieser, stärker als der vorige, verbreitet sich nicht nur in der Haut der Kiefergegend und in Kaumuskeln, sondern setzt sich längs der Innenfläche des Unterkiefers oder in einem Canale desselben fort als *R. alveolaris* und endet vorn im *M. mylohyoïdeus.* Bei allen nackten Reptilien (vielleicht mit Ausnahme von Coecilia) ist ferner ein *R. palatinus* vorhanden, der, in der Schleimhaut des Gaumens sich verbreitend, bald aus dem Ganglion des *N. trigeminus* hervorkömmt, wie bei den ungeschwänzten Batrachiern, bald als Ast des *N. facialis* erscheint, wie bei den Salamandrinen und bei Proteus. — Eine andere Eigenthümlichkeit der Fische wiederholt sich bei den nackten Reptilien dadurch, dass ihr dem *R. opercularis* der Fische grösstentheils entsprechender *N. facialis* [7]) (*R. jugularis Trigemini Auct.*) einen Unterkiefernerven absendet, der mit dem *R. alveolaris inferior* des *Trigeminus* verläuft und mit ihm durch Schlingen sich verbindet. Dieser aus Elementen des *N. trigeminus* und *facialis* bestehende *R. jugularis* erhält bei allen ungeschwänzten Batrachiern einen Verbindungsast aus dem ersten, dem *Glossopharyngeus* entsprechenden Aste

4) Hierher gehört auch, dass er, nach Fischer, bei Rana und Hyla einen Muskelzweig für den *M. suspensorius oculi* abgibt.

5) Das gleiche Verhalten beobachtete Fischer bei den Larven der Frösche. — Fischer gibt eine abweichende Deutung der Beziehungen zwischen dem *N. trigeminus* und *N. facialis.*

6) Bei den ungeschwänzten Batrachiern, den Salamandrinen.

7) Bei den Tritonen tritt, nach Fischer, von der Wurzel des *N. facialis* ein Zweig in das Ganglion des *N. trigeminus*, welchen der genannte Forscher durch dieses hindurch bis in die Muskeln der Nase verfolgt haben will.

des *Vagus*. Meistens ist sein erster Zweig bestimmt für die zwischen der *Membrana tympani* und dem Mundwinkel gelegene Haut (*R. auricularis*) 8); der zweite ist der schon erwähnte *R. alveolaris inferior* und der dritte ein theils in den *M. sternohyoïdeus*, theils in die Haut der Brustgegend sich verbreitender *R. gularis*. Bei den Salamandrinen verbindet sich von den drei Aesten des *N. facialis* nur der erste mit einem Aste des *N. glossopharyngeus*, um dann in die Heber des Unterkiefers, des Zungenbeines und die umgebenden häutigen Theile sich zu verbreiten. Die beiden andern Aeste sind der *R. palatinus* und *alveolaris inferior*.

3. Der *N. vagus* enthält bei den nackten Reptilien zugleich die Elemente des *N. glossopharyngeus*, der aus dem Ganglion des *N. vagus* als erster Ast abtritt und häufig noch ein eigenes Ganglion 9) bildet. Ausser dem schon erwähnten Verbindungsaste zum *N. facialis* tritt von ihm ein Schlundzweig und ein ausschliesslich oder hauptsächlich in die Substanz der Zunge sich begebender *R. lingualis* ab, welcher bei Pipa in die Schleimhaut der Mundhöhle sich verbreitet. — Das System der vom *N. vagus* abtretenden Seitennerven erscheint mehr oder minder vollständig wieder, ohne dass anscheinend jemals Elemente des *N. trigeminus* an ihrer Bildung Antheil nähmen. Bei allen Perennibranchiaten, den Derotremata, bei Triton und bei Pipa ist wenigstens ein aus Elementen des *N. vagus* gebildeter Seitennerv 10) vorhanden. Bei Proteus kommen sogar zwei solcher Nerven vor, von denen der eine aus dem Ganglion des *N. vagus* abtritt, während der andere ein Ast des *R. intestinalis* ist. Bei den Salamandern und Fröschen sind wenigstens während ihres Larvenzustandes ähnliche Seitennerven vorhanden und als letzte Andeutung des Systemes dieser Nerven, wenn auch nicht gerade als Ueberbleibsel des Hauptstammes, kömmt bei allen ungeschwänzten Batrachiern ein am Schedel aufsteigender und hier unter der Haut des Nackens und der Schulter oder in Hautdrüsen sich verbreitender *R. cutaneus s. auricularis Vagi* vor. Ausnahmsweise erscheint endlich bei Coecilia der *R. lateralis profundus* nicht als Ast des *Vagus*, sondern des dritten Spinalnerven, wobei aber zu be-

---

8) Dieser Ast ist von Fischer bei Pelobates und Bombinator vermisst worden. — 9) Bei Bufo, Rana.

10) S. über den Seitennerven der nackten Reptilien Van Deen in Müller's Archiv 1834, S. 477. — Vogt l. c. S. 57. — Krohn in Froriep's Notizen No. 1043. S. 136. — Fischer l. c. p. 56. — Der *Ramus cutaneus s. auricularis* der Frösche, der, namentlich von Müller, als Ueberbleibsel des *N. lateralis* angesehen ist, entspricht ähnlichen aufsteigenden Nerven, welche sehr allgemein bei den Fischen neben dem *N. lateralis* vorkommen (s. §. 27.). Dieser Ast ist bei den Froschlarven, ganz wie bei den Fischen, zugleich mit dem eigentlichen *N. lateralis* vorhanden. Bei Pipa endlich erhält er sich, wie Fischer gezeigt hat, neben dem *N. lateralis* perennirend.

merken, dass der *N. vagus* mittelst des *N. sympathicus* gerade mit diesem Spinalnerven bei den Cöcilien sehr innig sich verbindet [11]). Die Seitennerven verbreiten sich theils an der Haut, theils, wie dies bei Triton besonders deutlich hervortritt, an den Hautdrüsen. — Sowol bei geschwänzten, als bei ungeschwänzten Batrachiern sind Zweige des *N. vagus* in Aufhebemuskeln der Schulter verfolgt worden, ohne dass bis jetzt — etwa mit Ausnahme von Pipa — ein in seinen Wurzelelementen abgesonderter *N. accessorius* nachgewiesen wäre. — Feinere Zweige zu einzelnen Zungenbeinmuskeln treten gewöhnlich aus der Bahn des *Vagus* aus. — Bei den Perennibranchiaten gehen von dem Ganglion dieses Nerven mehre *Rami branchiales* ab; als beständiger Ast erscheint ferner stets ein für die Stimmlade und ihren Bewegungs-Apparat bestimmter *R. larygeus s. recurrens.* — Der *R. intestinalis* besitzt, wenigstens bei den Batrachiern, noch eine gangliöse Anschwellung, ehe er sich an Speiseröhre, Herz, Lungen und Magen vertheilt.

4. Der *N. hypoglossus* erscheint bei den nackten Reptilien noch nicht als Hirnnerv. Bei den meisten ungeschwänzten Batrachiern wird er vertreten durch den ersten, nur mit einer vorderen Wurzel entspringenden Spinalnerven; bei Pipa entsteht er, ähnlich wie bei den meisten Fischen, aus Aesten des *Plexus brachialis;* bei den Salamandrinen wird er durch die beiden ersten verbundenen Spinalnerven repräsentirt; bei den Cöcilien geht er aus dem Ganglion hervor, zu dessen Bildung, ausser dem *N. vagus*, die drei ersten Spinalnerven beitragen; bei Proteus sind seine Elemente theilweise im *N. vagus*, zum Theil aber im ersten Spinalnerven eingeschlossen. Die dem *N. hypoglossus* entsprechenden Aeste, welche in der Regel Verbindungen mit Zweigen des *N. vagus* eingehen, verbreiten sich in die meisten Zungenbein- und Zungenmuskeln, namentlich in die *M. M. sternohyoïdeus*, *geniohyoïdeus*, *hyoglossus*, so wie auch in die Substanz der Zunge.

[Man vergl. über die Hirnnerven der nackten Reptilien besonders die sehr reichhaltige Schrift von J. G. Fischer: Amphibiorum nudorum neurologia. Speciminis primi pars 1 et 2. Berol. 1843. 4. c. tab. — Ueber die Nerven von Rana s. auch Volkmann in Müller's Archiv 1838, p. 70. und über mehre nackte Reptilien Vogt, in den neuen Denkschriften der Schweiz. naturf. Gesellschaft, Neuchatel 1840. 4. Bd. 4.]

## §. 82.

Die beschuppten Reptilien nähern sich rücksichtlich der Anordnung ihrer Hirnnerven mehr den höheren Wirbelthieren; insbesondere zeigen sich die Crocodile in dieser Beziehung den Vögeln verwandt. Die Augenmuskelnerven sind, anscheinend immer, von dem *N. trigeminus* gesondert; der *N. glossopharyngeus* ist durch Ursprung und Austrittsstelle vom *N. vagus* getrennt; zu den Elementen des *N.*

---

11) Siehe Fischer l. c. p. 43.

*vagus* treten, anscheinend beständig, Wurzeln, welche, ihren Ursprungsverhältnissen nach, dem *N. accessorius* entsprechen; ein ausgebildeter Seitennerv kömmt bei ihnen nicht mehr vor; dagegen erscheint bei ihnen der *N. hypoglossus* als selbstständiger Hirnnerv. Bemerkenswerth ist die Neigung zur Verschmelzung, welche die letzten Hirnnerven bald nach ihrem Austritte aus der Schedelhöhle zeigen.

Der *N. oculorum motorius* versorgt, nachdem er sich meistens in zwei Aeste gespalten, mit seinen Zweigen die *M. M. recti superior, inferior* und *internus* und den *M. obliquus inferior*, so wie auch endlich den meist vorhandenen *M. levator palpebrae superioris*. Beständig gibt er einen *R. ciliaris* ab, der mit einem *R. ciliaris* vom ersten Aste des *N. trigeminus* verbunden, wenigstens bei einigen Cheloniern, bei den Sauriern und Crocodilen ein Ciliarganglion [1]) bildet. — Der *N. trochlearis* [2]) vertheilt sich ausschliesslich in den *M. obliquus superior*. — Der *N. abducens* [3]) gibt, anscheinend beständig, einen Verbindungszweig für den vorderen Kopfstamm des *N. sympathicus* ab und tritt mit seinem anderen Aste in den *M. rectus externus* und in den *M. suspensorius bulbi*, versorgt auch die Muskeln der Nickhaut.

Der *N. trigeminus* ist immer der stärkste Hirnnerv. Von seinen Wurzelelementen tritt noch in der Schedelhöhle ein *R. primus* ab, der, wie bei vielen Fischen, gewöhnlich — wenigstens bei Chelonia, Python, Varanus, Lacerta u. A. — ein gesondertes Ganglion bildet. Seine übrigen Elemente schwellen darauf zu einem mehr oder minder beträchtlichen *Ganglion Gasseri* an; ob die *Portio minor* von demselben ausgeschlossen ist, wie sich dies vermuthen lässt, ist thatsächlich noch nicht sicher ermittelt. Sein erster Ast (*R. ophthalmicus*) dringt in die Augenhöhle, entlässt einen *R. ciliaris*, gibt Zweige an die oberen häutigen Bedeckungen des Auges, an die Thränenorgane und an die Stirnhaut ab, gelangt in die Nase, an deren Schleimhaut er *Rami ethmoïdales* schickt und endet mit zarten Zweigen in den äusseren Umgebungen der Nasenlöcher. Der zweite Ast (*R. maxillaris superior*) [4]) gibt

---

1) Abgebildet bei Bojanus Tab. XXVI. Fig. 132. 133. Ich finde es auch bei Lacerta, Varanus und beim Kaïman. Bei letzterem gibt der *N. trigeminus*, ausser der Wurzel zum Ganglion, noch einen eigenen starken Ciliarnerven ab. Ich vermisse dagegen das Ciliarganglion bei Chelonia, ein Mangel, der mit einer andern Eigenthümlichkeit correspondirt. Es nimmt nämlich hier der Stamm des *N. oculorum motorius* starke Fäden aus dem ersten, mit einem eigenen Ganglion versehenen Aste des *N. trigeminus* auf.

2) Siehe Bojanus Fig. 131. — 3) Bojanus Fig. 131—133.

4) Auch Muskeläste scheinen vom zweiten Aste des *Trigeminus* abzugehen. Bojanus macht bei der Schildkröte folgende Zweige namhaft: 1) einen *R. zygomaticus*, der als *subcutaneus malae* endet; 2) einen *R. lacrymalis;* 3) einen im Muskel sich verbreitenden *R. pterygoïdeus;* 4) einen *R. palatinus posterior;* 5) einen *R. palatinus anterior;* 6) einen *R. infraorbitalis;* 7) einen *R. alveolaris superior*.

ausser den Fäden zum Ganglion oder *Plexus sphenopalatinus* des vorderen Kopfstammes des *N. sympathicus*, Zweige ab, welche in den häutigen Bedeckungen des Kaumuskels, an der Thränendrüse, an dem unteren Augenlide, in der Schleimhaut des Gaumens, in den Canal des Oberkiefers und an dessen häutigen Bedeckungen sich vertheilen. Der dritte und stärkste Ast (*R. maxillaris inferior*) verzweigt sich hauptsächlich in die Kaumuskeln; seine eigentliche Fortsetzung ist der *R. alveolaris inferior*, der in dem Unterkiefercanale verläuft, *Rami dentales* und Hautzweige, so wie auch Fäden für die Schleimhaut der Mundhöhle abgebend. Er endet sehr regelmässig mit Zweigen, welche in dem *M. mylohyoïdeus* sich vertheilen [5]).

Der *N. facialis* ist immer nur ein sehr unbeträchtlicher Nerv. Noch bei einigen Ophidiern [6]) geht er in das *Ganglion Gasseri* des *N. trigeminus* ein und verlässt, vereint mit dem dritten Aste des *N. trigeminus* die Schedelhöhle. Dann theilt er sich in einen Muskelast und einen sympathischen Ast, der mit den *N. N. vagus*, *hypoglossus* und *glossopharyngeus* einen gemeinschaftlichen Stamm bildet. Bei den Cheloniern besitzt er sehr wenige selbstständige peripherische Endigungen [7]), geht vielmehr fast ganz in den Kopftheil des *N. sympathicus* über. Bei allen Sauriern besitzt er ausser seinen Verbindungszweigen für den *N. sympathicus* einen an das Paukenfell sich verbreitenden *N. tympanicus* [8]) und einen in den Hautmuskeln des Halses und dem *M. digastricus* sich vertheilenden Ast.

Der *N. glossopharyngeus* geht immer innige Verbindungen mit dem *N. sympathicus* ein, namentlich mit dessen aus der Bahn des *Facialis* stammenden Elementen. In der Regel communicirt er auch sehr bald mit dem *N. vagus* und später mit dem *N. hypoglossus*. Häufig tritt er, verbunden mit dem *N. facialis* in ein grosses sympathisches Ganglion. Bei der Mehrzahl der beschuppten Reptilien besitzt er nur zwei Hauptzweige, von denen der eine an den *Pharynx*, an die Umgebungen der *Glottis* und an den Kehlkopf als *R. laryngeus superior* sich begibt, während der andere, mehr oder minder stark mit Zweigen des *N. hypoglossus* communicirend, in die Substanz der Zunge

---

5) Ein Zungenast vom dritten Aste des *N. trigeminus* fehlt beständig.

6) Nach Vogt's Angaben l. c. S. 48. Indessen ist die Verschmelzung des *Facialis* mit dem *Ganglion Gasseri* bei den Ophidiern keinesweges beständig; ich vermisse sie z. B. bei Crotalus. Der Muskelast verbreitet sich in Kaumuskeln.

7) Bojanus erwähnt blos eines im *M. digastricus* endenden Zweiges; Swan sah bei Chelonia, ausser diesen, noch Verzweigungen im Hautmuskel des Halses; Vogt leugnet dagegen, ebenfalls bei Chelonia, alle selbstständigen peripherischen Verzweigungen und lässt den Nerven ganz in den *Sympathicus* übergehen.

8) Bei Monitor, Varanus, Lacerta, Platydactylus, Gecko, Iguana, Chamaeleo von Vogt beobachtet.

tritt. Bei den Crocodilen verhält sich der *N. glossopharyngeus* fast ganz, wie bei den Vögeln. Ein sehr starker, aber kurzer Verbindungszweig vom *N. vagus* tritt an den *N. glossopharyngeus* und verlässt diesen als ein zwischen Luftröhre und Speiseröhre bis in den Anfang der Brusthöhle absteigender *Ramus descendens*, der an den Kehlkopf, die Speiseröhre, die Luftröhre sich verzweigt und tief unten durch feine Fäden mit dem *Plexus pulmonalis* des *N. vagus* sich verbindet [9]).

Der *Nervus vagus* wird vom *N. trigeminus* immer an Stärke übertroffen; er ist bei den Cheloniern beträchtlicher, als bei den übrigen beschuppten Reptilien. Zu seinen Elementen gesellt sich, anscheinend beständig, eine mehr oder minder tief abwärts reichende, durch ihre Ursprungsverhältnisse als *N. accessorius* charakterisirte Wurzel. Die Ganglienbildung an der Austrittsstelle des Nerven bedarf noch näherer Untersuchung. Bei einigen Gattungen findet sich bald nach seinem Austritte aus der Schedelhöhle eine beträchtliche Anschwellung, an deren Bildung namentlich auch der Kopfstamm des *N. sympathicus* nebst dem *N. glossopharyngeus* Antheil hat. Gewöhnlich findet eine sehr innige Verbindung der Stämme des *N. vagus, glossopharyngeus* und *hypoglossus* Statt [10]). Der Stamm des Nerven steigt am Halse abwärts, gibt den *Ramus recurrens* ab und gelangt in die Brusthöhle. Hier bildet er bei den Sauriern und den Crocodilen [11]) ein starkes Ganglion, das den übrigen Ordnungen zu fehlen scheint. Im Anfange der Brusthöhle entsteht ein starker *Plexus cardiacus* und *pulmonalis*, zu welchem gewöhnlich beträchtliche Elemente des *N. sympathicus* beitragen. Unter Abgabe von Zweigen an die Speiseröhre tritt der *N. vagus* zum Magen, an welchem er gewöhnlich endet. Nur bei den Ophidiern erstreckt sich der Eingeweideast sehr weit abwärts am Darm [12]) und ist bisweilen bis in die Nähe der Cloake zu verfolgen.

---

9) Dieser Ast ist von Vogt l. c. S. 38. als *Sympathicus superficialis* beschrieben. Ich habe den Verbindungsast vom *N. vagus* in diesen Nerven übergehen sehen und dasselbe Verhalten, wie bei den Vögeln gefunden. Auch der *N. laryngeus superior* tritt aus der Bahn des *Glossopharyageus* bei vielen beschuppten Reptilien, ein Verhalten, was durch die Innigkeit der Verbindungen, welche zwischen diesem Nerven und dem *N. vagus* Statt findet, sich leicht erklärt.

10) Vgl. über die Ganglienbildung und die Verschmelzung der hinteren Hirnnerven besonders die Angaben von Vogt.

11) Während Vogt das genannte Ganglion bei allen Sauriern, mit Ausnahme von Draco, gefunden hat, leugnet er es mit Unrecht bei den Crocodilen. Es ist hier sogar durch seinen Umfang ausgezeichne. Verbindungen des *Plexus pulmonalis* und *cardiacus* mit Elementen des *N. sympathicus*, welche aus der Gegend des *Plexus brachialis* kommen, habe ich ebenfalls beim Crocodile beobachtet.

12) Wahrscheinlich treten zahlreiche Elemente des *N. sympathicus* in der Bahn des *N. vagus* abwärts, der daher den oberflächlichen Halsstamm des *N.*

Der *N. hypoglossus* tritt durch eine Oeffnung des *Occipitale laterale*, legt sich meist gleich nach seinem Austreten an den Stamm des *N. vagus*, communicirt hier gleichfalls mit dem *N. sympathicus* und vertheilt sich, diese Nerven verlassend, nach Aufnahme mehr oder minder beträchtlicher Zweige aus den vordersten Halsnerven, die ihn bedeutend verstärken, an die Muskeln des Zungenbeines und der Zunge [13]). Gewöhnlich schickt er einen bedeutenden, durch Cervicalnerven verstärkten *R. descendens* in den *M. sternohyoïdeus* und *omohyoïdeus*.

[Die ausführlichsten Untersuchungen über das Verhalten der Hirnnerven bei den beschuppten Reptilien finden sich in den schon mehrfach genannten Schriften von Bojanus, Swan und Vogt. Ueber die Nerven von Python s. auch Vogt in Müller's Archiv 1839, und die dazu gehörigen Berichtigungen in Vogt's späterer Arbeit.]

§. 83.

Der *N. sympathicus* der Reptilien bietet im Ganzen complicirtere und mannichfachere Verhältnisse dar, als bei den Fischen, indem einerseits die Elemente seines Kopftheiles häufig innerhalb eigener Canäle der Schedelknochen oder in der Bahn der Hirnnervenstämme selbst verlaufen und andererseits sein Halstheil höchst verschieden entwickelt ist. Sein Kopftheil geht, wie es scheint beständig, Verbindungen ein mit den *N. N. trigeminus*, *abducens*, *facialis*, *glossopharyngeus*, *vagus* und *hypoglossus;* ob er auch mit dem Ciliarganglion communicirt, ist mit Sicherheit noch nicht ermittelt. Rücksichtlich seiner Anordnung bietet der Nerv bei den einzelnen Ordnungen der Reptilien mannichfache Eigenthümlichkeiten dar. In Betreff der meisten nackten Reptilien fehlen noch genauere Untersuchungen. Bei den am sorgfältigsten untersuchten ungeschwänzten Batrachiern beginnt der Kopftheil in Gestalt eines feinen Geflechtes an dem Ganglion des *N. trigeminus*, in welches hier auch die *N. N. abducens* und *facialis* eingehen, und tritt durch die Schedelhöhle, welche er mit dem die Elemente des *N. glossopharyngeus* enthaltenden *N. vagus* verlässt. Von dem Ganglion des letzteren, mit welchem er innig verbunden ist, setzt er sich als Grenzstrang unter die Austrittsstellen der *Rami anteriores* der einzelnen Spinalnerven fort und sendet, in Begleitung der Gefässstämme, beträchtliche, zum Theil mit Ganglien versehene Aeste zu den Eingeweiden. — Bei den Cheloniern beginnt er geflechtartig (*Plexus sphenoïdalis*) am zweiten Aste des *N. trigeminus*, verläuft als einfacher Stamm unter Abgabe von *Rami nasales posteriores*, nach hinten, nimmt Elemente

---

*sympathicus* mit zu repräsentiren scheint. — Bei Monitor beobachtete Vogt einen Zweig des *Vagus* für die oberflächlichen Nackenmuskeln; bei Lacerta ocellata einen Zweig für die Kaumuskeln.

13) Bei den Crocodilen vereinigen sich die vorderen Aeste der beiden *Nervi hypoglossi* in der Mittellinie und trennen sich dann wieder, wie Vogt richtig bemerkt.

des *N. abducens* und des *N. facialis* auf, tritt als *N. Vidianus* in einen Canal des Felsenbeines, nimmt abermals Aeste des *N. facialis* und des *N. glossopharyngeus*, die bald getrennt, bald vereinigt sind, in seine Bahn auf, geht hierauf sogleich Verbindungen mit den *N. N. vagus* und *hypoglossus* ein, und setzt sich als oberflächlicher Halsstamm, der neben dem *R. intestinalis N. vagi* verläuft und mit den meisten Halsnerven durch zarte Zweige verbunden ist, bis an den Thorax fort. Nachdem er noch Elemente des *N. vagus* aufgenommen, bildet er mit denselben das *Ganglion thoracicum primum*, aus welchem zahlreiche für den *Plexus cardiacus* und *pulmonalis* bestimmte Fäden hervorgehen. Aus diesem Ganglion setzt sich der Grenzstrang, mehre, dicht hinter einander liegende grauröthliche, schlingenartige Anschwellungen bildend, welche mit den Nerven des Armgeflechtes Verbindungen eingehen, nach hinten fort und communicirt, meist doppelte Schlingen und Bogen bildend die durch Ganglien unterbrochen werden, mit den vorderen Aesten aller Spinalnerven. Ausser kleineren, die Intercostalarterien begleitenden Zweigen kommen zwei verwickelte, unter einander durch Fäden verbundene Geflechte vor; aus dem oberen schwächeren gehen Aeste mit der *Arteria coeliaca* zum Magen; aus dem unteren stärkeren entstehen Zweige, die mit der *Art. mesenterica* zum Darme treten und andere, die zu den Nieren und den Geschlechtstheilen sich begeben. — Der *N. sympathicus* der Ophidier ist durch die schwache Ausbildung seines Hals- und Rumpftheiles ausgezeichnet, so dass man letzteren, obschon mit Unrecht, bisweilen gänzlich geläugnet hat. Bei der weiten Ausdehnung des *Ramus intestinalis N. vagi* am Darmcanale wird es wahrscheinlich, dass ein grosser Theil seiner Elemente in diesem enthalten ist, und dass dieser daher zugleich den oberflächlichen Halstheil des *N. sympathicus* repräsentirt. Der Kopftheil beginnt am zweiten Aste des *N. trigeminus* bald geflechtartig, bald mit einem *Ganglion sphenoïdale*, aus welchem dann Zweige zur Nasenschleimhaut und zur Thränendrüse abgehen. Der Stamm nimmt Verbindungsäste vom *N. abducens* und *N. facialis* auf, tritt durch den *Canalis Vidianus* zum *N. glossopharyngeus* und bildet hier das *Ganglion cervicale supremum*, welches wiederum mit dem *N. facialis* in Verbindung steht, und aus welchem ein Fädchen zur Kopfarterie und ein in eine Oeffnung des Unterkiefers tretender Zweig hervorgehen. Aus dem *Ganglion cervicale supremum* verläuft er in der Bahn des Stammes des *N. glossopharyngeus* zur Austrittsstelle des *N. vagus* und von hier weiter zum *N. hypoglossus*, wo er eine kleine Anschwellung bildet. Dann setzt er sich als mittlerer Halsstamm an der Wurzel der unteren Dornen der Wirbel gelegen, längs der austretenden Nervenstämme fort, wird bald unkenntlich, lässt sich aber weiterhin, von der Herzgegend an, wieder wahrnehmen in Gestalt eines von jedem vorderen Spinalnervenaste abtretenden *R. visceralis*. Zarte Schlingen, welche diese äusserst feinen, mit kleinen Ganglien versehene *Rami viscerales* unter einander verbinden, repräsentiren den Grenzstrang. — Bei den Sauriern stellen ein Paar Verbindungszweige vom zweiten Aste des *N. trigeminus*, welche bisweilen deutliche Ganglien bilden, das Sphenoïdalgeflecht dar. In den vorderen Kopfstamm des *N. sympathicus*, der am Boden der Augenhöhle auf dem Gaumenbeine nach hinten verläuft, um in den *Canalis Vidianus* zu treten, mündet einfach ein Zweig des *N. abducens* oder auch noch ein vorderer Ast des *N. facialis*. Das Verhalten des Kopftheiles an den übrigen Hirnnerven gestaltet sich verschiedenartig. Häufig tritt er ganz in die Bahn dieser Nerven über. So bei Varanus in die gemeinschaftliche Bahn der *N. N. facialis* und *glossopharyngeus*, worauf er später vermittelst des *Ganglion supremum* mit dem *Ganglion Vagi*, das mit Fäden des *Hypoglossus* in Verbindung steht, communicirt; so bei Iguana zunächst in die Bahn des *N. facialis*, später in die der vereinigten *N. N. glossopharyngeus, vagus* und *hypoglossus;* so bei Chamaeleo in ein Ganglion, welches sämmtlichen hinteren Hirnnerven und dem ersten Halsnerven gemeinschaftlich angehört. Nachdem er diese auf verschiedene Weise vermittelten Verbindungen eingegangen ist, setzt er sich als oberflächlicher Halsstamm, bald eine Strecke weit mit dem Stamme des Vagus verschmolzen, bald früher von ihm sich trennend, abwärts fort, bildet in der Gegend des Armgeflechtes einen *Plexus*, häufig auch ein stärkeres Ganglion, das mit dem *Ganglion thoracicum* des Vagus durch Schlingen in Verbindung steht und setzt sich später in der Rumpfhöhle als Grenzstrang längs den vorderen Aesten sämmtlicher Spinalnerven unter Abgabe der für die Eingeweide bestimmten Stämme fort. — Der *N. sympathicus* der Crocodile zeigt rücksichtlich seines Verhaltens bedeutende Aehnlichkeit mit demjenigen der Vögel. Der aus dem Sphenoïdalgeflechte des zweiten Astes des *N. trigeminus* entstehende vordere Kopfstamm tritt nach Aufnahme des Verbindungszweiges vom *N. abducens* an das *Ganglion Gasseri* des *N. trigeminus* oder in dasselbe, verbindet sich mit dem *N. facialis* und *glossopharyngeus*, tritt in der Bahn des Stammes des *N. glossopharyngeus* zu dem Ganglion des *N. vagus* und *hypoglossus* und bildet hier ein mit dieser Anschwellung sehr eng verbundenes Ganglion. Aus diesem Ganglion gehen zwei sympathische Halsstämme hervor; der eine oder äussere Stamm (*Ramus profundus*) tritt, wie bei den Vögeln in den *Canalis vertebralis colli* abwärts, während der andere innere (*Sympathicus medius*) an den unteren Dornfortsätzen der Halswirbel abwärts verläuft. Die *Sympathici medii* beider Seiten verschmelzen hier, an den beiden Carotiden oder der unpaaren *Carotis* liegend, stellenweise zu einem gemeinschaftlichen unpaaren Stamme, trennen sich aber wieder, um abermals zu verschmelzen. Der *Sympathicus medius* steht durch Querschlingen mit dem äusseren im Canale der Halsrippen verlaufenden *R. profundus* in Verbindung und verschwindet am Ende des Halses als selbstständiger Stamm. Der *Sympathicus profundus* schickt, nachdem er aus dem *Canalis vertebralis* in die Brusthöhle getreten, Verbindungszweige für den *Plexus pulmonalis* des *N. vagus* ab und setzt sich dann an der Austrittsstelle der vorderen Aeste der Spinalnerven, zweischlingig verlaufend, als Grenzstrang fort, der die gewöhnlichen Eingeweidenerven bildet.

[Das sympath. Nervensystem der Reptilien behandeln, ausser E. H. Weber, Anatomia compar. N. sympathici, Lips. 1817, 8.: Bojanus, Giltay, Swan, Müller und Vogt. Bojanus gibt auf der XXII., und besonders auf der XXIII. Taf. ausgezeichnete Darstellungen seines Verhaltens bei der Schildkröte (Emys); Swan hat die XV. und XVI. Taf. dem *Sympathicus* von Chelonia, die XVIII. u. XIX. dem der Boa constrictor gewidmet. Vogt beschreibt das Verhalten desselben bei Chelonia, vielen Sauriern und Ophidiern. Müller gibt in seiner vergleichenden Neurologie der Myxinoïden, Tab. IV. Fig. 3—5., Darstellungen desselben von Python, Crotalus und Tejus. — Ueber den *N. sympathicus* der Cöcilien finden sich einige Bemerkungen bei Fischer l. c. p. 43. Er beginnt hier am *N. facialis*, tritt zum *Glossopharyngeus*, mit dem er sich verbindet, und bildet unter dem *R. intestinalis N. vagi* wegtretend, ein beträchtliches Ganglion, das mit Zweigen des *N. vagus* in Verbindung steht. Von hier aus erstreckt er sich zum dritten Spinalnerven, der den *R. lateralis* abgibt. — Auf einen Irrthum Vogt's, der den *R. descendens Nervi glossopharyngei* bei den Crocodilen als *Sympathicus superficialis* beschreibt, ward schon im vorigen §. aufmerksam gemacht.]

## IV. Von den Geruchsorganen.

### §. 84.

Das Geruchsorgan der Reptilien liegt in Höhlen, deren innerer gewöhnlich pigmentreicher und stets von einem Flimmerepithelium ausgekleideter Schleimhautüberzug die Ausbreitungen des Geruchsnerven aufnimmt. Jede dieser paarigen Höhlen besitzt stets eine äussere und eine innere in die Mund- oder Rachenhöhle führende Oeffnung. Letztere durchbohrt nur bei den Proteïdeen die Lippen, wird aber bei allen übrigen Reptilien umschlossen von Knochen des Gaumens. Am meisten fischähnlich ist das Geruchsorgan bei Proteus 1); auf seinem Boden finden sich zwei Reihen paralleler Streifen oder Plättchen, welche durch einen Mittelstreifen getrennt werden, eine Bildung, welche sonst nicht wiederkehrt. Der Axolotl und der Salamander besitzen eine weite einfache Nasenhöhle, ohne Sinus, mit theilweise knorpeliger, von Schleimhaut überzogener Grundlage. Die hintere Nasenöffnung ist der vorderen sehr genähert. Dieser letztere Umstand kehrt auch bei den ungeschwänzten Batrachiern wieder; hier geschieht die Oeffnung und Schliessung des äusseren Nasenloches, welches bei Pipa etwas röhrig verlängert ist, durch Muskeln, die vom Zwischenkiefer entspringen. Die Na-

1) S. die Abbild. bei Rusconi, Monografia Tab. IV. fig. 9.

senhöhle selbst besitzt einen, durch ein vorspringendes cartilaginöses Muschelbein in zwei Gänge getheilten vorderen und einen weiteren einfachen hinteren Sinus. Die hintere Nasenöffnung ist durch ihre Weite ausgezeichnet. Die vorderen oder äusseren Nasenöffnungen der beschuppten Reptilien stehen häufig unter Einfluss besonderer Muskeln, welche z. B. bei den Crocodilen sehr ausgebildet sich finden, sind selten röhrig verlängert, wie bei Chelys und Trionyx unter den Cheloniern, und führen bald in das vorderste Ende der Nasenhöhle, wie bei den Crocodilen, bald in deren vorderen Abschnitt, wie bei den Cheloniern, Ophidiern und manchen Sauriern, bald etwa in die Mitte der Nasenhöhle, wie bei den Varanen. Alle beschuppten Reptilien besitzen eine knorpelige Grundlage der Nasenhöhle, an deren Boden bei einigen, namentlich den Sauriern, Ophidiern und Crocodilen, noch ein einfach gestaltetes knöchernes Muschelbein sich findet. Die Flächenvergrösserung der Nasenhöhle geschieht durch grubenförmige Einstülpungen der auskleidenden Schleimhaut oder zugleich durch Duplicaturen der von ihr überzogenen knorpeligen Grundlage oder durch Bildung grösserer Höhlen, welche mit der eigentlichen Nasenhöhle oft nur durch enge Oeffnungen in Verbindung stehen [2]). Während bei den Sauriern und Ophidiern, so wie auch bei den Cheloniern [3]) der hintere Nasengang etwa von der Mitte des Bodens der Nasenhöhle ausgeht, verlängert sich bei den Crocodilen die Nase canalförmig nach hinten und verläuft in den röhrig gerollten *Os pterygoïdeum* und *Sphenoïdeum basilare.* Diese weit nach hinten gerückten, dem Eingang in den Kehlkopf genäherten, sehr dicht neben einander gelegenen hinteren Nasenöffnungen können hier durch ein contractiles *Velum palatinum* verschlossen werden. Die Schleimhaut der Nase ist immer sehr reich an *Cryptae.* Eine eigene Nasendrüse [4]), deren Ausführungsgang jedoch in den Rachen mündet, ist mit Sicherheit bisher nur bei den Ophidiern und den Varanen angetroffen worden.

---

2) Z. B. beim Crocodil, der Klapperschlange u. A. — Am zusammengesetztesten ist die Nasenhöhle durch muschelförmige Bildungen des Knorpels bei den Crocodilen und Cheloniern, am einfachsten bei den Sauriern; die Schlangen — ich untersuchte Python — stehen zwischen diesen beiden Extremen.

3) Bei den Cheloniern ist die hintere Nasenöffnung mit zottenförmigen Papillen besetzt.

4) Die Nasendrüse der Schlangen, welche sehr allgemein vorzukommen scheint und von Müller entdeckt ist (s. Meckel's Archiv f. Anatom. u. Physiol., 1829, Bd. 4. S. 70.) liegt zwischen dem Oberkieferbeine und der Seite der Nasenhöhle, bisweilen, wie bei Python, umschlossen von einer in die Nasenhöhle vorragenden Einstülpung des Nasenknorpels. Die von mir aufgefundene Drüse der Varanen liegt unter der Schleimhaut an der hinteren Grenze der hinteren Nasenöffnung. Auch beim Crocodile glaube ich eine lappige Drüse in der Oberkieferhöhle auswärts von einem muschelartigen Vorsprunge des Nasenknorpels beobachtet zu haben, deren Ausführungsgang aber zu finden mir nicht gelang.

## V. Von den Gesichtsorganen.

§. 85.

Die Augen der Reptilien sind fast nie von sehr beträchtlicher Grösse; am umfänglichsten sind sie verhältnissmässig noch bei einigen Batrachiern und bei den Geckonen; selten sind sie durch ungewöhnliche Kleinheit ausgezeichnet, wie z. B. bei Pipa, Coecilia, Typhlops, oder selbst ganz rudimentär, wie bei den Proteïdeen, bei Acontias coecus und einigen Scincoïden [1]). Sie liegen beständig an den Seiten des Kopfes. Der Bewegungs-Apparat des Bulbus erscheint häufig complicirter, als bei den Fischen, indem bei den meisten Reptilien zu den sonst gewöhnlich vorhandenen vier geraden und zwei schiefen Augenmuskeln noch ein im Umkreise des *N. opticus* liegender, den Bulbus in die Augenhöhle zurückziehender *M. choanoïdes s. suspensorius oculi* [2]) hinzukömmt.

Hinsichtlich der Augenlider zeigen sich beträchtliche Verschiedenheiten. Bei allen Perennibranchiaten, den Derotremata und Cöcilien setzt sich die äussere Haut ununterbrochen über die Augen fort, bei den Proteïdeen — so wie auch bei Acontias coecus und wenigen Sauriern — ohne sich merklich zu verdünnen, bei den übrigen dagegen dünn und durchsichtig. Es fehlen also hier, gleich wie bei Pipa unter den Batrachiern, die Augenlider gänzlich. Diese letzteren mangeln auch den Ophidiern und unter den Sauriern der Familie der Geckonen, deren Augen von einer durchsichtigen, die Thränen aufnehmenden Capsel bedeckt werden. Diese Capsel besitzt drei Lamellen, von denen die beiden äusseren verdünnte und durchsichtige Fortsetzungen der Epidermis und Cutis sind, während die innerste in die den Bulbus unmittelbar überziehende Conjunctiva übergeht. Gegen den inneren Augenwinkel hin, steht diese Capsel durch einen weiten Gang mit der Nasenhöhle in Verbindung, in welche die Thränen abgeleitet werden. Die übrigen Ordnungen besitzen, ausser einem wenig beweglichen oberen Augenlide, ein beweglicheres unteres, das gewöhnlich, gleich dem oberen, von der unverdünnten äusseren Haut überzogen, bei den Fröschen jedoch sehr gross, dünn und durchsichtig ist. Bei den Sauriern ist dies untere Augenlid durch den Besitz einer rundlichen Knorpelplatte gewöhnlich ausgezeichnet; bei einigen Scincoïden durch eine der Cornea entsprechende durchsichtige brillenartige Stelle, die das Sehen nicht hindert, eigenthümlich characterisirt. Nur die Chamäleonten haben ein rundes Augenlid, das dem Bulbus eine Strecke weit sehr eng anliegt. Zu den genannten beiden Augenlidern kömmt meistens noch ein drittes,

1) Namentlich bei den Gattungen Dibamus und Typhline.

2) Er scheint den Ophidiern allgemein zu fehlen, ist bei den Cheloniern und Sauriern vollkommener, als bei den Crocodilen.

mehr oder minder durchsichtiges, am vorderen oder inneren Augenwinkel gelegenes: die Nickhaut, *Membrana nictitans*. Sie ist bei den Batrachiern höchstens durch eine schwache Hautfalte angedeutet, bei den meisten Sauriern, den Cheloniern und Crocodilen aber sehr entwickelt und enthält hier ebenfalls eine Knorpelplatte. Diese Membran kann bald nur über eine kurze Strecke des Bulbus vorgezogen werden, wie bei den Cheloniern, bald fast den ganzen Augapfel bedecken, wie bei den Crocodilen. Ihre Bewegungen geschehen unter Einfluss eines eigenthümlichen Muskelapparates, dessen Einrichtung bei den einzelnen Ordnungen zwar Verschiedenheiten darbietet, der aber im Ganzen mit dem den Vögeln zukommenden und später näher zu beschreibenden Bewegungsapparate grosse Aehnlichkeit besitzt. Sobald ein ausgebildetes drittes Augenlid vorhanden ist, erscheint auch eine eigenthümliche, am inneren Augenwinkel gelegene, gelappte, meist von einer derben fibrösen Haut umgebene Drüse: die Harder'sche Drüse, deren Ausführungsgang unter der Nickhaut mündet. Eine eigene, gleichfalls gelappte Thränendrüse ist wenigstens bei allen beschuppten Reptilien [3]) vorhanden, und namentlich bei den Cheloniern und Ophidiern, im Verhältnisse zum Umfange des Auges durch bedeutende Grösse ausgezeichnet. Vom äusseren Augenwinkel aus umgibt sie den Bulbus halbringförmig. Ein beträchtlicher Theil derselben liegt bei vielen Ophidiern mehr in der Schläfengrube, als in der Orbita, ist also, vom *M. temporalis* theilweise bedeckt, den Einwirkungen desselben ausgesetzt. Bei den Cheloniern kann sie durch einen eigenen flachen Muskel, der über einen grossen Theil der Orbita sich ausbreitet und in eine Sehnenhaut übergeht, zusammengedrückt werden. Bei den Cheloniern ist ein *Ductus nasalis*, der den Thränen Abfluss in die Nasenhöhle verschaffen könnte, noch nicht nachgewiesen, während derselbe dagegen bei den Sauriern und Crocodilen, so wie bei den Ophidiern vorkömmt.

Die bei den Batrachiern knorpelharte, bei den übrigen Reptilien fibröse Sclerotica zeichnet sich bei den Cheloniern und Sauriern durch den Besitz eines aus dachziegelförmig über einander liegenden Knochenschuppen gebildeten Ringes aus, der um den Rand der Cornea sich herumzieht [4]). Im hinteren Theile der Sclerotica findet sich bei den Cheloniern häufig noch eine Knorpelplatte.

Die Cornea bietet in Betreff ihres Umfanges und ihrer stärkeren oder geringeren Convexität bei den einzelnen Ordnungen und Familien mancherlei Verschiedenheiten dar. Bei den Ophidiern nimmt sie fast

---

3) Auch den ungeschwänzten Batrachiern scheint sie zuzukommen; Petit hat sie vor langer Zeit beschrieben. Ich finde sie bei Hyla.

4) Ich vermisse indessen, gleich Tiedemann, den Knochenring bei den Crocodilen, denen er von Sömmerring mit Unrecht zugeschrieben wird.

die Hälfte des Bulbus ein; bei den Batrachiern und Crocodilen ist sie sehr beträchtlich, bei den meisten Sauriern weniger umfänglich und bei den Schildkröten endlich sehr klein in Verhältniss zum Umfange des Augapfels. Sie ist sehr convex bei den Crocodilen und Ophidiern, weniger bei den Batrachiern, Sauriern und Cheloniern.

Die Chorioïdea zeichnet sich gewöhnlich durch ihre Dicke aus und besteht aus den schon den Fischen eigenthümlichen drei Blättern. Allgemein ist das *Corpus ciliare* mit seinen *Processus ciliares;* kurz bei den Batrachiern, den Ophidiern und Sauriern; diese sind etwas mehr entwickelt bei den Cheloniern und endlich lang und zahlreich bei den Crocodilen. Die Iris ist bei den Fröschen und mehren Ophidiern durch einen goldfarbenen Pupillarsaum ausgezeichnet. Die Pupille bietet manche Formverschiedenheiten dar; gewöhnlich kreisrund, erscheint sie bei den Crocodilen rhomboïdal und bildet bei den Fröschen im Zustande der Contraction ein stumpfwinkliges Dreieck, während sie, erweitert, kreisrund erscheint.

Der Sehnerv bietet sehr abweichende Verhältnisse von demjenigen der Fische dar. Die *Tractus optici* werden bei mehren beschuppten Reptilien durch eine partielle bandartige Commissur der Fasern verbunden und bilden dann ein Chiasma, neben welchem eine blätterförmige Kreuzung der innersten Portion der Sehnerven Statt hat [6]). Jeder Sehnerv tritt gewöhnlich etwas auswärts von der Axe des Bulbus in diesen ein.

Bei vielen Sauriern erstreckt sich von der Eintrittsstelle des *N. opticus* aus durch den Glaskörper, keilförmig bis zum unteren Theile der Linsencapsel dringend, der mit schwarzem Pigmente überzogene gefässreiche Kamm, *Pecten s. Marsupium*, welcher dem gleichnamigen Gebilde des Vogelauges entspricht, aber durch den Mangel der Falten oder durch eine sehr geringe Zahl derselben [7]) sich auszeichnet. Bei den Crocodilen findet sich blos eine schwache Andeutung dieses Gebildes [8]), das den übrigen Reptilien fehlt.

An der Retina der Reptilien ist die Stäbchenschicht, der Choroïdea zugewandt (*Membrana Jacobi*), sehr deutlich. Die Stäbe erscheinen als durchsichtige, dicke sechseckige Säulen [9]).

---

5) Z. B. bei Iguana.

6) Vgl. darüber besonders Carus, Versuch einer Darstell. des Nervensystemes, S. 188. Tab. 3. Fig. XIX. und J. Müller, Vergl. Physiol. d. Gesichtssinnes, S. 132. Tab. III. Fig. 17. 18.

7) Der Kamm ist gefunden bei Lacerta, Anguis, Iguana, Monitor. Bei Iguana bildet er zwei Falten und ist sonst einfach.

8) Nach Sömmerring's Angabe l. c. p. 59.

9) Vgl. die ausführlicheren Angaben von Hannover in Müller's Archiv 1840, S. 320. und 1843, S. 314. (Schildkröte.) — Lersch, De retinae structura microscopica, Berol. 1840. (Frosch.)

Gestalt und Dimension der in ihrer Capsel eingeschlossenen Linse sind bei den verschiedenen Ordnungen verschieden. Sie ist sehr gross bei den Batrachiern, verhältnissmässig unbeträchtlicher bei den übrigen Ordnungen und sehr klein bei den Cheloniern. In der Regel ist sie nicht mehr kugelrund, sondern vorn etwas flacher als hinten, was besonders bei den Sauriern deutlich ist. Die vordere Augenkammer und die Masse des *Humor aqueus* ist immer unbeträchtlich. Auch der Glaskörper ist — mit Ausnahme der Chelonier, bei welchen er durch seinen Umfang sich auszeichnet — unbedeutend. Die *Membrana hyaloïdea* ist bei vielen Reptilien, namentlich bei den Batrachiern und Ophidiern, durch ein reiches Gefässnetz, dem das Blut durch eine Ciliararterie zugeführt wird, eigenthümlich charakterisirt [10]).

[Man vgl. über das Gesichtsorgan der Reptilien: Blainville Princ. d'anat. comp., p. 411. sqq. D. W. Soemmerring, De ocul. sect. horizont., Gött. 1818, fol. p. 56 sqq. Ueber das Auge der Frösche: Petit in den Mém. de l'académie d. scienc., Paris 1737; über das Auge von Testudo mydas: Albers, Münchener Denkschr. 1808, S. 81. Ueber Emys europaea die schönen Abbildungen bei Bojanus l. c. Tab. XXVI.; über das Auge des Chamäleon: Treviranus, Beobachtungen a. d. Zootom. u. Physiol., S. 95 ff.]

## VI. Von den Gehörorganen.

§. 86.

Das Gehörorgan bietet je nach den verschiedenen Ordnungen der Reptilien merkwürdige Verschiedenheiten dar. Schliesst sich seine Organisation bei den niedrigsten Ordnungen dieser Classe eng an die den Fischen, und namentlich den Plagiostomen, eigenthümliche an, so findet andererseits zwischen dem Gehörorgane der Crocodile und demjenigen der Vögel kaum ein irgend bedeutender Unterschied mehr Statt. — Das Labyrinth der nackten Reptilien wird stets von dem *Os petrosum* umschlossen. Es besteht aus drei halbcirkelförmigen Canälen, welche rücksichtlich ihrer Verbindung und ihrer Ampullen bei den einzelnen Gattungen mancherlei besondere Eigenthümlichkeiten darbieten, stets aber in den Sack (*Saccus vestibuli*) einmünden. Dieser letztere enthält ein aus kohlensaurer Kalkerde bestehendes Concrement und liegt in der hinteren Grube des Vestibulum, dessen ganze Höhle mit einer anscheinend milchigen, aus mikroskopischen Krystallen bestehenden Flüssigkeit angefüllt ist. Dasselbe besitzt stets eine *Fenestra ovalis*, welche bald nur durch ein ovales cartilaginöses Deckelchen (*Operculum*) [1]), bald durch dieses und ein stielförmiges Knöchelchen [2]), bald auch noch, ausser dem Operculum, durch eine dünne

10) Vgl. Hyrtl in den Med. Jahrb. des Oesterr. Staates, Bd. 15. Jahrg. 1838.
1) Coecilia, Amphiuma, Menopoma, Proteïdeen. — 2) Siredon.

Membran verschlossen wird [3]). Bei vielen nackten Reptilien, namentlich bei den Cöcilien, den Derotremata, den Proteïdeen, den Salamandrinen und einer Familie der ungeschwänzten Batrachier [4]), wird dies ovale Fenster mit seinem Deckelchen, in Ermangelung einer Trommelhöhle, unmittelbar von Muskeln und Haut bedeckt. Aber schon bei der Mehrzahl der ungeschwänzten Batrachier gesellt sich eine hinter dem *Os quadratum* gelegene Trommelhöhle mit Eustachischer Tuba und weiter ausgebildeten Gehörknöchelchen hinzu. Bei den meisten [5]) ist die Trommelhöhle noch zum Theil knorpelig, und das hier häutige, bald frei, bald unter der Haut verborgen liegende Trommelfell ist über einem oben an dem *Os quadratum* befestigten Knorpelringe ausgespannt. In diesem Falle sind, mit Einschluss des Operculum, drei Gehörknöchel chen vorhanden und die Paukenhöhle dringt auch noch nicht bis zur *Fenestra ovalis* vor, sondern ihre Membran befestigt sich, nachdem sie das mittlere Gehörknöchelchen überzogen, an das *Os petrosum*. Die *Tuba Eustachii* bildet einen kurzen Canal und beide Tuben öffnen sich von einander getrennt im Schlunde. Bei einer anderen Familie der ungeschwänzten Batrachier [6]) ist dagegen die Trommelhöhle schon ganz von knöchernen Wänden umschlossen und statt des Trommelfelles findet sich ein knorpeliger Deckel auf dem Eingange der Trommelhöhle. Ausser diesem ist nur noch ein langes krummes Knöchelchen vorhanden, das mittelst eines kleinen Scheibchens die *Fenestra ovalis* schliesst. Zugleich öffnen sich die beiden Tuben mit einer einfachen Mündung im Rachen. — Bei den beschuppten Reptilien erlangt das Labyrinth durch das Auftreten einer Schnecke mit einer *Fenestra rotunda*, welche hier noch zu dem ein oder mehre Steinchen enthaltenden *Saccus vestibuli* und zu den drei halbcirkelförmigen Canälen sich hinzugesellt, eine höhere Ausbildung. Trotz dieser weiteren Entwickelung des Gehörlabyrinthes kann aber die Trommelhöhle nebst dem Trommelfelle wieder gänzlich mangeln, wie bei allen Ophidiern und vielen schlangenähnlichen Sauriern, während sie den Cheloniern und Crocodilen ohne Ausnahme zukömmt. Zur Umschliessung des Labyrinthes tragen bei den beschuppten Reptilien stets mehre Knochen bei: bei den Ophidiern und Sauriern das *Os petrosum* und *occipitale laterale*, bei den Crocodilen ausser diesen Knochen auch noch das *Occipitale superius*, bei den Cheloniern aber das *Os petrosum* und *occipitale externum*. — Am einfachsten ist die Bildung der Schnecke bei den Cheloniern. Sie zeigt sich in Gestalt eines rundlichen membranösen Sackes, der in einer ähnlich gestalteten grossentheils von Knochensubstanz gebildeten Höhle enthalten ist. Diese Schnecke besitzt eine durch eine *Membrana tympani secundaria* verschlossene *Fenestra rotunda* und communicirt ausserdem

---

3) Salamandra maculata. — 4) Bombinator, Pelobates, Telmatobius, Phryniscus. — 5) Rana, Hyla, Bufo. — 6) Pipa, Xenopus.

durch einen engen häutigen Canal mit dem *Saccus vestibuli.* — Weiter ausgebildet und fast vollkommen mit der der Vögel übereinstimmend zeigt sich die Schnecke bei den Ophidiern, den Sauriern und besonders den Crocodilen. Ein kurzer am Ende etwas erweiterter Canal mit einer durch eine *Membrana tympani secundaria* verschlossenen *Fenestra rotunda* stellt die Schnecke dar. Ein Knorpelring im Innern dieses Knochencanales bietet den häutigen Theilen eine feste Stütze dar und theilt die Schnecke in zwei Abtheilungen: eine *Scala tympani s. externa* und eine *Scala vestibuli s. interna*, welche letztere in die Höhle des Vestibulum sich öffnet. Zwischen den Schenkeln des Knorpelringes, die am vorderen Ende vereinigt sich schlauchförmig umbiegen, ist eine Membran gelegen, auf welcher der *N. cochlearis*, wie auf einer Spirallamelle sich ausbreitet. Ausser einer Gefässhaut findet sich im Innern der knöchernen Schnecke noch eine oberflächliche Membran, welche nach vorn mit dem schlauchförmigen Theile des Rahmens die Flasche, *Lagena*, bildet, welche Krystalle von kohlensaurer Kalkerde enthält. — In Betreff der Paukenhöhle kommen bei den beschuppten Reptilien grosse Verschiedenheiten vor. Den Ophidiern fehlt sie ganz. Das ovale Fenster wird bei den Ophidia macrostomata durch ein langes zwischen den äusseren Muskeln liegendes Gehörknöchelchen (*Columella*) geschlossen; bei den Ophidia microstomata ist letzteres sehr kurz, stellt bisweilen nur eine unregelmässige Platte dar und scheint bei einigen selbst ganz zu fehlen. — Bei den Cheloniern wird die *Fenestra ovalis* durch ein Operculum verschlossen; an dieses stösst die lange Columella. Die Paukenhöhle ist durch ein knöchernes Septum in zwei Abtheilungen zerfallen, welche nur durch den Canal, der die Columella aufnimmt, verbunden sind. Die äussere Abtheilung wird nach aussen durch ein ausschliesslich am Quadratbeine befestigtes Trommelfell, zwischen dessen Lamellen ein scheibenförmiges Knorpelstück liegt, an das die Columella angeheftet ist, verschlossen. Diese äussere Abtheilung setzt in die kurze Tuba sich fort. In die innere Abtheilung, das *Antivestibulum* nach Bojanus, mündet eine weite im *Os mastoïdeum* enthaltene Höhle. — Bei den Sauriern wird die Paukenhöhle nur zum Theil vom Quadratbeine gebildet, zum Theil aber ist sie von Haut oder von den Muskeln des Unterkiefers und des Zungenbeines umgeben. Selten fehlt das sonst gewöhnlich, wie bei den meisten übrigen Reptilien, nach aussen etwas convexe Trommelfell ganz [7]); in der Regel ist es vorhanden, aber nur vorn am äusseren Rande des Quadratbeines, hinten und unten dagegen mit einem knorpeligen Ringe an der Membran der Paukenhöhle befestigt. Das Trommelfell liegt bald frei, bald ist es auswärts von Muskeln und Haut bedeckt. Die *Tuba Eustachii* ist kurz und weit und stellt eigentlich nur einen verengten Abschnitt der Mundhöhle dar.

---

7) Z. B. Chamaeleo, Anguis u. A.

Es sind drei Gehörknöchelchen vorhanden: das das ovale Fenster schliessende Operculum, die Columella und ein kleines Knorpelstück, das, mit der Columella verbunden, an das Trommelfell sich befestigt. — Bei den Crocodilen steht die knöcherne Paukenhöhle in Verbindung mit zahlreichen Zellen, welche in allen benachbarten Knochen sich finden. Der Gehörknochen besitzt ein dreieckiges Operculum und läuft gegen das Trommelfell hin in drei Spitzen aus. Vorn und unten mündet die Tuba ein, deren Canal theils knöchern, theils häutig ist. Das grosse ovale Trommelfell ist theils am Quadratbeine, theils am *Os mastoïdeum* befestigt. Eine das Trommelfell bedeckende muskulöse doppelte Klappe erscheint als erste Andeutung eines äusseren Ohres [8]).

[Man vgl. über das Gehörorgan der Reptilien vorzüglich C. J. H. Windischmann, De penitiori auris in amphibiis structura, Lips. 1831, 4., mit Abbild. — Ausserdem die schon §. 31. angef. Schriften von Scarpa, Huschke, Steifensand und Krieger, die Abbildungen von Bojanus Tab. XXVI. und besonders den reichhaltigen Aufsatz von Müller in Tiedemann u. Treviranus, Zeitschrift Bd. V. — S. auch Mayer's Analekten f. vergl. Anat. an mehren Stellen.]

# Fünfter Abschnitt.

## *Von den Verdauungs-Organen.*

### I. Vom Gebisse.

§. 87.

Nicht allen Reptilien kommen Zähne zu, welche einigen Batrachiern [1]) und sämmtlichen Cheloniern fehlen. Die zur letztgenannten Ordnung gehörigen Thiere besitzen, statt der Zähne, Hornscheiden an den Kiefern, welche bei den fleischfressenden Gattungen mit scharfschneidenden Kanten versehen, bei den Pflanzenfressern dagegen stumpfer sind. Bei der Gattung Siren allein kommen solche Hornscheiden gleichzeitig mit Zähnen vor. Die Zähne der übrigen Reptilien dienen fast nur zum Ergreifen und Halten der Speisen, nicht aber zu ihrer Zerkleinerung. — Die Zahlenverhältnisse der Zähne bieten bei den verschiedenen Gattungen keine so beträchtlichen Schwankungen dar, als

8) Das schon bei den Fischen vorhandene Septum der Ampullen der halbcirkelförmigen Canäle findet sich, wie Steifensand l. c. gezeigt hat, bei den beschuppten Reptilien wieder und dient, wie dort, den Nervenausbreitungen zur Grundlage. Bemerkenswerth ist es, dass bei den beschuppten Reptilien das Septum der äusseren Ampulle einfacher construirt ist, als das der vorderen und der hinteren. Bei den Schildkröten hat das Septum in der Mitte nur einen erhabenen Umbo; in der äusseren Ampulle ist nur die Hälfte des Septum vorhanden. — Bei den Crocodilen und Sauriern ist die äussere Ampulle, wie bei den Schildkröten; die anderen haben eine kreuzförmige Bildung. — 1) Zahnlos ist Pipa.

dies bei den Fischen und den Säugthieren der Fall ist. Zähnetragend sind oft allein die Kiefer, bald mit Einschluss der Zwischenkiefer, wie bei den Crocodilen und vielen Sauriern, bald mit Ausschluss derselben. Oft aber sind auch Kiefer und Knochen des Gaumens mit Zähnen besetzt; bald die *Ossa pterygoïdea* allein, wie bei Iguana, bald die *Ossa pterygoïdea* und *palatina*, wie bei den meisten Ophidiern und vielen Sauriern, bald die *Vomer*, wie bei den meisten Batrachiern [2]). Selten ist, ausser den beiden Vomer, auch der Keilbeinkörper mit Zähnen besetzt, wie bei Salamandra glutinosa. — Der Intermaxillarknochen fast aller Ophidier — mit Ausnahme von Tortrix und Python — ermangelt der Zähne; bei den meisten ungeschwänzten Batrachiern fehlen sie im Unterkiefer. — Als seltene Ausnahme durchdringen bei Deirodon scaber die verlängerten und von Dentine überzogenen *Processus spinosi inferiores* mehrer Rückenwirbel die Wandungen des Oesophagus zahnartig [3]). — Die Zähne der Kiefer stehen, mit einziger Ausnahme von Coecilia, in einer Reihe. In mehren Reihen stehen die Zähne der *Ossa pterygoïdea* der Saurier, so wie die des Vomer, der Gaumenknochen, des Opercularstückes des Unterkiefers und des Keilbeines bei den verschiedenen Gattungen der nackten Reptilien. — Gewöhnlich sind die Zähne conisch; sie sind häufig mehr oder minder hakenartig gekrümmt, mit mehr oder weniger scharfer Spitze versehen. Rücksichtlich ihrer Länge und Dicke bieten sie grosse Verschiedenheiten dar. Auf Querdurchschnitten erscheinen sie kreisrund, elliptisch oder oval. Bisweilen sind sie seitlich fein gezähnelt oder gegen die Spitze hin mehrfach eingekerbt [4]). Am längsten und am spitzigsten, und zugleich bis in die Nähe der Spitze von einer häutigen Scheide umgeben, ist die Zahnkrone bei den meisten Schlangen; die Aussenfläche der Zahnkrone ist meist glatt; sie ist mit einer Längsfurche versehen bei vielen Ophidiern, von deren Giftzähnen später gehandelt werden soll [5]). Die Hinterzähne der Crocodile tragen am Ende eine warzenförmige Erhabenheit, die durch eine halsartige Einschnürung abgegrenzt ist. — Gewöhnlich sind die Zähne der Reptilien durch Anchylose mit den sie tragenden Knochen verbunden. Sehr viele Saurier besitzen die Eigenthümlichkeit, dass nur die Aussenfläche ihrer Zähne an der äusseren Alveolarplatte der Kiefer befestigt ist, die Innenfläche derselben, bei dem Mangel einer inneren Alveolarplatte dagegen frei liegt [6]). Man nennt diese Familie daher Pleu-

2) Hier fehlen die Zähne bei Xenopus.

3) Von Jourdan entdeckt. S. die Abbild. bei Bächtold (Rapp), Untersuchungen über die Giftwerkzeuge der Schlangen, Tübing. 1843, 4.

4) Bei einigen Varanen, bei Iguana, Dicrodon, Acrantes, Cnemidophorus u. A.

5) §. 107. Gefurchte Zähne nicht giftiger Schlangen sind angetroffen bei Homalopsis, Dispholidus, Psammophis, Coronella rhombeata, Coluber plumbeus und einigen Arten von Herpetodryas, Dryiophis und Dipsas.

6) Bei den meisten Scincoïden, Iguanoïden, vielen Lacerten, den Chamäleonten.

rodonten. Andere, bei denen die Zähne dem Kieferrande gleichsam angelöthet erscheinen [7]), heissen Acrodonten. Bei anderen nackten und beschuppten Reptilien ruhet die Basis der Zähne in einer seichten Alveole [8]). — In die Reihe der Zahnbildungen gehört noch eine lange, platte, gekrümmte Bewaffnung des Zwischenkiefers bei reifen Schlangen und Eidechsen-Embryonen, welche später verschwindet und wahrscheinlich zum Durchbrechen der Eischale dient [9]).

[Man vgl. über die Zähne der Reptilien Cuvier in den Recherches sur les ossem. foss. und Owen, Odontography Part. 2.]

## II. Von der Zunge.

### §. 88.

Nur wenige Batrachier sind durch völligen Mangel der Zunge ausgezeichnet und besitzen am Boden der Mundhöhle nur flache Runzeln [1]). Bei den Proteïdeen, den Cöcilien und den Salamandrinen ist die Zunge mehr oder minder klein und am Boden der Mundhöhle angewachsen. Bei den meisten ungeschwänzten Batrachiern ist sie hinten ganz frei, so dass sie umgeschlagen werden kann [2]), eine Regel, von welcher jedoch mehrere Hylae eine Ausnahme bilden. Bei den Ophidiern ist sie lang, schmal, glatt, vorn in zwei tief getheilte Spitzen ausgezogen und in einer durch Verlängerung der Mundhaut gebildeten Scheide eingeschlossen, die am Eingange der Mundhöhle eine zu ihrem Durchtritte bestimmte Oeffnung besitzt [3]). Diese Scheide kömmt unter den Sauriern den Varanen zu und findet sich auch unbedeutend und weit nach hinten gerückt bei den Chamäleonten. Die Zunge ist bei den Sauriern (mit Ausnahme der Chamäleonten, wo die lange cylindrische, eigenthümlich vorstreckbare Zunge vorn knopfförmig endet) vorn und häufig auch hinten gespalten. Der Grad der vorderen Spaltung ist höchst verschieden, sehr unbeträchtlich bei den Geckonen, den Iguanidae und den Scincoïden, bedeutender bei den Lacertoïden und am bedeutendsten bei den Varanen (Fissilingues), deren Zunge auch durch ihre Länge und Schmalheit völlig schlangenähnlich sich verhält. Bei der Mehrzahl der übrigen Saurier ist sie breit, kurz, dick oder flach und mehr oder weniger frei beweglich. Bald ist sie ganz glatt [4]), bald vorn glatt und hinten warzig oder schuppig, bald halb mit Schüppchen, halb mit Fädchen besetzt [5]), bald nur mit kleinen Schüppchen pflasterartig besetzt [6]),

---

7) Istiurus, einige Iguanoïden. — 8) Cöcilien, Batrachier, Geckonen, Ophidier u. s. w. — 9) Siehe Müller in seinem Archiv 1841, S. 329.

1) Die Aglossa: Pipa, Xenopus.

2) Die Zungenform ist bei den Thieren dieser Ordnung zu systematischer Unterscheidung der einzelnen Gattungen vielfach benutzt worden.

3) So verhält sie sich auch bei den anomalen Microstomata: Typhlops, Rhinophis, Tortrix.

4) Varanen. — 5) Pseudopus. — 6) Bei vielen Scincoïden, Seps.

bald endlich gewinnt sie durch feine, weiche, lange dichtstehende Papillen oder Zotten ein sammtartiges Ansehen [7]). — Bei den Cheloniern ist die Zunge kurz, flach und breit; bei den See- und Süsswasser-Schildkröten von einem harten, dicken Epithelium überzogen, bei den Landschildkröten dagegen mit dichten, langen, weichen Zotten besetzt. — Bei den Crocodilen ist die flache, breite, fast ganz am Boden der Mundhöhle angewachsene und durchaus nicht vorstreckbare Zunge, mit Ausnahme einzeln stehender Cryptae, glatt [8]).

## III. Von den drüsigen Organen der Mund- und Rachenhöhle.

§. 89.

Lippendrüsen oder Kieferdrüsen, von einfachem Baue und mit zahlreichen Oeffnungen vor den Kieferzähnen mündend, kommen bei vielen Ophidiern und Sauriern [1]) längs des Ober- und Unterkieferrandes vor. Bei den giftigen Schlangen sind sie bei oft geringer Ausdehnung des Oberkiefers klein oder ganz fehlend, bei den übrigen dagegen gewöhnlich sehr lang. Mit der *Glandula labialis superior* hangt bei vielen nicht giftigen Schlangen [2]) eine rücksichtlich ihrer Lage mit der Giftdrüse, rücksichtlich ihres Baues mit den Lippendrüsen übereinkommende grosse Speicheldrüse ziemlich innig zusammen, deren Ausführungsgang in die Furche eines Zahnes übergeht. — Eine auf dem Boden der Mundhöhle, unter der Zunge liegende Masse einfacher Drüschen (*Glandula sublingualis*) [3]), deren zahlreiche Ausführungsgänge das Secret in die Mundhöhle führen, kömmt bei vielen Ophidiern und Sauriern vor und ist auch bei Landschildkröten beobachtet. — Auch das Secret der Nasen- und Thränendrüse gelangt meistens in die Mundhöhle.

Tonsillen sind bisher nur bei den Crocodilen angetroffen worden [4]).

[Man vgl. über diese Drüsen besonders J. F. Meckel in seinem Archiv f. Anat. u. Phys., 1826, S. 1. mit Abb.; Müller, Gland. secern., p. 57. Tab. VI. fig. 4. 5.]

---

7) Iguana. — 8) Vergl. Carus und Otto, Heft 4. Tab. 5. (Chamaeleo); Duvernoy, Mém. de la soc. d'hist. nat. de Strasbourg, T. 2.

1) Bei den Ophidiern sehr allgemein vorhanden; auch bei vielen Sauriern, namentlich bei den Monitores, Iguanidae, Lacertoïdeae, Scincoïdeae, Anguis, Pseudopus.

2) Hierüber haben gehandelt Schlegel in den Nov. Act. Acad. Leop. Carol., T. XIV. P. 1. p. 143. Tab. XVI. und Duvernoy in den Ann. d. sc. nat., T. XXX. 1833. p. 26. Hierher gehören die Gattungen Dipsas, Homalopsis, Dryophis, Dendrophis. — 3) S. die Abbild. bei Meckel l. c. Fig. 8.

4) Ich finde sie sehr stark bei allen Crocodilen. Sie liegen hinter den hinteren Nasenöffnungen zur Seite der Rückenwand des Pharynx und erscheinen an jeder Seite als fünf bis sechs sehr weite, quer gestellte, durch starke Schleimhautfalten unterbrochene Einstülpungen der Schleimhaut, an deren Boden Zellen sich finden.

## IV. Vom *Tractus intestinalis.*

§. 90.

Der Verdauungscanal der Reptilien liegt immer innerhalb der Bauchhöhle, welche, mit einziger Ausnahme der Crocodile, bei denen die Peritonealcanäle frei und offen durch eine an der Basis des Penis oder der Clitoris jederseits befindliche Oeffnung in die Cloake ausmünden, geschlossen zu sein pflegt. — Fettansammlungen finden sich zwischen den Bauchfellplatten bei den Salamandrinen und den ungeschwänzten Batrachiern längs des Innenrandes der Geschlechtstheile, bei den Ophidiern und den Sauriern an der unteren oder Bauchwand des Peritoneum. Dies Bauchfell ist sehr oft mit schwarzem Pigmente überzogen und umhüllt, ausser dem *Tractus intestinalis* und seinen drüsigen Anhängen, auch die Lungen und die keimbereitenden Geschlechtstheile nebst deren Ausführungsgängen. Nachdem das Bauchfell die Lungen überzogen, bildet es durch die Vereinigung seiner Platten die sogenannten *Ligamenta pulmonum*, welche häufig in die serösen Ueberzüge der Geschlechtstheile sich fortsetzen; von der Leber, die es sackförmig einhüllt, pflegt es — mit Ausnahme der Ophidier — als *Ligamentum hepatico-gastricum* zum Magen zu treten, diesen einzuhüllen und das die Milz umschliessende Mesogastrium zu bilden, welches ein Theil des eigentlichen Mesenterium ist. Dieses letztere folgt gewöhnlich den Windungen des Darmcanales — eine Regel, von welcher jedoch diejenigen Ophidier eine Ausnahme machen, bei denen der Darm aus sehr kurzen fast spiralförmigen Windungen besteht, welche letzteren nur durch dichtes Zellgewebe zusammengehalten und mit dem Darmcanale von einer weiteren Bauchfelltasche umschlossen werden [1]).

Die Bildung des *Tractus intestinalis* ist am einfachsten bei den nackten Reptilien, wo die ziemlich lange, in der Regel noch mit einem Flimmerepithelium ausgekleidete Speiseröhre in den einfachen, anfangs erweiterten, später sich verengenden Magen trichterförmig übergeht. Dieser verläuft meistens gerade, ist jedoch bisweilen quer gestellt [2]) und bildet nur bei wenigen Batrachiern einen kleinen Blindsack [3]). Er ist bei einigen Gattungen durch einen Pförtnervorsprung vom Mitteldarme getrennt [4]). Speiseröhre und Magen zeichnen sich gewöhnlich vor den übrigen Abschnitten des Darmcanales durch beträchtlichere Dicke ihrer Muskelhaut und durch die Längsfalten, welche ihre

1) Die Verhältnisse des Bauchfelles können hier nicht specieller erörtert werden. Ich verweise auf Robert, De ligamentis ventriculi liberis peritonaei plicis etc., Marb. 1840, 4., und in Betreff der Crocodile auf: Owen, Proceed. of the zool. society, Part. 1. 1831. p. 139. und Martin, ibid. 1835. p. 129.

2) Bei Pipa. Hier ist der Pharynx sehr weit und runzelig. Die mit Längsfalten versehene Speiseröhre geht durch eine leichte Krümmung in den dickwandigen, eigentlichen, quergestellten Magensack über.

3) Bei einigen Bufonen. — 4) Bufo.

Schleimhaut bildet, aus. Die Magenschleimhaut besitzt gewöhnlich kleine verzweigte Drüschen. — Der verhältnissmässig kurze, nur bei den Larven der Batrachier lange Darmcanal, welcher bei Pipa mit einem glokkenförmig erweiterten Duodenum beginnt, zerfällt bei den Proteïdeen und einigen anderen Gattungen noch nicht in einen Mittel- und Afterdarm. Diese unterscheiden sich dagegen bei den Salamandern und ungeschwänzten Batrachiern bald durch verschiedene Weite, bald durch eine blindsackartige Erweiterung am Anfange des Afterdarmes [5]), bald durch das Vorkommen einer Klappe an ihrer Grenze [6]), so wie durch abweichende Texturverhältnisse ihrer Schleimhaut. Die Flächenvergrösserung der Schleimhaut ist, namentlich im Mitteldarme, durch dichte, gewöhnlich wellenförmige oder zickzackförmige, oft sich verbindende Längsfalten, selten durch Zottenbildung [7]) bewerkstelligt.

Bei den Ophidiern bilden Speiseröhre und Magen einen ununterbrochenen Längscanal, denn nur selten findet sich an der Cardia eine blindsackartige Erweiterung [8]). Die verhältnissmässig lange und weite Speiseröhre unterscheidet sich von dem Magen nur durch dünnere Wandungen und minder zahlreiche Faltungen der Schleimhaut, welche letzteren sehr beständig der Länge nach verlaufen. Der sehr erweiterungsfähige, nur ausnahmsweise zwei durch eine Klappe geschiedene Säcke [9]) besitzende, gleich der Speiseröhre, mit kleinen Schleimhautdrüschen dicht besetzte Magen zerfällt in den eigentlichen gerade abwärts steigenden dickwandigen Magensack und den kurzen, engeren, darmförmigen, dünnhäutigeren, bald geraden, bald gebogenen oder selbst gewundenen Pförtnertheil. Dieser ist mehr oder weniger deutlich vom Mitteldarme gesondert; bald durch eine kreisrunde Klappe [10]), bald durch einen unbeträchtlichen blinden Vorsprung bei gleichzeitiger Verdickung der Wandungen [11]). Der häufig durch dünnere Wände ausgezeichnete Dünndarm verläuft selten ganz gerade [12]), bildet vielmehr meistens zahlreiche kurze, durch Zellgewebsbrücken an einander geheftete Windungen [13]). Bald ist er anfangs erweitert, um später sich zu verengen [14]), bald bleibt er durchgängig ziemlich weit [15]). Bei einigen Ophidiern ist er durch den Besitz von spiralförmig gewundenen Klappen, welche inwendig starke Vorsprünge, ja Septa bilden, ausgezeichnet [16]), bei andern bleibt er einfach. Die Schleimhaut des Dünndarmes besitzt meistens zahlreiche Längsfalten, welche bisweilen durch Querfalten verbunden

---

5) Sehr deutlich namentlich bei Pipa zu Anfang des sehr kurzen und weiten Dickdarmes. Auch bei einigen Bufonen. — 6) Rana, Hyla.

7) Bei Salamandra im Anfange des Mitteldarmes. — 8) Trigonocephalus.

9) Bei Acrochordus javanicus nach Fohmann (Froriep's Notizen 958.).

10) Crotalus, Trigonocephalus, Vipera, Bungarus, Pelamis. — 11) Python.

12) Python, wo der Darm überhaupt sehr kurz ist; auch Boa.

13) Vipera, Hydrophis, Elaps, Coluber natrix, C. variabilis u. v. A.

14) Boa. — 15) Hydrophis. — 16) Python.

sind, wodurch denn bald grössere längliche, bald kleinere viereckige Maschen entstehen. In anderen Fällen [17]) sind blattförmige Vorsprünge oder Zotten vorhanden. Vom Afterdarme ist der Mitteldarm gewöhnlich deutlich gesondert, bald durch einen kreisrunden Wulst [18]), bald durch eine häutige Klappe [19]). Der Afterdarm zeichnet sich häufig durch beträchtlichere Weite aus und beginnt bisweilen mit einem Blindsack [20]). Gewöhnlich ist der Afterdarm durch eine [21]), seltener durch zwei [22]) innere Scheidewände in zwei oder drei Abtheilungen zerfallen, welche durch mehr oder minder enge Oeffnungen jener Klappen oder Septa mit einander communiciren. Was die innere Textur des Afterdarmes anbetrifft, so ist seine Schleimhaut bald glatt, bald bildet sie Längsfalten; endlich kommen bisweilen in seinem letzten Abschnitte Querfalten oder wirkliche *Valvulae conniventes* vor.

Bei den Cheloniern besitzt die gewöhnlich muskulöse und dickwandige Speiseröhre inwendig meistens einfache Längsfalten, zwischen welchen zahlreiche Cryptae vorkommen, ist aber bei den Seeschildkröten mit zahlzeichen, langen, conischen, abwärts gerichteten Papillen besetzt. Der dickwandige Magen ist länglich, cylindrisch gewunden oder mehr quer gestellt. Seine Schleimhaut bildet gewöhnlich Längsfalten und besitzt zahlreiche Drüsenöffnungen. Seine *Portio pylorica* ist durch einen kreisrunden Wulst oder durch eine Schleimhautfalte vom Darme abgegrenzt, welcher letztere bei den pflanzenfressenden Gattungen durch grössere Länge vor dem der Carnivoren sich auszeichnet. Der Darm zerfällt häufig, obschon nicht immer, in einen Mittel- und Afterdarm, welche bald durch verschiedene Weite sich unterscheiden, bald durch eine wirkliche Klappe [23]) oder selbst durch einen an dem Anfange des Afterdarmes vorhandenen Blindsack gesondert sind. Selten ist der Afterdarm länger, als der Mitteldarm [24]). Die Schleimhaut des Mitteldarmes besitzt oft einfache oder verbundene Längsfalten oder bildet Zellen, die häufig wiederum kleinere Zellen einschliessen. Im Afterdarme kommen meist schwache Längsfalten vor.

Bei den Sauriern ist der Oesophagus verhältnissmässig weit. Inwendig besitzt er gewöhnlich Längsfalten. Er geht ohne inneren Vorsprung über in den mehr oder minder, oft nur unbedeutend erweiterten, cylindrischen oder conischen, gewöhnlich gerade von vorne nach hinten gerichteten Magen. Der Pförtnertheil des Magens verengt sich

---

17) Python, Eryx. — 18) Z. B. bei Tortrix. — 19) Coluber.

20) Dryophis, Dipsas, Homalopsis, Tortrix. Andere Gattungen und Arten s. verzeichnet bei Meckel Th. 4. S. 369. S. auch Duvernoy, Ann. d. sc. nat., 1833, T. XXX.

21) Tortrix, Coluber. — 22) Nach Duvernoy bei Dispholidus Lalandii.

23) Bei vielen Arten der Gattung Testudo, namentlich tabulata, graeca, clausa, finden sich, nach Meckel, Klappen und Blindsack zugleich. Bei Emys scripta ist eine Klappe ohne Blindsack vorhanden, bei Emys europaea eine Art Coecum. (Bojanus, Fig. 179.) — 24) Testudo, Chelonia.

gewöhnlich, ist meist dickwandiger und etwas nach rechts gebogen. An seiner Uebergangsstelle in den Mitteldarm findet sich eine wulstige Vorragung oder eine häutige Pförtnerklappe 25). Der Darmkanal ist bei den Pflanzenfressern länger, als bei den Insectivoren. Der Mitteldarm bildet gewöhnlich einige Windungen; seine Schleimhaut besitzt meistens zickzackförmige Längsfalten. Bei einigen Sauriern ist der erste, dem Duodenum entsprechende Abschnitt sehr weit 26). Fast nie geht der Mitteldarm ohne deutliche Grenze in den Afterdarm über; gewöhnlich findet sich zwischen beiden eine Dickdarmklappe 27). In der Regel ist auch am Anfange des Afterdarmes ein Blinddarm vorhanden 28) oder der allmälich verengte Mitteldarm geht plötzlich in den anfangs sehr weiten Afterdarm über 29). Letzterer ist bei einigen Sauriern einfach und kurz 30), bei anderen durch eine Klappe in zwei Abtheilungen geschieden 31) welche bald einfach, bald durch zahlreiche tief eindringende Querfalten oder unvollständige Septa wieder in mehre Zellen oder Taschen zerfallen können 32). Diese Querfalten (*Valvulae conniventes*) finden sich dann meist unmittelbar hinter dem Blindsack und der hinterste Abschnitt des Afterdarmes — das eigentliche Rectum — erscheint wieder einfach.

Bei den Crocodilen ist der Schlundkopf durch kurze starke Muskeln an die Basis des Schedels und an den Anfang der Wirbelsäule angeheftet. Die Speiseröhre ist muskulös und weit. Der gleichfalls dickwandige Magen, in den sich rechts die Speiseröhre öffnet, bildet nach der linken Seite einen länglich runden Sack. Seine *Portio pylorica* stellt eine durch eine starke Einschnürung gesonderte kleinere engere Abtheilung dar, welche vom Mitteldarme durch eine Pförtnerklappe wieder geschieden ist. An der Bauch- und Rückenfläche des Magens findet sich auswendig eine scheibenförmige Sehnenausbreitung, wie bei den Vögeln. Der ziemlich lange, mehrfach gewundene, an einem breiten Mesenterium befestigte, anfangs mit viereckigen sehr flachen Zellen, später mit wellenförmigen oder zickzackförmigen Längsfalten, zuletzt mit geraden Längsfalten besetzte Mitteldarm wird durch eine Klappe von dem sehr kurzen, weiteren Afterdarm getrennt 33).

---

25) Lacerta, Varanus, Iguana, Stellio, Agama, Calotes, Scincus, Seps, Gecko, Ascalabotes, Chamaeleo u. A. Nach Meckel's Angaben.

26) Varanus elegans. — 27) Z. B. bei Iguana, Varanus.

28) Z. B. Chamaeleo, Seps, Scincus, Bipes, Lepidopus, Pygopus, Chirotes, Acontias, Stellio, Calotes, Draco, Polychrus, Agama, Iguana, Lyriocephalus, Hemidactylus tuberculosus.

29) Bei vielen Geckonen, z. B. Platydactylus guttatus; bei Lacerta.

30) Platydactylus. — 31) Varanus.

32) Stark und zahlreich bei Iguana, Chamaeleo; sie fehlen dagegen vielen anderen: den Varanen, Geckonen, Scincoïden.

33) Abbild. der Verdauungs-Organe der Reptilien s. bei Carus u. Otto, Erläuterungstafeln Heft 4. Tab. V.

## V. Von der Leber, dem Pancreas und der Milz.

§. 91.

Die Leber der Reptilien liegt im vorderen Theile der Bauchhöhle, oft einen sehr beträchtlichen Raum in derselben einnehmend, den Magen und einen Theil des Darmcanales bedeckend. Nur bei vielen weitmäuligen Schlangen liegt sie vor dem Magen neben dem Oesophagus [1]). Sie wird sehr allgemein durch eine zu ihrer Vorderfläche gehende Peritonealfalte befestigt, welche, sich entfaltend, sie umhüllt und dann als *Ligamentum hepatico-gastricum* den Magen umgibt, um später in das Mesogastrium überzugehen [2]). Nach vorn oder oben erstreckt sich sehr häufig ein ligamentöser Strang von der Aussenfläche des Lebersackes zum Herzbeutel. Die Gestalt der Leber bietet beträchtliche Verschiedenheiten dar und hangt wesentlich von der ganzen Körperform ab, so dass sie im Allgemeinen in Reptilien von gestrecktem Baue in die Länge gezogen [3]), in Thieren mit breiterem Körper breiter ist [4]). Bald bildet sie eine einfache, ungetrennte Masse, welche nur kleine und untergeordnete Einschnitte besitzt [5]), bald zerfällt sie in zwei [6]) oder selbst drei mehr oder minder vollständig getrennte Lappen [7]). Ist sie zweilappig, so überwiegt bald der rechte [8]), bald der linke Lappen den Anderen an Grösse. — Der Umfang der Leber ist gleichfalls verschieden und sehr schwankend ist auch ihr Gewicht in Verhältniss zum Gewichte des ganzen Körpers [9]). Eine bald runde, bald längliche, bald birnför-

---

1) Z. B. bei Python, Dryophis, Dendrophis u. A.

2) Bei vielen Ophidiern liegt sie innerhalb eines serösen Sackes und statt eines *Ligamentum hepatico-gastricum* findet sich nur dichteres Zellgewebe, z. B. bei Python, Coluber.

3) Namentlich bei den Ophidiern; auch bei den schlangenähnlichen Sauriern: Ophisaurus, Seps u. A.

4) Bei den Cheloniern und ungeschwänzten Batrachiern.

5) Z. B. bei den Proteïdeen, den Salamandrinen, den meisten Ophidiern u. A. — Sehr eigenthümlich, nierenähnlich, aus dachziegelförmig sich deckenden Läppchen bestehend, längs welchen der Ausführungsgang absteigt, ist sie nach Müller bei Coecilia hypocyanea. Siehe Tiedemann und Treviranus, Zeitschrift Bd. 4. S. 220. Tab. XVIII.

6) Bei den ungeschwänzten Batrachiern; hier sind die beiden Lappen bald vollständig von einander getrennt und nur durch eine Duplicatur des Bauchfelles verbunden, bald findet sich ein verbindendes Querstück. Ersteres bei Rana, letzteres bei Bombinator, Hyla, Bufo. Zwei verbundene Lappen besitzen auch sehr regelmässig die Schildkröten. Abbild. bei Brotz u. Wagenmann und bei Bojanus l. c. Tab. XVI. XVII. XIX.

7) Die getrennten Lappen bei Pipa. S. die Abbild. bei Mayer, Nov. Act. Acad. Leop. Carol., T. XII. p. 2. Tab. XLIX.

8) In der Regel bei den Schildkröten; der linke dagegen gewöhnlich bei den ungeschwänzten Batrachiern.

9) S. darüber die Gewichtsbestimmungen bei Brotz u. Wagenmann.

mige Gallenblase ist sehr allgemein vorhanden [10]. Sie liegt bald frei, bald in der Leber versteckt [11]. In der Regel ganz in der Nähe der Leber, meist an ihrer concaven Fläche oder zwischen ihren Lappen gelegen, entfernt sie sich von der höher liegenden Leber bedeutend bei den grossmäuligen Schlangen und findet sich hier neben dem Anfange des Darmcanales. Bald geht der *Ductus cysticus* vom *Ductus hepaticus* ab, bald sind eigene *Ductus hepatico-cystici* vorhanden. Bei vielen Ophidiern zeichnet sich der *Ductus hepaticus* durch seine Länge aus. Gewöhnlich ist ein gemeinschaftlicher *Ductus choledochus* vorhanden; seltener mündet der Lebergang getrennt von dem Blasengange in den Darm [12]. Ziemlich häufig tritt der *Ductus choledochus* durch das Pancreas [13], bisweilen mit dem *Ductus pancreaticus* vereinigt, zum Darme. Die Einmündungsstelle liegt in der Regel ziemlich dicht unterhalb des Pylorus.

[Am ausführlichsten und genauesten haben nach eigenen und fremden Beobachtungen über die Leber der Reptilien gehandelt: J. Brotz et C. A. Wagenmann, De Amphibiorum hepate, liene ac pancreate observat. zootom., Friburg. 1838, 4., mit Abbild. Vgl. auch Duvernoy in den Ann. d. sc. nat. T. XXX.]

§. 92.

Ein Pancreas von drüsigem Baue kömmt den Reptilien durchgehend zu. Es liegt am Ende des Magens und am Anfange des Mitteldarmes. Seine Form ist mehr oder minder länglich und es besteht nicht selten aus einzelnen Läppchen [1], deren Ausführungsgänge in einen Canal zusammenmünden. Der gewöhnlich einfache, selten doppelte *Ductus Wirsungianus* mündet neben dem *Ductus choledochus* in den Anfang des Mitteldarmes.

[Brotz und Wagenmann fanden es bei allen nackten Reptilien verhältnissmässig gross; unter den Sauriern besonders gross bei den Pflanzen fressenden. Zwei getrennt in den Darm mündende *Ductus pancreatici* sind vorhanden bei Crotalus horridus und beim Nilcrocodil nach Duvernoy; in grösserer Zahl sollen sie bei Hydrophis doliatus vorkommen.]

§. 93.

Die stets vorhandene Milz verhält sich rücksichtlich ihrer Form und ihres Umfanges verschieden. Bei den geschwänzten nackten Reptilien liegt sie links in der Bauchhöhle, an der grossen Curvatur des Magens,

---

10) Sie soll, nach Müller, fehlen bei Testudo nigra. Bei manchen Eidechsen, z. B. Lacerta agilis und vivipara, fehlt sie einzelnen Individuen, während andere sie besitzen.

11) Z. B. bei Lacerta ocellata, agilis, bei Chelone cauana, bicarinata, bei Testudo livida nach Kuhl. — 12) Z. B. bei Boa constrictor nach Cuvier.

13) Z. B. bei Pseudes, den meisten Ophidiern, Anguis, Seps, Basiliscus.

1) Sehr auffallend ist die Lappenbildung bei Python, wo von jedem Lappen ein Ausführungsgang schräg zum Darm tritt. Diese Gänge vereinigen sich allmälich zu Aesten und Stämmen.

zwischen den Platten des Mesogastrium. Bei den ungeschwänzten Batrachiern findet sie sich gleichfalls zwischen den Blättern des Peritoneum eingeschlossen in der Mitte zwischen Mittel- und Afterdarm. Bei den Ophidiern liegt sie unmittelbar vor dem Pancreas, bei den Sauriern und Cheloniern am Magen oder am Anfange des Mitteldarmes neben dem Pancreas.

[Vgl. die Abhandlungen von Brotz u. Wagenmann und von Duvernoy. — Letzterer fand bei Boa cenchris eine kleine Nebenmilz in einer Schlinge des Pancreas. — Bei Crocodilus sclerops liegt sie, nach Brotz, tiefer abwärts am Darme.]

# Sechster Abschnitt.

## *Vom Gefäss-Systeme.*

### §. 94.

Das Gefässsystem der Reptilien bietet eine grosse Mannichfaltigkeit der Anordnungsweisen dar, besitzt aber stets die Eigenthümlichkeit, dass seine Einrichtung eine bald weniger, bald mehr beschränkte Vermischung arteriellen und venösen Blutes, entweder innerhalb des Herzens oder innerhalb der grossen Gefässstämme gestattet. — Während die niedrigsten Reptilien durch die Anordnung ihres Gefässsystemes auf das innigste an die Fische sich anschliessen, bilden die Crocodile in dieser Hinsicht einen Uebergang zu den Vögeln. Das rücksichtlich seines Umfanges und seines relativen Gewichtes sehr verschiedenartig sich verhaltende Herz ist stets von einem Herzbeutel lose umgeben, dessen Fortsetzung auch einen unmittelbaren Ueberzug des Herzens bildet. Bei den Salamandern, den Tritonen und den ungeschwänzten Batrachiern besitzt der Herzbeutel ein Flimmerepithelium. Der Herzbeutel ist nicht selten mit einer über die Leber sich schlagenden Bauchfellfalte verwachsen. Häufig treten von der Innenfläche des Pericardium ein oder mehre anscheinend sehnige Fäden zum Herzen, welche bei genauerer Untersuchung wenigstens theilweise als Gefässe sich zu erkennen geben [1]).

[Ueber die Anordnung des Gefäss-Systemes bei den Reptilien vgl. besonders folgende Schriften: Cuvier, Leçons d'anat. comp. T. 6. — J. F. Meckel, System d. vergl. Anatomie Th. 5. — Martin Saint-Ange, der Kreislauf des Blutes beim Fötus des Menschen und bei den Wirbelthieren, Berlin 1838. — M. J. Weber, Beiträge zur Anatomie u. Physiologie, Bonn 1832, 4. — Mayer, Analekten für vergl. Anatomie, Bonn 1835, 4. — Otto in Carus u. Otto, Erläuterungstafeln Heft 6. Taf. 5. — Ueber die nackten Reptilien s. Rusconi u. Con-

1) Salamandra, Triton, Rana, Chelonier, Saurier, Crocodile.

figliachi, Del proteo anguino di Laurenti Monographia, Pavia 1819, 4. — Hyrtl in den medic. Jahrb. des Oesterr. Staates, Bd. 48. 1844. (Proteus.) — Cuvier in Humboldt u. Bonpland, Recueil d'observat. de Zool. et d'Anat. comp., Paris 1811, 4., und in den Mém. du Musee d'hist. nat., T. XIV. 1817. (Amphiuma.) — Owen in Transact. of the zool. society of London, Vol. 1. 1835. (Siren.) — Hyrtl in den medic. Jahrb. des Oesterr. Staates, Bd. 15. 1838. (Triton, Salamandra.) — Burow, De vasis sanguiferis Ranarum, Regiom. 1834., 4. — Gruby in den Ann. d. sc. nat, 1842. — Ueber die Ophidier vergl. Retzius in der Isis 1832, Heft 5. — Schlemm in Tiedemann u. Treviranus, Zeitschrift Bd. 2. Heft 1. — Vogt, Zur Anatomie d. Amphibien, Bern 1839, 4. (Python tigris.) — Ueber die Chelonier: Bojanus, Anatome testudinis, Tab. XXIV. XXV. XXIX. — G. R. Treviranus, Beobachtungen aus der Zootomie u. Physiologie, Bremen 1839. — Ueber die Crocodile: Panizza, Sopra il sistema linfatico dei rettili, Pavia 1833, p. 11. — Bischoff in Müller's Archiv 1836.]

## I. Vom Herzen und den arteriellen Gefässen der nackten Reptilien.

### §. 95.

Das Herz der nackten Reptilien besteht stets aus zwei durch ein zartes dünnwandiges Septum, selten unvollkommen [1]), gewöhnlich vollkommen getrennten Vorkammern und aus einer einfachen Kammer. Der rechte Vorhof empfängt das Körpervenenblut, der linke das Lungenvenenblut. Aus der Herzkammer, in welche sowol das Körpervenen- als auch das Lungenvenenblut eintritt, nimmt ein gemeinschaftlicher *Truncus arteriosus*, der durch Erweiterungen, durch Belegung mit Muskelfasern und bisweilen selbst durch innere Klappenreihen noch sehr deutlich als *Bulbus arteriosus* sich zu erkennen gibt, sowol das für das respiratorische Capillargefässsystem der Athemwerkzeuge bestimmte, als auch das mittelst der Arterien im Körper zu vertheilende Blut auf. Die Vorhöfe, welche bisweilen deutliche Auriculae besitzen, sind stets dünnwandiger, als die Kammer, welche stark muskulös ist und durch ihre *Trabeculae carneae* inwendig ein gitterförmiges Aussehen erhält. An den *Ostia venosa* der Kammer kommen bei Einigen kleine halbmondförmige Klappen vor. Auch an dem Ursprunge des *Truncus arteriosus* finden sich sehr regelmässig zwei *Valvulae semilunares*.

Bei den Batrachierlarven und den Perennibranchiaten liegt das Herz hinter dem Zungenbeine, in der Mitte der Kehlgegend, oberhalb der Leber. Der *Truncus arteriosus* bildet bei den Perennibranchiaten einen bisweilen mit doppelter [2]) Erweiterung versehenen muskulösen

---

1) Unvollkommen ist die Scheidewand nach Hyrtl bei Proteus; anscheinend auch bei Coecilia.

2) Nach Hyrtl l. c.

Bulbus und enthält, wenigstens bei den Proteïdeen [3]), zwei Klappenreihen. Aus diesem Bulbus gehen jederseits, bald unmittelbar, bald mittelbar, drei bis vier Gefässbogen hervor. Diese sind die Aortenbogen. Nach Abgabe von Kiemenarterien [4]), von arteriellen Gefässen für den Kopf und die Vorderextremitäten und nach Entsendung der Lungenarterien, so wie nach Aufnahme der aus den Kiemen zurückkehrenden Gefässe treten sie jederseits in einen Stamm oder eine Aortenwurzel zusammen. Diese beiden Stämme vereinigen sich an der Vorderfläche der Wirbelsäule zur absteigenden Aorta. Zarte Zweige der letzteren bilden bei Proteus jederseits einen in den durchbohrten Querfortsätzen der Wirbel liegenden Längsstamm: die seitliche Wirbelarterie, welche Zweige an die Dorsalmuskeln und das Rückenmark schickt. — Noch Menopoma besitzt jederseits vier aus dem mit zwei Reihen halbmondförmiger Klappen versehenen *Bulbus arteriosus* entspringende Aortenbogen, welche nach Abgabe von Arterien für den Kopf und den vordersten Theil des Rumpfes und nach Entsendung von untergeordneten zu den beiden Lungenarterien sich verbindenden Zweigen zu zwei Stämmen zusammentreten, durch deren Verbindung die absteigende Aorta entsteht.

Bei den Salamandrinen nimmt an der Bauchfläche der Herzkammer ein zwiefach erweiterter *Truncus arteriosus* seinen Ursprung, welcher zwischen den Vorkammern vorwärts verläuft [5]). Bei den Tritonen — und mit wenigen Modificationen ist dies auch das Verhalten bei den Salamandern — entspringen aus ihm jederseits vier durch Anastomosen mit einander zusammenhangende Stämme. Der vorderste zerfällt in zwei Hauptzweige, deren einer für die Zungenbeingegend, den Hals und den Boden der Mundhöhle bestimmt ist, während der andere die *A. carotis cerebralis* und die Hinterhauptsarterie bildet. Aus dem zweiten Stamme nimmt die *Art. ophthalmica* ihren Ursprung. Dann aber bildet das zweite Arterienpaar, nachdem es mit dem ersten in Verbindung getreten ist und das dritte völlig, das vierte aber erst nach dem Abgange der aus ihm hervorgehenden *Art. pulmonalis* aufgenommen hat, eine Aortenwurzel. Die hinter dem Schlunde liegende absteigende Aorta wird aber fast ganz durch die rechte Aortenwurzel gebildet, indem auf Kosten der linken fast nur die gemeinschaftliche Eingeweidearterie entsteht und dann erst ihre Vereinigung mit der rechten erfolgt.

Bei den ungeschwänzten Batrachiern ist der noch mit Muskelfasern belegte und so als Bulbus charakterisirte *Truncus arteriosus communis*

3) Bei Proteus finden sich, nach Hyrtl, zwei Reihen halbmondförmiger Klappen, jede zwei Klappen enthaltend. Aehnlich bei Siren nach Owen.

4) Hyrtl läugnet die Bildung eines capillaren Gefässnetzes in den Kiemenblättchen des Proteus, berücksichtigt dabei aber vielleicht nicht die ausserordentliche, von Rudolphi und Rusconi beschriebene, von Wagner bildlich dargestellte Grösse der Blutkörperchen.

5) Er enthält, nach Hyrtl, bei Triton eine Klappenreihe.

inwendig in zwei Halbcanäle zerfallen. Aus ihm entspringen nur zwei Stämme. Jeder derselben ist durch häutige Septa inwendig in drei Lumina getheilt und hat, ausser einer *Art. pulmonalis*, drei Aeste: eine *Art. lingualis*, eine *A. carotis* [6]) und eine absteigende Aortenwurzel. Nach Entstehung der *Arteriae subclaviae* aus beiden Aortenwurzeln vereinigen sich diese weit hinterwärts zur absteigenden Aorta, nachdem aus der linken kurz zuvor noch die *Art. coeliaco-mesenterica* abgetreten ist. Die *Aorta descendens* gibt nur Zweige ab für den Stamm des Körpers, für die Nieren [7]) und die Geschlechtstheile, so wie für den Afterdarm und theilt sich auf dem *Os coccygis* in die beiden *Art. iliacae.*

## II. Vom Herzen der beschuppten Reptilien.

§. 96.

Bei den beschuppten Reptilien finden rücksichtlich der Lage des Herzens Verschiedenheiten Statt. Am meisten dem Kopfe genähert ist es bei den Sauriern; weiter hinterwärts, und gewöhnlich etwas nach links liegt es bei den Ophidiern, den Cheloniern und den Crocodilen. — Bei den Ophidiern zeichnet es sich durch seine längliche Form aus, bei den Cheloniern dagegen durch seine Breite; bei den Sauriern ist es bald länger, bald breiter und bei den Crocodilen immer ziemlich breit.

Das Herz der Ophidier, Saurier und Chelonier besitzt zwei — gewöhnlich durch ein vollständiges Septum geschiedene Vorhöfe [1]), deren Trennung in der Regel schon äusserlich, bald mehr, bald minder deutlich, durch eine an der Bauchseite vorhandene Furche, innerhalb welcher die Arterien verlaufen, ausgesprochen ist.

Im Inneren der Vorhöfe zeigen sich deutliche *Trabeculae carneae.* An der Einmündungsstelle der Körpervenen in den beständig weiteren rechten Vorhof sind zwei Klappen vorhanden; in den linken Vorhof mündet der einfache oder doppelte Lungenvenenstamm ohne Klappe. — An die Vorhöfe schliessen sich — angeblich mit einzelnen bei mehren Chelo-

---

6) Eine eigenthümliche Bildung ist die schon lange bekannte Carotidendrise der Batrachier: eine kleine kugelige, spongiöse Anschwellung, durch deren Axe der Stamm der Carotis einfach hindurchtritt. Huschke (Tiedemann's Zeitschrift f. Physiologie, Bd. IV. S. 113.) erklärt sie für ein Wundernetz und hält sie für einen Ueberrest des Capillargefäss-Systems des ersten Kiemenbogens. Ich möchte sie den an der Carotis der Vögel gehefteten Körperchen, die man der Schilddrüse verglichen hat, an die Seite stellen, da sie mir in der That keine Wundernetze zu sein scheinen.

7) Auffallend ist die grosse Anzahl der zu den Nieren sich begebenden Arterienstämmchen. Nach Hyrtl finden sich bei den meisten ungeschwänzten Batrachiern 5, bei den Salamandern 10, bei den Tritonen 12, bei Proteus 18.

1) Nach Munnicks (Observat. variae, Groning. 1805, p. 43.) besitzt lei Chersine scorpioïdes das Septum zwei dickwandige Oeffnungen. Treviranns l. c. fand auch bei Terrapene clausa ein *Foramen ovale.*

niern vorkommenden Ausnahmen [2]) — zwei stark muskulöse Kammern, deren Trennung äusserlich wenig oder gar nicht angedeutet ist, inwendig aber nur unvollkommen erfolgt, durch ein meist von der Spitze gegen die Basis vortretendes Septum. Zwischen diesem und dem freien Rande des *Septum atriorum* bleibt nämlich eine ovale Oeffnung, durch welche eine Communication zwischen der viel weiteren rechten und der sehr engen, aber zugleich dickwandigen linken Kammerhöhle möglich gemacht wird. Das *Ostium venosum* jeder Kammer kann durch eine, mittelst Faden an die Kammerwand befestigte, halbmondförmige Klappe, eine Fortsetzung des *Septum atriorum*, verschlossen werden. Durch diese Klappen, und namentlich durch die ausgebildeteren des rechten *Ostium venosum*, vermag auch das *Septum ventriculorum* in dem Momente, wo durch die Zusammenziehung der beiden Vorkammern das Blut in die Ventrikel einströmt, geschlossen zu werden. — Aus der linken Kammer entspringt — mit Ausnahme einiger höheren Saurier, bei denen aus ihr der rechte Aortenbogen seinen Ursprung nimmt [3]) — gewöhnlich kein Gefässstamm. —

Aus der rechten Kammer entspringen sowol die Aortenbogen, als die Lungenarterien.

Bei vielen Sauriern, bei den Ophidiern und Cheloniern entsteht jedoch in ihr durch eine vorragende Muskelleiste ein theilweise abgeschiedener Raum für das der *Art. pulmonalis* bestimmte Blut: der sogenannte *Conus arteriosus*. Aus ihm entwickelt sich die gesonderte Lungenarterie, an deren Mündung zwei halbmondförmige Klappen sich finden. Aus der eigentlichen Kammerhöhle nehmen mit einfacher Oeffnung oder mit getrennten Ostia, an deren jeder zwei halbmondförmige Klappen vorkommen, der *Truncus Aortae* oder die beiden Aortenbogen ihren Ursprung [4]). Bei der Zusammenziehung der Ventrikel tritt in diesem Falle das venöse Blut der rechten Herzkammer durch die Höhle des *Conus arteriosus* mehr oder minder ausschliesslich in die Lungenarterie; das arterielle Blut des linken Ventrikels strömt aber in die dann dem *Foramen septi ventriculorum* genäherten Ostia des Aortensystemes.

§. 97.

Das Herz der Crocodile unterscheidet sich wesentlich von dem der übrigen beschuppten Reptilien durch den Besitz eines vollständigen *Septum ventriculorum*. Aus dem *Conus arteriosus* der sehr geräumi-

---

2) Treviranus fand bei Emys reticulata, serrata, centrata und bei Terrapene clausa nur einen Ventrikel ohne Scheidewand.

3) Iguana nach Duvernoy und Otto.

4) Interessant ist es, dass, nach Bojanus Entdeckung, bei Emys eine kleine Ossification (Herzknochen) vorkömmt, welcher von den *Trabeculae carneae* der rechten Kammer aus zwischen die austretenden Arterienstämme sich erstreckt. S. Tab. XXIX. Fig. 170—172.

gen rechten Herzkammer entwickeln sich die *Aorta sinistra* und die *Arteria pulmonalis*, deren jede an ihrem Ursprunge zwei Klappen besitzt. Aus der engeren, aber mit dickeren Wandungen versehenen linken Herzkammer tritt die starke *Aorta dextra* hervor, an deren Ursprunge ebenfalls zwei Klappen vorhanden sind, jenseits welcher sie sich zu einem Sinus erweitert. Alle aus den Herzkammern entspringenden Gefässstämme sind an ihrem Ursprunge äusserlich eng verbunden und in dieser Gegend communiciren die beiden Aorten, von denen die rechte rein arterielles, die linke aber venöses Blut führt, durch eine Oeffnung mit einander.

## III. Von den Arterien der beschuppten Reptilien.

### §. 98.

Bei den beschuppten Reptilien ist die Zahl der bald aus einem *Truncus arteriosus communis*, bald unmittelbar aus den Herzkammern entspringenden Arterienbogen entschieden vermindert.

Bei den Sauriern entspringen aus einem kurzen *Truncus arteriosus communis*, zusammen mit den beiden Lungenarterien, jederseits zwei Arterienbogen, welche zu einer Aortenwurzel sich vereinigen, nachdem aus jedem inneren Bogen die *Artt. carotides* abgetreten sind. Die beiden Aortenwurzeln verbinden sich vor der Wirbelsäule zur absteigenden Aorta. Die *Arteriae subclaviae* entstehen entweder aus beiden Aortenwurzeln [1]) oder nur aus der rechten [2]). Aus dem Stamme der absteigenden Aorta nehmen *Rami oesophagei*, eine *Art. hepatica*, die *Art. coeliaco-mesenterica*, *Artt. intercostales*, *spermaticae*, *renales* und die *A. mesenterica posterior* ihren Ursprung. Endlich gibt sie die *Artt. iliacae* ab und setzt sich als weite *Art. sacra media* innerhalb des Canales der unteren Dornen des Schwanzes fort.

Bei den Cheloniern ist bald ein kurzer *Truncus communis* vorhanden [3]), bald entspringt unmittelbar aus der Herzkammer für jede Seite ein eigener Arterienbogen. Beide Bogen sind bei ihrem Ursprunge äusserlich eng verbunden mit der *Art. pulmonalis*, deren *Ductus Botalli* frühzeitig obliteriren. Aus dem rechten stärkeren Arterienbogen nehmen mittelst eines einfachen *Truncus anonymus* die Kopf- und Arm-Pulsadern und später auch mehre *Arteriae intercostales* ihren Ursprung. Beide Arterienbogen bilden einen weiten Ring um die Speiseröhre und der rechte gibt die starke *Art. coeliaco-mesenterica* ab, ehe er als schwacher *Ramus communicans* ungefähr auf der Mitte der Wirbelsäule mit dem linken zur absteigenden Aorta sich vereinigt.

Aehnlich ist das Verhalten der Arterien bei den Ophidiern. Auch hier kommen zwei Arterienbogen aus dem Herzen. Aus dem rechten

---

1) Z. B. bei Lacerta ocellata nach Müller. — 2) Z. B. bei Iguana, wie ich bestätigen kann. — 3) Z. B. Emys, Testudo.

dieser Bogen entspringen die beiden *Artt. coronariae cordis*, die *Art. anonyma s. carotis communis* [4]), eine *Art. collaris* [5]) und *Artt. intercostales*. Er vereinigt sich erst nach Abgabe dieser Aeste mit dem linken Arterienstamme zur absteigenden Aorta, aus welcher mit unpaaren Stämmen paarige *Artt. intercostales* und mit sehr zahlreichen, getrennten Aesten die Arterien für die Eingeweide hervorgehen. Die Aorta endet als *Art. sacra media* oder *caudalis*.

Bei den Crocodilen sind zwei Arterienbogen vorhanden; aus dem rechten, der aus der linken Kammer sich entwickelt, also unvermischtes arterielles Blut führt, entspringt eine *Art. anonyma sinistra*, welche in die einfache oder doppelte *Carotis communis* [6]) und in die *Subclavia sinistra* sich theilt und eine *Art. subclavia dextra*. — Der linke, gemischtes Blut führende Bogen gibt mehre starke Aeste zum Magen, zur Leber, zur Milz, zum Pancreas und zum Duodenum ab und senkt sich dann als schwacher *Ramus communicans* in die Fortsetzung des rechten Arterienbogens. So entsteht die *Aorta descendens*, welche, ausser den *Trunci intercostales*, eine *Art. mesenterica superior*, *Artt. suprarenales*, *renales*, *lumbales*, *femorales profundae*, *crurales* und eine *Art. mesenteria posterior* abgibt und als *Art. caudalis s. sacra media* sich fortsetzt.

Wundernetzbildungen sind bisher nur in geringer Zahl beobachtet worden [7]): bei Vipera Redi unter und hinter der Giftdrüse, beim Crocodil an dem äusseren Ohre, gebildet durch die *Art. maxillaris externa*, am Sehnerven, gebildet durch die *Art. ophthalmica posterior*, in der Nasenhöhle durch die *Art. ethmoïdalis* und in den Knochenzellen des Oberkiefers durch die *Art. maxillaris interna*.

## IV. Von den Venen.

### §. 99.

Die Venen der Reptilien sind viel dünnhäutiger und zugleich umfänglicher und zahlreicher, als die Arterien. Bei den Cheloniern und Crocodilen sind Klappen in ihnen beobachtet worden. Sämmtliche Venenstämme treten in einen gemeinschaftlichen venösen, mit Muskelfasern belegten und darum contractilen Sinus [1]) zusammen, der in den

4) Schlemm l. c. nennt diesen Stamm, welcher die beiden *Carotides*, die beiden *Artt. vertebrales* und die *Art. thyreoïdea inferior* abgibt, *Art. cephalica*. Cuvier belegt ihn mit dem Namen *Carotis communis* und schreibt daher den Ophidiern eine einfache *Carotis* zu.

5) Sie gibt vordere *Artt. intercostales, oesophageae* u. Nackenmuskeläste ab.

6) Das Nilcrocodil hat, nach Cuvier, zwei *Trunci anonymi* und zwei Carotiden (Vorles. üb. vgl. Anat., Th. IV. S. 127.); van der Hoeven (Tijdschrift, Th. 6.) fand bei Crocodilus biporcatus zwei Carotiden; Champza lucius und sclerops haben nur eine linke *Carotis comm. primaria*. — 7) Von Hyrtl entdeckt.

1) Auch die in ihn mündenden Stämme, namentlich die *Vena cava inferior*,

rechten Vorhof des Herzens übergeht. — Die Hauptvenenstämme sind folgende:

1. Die *Venae jugulares.* Sie nehmen bei den ungeschwänzten Batrachiern nur das Blut aus der Zungen-, Unterkiefer- und Stimmladengegend auf. — Bei den beschuppten Reptilien erweitert sich ihr Bereich bedeutend, indem, ausser den genannten Venen und denen der Luft- und Speiseröhre, auch die Venenstämme des Gesichtes und des Gehirnes grösstentheils oder sämmtlich in sie übergehen.

2. Die *Venae vertebrales superiores*, welche noch bei den ungeschwänzten Batrachiern das venöse Blut aus dem Gehirne vollständig aufnehmen, bei den Ophidiern aber nur noch an ihrem Ursprunge mit den *Venae jugulares* verbunden sind, geben bei den Sauriern und den Cheloniern die Verbindung mit den Hirnvenen ganz auf und werden nur aus den *Venae intervertebrales*, *intertransversariae* und *intercostales* des vor dem Herzen liegenden Körperabschnittes, welche sie auch schon bei den Batrachiern aufnahmen, gebildet [2]).

3. Ihnen entsprechen in dem hinter dem Herzen und vor dem After liegenden Körperabschnitte die *Venae vertebrales inferiores s. posteriores:* Sie entstehen aus den *Venae intercostales* und *lumbales*, welche jederseits zu einem Längsstamme zusammentreten, der bald unter den Querfortsätzen der Wirbel, bald über den Rippenköpfchen [3]) liegt und stehen unter einander, wie bei den Fischen, noch bisweilen in Verbindung. — Diese Venenstämme, welche bei den Proteïden und Salamandrinen sehr entwickelt sind und hier in die *Vena cava* sich ergiessen, stehen bei den Fröschen noch ausser Communication mit dem Systeme der oberen Hohlvenen, indem jeder mit einem innern queren Stamme als *Vena advehens* in die Niere seiner Seite tritt. Auch bei den Cheloniern sind sie in dem den Nieren zunächst gelegenen Abschnitte am weitesten. Doch findet bei den Schildkröten eine deutliche vordere Communication dieser Stämme mit den Jugularvenen Statt, welche noch bestimmter bei den Ophidiern hervortritt.

Durch die Vereinigung der *Vena jugularis*, der *V. vertebralis superior*, der vorderen Fortsetzung der *V. vertebralis inferior* und — bei Vorhandensein von Vorderextremitäten — auch der *V. axillaris*

---

sind bei ihrem Uebergange in ihn mit Muskelfasern belegt und zeigen daher bei lebenden Thieren deutliche Pulsationen, worauf Haller, Bojanus, Wedemeyer, Barkow u. A. längst aufmerksam gemacht haben.

2) In sie, gleich wie in die *Venae vertebrales inferiores*, gehen auch die *Venae spinales* über.

3) So bei den Cheloniern. S. Bojanus l. c. Tab. XXV. — Bei den Batrachiern und Ophidiern liegen sie unter oder vor den Querfortsätzen und Rippen. S. die Abbild. bei Gruby l. c. Tab. 9. Fig. 3. — Diese hinteren Vertebralvenen entsprechen dem Systeme der *Venae azygos* und *hemiazygea* der höheren Wirbelthiere.

jeder Seite entstehen zwei obere oder vordere Hohlvenen, welche in den gemeinschaftlichen *Sinus venosus* sich einsenken.

4. Das System der *Vena cava inferior* wird gebildet durch die *Venae renales revehentes*, die Venenstämme der keimbereitenden Geschlechtstheile und die Lebervenen. Bisweilen nimmt sie auch Lumbarvenen und bei Proteus sogar von den Lungen kommende Bronchialvenen auf. Bei den Schildkröten ist die untere Hohlvene am wenigsten concentrirt. Hier entsteht aus der *Vena renalis revehens* und den Venen der keimbereitenden Geschlechtstheile ein Stamm, der nur untergeordnete und kleinere Lebervenen aufnimmt. Er ergiesst sich, abgesondert von den beiden grösseren Lebervenen, gleich diesen, in den gemeinschaftlichen venösen Sinus. — Bei den Fröschen, den Ophidiern und Crocodilen entsteht durch das Zusammentreten der *Venae renales revehentes* und der Venen der keimbereitenden Geschlechtstheile ein einfacher Stamm, der auch vorn die Lebervenen aufnimmt und dann in den *Sinus venosus* sich einsenkt. Bei den Crocodilen tritt zu den Wurzeln der unteren Hohlvene noch eine zwischen den Nieren verlaufende vorwärts steigende Fortsetzung der *Vena caudalis*.

Dem Systeme der *Vena cava inferior* untergeordnet sind die Pfortader-Systeme der Nieren und der Leber. Beide bieten bei den Reptilien sehr eigenthümliche und im Einzelnen wieder abweichende Verhältnisse dar. Die *Venae renales advehentes* der nackten Reptilien sind Venenstämme der Extremitäten, der Oviducte und der Saamenleiter und die nach innen abtretenden Zweige der *Venae vertebrales inferiores*. Diese Venenstämme, welche am äusseren Nierenrande verlaufen, lösen sich, in die obere Fläche der Niere tretend, pfortadermässig in ein intermediäres Capillargefäss-System auf, aus welchem die Anfänge der *Venae renales revehentes* entstehehen. — Bei den Ophidiern sind die sogenannten *Venae renales advehentes* Fortsetzungen der beiden von der Schwanzspitze nach vorn verlaufenden *Venae caudales*. Bei den Schildkröten tritt, ausser den Zweigen der *Vena vertebralis inferior*, ein starker Ast eines aus der Verbindung der Schwanzvene mit den Venen der Hinterextremitäten entstandenen Gefässstammes in jede Niere. Aehnlich ist das Verhalten beim Crocodile; nur dass hier eine Fortsetzung der Schwanzvene zwischen den Nieren verläuft, um später mit den *Venae renales revehentes* zur unteren Hohlader sich zu verbinden. Schon bei den Schlangen, und noch mehr bei den Schildkröten, schwindet die pfortaderähnliche Verästelung der sogenannten zuführenden Nierenvenen, und sie setzen sich allmälich innerhalb der Nieren einfach und unverzweigt fort in die *Venae renales revehentes*.

Das Pfortader-System der Leber wird bei den Reptilien nie ausschliesslich gebildet durch die Venen des Darmcanales und der mit ihm verbundenen drüsigen Organe, erhält vielmehr immer noch Blut aus anderen Quellen. Bei den Ophidiern beginnt die Pfortader der Leber mit einem Aste der aus den Venen des Schwanzes zusammengesetzten rechten *Vena renalis advehens.* Sie nimmt in ihrem Verlaufe zur Leber, ausser den Venen der sogenannten chylopoietischen Organe, auch Intercostalvenen und Venen aus dem nicht mehr respiratorischen Abschnitte der Lunge auf. Bei den unbeschuppten Reptilien, den Cheloniern, Sauriern und Crocodilen entsteht aus den vereinigten Venen der Hinterextremitäten und der Aftergegend eine bald einfache, bald paarige *Vena abdominalis anterior*, welche, durch Aufnahme von venösen Gefässen aus den vorderen Bauchwandungen verstärkt, in die Leber tritt und hier, gewöhnlich nach eingetretener Verbindung mit den aus den Baucheingeweiden stammenden Venen, sich pfortadermässig verzweigt. Bei den Batrachiern [4]) und den Cheloniern wird sie noch durch einen aus dem Zusammentreten der Venen des Herzens gebildeten, den Herzbeutel durchbohrenden Ast verstärkt [5]).

[Man vgl. über das Venensystem der Reptilien die §. 94. angeführten Schriften von Mayer, Burow, Gruby, Hyrtl, Schlemm, Bojanus und Panizza; ausser ihnen aber die früher (§. 43.) citirten Schriften von Jacobson, Nicolai und Rathke.]

## V. Von den Lungengefässen.

### §. 100.

Die Lungen-Arterien bieten, ausser ihren schon angegebenen Ursprungsverhältnissen und dem Umstande, dass aus ihren Stämmen bei den nackten Reptilien [1]) meistens Körperarterien abgehen, wenig Eigenthümliches dar. Bei denjenigen Ophidiern, welche nur eine Lunge besitzen, ist auch nur eine Lungenarterie vorhanden [2]). Die Lungenvenen ergiessen sich stets in das linke Atrium [3]), gewöhnlich getrennt, aber dicht neben einander, seltener nach geschehener Vereinigung zu Einem Stamme, wie bei den Fröschen.

---

4) Bei den Fröschen. Vgl. die Abbild. bei Gruby l. c. Tab. 9. Fig. 1. u. 2.

5) Bei den Fröschen ist durch Hyrtl auch eine Verbindung des Pfortader-Systemes mit Venen der Augen- und Schedelhöhle, so wie auch eine der Pfortader angehörige Wundernetzbildung am Pharynx nachgewiesen.

1) Bei Proteus, Siren, Menopoma, Amphiuma, allen Fröschen.

2) Z. B. bei Coluber natrix.

3) Hyrtl, der die eigentlichen Lungenvenen bei Proteus entdeckt hat, welche, wie gewöhnlich, unmittelbar in das Herz treten, unterscheidet gleich seinen Vorgängern, noch hintere, auch bei Siren vorhandene, Lungenvenen, welche in die Venen der Geschlechtstheile und die Hohlvene einmünden. Sie dürften wol richtiger als Bronchialvenen zu betrachten sein. — Treviranus schildert bei Caretta imbricata eine höchst abweichende Insertion der Lungenvenen. Ich finde bei sorgfältiger Untersuchung zweier Exemplare, dass die beiden Lungenvenen, wie gewöhnlich, in die linke Vorkammer ohne Klappen einmünden.

## VI. Vom lymphatischen Systeme.

### §. 101.

Das Lymphgefäss-System ist bei allen Reptilien sehr ausgebildet. Die Lymphgefässe sind grossentheils durch ihren beträchtlichen Durchmesser und an einzelnen Stellen durch sackartige Erweiterung ausgezeichnet. Häufig umgeben sie grössere und kleinere arterielle und venöse Gefässe scheidenartig, so dass die Röhren dieser Gefässe von der Lymphe umspült werden. Bisweilen erstrecken sich Fädchen von der äusseren Blutgefässwand zur inneren Lymphgefässwand. In anderen Fällen finden sich an der Innenwand der Lymphgefässe Längsfalten oder durchbrochene Scheidewände. Beim Salamander sind die Lymphnetze und Lymphbehälter an der Cloake, am Afterdarme, an den Seiten des Kopfes ausserordentlich ausgebildet. Es ist ein einfacher, weiter *Ductus thoracicus* vorhanden, der in zwei *Plexus axillares* sich spaltet, welche die Lymphgefässe der Vorderextremitäten und des Kopfes aufnehmen und die *Venae subclaviae* umhüllend, in sie sich ergiessen. Bei den Fröschen sind die Plexus des Herzens, der Lungen, der Cloake äusserst stark. Eine grosse *Cysterna chyli* nimmt einen beträchtlichen Theil der Bauchhöhle ein und steht mit Lymphräumen der *Regio iliaca* in Verbindung. Die gleichfalls sehr entwickelten Lymphgefässe der Schlangen, welche zwei *Ductus thoracici* besitzen, sammeln sich in einen grossen Plexus in der Herzgegend, der an mehren Stellen in die vorderen Venenstämme mündet. Bei den Schildkröten hüllen die Lymphgefässe überall die Arterienstämme ein. Eine sehr grosse Cysterna liegt zwischen den beiden Lungen und geht in die beiden *Ductus thoracici* über, welche in die *Venae subclaviae* sich ergiessen. Beim Crocodil theilt sich der die Aorta umhüllende Plexus gleichfalls in zwei *Ductus thoracici.*

Von besonderer Wichtigkeit sind die bei Reptilien aller Ordnungen gefundenen Lymphherzen, welche — wenigstens bei den Fröschen und Schildkröten — in rhythmischer Contraction begriffen, ihr durch grössere Lymphgefäss-Stämme ihnen zugeführtes Contentum in Venen, mit denen sie in Verbindung stehen, entleeren. Bei den Fröschen sind vier, bei den übrigen Reptilien zwei solcher Lymphherzen beobachtet worden. Die vorderen Lymphherzen der Frösche liegen jederseits auf den Querfortsätzen des dritten Wirbels unter dem hinteren Ende der *Scapulae* und communiciren mit Venen, welche in die *Venae jugulares* übergehen. Die hinteren Lymphherzen, welche bei Salamandern, Fröschen, Eidechsen, Schlangen, Schildkröten und Crocodilen angetroffen sind, liegen meistens in der *Regio ischiadica* hinter den Darmbeinen unter der Haut. Bei den mit rudimentären Extremitäten versehenen Schlangen liegen sie in eigenen kleinen Höhlen jeder Seite des Kreuzbeines und der beiden nächstvorderen Wirbel. Bei den Cheloniern liegen sie unter dem hintersten grossen Medianschilde der Rükkenschaale, in einiger Entfernung vom oberen Ende des Darmbeines. Sie münden bei den Fröschen in Zweige der *Venae ischiadicae*, sonst in Venen, welche mit den *Venae renales advehentes* in Verbindung stehen. Diese contractilen Lymphherzen besitzen einen entschieden muskulösen Bau und zeichnen sich namentlich durch quergestreifte Muskel-Primitivbündel aus. An den Eingängen der Lymphgefässe und an dem Ausgange in die Vene finden sich Klappen, welche so gestellt sind, dass sie den Rücktritt der Lymphe und den Eintritt des Blutes hindern. — Eine Mesenterialdrüse ist nur bei Crocodilen beobachtet.

[Man vgl. über das Lymphgefäss-System der Reptilien, ausser den vortrefflichen Abbildungen von Bojanus, das Prachtwerk von Panizza, Sopra il sistema linfatico dei rettili, Pavia 1833, fol. mit ausgezeichneten Abbildungen. — Ueber die Lymphherzen der Batrachier s. Müller in seinem Archiv 1834, S. 296.; über die der Brtrachier, Saurier und Ophidier: Panizza l. c.; über die der Ophidier: Ed. Weber in Müller's Archiv 1835, S. 535., mit sehr sorgfältigen Abbildungen und Bemerkungen über das Lymphsystem des Python überhaupt; Valentin in Müller's Archiv 1839, S. 176., worin darauf aufmerksam gemacht wird, dass die Lymphherzen bei Embryonen der Schlangen verhältnissmässig gross sind; über die der Chelonier s. Müller in den Physik. Abhandl. der Berl. Akademie d. Wissensch., Jahr 1839, S. 31., mit schönen Abbild.]

---

# Siebenter Abschnitt.

## *Von den Stimm- und Athmungs-Organen.*

### I. Von der Stimmlade und dem Kehlkopfe.

§. 102.

Bei allen Reptilien liegt am Eingange zum inneren oder Lungen-Respirations-Apparate das Stimmorgan. In dasselbe führt bei den geschwänzten nackten Reptilien eine weit nach hinten im Schlunde gelegene sehr feine Längsspalte. Diese ist bei den ungeschwänzten Batrachiern weiter und liegt meist dicht hinter der Zungenwurzel. Dieselbe Lage hat sie gewöhnlich bei den beschuppten Reptilien, eine Regel, von welcher jedoch die Ophidier, bei denen sie auf der Zungenscheide, und die Sauriergattung Phrynosoma, wo sie in der Substanz der Zunge liegt, Ausnahmen bilden. Bei den meisten Ophidiern, vielen Sauriern und einigen Schildkröten [1]) findet sich vor der den Eingang zum Kehlkopfe bildenden Längsspalte keine Falte. Bei den Crocodilen ist der Kehlkopf durch ein unpaares longitudinales Frenulum, das in zwei den Eingang begrenzende Falten sich theilt, an den Boden der

---

1) Namentlich bei den Geckonen, bei Lacerta, Ameiva, Hydrosaurus, Testudo.

Mundhöhle geheftet. Bei Anderen erhebt sich an der Zungenwurzel eine Schleimhautfalte, welche quer über dem Eingange zum Kehlkopfe liegend, denselben, wie eine Klappe, mehr oder minder vollständig verschliesst, also eine häutige Epiglottis darstellt [2]). In diese Klappe tritt endlich häufig ein knorpeliger Fortsatz, der die vordere Spitze des Schildknorpels bildet, ein [3]). —

Der Eingang in die Lungen erscheint bei den meisten nackten Reptilien als eine verschiedenartig gestaltete, grossentheils häutige Höhle oder Blase, welche bei den langgestreckten und geschwänzten Gattungen [4]) mehr in der Dimension der Länge, bei den ungeschwänzten Batrachiern dagegen mehr in der der Quere entwickelt ist, bei jenen also mehr einer Luftröhre, bei diesem mehr einem Kehlkopfe zu entsprechen scheint. In der That aber findet bei den nackten Reptilien noch keine Sonderung dieses Gebildes in Kehlkopf und Luftröhre Statt, weshalb es zweckmässig erscheint, dasselbe mit Henle als Stimmlade zu bezeichnen. Diese Stimmlade enthält zwischen ihrer äusseren Haut und der sie inwendig auskleidenden, mit einem Flimmerepithelium versehenen Schleimhaut stets Knorpelstückchen. Bei Proteus ist nur ein Paar seitlicher Knorpel vorhanden; bei den Derotremata, den Salamandrinen und den Cöcilien kommen schon zwei Paare vor, von denen das Eine die *Cartilagines arytaenoïdeae*, das Andere die *Cart. laryngotracheales* repräsentirt. Diese letzteren Knorpelstreifen zeigen bei mehren Gattungen der geschwänzten nackten Reptilien seitliche Einkerbungen [5]) oder Ausschnitte [6]) und schicken bei anderen quere Aeste [7]), namentlich nach innen und hinten ab. Auf diese Weise ist schon eine Tendenz zur Bildung von Ringen gegeben, welche unter einander aber noch durch den gemeinsamen longitudinalen Knorpelstreifen verbunden werden. Bei Cöcilia ist dieser letztere jedoch gegen die Lungen hin auch schon verschwunden und die entsprechenden isolirten Halbringe beider Seiten berühren sich und verschmelzen selbst an der hinteren Wand der Stimmlade. — Bei den ungeschwänzten Batrachiern sind die *Cartilagines arytaenoïdeae* in der Regel von beträchtlicher Grösse und von dreieckiger Form [8]) und bei mehren Fröschen erscheinen an ihrer

---

2) Bei den Schildkröten mit Ausnahme von Testudo, bei Ophisaurus, Pseudopus, Coluber flavescens.

3) Bei Crotalus, Lachesis, Vipera, Bungarus, Naja, Eryx, Boa; ferner bei Trapelus, Polychrus, Sceloporus, Phrynocephalus, Anolis, Iguana, Draco, Calotes, Chamaeleo, Cyclura.

4) Namentlich bei Amphiuma, Menopoma und besonders bei Coecilia.

5) Z. B. bei Triton marmoratus u. cristatus; Salamandra maculata, Siredon.

6) Z. B. bei Triton igneus, Salamandra atra.

7) Z. B. bei Menopoma, besonders aber bei Coecilia. Hier verschwinden gegen die Lungen hin schon die longitudinalen Verbindungsstreifen zwischen den queren Halbringen.

8) S. die näheren Angaben über die Gestalt derselben bei Henle S. 11.

Spitze kleine, den *Cartilagines Santorinianae* [9]) vergleichbare Knorpelchen. Die Basis der Giessbeckenknorpel articulirt meist mit dem oberen Rande der beiden *Cartilagines laryngo-tracheales* [10]). Diese letzteren sind selten vorn oder hinten von einander getrennt [11]), vielmehr meist dadurch mit einander verbunden, dass ihre oberen Querfortsätze einen hinten und vorn geschlossenen Ring bilden, von dem jederseits ein Seitenfortsatz der Länge nach abwärts steigt, welcher bisweilen noch quere, selten unter einander zu Ringen verbundene Knorpelleisten (rudimentäre Tracheal- und Bronchialringe) abschickt [12]). Selten nur ist die Längenverbindung dieser auf einander folgenden Querleisten durch Schwinden des Längsstreifes stellenweise aufgehoben [13]).

Nur bei wenigen ungeschwänzten Batrachiern zeigt sich eine Verbindung des hintersten Zungenbeinhornes mit der *Cartilago laryngo-trachealis* [14]) und noch seltener erscheint der untere Theil des Zungenbeinkörpers sammt der Columella als integrirender Theil der Stimmlade [15]).

Stimmbänder fehlen den geschwänzten nackten Reptilien; dagegen kommen dünne, häutige, selten ein kleines Knorpelchen enthaltende [16]), vorn und hinten an die *Cartilagines arytaenoïdeae* befestigte Stimmbänder bei den meisten ungeschwänzten Batrachiern vor, welche den *Ligamenta vocalia inferiora* der Säugethiere entsprechen. Ausser ihnen sind bei den meisten ungeschwänzten Batrachiern noch durch eine einfache schmale Duplicatur der Schleimhaut gebildete *Ligamenta vocalia infima* vorhanden. — Bei den meisten geschwänzten nackten Reptilien besitzt die Stimmlade zwei Muskeln: einen Erweiterer und einen Verengerer. Bei den ungeschwänzten Batrachiern erhält sie ihre Muskeln nur vom Zungenbeine; es sind in der Regel drei Paare vorhanden [17]).

Bei den beschuppten Reptilien findet eine entschiedenere Sonderung von Kehlkopf und Luftröhre Statt. Diese letztere, welche den Kehl-

---

9) Bei Rana temporaria und esculenta.

10) Nur bei der weiblichen Pipa mit einer rudimentären gesonderten *Cartilago cricoïdea*. Siehe Henle S. 19.

11) Bei Discoglossus unverbunden; bei Pelobates vorn, bei Ceratophrys hinten verbunden. Bei allen übrigen Batrachiern ist der Ring vollständig geschlossen. Er repräsentirt, wie Henle mit Recht hervorhebt, Schild-, Ring- und Trachealknorpel und entspricht zugleich theilweise den Bronchialknorpeln.

12) Bei Ceratophrys, Rana esculenta, Engystoma, Bufo; besonders aber bei Pipa. — 13) Bei Pipa haben sich Bronchialringe isolirt.

14) Bei Alytes obstetricans, Bufo cinereus, Rana esculenta und temporaria.

15) Bei Pipa und Xenopus. Bei diesen beiden Gattungen kommen sexuelle Verschiedenheiten in der Bildung der Stimmlade vor. Vergl. darüber Henle S. 18. u. 19.

16) Bei Microps Bonaparti nach Henle; bei Bufo Lazarus nach Mayer.

17) Vgl. darüber Henle S. 21. ff.

kopf an Länge allmälich sehr überwiegt, wird durch diejenigen offenen oder geschlossenen Knorpelringe des Eingangsca ales in die Lungen gebildet, welche mittelst keiner Längsleisten mehr unter einander verbunden sind. Zum Kehlkopfe gehört dagegen derjenige vorderste Abschnitt dieses Canales, dessen Ringe noch durch verticale Knorpelleisten zusammenhangen. Die Zahl der in Verbindung bleibenden, also zum Kehlkopfe gehörigen Querknorpel ist, je nach den einzelnen Gattungen und Arten, sehr verschieden [18]). Die queren Knorpelstücke des Kehlkopfes bilden bald unvollständige [19]) und dann meist hinten offene, bald aber vollständige [20]) Ringe. Häufig sind die vorderen Abschnitte dieser Ringe zwar innig mit einander verschmolzen, dennoch aber bleiben noch Spuren querer Zwischenräume zwischen ihnen erkennbar. In anderen Fällen sind diese häutigen Interstitien verschwunden und dann ist statt einzelner Ringe eine solide, oft auch hinten geschlossene Knorpelplatte vorhanden [21]). Diese zusammenhangende bald noch durchbrochene, bald solide Knorpelplatte ist die *Cartilago laryngea*. Sie besteht häufig aus zwei, bald nur vorne, bald nur hinten, bald aber vorn und hinten mit einander verbundenen Seitenknorpeln (*Cartilago thyreo-cricoïdea*), welche oberwärts in zwei continuirliche Fortsätze (*Processus arytaenoïdei*) [22]) ausgehen, die die Ränder des *Aditus laryngis* stützen. Bei anderen Gattungen und Arten sind aber die Giessbeckenknorpel nicht mehr Fortsätze der gemeinsamen knorpeligen Grundlage, sondern selbstständige getrennte Stücke. Die *Cartilago laryngea* geht oft in eine hintere Spitze aus, welche bei einigen Gattungen vom oberen Theile der hinteren Wand abgelöst ist und dann, die Gelenkflächen für die *Cartilagines arytaenoïdeae* bildend, eine gesonderte *Cartilago cricoïdea* darstellt. — Bei mehren beschuppten Reptilien treten die unverschmolzenen oder plattenförmig vereinigten Kehlkopfsbogen in einem vorderen Winkel zusammen [23]), der sich oft in einen kürzeren oder längeren oberen Fortsatz auszieht [24]) (*Processus epi-*

---

18) Es finden sich 16 bei Crotalus, 8 bei Boa, 6 bei Scincus, Testudo, Trionyx, 3 bei Anguis, Calotes, Emys, 2 bei Gecko, Draco.

19) Bei Typhlops, Lachesis, Dipsas, Iguana. — 20) Bei Cylindrophis, Scytale. — 21) Z. B. Phrynosoma, Alligator Crocodilus, Chamaeleo, Anolis.

22) Es gibt, nach Henle's Untersuchungen, kaum eine Familie der beschuppten Reptilien, in welcher die *Cartt. arytaenoïdeae* constant verwachsen und constant getrennt sind. Sie sind verwachsen bei Cylindrophis und Eryx, getrennt bei Ilysia, Boa, Python. Bisweilen sind sie bei einer von zwei nahe verwandten Arten getrennt, bei der andern verwachsen; ja selbst individuelle Verschiedenheiten kommen vor.

23) Z. B. bei Polychrus, Rhamphostoma.

24) Bei vielen Ophidiern und einigen Sauriern. Der *Processus epiglotticus* fehlt den Crocodilen und Schildkröten, den Eidechsen, Geckonen, Scinken, Amphisbänen. Er findet sich bei den Agamen, mit Ausnahme von Phrynosoma und bei Chamaeleo.

*glotticus*), an dessen Basis bisweilen seitliche Einschnitte sich finden[25]).

Stimmbänder werden bei den Ophidiern, den Cheloniern und vielen Sauriern gänzlich vermisst; bei einigen Sauriern wird ihre Stelle vertreten durch einen inneren Vorsprung, welchen die unteren Ränder der *Cartilagines arytaenoïdeae* bilden; bei anderen findet sich jederseits, entsprechend dem unteren Rande dieser Knorpel, eine sehr schmale und dünne Falte. Bei den Crocodilen ragen die schmalen Giessbeckenknorpel mit ihrem unteren Rande in die Kehlkopfshöhle hinein und unter ihnen bildet die Schleimhaut eine Art Tasche. Die vollkommensten Stimmbänder besitzen die Geckonen und Chamaeleonten. Bei der letzteren Gattung kömmt zwischen dem Kehlkopfe und dem ersten Luftröhrenringe ein eigenthümlicher blasenförmiger häutiger Sack vor, der von der Luftröhre aus mit Luft gefüllt werden kann.

Die Kehlkopfmuskeln der beschuppten Reptilien[26]) bestehen in der Regel nur in einem *M. compressor* und einem *M. dilatator laryngis*. Neben dem einen oder dem anderen dieser Muskeln oder ohne dieselben sind bei den Ophidiern zwei Paar langer, platter, schmaler Kehlkopfsmuskeln vorhanden, welche sich zum Theil noch an die Trachea befestigen und nach ihrer Function am besten als Vorstrecker und Zurückzieher des Kehlkopfes bezeichnet werden.

Accessorische Stimmorgane finden sich bei vielen Batrachiern. Es sind häutige, ausdehnbare Blasen, welche jederseits am Unterkiefer liegen und in die Mundhöhle, seitlich von der Zunge sich öffnen. Sie kommen nur den männlichen Individuen zu, finden sich aber nicht bei allen Gattungen und selbst nicht bei allen Arten Einer Gattung[27]). Selten ist nur eine unpaare Blase dieser Art vorhanden.

[Man vergl. über das Stimmorgan der Reptilien die vortreffliche Schrift von Henle, Vergl.-anatom. Beschreibung des Kehlkopfes, Leipzig 1839, 4., welche obiger Darstellung zu Grunde gelegt ist.]

## II. Von der Luftröhre und den Bronchien.

### §. 103.

Bei den meisten nackten Reptilien, namentlich bei den Salamandrinen[1]), und der Mehrzahl der ungeschwänzten Batrachier geht die Höhle der Stimmlade mit ihrem unteren Rande in die Höhlen der beiden Lungen unmittelbar über. Die *Cartilagines laryngo-tracheales* hören

25) Iguana, Chamaeleo u. A. — 26) Vgl. Henle S. 45 ff.

27) Sie fehlen z. B. bei Rana temporaria, während sie bei R. esculenta vorhanden sind. Sehr ausgebildet sind sie bei Hyla. Sie sind vergleichbar dem Sacke, der bei den Chamäleonten zwischen dem ersten Luftröhrenringe und dem Kehlkopfe liegt.

1) Auch bei Siredon und Amphiuma. S. die Abbild. bei Henle, Kehlkopf Tab. 1.

bald vor dem Ursprunge der Lungen auf, ohne über die unpaare Eingangshöhle des Respirations-Apparates hinaus sich zu erstrecken [2]), bald setzen sie sich an den sehr kurzen, etwas verengten Hals jeder Lunge [3]), bald noch weiter abwärts an dieser fort [4]). — Bei den Proteïdeen geht die Stimmlade nach unten in zwei lange, häutige Bronchi über, deren Ende zu Lungensäcken sich erweitert [5]); schon bei Menopoma kommen an diesen Bronchi Fortsetzungen der Knorpel vor [6]). — Lang ausgezogen und selbst zum Theil mit discreten Knorpelbogen versehen sind die Bronchi bei Xenopus und Pipa [7]).

Indem bei den beschuppten Reptilien nicht nur an den paarigen Eingangscanälen der Lungen, sondern auch schon in einem kürzeren oder längeren Abschnitte des unpaaren Eingangscanales in den Respirations-Apparat discrete Knorpelbogen sich vorfinden: sind hier gewöhnlich Bronchi, Luftröhre und Kehlkopf als verschiedene Gebilde zu unterscheiden. Als Luftröhre ist nämlich, im Gegensatze zur Stimmlade, derjenige Abschnitt des unpaaren Eingangscanales zu bezeichnen, dessen Knorpelgerüste aus solchen offenen oder geschlossenen queren Bogen besteht, die durch keine verticale Leiste mehr unter einander verbunden sind. Schwerer hält es, namentlich bei vielen Ophidiern, scharfe Grenzen zwischen Luftröhre, Bronchien und Lungen zu ziehen, indem oft derjenige Theil des Respirations-Apparates, welcher nach seiner Lage, seinem einfachen Zusammenhange mit dem Kehlkopfe und der Bildung seiner Knorpelringe als Luftröhre zu bezeichnen ist, durch innern zelligen Bau und Art der in seinen Zellen sich verzweigenden Gefässe schon als Theil der Lunge sich zu erkennen gibt [8]).

Die Luftröhre der Ophidier zeichnet sich durch ihre Länge aus, ist häufig auch verhältnissmässig weit [9]) und besitzt sehr zahlreiche Knorpelbogen [10]), von denen die obersten oder vordersten gewöhnlich

---

2) Bei Pelobates, Bombinator, Rana, Hyla nach Henle.

3) Bei Bufo palmarum, B. cinereus, Pseudes.

4) Bei Engystoma bis über die Mitte des Lungensackes. Abbild. bei Henle.

5) Abbildung bei Configliachi und Rusconi, del proteo anguino, Tab. 3. fig. 1. u. 4. — 6) Siehe Henle Tab. 1. Fig. 10. u. 11.

7) Siehe Henle Tab. 2. Die Bronchien sind bei der männlichen Pipa bedeutend kürzer, als bei der weiblichen.

8) Mit Maschen oder Zellen, welche ein respiratorisches Gefässnetz besitzen, ist die Luftröhre besetzt bei Crotalus, Vipera, Coluber, Trigonocephalus, Hydrophis, Pelamis; ganz glatt ist dagegen die Luftröhre inwendig bei Naja, Acanthophis, Elaps, Eryx, Python, Boa. Bei Crotalus horridus und Vipera berus sind die Luftröhrenzellen sehr dicht und tief, so dass sie bedeutender sind, als in der eigentlichen Lunge. Gleichzeitig ist bei ihnen die Luftröhre sehr erweitert. Ueber den zelligen Bau der Luftröhre von Typhlops crocotatus s. Meckel in seinem deutschen Archiv f. Physiol., Bd. 4. S. 72.

9) Z. B. bei Vipera, Naja, Tortrix u. A.

10) S. genauere Zahlenangaben bei Meckel, System der vergl. Anatomie,

geschlossene Ringe bilden, während andere, und namentlich die tieferen, hinten nur durch ausfüllende Membran geschlossen zu werden pflegen [11]). Hat die Luftröhre inwendig einen zelligen Bau, so zeichnet sie sich bisweilen zugleich durch ihre Weite aus. Bei vielen Ophidiern tritt die Luftröhre sofort in die einfache Lunge; bei anderen theilt sie sich dagegen in zwei, für die beiden Lungen bestimmte, sehr kurze Bronchi [12]), welche eine geringe Zahl von hinten offenen Knorpelringen besitzen.

Unter den Cheloniern kömmt bei den Landschildkröten die kürzeste Luftröhre vor, die bei Emys und Chelonia in Verhältniss zu den Bronchien bedeutend länger [13]), nie aber so lang, wie bei den Ophidiern ist. Die Knorpelringe der Luftröhre sind bald sämmtlich vollständig geschlossen [14]), bald sind die vordersten hinten membranös. Sie sind derber und zugleich näher an einander gerückt bei den Landschildkröten, als bei den Seeschildkröten. Die bei den Landschildkröten langen, bei den Seeschildkröten kürzeren Bronchi besitzen vollständig geschlossene Ringe [15]), die erst innerhalb der Lungen unvollständig und unregelmässig werden.

Bei den Sauriern besitzt die Luftröhre in Verhältniss zu den Bronchien meist eine beträchtliche Länge [16]); ihre Ringe sind gewöhnlich vollständig, seltener unvollständig [17]); namentlich ist der erste Ring hinten oft nicht geschlossen [18]). In der Regel behält die Trachea überall einen gleichen Durchmesser [19]), doch kömmt wenigstens ein Beispiel von beträchtlicher Erweiterung derselben vor [20]). Die gewöhnlich sehr

---

Th. 6. S. 256. Die Zahl der Ringe schwankt zwischen 100 (Coluber natrix) und 350 (Python tigris).

11) Bei den Coluber-Arten sind nur wenige der obersten Ringe geschlossen; bei Python das oberste Viertheil; bei Elaps etwa ein Drittheil u. s. w. Nach Retzius Angabe findet sich, namentlich bei Python bivittatus zwischen den einzelnen Luftröhrenringen eine deutliche Muskelfaserschicht (Isis 1832, S. 522.).

12) Z. B. bei Python, Heterodon, Acanthophis. Die Zahl der Knorpelringe in ihnen ist unbeträchtlich; z. B. bei Python tigris, nach Meckel, rechts zwölf, links vier.

13) Die Zahl der Luftröhrenringe schwankt, nach Meckel, zwischen 20 (Testudo graeca) und mehr als 60 (Emys serrata). Das Verhältniss des Stammes zu den Aesten ist bei Testudo graeca gleich 1:7; bei Emys europaea wie 2:1, bei Caretta imbricata wie 3:1. — 14) Nur bei Testudo, Sphargis, Chelonia.

15) Jeder besteht bei Chelonia aus ungefähr 25 Ringen; bei Emys aus mehr als 30; bei Testudo aus 50 bis 80.

16) Die Luftröhre ist bei Iguana etwa zehnmal, bei Monitor ungefähr zweimal so lang, als die Bronchi.

17) Bei Iguana, Gecko, Chamaeleo, Ascalobotes u. A.

18) Er ist offen bei Cephalopeltis, Anguis, Pseudopus, Zonarus, Iguana, Chamaeleo u. A. — 19) Sie ist sehr weit bei Ascalobotes.

20) Bei Ptyodactylus fimbriatus kömmt eine von Tiedemann näher beschriebene Erweiterung an der Trachea vor; über und unter derselben sind die Trachealringe geschlossen, längs der Erweiterung hinten offen.

kurzen Bronchi sind bisweilen ganz rudimentär [21]). — Auch bei den Crocodilen besitzt die verhältnissmässig kurze Luftröhre [22]) theils geschlossene, theils offene Ringe [23]).

## III. Von den Lungen.

### §. 104.

Bald unmittelbar an die Stimmlade, bald an die Luftröhre, bald an häutige oder knorpelige Bronchi schliessen sich bei den Reptilien die Lungen. Gewöhnlich sind sie von den genannten Eingangscanälen deutlich abgesetzt; seltener beginnt die Ausbreitung des respiratorischen Gefässnetzes und die Maschenbildung schon innerhalb des Canales der Luftröhre, wie dies namentlich bei vielen Ophidiern der Fall ist [1]). Die Lungen erscheinen als Säcke von rundlich-ovaler [2]), länglicher [3]) oder sehr gestreckter [4]) Gestalt, welche fast nie frei liegen, sondern meistentheils vom Bauchfelle überzogen und dann durch Bauchfellfalten mit benachbarten Gliedern verbunden werden. Bei den meisten nackten Reptilien, den meisten Sauriern, den Cheloniern und Crocodilen sind zwei Lungen von gleicher Länge und Ausdehnung vorhanden, bei den Cöcilien [5]), mehren Sauriern [6]) und Ophidiern [7]) übertrifft dagegen die eine Lunge die andere beträchtlich an Ausdehnung und viele Ophidier [8]) zeichnen sich durch das Vorhandensein einer einzigen Lunge aus oder besitzen als zweite nur ein sehr unbedeutendes Rudiment. — Das Gerüst der Lunge wird durch Fortsetzungen der verschiedenen

---

21) Z. B. bei Scincus, Gecko.

22) Ihre Länge ist bei verschiedenen Arten verschieden. Bei Crocodilus acutus bildet sie, ähnlich wie bei vielen Vögeln, eine Windung.

23) Offene Ringe finden sich im oberen oder vorderen Theile der Luftröhre.

1) S. hierüber den vorigen §. Anmerk. 8.

2) Bei den ungeschwänzten Batrachiern, vielen Sauriern, Cheloniern, Crocodilen. — 3) Bei den Salamandrinen, bei Anguis u. A.

4) Bei den Cöcilien, namentlich aber bei den Ophidiern. Bei ersteren gehen die Lungen am Ende plötzlich in einen schmalen Zipfel über; ähnlich — bei sonst abweichender Gestalt — bei einigen Chamäleonten.

5) Bei Coecilia hypocyanea ist z. B. die rechte Lunge viel länger, als die linke.

6) Schon bei den Iguanae ist die Länge beider Lungen nicht gleich. Die Asymmetrie wird viel beträchtlicher bei den schlangenähnlichen Sauriern: Chirotes, Acontias, Pseudopus, Bipes, Ophisaurus, Anguis, Seps.

7) Doppelt, obschon ungleich entwickelt sind die Lungen bei Crotalus, Naja, Trigonocephalus, Acanthophis, Platurus, Tortrix, Eryx, Heterodon, Boa, Python, Amphisbaena. In der Regel ist die linke Lunge unbedeutender, als die rechte; aber bei Eryx turcicus und vielen Coluber-Arten ist die rechte Lunge rudimentär. Der Grad der Ungleichheit beider Lungen ist verschieden; bei Boa ist die rechte Lunge wenig, bei Python bedeutend länger, als die linke; ganz rudimentär ist die zweite Lunge bei Heterodon, Acanthophis, Trigonocephalus, Coluber natrix. Diese rudimentären Lungen sind auch innerlich unvollkommener entwickelt.

8) Eine einfache Lunge findet sich bei Vipera, Hydrophis, bei mehren Coluber, bei Typhlops u. A.

Membranen ihres Eingangscanales gebildet. Ihre Schleimhaut ist von einem Flimmerepithelium ausgekleidet.

Bei einigen nackten Reptilien erscheinen die Lungen als einfache, inwendig glattwandige blasenförmige oder darmförmige Hohlsäcke [9]), an deren Schleimhaut die Gefässe des kleinen Kreislaufes polygonale Interstitien umschreiben. Die der Gefässausbreitung bestimmte Fläche vergrössert sich bei Anderen [10]) durch das Auftreten von inneren zellenartigen Vorsprüngen, welche bald sparsam vorhanden sind, bald zahlreicher, dichter und zusammengesetzter erscheinen. Knorpelstreifen, von der Stimmlade ausgehend, erstrecken sich bisweilen zwischen den Häuten des Lungensackes an seinem Innenrande abwärts [11]).

Bei den Ophidiern stellt die Lunge gewöhnlich einen sehr gestreckten canalförmigen, inwendig mehr oder minder zelligen Sack dar, dessen Ausdehnung verschieden ist, der aber bei einigen Gattungen fast bis zum After hin reicht [12]). Bald erscheint die einfache Lunge nur als Erweiterung der an ihrer Rückwand schon zelligen Trachea [13]), bald inserirt sich der Bronchus etwas unterhalb der Spitze jeder Lunge [14]). Von der die Knorpelringe der Trachea oder der Bronchi hinten verbindenden fibrösen Haut geht gewöhnlich ein derberer anscheinend elastischer Längsstrang aus [15]), von welchem quere Stränge in grosser Zahl abtreten, die die Grundlage der an der Innenwand der Lungen vorspringenden grösseren Maschen oder Zellenwandungen abgeben. Diese Zellen, welche zahlreiche kleinere Zellen verschiedener Ordnung einschliessen, erscheinen fast nie [16]) über die ganze Lunge gleichmässig verbreitet, sondern werden in der hinteren Hälfte derselben sparsamer, flacher, einfacher und minder gefässreich. Bisweilen schwinden sie hinten ganz, so dass die Lunge in diesem hinteren Theile eigentlich nur als Bronchialgerüst zu betrachten ist. Auch die *Arteria pulmonalis* vertheilt sich vorzugsweise oder ausschliesslich im vorderen, am entschiedensten durch zellige Structur ausgezeichneten Abschnitte der Lunge, während diese weiter abwärts Gefässe aus der Aorta und deren Zweigen in grösserer Anzahl erhält und ganz hinten fast gefässlos ist [17]).

---

9) Bei Proteus, Triton.

10) Bei Siredon und bei Siren nach Cuvier, und dann in allmälicher Folge bei Salamandra, Bufo, Rana, Pipa. — 11) Z. B. bei Engystoma nach Henle.

12) Z. B. bei Hydrophis schistosus; nach mehren Angaben auch bei Pelamis, bei Acrochordus. — 13) So bei Hydrophis schistosus.

14) Z. B. bei Python; bei Heterodon.

15) Z. B. bei Python. — Nur bei Acrochordus javanicus finden sich auf der Oberfläche der einfachen Lunge, nach Fohmann, zahlreiche Knorpel.

16) Sie schwinden z. B. im hinteren Abschnitte der Lunge von Coluber natrix, von Python, Vipera, Naja tripudians.

17) Vergl. Hyrtl, Strena anatomica de novis pulmonum vasis in ophidiis

Unter den Sauriern kommen gradweise Verschiedenheiten in der Ausbildung der Lungen vor. Bei vielen [18]) zeigen sie sich als einfache zellige Säcke; die Zellen sind im Allgemeinen etwas stärker vorspringend, als bei den Ophidiern, werden aber im hinteren Theile der Lunge oft flacher, oder verschwinden hier und anderswo in Anhängen der Lunge fast ganz [19]). Bei einigen [20]) setzt sich von dem Bronchus aus ein cartilaginöser oder fibröser Längsstreifen von vorne nach hinten fort, von dessen Seiten die derberen Stränge, welche den grösseren Zellen zur Grundlage dienen, abgehen. Bei anderen [21]) finden sich zur Seite eines solchen Längsstreifens reihenweise gestellte grössere Oeffnungen, welche in tiefere Höhlen oder Säcke mit zelligem Baue führen, die durch sie in den grossen mit flacheren Zellen besetzten Lungensack einmünden. Bei mehren Anderen [22]) theilt sich der Lungensack durch eine mittlere Scheidewand in zwei ungleiche Hälften, welche nur an der gemeinschaftlichen Einmündungsstelle des Bronchus zusammenhangen; in diesem Falle erheben sich, namentlich von den Wandungen der grösseren Hälfte, unvollkommene Septa, welche secundäre Säcke bilden. Bei einigen Varanen [23]) endlich theilt sich der Bronchus ziemlich weit vor seinem Eintritte in die Lunge in zwei Aeste von ungleicher Stärke. Jeder dieser Bronchialäste tritt in die Lunge und besitzt hier mehre Oeffnungen, von welchen Gänge ausgehen, die zu Säcken sich erweitern; jeder Ast geht am Ende in zwei grosse Säcke über. Alle diese Säcke sind mit Maschen und Zellen an ihren Wandungen reichlich besetzt.

Bei den Crocodilen setzt sich der einfache Bronchus canalförmig und mit Knorpelringen versehen, weit in die Lunge fort und ist mit mehr oder minder zahlreichen seitlichen, durch Knorpel gestützten Oeffnungen von verschiedener Grösse versehen, welche in eben so viele Säcke oder Taschen führen. Tiefer abwärts entspringen von dem sich erweiternden Bronchus elastische Fasern, welche Oeffnungen einschliessen, die den Eingang in ähnliche Säcke bilden. Secundäre elastische Stränge, welche mit den grösseren zusammenhangen, schliessen kleinere Zellen ein, welche abermals Zellen mehrer Ordnungen enthalten. Aehnlich ist die Bildung der Schildkrötenlungen, wo die einzelnen Säcke von einander abgeschlossen sind und wo von ihren Wänden Maschen oder Zellenwände verschiedener Ordnung vorragen. Die hierdurch gegebene

---

nup. observat., Pragae 1837, 4. Die Venen münden in die *V. hepaticae* und *gastricae* und gehen mit diesen in die Pfortader über.

18) Z. B. bei Platydactylus. — 19) Z. B. bei Chamaeleo, bei Polychrus marmoratus u. A. — 20) Z. B. bei Lacerta ocellata.

21) Bei Gecko aegyptiacus, Scincus officinalis u. A. nach Meckel l. c. S. 75.

22) Z. B. bei Iguana, Stellio.

23) So finde ich es, wie auch schon Meckel angegeben, bei Varanus bengalensis.

Andeutung des Entstehens secundärer Bronchi erscheint am deutlichsten bei den Seeschildkröten, wo die von dem fast bis zum hinteren Ende der Lunge reichenden Bronchialstamme sehr zahlreich abgehenden, in die einzelnen Säcke tretenden kurzen Canäle eine knorpelige Grundlage besitzen.

[Man vgl. über die Lungen der Reptilien besonders Meckel in seinem deutschen Archiv f. Physiol., Bd. IV. S. 60., mit Abbild., und die früher citirte Schrift von Lereboullet. Abbildungen der Lungen von Emys gibt Bojanus l. c. Tab. XXIX. Fig. 174. 175.]

## IV. Von den Kiemen.

### §. 105.

Während des ersten Lebensstadium sind bei allen Batrachierlarven äussere Kiemen vorhanden. An ihre Stelle treten bei den Larven der ungeschwänzten Batrachier später innere Kiemen in Gestalt kleiner Quästchen [1]), die in einer oder in zwei Reihen an der Convexität der Kiemenbogen befestigt sind. Bei den Larven der Tritonen und Salamander erhalten sich die äusseren Kiemen bis zur Entwickelung der Lungenathmung und verschwinden dann mit den Kiemenspalten ganz, während bei den Derotremata [2]) jederseits eine Kiemenspalte bleibt. Bei den Perennibranchiaten [3]) dagegen finden sich während der ganzen Lebensdauer äussere Kiemen neben den Lungen. Sie erscheinen hier als quastförmige oder federbuschartige Hautanhängsel, welche am äussersten Ende der sonst freien, an ihrer concaven Seite mit kleinen Wärzchen oder Zähnchen besetzten Kiemenbogen liegend, mit der äusseren Haut unmittelbar zusammenhangen. Jeder Kiemenbüschel besteht aus ästigen Fäden, an deren unterer Fläche zahlreiche Blättchen mit gekerbten Rändern haften.

---

1) Jedes dieser Quästchen besteht aus zahlreichen Fäden von ungleicher Länge. Die beiden mittleren Kiemenbogen der Froschlarven tragen eine doppelte Reihe solcher Quäste; der vorderste Bogen besitzt eine einfache Reihe derselben und am vierten Bogen sind sie nur rudimentär.

2) Es erhält sich bei Amphiuma und Menopoma jederseits ein Kiemenloch zwischen den beiden hinteren Kiemenbogen. Auch bei einer jungen Coecilia hypocyanea hat Müller an jeder Seite des Halses ein mit der Mundhöhle communicirendes Kiemenloch angetroffen, in welchem schwarze Franzen enthalten waren, die aber nicht hervorragten. Bei jungen Menopomen fand Mayer am Ende der drei ersten Kiemenbogen Zotten, als Ueberbleibsel äusserer Kiemen (Analecten I. S. 94.).

3) Proteus, Siren, Siredon, Menobranchus; Proteus hat jederseits zwei, Siren drei und der Axolotl vier Kiemenspalten.

# Achter Abschnitt.

## *Von den Harnorganen.*

§. 106.

Die Nieren der nackten Reptilien liegen ausserhalb des Bauchfelles im hinteren Theile der Rumpfhöhle, meist bis zu deren Ende sich erstreckend. Ihr Umfang ist je nach den Gattungen sehr verschieden [1]) und eben so grosse Verschiedenheiten bietet ihre äussere Gestalt dar. Sie sind mehr oder minder lang gestreckt, bald bandförmig [2]), bald spindelförmig [3]), bald oblong; meist mit ihren inneren Rändern einander berührend, selten an ihren hinteren Enden in eine Masse zusammenfliessend [4]); bisweilen an den Rändern eingeschnitten oder gelappt. — Bei den Ophidiern sind die grossen Nieren durch eine Verlängerung des Bauchfelles an die Wirbelsäule geheftet, haben eine mehr oder minder längliche Form und stellen platte, deprimirte Massen dar. Sie bestehen hier gewöhnlich aus zahlreichen rundlichen oder queren, durch Zellgewebe zusammenhangenden und durch den an ihrer convexeren Innenseite verlaufenden Harnleiter verbundenen Lappen. Nur selten besitzen die compacteren Nieren seichtere Querfurchen [5]). Sehr allgemein liegt die längere rechte Niere bedeutend weiter nach vorn, als die linke; das hintere Ende der Nieren findet sich mehr oder minder entfernt vom After. — Bei den Sauriern liegen sie, sehr weit nach hinten gerückt und bis zum After reichend, in der Beckengegend. Beide Nieren sind bisweilen [6]), wenigstens in ihrer hinteren Hälfte, dicht an einander gedrängt und fast verschmolzen. Sie sind meist länglich und bandförmig; bisweilen vorn dicker und hinten verschmälert, wie bei Varanus, oder dick und compact, wie bei Iguana. Meistens bestehen sie aus ziemlich zahlreichen, durch quere Einschnitte oder Furchen getrennten Lappen. — Bei den Crocodilen sind sie oblong, vorn stumpf, in der Mitte verbreitert, hinten verschmälert. Die Lappenbildung ist nicht durchdringend und überhaupt, je nach der Artverschiedenheit, mehr oder minder deutlich. — Bei den Cheloniern bilden sie compactere, dickere, mehr rundliche Massen mit oberflächlichen hirnartigen

---

1) Aeusserst klein beim Axolotl; abgebildet bei Müller l. c. Tab. XII. Fig. 14.; beträchtlich bei den Salamandern, wo sie sich fast durch die Hälfte der Rumpfhöhle erstrecken; viel voluminöser, obschon kürzer, bei den ungeschwänzten Batrachiern. — 2) Bei Coecilia, Proteus.

3) Z. B. bei Triton, Salamandra; bei beiden zugleich lang und schmal.

4) Z. B. bei Proteus.

5) Z. B. bei Acrochordus. Auch bei Hydrophis bilden die Nieren kurze compactere Massen und sind ungefähr von gleicher Länge.

6) Z. B. bei mehren Arten von Lacerta, Iguana.

Windungen und schwächeren oder stärkeren Einschnitten. Sie liegen im hintersten Theile der Rumpfhöhle. — Was den feineren Bau der Nieren anbetrifft, so bestehen sie selten [7]) aus gestreckten, meist aus vielfach gewundenen Harncanälchen [8]). Diese unverzweigten, gestreckten und fast parallel verlaufenden Canälchen treten bei den ungeschwänzten Reptilien allmälich einzeln in den seitlich von der Niere liegenden Harnleiter ein. Bei den Ophidiern sammeln sich die stark gewundenen Harncanälchen büschelförmig in einen jedem einzelnen Nierenlappen zukommenden Ast des Harnleiters [9]). Bei den Cheloniern und Crocodilen [10]) erstreckt sich ein Ast des Harnleiters tief in die Substanz eines jeden Nierenlappens und in ihn senken sich von der Oberfläche aus nach innen etwas convergirend die Harncanälchen, wie in eine gemeinsame Axe, successive ein. — Die einzelnen Harncanälchen besitzen eine derbere *Tunica propria*, welche inwendig von einer Epithelialschicht ausgekleidet ist. Bei den Fröschen findet sich innerhalb eines kleinen Abschnittes der Harncanälchen ein lebhaft schwingendes Flimmerepithelium [11]). Die Malpighi'schen Körperchen (Gefässknäuel) sind immer vorhanden und namentlich bei den nackten Reptilien durch ihre Grösse ausgezeichnet. Die Länge der Harnleiter richtet sich nach der Entfernung der Nieren von der Cloake und nach der Länge der Nieren selbst. Sie sind daher bei den Ophidiern verhältnissmässig am längsten. Sie münden gewöhnlich, bald von den Ausführungsgängen der inneren Geschlechtstheile getrennt, bald mit ihnen vereinigt, in die Cloake. Bei einigen Ophidiern und bei den Varanen erweitert sich jeder Harnleiter vor seinem Eintritte in die letztere ziemlich bedeutend.

Eine Harnblase, welche in die vordere Wand der Cloake mündet, kömmt allen nackten Reptilien [12]) und unter den beschuppten den Sauriern und Cheloniern zu [13]). Sie ist bei den meisten nackten Reptilien, so wie bei den Sauriern sehr dünnwandig und gefässreich, be-

7) Beim Axolotl nach Müller, Tab. XII. Fig. 14. Aehnlich bei den Embryonen anderer Reptilien.

8) Sie sind bei Proteus durch ihre Grösse ausgezeichnet. S. Müller l. c.

9) Abgebildet bei Mülller Tab. XII. Fig. 16. — 10) Abbild. bei Müller Tab. XII. Fig. 18.

11) S. hierüber die sehr schönen Abbildungen bei Bowman. — Die Malpighi'schen Körperchen kommen in den Nieren aller Reptilien vor. Bei Schlangen-Embryonen liegen sie anfangs in einfacher Reihe oberflächlich längs des Innenrandes der Nieren. Siehe Rathke l. c. p. 158.

12) Beobachtet bei Coecilia, Proteus, Siren, Siredon, Menobranchus, Amphiuma, Menopoma, den Salamandrinen und den ungeschwänzten Batrachiern. Ihre Mündung ist meistens sehr weit.

13) Z. B. bei Acontias, Anguis, Pseudopus, Seps, Scincus, Lygosoma, Chamaeleo, Gecko, Iguana, Draco, Stellio, Lacerta u. A.; auch bei Amphisbaena und Chirotes nach Müller.

sitzt dagegen bei Pipa und namentlich bei vielen Cheloniern dickere Wandungen. Niemals münden die Harnleiter in sie direct ein, höchstens inseriren sie sich, wie dies namentlich bei den Schildkröten der Fall ist, an der Uebergangsstelle des Blasenhalses in die Cloake. Die Blase selbst enthält häufig, wenigstens bei Fröschen und Schildkröten, eine wässerige, klare Flüssigkeit und kann, wenn sie von dieser erfüllt und ausgedehnt ist, einen beträchtlichen Raum in der Bauchhöhle einnehmen. Ihre Form ist verschieden; bald ist sie rundlich oder oblong, und dabei einfach, bald in zwei seitliche, nicht immer symmetrische Abtheilungen mehr oder minder tief gespalten [14]).

[Ueber die Harnwerkzeuge der Amphibien vgl. Fink, De amphibiorum systemate uropoëtico, Hal. 1817; s. auch Davy in Philos. transact., 1818, und Meckel's deutsches Archiv 6. 345. — Einzelne Bemerkungen bei Müller in Tiedemann u. Treviranus Zeitschr. Bd. IV. — Ueber den feineren Bau der Nieren: Huschke in Oken's Isis 1828, p. 565 ff.; Müller, De struct. glandul., p. 86. Tab. XII.; Bowman in Philos. transact. 1842, P. 1. p. 57 sqq.; auch in den Ann. d. sc. nat., 1843, T. 19. — Ueber die Entwickelungsgeschichte der Nieren: Rathke, Entwickelungsgesch. der Natter, Königsb. 1839, 4. — Gute Abbildungen der Nieren von Emys europaea bei Bojanus, Anatome testudinis, Tab. 28. Fig. 158. und Tab. 30. Fig. 186.]

# Neunter Abschnitt.

## *Von den besonderen Absonderungs-Organen* [1]) *und den Gefässdrüsen.*

### I. Vom Giftapparate.

§. 107.

Das Gift, wodurch viele Ophidier schädlich werden, wird von einer eigenthümlichen Drüse secernirt. Diese Giftdrüse liegt gewöhnlich hinter und zum Theil noch unter dem Auge, über dem Oberkiefer und dem *Os transversum*. Sie verlängert sich nur bei Naja rhombeata ausserordentlich weit nach hinten, so dass sie die Rippen und deren Muskeln zum Theil noch bedeckt [2]). Sie besitzt gewöhnlich eine bald einfache, bald doppelte fibröse Scheide, in welche beständig Muskel

14) Man vgl. über dies Gebilde auch noch Robert Townson, Observationes physiologicae de Amphibiis, P. 1. u. 2., Gött. 1794. 1795, 4. c. fig.

1) Ueber die auf der äusseren Hautoberfläche, die in die Cloake mündenden, so wie über die zu den Geschlechtstheilen in Beziehung stehenden Absonderungsorgane vgl. die entsprechenden §§.

2) Nach Reinhardt (Isis 1843, S. 220.) und Rapp l. c. Tab. 2. Fig. 7. Sie erstreckt sich bandförmig an der Rumpfseite der Schlange nach hinten, wird

bündel eingehen, und kann theils durch diese, theils durch den sie bedeckenden *M. temporalis* zusammengedrückt werden. Ist eine doppelte fibrose Scheide vorhanden, wie bei Trigonocephalus, so erstrecken sich, von der inneren aus, überall fibröse Lamellen in die eigentliche Drüse hinein und dann umhüllt diese Scheide auch den Ausführungsgang. Dieser Ausführungsgang, in den die verschieden sich verhaltenden Drüsenröhren und Drüsenzellen [3]) sich sammeln, stellt meist einen cylindrischen Canal dar, erweitert sich jedoch bisweilen sackförmig, ehe er, wieder verengt, in den Giftzahn einmündet [4]). Der Giftzahn selbst zeichnet sich immer durch seine Länge vor den anderen Zähnen aus, gleich welchen er übrigens in einer häutigen Scheide steckt. Er haftet stets durch Anchylose am Oberkieferbeine. Bei den eigentlich sogenannten Giftschlangen [5]) ist er der einzige in dem hier sehr kurzen Oberkieferbeine haftende Zahn; bei den giftigen Colubriformes [6]), so wie auch bei den Wasserschlangen, deren Oberkieferbein nach hinten sich verlängert, finden sich hinter dem Giftzahne, welcher der vorderste ist, noch mehre undurchbohrte Zähne. Bei den eigentlichen Giftschlangen enthält der Giftzahn einen mit zwei Oeffnungen versehenen und sonst allseitig geschlossenen Canal. Eingang und Ausgang desselben befinden sich an seiner convexen Seite und der Ausgang liegt in der Nähe seiner Spitze. Eine feine Rinne oder Naht erstreckt sich äusserlich längs der Convexität dieses Zahnes. Bei den giftigen Colubriformes ist er an der Wurzel und in der Nähe seiner Spitze mit je einer weiteren Oeffnung versehen, zwischen welchen Oeffnungen ein aussen gespaltener Längscanal verläuft. Ersetzt und erneuet wird der Giftzahn immer durch das Vorrücken eines der hinter ihm liegenden, in der Schleimhaut oder im Zahnfleische entstandenen Ersatzzähne.

[Man vergl. über den Giftapparat der Ophidier: Meckel in seinem Archiv 1826, S. 1., mit Abbild. Tab. I. — Schlegel, Nov. Act. Acad. Leop. Carol., T. XIV. P. 1. p. 143., mit trefflichen Abbild. Tab. XVI. — H. O. Lenz, Schlangenkunde, Gotha 1832, 8. — J. J. Bächtold (praes. W. v. Rapp), Untersuchungen über die Giftwerkzeuge der Schlangen, Tüb. 1843, 4., mit Abbild.]

## II. Von den Gefässdrüsen.

### §. 108.

Bei den meisten Reptilien kommen in der Nähe des Herzens und der grösseren Gefässstämme drüsige, gefässreiche, eines Ausführungsganges ermangelnde Gebilde vor, in welchen man Analoga der Thymus

---

von einem ihr innig anhaftenden Muskel bedeckt und besitzt einen röhrigen Bau. — Am wenigsten entwickelt ist die Giftdrüse bei Hydrophis.

3) S. über den verschieden sich verhaltenden feineren Bau besonders Müller, De gland. secern. struct., p. 54 sqq. Tab. VI.

4) Bei Crotalus. S. die Abbild. bei Schlegel l. c. Fig. IX.

5) Trigonocephalus, Crotalus, Vipera. — 6) Elaps, Bungarus, Naja.

und der Schilddrüse zu finden glaubt. Dahin gehören bei den ungeschwänzten Batrachiern zwei kleine Gebilde in der Umgebung der Aortenbogen [1]) und weiter nach vorn die sogenannten Carotidendrüsen [2]); bei den Ophidiern eine runde gelappte Drüse vor dem Herzen, unter den grossen Gefässstämmen und zwei längliche ähnliche Gebilde neben den Jugularvenen; bei den Cheloniern und Crocodilen ein vor der Luftröhre, zwischen den grossen Gefässstämmen gelegenes, bei den Seeschildkröten besonders ausgebildetes und umfängliches, gelapptes und sehr gefässreiches Organ [3]); bei denselben Thieren kleinere Gebilde in der Umgehung der Halsgefässe.

## III. Von den Nebennieren.

§. 109.

Nebennieren scheinen den meisten und vielleicht allen Reptilien zuzukommen, nur bei den Perennibranchiaten, den Derotremata und den Cöcilien sind sie bisher nicht aufgefunden worden. Bei den Salamandrinen bestehen sie aus kleinen zerstreuten goldgelben Körnerhäufchen an der unteren Fläche der Nieren [1]). Bei den ungeschwänzten Batrachiern stellen sie mehre grössere, ebendaselbst liegende Streifen oder Bogen dar, welche besonders den Wandungen der Nierenvenen dicht anliegen [2]). Bei den Ophidiern erscheinen sie als enge, schmale, gelbe Körperchen, welche neben den Stämmen der *Venae renales revehentes* oder neben der Aorta liegen. Bei den Sauriern liegen sie seitlich am *Vas deferens* und bei den Cheloniern am Innenrande der Nieren [3]).

---

1) Abgebildet bei Mayer, Analecten Heft 1. Tab. 3. Fig. 8.

2) Abgebildet bei Huschke in Tiedemann und Treviranus Zeitschrift, Bd. IV.

3) Abbild. bei Bojanus Tab. XVI. Fig. 66., Tab. XXVII. Fig. 156., Tab. XXIX. Fig. 173. — Ueber analoge Gebilde bei Knorpelfischen vgl. §. 37. Anm. 2.

1) Hier sind sie längst von Rathke beschrieben und gedeutet worden.

2) Es sind Swammerdam's *Corpora heterogenea;* von Rathke, viel später von Retzius, Nagel, Gruby als Nebennieren angesprochen. Abgebildet bei Gruby, Ann. d. sc. nat., T. 17. 1842. Tab. 10. fig. 8. 9. — Vgl. Nagel in Müller's Archiv 1836, S. 377.

3) Bojanus Tab. XXX. Fig. 186. p. — Ueber die Entwickelungsgeschichte dieser Organe vgl. Rathke, Entwickelungsgesch. der Natter, S. 158.

## Zehnter Abschnitt.

### *Vom Geschlechts-Apparate.*

#### I. Von den weiblichen Geschlechtstheilen.

§. 110.

Bei allen Reptilien sind die Ovarien von den Eileitern getrennt, so dass nie ein ununterbrochener Zusammenhang zwischen beiden Statt findet. Die Eierstöcke aller nackten Reptilien bestehen in verschieden gestalteten weit ausgedehnten hohlen Säcken, welche durch ein mittleres, aus Bauchfellplatten gebildetes Mesoarium befestigt sind. Indem diese beiden Bauchfelllamellen am Rande des Eierstockes auseinander weichen und ihn umhüllen, bilden sie seine äussere Haut. Beide Eierstöcke liegen zur Seite der Wirbelsäule und nehmen, je nach der Reife der Eier, einen mehr oder minder beträchtlichen Raum ein. Einwärts von ihnen erstrecken sich die beträchtlichen Fettkörper. Die Ovarien sind in der Regel symmetrisch und von gleicher Länge. Bei den geschwänzten Gattungen entstehen die Eier an der Innenwand der ungetheilten Höhle, welche sie durch eine an dem vorderen Ende des Eierstockes befindliche Oeffnung verlassen. Diese Oeffnung sieht man im Frühlinge ziemlich weit und bei den Salamandern durch ein spitz zulaufendes Röhrchen, bei den Tritonen durch einen schmalen Ring in die Höhle des Ovarium sich fortsetzen. Bei den ungeschwänzten Batrachiern besteht jeder Eierstock in einer grösseren Anzahl von transversellen Zellen, welche durch vollständige Scheidewände von einander getrennt werden und deren jede, vom äusseren Rande des Ovarium aus, nach innen sich verschmälert. Jede Zelle besitzt ihre eigene Oeffnung. In die freie Höhle dieser Zellen fallen die an der Eierstockswand gereiften Eier nach ihrer Ablösung und verlassen sie durch die erwähnten Oeffnungen.

Die Eileiter [1]) bestehen in langen, darmartig vielfach gewundenen Röhren, welche durch Peritoneallamellen gekrösartig befestigt sind. An seinem freien *Ostium abdominale*, das hoch aufwärts, meist zwischen Herzbeutel und Leber liegt, bildet jeder Eileiter einen häutigen Trichter. Die Eileiter sind, mit Ausnahme ihres vordersten Abschnittes, dickwandig und muskulös und pflegen sich gewöhnlich hinten etwas zu erweitern. Sie münden in die Rückwand der Cloake, bald dicht neben einander, bald weiter aus einander gerückt. Ihre Mündungen sind durch ein klappenartiges Wärzchen verschliessbar oder bilden kurze röhrenförmige Verlängerungen in die Cloake, wie z. B. beim Axolotl.

---

1) Abbild. von Menobranchus bei Carus und Otto, Erläuterungstaf. Heft V. Tab. 6. Fig. 1.

Bei der weiblichen Pipa sind noch äussere Ausbildungsorgane vorhanden. Die Eier werden dem Weibchen vom Männchen auf den Rücken gestrichen und dann bilden sich auf der Rückenhaut Zellen, in denen die fernere Entwickelung der Eier geschieht.

§. 111.

Die Ovarien der Saurier und Ophidier sind Schläuche, welche innere Vorsprünge besitzen und an deren Wand die Eier entstehen, während sie bei den Cheloniern und Crocodilen Platten darstellen, auf deren Bauchseite die Eier sich entwickeln. Sie liegen gewöhnlich oberhalb der Nieren, befestigt an Peritonealduplicaturen. Während sie sonst symmetrisch sind, ist bei den Ophidiern der rechte Eierstock grösser und liegt weiter nach vorn, als der linke. An die Ovarien sind die auswärts von ihnen gelegenen Eileiter durch Bauchfellverdoppelungen befestigt. Die Eileiter, welche gewöhnlich weit nach vorn sich erstrecken, liegen mit ihrem vorderen Ende bogenförmig vor oder über den Ovarien. Ihr *Ostium abdominale* ist immer trichterförmig erweitert und oft gefranzt. Sie erstrecken sich als mehr oder minder weite, muskulöse Röhren, bald ziemlich gerade, bald vielfach gewunden verlaufend, hinterwärts zur Cloake. Der grösste Theil ihrer Innenwand besitzt Längsfalten. Sie münden gewöhnlich mit zwei getrennten Ostia in die hintere Wand der Cloake; bei den Cheloniern [1]) in den Hals der Harnblase. Bei vielen Sauriern und Ophidiern erweitern sie sich etwas vor ihrer Mündung; bei einigen Schlangen ist der blindgeschlossene, an der Dorsalseite des Rectum bedeutend vorwärts verlängerte und erweiterte grösste Abschnitt der Cloake, in den die beiden Eileiter münden, einem Uterus zu vergleichen [2]).

Die Begattungsorgane der weiblichen Saurier und Ophidier sind, ganz nach dem Typus der männlichen gebildet, doppelt vorhanden; in der Regel sind die beiden eingestülpten Clitorides kürzer, als die Penes. Bei den weiblichen Ophidiern kommen auch die im folgenden §. zu beschreibenden accessorischen schlauchförmigen, mit weissem Smegma angefüllten Secretionsorgane vor. — Die weiblichen Crocodile und Schildkröten besitzen eine einfache, an der Vorderwand der Cloake befestigte Clitoris.

## II. Von den männlichen Geschlechtstheilen.

§. 112.

Die Hoden der nackten Reptilien besitzen einen röhrigen Bau [1]) und liegen innerhalb des hinteren Abschnittes der Bauchhöhle.

---

1) S. die Abbild. bei Bojanus Tab. 30. Fig. 188. — 2) So bei Coluber Korros; vgl. §. 114. Anm. 2.

1) Siehe Swammerdam, Bibl. natur, Leyd. 1738, T. 2. p. 794. Tab. XLVII. fig. 1.; copirt bei Müller, De gland. secern. struct., Tab. XV. fig. 9.

Sie werden befestigt durch eine Duplicatur des Bauchfelles, deren Platten auseinander weichen, um ihre äussere Bekleidung zu bilden. Sie sind bei den Perennibranchiaten und Derotremen platt, einfach und langgestreckt; bei den Salamandrinen zerfällt jeder Hode in zwei oder mehre hinter einander liegende Abtheilungen [2]), welche durch feine Canäle mit einander in Zusammenhang zu stehen scheinen. Bei den ungeschwänzten Batrachiern sind die Hoden einfach und ungetheilt. — Die Saamenleiter sind cylindrische geschlängelte Canälchen, welche, mehr oder minder weit, vor oder über den Hoden, anscheinend blind geschlossen, beginnen, an dem äusseren Rande der Nieren zur Cloake absteigen und durch ein Bauchfellligament befestigt werden. Die Saamenleiter besitzen häufig nicht überall gleiche Weite, sind vielmehr meist vorn enger, hinten weiter, verengen sich aber dann wieder kurz vor ihrem Eintritte in die Cloake. In diese Saamenleiter scheint der Saame durch feine Quergefässe zu treten. Ausserdem aber mündet in das hintere Ende jedes Samenleiters bei den Salamandrinen und beim Axolotl ein Bündel ziemlich langer, am Ende blind geschlossener Röhren, welche auch, obschon viel kürzer, bei den ungeschwänzten Batrachiern vorkommen [3]). Sie verlaufen zwischen den Bauchfelllamellen vom Aussenrande der Nieren aus abwärts. Begattungsorgane, welche dem Penis verglichen werden könnten, sind bei der Mehrzahl der nackten Reptilien nicht vorhanden [4]); bei den Tritonen und Salamandern jedoch findet sich innerhalb der Cloake, besonders deutlich während der Begattungszeit erkennbar, eine einfache penisartige Papille [5]), welche aber undurchbohrt ist.

Bei den männlichen Individuen von Proteus, Siredon, Menopoma, Menobranchus und den Salamandrinen münden noch zahlreiche einfache Drüsenschläuche in die Cloake. Es sind dies die Becken- und Aftersen, welche, namentlich bei den Tritonen, vorzugsweise um die Begattungszeit entwickelt sind [6]).

---

2) Dies Zerfallen in eine grössere oder geringere Anzahl von Abtheilungen ist nicht constant, sondern individuel wechselnd, wie die Beobachtungen von Rathke, Funk, Finger lehren.

3) Diese den Saamenbläschen verglichenen Gefässe, welche Rathke zuerst beschrieben hat, sind abgebildet bei Müller, De gland. strust., Tab. II. fig. 16. u. 17. und beschrieben p. 45.

4) Das angebliche Vorkommen eines doppelten Penis bei Coecilia beruhet, wie Bischoff (Müller's Archiv 1839, S. 354.) aus einander gesetzt hat, auf einem Irrthume, wovon ich jetzt durch eigene Untersuchung mich überzeugt habe.

5) Bei den Tritonen von Rathke, bei den Salamandern von Carus beschrieben; abgebildet und sehr genau beschrieben bei Finger l. c.

6) Sie sind der Prostata oder den Cowper'schen Drüsen zu vergleichen und von Rathke, Mayer u. A. beschrieben worden. — Interessante Erscheinungen sind die Ausbildung des Rückenkammes des Triton niger zur Begattungszeit, welcher später fast spurlos verschwindet, und die um dieselbe Zeit Statt

[Man vgl. über die Geschlechtstheile der nackten Reptilien besonders Rathke in den Schriften der naturf. Gesellschaft zu Danzig, Th. 1. 1820. — Ueber die der Tritonen: J. H. Finger, De Tritonum genitalibus eorumque functione, Marb. 1841, 4., c. fig.]

§. 113.

Die Hoden der beschuppten Reptilien erhalten eine ähnliche Umkleidung und Befefestigung vom Bauchfelle, wie die der nackten. Sie liegen immer über oder vor den Nieren. Bei den Ophidiern sind sie, gleich diesen letzteren, unsymmetrisch gelagert und meist auch von ungleicher Länge. Ihre äussere Gestalt ist wechselnd; bald sind sie sehr länglich, platt, vorn zugespitzt, wie bei den meisten Ophidiern, bald mehr oval, wie bei den Crocodilen, einigen Sauriern und Cheloniern. Unter dem Bauchfellüberzuge liegt ihre *Tunica propria*, welche nach innen feine Septa abschickt, die die Saamengefässe von einander sondern. Die Röhren, aus welchen der secernirende Apparat besteht, liegen bei den Ophidiern quer und sind ziemlich gestreckt, während sie bei den Cheloniern gewunden erscheinen. Sie sammeln sich bei den Ophidiern in einen am inneren Rande des Hodens gelegenen, diesem letzteren innig verbundenen Nebenhoden. Auch bei den Cheloniern vereinigen sie sich zu einer geringeren Anzahl von Stämmen, welche seitlich in den Saamenleiter übergehen. Dieser letztere scheint an seinem oberen oder vorderen Ende, das häufig weit über die vordere Grenze des Hodens hinaus sich erstreckt, blind geschlossen zu sein und verläuft als ein ziemlich enger Canal, bisweilen stark gewunden, an der Vorderfläche der Niere abwärts zur Cloake. Bei den Ophidiern verengt er sich am Ende und mündet mit einer feinen Papille in das äusserste Ende des Harnleiters seiner Seite. Die so vereinigten Harn- und Saamenleiter jeder Seite senken sich dann dicht neben einander in die hintere Wand der Cloake, welche an der Mündungsstelle häufig eine starke Papille besitzt. Bei den Sauriern tritt der Saamenleiter seitwärts unmittelbar in die Cloake. Bei den Cheloniern und Crocodilen münden die Saamenleiter in den Anfang der Rinne der Ruthe.

Bei den Cheloniern senkt sich in jeden Saamenleiter vor seinem Eintritte in die Cloake ein vielfach gewundener Canal, der den Saamenbläschen verglichen worden ist.

Hinsichtlich der eigentlichen Begattungsorgane finden in so ferne wesentliche Verschiedenheiten Statt, als die Ophidier und Saurier zwei Ruthen besitzen, welche ausserhalb der Cloake liegen, während den Cheloniern und Crocodilen ein einfacher, an der Vorderwand der Cloake befestigter Penis zukömmt. Bei den Ophidiern und Sauriern

findende Anschwellung des Daumens vieler männlichen Frösche, welche selbst eine eigene Daumendrüse besitzen.

besteht jede Ruthe in einer von der Cloake ausgehenden und mit ihr zusammenhangenden, schlauchartigen Einstülpung der Haut, welche, nach hinten gerichtet, und von den oberflächlichen Muskelschichten des Schwanzes bedeckt, an jeder Seite des letzteren den zwischen den Querfortsätzen und den unteren Dornfortsätzen der Wirbel gelegenen Raum ausfüllt. Wird diese schlauchförmige Einstülpung von aussen nach innen untersucht, so bietet sie folgende Zusammensetzung dar: 1) Auswärts ruhet sie in einer sie locker umgebenden aponeurotischen Scheide, welche sie scharf von den oberflächlichen Muskeln der Schwanzgegend trennt. An den vorderen, der Cloake zunächst liegenden, Theil dieser Scheide inserirt sich ein ziemlich langer, an die Basis der *Processus spinosi inferiores* befestigter Muskel, der sie abzuziehen vermag. 2) Nach Entfernung dieser Scheide kommen im vorderen Theile der Einstülpung fibröse Häute zu Tage, welche ein cavernöses Gewebe zwischen sich schliessen, das die innere Haut scheidenförmig umgibt. Es hangt dies cavernöse Gewebe zusammen mit weitmaschigeren Venennetzen, welche am reichlichsten seitlich und vor der Cloakalmündung des Ruthencanales angetroffen werden. Diese vorderen Venennetze beider Ruthen stehen durch einen starken venösen Quersinus, der in der vorderen Afterlefze verläuft, mit einander in Verbindung. Vordere Muskeln, welche von der Seitenwand des Beckens oder des Rumpfes blos an die, das cavernöse Gewebe umschliessende fibröse Haut treten, vermögen diese sammt der inneren Haut vorzuziehen. 3) Der hintere Theil der Einstülpung, in welchem das cavernöse Gewebe schwächer ist, wird von Längsfascikeln eines Muskels trichterförmig umfasst, der endlich an die untere Seitenfläche der Wirbelsäule sich inserirt. Er zieht den ausgestülpten Penis zurück. Die Innenwand des Schlauches — dessen Länge sehr bedeutenden Verschiedenheiten unterliegt — ist eine schleimhautartige Einstülpung der äusseren Haut, welche hinten blindgeschlossen endet. Ihre Epithelialschicht ist dick und sie ist inwendig, namentlich bei den Ophidiern, in der Regel mit dichtstehenden Stacheln oder mit Häkchen eine Strecke weit ausgekleidet. Eine canalförmige Vertiefung, welche als unmittelbare Fortsetzung einer ähnlichen von der Mündungsstelle des Saamenleiters in die Cloake durch diese letztere sich erstrekkenden Rinne erscheint, verläuft in dem vorderen Theile dieser Einsackung. Durch die Wirkung der vorderen Muskeln und die Turgescenz der *Corpora cavernosa* wird diese innere Haut theilweise oder ganz ausgestülpt und erscheint dann als äusserer Penis. Ihre innere canalförmige Vertiefung wird dann zu einer äusseren Rinne und dient zum Abflusse des Saamens 1).

---

1) Jeder Penis der Schlangen ist oft wieder gabelförmig getheilt, wo denn die Rinne sich gleichfalls theilt. So bei Crotalus, Vipera, Python. Auch von Otto abgebildet bei Scytale, l. c. Fig. 4.

Bei den Ophidiern findet sich unter jeder Rutheneinstülpung noch ein ziemlich weiter Schlauch, dessen äussere Wand gleichfalls durch Muskelbündel an die Vorderseite der ersten Schwanzwirbel befestigt ist. Dieser Schlauch, dessen äussere Mündung auswärts von dem Eingange in die Rutheneinstülpung sich findet, ist ein accessorisches Secretionsorgan, in welchem meist eine weisse, fettige Masse angetroffen wird [2]).

Die Chelonier und Crocodile besitzen an der Vorderwand der Cloake einen einfachen, gekrümmten, vorne mit einer, cavernöses Gewebe enthaltenden, Eichel versehenen Penis. Dieser ist nicht durchbohrt, sondern blos mit einer zum Abflusse des Saamens dienenden Rinne versehen, welche mit cavernösem Gewebe ausgekleidet ist. Die Grundlage der Ruthe bilden, sehnige Fasern enthaltende, fibröse Körper [3]).

Von besonderem Interesse sind die Peritonealcanäle [4]). Bei den Cheloniern erstreckt sich eine canalförmige Fortsetzung oder Ausstülpung des Bauchfelles in den Penis bis gegen die Eichel hin, wo sie blind endigt. Bei den Crocodilen verlängert sich das Bauchfell jederseits trichterförmig vor und neben der Cloake und geht so in zwei kurze Canäle über, deren jeder seitlich an der Wurzel des Penis (oder der Clitoris) nach aussen sich öffnet. Diese Oeffnung ist durch eine kleine häutige Klappe verschliessbar.

[Man vgl. über die männlichen Geschlechtstheile der beschuppten Reptilien: Bojanus l. c. p. 168. Tab. XXX. fig. 184—187. — Treviranus in Tiedemann u. Treviranus, Zeitschr. f. Phys., Bd. 2. Tab. XIII. — Otto in Carus u. Otto, Erläuterungstaf. Heft V. Tab. VI. — Schlegel, Phys. d. serp., p. 45. — Müller, Ueber zwei verschied. Typen in dem Bau der erectilen männl. Geschlechts-Organe u. s. w. Aus d. Schriften der Berl. Acad. d. Wissensch., 1838. — Otto schreibt (l. c. Fig. 6.) den Sauriern Nebenhoden zu; ich habe mich bisher auch bei Varanus nicht überzeugen können, dass das von ihm dargestellte

2) Die hier beschriebene Einrichtung fand ich bei mehren Coluber-Arten, z. B. Coluber variabilis, C. Korros u. A.; nach Schlegel sollen diese Aftertaschen bei einigen Schlangen in die Cloake münden.

3) Die genaueren Angaben über den Bau des Penis s. bei Müller l. c. p. 28. u. 29.

4) Der Erste, welcher dieser Peritonealcanäle Erwähnung gethan hat, ist Plumier. Siehe Schneider, Histor. amphib., II. p. 102. Sie sind später von Isidore Geoffroy und Martin beschrieben worden. Siehe Ann. d. sc. nat., XIII. p. 153. und Heusinger's Zeitschrift für organ. Phys., Th. 2. S. 439. — Cuvier, Leçons, éd. Duvernoy p. 430. — Die Angabe, wonach diese Peritonealcanäle bei den Cheloniern frei und offen nach aussen münden, beruhet, wie schon Mayer (Analecten S. 44.) und Müller (l. c.) auseinandergesetzt, sicherlich auf einem Irrthume. Bei zwei männlichen Crocodilen (weibliche frisch zu untersuchen fehlte die Gelegenheit) finde ich jedoch, gleich den früheren Beobachtern, zu denen noch Owen hinzukömmt (s. Proceedings of the committee of science and correspondence of the zoological society of London, P. 1. 1841. p. 141.), die oben erwähnten offenen Mündungen auf das deutlichste.

goldgelbe Gebilde mit den Hoden und Saamenleiter in Verbindung steht. Ich vermuthe eine Verwechselung mit den Nebennieren.]

## III. Von der Cloake.

### §. 114.

Mit dem Namen der Cloake wird die unmittelbar vor dem After befindliche und in diesen ausgehende Höhle belegt, welche die Mündungen des Afterdarmes, der Harnleiter, der Harnblase, so wie der Ausführungsgänge der inneren Geschlechtstheile aufnimmt. In sie öffnen sich häufig noch accessorische Drüsen, welche, bald nur bei einem Geschlechte vorhanden, zu den Sexualfunctionen in Beziehung stehen, bald grössere secernirende Blasen oder Schläuche, welche bei beiden Geschlechtern vorkommen. Bei den Cheloniern und Crocodilen sind Clitoris oder Penis an ihrer Vorderwand befestigt, während die Begattungsorgane der Saurier und Ophidier und die, beiden Geschlechtern der letzteren zukommenden, Analsäcke zwar ausserhalb ihrer Höhle liegen, aber doch mit ihr in Verbindung stehen. — Gestalt und Länge der Cloake verhalten sich sehr verschieden. Sie ist kegelförmig und über dem Afterdarme verlängert bei den Tritonen; bei den Cöcilien [1]), dem Axolotl und den ungeschwänzten Batrachiern ist sie eine, fast nur durch abweichende Dimension und Texturverhältnisse ausgezeichnete Verlängerung des Afterdarmes, in deren Bauchwand mit weiter Oeffnung die Harnblase, in deren Rückwand die Eileiter und Harnleiter münden. — Bei den Ophidiern und Sauriern erscheint sie als eine über der Insertion des Afterdarmes hinaus verlängerte und hier blind geschlossene, ausserhalb des Bauchfelles gelegene Höhle, die bei einigen weiblichen Ophidiern ungeheuer gross und weit, einem Uterus ähnlich, an ihrem blinden Ende die beiden Eileiter aufnimmt [2]). Bei Iguana ist sie an ihrem blinden Ende in zwei Säcke gespalten, in welche die erweiterten Eileiter und die Harnleiter münden. Eine Längsfalte scheidet sie, der Spaltung zunächst, in

---

1) Ich fand sie bei Coecilia annulata sehr lang; ihre innere Haut bildete starke Längsfalten.

2) Diese merkwürdige Bildung traf ich bei Coluber Korros Reinw. an. Die Cloake bildet einen 4 Zoll langen, sehr weiten, dickwandigen, fast 3½ Zoll hinter der Mastdarmöffnung verlängerten, mit dickem Epithelium ausgekleideten Blindsack. An seinem äusseren Ende nimmt er jederseits einen, mit kreisrunder, etwas wulstig in seine Höhle vortretender Oeffnung mündenden Eileiter auf. An dem zwischen beiden Ostia der Eileiter liegenden Theile des Blindsackes verlängert sich dieser zweihörnig noch sehr wenig vorwärts. Zwischen der Insertion der Eileiter und der auf einer gemeinsamen starken, harnröhrenartigen Papille erfolgenden Insertion der beiden am Ende stark erweiterten Harnleiter findet sich ein Zwischenraum von fast 3½ Zoll, da diese Papille der Mastdarmöffnung gerade gegenüber liegt. Von der Harnröhre aus erstreckt sich eine Längsscheidewand fast bis zum Ausgange der Cloake, wo sie sich verliert. Zwei Clitorides, zwei weite, mit Smegma gefüllte Drüsenschläuche unter ihnen.

zwei seitliche Hälften. Bei den Ophidiern (Python) münden Harnleiter und Samenleiter jeder Seite verbunden in eine Papille, welche, an der Rückseite befindlich, dem an der Bauchseite gelegenen Ostium des Afterdarmes gegenüber sich findet und die Höhle der Cloake zerfällt durch eine von der genannten Papille absteigende Längsfalte in zwei seitliche Abtheilungen. Bei den Cheloniern, wo der Afterdarm wieder in die Rückseite des äusseren Abschnittes der langen Cloake tritt, münden die Harnleiter getrennt von den Saamenleitern; jene inseriren sich neben dem Halse der Harnblase. Bei den Crocodilen erscheint die gleichfalls lange Cloake wieder als unmittelbare Fortsetzung der Höhle des Rectum, das, durch abweichende Texturverhältnisse seiner Häute ausgezeichnet und durch eine bisweilen etwas spirale, meist kreisrunde Klappe geschützt, in sie übergeht. Tiefer inseriren sich an der Rückwand die Harnleiter oberhalb einer Klappe, welche die Cloake in zwei Abtheilungen sondert. — In die vordere Wand der Cloake mündet bei allen nackten Reptilien, so wie bei den Sauriern und Cheloniern, die Harnblase. Seitwärts öffnen sich in sie die, einigen Familien der Chelonier eigenthümlichen, beiden Geschlechtern zukommenden, beträchtlichen *Bursae anales* [3]). Aehnliche kleinere Drüsenschläuche münden bei den Crocodilen kurz vor der Afterspalte. Die Cloake besitzt eigene Muskeln; beständig wenigstens einen Sphincter.

[Die Cloake der Tritonen ist näher beschrieben von Rathke und Finger; die der Chelonier abgebildet bei Bojanus Tab. XXVI. u. XXVIII.]

3) Von Bojanus bei Emys entdeckt; nach Duvernoy auch bei Chelydra serpentina und lacertina vorhanden; ebenso, nur kleiner bei Cistudo Carolinae. Abgebildet bei Bojanus Tab. XXVII. 156. 157.

# Drittes Buch.

## Die Vögel.

---

Literatur.

Tiedemann, Anatomie und Naturgeschichte der Vögel. Landsh. 1810—1814. 8. Liefert die ältere Literatur sehr vollständig.

Naumann, Naturgeschichte der Vögel Deutschlands. Leipzig 1822—1844. 8. Mit vortrefflichen anatomischen Bemerkungen von Nitzsch, so wie in den letzten Bänden auch von R. Wagner.

Todd's Cyclopaedia of Anatomy and Physiology. London 1836. 8. Vol. 1. Artikel „Aves" von Owen, p. 265—358. Mit eingedruckten Holzschnitten.

J. F. Meckel's Anatomie des indischen Casuars in seinem Archiv für Anatomie u. Physiologie, Bd. V. VI. 1825 u. 1826.

Owen's Anatomie des Apteryx australis in Transactions of the zoological society of London. Vol. 2. p. 257 sqq. Mit Abbild.

H. Barkow, Anatomisch-physiologische Untersuchungen, vorzüglich über das Schlagader-System der Vögel. Leipzig 1830. 8. (Aus J. F. Meckel's Archiv f. Anat. u. Physiol. 1829 u. 1830 besonders abgedruckt. Enthält ausgezeichnete Untersuchungen über das Gefässsystem, die Geschlechtstheile und andere Organe der Vögel.

Iconographische Darstellungen der Skelete der Struthionen und Raubvögel: E. d'Alton, Die Skelete der straussartigen Vögel. Bonn 1827. fol. und d'Alton (Vater und Sohn), Die Skelete der Raubvögel. Bonn 1838. fol.

Reichhaltige osteologische Bemerkungen bei Nitzsch: Osteographische Beiträge zur Naturgeschichte der Vögel. Halle 1811. 8.

Ueber Entwickelungsgeschichte der Vögel: Carl Ernst von Baer, Ueber Entwickelungsgeschichte der Thiere. 1ster Thl. Königsb. 1828. 4. 2ter Thl. Königsb. 1837. 4.

---

# Erster Abschnitt.

## *Vom Knochengerüste.*

§. 115.

Eine auffallende Eigenthümlichkeit einer mehr oder minder beträchtlichen Anzahl von Knochen des Vogelskeletes ist ihre Pneumaticität d. h. die Anwesenheit markloser Diploë oder markloser Röhren und die durch Oeffnungen bewirkte Communication der zelligen Diploë und der hohlen Röhren mit Luft aufnehmenden Gebilden. Die Luft dringt in die Schedelknochen auf zwei Wegen: von der *Tuba Eustachii* und von den Nasenhöhlen aus; in die Knochen des Rumpfes und der Extremitäten gelangt sie besonders durch die den Vögeln eigenthümlichen mittelst weiter Oeffnungen mit den Bronchien an den Lungenoberflächen communicirenden Luftsäcke oder Luftzellen, welche den grössten Theil der Eingeweidehöhle einnehmen und meist noch über dieselbe hinaus sich erstrecken [1]). — Die Pneumaticität der Knochen entwickelt sich erst nach dem Auskriechen der Vögel aus dem Eie allmälich unter Statt habender Resorption des ursprünglich vorhandenen Markes und unter Auflockerung der Zellen der Diploë. — Sie kömmt den Vögeln allgemein, ohne irgend eine bekannte Ausnahme zu, ist aber keineswegs bei allen Ordnungen und Gattungen gleich vollständig. Eben so wenig sind alle Knochen gleich häufig, einzelne vielmehr nur höchst selten luftführend.

[Man vgl. über diesen Gegenstand besonders Nitzsch in seinen osteog. Beiträgen; ferner dessen Aufsatz über die Pneumaticität des Kalao in J. Meckel's Archiv 1826, Thl. 1. S. 618. und Owen, On the anatomy of the concave Hornbill, Buceros cavatus in den Transact. of the zoolog. society of London, Vol. 1. p. 117. Bei Apteryx, bei vielen kleinen Singvögeln, bei mehren Fulicarien, Colymbus, Sterna, Rallus sind nur Theile des knöchernen Kopfes luftführend; bei Buceros dagegen fanden Nitzsch und Owen, mit Ausschluss aller andern sonst luftführenden Knochen, nicht nur den Schedel, die Halswirbel, die letzten Schwanzwirbel, das Becken, sondern auch alle Knochen der Extremitäten, mit Einschluss der Phalangen der Finger und Zehen pneumatisch. Aehnliche Verhältnisse sind nur noch bei Palamedea angetroffen. Unter den einheimischen Vögeln besitzen die Störche, die Pelicane und Tölpel die grösste Ausbreitung der Pneumaticität. — Es gibt nur wenige kleine dünne Knochen des Kopfes, wie namentlich die Jochbeine, welche niemals pneumatisch gefunden sind. Nächst dem Schedel ist der Humerus am häufigsten luftführend; sehr viel seltener das Oberschenkelbein.]

---

1) Bei den Pelicanen z. B., wie Owen mit Recht bemerkt, bis zu den Enden des Oberschenkels und der Flügel.

## I. Von der Wirbelsäule und den Rippen.

### §. 116.

Die Wirbel[1]) zerfallen in Hals-, Rücken-, Kreuzbein- und Steisswirbel; eigentliche Lendenwirbel sind gewöhnlich nicht zu unterscheiden, da häufig schon die letzten rippentragenden Wirbel, immer aber die unmittelbar auf sie folgenden mit den Hüftbeinen fest verbunden oder verwachsen sind. — Allgemeine Eigenthümlichkeiten der Wirbelsäule der Vögel sind Länge des Halses und grosse Freibeweglichkeit seiner Wirbel in beschränkter Richtung, sehr verminderte Beweglichkeit oder völlige Unbeweglichkeit der in geringer Anzahl vorhandenen Rückenwirbel, vollständige Verschmelzung einer beträchtlichen Zahl von breiten Kreuzbeinwirbeln und endlich freiere Beweglichkeit der Schwanzwirbel. — Die Länge des Halses ist grossen Verschiedenheiten unterworfen; sie wird nicht blos durch Verlängerung der einzelnen, in constantem Zahlenverhältnisse sich erhaltenden Wirbel bedingt, wie dies bei den Säugethieren Regel ist; vielmehr besitzen die langhalsigen Vögel zugleich eine grössere Anzahl von Wirbeln[2]). — Vor den übrigen Halswirbeln sind die beiden ersten[3]) durch einige Eigenthümlichkeiten ausgezeichnet. Der Atlas ist ein schmaler, ringförmiger Knochen, der ursprünglich aus einem einfachen, die tief ausgehöhlte, den *Condylus occipitalis* aufnehmende Gelenkgrube fast ganz bildenden Körper und paarigen oberen Bogenschenkeln besteht. Oberhalb der Gelenkgrube findet sich ein schmaler Ring, durch den die Spitze des *Processus odontoïdeus* des breiteren Epistropheus durchtritt. Dieser Zahnfortsatz des zweiten Halswirbels ist beim jungen Vogel ein getrenntes Knochenstück. — Die Körper aller Halswirbel besitzen einen hinteren, sehr flach convexen, jederseits seicht ausgeschweiften Gelenkkopf, dessen unterer Rand am meisten hinterwärts vorspringt; ihm entspricht eine an der Vorderseite der Wirbelkörper und selbst am Vordertheile ihrer unteren Fläche befindliche, oft durch die abwärts gebogenen Querfortsätze seitlich vervollständigte Concavität. — Der hintere stark ausgeschnittene Rand des oberen Wirbelbogens berührt den vorderen

1) Sämmtliche Wirbel können pneumatisch sein; die Oeffnungen liegen gewöhnlich seitlich an den Wurzeln der Querfortsätze oder am Körper; seltener, wie bei manchen Raubvögeln und Enten, an den Dornen.

2) Die Zahl der Halswirbel beläuft sich z. B. bei Strix, bei Alcedo auf 11; bei den meisten Singvögeln, Picariae und Tauben auf 12; bei den Möven, Sturmvögeln, Hühnern auf 13; bei Upupa, den Trappen, manchen Enten auf 14; beim Storch und Ibis auf 15; beim Pelican und Casuar auf 16; bei Grus, Sula, Carbo auf 17; beim Flamingo auf 18; bei den Schwänen auf 23 bis 24. — Am schmalsten und längsten sind die Halswirbel bei Phoenicopterus und Ardea; am kürzesten bei Alca, Aptenodytes.

3) Ein isolirt dastehendes Beispiel von Verschmelzung derselben liefert, nach Nitzsch, Buceros erythorhynchus.

Rand des nächst folgenden oberen Wirbelbogens meistens nicht unmittelbar, vielmehr bleibt zwischen den oberen Bogen zweier auf einander folgender Halswirbel gewöhnlich — und besonders an den tieferen Halswirbeln — eine oft beträchtliche Lücke. Von den Seiten des hinteren Theiles jedes oberen Bogens erstrecken sich hintere Gelenkfortsätze zum nächst hinteren Wirbel, dessen vordere Gelenkfortsätze durch sie gedeckt werden. Die Gelenkflächen der hinteren Gelenkfortsätze sind sehr flach convex; die der vorderen sehr seicht concav. — Als ***Processus transversi*** sind die absteigenden Theile der vorderen Gelenkfortsätze zu betrachten. Geht man von den mit deutlichen Querfortsätzen versehenen Rückenwirbeln aus und verfolgt jene nach vorn, so erkennt man, dass sie um so mehr verkümmern und mit den vorderen Gelenkfortsätzen verschmelzen, je mehr man dem vorderen Theile des Halses sich nähert. Diese abortiven Querfortsätze der Halswirbel enden aber auswärts nicht frei, sondern zwischen jeden derselben und den Rand seines Wirbelkörpers schiebt sich ein eigenes — sehr häufig griffelförmig nach hinten verlängertes — Knochenstück, welches also — ganz rippenähnlich — durch den, dem Capitulum entsprechenden Rand mit dem Wirbelkörper und durch den, dem Tuberculum analogen Rand mit dem Querfortsatze verbunden ist. Hiervon überzeugt man sich leicht bei Untersuchung junger Vögel, wo die abortive Rippe ein eigenes Knochenstück bildet. Indem aber dies Rippenrudiment sehr bald mit seinen beiden Ansatzpunkten verwächst, entsteht auf jeder Seite des Wirbels, in Gestalt eines Höckers oder einer Längsleiste, eine mehr oder weniger starke Vorragung, welche durch ein Loch oder einen Canal von dem Seitentheile des Wirbels getrennt bleibt [4]). — Mehre der mittleren Halswirbel besitzen noch darin eine Eigenthümlichkeit, dass von ihren Querfortsätzen aus ein Fortsatz nach der vorderen oder unteren Fläche der Wirbelkörper sich umbiegt, wodurch ein zur Aufnahme der Carotiden bestimmter Halbcanal oder Canal entsteht. — Die ***Processus spinosi superiores*** kommen häufig, mehr oder minder stark entwickelt, an den vordersten Halswirbeln (mit Ausschluss des Atlas), weniger ausgebildet an einigen der hintersten vor, fehlen den mittleren aber gewöhnlich ganz. — Unpaare untere Dornfortsätze, deren jeder nur von einem einzigen Wirbelkörper ausgeht, kommen gleichfalls nur an den vordersten und an den hintersten Halswirbeln vor. — Die Rückenwirbel machen, der Zahl [5]) nach, selten mehr als ein Viertheil

---

4) Diese an den Halswirbeln entstandenen Foramina entsprechen genau den an den Rückenwirbeln gleichfalls vorhandenen, die hier theils durch Capitulum und Tuberculum der Rippen, theils durch den Wirbelkörper und den Querfortsatz begrenzt werden. — Der durch die einzelnen, auf einander folgenden Foramina gebildete Canal der Halswirbel dient zur Umschliessung der ***Arteria*** und ***Vena vertebralis*** und des tiefen Halstheiles des ***Nervus sympathicus***.

5) Beim Pelican finden sich nur 6 Rückenwirbel; bei den Hühnern, Störchen,

der gesammten Wirbelsäule aus. In Vergleich mit den Halswirbeln haben sie gewöhnlich eine bedeutende Kürze. Ihre Körper sind schmal, seitlich comprimirt, verbinden sich ähnlich, wie die der Halswirbel, sind aber bisweilen völlig mit einander verwachsen [6]). Die Ränder zweier auf einander folgender oberen Bogen sind dicht an einander gerückt. Die *Processus transversi* sind sehr entwickelt, breit, flach, horizontal, mit ihrem freien Ende oft vorwärts und hinterwärts etwas verlängert und so oft confluirend; an jeden Querfortsatz heftet sich das Tuberculum einer Rippe. Ebenso sind die *Processus spinosi superiores* in Gestalt seitlich comprimirter, breiter, gewöhnlich die ganze Länge der Wirbel einnehmender, meist dicht an einander gerückter [7]), bisweilen sogar, der Länge nach, zu einem Kamme unter einander verwachsener Leisten sehr ausgebildet. Die Körper der vorderen — seltener fast aller — Rückenwirbel besitzen gewöhnlich einfache oder gabelförmig gespaltene *Processus spinosi inferiores* [8]), welche selten fehlen, dagegen bei fast allen Hühnern, mit einander verwachsend, zu einer langen durchbrochenen Knochenleiste sich entwickeln. Die zwei bis drei letzten Rückenwirbel sind sehr häufig mit dem Kreuzbeine verwachsen. — Die Anzahl der Kreuzbeinwirbel [9]) ist immer sehr beträchtlich, lässt sich aber bei älteren Vögeln nur aus der Anzahl der Fortsätze erkennen. Denn die Körper dieser Wirbel, welche beim Fötus getrennt sind, verwachsen in der Regel zu einem langen Knochenkegel, der gewöhnlich in seinem vorderen Segmente, unter Reduction der Querfortsätze, am breitesten, in seinem hinteren Segmente, bei Verbreiterung der Fortsätze, verschmälert ist. Der Spinalcanal der oberen Bogen wird durch eine einfache, zusammenhangende Knochenbrücke gedeckt, an der keine gesonderten Dornfortsätze entwickelt sind. Die Querfortsätze sind, namentlich in dem hinteren Abschnitte des Kreuzbeines, an ihrem Ursprunge mittelst zwischenliegender Oeffnungen von einander getrennt,

---

Tauben, Kukuken 7; bei den Eulen, Singvögeln, den Trappen, Möven, Sturmvögeln, Connoranen 8; bei Tringa, Ardea, Grus, den Enten, Gänsen, dem Strauss 9; bei Rallus, Cygnus, einigen Colymbus, dem Casuar 10.

6) Beständig gilt dies, wenigstens von den mittleren, bei allen Hühnern; von einigen bei den Tauben, dem Pelican, bei Phoenicopterus, bei Colymbus, bei Falco nisus.

7) Diese Charaktere fallen bei allen straussartigen Vögeln weg, indem die Dornfortsätze, minder verlängert, sich nicht berühren. Das letztere gilt auch von ihren Querfortsätzen. Daraus resultirt grössere Freibeweglichkeit der Wirbelsäule bei Unvermögen zum Fluge.

8) Sie sind wol am stärksten entwickelt bei Cypselus; sehr schwach oder fehlend bei vielen langhalsigen Sumpfvögeln.

9) Am beträchtlichsten bei den Struthionen: beim Strauss 18; beim Casuar 20; bei den Möven 12; bei den Singvögeln 9 bis 13. — Bei mehren Straussen bleiben sie unverwachsen. Beim Pinguin sind die drei vordersten nur durch Bandmasse mit den Hüftbeinen verbunden.

in der Gegend ihrer äusseren Enden aber durch knöcherne Längs brücken mit einander verwachsen. Ausser diesen Querfortsätzen treten von dem Körperstück des Kreuzbeines einzelne, rippenähnliche tiefere Fortsätze zum Hüftbeine. Sie stellen in Gemeinschaft mit den eigentlichen Querfortsätzen oft durchlöcherte Scheidewände dar, welche zu beiden Seiten des Kreuzbeinkegels die *Regio sacro-iliaca* in mehre Höhlen abtheilen. — Die Schwanzwirbel [10]) sind beweglich unter einander verbunden. Sie besitzen gewöhnlich starke Querfortsätze, sehr schwache Gelenkfortsätze und ziemlich entwickelte obere und untere Dornen, welche letztere aber häufig fehlen. Der letzte Schwanzwirbel hat gewöhnlich eine ausgezeichnete Form, ähnelt einer Pflugschaar, ist seitlich zusammengedrückt und — namentlich bei bedeutender Ent wickelung der Steuerfedern des Schwanzes [11]) sehr gross.

§. 117.

Unmittelbar auf die schon oben erwähnten, mit den Körpern und mit den abortiven Querfortsätzen der Halswirbel vollständig verwachsenden Rippenrudimente folgen gewöhnlich einige verlängerte und unverwachsene Rippen [1]), welche das Brustbein nicht erreichen. Eine oder zwei derselben pflegen nur an den hier längeren Querfortsätzen der oberen Bogenschenkel zu haften, ohne immer auch durch Capitula mit den Wirbelkörpern verbunden zu sein. Den Rippen der eigentlichen Rückenwirbel, so weit diese letzteren nicht mit den Hüftbeinen verwachsen sind, kommen dagegen Verbindungen, sowol mit den Querfortsätzen als auch mit den Körpern der Wirbel zu, während die letzte oder die letzten Rippen, welche von den Hüftbeinen an ihrem Ursprunge bedeckt werden, häufig wieder nur eine Verbindung besitzen. Die ge wöhnlich deprimirten wahren oder Brustbeinrippen stehen mit dem Sternum nicht durch Knorpel, sondern durch Knochen in Verbindung. Diese Knochen, die sogenannten Sternalrippen, *Ossa sternocostalia* [2]), welche unter mehr oder minder spitzen, ab- oder rückwärts gerichteten, von vorn nach hinten successive weiter werdenden Winkeln von ihnen abgehen, sind sowol mit ihnen, als auch mit

---

10) Bei den Hühnern 5 bis 6; bei Otis, Certhia, Upupa 6; bei den meisten Singvögeln, den Tauben, Störchen, Kranichen, Flamingo, Möven, Pelican, Gänsen, vielen Enten, dem Casuar 7; bei Bombycilla, Tringa, Rallus, Sula 8; bei Cygnus, Struthio, Rhamphastos 9.

11) Z. B. bei Upupa, mehr bei Certhia, noch mehr bei Picus entwickelt. Beim Toucan sind, nach Owen, die drei hintersten Schwanzwirbel unbeweglich mit einander verbunden, so dass der Schwanz auf den Rücken gelegt werden kann. — Bei Rhea ist dagegen der verlängerte letzte Schwanzwirbel kegelförmig.

1) Häufig sind die Rippen pneumatisch, wie bei den Raubvögeln, vielen Sumpfvögeln und Schwimmvögeln, so wie bei Otis und Tetrao. Die Luftlöcher liegen gewöhnlich in der Nähe der Wirbelsäule und namentlich am Tuberculum.

2) Sie haben, wenn sie pneumatisch sind, ihre eigenen Luftlöcher, welche dicht bei ihrem Sternalende liegen.

dem Brustbein beweglich verbunden. An seinem Brustbeinende verbreitert sich jeder Sternocostalknochen und spaltet sich in zwei kleine Gelenkköpfe. Jeder der letzteren articulirt beweglich mit einer der beiden, durch eine mittlere Längsgrube getrennten Kanten des Seitenrandes des Brustbeines. Die Sternocostalknochen nehmen successive von vorn nach hinten an Länge zu; der hinterste erreicht bisweilen das Brustbein nicht; mitunter findet sich auch hinten ein falscher Sternocostalknochen ohne entsprechende Rippe. — Eigenthümlich sind den wahren Rippen noch kleine, rückwärts und gewöhnlich aufwärts gerichtete, anfangs als getrennte Knochen vorhandene, später mit ihnen verwachsende Fortsätze (***Processus uncinati***) [3]). Sie erstrecken sich etwa von der Mitte des Hinterrandes jeder Rippe über die Aussenfläche der nächstfolgenden hinteren, die sie also decken und mit der sie durch Ligamente verbunden sind. Sie verleihen der Rückenhälfte des Brustkorbes grössere Festigkeit.

## II. Vom Brustbeine.

### §. 118.

Das Brustbein ist ein meistens sehr beträchtlicher, im Ganzen viereckiger, verhältnissmässig breiter, immer nach vorn oder unten convexer, nach hinten oder innen mehr oder weniger stark ausgehöhlter Knochen, welcher gewöhnlich über die eigentliche Brustgegend nach hinten hinausreicht. Es besitzt meistens einen mittleren, mehr oder minder stark vorspringenden Längskamm, den sogenannten Brustbeinkiel, welcher, der Länge nach verlaufend, das Brustbein aussen in zwei Seitenhälften scheidet, den bei den fliegenden Vögeln so ausserordentlich stark entwickelten ***M. M. pectorales*** Ansatzflächen gewährt und die Muskeln der beiden Seiten scheidet. Dieser Brustbeinkiel fehlt nur den straussartigen Vögeln, deren mehr oder minder schildförmiges wenig convexes Sternum überhaupt am schwächsten entwickelt ist [1]). Am Vorderrande des Sternum finden sich seitlich zwei längliche Gelenkgruben zur Aufnahme der unteren Enden der ***Ossa coracoïdea.*** Zwischen beiden erstreckt sich sehr häufig ein als Manubrium zu bezeichnender Fortsatz nach vorn. An die Seitenränder, deren jeder durch eine Längsfurche zweikantig ist, befestigen sich die den Rippenknorpeln entsprechenden ***Ossa sternocostalia.*** Zwischen dem Seitenrande und dem vorderen Rande findet sich oft ein platter, mehr oder minder stark entwickelter, etwas vorwärts gerichteter Fortsatz (***Processus costalis***). —

3) Sie scheinen bei einigen Struthionen, namentlich beim indischen Casuar, nie vollständig mit den Rippen zu verwachsen. — Sind sie pneumatisch, so werden sie von den Rippen aus mit Luft gefüllt.

1) Fast noch unvollkommener, als bei den bekannteren straussartigen Vögeln, ist es bei Apteryx; ohne Kiel, mit Fontanellen und Ausschnitten. Vgl. die Abbild. von Owen l. c.

Der hintere Rand ist bald abgerundet, bald besitzt er Einschnitte von verschiedener Tiefe, welche durch leistenförmige Verlängerungen des Knochens (die sogenannten Abdominalfortsätze) begrenzt werden. — Sonst ist das Sternum bald vollständig in seiner ganzen Ausdehnung ossificirt, bald besitzt es membranös geschlossene Inseln in seinem hintersten Abschnitte.

[Eine ausführliche Abhandlung über das Brustbein der Vögel, mit zahlreichen Abbildungen, hat geliefert A. A. Berthold in seinen Beiträgen zur Anatomie, Zootomie und Physiologie, Gött. 1831, 8., S. 105 sqq. — Ueber die Ossificationsgeschichte des Brustbeines s. Geoffroy St. Hilaire, Philosophie anatomique T. 1., Paris 1818, mit Abbild. und L'Herminier in den Ann. d. sc. nat. T. 6., 1836. — Das Brustbein zeigt bei den Vögeln Verschiedenheiten, welche mit der Ausbildung ihres Flugvermögens in directer Beziehung stehen. Am meisten entwickelt durch Umfang, Stärke des Kammes und Solidität ist es bei Trochilus, Nectarinia, Cypselus. Hier ist es zugleich durchaus solide, ohne häutig geschlossene Lücken und Abdominalfortsätze. Diese letzteren fehlen auch sonst häufig, wie bei vielen Tagraubvögeln, bei Thalassidroma, Psophia. — Bei anderen Tagraubvögeln, namentlich bei mehren Geiern und Falken, so wie bei den meisten Papageien, fehlen zwar die Abdominalfortsätze, aber es sind häutig geschlossene Fontanellen vorhanden. — Am häufigsten besitzt der hintere Rand des soliden Brustbeines jederseits einen Ausschnitt. Dieser ist sehr seicht bei Caprimulgus und Hirundo, ungeheuer tief z. B. bei Crypturus, vorn sehr zugespitzt bei Rallus. Einen Ausschnitt jederseits besitzen die Passerinen, Cuculus, die Fulicarien, Möven, Phoenicopterus, Ciconia, Ibis, Pelicanus, Haliaeus, Nitzsch's Dermorhynchi und Pygopoden. — Eine Fontanelle und einen Ausschnitt besitzen z. B. Columba, Vanellus (sonst ist bei Columba und Pterocles der Kamm besonders stark). — Jederseits zwei Ausschnitte besitzen die meisten Eulen, sehr viele Picariae, die meisten Schnepfen und Hühner; bei letzteren ist der innere Ausschnitt am stärksten. Bisweilen sind diese Einschnitte ungeheuer tief, so dass der grösste Theil des Brustbeinkörpers nur durch einen schmalen Knochenstreifen repräsentirt wird. — Sehr schmal ist das ganze Sternum bei Rallus und den Fulicarien. — Bei Cuculus und Caprimulgus ist der hinterste Theil des Sternum auffallend stark abwärts geneigt. — Häufig ist das Brustbein pneumatisch. Die Luft dringt in dasselbe ein durch mehre Löcher, welche an seiner inneren Fläche, hinter dem vorderen Rande und in der Mittellinie liegen. Andere Luftlöcher finden sich, obschon minder beständig, an den Seitenrändern.]

## III. Vom Schulter- und Beckengerüste.

### §. 119.

Das Schultergerüst der meisten Vögel besteht ursprünglich jederseits aus drei Hauptknochen: der *Scapula*, dem *Os coracoïdeum* und der *Clavicula*. Indem aber die Claviculae beider Seiten meistens mit ihren unteren, vor dem Brustbeine gelegenen Enden unter einander verwachsen, bilden sie gewöhnlich einen mittleren einfachen, gabelförmigen Knochen, die sogenannte Furcula. Zu den genannten Knochen kömmt häufig noch ein kleiner accessorischer Knochen: das sogenannte Nebenschulterblatt (*Os humero-scapulare s. Scapula accessoria*).

Die Scapula [1]) ist gewöhnlich ein schmaler, säbelförmiger, vorn dikkerer, hinten flacherer, hier bisweilen verbreiterter oder erweiterter [2]), länglicher, an der Rückenseite der Rippen, parallel der Wirbelsäule gelegener, fast bis zum Becken nach hinten sich erstreckender Knochen. Durch sein vorderes dickeres Ende ist er nach innen mit der Clavicula, nach aussen mit dem *Os coracoïdeum* verbunden. Dieses bildet in Gemeinschaft mit der Scapula die Gelenkgrube für den Oberarm.

Das *Os coracoïdeum* [3]), der beträchtlichste unter den Knochen der Schulter, ist länglich, gerade, steigt vom vorderen Ende der Scapula und vom oberen der Clavicula abwärts zum Brustbeine, an dessen vorderen Rand es, verbreitert, sich befestigt, mit dem der anderen Seite mehr oder minder stark convergirend [4]).

Jede Clavicula [5]) ist oben sowol mit der Scapula, als mit dem *Os coracoïdeum* verbunden. Sie ist gewöhnlich nach vorn oder nach aussen convex. Abwärts steigend convergiren die beiden Claviculae in der Regel und verschmelzen vor dem Vorderrande des Brustbeines zu einem v-förmigen Knochen (*Furcula*), der oft, wie z. B. bei den Singvögeln und allen Hühnern, in einen unteren unpaaren Fortsatz [6]) ausgeht. Das untere Ende der Furcula liegt bald frei, bald ist sie an die Spitze des Brustbeinkieles oder mit dem Manubrium mittelst eines Bandes oder einer Knorpelhaut befestigt, oder selbst damit verwachsen [7]). — Die Stärke der Gabel und ihre Convexität bieten, der Entwickelung des Flugvermögens parallel gehende Verschiedenheiten dar [8]). Selten sind die beiden Claviculae unten nur knorpelig [9]) oder bleiben unvereinigt, oder fehlen ganz.

---

1) Wenn sie pneumatisch ist, liegen die Oeffnungen der Luftlöcher gewöhnlich in der Nähe des vorderen Endes. — 2) Z. B. bei Tetrao.

3) Er ist unter sämmtlichen Schulterknochen am häufigsten pneumatisch. Die Oeffnungen liegen gewöhnlich am oberen Ende; seltener unten am Brustbeinende, wie bei Hühnern, Spechten, Grus.

4) Am stärksten ist die Convergenz wol bei den Tagraubvögeln.

5) Die pneumatischen Oeffnungen liegen gewöhnlich mehrfach an der äusseren Seite der Knochen.

6) Er fehlt den Tauben. Bei Ardea steigt vom Vereinigungswinkel beider Schenkel ein länglicher kleiner Fortsatz aufwärts.

7) Verwachsen oder durch Knorpel verbunden mit der Crista des Brustbeines z. B. bei Tantalus, Ciconia, Ardea, Grus, Pelecanus, Halieus, Colymbus.

8) Die Furcula ist am stärksten und am meisten convex bei den Tagraubvögeln; schwach bei den Hühnern, Enten, Tauchern, Pinguinen, Psittacinen, Buceros u. s. w.

9) Sie bleiben unten knorpelig bei Strix ulula nach Meckel; bei Strix flammea sah sie Nitzsch constant in ein seitliches Knochenpaar zerfallen; ebenso Meckel bei Buceros nasutus (während Owen bei B. cavatus sie verbunden fand); ich bei mehren Rhamphastos spec. dub.; vielen Papageien fehlt die Fur-

Die *Ossa humeroscapularia* [10]) sind kleine dreieckige, nur einzelnen Ordnungen eigenthümliche, nach aussen vom vorderen oder oberen Gelenkfortsatze der Scapula und über dem Kopfe des Humerus liegende, das Oberarmgelenk vervollständigende Knochen.

[Die Schulter der Struthionen zeigt sich dadurch eigenthümlich, dass die drei Elemente des Schultergerüstes jeder Seite mit einander zu einem einzigen Knochen verschmelzen und dass die Claviculae bei Apteryx, beim indischen Casuar und bei Rhea americana kaum, bei Struthio camelus und beim neuholländischen Casuar dagegen sehr bestimmt als starke, vorzüglich bei letzterem convergirende — wenn auch unvereinigt bleibende — Fortsätze angedeutet sind. Beim neuholländischen Casuar bleiben die das Brustbein nicht erreichenden Claviculae während der grössten Zeit des Lebens eigene Knochen, während das *Os coracoïdeum* frühzeitig mit der Scapula verwächst. Beim jungen africanischen Strauss finde ich Scapula und *Os coracoïdeum* als getrennte Knochenstücke; die nach innen vor dem *Os coracoïdeum* gelegene Clavicula, welche von jenem später nur durch eine Oeffnung theilweise getrennt bleibt (s. d'Alton Tab. VII. fig. g.), ist noch ganz ligamentös, ohne Spur von Verknöcherung und erstreckt sich zum Brustbeine. Vgl. die Abbild. bei d'Alton, Skelete d. straussart. Vögel, Tab. VI. fig. f. und i., Tab. VII. fig. d. umd g. Vgl. auch de Fremery, Specimen zool. sistens observ. de Casuar. Now. Holland., Traject. ad Rhen. 1819, 8., und über Apteryx: Owen l. c. Tab. 55. fig. 2. u. 4.]

§. 120.

Das Becken der Vögel ist im Allgemeinen dadurch ausgezeichnet, dass es unten offen ist, indem die entsprechenden Knochen beider Seiten unvereinigt bleiben. Es ist dies eine Regel, von welcher nur der afrikanische Strauss [1]) eine Ausnahme macht. — Jede Seitenhälfte des

---

cula gänzlich; so, nach Vigors in Taylor's Philos. Magaz. 1831, No. 51. p. 232., bei Ps. mitratus, eximius und galgulus; nach Nitzsch (System der Pterylographie S. 145.) bei allen Platycerci und bei Ps. pullarius; ich vermisste sie ausserdem auch bei Psittacula passerina. S. auch Kuhlmann, De absentia furculae in Psittac. pullario, Kil. 1841, 8.

10) Vgl. über diese Knochen Nitzsch, Osteog. Beitr. S. 83. Sie sind vorhanden bei den Tagraubvögeln, bei den Eulen, den Passerinen, den Spechten. Sehr stark entwickelt z. B. bei Lanius. Sie fehlen z. B. bei Cuculus, Coracias, den Papageien, den Hühnern, Sumpf-, Schwimmvögeln und Straussen.

1) Ueberhaupt zeigt das Becken der Struthionen manche Eigenthümlichkeiten; es ist verhältnissmässig lang, aber schmal, und erstreckt sich über das ganze Kreuzbein, ein vollständiges Dach über demselben bildend. — Beim afrikanischen Strauss entsteht nun dadurch, dass die beiden convergirenden und etwas vorwärts gewendeten Schaambeine mit einander sich verbinden und vorn in eine schildartige Knorpelplatte übergeben, eine Schaambeinfuge oder ein geschlossenes Becken. d'Alton bemerkte jederseits noch einen kleinen, länglichen, platten Knochen, der an die ähnlichen Knochen der Salamander und Beutelthiere erinnert. Bei Rhea americana nähern und vereinigen sich die beiden Sitzbeine dicht unterhalb des Kreuzbeines in einer langen Strecke, so dass das Kreuzbein von den Beckenknochen völlig umgürtet wird. Bei den übrigen Struthionen werden diese unter den Vögeln isolirt dastehenden Bildungen gänzlich vermisst. Vgl. die Ab-

Beckens wird aus drei Knochen gebildet, welche sämmtlich zur Einschliessung der eines festen Bodens ermangelnden, also innen offenen Pfanne für den Kopf des Femur beitragen.

Das Hüftbein[2]) (*Os ileum*), unter den Beckenknochen immer das bei weitem beträchtlichere, ist breit, durch seinen Innenrand bald grossentheils, bald ganz mit den letzten Rückenwirbeln und dem Kreuzbeine verwachsen. Vorn bedeckt es meistens die Querfortsätze der Wirbel oder stösst mit dem gleichnamigen Knochen der entgegengesetzten Seite an oder über den mit beiden verschmolzenen Dornfortsätzen zusammen; hinten befestigt es sich gewöhnlich nur an den Aussenrändern der unter einander brückenförmig verbundenen Querfortsätze. Es zerfällt sehr allgemein in zwei Abschnitte, von denen der vordere oberflächlich concav, der hintere aussen convex und inwendig sehr ausgehöhlt ist.

Das Sitzbein (*Os ischii*), viel unbeträchtlicher, als das Hüftbein, steigt von der Pfanne aus nach hinten, bildet sofort die äussere Begrenzung eines Hüftbeinloches, das von innen durch das *Os ileum* begrenzt wird und legt sich darauf verbreitert unter einem Winkel an diesen letzteren Knochen an, mit welchem es gewöhnlich vollständig verwächst.

Das Schaambein (*Os pubis*) ist ein dünner rippenförmiger, bisweilen nach hinten verbreiterter Knochen, der von der Pfanne aus, dem Sitzbeine fast parallel, nach hinten steigt und dasselbe hier überragt. Es begrenzt in Gemeinschaft mit dem Sitzbeine das kleine, dicht hinter der Pfanne gelegene *Foramen obturatorium.* Darauf legt es sich mehr oder minder dicht an das Sitzbein an. — Die Schaambeinenden beider Seiten convergiren oft ziemlich bedeutend und nähern sich dadurch stark.

## IV. Von den Knochen der Extremitäten.

### §. 121.

Die Knochen der Vorderextremitäten zerfallen bei den Vögeln allgemein in fünf Abtheilungen von verschiedener Länge. Der Oberarm ist bald kürzer, bald länger als der Vorderarm, bald ungefähr von gleicher Lange mit ihm. Die Handwurzel ist immer sehr kurz. Die Hand

---

bildungen bei d'Alton, Skelete d. straussart. Vögel, Tab. VII. fig. h. k. i. l. und bei Owen, Transact. of the zool. soc., Vol. 2. Tab. 54. u. 55. von Apteryx. — Beim Pinguin ist das Hüftbein schmal, schulterblattähnlich, vor der Gelenkhöhle verlängert, hinter derselben verkürzt. Die vier ersten, obschon verschmolzenen Kreuzbeinwirbel liegen frei und hangen mit dem über die Rippen etwas verlängerten Hüftbeine nur durch Bandmasse schwach zusammen.

2) Es ist häufig pneumatisch. Die Luftöffnungen liegen gewöhnlich an dem Innenrande, den Wirbeln zugekehrt. Auch die übrigen Beckenknochen sind bisweilen lufthaltig durch Oeffnungen, welche in der Nähe der Pfanne liegen.

— mit Einschluss des beträchtlichen Metacarpus — ist im Allgemeinen um so länger, je schneller der Flug der Vögel ist [1]).

Der Humerus [2]) ermangelt eines rundlichen Kopfes, ist vielmehr mit einer länglichen sehr wenig abgesetzten Gelenkfläche versehen. Sein oberes Ende ist sehr allgemein verbreitert und mit zwei Leisten: einer vorderen und einer hinteren, versehen [3]). An seinem unteren Ende besitzt er zwei durch eine Vertiefung getrennte Gelenkerhabenheiten und ein Paar Knorren [4]). An seinem Ulnarrande kömmt häufig eine kleine patellaartige Verknöcherung vor [5]).

Die Vorderarmgegend wird immer durch zwei Knochen: den vorderen, schwächeren Radius und die hintere, viel stärkere, bisweilen, wie bei den Tauben und Hühnern, durch eine starke Krümmung vom Radius sich entfernende Ulna gebildet, welche letztere gewöhnlich ein Olecranon besitzt. Am unteren Ende des Radius kömmt häufig ein kleiner länglicher accessorischer Knochen vor, über welchen die Sehne des Flughautspanners weggeht [6]).

Die sehr kurze Handwurzel wird aus zwei Knochen gebildet [7]); der eine liegt vorn, ist vorzugsweise an der Gelenkfläche des Radius eingelenkt und nimmt den grössten Theil des Gelenkes des Metacarpus auf; der zweite, gewöhnlich stärkere und hintere liegt in der Buge zwischen Ulna und Metacarpus.

Die beträchtliche Mittelhand besteht immer aus zwei länglichen, neben einander liegenden, an ihren beiden Enden verwachsenen, in der Mitte durch eine, meist einfache, längliche Lücke getrennten Knochen, von denen der dem Radius durch seine Lage entsprechende den zweiten an Dicke und Länge stets übertrifft. Am Ende des Metacarpus liegt oft ein accessorisches Knöchelchen. Ein hoch oben an der Radialseite des Metacarpus befindlicher Vorsprung trägt den Daumen, der, mehr oder minder lang, bald aus einem einzigen, bald aus zwei Phalangen

1) Am längsten ist sie bei Trochilus und Cypselus. Länger als der Vorderarm auch z. B. bei den Tauben.

2) Er ist sehr häufig pneumatisch. Die Oeffnungen liegen sehr constant am oberen Ende unterhalb der vorderen Leiste.

3) Mit starken Fortsätzen versehen und sehr kurz bei Cypselus (Nitzsch, Osteog. Beitr. Tab. 2. Fig. g.).

4) Bei den Schnepfen und Möven, Puffinus, Sula einen starken Seitenfortsatz zum Ursprunge des *Extensor metacarpi longus*.

5) In der Regel bei den Passerinen; von Cypselus abgebildet bei Nitzsch, Osteog. Beitr. Tab. II. Fig. g. 1.

6) Bei den Passerinen, den Sturmvögeln, den Eulen; bei letzteren durch Heusinger sehr genau beschrieben und abgeb. Meckel's Archiv 1822, B. VII. S. 179. Zwei an der Handwurzel vieler Vögel vorkommende Sesambeinchen bezeichnet Nitzsch als *Epicarpium* und *Hypocarpium*.

7) Bei Apteryx, nach Owen, aus einem Knochen; sie ist beim neuholländ. Casuar vorhanden; Meckel fand sie an der einen Seite aus einem Knochen, an der anderen aus zwei bestehend; ich finde überall nur einen.

besteht [8]). — Der zweite Finger ist unten an dem grössten Theile des Endes des Metacarpus befestigt. Er ist immer am längsten und besteht gewöhnlich aus zwei, seltener aus drei Gliedern. Das erste ist gewöhnlich breit, flach, solide, an seinem Vorderrande dicker, als am hinteren; das zweite ist nach unten zugespitzt und kürzer; noch mehr gilt beides von dem dritten, sobald es überhaupt vorhanden ist. — Der dritte Finger ist gewöhnlich klein. Er sitzt auf dem Ulnartheile des Metacarpus, liegt meist dicht an dem zweiten Finger und besteht aus einem einzigen Gliede [9]).

§. 122.

Die Knochen der Hinterextremitäten der Vögel sind: ein Oberschenkelbein, eine Kniescheibe, die Tibia und Fibula, ein, je nach der Zahl der Zehen, einfach oder zweifach vorhandenes *Os metatarsi*, und die Phalangen der Zehen. — Fusswurzelknochen fehlen fast immer [1]).

Das Oberschenkelbein [2]) ist ein starker, cylindrischer, gewöhnlich schwach vorwärts gebogener Knochen, der beständig von der Tibia an Länge übertroffen wird [3]). Sein kleiner hemisphärischer Gelenkkopf geht unter rechtem Winkel von ihm ab; eine Grube am oberen Theile desselben ist zur Aufnahme des *Ligamentum teres* bestimmt. Sein Trochanter ist einfach, stark, nach aussen und vorn gelegen. An seinem unteren Ende besitzt er zwei, vorn durch eine Vertiefung getrennte Condyli; der innere, schwächere entspricht ausschliesslich der Tibia; der äussere, stärkere besonders ihr, zugleich aber auch der Fibula.

Die Kniescheibe liegt gewöhnlich als eine einfache Ossification vorn in der zwischen den beiden Condyli des Femur befindlichen Vertiefung [4]).

Der Unterschenkel wird fast ausschliesslich durch die lange und starke Tibia gebildet, indem die nie ganz fehlende Fibula nur als ein

---

8) Vgl. darüber die Bemerkungen von Nitzsch, Osteog. Beitr. S. 89.

9) Die stärkste Verkümmerung der Finger kömmt vor bei Apteryx u. beim indischen Casuar, die nur den mittleren Finger besitzen, der bei ersterem aus einer einzigen Phalange besteht. Der Daumen ist sehr lang bei vielen Schwimmvögeln: Pelecanus, Uria, Alca, Colymbus, Diomedea, Procellaria; kürzer bei den Schwalben, Raubvögeln, Klettervögeln und Hühnern; noch kürzer bei den meisten Passerinen und Sumpfvögeln; ganz rudimentär bei Aptenodytes, bei dem dagegen der dritte Finger durch seine Länge ausgezeichnet ist.

1) Nur bei Apteryx kommt, nach Owen, ein kleiner Fusswurzelknochen vor.

2) Es ist häufig pneumatisch, doch seltener als der Humerus. Die Oeffnung liegt gewöhnlich vorn beim Trochanter; selten hinten, wie beim Strauss, bei Oriolus und einigen anderen.

3) Bisweilen ist er in Vergleich zum Unterschenkel sehr kurz, wie bei Hypsibates, Phoenicopterus.

4) Die Kniescheibe ist doppelt beim zweizehigen Strausse und scheint nur einigen Colymbus-Arten mit sehr starkem Tibialfortsatze zu fehlen. Vgl. Wagner in Heusinger's Zeitschr. Bd. 1. S. 587.

schwacher, griffelförmiger, an der Aussenseite der Tibia, eine Strecke weit von ihr durch eine Lücke getrennter, dann sich an sie anlegender, nie bis zum Metatarsus reichender Knochen erscheint. Die Tibia ist oben am dicksten und bildet hier gewöhnlich zwei bis drei leistenartige Vorsprünge, die bei einigen Schwimmvögeln, namentlich den Colymbi, zu einem sehr hohen Fortsatze sich erheben. An ihrem unteren Ende besitzt sie zwei durch eine Vertiefung getrennte Gelenkköpfe (Rolle). Die die letzteren trennende Vertiefung wird gewöhnlich durch eine knöcherne Querbrücke theilweise überwölbt, unter welcher die Sehne des langen gemeinschaftlichen Zehenstreckers verläuft.

Die Mittelfussgegend wird gewöhnlich aus zwei Knochen: einem Hauptknochen und einem kleinen blos für den Daumen bestimmten Nebenknochen gebildet. Der Hauptknochen [5]) schliesst sich unmittelbar an die Tibia an, ist länglich, von verschiedener Dicke [6]), immer fast gerade und an seinen beiden Enden angeschwollen. An seinem oberen Ende besitzt er zwei, durch einen mittleren Vorsprung getrennte Gelenkflächen, von denen die äussere in einen hinteren und äusseren Höcker sich fortzusetzen pflegt. An seinem unteren Ende spaltet er sich, bisweilen ziemlich tief, in drei schmale Gelenkfortsätze für die Zehen, von denen der mittlere, eine Rolle bildend, meist am längsten und breitesten ist. An seiner Vorder- und Hinterfläche bildet er eine Längsfurche [7]) zur Aufnahme der Zehenstrecker und Beuger. Der kleine Mittelfussknochen des Daumens liegt an der Innenseite des Hauptknochens, mehr oder minder tief abwärts und bildet an seinem unteren Ende oft eine Rolle. Er fehlt bei Abwesenheit des Daumens.

Die gewöhnlichste Zahl der Zehen beträgt vier [8]). Gewöhnlich ist der Daumen nach hinten, nur bei den Palmipeden mehr nach vorn gerichtet. Bei den Scansores und Papageien ist auch die äussere Zehe hinterwärts gewendet. — Jede Zehe besteht aus mehren Phalangen; gewöhnlich nimmt die Zahl der letzteren an den einzelnen Zehen von innen nach aussen so zu, dass sie successive von zwei auf fünf steigt [9]).

---

5) Nach Baer's Beobachtung entsteht dieser Knochen ursprünglich nicht durch einen einzigen Knorpel, vielmehr bilden sich so viele Knorpel, als Zehen vorhanden sind (C. E. v. Baer, Ueber Entwickelungsgeschichte der Thiere, Königsb. 1828, Th. 1. S. 94.).

6) Lang und dünn bei den Sumpfvögeln, Straussen, Raubvögeln; kleiner bei den Hühnern und Schwimmvögeln; sehr kurz und dick bei den Papageien und Pinguinen.

7) Am stärksten bei den Raubvögeln und Schwalben; meist ist die vordere viel stärker, als die hintere; bei den Papageien fehlt die vordere, die hintere ist schwach.

8) Sie sinkt bei Struthio auf zwei; bei den Casuaren, bei Rhea, bei der Trappe, bei Calidris, beim dreizehigen Specht u. s. w. auf drei; bisweilen ist der Daumen ganz rudimentär, z. B. bei Procellaria, bei Pterocles.

9) Indessen kommen einige Ausnahmen von diesem Gesetze vor; bei Ptero-

[Vgl. ausser den grösseren osteologischen Schriften: **Kessler**, Osteologie der Vogelfüsse; aus d. Bülletin d. naturf. Gesellschaft zu Moskau bes. abgedruckt. Behandelt besonders die relativen Längenverhältnisse der einzelnen Abtheilungen der Hinterextremitäten.]

## V. Vom Schedel.

### §. 123.

Eine Eigenthümlichkeit des Vogelschedels, die derselbe mit den Monotremen gemein hat, besteht darin, dass die einzelnen ihn zusammensetzenden Knochen frühzeitig mit einander verschmelzen und dass zwischen den meisten derselben, namentlich zwischen denen der eigentlichen Hirncapsel, auch nicht einmal Spuren von Nähten zurückbleiben. Dies gilt vorzugsweise von den eigentlichen Schedelknochen; weniger und theilweise gar nicht von den Knochen des Gesichtes und denen des Kiefergaumenapparates. — An den Schedel der beschuppten Reptilien schliesst er sich durch seine Verbindungsweise mit der Wirbelsäule, welche auch durch einen einfachen *Condylus occipitalis* geschieht, wodurch eine bedeutendere Freibeweglichkeit des Kopfes gestattet wird, als sie den Säugethieren zukömmt. — Den Sauriern nähern sich die Vögel durch die bewegliche Verbindung, welche zwischen ihrem Oberkiefer-Gaumenapparat und dem Schedel Statt hat und welche wesentlich durch das dem Schedel beweglich verbundene Quadratbein vermittelt wird. — Der Vogelschedel ist, wegen stärkerer Ausbildung des Gehirnes und Uebergewichts seiner Masse viel grösser und rundlicher, als bei allen Reptilien, erscheint aber oft wegen starker Entwickelung der Zellen seiner Diploë, von aussen bedeutend umfänglicher, als seine Höhle es wirklich ist [1]). — Bei der innigen Verschmelzung der einzelnen Schedelknochen zu einem durch Nähte ununterbrochenen Ganzen, wird Behufs ihrer Unterscheidung die Untersuchung des Schedels sehr junger Vögel erforderlich. — Eine solche Untersuchung lehrt, dass die Anzahl der ihn zusammensetzenden einzelnen Knochen geringer ist, als bei den beschuppten Reptilien. — Die **Hinterhauptsgegend** wird beim jungen Vogel durch vier Knochen gebildet: durch das einfache, untere *Occipitale basilare*, durch zwei *Occipitalia lateralia* und durch das einfache *Occipitale superius* (*Squama*). Sämmtliche Hinterhauptsknochen — unter ihnen jedoch am wenigsten das Basilarstück — tragen zur Umschliessung des *Foramen magnum* bei [2]). Der beim ausgewachsenen Vogel einfache, hemisphärische Ge-

---

cles und bei Caprimulgus hat die äussere Vorderzehe nur vier Glieder; bei Cypselus besitzt der Daumen zwei, die drei übrigen Zehen je drei Glieder.

1) Wie dies namentlich bei Untersuchung des spongiösen Eulenschedels sich zeigt, so wie einiger Enten, z. B. Anas clangula, A. fusca, wo weite hohle Räume zwischen den Lamellen der Diploë liegen.

2) Auf eigenthümliche Weise rückt bei der Gattung Scolopax das *Foramen*

lenkkopf (*Condylus occipitalis*) besteht bei jungen Individuen aller Ordnungen aus drei innig an einander liegenden Höckerchen, indem, ausser dem *Occipitale basilare*, auch die seitlichen Hinterhauptsbeine zu seiner Bildung beitragen. — Die *Occipitalia lateralia* besitzen Oeffnungen zum Durchtritte der letzten Hirnnerven, nehmen einen Theil des Gehörlabyrinthes mit auf, bilden die hintere Wand der Paukenhöhle und erstrecken sich, bei der geringen Breitenausdehnung des *Occipitale basilare*, mit an die Schedelbasis. — Das *Occipitale superius* ist gewöhnlich umfänglich, bildet die hintere Wand des Schedels, besitzt bisweilen permanente, über dem Hinterhauptsloche gelegene Fontanellen [3]) und wird zur Aufnahme des Gehörlabyrinthes mit verwendet [4]). — Die kleinen, neben den *Occipitalia lateralia* eingekeilten Felsenbeine (*Ossa petrosa*) verwachsen frühzeitig mit den Schläfenschuppen. Zwischen dem Vorderrande des Felsenbeines und dem grossen Keilbeinflügel liegt die zum Durchtritte des zweiten und dritten Astes des *N. trigeminus* bestimmte Oeffnung. — Zu den Seiten des Schedels, vor den *Occipitalia lateralia* liegen die beträchtlichen Schläfenschuppen (*Squamae temporales*), welche gewöhnlich bis an die hintere Grenze der Augenhöhlen sich erstrecken. Die Schläfenschuppe bildet immer, bald allein, bald in Verbindung mit dem grossen Keilbeinflügel, die Gelenkgrube für das dem Schedel beweglich eingelenkte Quadratbein. Sie bildet immer einen mehr oder weniger ausgebildeten hinteren, und bisweilen, jedoch dann in Gemeinschaft mit anderen Knochen, einen vorderen Fortsatz; beide begrenzen die Schläfengrube [5]). — An den Vorderrand des *Occipitale basilare* und des Basilartheiles der *Occipitalia lateralia* schliesst sich mit seinem hinteren breiten Rande der sehr beträchtliche Keilbeinkörper (*Os sphenoïdeum basilare*), ein gewöhnlich mehr oder minder dreieckiger, hinten breiter, vorn in einen schmalen spitzen Stiel

---

*magnum* weit nach vorn und kömmt hier horizontal zu liegen. Vgl. Nitzsch, Osteog. Beitr. S. 63. Tab. 1. Fig. 5.

3) Bei der Familie der Schnepfen, Grus, Platalea, Phoenicopterus, Anas, Anser, Mergus, Mormon, Alca.

4) Eigenthümlich ist den Cormoranen ein mit der Hinterhauptsschuppe articulirender, seitlich comprimirter, dreieckiger, senkrecht hinterwärts gerichteter accessorischer Knochen, welcher die Ansatzflächen der den Unterkiefer bewegenden Muskeln vergrössert.

5) Der hintere Fortsatz (Jochfortsatz) ist sehr ausgebildet bei den Straussen, Hühnern, Papageien, wo er z. B. bei Psittacus amazonicus sowol den Unter-Augenhöhlenring, als auch den Jochbogen erreicht; er ist schwach entwickelt bei den Sumpf- und Wasservögeln (Larus) oder fehlt ganz (Anas). Der vordere Fortsatz (*Pr. orbitalis posterior*), zu dessen Bildung die Schläfenschuppe nur sehr selten beiträgt, wie z. B. bei den Gänsen (nicht bei den Straussen, Hühnern, Pinguinen), ist bei Anas und Psittacus ausserordentlich stark entwickelt. Beide Fortsätze verbinden sich bisweilen zur Schliessung einer Schläfengrube, wie beim Haushuhn, bei Tetrao und vielen Gallinaceen, bei Ps. amazonicus u. A.

ausgezogener Knochen, der nicht selten seitlich mit den *Ossa pterygoïdea* eine Gelenkverbindung eingeht. Die Innenfläche seines breiteren Abschnittes stützt die Hirnbasis und bildet eine *Sella turcica.* — In ihm verlaufen die Carotidencanäle, deren Eingang an der Schedelbasis neben den seitlichen Hinterhauptsbeinen sich findet. Vor ihnen tritt die *Tuba Eustachii* durch den Knochen. Die beiden Tubae öffnen sich gemeinsam an der Uebergangsstelle des Körpers in den Stiel. — Die vordere Spitze des Keilbeinkörpers trägt zur Bildung der Schedelhöhle nicht bei, sondern erstreckt sich gerade unter dem Orbitalsegmente vorwärts und dient oben dem *Septum interorbitale* und namentlich der *Lamina perpendicularis ossis ethmoïdeï* zur Stütze, während an ihre untere Seite der hintere Theil des Vomer sich anlegt. — Die grossen Keilbeinflügel (*Alae temporales*) sind gewöhnlich bedeutende Knochen, welche abwärts auf dem Keilbeinkörper ruhen, weiter aufwärts an die Schläfenschuppen, oben an die Stirnbeine sich anschliessen. Jeder dieser Knochen bildet einen mehr oder minder beträchtlichen Theil der hinteren Augenhöhlenwand, vervollständigt aber auch oft die Schläfenhöhle, wie z. B. bei den Hühnern, Straussen, und trägt immer wesentlich zur Bildung des *Processus orbitalis posterior* bei. — Die vorderen oder kleinen Keilbeinflügel (*Alae orbitales*) sind unbeträchtliche und anscheinend unbeständige Ossificationen, welche in der Umgebung des Sehnervenloches auf Kosten der hier anfangs vorhandenen fibrösen Haut, verhältnissmässig spät sich entwickeln. — Zwischen den beiden Schläfenschuppen liegen an der Schedeldecke die wenig umfänglichen Scheitelbeine (*Ossa parietalia*), die in der Mittellinie sich berühren und hinten von der Hinterhauptsschuppe, vorn von den Stirnbeinen begrenzt werden. Sie sind mehr in der Breite, als in der Längendimension entwickelt. — Die stets paarigen, in der Mittellinie sich berührenden Stirnbeine (*Ossa frontalia*) sind die umfänglichsten Knochen des Vogelschedels. Indem jedes Stirnbein 1) einen beträchtlichen Theil der oberen Schedeldecke, 2) nach vorn und abwärts sich umbiegend einen grossen Theil der hinteren Augenhöhlenwand und 3) nach vorn verschmälert und bis in die Nasengegend verlängert, die Decke des Orbitalsegmentes [6]) bildet, zerfällt es 1) in einen breiten oberen Schedelabschnitt, 2) in einen absteigenden hinteren Augenhöhlentheil und 3) in einen schmalen Nasenfortsatz. — Sehr ausgebildet ist das Siebbein (*Os ethmoïdeum*); am meisten bei Struthio und Apteryx. Es besteht aus einem oberen horizontalen und einem senkrecht absteigenden Theile. Jener liegt zwischen den beiden Spitzen der Nasenfortsätze der Stirnbeine, wird von ihnen umfasst und trägt immer zur Vervollständigung des Schedeldaches an der

---

6) Eigenthümlich sind vielen Vögeln starke Gruben an der Oberfläche des Orbitalsegmentes; es liegen in denselben die starken Nasendrüsen. Vgl. §. 136.

Grenze des Orbital- und Schnauzensegmentes des Schedels bei. Der senkrechte Theil, dessen Platten beim Strauss eine Höhle einschliessen, tritt abwärts und vervollständigt das *Septum interorbitale*. An der Grenze beider Fortsätze liegt eine Furche oder ein Canal, bestimmt zum Durchtritt des *N. olfactorius*, der nur bei Apteryx durch eine Art *Lamina cribrosa* hindurchtritt. Unter dieser Furche findet sich oft ein starker Seitenfortsatz 7), der häufig mit dem Thränenbeine verbunden, die Vorderwand der Augenhöhle vervollständigt. — An das Stirnbein schliesst sich vorn noch ein Thränenbein und ein Nasenbein an. Das Thränenbein 8) stellt einen gewöhnlich sehr beträchtlichen, selten ganz abortiven, am vorderen und äusseren Theile der Augenhöhle gelegenen, stets durchbohrten Randknochen der Stirnbeine dar, der hinsichtlich seiner Ausdehnung und seiner Verbindungen sehr bedeutende Verschiedenheiten darbietet. Bei einigen Vögeln verbindet es sich mit dem ab- und vorwärts verlängerten *Processus orbitalis posterior* zu einem unteren Augenhöhlenringe 9). Bei anderen steht es mit accessorischen Knochen in Verbindung. Dies sind entweder *Ossa supraorbitalia* 10), welche den oberen Augenhöhlenrand vervollständigen oder *Ossa infraorbitalia* 11), welche, dem Jochbogen parallel laufend, die Augenhöhle unten umgeben. — Die beiden, gewöhnlich länglichen Nasenbeine schliessen sich an die vorderen Enden der Stirnbeine und werden von einander durch die aufsteigenden Aeste des Zwischenkiefers und weiter hinterwärts durch den Schedeldeckentheil des Siebbeines getrennt.

Der Oberkiefer-Gaumenapparat ist beweglich mit dem Schedel verbunden. Den Mittelpunkt, von welchem die Hebung und Senkung des Kieferapparates geschieht, bildet das mit dem Schedel beweglich eingelenkte Quadratbein. Dasselbe besitzt gewöhnlich zwei neben einander liegende Gelenkhöcker, die mit den Schläfenschuppen articu-

---

7) Stark bei den Schnepfen, Möven, Platalea, den Tauben, den Papageien; hier meistens auch mit dem Thränenbeine verbunden.

8) Er ist rudimentär bei einigen Spechten: Picus, Upupa; sehr klein bei Cypselus. Er verbreitert die Stirn über den Augen bei den Tagraubvögeln, den Schnepfen, den Fulicarien, bei Tetrao, bei Cuculus u. s. w.

9) Die Verbindung zu einem vollständigen Ringe kömmt zu Stande bei einigen Papageien, z. B. Ps. amazonicus, Ps. sulphuricus, bei einigen Scolopax-Arten und wenigen Enten. — Sowol bei andern Psittacus, als bei vielen Enten-Arten, kommen allmäliche Annäherungen des verlängerten Thränenbeines an den hinteren Augenhöhlenfortsatz vor. Am schwächsten ist sie bei Ps. erithacus, stark schon bei Ps. Tuipana.

10) Bei den meisten, jedoch nicht allen, Tagraubvögeln findet sich ein einziges; bei Struthio camelus, Psophia crepitans, Perdix javanica kommen drei bis vier solcher Knochen vor.

11) Bei Sterna; ähnliche Knochen hat Brandt bei Halieus, Puffinus, Diomedea, Tachypetes beobachtet.

liren. An seinem unteren Ende hat es abwärts zwei bis vier Gelenkhöcker für den Unterkiefer; vorwärts eine Gelenkvertiefung zur Aufnahme des Quadratjochbeines; weit mehr einwärts, vorn und etwas nach oben eine Gelenkerhabenheit für das *Os pterygoïdeum*. Von dem vorderen Rande des Quadratbeines erstreckt sich ein freier Muskelfortsatz [12]) vorwärts mehr oder minder weit zur Augenhöhle hin. — Die Verbindung des Quadratbeines mit dem Oberkieferbeine geschieht durch den beständig dünnen, stielförmigen Jochbogen, welcher nicht, wie bei den meisten Säugthieren, den unteren Augenhöhlenrand bildet und auf den sich auch nur selten das — niemals mit ihm verschmolzene — Thränenbein herabsenkt [13]). Der Jochbogen ist beständig aus zwei Knochen zusammengesetzt: 1) aus dem am Unterkiefergelenke des Quadratbeines sich inserirenden Quadratjochbeine (*Os quadrato-jugale*) und 2) aus dem längeren, die Verbindung mit dem Oberkieferbeine vermittelnden *Os zygomaticum s. jugale*. — Das eigentliche Oberkieferbein [14]) (*Os maxillare superius*) ist ein meist unbeträchtlicher, mit dem Nasenbeine, dem Jochbeine, dem Gaumenbeine und dem beträchtlichen Zwischenkiefer verbundener, oft muschelförmiger Knochen, der den Boden der Nasenhöhle und den Gaumen vervollständigt. — Das immer beträchtliche, rücksichtlich seiner Gestalt mannichfach variirende, unpaare *Os intermaxillare* bildet den grössten Theil des Schnabels und bestimmt dessen Form. Immer besitzt es zwei parallele, dicht neben einander nach hinten aufsteigende, die beiden Nasenbeine trennende Nasenfortsätze, welche sich auf die horizontale Platte des *Os ethmoïdeum* legen und mit ihnen verwachsen. Unmittelbar zuvor, ehe sie diese Unterlage erreichen, sind die mit einander verwachsenden Nasenfortsätze gewöhnlich mehr oder minder biegsam und elastisch. Daher rührt es, dass der Oberkiefer der Vögel, sobald das Quadratbein vorwärts gezogen wird, sich hebt [15]). — Der Gaumenapparat besteht aus den beiden Gaumenbeinen, *Ossa palatina*, den beiden Flügelbeinen, *Ossa pterygoïdea*, und dem Vomer. — Die *Ossa palatina*

---

12) Er fehlt bei Caprimulgus. — Vier Gelenkhöcker für den Unterkiefer besitzt Ardea. — Das Luftloch des fast immer pneumatischen Quadratbeines liegt gewöhnlich der Paukenhöhle zugewendet. — Man sehe über diesen Knochen: F. Platner, Bemerkungen über das Quadratbein u. die Paukenhöhle der Vögel, Leipz. 1839, 8.

13) Bei den Raubvögeln, Alcedo, einigen Papageien, Sula, Halieus, Pelecanus.

14) Sehr klein namentlich bei den meisten Hühnern.

15) Vergl. die Mittheilungen von Nitzsch über die Bewegung des Oberkiefers der Vögel in J. F. Meckel's Archiv 1816, Bd. 2. S. 377. Gewöhnlich liegt der Biegungspunkt hinter den Nasenlöchern vor der Stirn; dann ist der ganze Oberschnabel beweglich. Bei vielen Vögeln der Schnepfenfamilie und bei den Kolibri's liegt dagegen der Biegepunkt des Schnabelrückens weit vor den Naselöchern und dann ist nur die Spitze des Oberkiefers beweglich. Bei Charadrius endlich finden sich beide Biegungspunkte zugleich.

sind beträchtliche, nach dem Gaumen hin mehr oder minder ausgehöhlte, vorn immer von einander getrennte, höchstens hinten in der Mittellinie sich berührende, den grössten Theil der Gaumenfläche bildende, die hinteren Nasenlöcher auswärts umgrenzende Knochen, welche die Oberkieferbeine mit den *Ossa pterygoïdea* verbinden [16]. — Die *Ossa pterygoïdea* sind mehr oder minder starke stabförmige oder vorn verbreiterte, stets von vorn nach hinten divergirende Knochen, welche vorn, unter oder neben dem Keilbeinkörper, beweglich mit den Gaumenbeinen und hinten gleichfalls beweglich mit den Quadratbeinen, oft auch mit dem Keilbeinkörper verbunden sind [17]. — Der *Vomer* ist ein unpaarer, länglicher, zwischen den Gaumenbeinen liegender, den hinteren Theil der Nasenhöhle mit theilender Knochen [18].

Der Unterkiefer besteht, wie bei den Cheloniern, ursprünglich aus eilf einzelnen Knochenstücken. Es sind: die einfache, unpaare, beträchtliche *Pars dentalis*, ferner jederseits ein *Os articulare*, *complementare*, *angulare*, *supraangulare* und *operculare*. Der Meckel'sche Knorpel erhält sich lange Zeit. — Die Gestalt des Unterkiefers variirt ausserordentlich; bald ist er sehr niedrig, bald bedeutend höher [19]. Der *Processus coronoïdeus* ist nur schwach angedeutet. Häufig setzt sich der Unterkiefer hinter der mit dem Quadratbeine articulirenden zusammengesetzten Gelenkfläche fort nnd bildet einen mehr oder minder starken Eckfortsatz [20]. — Die Ausdehnung, in welcher die beiden Unterkieferäste vorn mit einander verwachsen, ist sehr verschieden [21]. — Häufig bildet jede Seitenhälfte des Unterkiefers eine vollständig ossificirte Platte [22]; in anderen Fällen bleibt eine Naht jederseits zwischen der vorderen und der hinteren Hälfte [23]; äusserst selten findet sich jederseits zwischen dem Zahnstück und den hinteren Seitenstücken eine beweglich gelenkartige Verbindung [24]; häufig kömmt jederseits hinter

---

16) Hinten sich berührend bei Larus, Carbo, Psittacus; bei letztgenannter Gattung sehr eigenthümlich, breit, senkrecht, weit über die *Ossa pterygoïdea* nach hinten frei verlängert. Aehnlich bei Loxia. — Bei Struthio and Casuarius verwachsen mit den *Ossa pterygoïdea*.

17) Sie besitzen eine dritte Articulation mit dem Keilbeinkörper bei den Eulen, den Tauben, dem Haushuhne, den Schnepfen (mit Ausnahme von Oedicnemus), den Enten, bei Caprimulgus, Hemipodius.

18) Er ist sehr schwach bei den Hühnern und Papageien. Dass er bei den Straussen paarig sei, gilt wenigstens nicht vom Struthio camelus und vom neuholländischen Casuar, deren, von mir selbst an jungen Thieren getrennte, Schedelknochen ich vor mir habe. — 19) Sehr hoch z. B. bei den Papageien.

20) Stark bei den meisten Hühnern, Enten, Schnepfen, dem Flamingo.

21) Bei Grus und Ciconia etwa $\frac{1}{3}$ der Länge; bei Phoenicopterus und Apteryx fast die Hälfte; bei Rhamphastos und Buceros gegen zwei Dritttheile. Bei Numenius liegen die beiden Aeste gegen zwei Dritttheil ihrer Länge an einander, sind aber nicht anchylosirt.

22) Z. B. bei den Papageien, den Tagraubvögeln, den meisten Hühnern, Reihern, Schwänen. — 23) Z. B. bei den Enten.

24) Von Nitzsch bei Caprimulgus wahrgenommen.

der Mitte eine längliche horizontale Lücke vor [25]) und dann weiter hinten oft noch eine zweite kleinere Lücke. — Bemerkenswerth ist ein den Fulicarien eigenthümlicher, auf dem oberen Rande der Mitte des Unterkiefers sitzender, klappenartig beweglicher Knochen- oder Knorpelflügel [26]). — Der Unterkiefer ist fast immer pneumatisch und erhält seine Luft gewöhnlich aus der Paukenhöhle, bald durch eine membranöse Röhre, welche in das einwärts vom Kiefergelenke liegende Loch führt, bald durch ein röhrenförmiges Knöchelchen (***Siphonium***), das vom unteren Rande des Gehörganges ausgeht und oft zwischen Quadratbein und ***Occipitale laterale*** eingekeilt ist [27]). Selten tritt die Luft aus Halszellen in den Unterkiefer [28]).

[Man vergl. über den Schedel der Vögel, ausser Cuvier's und Meckel's Handbüchern, besonders den Aufsatz von Geoffroy St. Hilaire in den Ann. d. Mus. T. X. p. 348. Tab. 27. und Bojanus, Parergon ad anatomen testudinis, Fig. 196—198., so wie auch die neue durch Erdl besorgte Ausgabe von Spix Cephalogenesis: Tafeln zur vergleichenden Anatomie des Schedels, München 1842, Fol. S. auch d'Alton, Skelete der straussartigen Vögel. Mit Abbildungen von Schedeln junger Struthionen.]

## IV. Vom Zungenbeine.

### §. 124.

Das Zungenbein ist im Ganzen ziemlich einförmig gebildet. Es besteht aus dem Körper, aus den an diesen vorn sich anschliessenden ***Ossa lingualia s. entoglossa***, aus dem den Körper nach hinten verlängernden Kiel, und aus den beiden, gewöhnlich sehr langen, mit dem Schedel nicht verbundenen sogenannten hinteren oder grossen Hörnern. Diese letzteren entsprechen den oberen oder vorderen Hörnern der Säugethiere, also den sogenannten kleinen Hörnern des menschlichen Zungenbeines nebst den zu diesen gehörigen ***Ligamenta stylohyoïdea*** und dem ***Processus styloïdeus*** des Schläfenbeines. — Der Zungenbeinkörper der Vögel (Geoffroy's ***Basi-hyal***) stellt gewöhnlich einen länglichen, seltener verbreiterten, platten Knochen dar. An seinen Vorderrand befestigen sich die bald ossificirten, bald knorpeligen, meistens beweglichen, selten mit ihm verwachsenen [1]) ***Ossa lingualia s. entoglossa***. In der Regel paarig, werden sie selten theilweise oder ganz verschmolzen und einfach angetroffen [2]). — Nach hinten verlängert sich der Zungenbeinkörper in einen selten fehlenden [3]),

25) Bei den Eulen, den meisten Singvögeln, den Schnepfen, Möven, Fulicarien, Alca, Uria. — 26) Von Nitzsch bei Fulica atra beschrieben und abgebildet. Auch bei Porphyrio vorhanden. Bei Gallinula chloropus finde ich ihn deutlich, obschon nur knorpelig.

27) Von Nitzsch entdeckt und abgebildet; es findet sich bei allen Singvögeln, bei den Papageien, bei Charadrius. — Die vom Jochbegen zum Unterkiefer sich begebendeu Bänder enthalten oft Ossificationen, die Nitzsch Metagnathium nennt. S. über dieselben auch Retzius in Tiedemann's Zeitschr. II. 97.

28) So nach Owen beim Pelikan. — 1) Beim afrikanischen Strauss.

2) Z. B. bei den Enten. — 3) Z. B. bei den Spechten.

gewöhnlich beweglich, oft aber auch unbeweglich [4]) mit ihm verbundenen Stiel oder Kiel (Geoffroy's *Uro-hyal*), der unter oder vor den oberen Kehlkopf und die ersten Luftröhrenringe tritt. — Jedes der beiden gewöhnlich sehr langen grossen oder hinteren Hörner, welche vom Körper in der Nähe seines hinteren Endes seitwärts abtreten, besteht in der Regel aus zwei, seltener aus drei Gliedern und bildet nur ausnahmsweise ein einziges Segment. Bei Anwesenheit mehrer Glieder bleibt das letzte gewöhnlich knorpelig. Diese grossen Hörner sind bei einigen Vögeln, namentlich den Spechten [5]), ausserordentlich verlängert und sehr dünn, krümmen sich von hinten in einem vorwärts gerichteten Bogen um den ganzen Schedel herum bis an den Oberkiefer, wo ihre Enden gewöhnlich rechterseits, in einer Rinne oder einem Canale liegen.

[Vergl. Geoffroy, Philosophie anatomique T. I. Pl. 4. p. 36—45. Duvernoy in den Mém. de la soc. d'hist. nat. de Strasbourg T. I. — Ueber die bewegliche Zunge des Spechtes und ihren muskulösen Apparat s. Huber, de lingua et osse hyoïdeo pici viridis, Stuttg. 1821, 4. und Henle, Kehlkopf S. 64.]

## Zweiter Abschnitt.

### *Von den äusseren Hautbedeckungen.*

§. 125.

Die äussere Haut der Vögel ist verhältnissmässig dünner, als die der Säugethiere und besteht aus der Cutis und verschiedenen Oberhaut- und Hornbildungen. Zu den letzteren gehören: die eigentliche, feine in steter Abschuppung begriffene — bisweilen an einzelnen nackten Stellen schwielig verdickte — Epidermis, welche die zwischen den Federn gelegenen Hautstellen überzieht; dann die Federn; die die Hinterextremitäten theilweise bekleidenden, den Schuppen vieler Reptilien analog gebildeten Schienen; die Schnabelscheiden; die Nägel der Fusszehen und des Daumens, so wie endlich die Sporen. — Die Federn, welche eine sehr grosse Mannichfaltigkeit der Bildungen zeigen, stecken mit ihren Kielen zunächst in häutigen oder hornartig verdickten Epithelialscheiden. Diese Scheiden — die Ueberbleibsel der anfangs oben geschlossenen Bälge, in welchen die Federn sich bilden — liegen in canalförmigen, etwas hervorgezogenen Taschen oder Einsenkungen der Cutis, welche an der Innenwand der letzteren mit jungen Epithelialzellen ausgekleidet ist. In den offenen Grund einer solchen Tasche ragt ein kleines gefässreiches Wärzchen der Cutis hinein, auf welchem die Feder mit ihrem Grübchen aufsitzt. An die Scheide selbst befestigen sich die kleinen zur Bewegung der Contourfedern bestimmten Mus-

---

4) Z. B. bei den Eulen, bei Cinclus, Ciconia, Anas u. A.
5) Aehnlich bei Yunx, Trochilus.

keln, welche besonders deutlich bei den Schwimmvögeln erkennbar sind. — Die Federn lassen sich in vier Gruppen bringen, welche aber nicht durch scharfe Charaktere von einander gesondert werden können. Es sind: 1) die Contour- oder Lichtfedern (***Pennae***); 2) die Dunen (***Plumulae***); 3) die Halbdunen (***Pennoplumae***) und 4) die Fadenfedern (***Filoplumae***). —

Bisweilen erstrecken sich Luftzellen unter die Haut, welche bald von den Nasenhöhlen mit Luft gefüllt werden, wie die des Kopfes und Halses bei Coracias, bald Fortsetzungen der Luftzellen der Eingeweidehöhle sind, wie z. B. die des Pelikans [1]). —

Von drüsigen Organen, welche an der Oberfläche des Hautgebildes münden, kömmt bei den Vögeln nur ein einziges vor, das einzelnen sogar fehlt [2]). Es ist dies die sogenannte Bürzeldrüse (***Glandula uropygii***), bestimmt zur Absonderung der Schmere, welche die Federn einölt und selten nur durch einen specifischen Geruch ausgezeichnet ist, wie bei Upupa und Anas moschata. Sie liegt über den letzten Schwanzwirbeln, zwischen den Spulen der Steuerfedern, meist nur von der äusseren Haut, selten von den Sehnen der Hebemuskeln des Schwanzes bedeckt. Sie besteht aus zwei, immer an ihrem Hinterende, bisweilen auch in weiterer Ausdehnung mit einander verbundenen Lappen, welche gewöhnlich einen gemeinschaftlichen, bald deutlich abgesetzten, bald wenig abgegrenzten Ausführungscanal mit doppelter oder mehrfacher [3]) äusserer Oeffnung haben. Am grössten ist sie bei vielen Wasservögeln.

[Man vergl. über das Hautorgan der Vögel besonders Heusinger, System der Histologie, Eisen. 1822, 4. S. 204 ff. und C. L. Nitzsch, System der Pterylographie, herausgegeben von H. Burmeister, Halle 1840, 4. In beiden Werken finden sich zahlreiche literarische Nachweisungen, in letzterem Beobachtungen über die Entwickelungsgeschichte der Federn vom Herausgeber. — Ueber die Bürzeldrüse s. Nitzsch l. c. S. 54. — Ueber ihren feineren Bau, ausser Nitzsch, noch J. Müller, Gland. secern. p. 41. Tab. II. S. 1. Sie besteht aus cylindrischen, parallelen, blind endenden Tubuli, die nach und nach in mehre sackförmige Erweiterungen übergehen, welche entweder in zwei gemeinschaftliche Höhlen, oder getrennt durch mehre Oeffnungen münden.]

1) Vgl. Owen in d. Proceed. of the zool. soc. of Lond. Part. 3. 1835. p. 9.

2) Nitzsch vermisste sie bei Otis, bei allen Struthionen, bei mehren amerikanischen Papageien, bei einigen Tauben, bei Argus giganteus. Er fand sie verhältnissmässig am grössten bei Pandion, Sula, Sterna, Procellaria; am kleinsten bei Caprimulgus. — Bald ist der verlängerte Ausführungsgang der Drüse am Ende mit einem Federkranze versehen, bald fehlt ein solcher. Letzteres ist der Fall bei den Nachtraubvögeln, Passerinen, Macrochiren, den meisten Cuculinen und den Tauben. Er findet sich bei den Tagraubvögeln (mit Ausnahme von Cathartes), bei den Spechten, Amphibolen, Psittacinen, Lipoglossen, Gallinaceen und allen Wasservögeln.

3) Bei allen Wasservögeln, mit Ausnahme der Unguirostres N., wo nur zwei vorhanden sind.

# Dritter Abschnitt.
## *Vom Muskelsysteme.*

§. 126.

Die Muskulatur der Vögel ist im Allgemeinen ausgezeichnet durch starke Röthung der eigentlichen Muskelsubstanz und durch scharfe Sonderung derselben von den glänzenden, theilweise leicht und oft verknöchernden Sehnen. — Die mechanische Anordnung der Muskeln zeigt bei allen Vögeln grosse Uebereinstimmung. Wegen der eigenthümlichen Locomotivität der Vögel sind ihre Hauptmassen am Brustbeine, am Becken und am oberen Theile der Schenkel vertheilt, während die leichten und schlanken Extremitäten nur lange und dünne Sehnen besitzen.

[Ueber die Anordnung der Muskeln im Allgemeinen vgl. man Cuvier's Vorlesungen Bd. 1.; Tiedemann's Zool. Bd. 2. S. 277 ff.; besonders aber Meckel's System Bd. 3. S. 289 und Bd. 4. S. 408; über die Muskeln der Struthionen s. Meckel's Aufs. Archiv Bd. 5.; über die Muskeln der Eule Ed. d'Alton de Strigum musculis commentatio, Hal. 1837, 4. mit Abb.; ferner Carus, Erläuterungstafeln Heft 1. Tab. IV. u. V.; über die Muskeln der Vorderextremitäten die treffliche Abhandlung von Schoeps in Meckel's Archiv Bd. 4. S. 72. — Ueber die Hautmuskeln des Apteryx s. Owen in Froriep's N. Notiz. Bd. XXV. No. 548. — Einzelne Notizen gibt Nitzsch in s. Anmerkungen zu Naumann's Naturgesch. d. d. Vögel. — Ueber die Muskeln des Pinguins s. J. Reid in den Proceedings of the zool. society of London Part. 3. 1835. p. 132.]

§. 127.

Das System der Hautmuskeln ist im Ganzen sehr entwickelt. An dem hinteren Theile des Kopfes, am ganzen Halse, in der Nackengegend, unterhalb der Brust und am Bauche finden sich grössere flache Muskelausbreitungen; von ihnen gesonderte kleinere Portionen sind zum Theil die kleinen Muskeln der Contourfedern, welche zu vier oder fünf an die Scheide jeder Federspule treten. Hautmuskeln anderer Art sind die vom Rumpfe zu den Flughautfalten sich begebenden Muskeln und Sehnen (*M. M. patagii*), so wie die zur Bewegung der Armschwingen und der Steuerfedern des Schwanzes dienenden ***Musculi remigum et rectricum.***

Die Muskulatur der Wirbelsäule ist in deren einzelnen Regionen, entsprechend dem verschiedenen Grade ihrer Beweglichkeit, von sehr verschiedener Stärke. Während die Muskeln in der Gegend der wenig oder gar nicht beweglichen Rücken- oder Kreuzbeinwirbel verhältnissmässig sehr schwach entwickelt sind, erscheinen sie ausgebildeter am Schwanze und ganz besonders an dem so mannichfacher Bewegungen fähigen, meist langen Halse. In der Rückengegend finden sich die Muskeln nur an der hinteren Wirbelfläche; am Schwanze und besonders am Halse sind sie auch an der Vorderfläche mehr oder minder stark ausgebildet. — An der Rückseite des Schwanzes dient der *M. spinalis caudae* [1]) zur Hebung des Schwanzes. Ihn unterstützt meistens ein durch ihn bedeckter von der *Symphysis sacro-iliaca* und von den Querfortsätzen der Schwanzwirbel entspringender, für die inneren Steuerfedern bestimmter *M. levator rectricum.* Ganz in der Tiefe der Rückengegend, den zwischen den Dornfortsätzen und den Gelenk fortsätzen befindlichen Raum ausfüllend, liegt hinten der schwache *M. multifidus spinae.* Er wird wenig bedeckt durch den gleichfalls schwachen, mit seinen dünnen, von den Dornfortsätzen der Rückenwirbel ausgehenden Sehnen bis zur Mitte des Halses reichenden *M. spinalis dorsi.* Stärker ist der auf dem *M. multifidus* liegende, hinten mit ihm und mit dem Spinalis innig verbundene, vom vorderen Darmbeinrande und von der Oberfläche der letzten Rippe entspringende, nur selten, wie bei den Pinguinen, wegen aufrechter Stellung des Körpers, bedeutend entwickelte *M. opisthotenar*, der sehr bald in eine innere und eine äussere Portion (*Longissimus dorsi* und *Sacrolumbalis*) zerfällt. Der *Sacrolumbalis* inserirt sich an einen grossen Theil der Vertebralenden der Rippen, so wie auch an die Querfortsätze der Rückenwirbel. — Zusammengesetzter sind die Verhältnisse der an der Rückenseite des Halses liegenden Muskeln. Sie beschränken sich theils auf die Halswirbel selbst, zwischen deren verschiedenen Fortsätzen sie sich erstrecken, wie der den *M. spinalis dorsi* widerholende *M. spinalis colli s. cervicalis adscendens*, der *M. semispinalis*, die *M. M. splenii colli*, der *M. transversalis cervicis* (als Halstheil der Sacrolumbalis), oder sie befestigen sich an das Hinterhaupt, wie der *M. complexus*, der von ihm zum Theil bedeckte *M. biventer* und der seitliche *M. trachelomastoïdeus.*

Von den Interprocessualmuskeln sind die *M. M. interspinales* sehr schwach entwickelt, etwas stärker die *M. M. intertransversarii*, bedeutend mehr die wedelförmig am Hinterhaupte ausgebreiteten *M. recti capitis postici* und *Recti capitis laterales.* — Den Rippenhebern analoge Muskeln finden sich schon am Halse in Fascikeln, welche von den Querfortsätzen zu tiefer abwärts liegenden Rippenrudimenten sich begeben; sie werden stärker an den letzten Halswirbeln (*M. M. scaleni Auct.*) und treten am Rumpfe, als schwache *Levatores costarum*, von den Querfortsätzen der Rückenwirbel zu den vorderen Flächen der nächsthinteren Rippen. — Die Zwischenrippenmuskeln, deren abortive Repräsentanten ebenfalls schon zum Theil am Halse nachweisbar sind, zerfallen am Rumpfe in äussere und innere und finden sich sowol zwischen den eigentlichen Rippen, als auch noch stärker zwischen den

1) Levator coccygis; Coccygeus superior Auct.

Sternocostalknochen. Auch die ***Processus uncinati*** der Rippen sind durch kleine Muskelbündel unter einander verbunden.

An der Vorderfläche des Schwanzes ist ein ***M. caudalis anterior s. depressor caudae*** entwickelt. Ein zweiter kleinerer Depressor ist zugleich für die Senkung der Steuerfedern bestimmt. — Seitwärts werden die Schwanzwirbel gezogen durch einen vom Sitzbeine kommenden Muskel, ***M. pubo-coccygeus***, der auch für die äussere Steuerfeder bestimmt ist. Ausserdem findet sich ein ***Abductor*** der eben genannten Federn. — Die Vorderfläche des Halses nimmt besonders ein der ***M. longus colli Auct.***, ein System von Muskelbündeln, welche zwischen den ***Processus spinosi inferiores*** der Rücken- und Halswirbel einerseits und den Rippenrudimenten der Halswirbel andererseits sich finden und besonders im hintersten und vordersten [2]) Theile des Halses ausgebildet sind. — Ausser ihm ist der ***M. rectus capitis anticus major***, der, von den Körpern der fünf bis sechs ersten Halswirbel entspringend, an die Basis des Keilbeinkörpers sich erstreckt, sehr entwickelt. Mehr seitwärts entspringt von den ersten Halswirbeln der ***Rectus capitis anticus minor.***

Was die Bauchmuskeln anbetrifft, so sind sie, bei der grossen Ausdehnung des Brustbeines schwach entwickelt. Sie sind gewöhnlich in gleicher Anzahl, wie bei den Säugthieren vorhanden; nur der innere schiefe Bauchmuskel scheint bisweilen zu fehlen. Am stärksten sind in der Regel die in der Mittellinie durch eine Aponeurose verschmolzenen geraden Bauchmuskeln. Bei einigen Vögeln, z. B. den Struthionen, kömmt noch ein ***M. pyramidalis*** hinzu. — Ein Zwerchfell ist, in geringem Grade ausgebildet, anscheinend bei allen Vögeln vorhanden; meistens ist es grossentheils aponeurotisch und besitzt nur wenige, von den Rippen und Sternocostalknochen stammende fleischige Köpfe, welche sich in der Mittellinie nicht vereinigen. Die aponeurotische Ausbreitung des Zwerchfelles schlägt sich, von der Pleura bedeckt, über die Bauchfläche der Lungen, bildet aber kein queres Septum zwischen Brust- und Bauchhöhle und scheint, seiner Function nach, ausschliesslich zur Erweiterung der Lungen und Bronchien bestimmt zu sein. Bei allen Vögeln [3]) besitzt es auch einen Vertebraltheil, indem tendinöse Schenkel an die letzten Rückenwirbel sich befestigen, ermangelt aber eines mittleren vereinigenden Theiles und lässt gewöhnlich die Luftsäcke durchtreten.

§. 128.

Die Muskeln der Schulter erstrecken sich vorzugsweise an die

---

2) Hier auch als ***M. breves colli anteriores*** bezeichnet.

3) Am meisten säugethierähnlich ist es entwickelt bei Apteryx, wo die Ventrikel des Herzens indessen noch durch eine Apertur dieses Muskels hindurch zwischen die Leberlappen treten. Owen l. c. Tab. LII. fig. 1. — Abbildung des Zwerchfells vom Strauss, Catalogue of Hunter's collection. Vol. II. Tab. XXVI.

am meisten bewegliche Scapula. Die beiden Schulterblätter werden einander genähert und gegen die Wirbelsäule gezogen durch die oberflächlicheren *M. M. cucullares*, welche auch theilweise an das obere Ende der Gabel sich befestigen, und die tieferen *M. M. rhomboïdei*, welche von den Dornfortsätzen der Rückenwirbel an sie herantreten. Aufwärts gezogen wird das Schulterblatt durch die von den Querfortsätzen des letzten Halswirbels und der ersten Rückenwirbel entspringenden, in mehre Bündel zerfallenen *Levatores scapulae*. Sie wird gegen das Brustbein niedergezogen durch die mit mehren Köpfen von den Rippen entspringenden *M. M. serrati antici* (*major* und *minor*). — Das *Os coracoïdeum* wird nach aussen und hinten gezogen durch den von den Sternocostalknochen und zum Theil vom Brustbeine stammenden *M. subclavius*.

Unter den Muskeln des Oberarmes sind bei den Vögeln diejenigen, welche diesen Knochen an das Brustbein ziehen, ausserordentlich entwickelt. Dies gilt, besonders bei den stark fliegenden Vögeln, von dem grossen Brustmuskel (*Pectoralis major*), der indessen, gleich dem Brustbeine selbst, bei den Straussen ganz verkümmert ist. Dieser Muskel zieht nebst dem grossentheils vom *Os coracoïdeum* und nur wenig vom Brustbeine entspringenden *M. coracobrachialis inferior* [1]), so wie mit einem dritten Muskel, dem *Coracobrachialis superior*, der einen ähnlichen Ursprung, wie der vorige hat, den Oberarm gegen die Brust. — Gegen die Wirbelsäule und gegen das Schulterblatt wird der Oberarm gezogen durch drei Muskeln: durch den oberflächlichen *Latissimus dorsi*, der häufig doppelt von den Dornen der Rückenwirbel entspringt und durch die tieferen, vom Schulterblatt ausgehenden *M. M. infraspinatus* und *supraspinatus*. — An den Rumpf gezogen wird der Oberarm durch den von der inneren Schulterblattfläche entspringenden *M. subscapularis*. — Gehoben wird er durch drei *M. M. deltoïdei*, welche im Umkreise des Oberarmgelenkes und namentlich vom *Os coracoïdeum* entspringen, so wie durch den starken vom Brustbeine ausgehenden *M. pectoralis tertius*.

Die Muskeln des Vorderarmes bestehen blos in Streckern und Beugern [2]) und sind durch die Länge ihrer Sehnen ausgezeichnet. Es ist nur ein, dem *M. triceps* entsprechender, aber gewöhnlich nur zweiköpfiger, Strecker vorhanden, der vom Schulterblatt und von der hinteren Fläche des Oberarmes an die Ulna sich begibt. Zahlreicher sind die vom Oberarm theils an den Radius [3]), theils an ihn und an die

---

1) *Pectoralis tertius Auct.*

2) Bemerkungen über die Bewegungen der Vorderarmknochen finden sich bei Bergmann in Müller's Archiv 1839. S. 296.

3) Es sind dies die beiden sogenannten Pronatores, der *P. brevis* und *P. longus*, so wie der Supinator.

Ulna tretenden Beuger [4]). — An die Handwurzel befestigen sich zwei, vom inneren Oberarmknorren ausgehende Beuger [5]) — Die Mittelhand wird gestreckt durch die vom äusseren Oberarmknorren ausgehenden Extensoren: *E. metacarpi radialis longus* und *E. metacarpi ulnaris*, so wie durch die vom Vorderarm zu ihr tretenden *Extensores metacarpi radialis brevis* und *metacarpi ulnaris*; sie wird gebogen durch zwei *Flexores metacarpi radiales*, von denen der eine vom äusseren Oberarmknorren, der andere aber von der Innenfläche der Ulna entspringt, so wie durch einen gleichfalls von hier ausgehenden *Flexor metacarpi brevis*. Ausserdem ist ein vom Oberarm entspringender *Abductor* und, als dessen Antagonist, ein von der Ulna ausgehender *Adductor metacarpi* vorhanden. — Die Finger besitzen, ausser langen und kurzen Streckern [6]) und Beugern [7]), noch Adductoren und Abductoren [8]). —

Ganz eigenthümlich sind den Vögeln endlich die in den, durch den Besitz elastischen Gewebes ausgezeichneten, Flughautfalten endenden Muskeln (*M. M. patagii s. Plicae alaris*). Die eine dieser Falten (die hintere Flughaut) findet sich zwischen dem Rumpfe und der inneren Fläche des Oberarmes. Die zweite (oder vordere) Flughaut liegt zwischen dem Oberarm und Vorderarm. In die hintere Flughaut inserirt sich ein von den mittleren Rippen kommender Muskel, der dieselbe anspannt; in die vordere Flughaut begeben sich zwei Muskeln: der von der Schultergegend kommende, in seinem Ursprunge sehr variirende *M. plicae alar. anter. longus* und der zweiköpfig von verschiedenen Punkten entspringende *M. plic. alar. anter. brevis*. Endlich werden die Kiele der Arm- und Handschwingen (*Remiges secundi et primi ordinis*) durch eigene Muskeln (*Rectores remigum*), welche von der Fascia des Ellenbogengelenkes entspringen und durch tiefere Bündel verstärkt werden, aufgerichtet.

---

4) Der starke *M. biceps*.

5) *M. flexor carpi longus* und *Flexor carpi ulnaris*.

6) Die langen Strecker sind: 1) der *Extensor digitorum communis longus*, der, vom äusseren Oberarmknorren entspringend, an den Daumen und an das erste Glied des zweiten Fingers tritt, und 2) der von der Ulna entspringende, an das zweite Glied des zweiten Fingers tretende *Extensor indicis proprius longus*. — Die kurzen Strecker des Daumens sind: der *Extensor pollicis externus* und *E. p. internus*.

7) Die langen Beuger sind: 1) der oberflächliche *Flexor digiti superficialis*, der von der Fascia des Vorderarmes an das erste oder zweite Glied des langen zweiten Fingers tritt, und 2) der gleichfalls hier endende, von der inneren Fläche der Ulna kommende *Flexor digiti profundus*. Ausserdem ist für jeden Finger ein kurzer Beuger vorhanden. — Die Muskeln der Hand sind bei den Struthionen und besonders dem Casuar sehr verkümmert.

8) Der Daumen besitzt blos einen Adductor; der zweite Finger einen Adductor und einen Abductor.

§. 129.

Die Muskeln der Hinterextremitäten [1]) sind im Allgemeinen dem Typus der Säugthiere und des Menschen entsprechend gebildet. Von der äusseren Fläche und von den Rändern des Hüftbeines entspringen gewöhnlich zwei, seltener drei an oder um den grossen Rollhügel des Oberschenkelbeines sich inserirende Muskeln, welche den *M. M. glutaei* entsprechen und als Heber des Oberschenkels wirken. Zu ihnen kömmt gewöhnlich noch ein vierter schwächerer, dem *M. iliacus externus* entsprechender Muskel hinzu, der bei ähnlichem Ursprunge, nach innen vom Rollhügel sich inserirt. — Auswärts gezogen wird der Oberschenkel nur durch den kleinen, vom Hüftbeine ausgehenden, an das hintere Ende des Trochanter sich befestigenden *M. gemellus superior* [2]). — Als Niederzieher wirken zwei Muskeln. Von den vorderen Dornen der letzten Schwanzwirbel erstreckt sich hinten an den Oberschenkel der *M. femorococcygeus s. pyriformis.* Von ihm ganz oder theilweise bedeckt verläuft von der äusseren Fläche des Sitzbeines zur unteren oder hinteren Fläche des Oberschenkels der stärkere *M. obturatorius internus* [3]). — Als Adductoren wirken drei Muskeln [4]), die vom Becken aus tiefer abwärts an den Oberschenkel treten. — Die Muskeln des Unterschenkels nehmen theils vom Becken, theils vom Oberschenkel ihren Ursprung und sind Strecker oder Beuger. Der *M. sartorius* entspringt vom vorderen Ende des Hüftbeines und befestigt sich an das obere Ende der Tibia. Ein anderer Strecker nimmt von den Kreuzbeindornen und vom hinteren Ende des Hüft- und Sitzbeines seinen Ursprung, verschmilzt meist mit dem, dem *Vastus* und *Cruralis* entsprechenden tiefen Strecker und befestigt sich oben an die Fibula. Der *Rectus femoris* Meckel [5]) erstreckt sich vom Schaambeine an der inneren Fläche des Oberschenkels herab und geht in eine lange dünne Sehne über, die vor der Vorderfläche des Kniegelenkes nach aussen an den Unterschenkel tritt und mit dem durchbohrten Beuger der Zehen sich verbindet. In Folge dieses Mechanismus werden bei jeder Beugung des Kniegelenkes zugleich die Zehen gebeugt, wodurch denn die Vögel im Stande sind, im Schlafe bei gebogenem Knie ohne weitere willkührliche Intention mit gebogenen Zehen an den Zweigen sich festzuhalten. — Dem *M. gracilis* [6]) entspricht ein vom inneren Rande des Oberschenkelbeines zum inneren Theile des oberen Tibialrandes sich begebender Muskel. Ein stärkerer, dem *Vastus* und *Cruralis* entsprechender tiefer Strecker

1) Muskeln, welche dem *Psoas* und *Iliacus internus* zu vergleichen wären, fehlen den Vögeln allgemein.

2) *Pyriformis Tiedem.* — 3) *Quadratus femoris Cuv.*

4) Meckel's *Adductor externus, internus* und *tertius s. pectineus.*

5) Meckel vermisste ihn bei mehren Wasservögeln: Colymbus cristatus, Uria, Mormon, Halieus. — Tiedemann und Owen bezeichnen diesen Muskel als *Gracilis.* — 6) Tiedemann's *Rectus.*

geht vom Oberschenkel zur Kniescheibe und zur Tibia. — Die Beugung des Unterschenkels geschieht durch drei Muskeln: 1) durch den vom unteren Theile des hinteren Hüftbeinrandes zum oberen Theile der Fibula absteigenden *M. flexor fibularis*; 2) durch den gewöhnlich mit zwei Köpfen, sowol vom hinteren Ende des Sitzbeines und den Querfortsätzen der ersten Schwanzwirbel, als auch von der hinteren Oberschenkelfläche entspringenden *M. flexor tibialis*, dessen Sehne mit dem Anfange der Sehne des Fussstreckers verschmilzt; 3) durch den mehr einwärts liegenden, vom oberen Ende des Schaam- und Sitzbeines zur inneren Fläche der Tibia tretenden *Flexor tibialis secundus*. — Ein schwacher *M. popliteus* verläuft oben von der Fibula quer zur Tibia. Die Muskeln des Fusses sind bei der gewöhnlich vorhandenen bedeutenden Länge des Metatarsus meist sehr lang. Der dreiköpfig von den beiden Gelenkknorren des Oberschenkelbeines, so wie von der Patella und der vorderen Leiste der Tibia entspringende *M. gastrocnemius* befestigt sich hinten an das obere Ende des Metatarsus und streckt den Fuss; der *M. peroneus* und *tibialis anticus*, welche gewöhnlich hoch oben an das *Os metatarsi* sich ansetzen, heben ihn. — Die Zehen besitzen einen gemeinschaftlichen langen Strecker, welcher, von der vorderen Schienbeinfläche entstehend, durch die am untersten Ende der Tibia befindliche Knochenbrücke hindurchtritt und dessen Sehne unten auf dem *Os metatarsi* gewöhnlich in drei für sämmtliche Glieder der drei äusseren Zehen bestimmte Zipfel sich spaltet. Die innere Zehe erhält einen eigenen, von dem oberen Theile des *Os metatarsi* entspringenden Strecker. Das erste Glied jeder der drei vorderen Zehen empfängt ausserdem noch einen eigenen Extensor von der Vorderfläche des Metatarsus. — Die Zehen besitzen mehre gemeinschaftliche oder lange Beuger, welche in so ferne eigenthümlich sich verhalten, als sie vorzugsweise vom unteren Ende des Femur, theilweise aber auch von den Knochen des Unterschenkels entspringen. Es sind der *Flexor digiti secundi et tertii* 7); der *M. flexor communis quatuor digitorum s. perforatus* und der *M. flexor profundus s. perforans*, der gleichfalls für alle Zehen bestimmt ist. Ausserdem erhält die innere Zehe einen eigenen, vom Mittelfussknochen entspringenden Beuger. Endlich besitzt diese Zehe noch einen eigenen Abductor und Adductor, wie auch der äusseren Zehe ein Abductor zukömmt.

§. 130.

Die Kiefermuskeln der Vögel sind bei der Anwesenheit eines beweglichen Quadratbeines zahlreicher und complicirter, als die der Säugethiere. Das Flügelbein und das Quadratbein werden gehoben und vorwärts gezogen durch einen aus zwei Portionen bestehenden Muskel (*Levator oss. pterygoïd. et quadrati*). Es nimmt seinen Ur-

7) Der sogenannte durchbohrte und durchbohrende Beuger.

sprung von der Augenhöhlenscheidewand und inserirt sich, von vorn hinterwärts gerichtet, mit seiner stärkeren vorderen Portion an das Flügelbein, mit der hinteren an die Innenfläche des Quadratbeines. Sein Antagonist ist ein von der Schedelbasis zum *Os pterygoïdeum* vorwärts und auswärts tretender *M. retrahens oss. pterygoïdei.* — Der Unterkiefer wird gehoben durch mehre, den *M. M. temporalis, masseter* und *pterygoïdei* analoge Muskeln; häufig werden noch mehre unterschieden, indem der Schläfenmuskel gewöhnlich in drei bis vier durch ihren Ursprung und ihre Ansatzpunkte distincte Portionen zerfällt. — Der Senker des Unterkiefers, *M. digastricus,* der an den hinteren Fortsatz dieses Knochens sich befestigt, nimmt mit einer Portion vom Hinterhaupte und mit einer anderen von der unteren und hinteren Begrenzung der äusseren Gehöröffnung seinen Ursprung. — Der Raum zwischen den beiden Aesten des Unterkiefers wird ausgefüllt durch den mit einer mittleren Sehne versehenen *M. transversus mandibulae.* — Die vom Unterkiefer zum Zungenbeine sich begebenden Muskeln entsprechen dem *M. stylohyoïdeus*, dem *M. mylohyoïdeus* und dem *M. geniohyoïdeus.* Zwischen den beiden Seitenhörnern des Zungenbeines ist ein querer Muskel ausgespannt. Zur Zunge treten gewöhnlich die *M. M. ceratoglossi s. M. M. linguae laterales*, die *M. M. hyoglossi recti* und *hyoglossi transversi.*

---

## Vierter Abschnitt.

### *Vom Nervensysteme und von den Sinnesorganen.*

### I. Von den Centraltheilen des Nervensystemes.

§. 131.

Das Rückenmark der Vögel erstreckt sich durch die ganze Länge des Canales der oberen Bogenschenkel, ist von cylindrischer Gestalt, verdünnt sich aber sehr bedeutend im oberen Wirbelcanale der Schwanzwirbel, indem es fadenförmig endet. Es besitzt eine hintere und eine vordere Längsfurche und einen sehr engen Mediancanal. Auf Querdurchschnitten erscheinen die Hörner seiner inneren grauen Substanz. Entsprechend dem Ursprunge der zur Bildung der Extremitätennerven bestimmten Wurzeln besitzt es zwei Anschwellungen: eine vordere und eine hintere, deren Stärke je nach der verschiedenen Ausbildung der Extremitäten wechselt. Bemerkenswerth ist das Verhalten des Rückenmarkes an der hinteren Anschwellung. Hier weichen nämlich die hinteren Stränge eine kurze Strecke weit aus einander, um weiter vorwärts sich wieder an einander zu legen. So entsteht eine weitere Spalte, welche den Namen des *Sinus rhomboïdalis* führt.

[Abbildungen des Rückenmarkes der Vögel finden sich in den Schriften von Carus, Owen und Swan. In der leicht gerinnenden lymphatischen Flüssigkeit, welche in der rautenförmige Grube sich findet, erkannte Valentin grosse, zarte, kernhaltige Zellen.]

§. 132.

Das von den gewöhnlichen drei Häuten umgebene, die geräumige rundliche Schedelhöhle vollständig ausfüllende Gehirn überwiegt nicht nur an Masse das Rückenmark, sondern ist auch durch stärkere Wölbung und Breite bedeutend höher entwickelt, als das der kaltblütigen Wirbelthiere. Statt dass bei diesen letzteren die Anschwellungen, welche seine drei Hauptabtheilungen bilden, der Reihe nach gerade hinter einander liegen, sind bei den Vögeln, unter grösserer Ausbildung der Hemisphären, die den Vierhügelmassen entsprechenden Anschwellungen an die Seiten und abwärts getreten. Daher erscheinen bei Betrachtung des Gehirnes von oben nur zwei auf einander folgende Hauptmassen: die Hemisphären und das kleine Gehirn.

Der Uebergang des Rückenmarkes in das durch viel bedeutendere Breitendimension ausgezeichnete verlängerte Mark geschieht unter einem ziemlich starken Winkel. An der Basis der *Medulla oblongata* erscheinen bei genauerer Untersuchung jederseits neben der Medianfurche die unteren Pyramiden, welche schmal hervorkommen und dann, allmälich verbreitert, in die Hirnschenkel sich fortsetzen; ihnen zunächst, auswärts, die in die Vierhügel ausstrahlenden Markbündel und noch weiter auswärts die Schleifen, so wie endlich an der äusseren Grenze Längsstränge, aus welchen die *N. N. trigemini* ihren Ursprung nehmen. — An der oberen Fläche entsteht, indem die beiden oberen Stränge des Rückenmarkes auseinander weichen, als Vertiefung die vierte Hirnhöhle, deren Dach durch die untere Fläche des Mittelstückes des Cerebellum gebildet wird. Die deutlich angeschwollenen Ursprünge der beiden Gehörnerven theilen den Grund des *Ventriculus quartus* in einen hinteren und einen vorderen Raum ab. In dem hinteren Raume finden sich seitliche graue Hügel, durch eine Quercommissur unter einander verbunden, und in der Mitte sieht man die oberen oder hinteren Pyramiden, so wie einige Querfäden, welche vielleicht als erste Andeutungen der Brücke betrachtet werden könnten.

Das kleine Gehirn der Vögel hat in Vergleich zu dem der kaltblütigen Wirbelthiere an Masse sehr bedeutend gewonnen. Es besteht aus einem sehr beträchtlichen mittleren Theile und kleinen seitlichen Anhängen. Zahlreiche Querfurchen theilen namentlich das Mittelstück in einzelne Blätter, welche, ähnlich wie bei den Säugthieren, den *Arbor vitae* bilden. Auf der Durchschnittsfläche der Zweige oder Blätter sieht man diese inwendig aus weisser Substanz bestehen, deren ganzer äusserer Umfang aber von einer starken Lage grauer Masse umzogen ist. Die weisse Substanz geht mittelst einer gelblichen oder röthlichen

Masse über in diese graue. Die vierte Hirnhöhle verlängert sich aufwärts in die Substanz des kleinen Gehirns. Die seitlichen Anhänge scheinen nur den Flocken des Cerebellum der Säugthiere zu entsprechen und ruhen, gleich diesen, in einer Höhlung, die von dem oberen halbcirkelförmigen Canale überwölbt wird.

Die den Vierhügeln entsprechenden Massen erscheinen als runde Erhabenheiten, welche ganz seitwärts und abwärts getreten sind, ein Umstand, der das Vogelgehirn besonders charakterisirt. Jede seitliche Erhabenheit ist durchaus einfach und noch nicht, wie bei den Säugthieren, in eine vordere und eine hintere Anschwellung gesondert. Jeder Körper besitzt noch eine Höhlung, welche mit dem *Aquaeductus Sylvii* communicirt. Sie werden unter einander verbunden durch die sehr breite Sylvi'sche Brücke, oder die Decke des Aquaeductus. Die *Thalami optici* sind schwach, bestehen aus grauer Substanz und liegen vor der Sylvi'schen Brücke und der mit ihr zusammenhangenden *Commissura posterior*, hinter der *Commissura anterior*, zur Seite des *Ventriculus tertius*. Der dritte Ventrikel selbst communicirt durch einen kurzen Trichter mit der Hypophysis, welche gewöhnlich eine längliche Gestalt hat und in Verhältniss zum Gehirne von geringerem Umfange ist, als bei den kaltblütigen Wirbelthieren.

Zwischen den Hemisphären und dem Cerebellum liegt die gefässreiche Zirbel, welche fest mit den Hirnhäuten zusammenhängt.

Die Hemisphären, welche in Betreff ihrer Gestalt bei den verschiedenen Ordnungen der Vögel mancherlei Eigenthümlichkeiten zeigen, sind glatt und windungslos. Seitlich und abwärts besitzt jeder Hemisphärenlappen eine seichte Vertiefung, welche als Analogon der *Fossa Sylvii* betrachtet werden kann. Die Verbindung der beiden Hemisphären geschieht besonders durch die *Commissura anterior*, welche dicht vor den *Thalami optici* von einer Hemisphäre in die andere übergeht. Dicht über und etwas hinter ihr und mit ihr parallel kömmt aber noch ein kleines fadenförmiges dünnes Markblättchen vor, das von A. Meckel als erste Spur des Balkens angesehen wird. Die Höhlen der Hemisphären oder die Seitenventrikel liegen sehr oberflächlich und sind von bedeutendem Umfange. Von ihrem Boden und von ihrer Vorder- und Aussenwand erheben sich die sehr beträchtlichen, den gestreiften Körpern entsprechenden Anschwellungen. Auch eine sehr schwache Andeutung des Gewölbes ist bemerkbar. Indessen fehlen die Ammonshörner. Die einander entsprechenden inneren Wandungen der beiden Hemisphären sind sehr dünn und durch eine zarte strahlige Markhaut ausgezeichnet. Die *Plexus chorioidei* sind immer vorhanden.

Vorn haften an den Hemisphären die grauen *Bulbi olfactorii* oder *Corpora mammillaria*, deren Höhlung mittelst eines schmalen Verbindungstheiles mit derjenigen der Seitenventrikel communicirt.

[Man vergleiche über die Organisation des Vogelgehirnes besonders den vortrefflichen Aufsatz von A. Meckel „Anatomie des Gehirnes der Vögel" in J. F. Meckel's deutschem Archiv für Physiologie. Bd. 2. S. 25 ff. Mit ausgezeichneten Abbildungen. Andere Darstellungen in den früher citirten Schriften von Cuvier, Serres, Carus, Owen und Swan; meistens gleichfalls mit Abb.]

## II. Von den Spinalnerven.

### §. 133.

Sämmtliche Spinalnerven — mit Einschluss des ersten — entspringen mit einer vorderen und einer hinteren Wurzel. Während ihres Austrittes aus den *Foramina intervertebralia* schwillt die hintere Wurzel zum Spinalganglion an. Jeder Spinalnerv besitzt einen schwächeren *R. posterior* und einen starken *R. anterior;* jeder dieser Aeste gibt starke Hautzweige ab. Die Bildung des Armgeflechtes geschieht meistens durch 4 Nerven: durch die letzten Halsnerven und den ersten Rückennerven; seltener wird es blos durch 3 oder durch 2 Nerven gebildet, wie bei einigen straussartigen Vögeln. Aus dem Armgeflechte entstehen gewöhnlich vier *N. N. thoracici anteriores* für die Brustmuskeln, zwei *N. N. thoracici posteriores*, mehre Schulterblattnerven, ein *N. cutaneus internus*, ein *N. medianus* und ein starker *N. radialis*, so wie auch der erste *N. intercostalis.* — Die für die Hinterextremitäten bestimmten Nerven gehen aus zwei Geflechten ab. Das obere (*Plexus lumbalis*) entsteht gewöhnlich aus drei Nerven: dem letzten Rückennerven und den ersten beiden Kreuzbeinnerven, seltener und, wie es scheint nur bei überwiegender Ausbildung der Hinterextremititäten, wie bei den Struthionen aus 4 oder 5 Nerven. Aus ihm nehmen, ausser einigen Hautnerven, ihren Ursprung der *N. obturatorius* und der *N. cruralis.* Der zweite hintere *Plexus ischiadicus*, der von dem vorigen häufig noch einen Verstärkungsast erhält, wird gebildet durch vier Sacralnerven, zu welchen oft noch ein Zweig von einem fünften hinzutritt. Sein Hauptstamm ist der durch das *Foramen ischiadicum* tretende *N. ischiadicus.* — Die Schwanznerven bilden einen schwachen *Plexus coccygeus.*

[Vergleiche besonders Cuvier, Vorlesungen übersetzt von Meckel und Tiedemann, Zoologie 2. S. 38. — W. Marbach, de nervis spinalibus avium nonnullarum, Vratisl. 1841, 8. Ueber die Struthionen Meckel in s. Archiv. 1832. Ueber die Papageie s. M. J. Thuet, Disquis. anatom. Psittacorum, Turic. 1838, 4. p. 32. Marbach hat die peripherischen Ausbreitungen der Spinalnerven besonders genau verfolgt.]

## III. Von den Hirnnerven.

### §. 134.

Der *N. olfactorius* nimmt seinen Ursprung von der Basis der Hemisphären, liegt im unteren Umfange des *Bulbus olfactorius*, tritt durch einen Schedelkanal in den oberen und inneren Theil der Augenhöhle und gelangt von ihr aus in die Nasenhöhle. Er vertheilt sich hier unter der Schleimhaut des Septum und der oberen Muschel.

Der *N. opticus* entspringt blätterig aus der Vierhügelmasse. Indem die beiden *Tractus optici* convergiren und mit einander in Berührung kommen, spalten sie sich in eine verschiedene Anzahl von Blättern. Die Blätter des einen Sehnerven schieben sich zwischen denen des anderen kreuzweise durch, gleich den sich kreuzenden Fingern beider Hände [1]). Die beiden Sehnerven gelangen durch die grossen *Foramina optica* in die Augenhöhlen und treten nach aussen von dem Axenpunkte des Bulbus in denselben ein.

Die *N. N. oculorum motorii* kommen an der Basis des Gehirns, hinter der *Hypophysis* dicht neben einander hervor. Sie entstehen aus der grauen Substanz, welche hier zwischen den Hirnschenkeln liegt. Jeder Nerv tritt durch ein besonderes Loch neben dem *Foramen opticum* in die Augenhöhle. Er verzweigt sich in die *M. M. recti superior*, *inferior*, *internus* und in den *M. obliquus inferior*. Ausser diesen Zweigen gibt er stets einen *Ramus ciliaris* ab, welcher bald ohne vorgängige Verbindung mit einem *R. ciliaris N. trigemini*, bald erst nach derselben ein Ganglion bildet [2]). Aus dem Ganglion oder erst von der späteren Verbindungsstelle der beiden Ciliarnerven entstehen Fäden in verschiedener Anzahl, welche zusammen unter dem Sehnerven in den Bulbus treten.

Der *N. quartus* kömmt an der hinteren Grenze der Vierhügel, zwischen ihnen und dem Cerebellum hervor. Er tritt neben dem Sehnervenloche durch eine feine Oeffnung in die Augenhöhle und begibt sich ausschliesslich in den *M. obliquus superior*.

Der verhältnissmässig starke *N. abducens* kömmt, von den vorderen Pyramidalsträngen entspringend, an der Basis des verlängerten Markes zum Vorschein. Nachdem er durch einen Canal des Keilbeines in die Augenhöhle getreten, gibt er zwei feine Zweige für die Muskeln der Nickhaut ab und setzt sich fort in den *M. rectus externus* [3]).

Der *N. trigeminus*, ausser dem *N. opticus* gewöhnlich der stärkste Hirnnerv, entspringt mit zwei Portionen. Längs des Ursprunges der ungleich beträchtlicheren *Portio major* zeigt sich seitlich am verlängerten Marke eine eigene längliche, strangförmige Anschwellung; die *Portio minor* aber entspringt aus den in die *Medulla oblongata* fortgesetzten vorderen Rückenmarksträngen. Nur die grössere Portion bildet das röthliche oblonge *Ganglion Gasseri;* die kleinere Portion

---

1) S. d. Abb. b. A. Meckel, l. c. Tab. I. Fig. 3. und bei Müller, Vergl. Physiol. d. Gesichts. Tab. III. Fig. 1—14.

2) Vgl. Muck, de ganglio ophthalmico et nerv. ciliarib. animal., Landish. 1815, 4. — 3) Abb. bei Schlemm, l. c. Tab. III. Fig. 2.

trägt, gemeinschaftlich mit Elementen, welche aus dem Ganglion kommen. zur Bildung des dritten Astes bei. Die drei Aeste des Trigeminus sind bei den Vögeln von ungefähr gleicher Stärke. Der erste Ast tritt durch einen engen Canal der Schedelbasis unterhalb des *N. quartus* in die Augenhöhle. Innerhalb derselben gibt er, ausser einer Wurzel zum Ciliarknoten oder einem Verbindungsaste zum *R. ciliaris* des *N. oculorum motorius*, bisweilen noch einige feinere *Rami ciliares* ab, schickt Fäden zur Conjunctiva, zur Nickhaut, zur Harder'schen Drüse und zur Stirn, welche letzteren auch in Kämme und in Hautverlängerungen der Stirngegend sich verbreiten. Er steht durch einen innerhalb der Augenhöhle von ihm abgehenden, später zum *N. facialis* stossenden Zweig mit dem *N. sympathicus* in Verbindung. Der Stamm des ersten Astes verlässt neben dem *N. olfactorius* die Augenhöhle und gelangt in die Nasenhöhle, innerhalb welcher er Zweige abgibt, die besonders an dem Septum und den unteren Muscheln sich verbreiten. Eigenthümlich ist es endlich, dass der Nerv in den Schnabel nach vorne sich fortsetzt [4]). Er tritt nämlich in die zellige Knochensubstanz des Zwischenkiefers, sendet alsbald einen stärkeren oder mehre feinere Zweige zur Gaumenhaut und erstreckt sich, unter Abgabe von Fäden zur Wachshaut, bis zur Spitze des Schnabels.

Der zweite und dritte Ast des *N. trigeminus* verlassen die Schedelhöhle zusammen durch ein zwischen dem *Os petrosum*, dem Keilbeinkörper und der *Ala magna* gelegenes Loch. Der *Ramus maxillaris superior* tritt in die Orbita, verläuft unterhalb des Augapfels, steht durch einen *R. Vidianus* in Verbindung mit dem *N. sympathicus*, gibt Zweige zur Thränendrüse und zur Bindehaut ab, entsendet einen für die Haut unterhalb des Auges bestimmten *R. subcutaneus malae*, setzt sich fort in einen Canal des Zwischenkiefers, gibt starke *Rami palatini posteriores* ab, welche zum Theil in den Warzen der Gaumenhaut enden und erstreckt sich endlich bis zur Spitze des Schnabels.

Der dritte Ast, *R. maxillaris inferior*, tritt in die Schläfenhöhle und gibt Zweige ab für den Muskelapparat des Gaumens, des Unterkiefers und des Quadratbeines. Nach Entsendung eines Fädchens für die Parotis tritt er in den Unterkiefercanal, nimmt die *Chorda tympani* auf, gibt zahlreiche Zweige ab für die häutigen Umgebungen des Unterkiefers, entlässt namentlich einen *R. inframaxillaris externus* und einen *R. mylohyoideus* und endet an der Spitze des Unterkiefers. Ein Zungenast dieses Nerven ist niemals vorhanden.

---

4) Besonders stark sind diese Schnabelzweige bei den Schnepfen, bei welchen der Schnabel durch eine eigenthümlich zellige Bildung zu einem noch complicirteren Tastorgane ausgebildet ist, als selbst bei den Dermorhynchi. — Bamberg l. c. hat bei Meleagris Gallopavo und beim Haushuhne einen Knoten des ersten Astes im Zwischenkiefer beobachtet.

Der *N. facialis*, ein verhältnissmässig unbeträchtlicher Stamm, kömmt zur Seite des verlängerten Markes, dicht vor dem *N. acusticus* zum Vorschein. Seine Wurzeln lassen sich in die Fortsetzung der vorderen Rückenmarksstränge verfolgen. Er tritt mit dem *N. acusticus* in das Felsenbein, gelangt in den Fallopi schen Canal, gibt hier eine zum *R. alveolaris inferior* des *N. trigeminus* verlaufende *Chorda tympani* [5]) ab, geht Verbindungen ein mit dem *N. sympathicus* und verlässt die Paukenhöhle durch eine hinter dem Quadratbeine liegende Oeffnung. Dann gibt er Zweige ab an den *M. digastricus* und den dem Stylohyoideus entsprechenden Heber des Zungenbeines, geht häufig Verbindungen ein mit Zweigen der *N. N. glossopharyngeus*, *vagus* und *hypoglossus* und verbreitet sich, nachdem er beständig mit dem zweiten und gewöhnlich auch mit einigen der folgenden Cervicalnerven Verbindungen eingegangen ist, in den Hautmuskeln des Nackens und Halses.

Die Wurzeln des neben dem *N. facialis* austretenden *N. acusticus* [6]) lassen sich deutlich in den Boden der vierten Hirnhöhle verfolgen. Der Nerv tritt mit vier Aesten in das Labyrinth des Gehörorganes; drei dieser Aeste (*N. vestibuli*) sind für die Ampullen der halbcirkelförmigen Canäle, der vierte (*N. cochleae*) ist für die Schnecke bestimmt.

Der *N. glossopharyngeus* entspringt mit einer doppelten Reihe von Wurzeln, welche denen des *N. vagus* eng verbunden sind, aus den Seitensträngen des verlängerten Markes. Seine Wurzeln bilden noch innerhalb der Schedelhöhle ein Ganglion, das mit demjenigen des *N. vagus* innig verbunden ist. Aus diesem Ganglion hervorgetreten, verlässt der Nerv, neben dem Vagus, und zwar gewöhnlich durch ein eigenes Foramen des *Occipitale laterale* die Schedelhöhle, liegt dem *Ganglion supremum N. sympathici*, mit dem er verbunden ist, eng an und bildet selbst sogleich aufs Neue eine gangliöse Anschwellung. Zugleich empfängt er jetzt einen — oft sehr starken — Verbindungszweig vom *N. vagus*. Aus dem so gemischten Stamme entstehen wenigstens zwei Hauptäste: ein *R. lingualis* und ein *R. descendens*. Ersterer erstreckt sich zwischen den Muskeln des Unterkiefers und des Zungenbeines mit Elementen des *N. facialis* und häufig auch mit einem Aste des *N. hypoglossus* verbunden, unter Abgabe einzelner Zweige für die Zungenbeinmuskeln und für die Schleimhaut und die Wärzchen der Fauces, zur Zunge. Er verläuft bei den mit ausgebilde-

---

5) S. d. Abb. bei Platner, Ueber d. Quadratbein, Tab. II. Fig. 8. (Von der Krähe.)

6) Nach Treviranus Beobachtungen verläuft bei vielen Vögeln der *N. vestibuli* in der Bahn des *N. facialis*. Bei Ardea cinerea findet noch eine Verbindung Statt zwischen dem *N. cochleae* und dem auf die genannte Weise zusammengesetzten *Facialis*. Tiedem. u. Trevir. Zeits. f. Phys. Bd. V. Heft 1.

terer Zunge versehenen Vögeln unter Entsendung zahlreicher unter der Haut und in den Wärzchen der Zunge sich verbreitender Zweige, bis zur Zungenspitze. Der *Ramus descendens*, in den vorzugsweise oder ausschliesslich in Folge der oben erwähnten Verbindung die Elemente des *N. vagus* übergegangen sind, zerfällt in mehre *Rami pharyngei*, einen beträchtlichen *R. oesophageus* und einen für den oberen Kehlkopf bestimmten *R. laryngeus superior*.

Die zahlreichen Wurzeln des *N. vagus* haben einen ganz ähnlichen Ursprung, wie diejenigen des *N. glossopharyngeus*. Sie werden verstärkt durch den oberhalb des dritten Cervicalnerven von dem Rückenmarke entspringenden und dann allmälich noch feine Wurzeln aufnehmenden *N. accessorius*. Nachdem der *N. vagus* noch innerhalb des Schedelcanales sein Ganglion gebildet, tritt er aus dem *Foramen jugulare*, steht in Verbindung mit dem Ganglion des *N. sympathicus* und schickt einen bedeutenden Verstärkungsast zum *N. glossopharyngeus*, durch dessen Empfang dieser Nerv oft beträchtlicher wird, als der Stamm des *N. vagus*. Dieser letztere gibt bisweilen einen Zweig in Muskeln der Nackengegend, bei einigen Papageien auch einen Zungenzweig ab [7]). Dann verläuft er an der Aussenseite des Halses abwärts, gibt einen *R. recurrens* ab, der an dem unteren Kehlkopfe und an seinen Muskeln, so wie auch an der Speiseröhre sich verzweigt. Innerhalb der Brusthöhle gibt der *N. vagus* Zweige zur Lunge, zum Herzen, zur Speiseröhre, zum Magen. Diese zum Theil in Geflechte sich auflösenden Zweige stehen mit Schlingen des *N. sympathicus* in vielfacher Verbindung.

Der *N. hypoglossus* entspringt, wie ein Spinalnerv, mit zwei Wurzeln an der Grenze der *Medulla oblongata* und des Rückenmarkes. Nachdem er durch das *Foramen condyloideum* des Schedels getreten ist und mit dem *N. sympathicus*, so wie bisweilen auch mit dem *N. vagus* durch feine Fädchen sich verbunden hat, theilt er sich in zwei Aeste, von denen der eine in die Zungenmuskeln und an die Unterfläche der Zunge sich begibt, während der andere als *Ramus descendens* zur Seite der Luftröhre absteigt, dem *R. recurrens Vagi* entgegengeht und an der Speiseröhre, so wie in die Muskeln der Luftröhre (namentlich den *M. sternotrachealis* und *furculo-trachealis*) sich vertheilt.

[Man vgl. über die Hirnnerven der Vögel ausser den schon früher angeführten Schriften von Tiedemann, A. Meckel, E. H. Weber, Bischoff, Swan, Thuet, auch noch Schlemm, Observationes neurologicae, Berol. 1834, 4. mit Abbild. — Ritzel, Commentatio de nervo trigemino et glossopharyngeo avium, Febr. 1843, 8. Bamberg, De avium nervis rostri atq. linguae, Hal. 1842, 8.]

---

7) Nach den Beobachtungen von W. Rapp, Die Verrichtungen des fünften Hirnnervenpaares, Leipz. 1832, 4. S. 10. — S. darüber auch Thuet, p. 31.

## IV. Vom *Nervus sympathicus.*

### §. 135.

Behufs der Verfolgung des sympathischen Nerven der Vögel wird am besten das ***Ganglion cervicale supremum*** zum Ausgangspunkt gewählt. Dasselbe liegt an der Austrittsstelle des ***N. glossopharyngeus*** und ***N. vagus***, und ist inniger mit jenem, als mit diesem Nerven verbunden. Von diesem Ganglion aus erstrecken sich zwei Zweige vorwärts, um Verbindungen mit dem ***N. facialis*** und ***N. trigeminus*** einzugehen [1]). Der eine dieser Zweige begibt sich in den Fallopi'schen Canal, erscheint in inniger Verbindung mit dem ***N. facialis*** und bildet ein Geflecht, dessen Fäden theils mit dem zweiten Aste des ***N. trigeminus*** [2]) sich verbinden [3]), theils zur Thränendrüse sich begeben. — Der zweite Zweig erstreckt sich in den ***Canalis caroticus***, tritt in Verbindung mit Fäden des ***N. glossopharyngeus*** und ***N. facialis*** und verlässt den genannten Canal, um als ***N. Vidianus*** an der Innenwand der Augenhöhle vorwärts sich zu begeben. Er gibt ***Rami palatini***, ***R. nasales posteriores*** und Fädchen zur Harder'schen Drüse ab, um endlich da mit dem ersten Aste des ***N. trigeminus*** sich zu verbinden, wo dieser die Augenhöhle vorn verlässt. In der Regel wird an dieser Verbindungsstelle ein Ganglion vermisst.

Der vom ***Ganglion cervicale supremum*** ausgehende Halstheil des sympathischen Nervensystemes besteht 1) in Zweigen, welche die Carotiden begleiten und 2) in der eigentlichen Fortsetzung des Grenzstranges, welche im Wirbelcanale verläuft. — Die zu den Carotiden tretenden Zweige stehen unter einander durch mittlere Schlingen in Verbindung, oder treten, wie namentlich beim Vorhandensein einer einfachen ***Carotis cummunis*** [4]), zur Bildung eines einfachen Stammes zusammen, der dann ganz ähnlich sich verhält, wie bei den Crocodilen. — Die Fortsetzung des Grenzstranges begibt sich, nachdem sie zuvor unter Bildung kleiner Ganglien sowol mit dem ***N. hypoglossus***, als mit dem ersten oder den beiden ersten Cervicalnarven in Verbindung getreten ist, in den Wirbelcanal. Innerhalb desselben verläuft sie

---

1) Verbindungen mit dem ***N. abducens*** und dem ***N. oculorum motorius*** sind bisher nicht allgemein und mit Sicherheit nachgewieseen; indess erwähnt Cuvier der ersteren Verbindung und Swan beobachtete beim Pelican eine Verbindung mit dem Zweige des ***Oculorum motorius***, der zum ***M. obliquus inferior*** tritt. — 2) So namentlich bei der Gans.

3) Bei der Eule ist von Treviranus ein ***Ganglion sphenopalatinum*** beobachtet.

4) Z. B. beim Pelican nach Swan. Hier verbinden sich die Enden dieser Carotidenzweige unten wieder mit den ersten ***Ganglia thoracica***. Aehnliche Beobachtungen hatte früher schon Emmert mitgetheilt in Reil's Archiv für Phys. Bd. XI. S. 120.

einfach abwärts und geht mit den *R. anteriores* aller Cervicalnerven unter Bildung von, ihnen fest aufsitzenden, Ganglien sehr innige Verbindungen ein. Die den letzten Cervinalnerven und sämmtlichen Dorsalnerven entsprechenden Ganglien des Grenzstranges stehen dagegen, wie bei den Cheloniern, durch zwei Längsschlingen unter einander in Verbindung, die durch die Capitula der Rippen von einander so getrennt werden, dass die eine innerhalb des zwischen Capitulum und Tuberculum der Rippen liegenden Canales, die andere aber ausserhalb desselben verläuft. Im Sacraltheile der Wirbelsäule wird der Grenzstrang wieder einfach. Unterhalb der Steissbeinwirbel rücken die Ganglien beider Grenzstränge an einander und verschmelzen endlich. — Aus dem *Ganglion thoracicum primum* treten Zweige ab, welche mit Zweigen des *N. vagus* verbunden, zum Herzen und zu den Lungen sich begehen. — Die Elemente des *N. splanchnicus* bestehen aus Zweigen, welche von allen oder wenigstens von den meisten *Ganglia thoracica* abtreten. Obere Zweige sammeln sich zu einem absteigenden, untere zu einem aufsteigenden Aste. Diese beiden Aeste vereinigen sich bald unter Bildung einer Anschwellung, bald ohne eine solche jederseits zu einem Stamme, der zur *Arteria coeliaca* tritt. Die Aeste des so gebildeten *N. splanchnicus* begeben sich in Begleitung der Gefässstämme zu den Eingeweiden; die Magenäste gehen Verbindungen ein mit Zweigen des *N. vagus.* — Tiefer abwärts entsteht aus den unteren Rückenganglien ein zweiter Stamm, der zur Nebenniere tritt und Zweige zum Dünndarm und zu den inneren Geschlechtstheilen sendet. Andere Zweige aus den Ganglien des Grenzstranges sind für die Nieren und für den Dickdarm bestimmt. Die letzteren bilden ein Geflecht an der *Art. mesenterica posterior.*

[Man vgl. über das sympath. Nervensystem die Schriften von E. H. Weber l. c. p. 24, Swan p. 103, Schlemm p. 18. — S. auch noch Emmert in Reil's Archiv Bd. XI. p. 117.]

## V. Von den Geruchsorganen.

### §. 136.

Die äusseren Nasenöffnungen sind einfache Löcher, ohne bewegenden Muskelapparat, welche häufig, wie z. B. bei den Krähen, durch straffe Federchen oder durch knorpelige flügelartige Theile geschützt werden und bei den Sturmvögeln röhrig verlängert sind. Bald sind sie weit, bald äusserst eng [1]) oder gar fehlend. Ihre Lage bietet beträchtliche Verschiedenheiten dar. Während sie bei der Mehrzahl der Vögel seitwärts mehr oder minder gegen die Mitte des Schnabels hin

---

1) Sehr eng bei mehren Wasservögeln, z. B. Ardea, Pelecanus, Plotus, besonders bei Halieus und auch bei Sula alba und melanura, wo die Oeffnungen erst neuerlich durch Schlegel nachgewiesen sind. Derselbe vermisste sie jedoch bei Sula piscatrix und parva völlig.

liegen, finden sie sich bei Apteryx fast an der äussersten Spitze dieses hier so sehr verlängerten Gebildes [2]), zeigen sich dagegen bei den Rhamphastiden oben an der Schnabelwurzel. Da die die beiden äusseren Nasenöffnungen inwendig trennende Scheidewand nicht immer vollständig ist, so unterscheidet man *Nares imperviae* und *perviae*, welche letzteren am häufigsten bei Wasservögeln vorkommen. Weiterhin ist die durch den Vomer gestützte Scheidewand der eigentlichen Nasenhöhlen grösstentheils knorpelig; der hinterste knöcherne Theil wird durch das Siebbein gebildet. — Die schmalen, engen hinteren Nasenöffnungen liegen dicht an einander oder fliessen zuletzt zu einer einzigen zusammen; dicht hinter ihnen liegt die einfache Oeffnung der Eustachischen Tuben; seitlich und namentlich hinten sind sie oft von Epithelialpapillen umgeben, zwischen welchen Schleimfollikel sich öffnen. Die Entfernung der hinteren Nasenöffnungen von den vorderen ist sehr verschieden; ungewöhnlich gross bei Apteryx, am geringsten bei Buceros, wo jene fast gerade unter diesen liegen. Die Flächenvergrösserung innerhalb jeder der weiten Nasenhöhlen geschieht meistens durch blosse Einbiegungen oder Einstülpungen ihrer knorpeligen Grundlage, die sogenannten Muscheln. Immer sind, mehr oder minder bestimmt, drei Muscheln zu unterscheiden, welche, wie überhaupt, so auch namentlich rücksichtlich ihrer relativen Ausbildung mancherlei Verschiedenheiten zeigen. Bei den Raubvögeln, namentlich den Eulen, so wie bei vielen Wasservögeln ist die oberste Muschel — welche, nebst dem Septum, der Ausbreitung des Geruchsnerven zur Grundlage dient — am meisten entwickelt, während bei den Hühnern, den Störchen die deutlich gerollte mittlere Muschel vor jener bedeutend prävalirt. Die untere Muschel endlich, welche bei den Hühnern, den Störchen, den Schwimmvögeln u. A. unbedeutend ist, zeigt bei den Passerinen und namentlich bei den Casuaren sehr zusammengesetzte labyrinthartige Bildungen. Die Rhamphastiden zeichnen sich durch den Besitz knöcherner Muscheln aus. — Die ganze Nasenhöhle ist von einer zarten, weichen, sehr gefässreichen, flimmernden Schleimhaut ausgekleidet. Sie communicirt oft mit subcutanen Luftzellen, so wie auch bei Anas clangula durch eine weite obere Oeffnung mit den grossen Höhlen in der oberen Schedelwand [3]).

Eine in die Nasenhöhle mittelst eines einfachen Ausführungsganges mündende, gewöhnlich derbe, harte, braunroth oder schwärzlich gefärbte Nasendrüse [4]) kömmt den Vögeln sehr allgemein — und vielleicht

---

2) S. Owen l. c. Tab. XLVII. Fig. 1. Bei diesem merkwürdigen, durch die Kleinheit seiner Gesichtsorgane ausgezeichneten nächtlichen Vogel ist, nach Owen, überhaupt das Geruchsorgan sehr ausgebildet. Er liefert das einzige Beispiel von Existenz einer wirklichen *Lamina cribrosa* des Siebbeines.

3) Unrichtig ist Meckel's Angabe über den Mangel dieser Communication (Archiv 1832); Nitzsch hat sie richtig beobachtet.

4) Am meisten entwickelt ist sie bei vielen Wasservögeln; namentlich bei

ohne Ausnahme — zu. Es bietet dies Gebilde rücksichtlich seiner Lage und seines Umfanges beträchtliche Verschiedenheiten dar. Am häufigsten liegt sie oben auf den Stirnbeinen und zwar entweder in mehr oder minder beträchtlichen, an der Oberfläche des Orbitalsegmentes befindlichen bogenförmigen Gruben dieser Knochen [5]) oder nur längs des Randes der Orbitae, den sie dann oben begrenzt [6]). Seltener liegt sie unter den Nasenbeinen [7]) oder vorn in der Augenhöhle am inneren oder vorderen Augenwinkel [8]), oder unter den Augen, über den Gaumenbeinen, bedeckt von der den Boden der Augenhöhle bildenden fibrösen Membran [9]).

**[Man vgl. über das Geruchsorgan der Vögel die schon früher citirten Schriften von Scarpa und Harwood; über die Rhamphastiden, ausser Cuvier und Meckel (Archiv 1832), besonders Owen in Todd's Cyclop. p. 310; über Apteryx Owen l. c. — Ueber die Nasendrüse den vortrefflichen, in das kleinste Detail eindringenden Aufsatz von Nitzsch in Meckel's Archiv f. Phys., Jahrgang 1820, Thl. 6. S. 234., in welchem auch die älteren Beobachtungen, namentlich die von Jacobson kritisch mitgetheilt werden. — Ueber den feineren Bau dieser Drüse s. Müller, d. gland. struct., p. 53.]**

## VI. Von den Gesichtsorganen.

### §. 137.

Die Augen der Vögel [1]) sind in der Regel ausgezeichnet durch ihren, im Verhältnisse zum Gehirne sowol, als zum Schedel beträchtlichen Umfang, sind auch nie blos rudimentär vorhanden oder ganz

---

vielen Enten, bei Cygnus, Aptenodytes, Alca, Mormon, Larus, Haematopus, Numenius, Recurvirostra, Totanus, Tringa. Bei mehren Tringae so stark, dass die beiden Drüsen in der Mitte an einander stossen und die Stirn ganz bedecken. Bei den Passerinen ist sie im Ganzen klein; hier noch am stärksten bei Cinclus; wenig entwickelt bei den Reihern, Störchen, Hühnern, bei Caprimulgus. Bei allen Struthionen und auch bei Apteryx vorhanden. Bisher vermisst bei den Tauben, Coracias, Cuculus, Halieus, Steatornis.

5) Bald ist die Grube des Stirnbeines, in welcher die Drüse liegt, vollständig begrenzt (wie bei Charadrius, Oedicnemus, Hypsibates, Himantopus, Alca), wo sie denn vorn von dem in die Nase sich begebenden Ausführungsgange durchbohrt wird; — bald ist sie nur hinten und innen abgeschlossen und läuft nach vorn frei in den Orbitalrand aus (wie bei einigen Striges, bei Glareola, Cursor, Actitis, Haematopus, Larus, Sterna, einigen Enten [A. fusca]).

6) Bei den Passerinen, mit Einschluss der Krähen, bei welchen letzteren sie sich aber noch etwas in die Augenhöhle erstreckt; ferner bei Upupa, Alcedo, Yunx, Caprimulgus, Cypselus, den meisten Hühnern, den meisten Scolopax-Arten, den Fulicarien, Grus, Anser, Cygnus, vielen Enten, Colymbus, Struthio.

7) Bei den Edelfalken, den Trappen, der Waldschnepfe.

8) Bei den Tagraubvögeln, einigen Eulen (Strix aluco), den Papageien, bei Ardea, Ciconia. — 9) Bei den Spechten.

1) Die breiten Augenhöhlen sind durch ein nicht immer ganz vollständiges Septum von einander getrennt.

fehlend [2]). Bei der verhältnissmässig bedeutenden Grösse des Bulbus ist seine Freibeweglichkeit ziemlich beschränkt. Er besitzt drei Augenlider, indem zu dem oberen und dem unteren regelmässig noch die Nickhaut hinzukömmt. Das obere und untere Augenlid sind inwendig von der Bindehaut ausgekleidet; das untere ist bei der Mehrzahl der Vögel durch den Besitz einer zwischen seinen Häuten liegenden Knorpelscheibe ausgezeichnet [3]). Die Muskeln der beiden horizontalen Augenlider sind oft ganz abortiv; wo sie ausgebildet sind, unterscheidet man einen *M. levator palpebrae superioris*, einen *Depressor palpebrae inferioris*, so wie einen *M. orbicularis palpebrarum*. Das untere Augenlid ist beweglicher als das obere. — Die Nickhaut ist eine meist durchsichtige, bisweilen perlweisse Membran, welche von der inneren Seite des Auges über dessen vorderen Umfang gezogen werden kann. Ihre Bewegungen stehen unter Einfluss eines sehr eigenthümlichen Muskelapparates, der erst nach Entfernung der *M. M. recti* völlig deutlich wird. Der eine dieser Muskeln: *M. quadratus s. bursalis* besitzt nur einen festen Ansatzpunkt oben an der Sclerotica, nach dem hinteren Augenwinkel hin. Von hier aus steigt er abwärts bis dicht oberhalb des Sehnerven, wo er frei endend durch das Auseinanderweichen seiner Bündel eine Tasche oder eine Scheide bildet, bestimmt zur Aufnahme der Sehne des zweiten Muskels. Dieser Muskel, *M. pyramidalis* bildet einen Bogen um den Sehnerven; er entspringt fleischig unten von der Sclerotica nach dem vorderen Augenwinkel zu, geht dann in eine Sehne über, welche durch die beiden Laminae des *M. quadratus* hindurchtritt und kehrt darauf zum inneren Augenwinkel zurück, wo seine Sehne in die Nickhaut übergeht [4]). Der Verlauf der Sehne dieses Muskels innerhalb der Scheide des *M. quadratus* verhütet allen Druck auf den Sehnerven, bei Anspannung des *M. pyramidalis*, welcher, in Verbindung mit jenem, die Nickhaut vor das Auge zieht. — Die Harder'sche Drüse — von einfachem Baue, aus traubenförmigen Bläschen oder Zellen bestehend [5]) — ist meist von weisser Farbe, gross und liegt immer am inneren Augenwinkel. Sie öffnet sich mit einem weiten Ausführungsgange unter der Nickhaut. —

---

2) Nach Owen's Bemerkung ist bei dem nächtlichen Apteryx der Augapfel verhältnissmässig kleiner, als bei irgend einem andern Vogel; relativ am grössten sind die Augen dagegen bei den Eulen.

3) Diese Knorpelplatte fehlt z. B. bei den Eulen, bei Ciconia, Ardea, Cygnus, Anas, Mergus u. a.

4) Um das Ausgleiten dieser Sehne zu verhüten, bildet bei manchen Vögeln die Sclerotica einen kleinen Vorsprung; so z. B. beim Schwan; bei den Eulen aber findet sich zu ähnlichem Zwecke ein eigenes, an den unteren Theil des Knochenringes der Sclerotica befestigtes Knöchelchen (*Os tuberculare*). Vergl. Nitzsch, Osteog. Beitr., S. 78. Taf. 1. Fig. 6. u. 7.

5) Ueber ihren Bau s. Müller, de gl. sec. struct., p. 51. Tab. V. fig. 6. 7.

Die eigentliche Thränendrüse ist gewöhnlich verhältnissmässig klein und liegt am äusseren Augenwinkel [6]). Der weite häutige Thränencanal, der in die Nasenhöhle mündet, beginnt mit zwei Oeffnungen am inneren Augenwinkel. — Zur Bewegung des Bulbus dienen vier *M. M. recti* und zwei *M. M. obliqui;* sie sind sämmtlich durch ihre Kürze ausgezeichnet; die schiefen Muskeln entspringen von der vorderen Wand der Orbita; die geraden nehmen ihren Ursprung im Umkreise des Sehnervenloches und befestigen sich flach aponeurotisch an der Hinterfläche der Sclerotica ausserhalb ihres Knochenringes.

Der Bulbus [7]) der meisten Vögel ist durch die Stärke des Vorsprunges, den sein vorderes Segment vor dem hinteren macht, ausgezeichnet. Das hintere Segment bildet eine beträchtliche Halbkugel, die durch einen verengten, bisweilen fast cylindrischen Theil in das vordere Segment, das den Abschnitt eines weit kleineren Kreises bildet, übergeht. Am wenigsten tritt dies Verhältniss bei den Wasservögeln, am schärfsten bei den Eulen hervor. Bei den meisten Landvögeln ist die Axe des Auges eben so gross oder wenig geringer, als der Querdurchmesser, während bei den Wasservögeln dieser jene bedeutender übertrifft. — Die Sclerotica besteht aus drei Schichten, von denen die innerste durchsichtig und brüchig ist. Sie ist hinten dünn, biegsam, elastisch; vorn im Umkreise der Cornea wird sie durch einen Knochenring unterstützt, welcher dem Auge eine bestimmte Form sichert. Dieser Scleroticalring, der bei den Eulen am grössten ist, besteht aus dachziegelförmig über einander liegenden Platten. Ihre Zahl [8]) schwankt zwischen 12 und 30; sie sind gewöhnlich von oblong-viereckiger Form, bisweilen aber auch unregelmässiger gestaltet; in der Mitte sind sie ge wöhnlich am dicksten und auch einwärts gebogen; die Ränder, besonders der vordere und hintere, sind etwas zugeschärft. Sehr dick sind sie bei den Eulen. Dicht hinter dem Hornhautrande theilt sich die Sclerotica in zwei Platten: eine innere und eine äussere, zwischen welchen dieser Knochenring hineingeschoben ist; die äussere setzt sich gleichmässig über seine Aussenfläche fort. Die innere ist an der vorderen und hinteren Grenze der Knochenplatten dicker, in seiner Mitte dünner. — Die Cornea ist durch die Stärke ihrer Wölbung ausgezeichnet, welche aber bei den Schwimmvögeln schon weniger hervor-

6) Bei einigen hühnerartigen Vögeln übertrifft sie indessen die Hardersche Drüse an Umfang.

7) Abbild. bei Soemmerring, de sect. horizont., Tab. 3.

8) Ueber ihre Zahlenverhältnisse s. besonders Albers, Beiträge z. Anat. u. Physiol., Bremen 1802, mit v. Abbild. Der Casuar hat z. B. 12; Rudolphi fand bei Alca arctica 30, 15 kleinere vordere und eben so viele hintere grössere. Wenn Allis angibt, es werde bei Podargus die Zusammensetzung aus einzelnen Knochenplatten vermisst, so ist er im Irrthume; sie sind, wie ich mich bei P. femoralis überzeugt, vorhanden, nur dünn, knorpelartig und sehr schwer zu trennen.

tritt. — Die innere Fläche der Chorioïdea ist reichlich mit schwarzem Pigmente überzogen. Das ringförmige ***Ligamentum ciliare*** [9]) ist bei den Vögeln sehr breit und zeigt eine zusammengesetzte Bildung. Anscheinend sind Muskelfasern in dem Theile desselben (dem sogenannten Crampton'schen Muskel, dem Faserkranze von Treviranus) enthalten, welcher die äussere Wand des ***Canalis Fontanae*** mit der inneren des Knochenringes verbindet. Der ***Canalis Fontanae*** selbst liegt zwischen dem Rande der Sclerotica und Cornea einerseits und dem ***Ligamentum ciliare*** andererseits. Das ***Corpus ciliare*** ist breit, sehr faltig [10]) und geht in zahlreiche Ciliarfortsätze über, deren Enden an der Linsenkapsel haften. — Eigenthümlich ist dem Vogelauge wieder der, schon bei einigen Sauriern vorhandene, Kamm oder Fächer, der nur der Gattung Apteryx fehlt [11]). Es ist dies eine der Chorioïdea angehörige, von der Eintrittsstelle des *Nervus opticus* aus schräg und keilförmig durch den Glaskörper tretende, gegen den Rand der Linsencapsel gerichtete und oft mit ihm verbundene [12]), gefaltete, pigment- und gefässreiche Membran, welche bald breiter, bald schmäler ist. Die Zahl der Fächerfalten ist, je nach den Gattungen und Familien, sehr verschieden: am geringsten bei Caprimulgus und den Eulen (5 bis 7); am grössten bei den Passerinen (bis 30; obwol gewöhnlich nur 16—20). Seine Arterien erhält der Fächer aus einem an der Eintrittsstelle des Sehnerven in den Bulbus unter der Sehne des ***M. pyramidalis*** liegenden ***Rete mirabile pectinis;*** nachdem die aus ihm kommenden Arterien in den Augapfel gedrungen sind, verbinden sie sich zu einem Stamme, aus welchem die Zweige zu den einzelnen Falten des Kammes gehen. — Die Iris ist ausgezeichnet durch die Lebhaftigkeit ihrer Bewegungen, welche anscheinend auch unabhängig von der Menge des einfallenden Lichtes und willkürlich eintreten. Ihre Breite ist sehr verschieden; am beträchtlichsten bei den in der Dämmerung fliegenden Eulen und Ziegenmelkern. Die eigentliche Iris besitzt vorn eine Pigmentschicht [13]), von deren mannichfacher Beschaffenheit die verschie-

---

9) Der feinere Bau dieses Gebildes ist noch nicht hinreichend aufgeklärt. Sehr sorgfältige Angaben über sein Verhalten finden sich bei Huek, die Bewegung der Krystalllinse, Dorpat 1839, 4. S. 91 ff., der seine einzelnen Theile strenge scheidet und die Existenz von Muskelfasern läugnet, welche, nach Crampton, durch Treviranus und namentlich durch Krohn vertheidigt ward und von der ich, bei früheren Untersuchungen, gleichfalls mich überzeugt zu haben glaube.

10) Die Falten sehr fein, die Fortsätze sehr lang bei den Eulen.

11) Nach Owen. — Ueber die Zahl der Fächerfalten s. besonders die Angaben von Soemmerring, von Huschke und von Wagner (Münch. Denkschriften 1832. S. 295.). Ueber die Gefässe Barkow, in Meckel's Archiv 1829. 1830. — 12) Z. B. bei der Gans, dem Schwan, dem Storch u. v. a.

13) Interessant ist Wagner's Bemerkung, dass die gelbe Färbung der Iris bei den Eulen durch ein in traubigen Bälgen und Zellen enthaltenes flüssiges Fett zu Stande kömmt. Aehnlich verhält es sich, nach Krohn, beim Huhne.

dene Färbung derselben abhängt, und dann eine Faserschicht, deren concentrisch verlaufende, wenig sich kreuzende Primitivbündel wenigstens muskelähnlich sind. Hinten ist sie von dem Pigmente der Uvea überzogen. — Die Pupille ist gewöhnlich rund, selten transversel verlängert oder vertical-oval. — Die Netzhaut bietet im Ganzen nichts Eigenthümliches dar. — Bei der beträchtlichen Convexität der Cornea und der bedeutenden Ausdehnung der vorderen Augenkammer ist die von der *Membrana humoris aquei* umschlossene wässerige Feuchtigkeit gewöhnlich sehr reichlich vorhanden. — Die Linse zeichnet sich bei den stark und hoch fliegenden Vögeln durch mangelnde oder wenig hervortretende Convexität ihrer Vorderfläche aus, die dagegen bei den nächtlichen Vögeln, wie bei den Eulen, bei Caprimulgus, Apteryx sehr bedeutend ist, während die Schwimmvögel zwischen diesen beiden Extremen die Mitte halten. Die Capsel, in welcher sie eingeschlossen ist, erhält ihre Gefässe vom Kamme aus. — Der Glaskörper, in seiner *Membrana hyaloïdea* eingeschlossen, ist in Vergleich zum *Humor aqueus* in nicht gerade bedeutender Menge vorhanden.

[Die ältere Literatur über das Vogelauge findet sich zusammengestellt bei Tiedemann l. c. — S. Soemmerring, de oculor. sect. horiz., Gött. 1818, fol. — G. K. Treviranus, Beiträge z. Anat. u. Physiol. der Sinneswerkzeuge, Heft 1. Bremen 1828. Fol. S. 83. — Huschke, Comm. de pectinis in oculo avium potestate, Jen. 1827, 4. — A. Krohn, Ueber die Structur der Iris der Vögel, in Müller's Archiv 1837. S. 357. — Ueber den feineren Bau der Retina: Hannover l. c.]

## VII. Von den Gehörorganen.

### §. 138.

Durch den Bau ihres Gehörorganes schliessen sich die Vögel auf das engste an die Crocodile an. Es fehlt ihnen noch ein äusseres Ohr, dessen Mangel bei Einigen durch ein eigenthümliches Verhalten der Federn im Umkreise des äusseren Gehörganges, bei anderen aber, und zwar namentlich bei den Eulen, durch eine bewegliche, halbmondförmige, häutige Klappe ersetzt wird. Der äussere Gehörgang selbst ist kurz, weit, häutig und von einer schwach gefalteten Fortsetzung der äusseren Haut ausgekleidet. Eine verdünnte Fortsetzung der letzteren überzieht auch das im Grunde des äusseren Gehörganges ausgespannte, etwas convex nach aussen vorragende Trommelfell. Diese *Membrana tympani* befestigt sich an einem unvollständigen Knochenringe, welcher aber nicht durch einen eigenen Knochen, wie bei den Säugthieren, sondern durch die zunächst gelegenen Knochen, nämlich das *Sphenoïdeum basilare*, das *Occipitale laterale* und die *Squama temporalis* gebildet, nach vorn jedoch gewöhnlich durch einen fibrocartilaginösen Streifen ergänzt wird, so dass die Bewegungen des zunächst gelegenen Quadratbeines keinen Einfluss auf das Trommelfell ausüben [1]). Das letztere ist schief abwärts gerichtet und von mehr oder minder ovaler Gestalt. Die durch dasselbe aussen verschlossene Paukenhöhle ist aussen am weitesten, übrigens aber sehr unregelmässig gestaltet und communicirt durch mehre Oeffnungen mit den Zellen der Schedelknochen, so wie namentlich auch mit dem gewöhnlich pneumatischen Paukenbeine. Sie steht mit der Rachenhöhle durch die im Ganzen weite *Tuba Eustachii* in Verbindung. Diese verläuft zum grossen Theile innerhalb des *Sphenoïdeum basilare* als knöcherne Röhre. An der Schedelbasis, da wo der breitere Abschnitt des genannten Knochens unter einem Vorsprunge in den schmäleren übergeht, verlassen beide Tuben den Knochen, werden cartilaginös, und verschmelzen zu einer einzigen Röhre, welche mit einer länglichen, in der Längsaxe des Schedels befindlichen Oeffnung, die häufig seitwärts mit kleinen Wärzchen besetzt ist, hinter der hinteren Nasenöffnung in den Rachen mündet.

Der einzig vorhandene wirkliche Gehörknochen (die Columella) entspricht dem Steigbügel; er besitzt einen langen Stiel, der an seinem Ende eine ovale oder scheibenförmige Platte trägt, die das in das Vestibulum führende eirunde Fenster verschliesst; sehr selten ist der Stiel vor seiner Befestigung an der Platte zweischenkelig [2]). An seinem anren Ende hat der Stiel zwei oder drei cartilaginöse Fortsätze, welche in einem Dreiecke an die *Membrana tympani* sich befestigen und als Andeutungen des Hammer und Amboss betrachtet worden sind. Ein einziger Muskel, welcher fleischig von dem Hinterhauptsbeine entspringt, heftet sich sehnig an die cartilaginösen Fortsätze der Columella und an die *Membrana tympani*, welche er nach innen zieht; seinen Antagonisten bildet eine kleine Sehne, welche vom Paukenhöhlengelenke des Quadratbeines an den knorpeligen Fortsatz der Columella tritt.

Das von mehren Schedelknochen umschlossene Labyrinth besteht in dem Vorhofe (Vestibulum), drei halbcirkelförmigen Canälen und der Schnecke. Das knöcherne Labyrinth schliesst ein entsprechendes membranös-knorpeliges ein. Zwischen den knöchernen und den häutigen Theilen befindet sich eine wässerige Feuchtigkeit. Der Vorhof stellt eine verhältnissmässig kleine, unregelmässige, gleich den halbcirkelförmigen Canälen, eine Flüssigkeit enthaltende, Höhle dar. In der Flüssigkeit des Vorhofes sind ein Paar unbedeutende flockige, aus kohlensaurer Kalkerde bestehende Concretionen enthalten. Die halbcir-

---

1) Bei den Hühnern findet sich ein völlig geschlossener solider Paukenring, worauf Platner zuerst aufmerksam gemacht hat, indem die Lücke zwischen der Schläfenschuppe und dem *Sphenoïdeum basilare* durch Knochensubstanz ausgefüllt ist.

2) So finde ich ihn sehr steigbügelähnlich z. B. beim neuholländischen Casuar; eben so, gleich Meckel, beim Pelican.

kelförmigen Canäle [3]) liegen so, dass der äussere und der hintere Canal sich kreuzen, indem dieser über jenen weggeht. Es sind drei Ampullen verhanden, welche, gleichwie bei den übrigen Wirbelthieren, einen zusammengesetzten inneren Bau besitzen. Auf dem inneren Septum, an welchem die pulpöse Ausbreitung des Gehörnerven stattfindet, befindet sich in der vorderen und hinteren Ampulle ein knopfförmig nach oben und nach unten vorragender freier Schenkel, so dass das ganze Septum hier ein Kreuz darstellt, dessen Querschenkel angewachsen und dessen senkrechte Schenkel frei sind [4]). —

Die knöcherne Schnecke hat die Gestalt einer kurzen, stumpfen, conischen, etwas gekrümmten Röhre [5]). Die innere Schnecke ist knorpelig-häutig. Ausser ihrer äusseren, mit dem Knochencanale durch Fasern verbundenen Haut besteht sie aus knorpeligen Theilen. Dies sind zwei, oft mit zahnartigen Fortsätzen [6]) versehene Knorpelschenkel, welche einen Rahmen bilden, der an seinem einen Ende kolben- oder retortenförmig sich umbiegt und so eine Ampulle: die sogenannte Flasche, Lagena, bilden hilft. In dem länglichen Zwischenraume, der zwischen den beiden Schenkeln des Rahmens bleibt, ist ein sehr zartes, straffes Häutchen, als *Lamina spiralis* ausgespannt. So zerfällt die Schnecke in eine *Scala tympani* und *S. vestibuli*. Ueberwölbt wird die Spirallamelle durch eine Querfalten bildende *Membrana vasculosa* [7]). Auf dem Spiralblättchen und in der Flasche geschieht die Ausbreitung des Schneckennerven. Innerhalb der Flasche finden sich Krystalle von kohlensaurer Kalkerde in einem flüssigen Vehikel.

[Man vgl. über das Gehörorgan der Vögel ausser den schon früher angeführten Schriften von Scarpa, Windischmann und Steifensand, die Abhandlung von Treviranus, in Tiedemann und Treviranus Zeitsch., Bd. 1. Heft 2. S. 188. 1825. — Breschet, Recherches anat. et physiol. sur l'organe de l'audition chez les oiseaux, Paris 1836, 8. Mit Abb. in Fol. — Huschke in Müller's Archiv 1835. S. 335. — F. Platner, Bemerkungen über d. Quadratbein u. d. Paukenhöble d. Vögel, Leipz. 1839, 8.]

---

3) S. d. Abb. bei Treviranus l. c. Tab. IX. fig. 1. u. 2.

4) Die äussere Ampulle verhält sich verschieden. S. d. Abb. bei Steifensand, in Müller's Archiv 1835, Tab. II. fig. 17—23.

5) S. d. Abb. bei Treviranus l. c. fig. 1. u. 2.

6) Abb. b. Huschke (Müller's Archiv 1835.) Tab. VII. fig. 1—9.

7) Abb. b. Windischmann Tab. II. fig. 6. Diese Haut betrachtete Treviranus mit Unrecht als Gehörblätter.

# Fünfter Abschnitt.

## *Vom Verdauungs-Apparate.*

### I. Vom Munde und Rachen.

§. 139.

Die Kiefer der Vögel sind nicht, wie die der meisten übrigen Wirbelthiere, mit Zähnen bewaffnet; der von einer Hornscheide überzogene, bisweilen, wie z. B. bei Mergus, mit scharfen Randvorsprüngen besetzte, Schnabel vertritt ihre Stelle; er ist am härtesten bei den ihre Beute zerreissenden Raubvögeln, so wie bei einigen von Fischen lebenden Vögeln (Sturmvögel); ferner bei in die Rinde der Bäume hackenden Spechten und bei den Papageien und anderen Vögeln, welche harte Saamencapseln und Früchte knacken. Je weicher die Nahrungsmittel der Vögel sind, um so weicher wird ihr als Ergreifungsorgan dienender und oft zum Tastorgane entwickelter Schnabel. Als ein durch grossen Nervenreichthum ausgezeichnetes, mit starken Zweigen vom *N. trigeminus* versorgtes Tastorgan erscheint er namentlich unter den Wasservögeln bei Enten und Gänsen, so wie auch bei den mit eigenthümlichen zelligen Bildungen dieses Theiles begabten Schnepfen. Eine nähere Beschreibung seiner unendlich mannichfachen, durch die verschiedene Lebensweise bedingten Formverhältnisse gehört in das Gebiet der Zoologie. — Eben so verschiedenartige Bildungen, wie der Schnabel, bietet die Zunge dar. Ganz rudimentär bei den Pelicanen, wo sie fast nur in einem Epithelialüberzuge der knorpeligen Grundlage besteht, wenig entwickelt beim afrikanischen Strausse, zeigt sie einen bedeutenden Umfang neben eigenthümlicher Bildung beim Flamingo und erscheint bei den Papageien vorzugsweise ausgebildet. Als eigentliches Geschmacksorgan ist sie hier meist mit zahlreichen langen und weichen Papillen besetzt, während sie bei der Mehrzahl der Vögel mehr oder minder starr, steif, hart und wenigstens im Vordertheile mit dickem, hornartigem Epithelium überzogen, oder mit Warzen, Widerhaken (Spechte) u. s. w. versehen, als Ergreifungsorgan entwickelt ist. Bei den Kolibris ist sie, an der Spitze pinselförmig, geeignet, den süssen Saft der Blumen in den Mund zu führen, bei den Toukans seitwärts bis zur Spitze kamm- oder bürstenartig mit haarförmigen Fortsätzen versehen, bei den Spechten sowol, als bei den Colibris eigenthümlich vorstreckbar. — Die Mundhöhle ist an ihrer oberen Fläche selten glatt, gewöhnlich mit verschiedenartig entwickelten hinterwärts gerichteten Warzen besetzt; sie ist weit bei den Raubvögeln, bei Cypselus und besonders bei Caprimulgus; bei den Pelicanen bildet sie nach unten eine enorme sackförmige Erweiterung und bei der männlichen Trappe öffnet sich unter der Zunge ein häutiger Sack, der vor der Luftröhre unter der Haut des Halses bis zur Furcula absteigt [1]).

Die drüsigen Organe, welche in die Mundhöhle und in die Gaumengegend der Vögel ihr Secret ergiessen, sind mannichfach und zahlreich, wenngleich keinesweges alle diese Gebilde auch allen Vögeln zukommen. Ihrem Baue nach zerfallen sie 1) in einfache, bald vereinzelt, bald aggregirt stehende Follikel; 2) in conglomerirte Drüsen mit mehren Ausführungsgängen und 3) in conglomerirte Drüsen mit einem gemeinschaftlichen Ausführungsgange. — Ihrer Lage nach verhalten sich diese Drüsen folgendermaassen: 1) *Folliculi linguales* kommen bei vielen Vögeln längs der Seiten der Zunge vor; sie bestehen aus einfachen Blindsäcken [2]). 2) *Glandulae submaxillares s. gulares*, unter der Schleimhaut der Mundhöhle gelegen, den Zwischenraum der beiden Unterkieferäste vorn mehr oder minder ausfüllend, zu den zusammengesetzten Drüsen mit mehren Ausführungsgängen gehörend [3]). 3) *Glandulae sublinguales*, seitlich unter der Zunge oder an den Zungenbeinhörnern gelegen [4]), zusammengesetzte Drüsen, deren jede gewöhnlich mit einem Ausführungsgange vor oder neben der Zunge in die Mundhöhle mündet. 4) *Parotides* oder Mundwinkeldrüsen, sehr beständig [5]); zusammengesetzte Drüsen, gewöhnlich hinter dem Jochbogen, seltener dicht am Mundwinkel gelegen, meistens mit einem längeren oder kürzeren Ausführungsgange im Mundwinkel sich öffnend. 5) Kleine einfache Follikel zwischen der Zunge und der Kehlkopfsgegend [6]). 6) Mehr oder minder zahlreiche, oft sehr dicht stehende Follikel zur Seite und hinter den hinteren Nasenöffnungen, gewöhnlich zwischen den hier befindlichen Epithelialpapillen gelegen, aus mehr oder weniger zahlreichen Oeffnungen ihr Secret ergiessend. Sie sind in Gemeinschaft mit viel grösseren, hinter der Oeffnung der Tuba Eustachii, in zwei Reihen neben einander liegenden, durch weite Ostia sich öffnenden zusammengesetzteren, inwendig zelligen Follikeln,

---

1) Er kömmt, so weit die bisherigen Untersuchungen reichen, nur bei Otis tarda vor; Nitzsch vermisste ihn bei beiden Geschlechtern von O. tetrax. Auch der weiblichen Otis tarda fehlt er stets, wie Meckel nach Untersuchung von 12 Exemplaren constatirte.

2) Z. B. bei Anas, Anser, Mergus, Ardea, Aquila, Vultur, sie fehlen, wenn die Zunge sehr rudimentär ist, z. B. Pelecanus, Ciconia, den Straussen.

3) Z. B. bei Aptenodytes; überhaupt bei Palmipeden, Gallinaceen, Raubvögeln.

4) Z. B. bei Gallinula, Larus, Cygnus, Ciconia, Mergus, Aquila, Vultur; sehr stark entwickelt bei den Spechten und Wendelhalsen.

5) Selten vermisst, namentlich bei Wasservögeln Colymbus, Halieus, auch bei Sula nach Meckel, ferner bei Ardea und den Eulen. — Sonst bei Tagraubvögeln, Singvögeln, Schnepfen, Störchen (klein), den Schwänen, Enten, Gänsen u. s. w. constant gefunden. Bei Cygnus dicht am Mundwinkel.

6) Z. B. bei Falco Buteo nach Tiedemann; bei Aquila albicilla, Vultur papa.

welche besonders bei den Raubvögeln entwickelt sind, neuerlich als Tonsillen gedeutet worden [7]).

[Ueber die verschiedenen Schnabel- und Zungenbildungen s. Abbildungen bei Owen, in Todd's Cyclop. Vol. 1. — Ueber den feineren Bau der Speicheldrüsen vgl. E. H. Weber, in Meckel's Archiv 1827. Bd. 2. S. 286. und Müller, Gland. secern. p. 58. Tab. VI. fig. 7. — Ueber das Vorkommen dieser Drüsen bei den einzelnen Gattungen Meckel, Vergl. Anat. Bd. 4. S. 404 ff. — Ueber die Tonsillen s. Rapp, in Müller's Archiv 1843. S. 19. Mit Abb.]

## II. Vom *Tractus intestinalis.*

### §. 140.

Die Speiseröhre liegt gewöhnlich über oder hinter der Luftröhre, doch meistens etwas nach der rechten Seite hinüber. Ihre Länge entspricht in der Regel derjenigen des Halses [1]). Ihre Weite bietet Verschiedenheiten dar, ist aber im Allgemeinen am bedeutendsten bei den eigentlichen Raubvögeln und bei den von Fischen lebenden Sumpf- und Schwimmvögeln. Ihre Muskelhaut, welche, gleich der des ganzen *Tractus intestinalis*, durch äussere Quer- und innere Längen-Fascikel gebildet wird, ist zwar immer beträchtlich, doch besonders stark bei den Raubvögeln entwickelt. Ihre Primitivbündel besitzen keine Querstreifen. — Ihre Schleimhaut bildet gewöhnlich Längsfalten, welche selten durch feine Querfalten verbunden werden. Bei vielen Vögeln zeigt sich im Verlaufe der Speiseröhre keine Erweiterung [2]). Bei anderen Vögeln

---

7) Von Rapp l. c. Schon Meckel kannte die ersteren, rechnete sie zu den Schleimdrüsen und sonderte sie von den Speicheldrüsen (Arch. 1832. S. 275.). Stark ausgebildet sind sie bei Anas, Anser; schwächer bei Larus, Cygnus; wenn die Epithelialpapillen fehlen, sind doch gewöhnlich diese Drüschen vorhanden, wie bei Gallinula, Ciconia. — Rapp macht, mit Recht, darauf aufmerksam, dass streng genommen nur die inneren beiden Reihen den Tonsillen der Säugthiere vergleichbar sind. Ich finde diese letzteren bei weitem nicht so beständig, als die ersten; ausserordentlich stark sind sie bei Vultur papa. — Beide Arten dieser Follikel sind sehr schön abgebildet von Rapp l. c. Tab. II. fig. 1. u. 2.

1) Das merkwürdigste Verhalten des Oesophagus ist von L'Herminier bei Opisthocomus cristatus beobachtet worden. Die Speiseröhre bildet eine zu einem sehr weiten Sacke ausgedehnte Schlinge, welche unter der Haut vor den Brustmuskeln liegt und den grössten Theil der Brust einnimmt. Auf diesen Sack folgt ein erweiterter Abschnitt, der, ähnlich dem menschlichen Colon, aussen durch Bänder eingeschnürt, inwendig mit Längsfalten versehen ist. Dieser führt in den Drüsenmagen. Der grössere vordere Abschnitt des Oesophagus ist mit Längsfalten und parallelen Drüsenreihen besetzt. Die Falten nehmen nach dem Sacke hin zu und sind in ihm sehr stark. Die Höhle des Sackes ist durch eine bogenförmige Scheidewand in zwei mit einander communicirende Hälften unvollkommen getheilt. S. Ann. des sc. nat. T. VIII. 1837.

2) Sie fehlt den meisten Passerinen — indessen mit einzelnen Ausnahmen, wohin z. B. Fringilla, Emberiza u. a. gehören —, den meisten Picariae — mit Ausnahme der Papageien und der Trochili —, den Nachtraubvögeln, bei Struthio,

kömmt eine Erweiterung der Speiseröhre vor, welche unter dem Namen „Kropf" bekannt ist. Dieser Kropf [3]) kann ein sehr verschiedenartiges Verhalten zeigen. Bei den Raubvögeln stellt er eine seitliche, allmälich zu Stande kommende, vor der Furcula gelegene Erweiterung der Speiseröhre dar. Bei vielen anderen Vögeln, z. B. den Hühnern, nimmt er die Gestalt eines ovalen oder kugelförmigen Sackes an, welcher gewöhnlich auf der die beiden Schenkel der Furcula verbindenden Fascia ruhet. Seine Innenwand ist gewöhnlich drüsenreich. Bei einigen Vögeln bietet er besondere Eigenthümlichkeiten dar. So ist er bei den Tauben doppelt und besteht aus zwei seitlichen, ovalen Säcken. Die Wände dieser Säcke verdicken sich zur Brütezeit und erhalten dann stärker als sonst entwickelte Falten und Drüsen, welche letzteren eine milchige, aschgraue Flüssigkeit secerniren, die den Jungen in der ersten Lebenszeit zur Nahrung dient. Auffallend ist es ferner, dass nur bei der männlichen Trappe ein in der Mitte des Halses gelegener Kropf angetroffen wird [4]). — Ist ein wirklicher Kropf vorhanden, so zeigt sich der unterhalb desselben gelegene Abschnitt der Speiseröhre gewöhnlich etwas verengt, um allmählich in den Vormagen sich zu erweitern, welcher letztere bei den kropflosen Vögeln jedoch oft kaum eine Erweiterung bildet.

Der Magen der Vögel zerfällt nämlich sehr beständig in zwei Abtheilungen [5]), von welchen die erste, durch grösseren Gefässreichthum und durch den Besitz zahlreicher, den Magensaft absondernder Drüsen ausgezeichnete, unter dem Namen des Vormagens oder Drüsenmagens bekannt ist [6]). Das Verhalten dieses Drüsenmagens bietet mancherlei Verschiedenheiten dar. Seine vordere Grenze ist bisweilen kaum durch eine Veränderung im Durchmesser des Munddarmes bezeichnet [7]); bei den meisten Vögeln zeigt er sich jedoch mehr oder minder deutlich nach aussen vorspringend, bisweilen sehr weit und

---

Rhea americana und bei Apteryx, bei den meisten Sumpfvögeln — mit Ausnahme von Phoenicopterus —, bei den meisten Schwimmvögeln, indessen gleichfalls mit einzelnen Ausnahmen, wohin namentlich Mormon gehört. Unbestimmte, nicht schärfer abgegrenzte Erweiterungen der Speiseröhre finden sich indessen auch sonst noch z. B. bei Ciconia, bei Halieus.

3) Er kömmt den Tagraubvögeln, einigen Passerinen, den Psittacinen und Trochili, den Tauben, Hühnern, Trappen, Casuaren, so wie einigen Sumpf- und Schwimmvögeln zu.

4) Nur bei Otis tarda und hier nie beim Weibchen angetroffen.

5) Bei der Gattung Euphone fehlt nach Lund (De genere Euphones etc. Hafniae 1829. 8.) der zweite Magen oder ist völlig reducirt; s. d. Abb. l. c. und copirt bei Carus und Otto, Erläuterungstafeln Heft 4. Tab. VI.

6) *Proventriculus; Ventriculus succenturiatus; Bulbus glandulosus; Echinus; Infundibulum.* — Er ist bei Alcedo nur sehr schwach angedeutet.

7) Z. B. bei Ardea, Rallus.

grösser als der eigentliche Magen [8]). Die Drüschen [9]), welche an seiner Innenfläche münden, sind häufig einfache, am Ende blind geschlossene Einstülpungen; in anderen Fällen münden mehre und oft sehr kurze Blindsäckchen in die Axe eines gemeinsamen Ausführungsganges. Stellung und Vertheilung dieser Drüschen über der Innenwand des Vormagens, der bei starker Entwickelung derselben oft beträchtlich dicke Wandungen besitzt [10]), bieten bei den verschiedenen Familien und Gattungen oft charakteristische Eigenthümlichkeiten dar. Ihre Oeffnungen sind bald über die ganze Innenwand des Vormagens ziemlich gleichmässig verbreitet [11]), bald gürtelförmig [12]) gestellt, bald kreisförmig gruppirt, bald in zwei oder selbst in vier ovale oder runde Haufen gesondert [13]). Gewöhnlich geht dieser Drüsenmagen unmittelbar über in den zweiten Magen, der unter der Benennung des Muskelmagens bekannt ist; im unteren Abschnitte desselben werden aber oft die Drüsen spärlich oder verschwinden, und so unterscheidet man bisweilen noch einen kleinen drüsenlosen Abschnitt [14]) oder selbst eine kropfartige Erweiterung [15]) zwischen dem Vormagen und Muskelmagen.

Dieser zweite Magensack, der sogenannte Muskelmagen, ist immer durch seine tiefe Lage ausgezeichnet. In seinen oberen, der Leber zugewendeten Rand münden sehr dicht neben einander der Drüsenmagen und mehr nach rechts der Anfang des Duodenum, so dass er selbst sackförmig oder als dickwandige, unten blind geschlossene, meist längliche Höhle sich abwärts erstreckt. Sowol an der Rücken- als an der Bauchfläche dieses zweiten Magens findet sich sehr beständig eine mehr oder minder beträchtliche, oft scheibenförmige Sehne, von welcher die muskulösen Theile auf- und abwärts ausstrahlen. Im Uebrigen bietet er, je nach Verschiedenheit der Nahrungsmittel, auf welche die Vögel angewiesen sind, bedeutende Verschiedenheiten dar, welche besonders die Stärke seiner Muskulatur und seiner Sehnen, so wie die Dicke seiner inneren Epithelialschicht betreffen. Oft, und namentlich bei den

---

8) Viel grösser z. B. bei Thalassidroma und besonders bei Procellaria.

9) Abbildungen derselben hat Home, Lect. on comp. anat. Vol. 2. Tab. LVI. gegeben; copirt bei Müller, Gland. struct. Tab. 1. fig. 8. und bei Wagner, Icon. physiolog. Einfach sind sie bei den meisten fleischfressenden Vögeln; zusammengesetzter z. B. bei Hühnern, Enten, Gänsen und Störchen und bei den Struthionen.

10) Z. B. bei Upupa, Caprimulgus, Tetrao, Columba, Phoenicopterus, Haematopus, Ciconia, besonders bei Pelecanus.

11) Z. B. bei Anas, Colymbus, Ardea, Rallus.

12) Z. B. bei Columba, Larus.

13) Zwei solcher Juga kommen z. B. vor bei Halieus, Numenius, Charadrius; vier bei Falco nisus. S. d. Abb. bei Home l. c.

14) Z. B. bei vielen Papageien, Singvögeln u. a.

15) Letztere ist von L'Herminier bei Palamedea cornuta beobachtet worden. l. c.

Raubvögeln, aber auch bei vielen anderen, namentlich bei Carnivoren, erscheint er als weiterer ausdehnbarer Sack mit schwacher Muskelhaut, welche von sehr flachen Sehnen ausgeht [16]). Bei anderen, und namentlich bei den körnerfressenden Vögeln, besitzt er, bei enormer Stärke seiner Muskulatur [17]), eine ausserordentliche Dicke seiner Wände und eine äusserst geringe Capacität. Jede seiner beiden Seiten wird von einem dicken *M. lateralis* umfasst; zwischen ihnen liegen oben an seinem Eingange und unten an seinem blinden Ende die minder starken *M. M. intermedii*; sämmtliche Muskeln werden in der Mitte der Bauch- wie der Rückenfläche durch die schon erwähnte, hier sehr starke Sehne verbunden. Das überall dicke Epithelium zeigt sich entsprechend den Seitenrändern, wo die *M. M. laterales* am stärksten sind, am meisten verdickt. So zeigen sich hier inwendig zwei Wülste, welche, bei der beträchtlichen Enge der Höhle, wie Mühlsteine auf einander wirken. — Eigenthümlich sind Wärzchen auf der inneren Magenfläche bei den Papageien und kleine harte Tuberkeln, mit denen dieser zweite Magen bei einigen Sturmvögeln [18]) inwendig besetzt ist. — Vor der Uebergangsstelle des Muskelmagens in den Pförtner verdünnen sich dessen Wandungen häufig etwas und bilden so eine eigene kleine *Portio pylorica*. Bei einigen Raub-, Sumpf- und Schwimmvögeln bildet sich dieser Theil zu einer auch schon äusserlich erkennbaren Nebenhöhle, einem Magenanhang oder Nebenmagen aus [19]).

Was den an seinem Gekröse befestigten Darmcanal anbetrifft, so ist seine Länge verhältnissmässig minder beträchtlich, als bei den Säugthieren [20]); obgleich sehr verschieden, ist sie doch im Ganzen bei den von Vegetabilien lebenden Vögeln bedeutender, als bei den Carnivoren. Der Darm zerfällt in einen Dünndarm und Dickdarm, welcher letztere

16) Dünnhäutig ist der Magen bei den Tag- und Nachtraubvögeln; wenig stärker bei vielen Picariae: Cuculus, Caprimulgus, Alcedo, Rhamphastos, bei einigen Sumpfvögeln: Ardea, Ciconia; schwach muskulös auch bei Haematopus, Charadrius, Recurvirostra, Totanus, Halieus, Aptenodytes; auch bei einigen Singvögeln: Corvus, Sylvia, Regulus.

17) Sehr stark bei allen Hühnern, Tauben, Schwänen, Enten, Gänsen: Crex, Gallinula; ihnen nähern sich schon viele Singvögel.

18) Procellaria glacialis, Puffinus, nicht bei Thalassidroma.

19) Schwach angedeutet ist diese Nebenhöhle schon bei einigen Falken, bei Gallinula und vielen anderen; deutlicher bei Ciconia alba; scharf abgesetzt durch enge Oeffnung bei Colymbus, Halieus, Pelecanus, Vultur papa, am meisten bei Ardea. Bei den exotischen Störchen (C. Argala und Marabou) ebenfalls vorhanden. Vgl. über diesen Nebenmagen die monographische Arbeit von Leuckart, Zoologische Bruchst. 2. Heft. Stuttg. 1841. 4. S. 64. Mit Abb.

20) Am längsten im Verhältniss zum Körper = 15 : 1 fand ihn Meckel bei Aptenodytes, zugleich aber eng und mit sehr kurzen Blinddärmen; bei den Raubvögeln, beim Toukan, bei Mormon kaum doppelt so lang als der Körper; noch kürzer bei Rallus; bei Grus und Ciconia etwa 8—9 mal so lang als der Rumpf; bei Ardea noch etwas länger.

— mit seltenen Ausnahmen — durch grosse Kürze ausgezeichnet ist und, gleichwie bei den Fischen und den meisten Reptilien, nur dem Mastdarme der Säugethiere entspricht. Am Anfange des Duodenum findet sich oft, z. B. beim Strauss, bei Ardea, eine blasenartige Erweiterung. — Der Verlauf des Dünndarmes ist in sofern eigenthümlich, als sein dem Duodenum entsprechender Abschnitt durch einen absteigenden nnd aufsteigenden Schenkel immer eine mehr oder minder lange Schlinge [21]) bildet, welche das Pancreas einschliesst. Bei sehr vielen Vögeln erhält sich, bald regelmässig, bald als individuelle, aber häufige Eigenthümlichkeit an der ursprünglichen Insertionsstelle des Dottersackes in den Dünndarm perennirend ein Divertikel [22]), nur bei einigen Struthionen, statt seiner, bisweilen ein mit entarteter Dottersubstanz gefüllter Sack [23]). — Die Schleimhaut des Dünndarmes bildet oft zickzackförmige, parallele Längsfalten [24]), welche, mitunter durch Querfältchen verbunden, zur Umschliessung von Maschen beitragen; nicht selten erheben sich von den Längsfalten zottenartige Vorragungen; oft aber erscheinen auch, bei Abwesenheit von Falten, wirkliche Zotten [25]).

Die Grenze von Dünn- und Dickdarm wird äusserlich gewöhnlich bezeichnet durch etwas beträchtlichere Weite des letzteren, besonders aber durch die in ihn einmündenden Blinddärme; inwendig durch eine schwache, kreisförmige Vorragung, selten durch eine eigentliche Klappe. Das Vorkommen zweier seitlichen, durch Bauchfellfalten befestigten Blinddärme ist Regel bei den Vögeln; selten ist nur ein einziger vorhanden [26]),

---

21) Ueber einen Fuss lang beim Storch; drei- bis viermal kürzer beim Flamingo.

22) Nicht bei den Raubvögeln und Singvögeln; fast constant bei Gallinula, Rallus, Numenius, Crex, Limosa, bei den Schwänen, Enten, Gänsen, beim Kormoran, beim Kukuk; unbeständig aber häufig bei vielen Sumpfvögeln: Ciconia, Grus, Ardea, Ibis, Phoenicopterus. Vgl. Wagner, Münch. Denkschrift 1837. S. 286.

23) Von Carus beim jungen, von mir beim ausgewachsenen neuholländ. Casuar, von Owen einmal bei Apteryx beobachtet. An dem verschlossenen Eingange in den Darm und auch an dem Umfange des mit schwärzlicher käsiger Masse gefüllten Sackes sind Ueberreste der Dottergefässe erkennbar. Abbild. Carus, Erläuterungstafeln. 4. Tab. VI.

24) Z. B. bei den meisten Schnepfen, Recurvirostra, Haematopus, Tringa, Totanus, Corvus, Cypselus. Bei Grus Zotten von den Zickzackfalten ausgehend. Aehnlich bei Lanius.

25) Z. B. bei den Falken, Geiern, mehren Papageien, Spechten, Störchen, Hühnern, Casuar, nach Rudolphi; auch bei Limosa; bei der Waldschnepfe, der Taube, Tetrao, Upupa u. a.

26) Beständig bei den Reihern. Ich fand in zwei Exemplaren des Kormorans nur einen; eben so als individuelle Abweichung bei Colymbus cristatus. — Auf bisweilen vorkommende Asymmetrie der Blinddärme hat Wagner aufmerksam gemacht; er fand bisweilen bald den rechten, bald den linken länger.

oder sie fehlen ganz [27]). Ihre Ausdehnung bietet die grössten Verschiedenheiten dar [28]); sie sind am beträchtlichsten bei den von Vegetabilien lebenden Vögeln und bei den Omnivoren; am kürzesten in der Regel bei den Carnivoren; hier bisweilen auf ganz kleine Papillen reducirt. Oft sind sie gegen ihr blindes Ende hin keulenförmig erweitert und an ihrer Insertionsstelle in den Darm eng. Inwendig besitzen sie gewöhnlich Längsfalten, die durch schiefe Querfalten mit einander verbunden, Maschen oder Zellen bilden; seltener erstrecken sich die Zotten [29]) in ihre Höhle hinein. Beim Strausse sind sie ausgezeichnet durch den Besitz einer inneren Spiralklappe. Der gewöhnlich kurze, selten lange [30]) Dickdarm besitzt anfangs häufig dichtstehende Zotten, weiter abwärts — oder in seiner ganzen Länge — Quer- und Längsfalten. Er inserirt sich mit einer klappenartigen Kreisfalte in die Kloake.

[Abbildungen des Darmcanales der Vögel s. besonders bei Everard Home, Lectures on comp. anatomy. Vol. 2. Tab. XLIV.—LVI. und Tab. CIV.—CXII. und bei Carus und Otto, Erläuterungstafeln. Heft. 4. Tab. VI.]

## III. Von den drüsigen Gebilden.

### §. 141.

Die meist beträchtliche, bald dunkeler, bald etwas heller braunroth gefärbte, aus zwei Hauptlappen gebildete Leber liegt etwas vor der Mitte der Bauchhöhle, so, dass ihre convexe Oberfläche der Bauchwand, ihre concave, mehr oder minder unebene Oberfläche aber den Eingeweiden zugewendet ist. Sie erhält durch eine Duplicatur des Bauchfelles, welche von der Mittellinie des Sternum an den Zwischenraum ihrer Lappen tritt, ein *Ligamentum suspensorium*. Der Bauchfellüberzug ist für jeden Leberlappen doppelt, so dass er, ähnlich wie das Pericardium zum Herzen sich verhaltend, einmal eine losere Umhüllung und dann, durch Umschlagung, einen unmittelbaren Ueberzug jedes Lappens bildet. — Die beiden Hauptlappen, zu welchen bisweilen noch ein dritter, kleinerer, an der Hinterseite zwischen beiden gelegener

---

27) Sie fehlen am häufigsten den Picariae, z. B. Psittacus, Rhamphastos, Corythaix, Yunx, Alcedo, Upupa, Cypselus; oft auch den Spechten, obschon ich sie hier, gleich Owen, ausnehmend klein, wie Papillen gefunden habe. Aehnlich sehe ich sie bei Alauda, der man sie gleichfalls abgesprochen hat. Ich vermisse jede Spur bei Vultur papa.

28) Sehr klein bei den Raptores, namentlich den Tagraubvögeln, den meisten Singvögeln; einigen Schwimmvögeln (Podiceps, Halieus, Sula, Pelecanus); bei Cuculus, den Eulen, den Tauben; verhältnissmässig kurz bei den meisten Sumpfvögeln (am längsten bei Phoenicopterus); sehr lang bei den meisten Gallinaceen, enorm bei Otis (3 Fuss lang), beim afrikan. Strauss (nicht aber bei den übrigen Struthionen); lang bei Enten, Gänsen, Schwänen. — Beim Strauss inseriren sich die beiden Blinddärme vereint.

29) Z. B. beim Huhne nach Rudolphi.

30) Beim afrikan. Strauss.

*Lobulus Spigelii* [1]) hinzukömmt, werden durch einen gewöhnlich dünnen Isthmus mit einander verbunden. Oft sind beide von fast gleicher Grösse [2]); noch häufiger übertrifft der rechte den linken an Länge, Umfang und Masse [3]); sehr selten findet das umgekehrte Verhalten Statt [4]). Nicht selten besitzt der eine oder der andere Lappen noch secundäre Einschnitte [5]).

Selten fehlt die Gallenblase [6]); dann besitzt die Leber gewöhnlich zwei Ausführungsgänge, welche getrennt von einander und bisweilen weit von einander entfernt in das Duodenum münden [7]), seltener, wie beim Strausse, nur einen einzigen. — Gewöhnlich liegt die Gallenblase unter der concaven Fläche des rechten Leberlappens in einer seichten Aushöhlung desselben, seltener zum Theil oder ganz frei [8]). Sie ist mehr oder minder umfänglich, häufig rundlich oder länglich-rund, seltener darmförmig verlängert [9]). Bei ihrer Anwesenheit sind folgende Gallengänge vorhanden: 1) ein aus beiden Leberlappen, also zweischenkelig entspringender, bald einfach werdender *Ductus hepaticus*, der sich bisweilen, gleich nachdem er aus der Leber getreten, schlauchförmig erweitert und immer direct in den Darm führt; 2) ein einfacher oder doppelter (Apteryx), im ersteren, als Regel zu betrachtenden, Falle, aus dem rechten Leberlappen in die Gallenblase übergehender *Ductus hepatico-cysticus;* und 3) ein aus der Gallenblase in den Darm führender *Ductus cysticus*. Nur bei Buceros ist ein gemeinschaftlicher *Ductus choledochus* angetroffen [10]). Die beiden zum Darme führenden Gallengänge münden gewöhnlich in geringer Entfernung von einander [11]), nicht dicht hinter dem Pförtner, sondern

1) Z. B. beim Schwan, der Gans, dem Cormoran, der Taube.

2) Bei den meisten Raubvögeln; beim Storch.

3) Sehr wenig bei den Möven, bei Colymbus, mehr bei den Enten, bei Ardea, den meisten Singvögeln.

4) Bei Charadrius nach Nitzsch; bei Rhea americana; Aquila albicilla.

5) Beim Huhn, beim Strauss der linke.

6) Bei Rhamphastos (doch nicht bei Buceros), bei den meisten (nicht allen) apageien, den Cuculidae, Columbae und unter den Straussen bei St. Camelus und Rhea americana. Selten fehlt sie ausnahmsweise und blos individuel, wie z. B. bei Ardea Virgo von Perrault, bei Apteryx von Owen beobachtet ward.

7) Bei den Tauben z. B. mündet der eine weitere und kurze in den Anfang des Duodenum, dicht hinter dem Pylorus, während der zweite lange mit den *Ductus pancreatici* in das Ende des Duodenum sich einsenkt.

8) Beim Adler, Cormoran, mehr noch beim indischen Casuar.

9) Gross bei den Raubvögeln; klein bei Tetrao, Otis; länglich rund beim Storch; sehr lang und darmförmig bei den Spechten.

10) Owen in d. Transact. of the zool. soc. of London. Vol. I. p. 118. Tab. 18. fig. 1. Der linke *Ductus hepaticus* inserirt sich abgesondert, weit entfernt vom *D. choledochus*.

11) Eine Ausnahme macht Aptenodytes, wo die Mündungen beider weit von einander entfernt liegen.

in das Ende der Duodenalschlinge. Sie treten schief durch die Wände des Darmes und münden auf Papillen. Sie sind sehr dickhäutig und contractil.

§. 142.

Das gewöhnlich sehr beträchtliche, weisse Pancreas der Vögel liegt sehr beständig zwischen dem ab- und aufsteigenden Schenkel des Duodenum, also in der sogenannten Duodenalschlinge, welcher es häufig an Länge gleich kömmt [1]), ohne dass dies jedoch beständig der Fall wäre [2]). Bisweilen erstreckt sich ein Fortsatz des Pancreas bis zur Milz [3]). Es zeichnet sich gewöhnlich aus durch seine gestreckte Gestalt und besteht in der Regel [4]) aus zwei länglichen Lappen, welche bald sehr schwach mit einander verbunden sind, bald selbst in zwei völlig von einander getrennte Drüsen zerfallen [5]), die dann gewöhnlich der Länge nach neben einander liegen. Nur sehr selten sind drei Lappen des Pancreas beobachtet worden [6]). Die Anzahl der langen Ausführungsgänge beträgt in der Regel zwei [7]), seltener drei [8]); sind drei Ausführungsgänge vorhanden, so inserirt sich der dritte gewöhnlich [9]) in einiger Entfernung von den andern und zwar gewöhnlich in den Winkel der Duodenalschlinge, während die beiden anderen alternirend mit den Gallengängen und neben ihnen in das Duodenum eintreten.

Die Milz, von dunkelrother Farbe, von verschiedenartiger Form [10]),

---

1) Bei den meisten Schwimmvögeln, namentlich den Dermorhynchi Ntz.; ferner bei Ibis, Oedicnemus, Otis, Tetrao, Cuculus, Caprimulgus u. A.

2) Viel kürzer als die Duodenalschlinge z. B. bei Ciconia, Grus, Rallus, Ardea.

3) Columba, Buceros u. A.

4) Ein einfacher schmaler Lappen findet sich bei Ciconia; zwei in der Mitte verbundene Lappen bei Otis; zwei hinten vereinigte Lappen bei Ardea, Anas, Anser.

5) Z. B. Colymbus, Grus, Oedicnemus, Columba, Picus, Sitta, Certhia, Upupa, Caprimulgus.

6) Z. B. bei Oriolus.

7) Nach Meckel besitzt der Strauss nur einen, der in bedeutender Entfernung vom Gallengange sich einsenkt. Owen fand bei Apteryx zwei; zwei Ausführungsgänge finden sich bei den meisten Schwimmvögeln, bei Ciconia, Ardea, Grus, Phoenicopterus, Rallus, Ibis.

8) Beobachtet beim Huhne, der Taube, ausnahmsweise bei mehren Schwimmvögeln, namentlich Enten, bei Oedicnemus, Otis, Corvus, Oriolus.

9) Z. B. bei der Taube, der Trappe, bei Corvus.

10) Sie ist oft länglich rund und von gestreckter Form, wie bei fast allen Singvögeln, den Krähen, den Spechten, den Tauben; sie ist gleichfalls etwas länglich, aber plattgedrückt bei den meisten straussartigen Vögeln, rund bei den Raubvögeln, den Hühnern, den Trappen; breit, flach, scheibenförmig beim Kormoran, sehr länglich bei Larus und Lestris; nach Wagner sehr gross, gegen die Mitte henkelartig umgeknickt und wurstförmig bei Crex, Rallus, Gallinula. — Eine Nebenmilz wurde von Meckel und mir beim indischen Casuar beobachtet. Auch beim Strauss kömmt ein Zerfallen der Milz in mehre Lobi vor.

liegt in der Nähe der Leber zur Seite des Vormagens. Sie ist bei den Vögeln fast immer einfach. Ihr Umfang ist fast nie beträchtlich.

---

# Sechster Abschnitt.

## *Vom Gefäss-Systeme.*

### I. Vom Herzen.

§. 143.

Die Vögel zeichnen sich, gleich den Säugthieren, durch den Mangel jeder Communication zwischen den beiden Herzhälften und zwischen den grösseren, verschiedene Blutarten führenden Gefässstämmen aus.

Ihr in der Mittellinie des Körpers, seiner Längsaxe parallel, gelegenes Herz ist noch nicht in einer abgesonderten Brusthöhle enthalten, bleibt von den ganz nach hinten gedrängten Lungen völlig unbedeckt und erstreckt sich mit seiner Spitze zwischen die Leberlappen. Es ist eingeschlossen von einem dünnen, aber derben Herzbeutel, dessen äussere Oberfläche häufig an den umgebenden Luftzellen befestigt ist. — Die Gestalt des Herzens ist immer kegelförmig, bald mehr verlängert, bald kürzer und weiter. — Es besteht aus zwei Vorhöfen und zwei Kammern. Die Auriculae der Vorhöfe ragen nicht frei vor, sondern erscheinen durch die innere Lamelle des Pericardium straff niedergezogen. Der rechte Vorhof ist weiter, als der linke und hat eine stärkere Auricula, als dieser; die Auricula besitzt zahlreiche, starke, grossentheils kammförmige Muskelleisten, welche durch ziemlich tiefe Zwischenräume geschieden werden. In den rechten Vorhof münden die drei, das Blut zum Herzen zurückführenden Venenstämme; in seinen vorderen und oberen Theil tritt die rechte obere Hohlader; in seinen unteren Theil senkt sich die, kurz zuvor die Kranzvene des Herzens aufnehmende, linke obere Hohlader und oberhalb dieser, getrennt von ihr durch eine beträchtliche klappenartige Vorragung, findet sich die Insertionsstelle der unteren Hohlader. An den Mündungen der Venen sind schwach muskulöse Klappen vorhanden, ausgehend zum Theil von queren oder schrägen Muskelleisten, welche ihrerseits wieder mit mehr senkrecht stehenden *M. M. pectinati* zusammenhangen. Contraction dieser letztgenannten Muskeln befördert den Uebertritt des venösen Blutes in den rechten Ventrikel. Das fötale *Foramen ovale* ist durch eine dünne durchscheinende, dabei aber derbe Scheidewand vollständig verschlossen. Das *Orificium atrio-ventriculare* bildet einen schiefen Schlitz. — Die Höhle des rechten Ventrikels, welcher ungleich dünnwandiger, als der linke ist und nicht bis zur Herzspitze reicht, zeigt sich sehr wenig weiter, als die linke Kammerhöhle. Die Scheidewand dieser letzteren bildet einen stark gewölbten Vorsprung in die Höhle des rechten Ventrikels. Das ***Orificium atrio-ventriculare*** kann durch eine eigenthümliche, starke, sehr muskulöse Klappe verschlossen werden, welche gewöhnlich fast dieselbe Dicke, wie die Ventricular-Wandungen besitzt [1]). Diese Klappe stellt gewissermaassen eine frei nach innen vorspringende Einkrempung des dem Atrium zugewendeten Randes der rechten oder äusseren Wand des Ventrikels dar. Sie erstreckt sich von dem vorderen Ende des ***Septum ventriculorum***, also von dem obersten Theile der linken oder inneren Wand der rechten Kammer schräg und bogenförmig abwärts und hinterwärts zu dem Winkel, welcher durch den unteren und hinteren Theil der äusseren Ventricularwand mit dem Septum gebildet wird. Der innere freie Rand dieser Klappe ist dem convex vorragenden Septum zugewendet und muss während der Systole der Ventrikel so kräftig an dasselbe gedrückt werden, dass die Kammerhöhle von der Vorkammer vollständig abgeschlossen und so jeder Rückfluss des Blutes in letztere verhindert wird. Im Uebrigen ist der rechte Ventrikel ausgezeichnet durch Glätte und Ebenheit seiner Wandungen, welche vollständig genannt werden könnte, gingen nicht vom Septum an den Vereinigungswinkeln mit den äusseren Kammerwänden zahlreiche kurze Fleischbündel zu diesen letzteren über. Die aus dem rechten Ventrikel hervorgehende Lungenarterie besitzt an ihrem Ursprunge drei, den Rücktritt des Blutes hindernde, halbmondförmige Klappen. — In die Höhle des linken Vorhofes, welcher zahlreiche und complicirte Muskelbündel besitzt, münden hinten zwei Lungenvenen mit gemeinschaftlicher Oeffnung. Ein derber muskulöser klappenartiger Vorsprung, dessen freier Rand der Höhle zugewendet ist, scheint bestimmt das Blut der Kammer zuzuleiten. — Der linke Ventrikel stellt eine längliche, kegelförmige Höhle dar, deren Wandungen die der rechten Kammer etwa um das dreifache an Dicke übertreffen. Die innere Oberfläche des Septum ist glatt, während von den übrigen Innenwandungen mehr oder minder seichte Längsbalken und zum Theil auch complicirtere Vorsprünge sich erheben. Von zwei seichten Vorragungen, die unterhalb des ***Orificium atrio-ventriculare*** liegen, gehen gewöhnlich zahlreiche, kurze, dicke Sehnen aus, welche zu zwei oder drei häutigen, den ***Valvulae mitrales*** entsprechenden, am Eingange des Ventrikels gelegenen Klappen sich begeben. Am Ursprunge der Aorta finden sich drei halbmondförmige Klappen.

---

1) Diese Klappe bietet rücksichtlich ihrer Stärke interessante Verschiedenheiten bei den einzelnen Gruppen der Vögel dar. Am stärksten ist sie bei den Schwimmvögeln, am schwächsten bei den straussartigen Vögeln und unter diesen wieder bei Apteryx, wo sie, nach Owen's Mittheilungen, nicht nur überhaupt dünne, sondern stellenweise sogar fast membranös ist und wo ausserdem von ihrem freien Rande einige kurze *Chordae tendineae* zur Wand des Ventrikels treten. Zool. Transact. Vol. 2. Tab. 32. fig. 3. g.

[Abbildungen des Vogelherzens s. in Carus und Otto, Erläuterungstafeln, Heft VI., in Wagner's Icones, in Todd's Cyclopaedia u. a. a. O. — Ueber einzelne Verschiedenheiten im Baue vergl. die ausführlicheren Darstellungen von Cuvier, Meckel und Owen.]

## II. Von den Arterien.

§. 144.

Die Aorta, von welcher sogleich die beiden *Artt. coronariae cordis* abgehen, theilt sich, nur einen sehr kurzen Stamm bildend, sehr bald nach ihrem Ursprunge in einen rechten und einen linken Ast. Von dem rechten Aortenaste sondert sich sogleich ein Stamm, der entweder der *Art. anonyma dextra*, oder blos der *Art. subclavia dextra* entspricht, je nachdem er eine *Art. carotis communis* abgibt, oder nicht; nach seinem Abgehen steigt die Fortsetzung des rechten Aortenastes in einem Bogen über dem rechten Bronchus als *Aorta descendens* an der rechten Seite der Wirbelsäule und vor derselben abwärts. — Der linke Aortenast ist gewöhnlich eine *Art. anonyma;* sehr selten blos eine *Art. subclavia sinistra.* — Es kommen nämlich bei den Vögeln bedeutende Verschiedenheiten rücksichtlich des Verhaltens der Carotiden vor. Bald entspringt aus jeder *Art. anonyma* eine *Art. carotis communis*, was als häufigste Bedingung bezeichnet werden kann [1]), bald findet sich nur ein unpaarer Carotidenstamm (*Art. carotis primaria*), der dann gewöhnlich aus der linken *Art. anonyma* [2]) und nur sehr selten aus der rechten seinen Ursprung nimmt [3]). Ist blos eine *Art. carotis primaria* vorhanden, so theilt sich diese in ziemlich geringer Entfernung vom Kopfe in eine linke und eine rechte *Art. carotis communis.* Charakteristisch ist die Lage dieser Arterien, mögen sie paarig oder unpaar sein, indem sie in der Regel dicht an der Vorderfläche der Halswirbel, in dem nie in der ganzen Länge geschlossenen Canale unterer oder vorderer Wirbelfort-

1) Bei allen Tag- und Nachtraubvögeln, bei vielen Picariae, bei allen Tauben und Hühnern, bei den Struthionen mit Einschluss von Apteryx, aber mit Ausnahme von Rhea americana, bei den Grallae mit Ausnahme von Phoenicopterus und bei den Schwimmvögeln mit Ausnahme von Pelecanus und Colymbus.

2) Nur eine linke *C. communis primaria* findet sich bei allen Singvögeln (Passerinae Nitzsch) und vielen Picariae, namentlich unter den Macrochires bei Cypselus und Trochilus; unter den Todidae bei Merops; unter den Lipoglossae bei Upupa; unter den Picinae bei Picus, Yunx, Bucco, Rhamphastos; unter den Psittacinae bei Psittacus galeritus; unter den Amphibolae bei Colius. — Ferner bei vielen Arten von Colymbus, bei Pelecanus und Rhea americana. — Diesem Verzeichnisse kann ich noch die neuholl. Gattungen: Barita und Podargus hinzufügen.

3) Bei Phoenicopterus. — Interessant ist der von Nitzsch bemerkte Umstand, dass bei Ardea stellaris die beiden getrennt entspringenden Carotiden zu einer einfachen verschmelzen, was bei nahe verwandten Arten nicht vorkömmt und vielleicht bei dieser selbst, nicht einmal durchaus constant ist.

sätze aufsteigen. Selten erleidet dies Gesetz dadurch eine Ausnahme, dass eine der beiden Carotiden oberflächlich und seitlich am Halse verläuft [4]). Das Verhalten der Carotiden während ihres Verlaufes am Halse zeigt noch andere Eigenthümlichkeiten. Aus jeder entspringen zahlreiche Arterien für die Haut des Halses, die Luftröhre, die Speiseröhre und kleinere für die Halsmuskeln. Ausser diesen nimmt aus jeder ihren Ursprung eine *Art. vertebralis*, welche sehr oft erst nach Abgabe von *Artt. oesophagea descendens*, *transversa colli* und *transversa scapulae* in den Canal der Halsrippen tritt, um zuletzt oben in die *Art. occipitalis* einzumünden [5]). Bei Anwesenheit eines einzigen Carotidenstammes nimmt die *Art. vertebralis* der ihm entgegengesetzten Seite aus der *Art. subclavia* ihren Ursprung. Interessant ist, dass die *Art. vertebralis* bisweilen [6]) als gemeinsamer Stamm der meisten *Artt. intercostales* (also als *Art. intercostalis communis*) im Canale der Rippenansätze abwärts sich forsetzt, indem so, den *Venae vertebrales* analoge, Arterienstämme entstehen. — Gewöhnlich theilt sich jede *Art. carotis communis* in eine *Art. c. facialis* und *cerebralis;* seltener zerfällt sie in letztere und zugleich in Aeste der *Carotis facialis* [7]). — Die *Art. subclavia* theilt sich nach Abgabe kleinerer Zweige in die für die Brustmuskeln bestimmte starke *Art. thoracica externa* und die *Art. axillaris*, welche letztere Schulter- und Oberarmzweige abgibt, als *Art. brachialis* sich fortsetzt und später in eine *Art. radialis* und *ulnaris* zerfällt. — Aus der *Aorta descendens* entspringen, ausser einer grösseren oder geringeren Zahl von *Art. intercostales* und *lumbales*, die starke *Art. coeliaca;* hinter dieser die *Art. mesenterica superior;* darauf *Artt. renales anteriores*, aus welchen gewöhnlich Zweige für die keimbereitenden Geschlechtstheile abgehen; dann die beiden *Artt. crurales*, deren jede eine *Art. epigastrica* abgibt und zuletzt die beiden häufig sehr starken *Artt. ischiadicae*, zwischen welchen der Stamm, als *Art. sacra media* sich fortsetzt. — Aus der *Art. ischiadica* entspringen gewöhnlich mittlere Nierenarterien, worauf sie durch die *Incisura ischiadica* tritt, um neben dem *N. ischiadicus* zur Knickehle zu verlaufen und die Zweige für die Unterextremität abzugeben. — Aus der *Art. sacra media* neh-

4) Die rechte Carotis steigt, nach Nitzsch und Barkow, an der Vorderfläche der Halswirbel auf, während die linke, weit von ihr entfernt, unter der Haut zur Seite des Halses verläuft bei vielen Papageien: Ps. macauanna, ochrocephalus, erithacus, leucocephalus, canicularis, auricapillus.

5) Sie bildet also nicht die *Arteria basilaris*, welche vielmehr aus der Vereinigung zweier Aeste der *Carotides cerebrales* entsteht und, nach Abgabe seitlicher *Arteriae cerebelli inferiores*, in die *Art. spinalis anterior* sich fortsetzt.

6) Bei Anas boschas nach Bauer; bei Ciconia nigra nach Barkow.

7) Bei der Gans von Tiedemann, bei Corvus pica, Ardea cinerea, Falco buteo von Bauer und Barkow beobachtet. — Die Arterien des Darmkanales bilden Bogen.

men in der Regel *Artt. renales posteriores* ihren Ursprung. Immer gibt sie die *Art. mesenterica inferior* und zwei seitliche, als *Artt. pudendae internae* sich fortsetzende, im Ganzen untergeordnete *Artt. hypogastricae* ab, um als *Art. coccygea* zu enden. — Wundernetzbildungen kommen an den Arterien der Vögel häufig vor. Ziemlich beständig ist namentlich ein durch den äusseren Ast der *A. carotis interna* gebildetes *Rete mirabile ophthalmicum* [8]), aus welchem *Artt. palpebrales, lacrymales* und die *Art. ophthalmica* hervorgehen; ferner das *Rete mirabile pectinis* [9]); dann ein gewöhnlich amphicentrisches *Rete mirabile tibiale* [10]). — Von besonderem Interesse ist endlich das von Barkow entdeckte Brutorgan, wesentlich gebildet durch die reichsten arteriellen und venösen Gefässnetze an den zur Brütezeit von Federn entblössten, eines *Panniculus adiposus* entbehrenden Brutstellen [11]).

[Man vgl. über die Arterien besonders: F. Bauer, Disquisit. circ. nonnull. avium systema arteriosum. Berol. 1825. 4. Mit Abb. — Nitzsch, Observat. de avium art. carotide commun. Hal. 1829. 4. — J. F. Meckel, System der vergl. Anat. Thl. 5. und in s. Archiv für Anat. und Phys. 1826. Bd. 1. S. 20. u. 157. und B. 4. (1829.) S. 221 ff. — Barkow, in Meckel's Archiv. 1829 u. 1830. — Hahn, Commentat. de arter. Anatis. Hannov. 1830. — Abbildungen theils in den Schriften von Bauer und Barkow, theils in Carus und Otto, Erläuterungstafeln. Hft. 6. Tab. VI. — Interessante Bemerkungen über die abweichende Dicke der Arterienhäute, namentlich der mittleren, in den verschiedenen Regionen des Körpers finden sich bei Barkow, Nov. Act. Acad. Caes. Leop. Carol. Vol. XX. P. II. p. 701 sqq. — Bemerkenswerth ist, dass bei der Gans, wie Tiedemann zuerst angegeben, die *Art. mesenterica superior* da, wo sie die *Rami intestinales* abschickt, eine Erweiterung bei gleichzeitiger Verdickung der Wände bildet. Innerhalb dieser Erweiterung finden sich zahlreiche Klappen, welche, zum Theil unter einander verbunden, der Innenfläche ein netzförmiges Ansehen geben. S. darüber Barkow l. c. p. 705.]

## III. Von den Venen.

### §. 145.

Die Venen der Vögel besitzen verhältnissmässig dickere Wandungen, als die der kaltblütigen Wirbelthiere, wie sie auch häufiger und regelmässiger durch Anwesenheit von Klappen sich auszeichnen.

Die sämmtlichen Venen sammeln sich in zwei oberere oder vordere

---

8) Bei Anas, Phasianus, Columba, Falco, Fulica u. s. w. Auch andere Wundernetze kommen vor, z. B. ein *Rete mirabile maxillare* bei Ciconia, bei Anser.

9) Es scheint ganz constant zu sein, liegt gewöhnlich an der äusseren Seite des Sehnerven und tritt durch den Schlitz der Sclerotica in den Kamm des Auges.

10) Z. B. bei Podiceps, Anser, Fulica; sehr schwach beim Huhne; angedeutet bei Ardea.

11) Abbild. von Podiceps subcristatus, wo Barkow es am stärksten antraf. Barkow l. c.

und in eine untere oder hintere Hohlader, welche in den rechten Vorhof des Herzens sich öffnen. Die ***Vena coronaria cordis*** tritt nicht, wie bei den meisten Säugthieren, isolirt in das Herz, sondern mündet in die ***V. cava superior sinistra.***

Die Hauptvenenstämme sind folgende:

1. Die beiden ***V. V. jugulares.*** Jede derselben entsteht eigentlich aus einer ***V. facialis*** und steht mit den venösen Gefässen des Gehirnes nur in sehr schwacher Verbindung. Die beiden Jugularvenen steigen am Halse sehr oberflächlich neben der Luftröhre und den ***N. N. vagi*** gelegen, demnach weit entfernt von den Carotiden, abwärts. Schon in der Nähe des Kopfes stehen die beiden Jugularvenen gewöhnlich durch eine Queranastomose mit einander in Verbindung, welche das Blut aus der linken in die rechte Vene ableitet. Daher rührt denn die gewöhnlich beträchtlichere Weite des rechten Stammes [1]), der sogar asymmetrisch allein vorhanden sein kann [2]). Die Jugularvenen führen ausser dem venösen Blute des Kopfes, das Blut der ***V. V. linguales, thyreoïdeae, oesophageae*** zum Herzen zurück [3]).

2. Die ***Venae vertebrales anteriores*** und ***posteriores;*** jene vom Kopfe absteigend, diese zur Halsgegend aufsteigend. Diese Venen liegen bei den Vögeln über den Rippenköpfchen, die vordere demnach im Canale der Halswirbel. Jede vordere Vertebralvene nimmt vorzugsweise das Blut aus dem Gehirne [4]) auf; in beide Vertebralvenen ergiessen sich ausserdem die Venen des Rückenmarkes, so wie die ***V. V. intertransversales*** und ***intercostales.*** Jede hintere Vertebralvene verbindet sich mit der gleichseitigen vorderen und geht mit ihr vereinigt vor der ***V. subclavia*** in die ***V. jugularis*** ihrer Seite über.

3. Durch die Verbindung der das Blut der Vorderextremitäten zurückführenden ***Vena subclavia*** jeder Seite mit einer ***V. jugularis*** entstehen dann die beiden oberen oder vorderen Hohlvenenstämme.

4. Die Entstehungsweise der hinteren oder unteren Hohlvene, der auch das Pfortadersystem der Leber untergeordnet ist, ist folgende: durch das Zusammentreten der Venen des Schwanzes, des

---

1) Das Ueberwiegen der Weite des rechten Stammes ist oft sehr bedeutend und wird mit Recht von allen Beobachtern hervorgehoben. Es ist bei Vögeln aller Ordnungen beobachtet worden; unter den Schwimmvögeln bei Anser, Anas, Colymbus, Halieus, unter den Sumpfvögeln bei Ardea, Grus, Phoenicopterus, unter den Straussen bei Casuarius indicus, ferner bei den Hühnern, Tauben, den Papageien, Schwalben, Sperlingen, Würgern, Raben, so wie endlich auch bei Falco und Strix.

2) Von Barkow und Rathke beobachtet. Der letztere Forscher fand nur eine Jugularvene bei Picus major, P. Martius und P. medius.

3) S. die nähere Beschreibung dieser Zweige bei Macartney.

4) Die Sinus der Hirnhäute sind ebenfalls von Macartney genauer beschrieben.

hinteren Theiles der Beckengegend und der Cloake, so wie auch der *Venae obturatoriae* entsteht ein unpaarer Venenstamm, welcher in einen mittleren, die Wurzel des Leberpfortadersystemes bildenden Ast und in zwei seitliche Caudalvenen sich spaltet [5]). Jede dieser seitlichen Caudalvenen tritt durch den hinteren Theil der Niere ihrer Seite, nimmt, an Weite gewinnend, sowol Venen aus der Nierensubstanz, als auch *Venae lumbales* auf und vereinigt sich dann ausserhalb der Niere mit der *Vena ischiadica* [6]) ihrer Seite zur *Vena hypogastrica*. Jede *Vena hypogastrica* wird durch die Verbindung mit der *Vena cruralis* [7]) ihrer Seite zur *Vena iliaca communis*. In jeden dieser Venenstämme treten bisweilen noch ein Paar Nierenvenen, so wie auch Venen der keimbereitenden Geschlechtstheile ein. Durch die Verbindung der beiden *Venae iliacae communes* entsteht dann die einfache *Vena cava inferior*, ein verhältnissmässig sehr kurzer Stamm, welcher rechterseits von der viel engeren Aorta zum rechten Leberlappen aufsteigt, in ihn eintritt und die rechte, so wie darauf auch die linke Lebervene [8]) aufnimmt. Gleich darauf senkt sich noch eine *Vena abdominalis anterior* in sie ein. Diese letztere Vene beginnt vor der Cloake, verläuft zwischen dem Peritoneum und den Bauchmuskeln vorwärts, nimmt aus ihnen Zweige auf und tritt die durch *Incisura hepatis* in die untere Hohlvene. Bei den tauchenden Vögeln ist die untere Hohlvene durch bedeutende Weite, namentlich während ihres Verlaufes durch die Leber ausgezeichnet.

Die Wurzel des Leberpfortadersystemes wird gebildet durch die schon oben erwähnte unpaare mittlere Fortsetzung der *Vena caudalis*, welche bald zum gemeinsamen Pfortaderstamme [9]) wird, bald den zum rechten Leberlappen tretenden Hauptstamm der Pfortader [10])

---

5) S. d. Abbild. dieses *Circulus venosus renalis* bei Otto l. c.

6) Diese *Vena ischiadica* ist in Vergleich zur *V. cruralis* ein unbedeutender Ast, der durch das *Foramen ischiadicum* in die Beckenhöhle tritt und aus Venen der Rückseite der Hinterextremität entsteht.

7) Die *Venae crurales s. femorales* sind sehr beträchtliche Stämme, welche in einiger Entfernung von den entsprechenden Arterien liegen und das meiste Blut aus den Hinterextremitäten aufnehmen. — Nach den Beobachtungen von Nitzsch tritt die *V. cruralis* bei allen Passerinen, bei einigen Spechten, beim Storch, so wie auch bei Upupa, Corvus durch die Nierensubstanz hindurch. — Weil in die *Vena cruralis* häufig, z. B. bei den Hühnern und Tauben, eine aus mehren Lumbarvenen und Nierenvenen gebildete, den vorderen Theil der Nierensubstanz durchsetzende *Vena ileo-lumbalis* eintritt, wurde Jacobson verleitet, in diesem letztgenannten Gefässe eine *Vena renalis advehens* zu sehen — ein Irrthum, den zuerst Nicolai nachgewiesen hat.

8) Die Lebervenen treten bisweilen, wie z. B. beim Huhne, in mehren einzelnen Aesten in die untere Hohlvene.

9) Z. B. bei Falco milvus nach Nicolai.

10) Beim Huhne, bei der Gans u. A. Der rechte Pfortaderast ist gewöhnlich der stärkste; in den linken Leberlappen treten, wie Macartney und

bildet, der dann allmälich verstärkt wird, indem das Pfortadersystem seine zuführenden Venen aus dem Darmcanale, dem Magen, dem Pancreas, der Milz erhält.

[Man vergl. über das Venensystem der Vögel die schon früher citirten Abhandlungen von Rathke und Nicolai, so wie die Beschreibung der Venen des Huhnes von Macartney in Owen's Aufsatze: Aves in Todd's Cyclopaedia. Eine Abbildung der Venen des Schwanes hat Otto gegeben in Carus und Otto, Erläuterungstafeln. Heft 6. Tab. VI. Fig. 1. — Das Venensystem des Apteryx australis bietet nach Owen nichts Eigenthümliches dar.]

## IV. Von den Lungengefässen.

### §. 146.

Die Lungenarterie theilt sich beinahe unmittelbar nach ihrem Ursprunge in zwei Aeste, von denen jede Lunge einen erhält. Aus jeder Lunge kömmt eine aus zwei Aesten gebildete Lungenvene. Beide Lungenvenen vereinigen sich vor ihrem Eintritt in den linken Vorhof zu einem Stamme.

## V. Von den Chylus- und Lymphgefässen.

### §. 147.

Die Chylus- und Lymphgefässe der Vögel besitzen dünne Wandungen und innere Klappen. Sie kommen in fast allen Gegenden des Körpers vor und bilden häufig ansehnliche Geflechte. Lymphgefässknäuel (*Ganglia lymphatica*) sind bisher fast nur an der unteren Hälfte des Halses und am Eingange der Brusthöhle aufgefunden worden [1]. — Die grösseren Lymphgefässstämme verlaufen in der Regel neben Arterien- oder Venenstämmen. Die Lymphgefässe der Hinterextremitäten und der hinteren Hälfte der Eingeweidehöhle vereinigen sich in einen etwas erweiterten, vor der Aorta liegenden Stamm. Dieser theilt sich gabelförmig in zwei *Ductus thoracici*, in welche lymphatische Gefässe der Lungen, der Vorderextremitäten, so wie die vom Kopfe und vom Halse absteigenden Stämme einmünden. Jeder *Ductus thoracicus* ergiesst sich in die obere Hohlader seiner Seite, unterhalb der Einmündungsstelle der *Venae jugulares*. Eine zweite, anscheinend sehr beständige Verbindungsstelle von lymphatischen Gefässen mit Venen findet sich an der Grenze des Beckens und der Schwanzwirbel, zur Seite oder unterhalb des *M. coccygeus superior s. spinalis caudae*. Mehr oder minder zahlreiche Lymphgefässe der Schwanzgegend treten, nachdem sie in einen oder in mehre Stämme

---

Wagner schon bemerkten, kleinere Venen vom Magen und vom Duodenum gewöhnlich einzeln ein.

1) Beim Storch indessen sahe ich im Mesenterium eine weisse Drüse, welche, allem Anscheine nach, eine Mesenterialdrüse war.

sich vereinigt, bald in eine blos häutige, blasen- oder sackförmige, oft sehr geräumige Erweiterung, bald in ein muskulöses (obschon vielleicht nie rhythmisch) contractiles Lymphherz zusammen. Aus diesem geht ein gewöhnlich enger Venenstamm hervor, welcher, mit anderen Venen der Schwanzgegend später verbunden, in den die Niere durchsetzenden seitlichen Schwanzvenenstamm einmündet. Lymphherzen sind bisher nur beim Strausse und Casuar, so wie bei einigen Sumpf- und Schwimmvögeln angetroffen worden. Ihre aus quergestreiften Primitivbündeln bestehende Muskelschicht ist bald sehr dick, wie bei den Struthionen, bald schwächer, wie bei den Störchen und Möven, bald nur spurweise zu erkennen, wie bei dem Schwan, der Gans und vielen anderen Wasservögeln. So findet sich ein allmälicher Uebergang von einem stark muskulösen Herzen zu einer häutigen Blase, wie sie bei Tag- und Nachtraubvögeln, Krähen u. s. w. angetroffen wird. Die eigentlichen Lymphherzen liegen frei im Fettgewebe (wie beim Casuar, beim Storch und Larus marinus) oder halb unter dem oberen Schwanzmuskel (wie bei Anser, Cygnus) und sind nur beim Strausse durch sehnige Verlängerungen an benachbarte Knochen befestigt. In ihrer Höhle besitzen sie wirkliche *Trabeculae carneae* oder werden durch brückenartige Sehnen, welche von einer Wand zur anderen gehen, durchsetzt. Stets besitzen sie Klappen, sowol an der Mündung der einführenden Lymphgefässstämme, als auch an dem Ostium der Vene; jene verhindern den Rücktritt der Lymphe aus dem Herzen, diese den in dasselbe. — Die häutigen Blasen, welche gewöhnlich ganz von dem oberen Steissbeinmuskel bedeckt werden, sind inwendig auch gewöhnlich mit Klappen und brückenartigen Fäden versehen.

[Die Lymphgefässe der Vögel sind von Monro und Hewson zuerst beschrieben worden. — S. Fohmann, Anatom. Unters. über die Verbindung der Saugadern mit den Venen. Heidelberg 1821. — Ueber den Verlauf der Lymphgefässe A. Lauth, in Annal. des sc. natur. 1824. T. 3. p. 381. Mit zahlreichen Abbildungen. Tab. 21—25. (von der Gans). — B. Panizza, Osservazioni antropo-zootomico-fisiologiche. Pavia 1830. Fol. Tab. IX. u. X. (Tab. IX. Fig. 3. das Lymphherz der Gans, von P. als Bläschen beschrieben. p. 63.). Vergl. auch Panizza's Richerche s. il S. l. d. Rettili. p. 39. — Ueber die Lymphherzen siehe meinen Aufsatz in Müller's Archiv 1843, dem ausführlichere Mittheilungen folgen werden. Nach meinen bisherigen Erfahrungen scheint die Muskelschicht der Lymphherzen bei jungen Thieren stärker entwickelt, als bei älteren Individuen.]

# Siebenter Abschnitt.

## *Von den Respirations- und Stimm-Organen.*

§. 148.

Die Athmungs- und Stimmorgane der Vögel sind durch mehre Umstände vor denen der übrigen Wirbelthiere verschieden. Sie bestehen 1) aus dem oberen Kehlkopfe, der für die Stimmbildung unwesentlich ist; 2) aus der Luftröhre; 3) aus dem, selten fehlenden, sogenannten unteren Kehlkopfe (*Larynx bronchialis*), d. h. den gewöhnlich an der Theilungsstelle der Luftröhre, sehr selten erst weiter unterhalb derselben, nur an den Bronchien befindlichen, die Stimmbildung wesentlich vermittelnden Apparaten; 4) aus den beiden Bronchien; 5) aus den Lungen; und 6) aus den mit den Bronchialröhren der Lungen durch Oeffnungen in directer Communication stehenden pneumatischen Säcken oder Luftzellen der Rumpfhöhle, welche ihrerseits wieder mit einem grossen Theile der pneumatischen Knochen communiciren und der Luft den Eintritt in letztere gestatten.

### I. Vom oberen Kehlkopfe.

§. 149.

Den Eingang in den oberen Kehlkopf der Vögel bildet eine hinter der Zungenwurzel gelegene Längsspalte, in deren hinterer Umgebung häufig verschiedenartig gestaltete, rückwärts gerichtete Epithelialpapillen vorkommen [1]). Meistens geht die Schleimhaut des Bodens der Mundhöhle ohne Bildung von Falten oder Erhabenheiten, welche einem Kehldeckel verglichen werden könnten, in die Höhle des Kehlkopfes über. Selten erscheint, die Function einer *Epiglottis* versehend, vor dem Kehlkopfseingange eine grössere stumpfe Papille oder eine quere Falte, unter welcher bisweilen noch ein mit gekerbten Rändern versehener, zur Verschliessung des *Aditus laryngis* bestimmter Vorsprung liegt. Nur bei wenigen Vögeln besitzt dieser Vorsprung eine knorpelige Grundlage in einer wirklichen *Cartilago epiglottica.*

Die feste Grundlage des oberen Kehlkopfes besteht bei jungen Thieren in mehren Knorpeln, welche, mit seltenen Ausnahmen, bei vorschreitendem Alter mehr oder minder vollständig ossificiren. Der Schildknorpel besteht aus einem vorderen, höheren Hauptstücke, das jederseits in einen hinteren, viel niedrigeren Abschnitt sich umbiegt. Er ruhet mit seinem unteren Rande auf dem ersten Luftröhren-

1) Sie fehlen aber häufig, z. B. den Straussen, dem Pelican, Kormoran u. A. S. Näheres bei Meckel, System der vergl. Anat. Thl. 6. S. 467.

ringe. Seine hinteren Abschnitte bilden den grössten Theil der hinteren Kehlkopfswand, ohne jedoch in der hinteren Mittellinie vollständig sich zu vereinigen. In der Regel erscheinen sie bei älteren Vögeln als zwei, gewöhnlich vierseitige, von dem vorderen Hauptstücke getrennte, an seinen äusseren Rändern anliegende Theile [2]). Ihre Trennung hangt mit der Ossification der ursprünglich knorpeligen und ununterbrochenen Grundlage zusammen, welche selten ganz ausbleibt, wie bei den Straussen. Es bilden sich nämlich drei Ossificationspuncte: einer im mittleren Theile des Hauptstückes und zwei an den äussersten Enden der hinteren Umbiegungen; bei der von diesen entgegengesetzten Puncten aus fortschreitenden Ossification werden später häufig die beiden verbindenden Knorpelbrücken resorbirt, wodurch denn eine Trennung in drei Stücke zu Stande kömmt. — Mit Ausnahme der Papageien zeigen sich an dem Schildknorpel der Vögel durch eine oder mehre Querspalten oder durch abwechselnd schwächere und stärkere ringförmige Ossificationen unverkennbare Spuren seiner Entstehung aus einzelnen Knorpelbogen. — An seinem oberen Rande trägt der Schildknorpel bisweilen einen meist knorpeligen, selten ossificirten ***Processus epiglotticus*** [3]). Nur bei einigen Schwimm- und Sumpfvögeln ist selbst eine durch Naht getrennte ***Cartilago epiglottica*** vorhanden [4]). — Von der inneren Fläche des vorderen Hauptstückes erhebt sich sehr häufig ein in die Kehlkopfshöhle hineinragender, in verschiedener Stärke entwickelter Längsvorsprung [5]).

Die Lücke zwischen den inneren Rändern der beiden hinteren Abschnitte des Schildknorpels wird, wenigstens in ihrem oberen Theile, ausgefüllt durch eine schmale, unpaare ***Cartilago cricoïdea***, welche jene oberwärts etwas überragt. Dieses meistens ossificirte Stück besitzt an seinem oberen Rande jederseits eine Gelenkfläche für eine der ***Cartilagines arytaenoïdeae.*** Es sind dies zwei schmale, längliche, dreiseitige, in der Regel ossificirte Knorpel, welche vom Ring-

---

2) Die Trennung wurde von Henle vermisst z. B. bei den Straussen, wo der Schildknorpel knorpelig bleibt, bei den Papageien, wo er ossificirt; beim Schwan, Pelican u. A.

3) Beim Storch, Reiher blattförmig, breit und ganz ossificirt. Bei Hühnern, Enten, Möwen weich und dünn. Henle S. 60.

4) Bei Cygnus verknöchert; lang, zungenförmig, weich bei Sterna Rallus. Bei Larus marinus knorpelig. Bei Scolopax Gallinula von Nitzsch entdeckt. Meckel, Archiv. 1826. S. 616.

5) Z. B. Anas, Cygnus olor, Larus, Ciconia, Grus, Cuculus, Fringilla; sehr unbedeutend bei Meleagris. Fehlend den Struthionen, vielen Hühnern, allen Raubvögeln u. A. Vergl. Meckel, l. c. S. 458 ff. und Henle, S. 60, wo sehr vollständige Verzeichnisse über Anwesenheit und Mangel gegeben sind. Abgeb. bei Humboldt, Recueil d'Observat. Pl. 1. u. 2.

knorpel aus, längs des *Aditus laryngis*, den sie begrenzen, bis in die Gegend des oberen Randes der vorderen Schildknorpelplatten sich erstrecken. — Stimmbänder fehlen durchgängig. — Longitudinalfalten treten bisweilen zwischen den Spitzen der *Cartilagines arytaenoïdeae* hindurch in die Kehlkopfshöhle oder an den inneren longitudinalen Vorsprung.

Bei allen Vögeln kommen drei Paar Kehlkopfmuskeln vor. Als Aufheber des Kehlkopfes und der Luftröhre wirkt ein *M. hyotrachealis*. Es entspringt jederseits vom Zungenbeinkörper und erstreckt sich mit seiner äusseren Portion über die Vorderfläche des Kehlkopfes zur Luftröhre; seine innere Portion inserirt sich an den unteren Rand des Schildknorpels (*M. hyothyreoïdeus*) und von diesem entspringen wieder Fasern, die zur Trachea absteigen (*M. thyreotrachealis*) und mit denen der äusseren Portion verschmelzen. — Als Erweiterer des Kehlkopfeinganges wirkt der *M. thyreo-arytaenoïdeus posticus* entspringend vom unteren Rande des Seitenstückes des Schildknorpels, zur oberen Spitze der *Cartilago arytaenoïdea* sich erstreckend. — Als Compressor ist der *M. thyreo-arytaenoïdeus lateralis* zu betrachten. Er entsteht vom oberen Rande der *Cartilago arytaenoïdea*. Seine Fasern verlaufen zum hinteren inneren Winkel dieses Knorpels und hinter der *Cart. cricoïdea* communiciren die Bündel der beiden seitlichen Muskeln mit einander.

[Vgl. als Hauptwerk J. Henle, Vergleichend-anatomische Beschreibung des Kehlkopfes. Leipzig 1839. 4.; Abbildungen Tab. V. Fig. 32—34.]

## II. Von der Luftröhre.

### §. 150.

Die Luftröhre der Vögel ist, bei der Länge des Halses und bei ihrer gewöhnlich [1]) erst tief abwärts im Anfange der Brusthöhle erfolgenden Theilung in die beiden Bronchien, ausgezeichnet durch ihre Länge, welche bisweilen durch Windungen oder Krümmungen, welche dies Gebilde macht, noch beträchtlich zunimmt. Ihre in grosser Zahl vorhandenen [2]), bis auf den tiefsten, dem unteren Kehlkopfe angehörigen Abschnitt, meit discreten, Ringe sind sämmtlich, oder wenigstens zum grössten Theile, vollständig geschlossen, denn nur selten bleiben einige der vordersten, dem oberen Kehlkopfe zunächst gelegenen, hinten

---

1) Eine Ausnahme macht, nach Meckel, die Gattung Trochilus, wo die Theilung der Luftröhre schon ungefähr in der Mitte des Halses statthat.

2) Die Zahl der Luftröhrenringe schwankt bedeutend. Am geringsten ist sie bei einigen Singvögeln (30—40), z. B. bei Lanius; die Hühner, bei denen sie nicht gewunden ist, haben 100—130; der Storch etwa 140; Ardea cinerea etwa 200; der Flamingo und Kranich gegen 350.

unvollständig [3]). Nur der neuholländische Casuar [4]) steht insofern isolirt da, als mehre seiner mittleren Luftröhrenringe vorn gespalten sind, wodurch eine Oeffnung entsteht, mittelst welcher die Cavität der Trachea mit einem weiten, geschlossenen, elastisch-membranösen Sack communicirt. Die Textur der Luftröhrenringe zeigt Verschiedenheiten; bald sind sie weich und knorpelig [5]), bald sämmtlich oder grossentheils ossificirt; bisweilen kommen in dieser Beziehung in den verschiedenen Gegenden der Luftröhre Verschiedenheiten vor. Die häutigen Zwischenräume zwischen je zwei Ringen sind im Ganzen, und besonders im unteren Abschnitte der Luftröhre, unbeträchtlich; nicht selten decken selbst die Ringe einander im ungespannten Zustande der Luftröhre, was am häufigsten an den Seiten möglich wird, da sie hier breiter zu sein pflegen, als vorn und hinten. Häufig alterniren die auf einander folgenden Ringe rücksichtlich der seitlichen Verbreitung in der Weise, dass der eine links und der folgende rechterseits breiter wird [6]). — Im Ganzen ist der Luftröhrencanal weit [7]) und oft cylindrisch [8]), aber oft auch hinten flacher als vorn oder auch von vorn nach hinten deprimirt [9]). Ausserdem ist die Trachea keinesweges immer durchgängig von gleicher Weite. Sehr oft ist sie namentlich oben am weitesten [10]) und verliert plötzlicher oder mehr allmälich an Durchmesser, um in ihrem ferneren

---

3) Bei Haematopus, Oedicnemus, beim indischen und neuholländischen Casuar der erste, bei Vultur, Otis, Mormon, Aptenodytes die beiden ersten; beim zweizehigen Strauss die drei ersten; beim Adler die sieben ersten; bei Grus, Fulica, Picus viridis und Yunx eine grössere Zahl.

4) Näher beschrieben von Fremery, De Casuar. nov. Holland. Traject. 1819. 8., von Knox und Wedemeyer in Meckel's Archiv. 1832. — Gespalten finde ich 6 der weichen breiten Knorpelringe, vom 61sten Ringe an. Innerhalb des Sackes liegen ausser den genannten 6, noch 6 obere und 6 untere, also im Ganzen 18 Ringe. Der Sack wird innen ausgekleidet von der durch die Spalte über die Aussenfläche der genannten Ringe sich fortsetzende Schleimhaut der Luftröhre. Auswendig überzogen wird er durch die von den vorderen Luftzellen der Brusthöhle über die Trachea sich fortsetzende äussere Haut jener Zellen, die aber selbst geschlossen sind und nicht mit ihm communiciren.

5) Z. B. bei den Tagraubvögeln, den Tauben, Störchen, Trappen, bei Caprimulgus, Cypselus, Upupa, Alcedo, Merops, Ampelis, den Hühnern, Struthionen; ossificirt bei vielen Singvögeln (Lanius, Corvus, Turdus, Sturnus, Fringilla), bei den Spechten; bei manchen Sumpfvögeln (Ardea, Grus, Phoenicopterus); bei vielen Schwimmvögeln (Pelecanus, den Sturmvögeln, Colymbus, Anas, Anser, Cygnus, Mergus, Sula. — 6) Z. B. beim Storch, Schwan, Papagei.

7) Weit namentlich bei der Schnepfenfamilie: Scolopax, Totanus u. A.; verhältnissmässig eng beim Flamingo.

8) Cylindrisch bei den meisten Singvögeln, vielen Hühnern u. s. w.

9) Deprimirt bei den Tagraubvögeln, Papageien, Störchen, Strauss, neuholl. Casuar, Platalea u. A.; beim Singschwan oben deprimirt, unten cylindrisch.

10) So bei Corvus, Picus, Cuculus, Phasianus, Numenius, Grus, Strix aluco u. A. Sie vreengt sich stärker gegen den unteren Kehlkopf hin bei Puffinus.

Verlaufe gleichmässig cylindrisch zu bleiben; oder sie erweitert sich erst gegen ihre Mitte hin [11]), bald allmälich, bald plötzlich und geht gegen ihr unteres Ende hin in eine bedeutendere Verengerung über. — Nur sehr selten ist die Luftröhre durch eine Scheidewand, in welche die Trachealringe sich fortsetzen, in zwei Seitenhälften gespalten [12]). — Die schon erwähnten Windungen und Krümmungen der Luftröhre kommen nur bei einigen Palmipeden, Sumpfvögeln und Hühnern vor und zeigen sich, wenngleich keinesweges ausschliesslich, doch vorzugsweise entwickelt bei männlichen Thieren. Sie finden sich am unteren Theile der Luftröhre und liegen bald ausserhalb der Brusthöhle unmittelbar unter der Haut [13]), bald eingeschlossen in Knochen, namentlich im Brustbeine [14]) und sehr selten in der Furcula [15]), bald endlich liegen sie in der Brusthöhle selbst [16]). — Bei den meisten Vögeln erscheint der Bau der Luftröhre unten an ihrer Theilungsstelle in die beiden Bronchien, behufs der hier statthabenden Stimmbildung, eigenthümlich modificirt. Bei den stimmlosen Vögeln werden indessen solche

---

11) So bei vielen männlichen Enten; einfach ist die Erweiterung z. B. bei A. leucocephala, stärker bei A. fusca und clangula, Mergus serrator; zwei Erweiterungen sind schwach vorhanden bei A. crecca und tadorna; stärker bei Mergus merganser. Die Luftröhrenringe sind oft längs der Erweiterung breiter und härter als sonst. Den Gegensatz bildet die tiefer liegende Erweiterung bei A. glacialis, welche vorn fast häutig ist. — Ausser den Enten besitzt auch Palamedea bispinosa eine solche Erweiterung; abgebildet bei Humboldt, l. c. Tab. II. Fig. 4.

12) Zuerst beobachtet beim Pinguin von G. Jaeger (Meckel's Archiv. Bd. VI. 1832. S. 48.); später von Meckel bei Procellaria. Die Scheidewand nimmt bei Aptenodytes fast die ganze Länge der Luftröhre ein; bei Procellaria nur die untere Hälfte; angedeutet fand Meckel diese Bildung auch bei der männl. Anas clangula.

13) So namentlich bei Tetrao urogallus; bei einigen Crax (Alector u. pauxi); bei einigen Penelope (marail, cristata, abunni); einigen Phasianus (parraca u. garrulus) und bei Anas semipalmata nach Latham.

14) So bildet bei Cygnus musicus m. et fem. die Luftröhre innerhalb der Crista sterni eine einfache Windung. Aehnlich verhält es sich bei Cygnus Bewickii (vgl. Wiegmann's Archiv. 1838. Tab. VIII. u. IX.). Cygnus olor besitzt keine Spur von dieser Eigenthümlichkeit. Dagegen macht nach Yarrell die Luftröhre beim schwarzen neuholländischen Schwan (Cygnus plutonius) zwischen den beiden Schenkeln der Furcula eine Biegung, welche nicht in das Brustbein eindringt. — Bei Grus cinereus, so wie bei mehren ausländischen Kranichen, liegt die Luftröhrenwindung gleichfalls im Kiele des zelligen Brustbeines. Hier aber kommen rücksichtlich ihres Verhaltens sehr deutliche sexuelle Verschiedenheiten vor.. Auch Ardea virgo gehört hierher. S. Yarrell, l. c. Tab. IX.

15) So bei Numida cristata nach Yarrell, wo der untere Theil der Furcula blasenartig angeschwollen ist.

16) Bei Platalea leucorodia. S. die Abbild. bei Yarrell, Linn. Transact. Vol. XVI. 1829.

besondere Einrichtungen an dieser Stelle gänzlich vermisst [17]; bei anderen auch dann, wenn blos Bronchialkehlköpfe vorhanden sind, wie bei Steatornis.

Die beiden Bronchi sind im Verhältnisse zur Luftröhre immer kurz, seltener mässig lang und selbst gebogen [18]), häufiger erweitert [19]). Selten besitzen sie vollständig geschlossene Ringe [20]). Meistentheils bestehen ihre soliden Grundlagen nur in knöchernen oder knorpeligen Bogen, welche an ihrer convexen Aussenseite liegen und ihre flache Innenseite ist in der Regel blos häutig. Vor ihrem Eintritte in die Lungen zerfallen sie niemals in Aeste.

Immer befestigen sich an die Luftröhre Muskeln, welche sie niederziehen und verkürzen; bald ist nur ein Paar, bald sind zwei Paare vorhanden. Die beständigsten sind die *M. M. sternotracheales* [21]), welche vom Brustbeine aus an sie herantreten und zu ihren Seiten hoch aufwärts sich erstrecken. Weniger beständig sind die *M. M. furculo-tracheales* [22]) oder *ypsilotracheales*, welche von den Aesten der Furcula aus an die Luftröhre sich begeben. Andere Muskeln, welche blos einzelnen Ordnungen oder Familien eigenthümlich und ausschliesslich auf die Stimmbildung von Einfluss sind, sollen später erwähnt werden.

[Man vgl., ausser den Handbüchern von Cuvier und Meckel, besonders die von Abbildungen begleiteten Abhandlungen von Latham (Linnean Transact. T. IV. 1798.) und von Yarrell (Linnean Transact. T. XV. 1827.). — Einige Abbild. bei Humboldt, Recueil d'Obs. de zool. et d'Anat. comp. Tab. 1. u. 2. und bei Wagner, Icon. zoot. Tab. XII.]

---

17) Z. B. bei den straussartigen Vögeln, auch bei Apteryx, nach Owen, bei Vultur papa, bei den Störchen.

18) Lang bei den Störchen. Beim männlichen schwarzen Storch macht jeder Bronchus eine Sförmige Biegung; beim Weibchen kaum eine Spur davon; eben so wenig beim männlichen weissen Storch.

19) Sehr weit z. B. beim Pelican; anfangs erweitert bei Numida meleagris. Bei einigen Enten, z. B. bei A. clangula, ist, bei Anwesenheit einer stärkeren linken Pauke am unteren Kehlkopfe, der linke Bronchus ansehnlich weiter, als der rechte.

20) Z. B. bei Ciconia; bei Steatornis nach Müller, unter Anwesenheit zweier Bronchialkehlköpfe. Mit Ausnahme der ersten vollständig bei einigen Anas, Anser, Cygnus; die häutige Lücke ist sehr schmal bei einigen Enten, beim Cormoran, bei Colymbus.

21) Eine merkwürdige Eigenthümlichkeit besitzen diese Muskeln bei den Tauben, insofern, als sie beide an die rechte Seite der Trachea sich ansetzen.

22) Sie fehlen den Raubvögeln, Tauben, Straussen, der Schnepfenfamilie, den Fulicarien, Störchen, Kranichen, Flamingo, den meisten Schwimmvögeln: Anas, Anser, Carbo, Larus, Pelecanus u. s. w.

## III. Vom unteren Kehlkopfe.

§. 151.

Bei den meisten Vögeln — d. h. bei denen, welche nicht stimmlos sind, wie die Struthionen, die Störche, einige Geier 1) — findet sich ein unterer Kehlkopf, d. h. ein Apparat von membranösen Theilen, welche durch die Art ihrer Befestigung an den zunächst gelegenen, eigenthümlich modificirten festen Theilen geeignet sind, in Schwingungen versetzt zu werden oder die Luftsäule in Schwingungen zu versetzen. Ein verschiedentlich entwickelter Muskelapparat bewirkt Verengerung oder Erweiterung der Stimmritzen. Diese die Stimmbildung vermittelnden Einrichtungen kommen sehr selten blos an den beiden Bronchien vor, so dass die Luftröhre von ihrer Bildung ganz ausgeschlossen ist, wie bei den Gattungen Steatornis und Crotophaga. Hier sind blos zwei Bronchialkehlköpfe (*Larynges bronchiales*) vorhanden 2). — Eben so selten beschränken sich diese schwingenden Apparate blos auf den unteren Theil der Luftröhre, wie dies neuerlich rücksichtlich der Gattungen Thamnophilus, Myiothera und Opetiorhynchus beobachtet ist (*Larynx trachealis*) 3). — Meistens finden sie sich

1) Allen Struthionen, mit Einschluss von Apteryx, fehlt der, den Stimmapparat bildende untere Kehlkopf; doch sind bei ihnen die Bronchien nicht von soliden Ringen umgrenzt, sondern inwendig häutig geschlossen. Bei den Störchen, die an der Theilungsstelle der Luftröhre eine Erweiterung der letzteren besitzen, sind die Bronchialringe vollständig. Unter den Geiern fehlt der untere Kehlkopf der Gattung Sarcoramphus s. Cathartes. Gleich Cuvier und Rudolphi, vermisse ich ihn durchaus bei S. papa; Rudolphi bemerkt seinen Mangel auch bei S. aura und Yarrell bei S. gryphus. — Wagner will ihn bei Vultur cinereus, fulvus, so wie bei Gypaëtus gefunden haben. Bei dem Mangel einer eigentlichen Pauke besitzen die genannten Arten angeblich eine *Membrana tympaniformis interna* und *M. M. broncho-tracheales.* S. Wagner, Icon. zootom. Tab. XII. Fig. XXX. u. XXXI. und dessen Lehrbuch der Zootomie. Leipzig 1843. 8. S. 130.

2) Vergl. über Steatornis Müller in seinem Archiv. 1842. S. 7 ff. Tab. I. Zwischen dem Ende der Luftröhre und den Bronchialkehlköpfen liegen links 16, rechts 11 vollständige Bronchialringe. Es ist ein Paar Broncho-Tracheal-Muskeln vorhanden. Aehnlich verhält sich, nach Müller (Stimmorgan der Passerinen. S. 11.), Crotophaga maior. — Sehr verschieden von Steatornis zeigt sich Podargus. Die letzten Ringe der Luftröhre sind hinten unvollständig geschlossen; es ist ein schwacher Steg vorhanden. Der erste Bronchialring jeder Seite ist vollständig; die übrigen sind innen häutig geschlossen. Eine *Membrana tympaniformis externa* fehlt. Es findet sich ein Paar tief an den Bronchien sich inserirender Broncho-Tracheal-Muskeln.

3) Siehe Müller (Stimmorgan der Passerinen. S. 6.). Die festen, breiten Ringe der Luftröhre hören noch vor der Theilung plötzlich auf und es folgt ein dünnhäutiges, eben so langes, als breites Stück der Luftröhre, welches von vorn nach hinten abgeplattet ist und mit einem Luftröhrenringe schliesst, an den sich die Bronchien anschliessen. Der häutige Theil der Luftröhre enthält 5 — 7

vielmehr an der Theilungsstelle der Luftröhre in die beiden Bronchien und am Anfange der letzteren. Wo dies der Fall ist, erhält der untere Kehlkopf den Namen: *Larynx broncho-trachealis.* —

Wo ein Broncho-Tracheal-Kehlkopf vorkommt, zeigt der unmittelbar vor der Theilungsstelle gelegene unterste Abschnitt der Luftröhre eigenthümliche, mehr oder weniger ausgeprägte Modificationen seiner Bildung. Die letzten Luftröhrenringe rücken nämlich häufig dichter an einander [4]), oder werden durch eine Längsleiste unter einander verbunden [5]), oder verwachsen, in grösserer oder geringerer Zahl, ganz oder theilweise, mit einander [6]). Mit diesen, die einzelnen Ringe betreffenden Abweichungen sind gewöhnlich Veränderungen in der Form und in den Dimensionen des untersten, vor der Theilungsstelle in die beiden Bronchien gelegenen Luftröhrenabschnittes verbunden. Bald erscheint er erweitert und von vorn nach hinten etwas deprimirt [7]); häufiger verengt, seitlich zusammengedrückt, vorn und hinten vorspringend und in dieser Dimension am längsten [8]). Der so modificirte unterste Abschnitt der Luftröhre erhält den Namen der Trommel. — Der Bau dieser Trommel erscheint eigenthümlich abgeändert bei den Männchen vieler Enten und Taucher und bei einigen exotischen Vögeln anderer Ordnungen. Hier kommen Erweiterungen [9]) an ihr vor, bald

---

äusserst zarte Ringe. Sie sind an den Seiten, wo sie unterbrochen sind, durch ein Längsband festgehalten, also schwingende Halbringe der Luftröhre mit schwingender Zwischen-Membran, welche sie verbindet. Der häutige Theil der Luftröhre wird bei Myiothera und Thamnophilus durch einen Muskel auf jeder Seite verkürzt, welcher vom Ende des festen Theiles der Luftröhre zum letzten Luftröhrenringe über der Theilung geht. — Zusammengesetzter sind diese Verhältnisse bei Opetiorhynchus.

4) Z. B. beim Haushuhne, bei den Adlern, Falken, dem Pelikan, bei Rallus u. A.

5) So bei den meisten Hühnern und Tauben. Bei letzteren werden die letzten beiden Trachealringe durch eine Längsleiste mit einander verbunden; bei Tetrao verbindet diese Leiste 5—6 Ringe, mehre auch bei Phasianus colchicus. Bei Meleagris Gallopavo findet sich diese Verbindungsart der beiden letzten Ringe nur vorn.

6) Eine vollständige Verwachsung kommt z. B. vor bei der Gans, den Pinguinen, den Möven, vielen Singvögeln; fast vollständig ist sie bei Phoenicopterus.

7) So bei vielen einheimischen Vögeln, z. B. den Möven.

8) Sehr auffallend z. B. beim Haushuhne.

9) Dergleichen Erweiterungen waren bisher nur bei allen Arten der Gattung Mergus und bei vielen Enten bekannt. Yarrell (Annals ad magazin of nat. Vol. IX. p. 147.) traf sie auch bei Anser gambensis an. Tschudi (Müller's Archiv. 1843. S. 473.) beschreibt eine solche auch bei Cephalopterus ornatus und Müller (l. c. S. 3.) gedenkt ihrer bei Gymnocephalus, beide Gattungen aus Nitzsch's Familie der Ampelinae. — Was die Enten anbetrifft, so ist die Pauke auch bei den Männchen nicht constant. Sie wird vermisst bei Anas fusca, A. nigra, A. leucocephala. Dagegen haben A. mollissima, A. boschas, A. crecca, A. acuta, A. sponsa u. A. m. linkerseits eine knöcherne blasige Erweiterung. Bei A. querquedula

in Gestalt knöcherner unregelmässiger Blasen, bald als Nebenhöhlen, welche durch Membranen, die in knöchernen Rahmen ausgespannt sind, geschlossen werden. Sie sind bei den Tauchern und Enten asymmetrisch, meist unpaar und links gelegen, oder linkerseits vorzüglich entwickelt, sehr selten rechterseits stärker ausgebildet und werden gewöhnlich als Pauken oder Labyrinthe bezeichnet. — Selten ist die Trommel auch ohne solche accessorische Labyrinthe asymmetrisch [10]).

Der in die Bronchien führende Ausgang aus der Trommel ist bald blos durch den Vereinigungswinkel der die beiden Bronchien einwärts begrenzenden Häute, bald durch einen ihn von vorn nach hinten durchsetzenden, meist knöchernen Steg, an welchen jene membranösen Theile sich befestigen, getheilt. Unter den Vögeln, die keinen Steg besitzen [11]), sind besonders die Papageien von Interesse. Bei ihnen liegt unter jedem der beiden unteren Seitenränder der Trommel ein halbmondförmiger, abwärts concaver Knochenbogen und am Anfange eines jeden Bronchus ein ähnlicher aufwärts concaver Bogen. Die oberen Bogen bilden mit dem unteren Rande der Trommel eine Art falsches Gelenk und bewegen sich, gleich Ventilen, ein- und auswärts. Zwischen beiden Bogen ist eine Membran (die sogenannte äussere Paukenhaut, *Membrana tympaniformis externa*,) so ausgespannt, dass sie, in der Mitte zwischen beiden, kein Continuum bildenden, Bogen, nach innen in einem Winkel oder einer Falte vorspringt. Die Falten der beiden entgegengesetzten Seiten begrenzen die einfache Stimmritze. An der Innenfläche des Randes jeder Falte findet sich noch ein häutiger Streifen, welcher durch die Luft zuerst in Schwingung versetzt wird. Jederseits finden sich drei eigenthümliche Muskeln. Zwei derselben ein längerer und ein kürzerer (*M. M. broncho-tra-*

---

und clangula ist der ganze Kehlkopf blasig erweitert, links am stärksten. Eine doppelte knöcherne Pauke unter Anwesenheit einer Erweiterung an der rechten Seite findet sich bei A. tadorna. Bei A. ferina, fuligula, rufina, marila, glacialis u. A. ist die linkerseits gelegene eckige Pauke nicht knöchern, sondern zum Theil durch häutige, zwischen bogenförmigen Leisten ausgespannte Theile geschlossen, wodurch diese Enten sich denn eng an die Mergus-Arten, bei denen dieser Bau der Pauken am entwickeltsten vorkommt, anschliessen. — Auch bei Weibchen einiger Enten und der Taucher ist der untere Kehlkopf etwas asymmetrisch.

10) Theils gehören hieher die Weibchen mehrer Enten und Taucher, theils auch, nach den Angaben von Nitzsch, einige Schnepfen (Scolopax major und gallinago); die Asymmetrie mangelt jedoch bei Sc. rusticola und gallinula.

11) Ausser den Papageien gehören dahin von einheimischen Vögeln z. B. Scolopax (wenigstens Sc. rusticola), Halieus carbo, Mormon, Pelecanus u. A. Bei der Waldschnepfe erhebt sich inwendig an der Vorderwand der Trommel eine längliche Hautfalte. Die Distanz zwischen dem unteren Rande der Trommel und dem ersten Bronchialhalbringe ist unbedeutend. Eine eigentliche *Membrana tympaniformis externa* ist kaum vorhanden. Der Broncho-Tracheal-Muskel befestigt sich blos am unteren Ende der Trommel.

*cheales*), die von der Luftröhre zu jedem Bronchus treten, ziehen die Bronchien aufwärts und verengern dadurch die Stimmritze. Der dritte und kürzeste erstreckt sich von der Trommel zum oberen halbmondförmigen Knorpel, zieht diesen auswärts und erweitert die Stimmritze.

Der Steg (Riegel, Bügel), welcher den Ausgang der Trommel bei den meisten Vögeln theilt, ist gewöhnlich knöchern; selten ist er nur knorpelig, dabei gerade und ganz schmal, wie z. B. bei den Tauben; meistens bildet er nur der Trommelhöhle zu nach oben eine schmale comprimirte Leiste, wird unten breiter, macht vorn sowol als hinten einen einfachen oder doppelten, abwärts gerichteten Vorsprung und besitzt zwischen diesen Vorsprüngen einen unterwärts concaven Ausschnitt. Längs jedem Rande dieses Ausschnittes ist der obere Theil der häutigen Innenwand jedes Bronchus, wie in einem Bogen oder Rahmen, ausgespannt. Bald unterhalb dieses ausgespannten Theiles sind die häutigen Innenwände beider Bronchien durch schwache, oder starke straffe, elastische Fasern, die an ihren beiden Ausgangspunkten oft starke Polster bilden, unter einander verbunden [12]). Der in dem Bogen ausgespannte Theil der häutigen Innenwand der Bronchien erhält den Namen der inneren Paukenhaut (*Membrana tympaniformis interna*). — Unter ihr bleibt der Bronchus innen bald häutig, bald besitzt er vollständige Ringe, wie z. B. beim Singschwan. Häufig entspricht ihr eine äussere Paukenhaut (*Membrana tympaniformis externa*), deren Umfang [13]) verschieden und deren Lage unbeständig ist. Sie kann als häutiges Fenster zwischen den beiden letzten Trachealringen liegen, die weit von einander entfernt, nur durch eine vordere und hintere Längsleiste unter einander verbunden werden, wie z. B. bei den Tauben; oder sie liegt zwischen dem unteren Rande der Trommel und dem ersten Bronchialringe, wie bei den Gänsen, oder zwischen dem ersten und zweiten Bronchialringe, wie bei den Möven, oder zwischen tieferen Bronchialringen, wie bei den Eulen. Sobald die Luftröhre niedergezogen wird, kann sie dann, vermöge ihrer Be-

---

12) R. Wagner (Lehrb. der vergl. Anat. Leipzig 1834. 8. S. 245 u. 246.) gedenkt dieser Polster, als runder, knorpeliger, oder aus Fasermasse gebildeter Scheiben, welche zuweilen selbst ziemlich dicke Kissen oder Peloten darstellen, bei Anas acuta, crecca, Mergus Merganser und besonders bei Fulica. Ich finde sie sehr stark auch beim Kuhnhahn (Meleagris gallopavo); immer aber zwischen diesen Polstern die, beide Bronchi verbindenden Brücken, welche auch sonst sehr allgemein, obwol in verschiedenem Grade ausgebildet, vorkommen. Die Fasern, aus denen die Polster bestehen, gehören dem elastischen Gewebe an, zeichnen sich durch ihre Breite aus (0,002—0,003'''), geben Aeste ab und sind der zweiten, von Henle unterschiedenen Varietät des elastischen Gewebes zuzuzählen. (S. Henle, Allg. Anat. Leipzig 1841. 8. S. 400.). Sie sind bei den Enten von vielem Fett umhüllt, beim Kuhnhahne ohne Fett.

13) Sehr gross z. B. bei Tauben, Hühnern, beim Flamingo, bei Platalea, Grus, Rallus, Larus, Lestris, Cygnus u. A.

festigungsweise, eine nach innen vorspringende Falte bilden, während ausserdem ihr oberster Theil in dem soliden Rahmen ausgespannt bleibt. Eine ausgebildete äussere Paukenmembran fehlt häufig 14) und dessenungeachtet kann der, zwei bewegliche Bronchialhalbringe vereinigende, schmalere, membranöse Theil bei Annäherung dieser Ringe, als äusseres Labium jeder Stimmritze faltig nach innen vorspringen. — Gewöhnlich ist der Steg mit der Trommel fest verbunden oder verwachsen; doch ist dies Verhalten nicht beständig. Beim Haushuhne z. B. ist der, den Steg einschliessende Ring nur ganz lose mit der seitlich comprimirten Trommel verbunden. — Nicht selten liegen auf der äusseren Paukenhaut polsterartige Anhäufungen von elastischem Gewebe 15). Diese können auch bei Mangel einer eigentlichen äusseren Paukenhaut die ersten Bronchialhalbringe und deren häutige Interstitien auswendig bedecken 16). — Einige Eigenthümlichkeiten besitzt der untere Kehlkopf — auch abgesehen von seinen Muskeln — bei den einheimischen und einigen exotischen Singvögeln. Der zweite und dritte Bronchialhalbring sind bei ihnen sehr beweglich. Von dem, die solide Trommel unten durchsetzenden knöchernen Stege erhebt sich eine — schon bei anderen Vögeln, z. B. beim Huhne, schwach angedeutete — Falte (*Membrana semilunaris*), welche eine Fortsetzung der auch den Steg inwendig überziehenden inneren Paukenhaut ist. Mit dem vorderen inneren Ende des zweiten knöchernen Bronchialhalbringes und mit dem vorderen und unteren Ende des Steges ist ein kleiner viereckiger Knorpel etwas beweglich verbunden. Elastisches Gewebe, welches längs der Innenfläche der ersten Bronchialhalbringe und, ganz besonders des dritten, wulstig angehäuft ist, bildet als Stimmband die äussere Lefze der Glottis 17); in viel geringerer Menge an der Innenfläche der *Membr. tympaniformis interna* vorkommend und hier noch durch ein sehr kleines, in der genannten Membran frei liegendes Knorpelchen unterstützt, bildet es auch eine Art von innerem *Labium glottidis* 18). Ein bald zu erwähnender

14) Z. B. bei den Schnepfen, bei Aquila albicilla u. A.

15) Z. B. bei Otis tetrax nach Angabe von Nitzsch.

16) Z. B. bei einigen Raubvögeln; so finde ich sie bei Aquila albicilla. — Bei den männlichen Auer- und Birkhühnern kommt eine ähnliche Masse im äusseren Umfange des unteren Kehlkopfes vor, die den Weibchen fehlt.

17) Diese elastischen Fasern weichen wesentlich ab von denen, welche in die Zusammensetzung der Polster der *Membrana tympaniformis interna* eingehen. Sie sind sehr schmal: 0,0006—0,0009''' im Durchmesser haltend, geben wenige Aeste ab und gleichen durchaus den in den unteren Stimmbändern der Säugethiere vorkommenden. Sie gehören also, gleich diesen, Henle's erster Varietät des elastischen Gewebes an (s. Henle l. c. S. 400.).

18) Ueber den Bau des Kehlkopfes der ausländischen Singvögel vergl. Müller's citirte Abhandlung. Es kommen, rücksichtlich seiner, viel beträchtlichere Verschiedenheiten vor, als man bisher geahnet hatte.

zusammengesetzter Muskelapparat verändert die Stellung der beweglichen Bronchialhalbringe und die der Stimmbänder.

Der Muskelapparat, mit welchem der untere Kehlkopf der Vögel versehen ist, zeigt sehr verschiedene Grade der Ausbildung. Mit Ausnahme der die Luftröhre niederziehenden *M. M. ypsilotracheales* und *sternotracheales*, bei deren Wirkung die Membranen des unteren Kehlkopfes erschlafft werden müssen, besitzen einige Vögel gar keine eigenthümlichen Muskeln[19]. — Andere haben noch ein Paar *M. M. bronchotracheales*[20]), die von der Luftröhre bald nur zur Trommel, bald zur äusseren Paukenhaut, bald endlich zu höher oder tiefer gelegenen Bronchialhalbringen sich erstrecken können. — Der untere Kehlkopf der einheimischen Singvögel, besitzt, statt dieses einen Paares, sogar fünf oder selbst sechs eigene Muskelpaare[21]). Vielen exotischen Singvögeln kommen ganz abweichende Einrichtungen ihres Muskelapparates zu[22]). — Senker der Luftröhre sind endlich die *M. M. sternotracheales* und *ypsilotracheales*.

19) Sie fehlen den Gallinaceen, Enten, Gänsen, Schwänen, Pelicanen; aber auch Vögeln anderer Familien. So z. B. vermisste sie Nitzsch bei Upupa, bei Haematopus u. A.

20) Sie sind vorhanden bei den meisten Tagraubvögeln (mit Ausnahme der Gattung Sarcoramphus), bei den Nachtraubvögeln (welchen Meckel, im Widerspruche mit Cuvier und Nitzsch, mit Unrecht sie abspricht), sehr schwach bei vielen Picariae (Picus, Alcedo, Cuculus, Cypselus, Caprimulgus, Podargus), den Tauben, der Schnepfenfamilie, den Gattungen Rallus, Ardea, Grus, Phoenicopterus, den Möven (Larus, Lestris), vielen Wasservögeln: Colymbus, Mormon, Aptenodytes, Puffinus, Thalassidroma, Halieus. — Sie befestigen sich bei den Tauben an die *Membrana tympaniformis externa*.

21) Dieser sogenannte Singmuskelapparat ist besonders durch Cuvier und Savart untersucht worden. Cuvier gibt allgemein fünf Muskelpaare an; Savart fand 5 bei den Drosseln und Lerchen, 6 bei den Raben, Würgern und Staaren. Die beständigsten sind folgende: ein vorderer und ein hinterer langer Heber (*Levatores longi*, *anterior* und *posterior*), der eine vorn, der andere aussen und mehr nach hinten von den vorletzten unverschmolzenen Ringen der Trachea entspringend, an den beiden Enden des sehr beweglichen zweiten Bronchialhalbringes sich befestigend, diesen, so wie den mit ihm unter zwei Winkeln zusammenstossenden dritten Bronchialhalbring hebend; ein kurzer hinterer Heber (*M. levator posterior brevis*), an das hintere Ende des zweiten Bronchialhalbringes sich inserirend; zwei *M. M. obliqui* (*anterior* und *posterior*) treten von der Trommel schräg und divergirend zu dem zweiten Bronchialbogen, den sie heben und rotiren; jener setzt sich, von aussen nach innen schief absteigend, an das innere und vordere Ende dieses Bogens; dieser befestigt sich in der Nähe des hinteren Endes an den zweiten Bogen. Sie wirken rotirend auf den zweiten und namentlich auf den dritten Bogen.

22) Siehe darüber Müller in der angeführten Abhandlung, in welcher auch namentlich sehr wichtige systematische Consequenzen aus den neuen anatomischen Beobachtungen gezogen sind. Der grösste Theil der amerikanischen Passerinen besitzt z. B. nicht den vorhin geschilderten zusammengesetzten Muskelapparat und eine auf die Anwesenheit des letzteren gestützte Eintheilung der Passerinen, wie Nitzsch sie vornahm, erscheint unnatürlich.

[Man vergl. über das Stimmorgan der Vögel besonders: Cuvier, Vorlesungen über vergl. Anatomie, übers. von J. F. Meckel. Bd. IV. S. 312 ff. Noch ausführlicher und von Abbildungen begleitet, ist ein Aufsatz von Cuvier in Millin, Noel und Warens, Magasin encyclopédique. T. II. No. 7. p. 330. und übersetzt in Reil's Archiv für Physiologie. Thl. 5. S. 67. Tab. 1. u. 2. — Einige bildliche Darstellungen gab Humboldt, Recueil d'observ. de zoolog. et d'Anat. comp. Tab. 1—3. — Desgleichen Yarrell in den Transactions of the Linnean society. Vol. XVI. — Ueber den Stimmapparat der einheimischen Singvögel s. besonders Savart in Froriep's Notizen. (1827.) No. 331 u. 332. — Eine sehr klare Darstellung des Stimmorganes der Papageien, besser als die von Humboldt und Cuvier gelieferten, findet sich bei Müller, Ueber die Compensation der physischen Kräfte am menschlichen Stimmorgane. Berlin 1839. 8. Tab. 2. Fig. 13—15. — Vergl. auch Wagner, Icones zootomicae. Tab. XII. — Ueber das Physiologische s. Cuvier, Savart und Müller l. c., so wie auch Müller's Physiologie. Bd. 2. S. 225 ff. — Ueber die Labyrinthe der Enten und Taucher ist auch Meckel's, sonst für die Geschichte des unteren Kehlkopfes weniger reiche, Darstellung in dem Systeme der vergl. Anat. Bd. VI. S. 321 ff. nachzusehen. — Endlich ist so eben eine wichtige Abhandlung von Müller publicirt: Ueber die bisher unbekannten typischen Verschiedenheiten der Stimmorgane der Passerinen. Berlin 1845. 8.]

## IV. Von den Lungen nnd Luftsäcken.

### §. 152.

Charakteristisch ist es für die Respirationsorgane der Vögel, dass die Cavität der Bronchi nicht blos mit den zahlreichen eigentlich respiratorischen Lungenröhrchen und Lungenzellen, sondern auch, mittelst weiterer an der Lungenoberfläche mündender Oeffnungen, mit membranösen lufthaltigen Säcken communicirt. Die mit jedem der beiden Bronchi in Höhlenverbindung stehenden Theile zerfallen also 1) in die eigentliche Lungensubstanz, an deren Zellen das respiratorische Gefässnetz sich ausbreitet und 2) in weite, hohle, Luft führende Anhänge, welche eines respiratorischen Gefässsystemes ermangeln und mit pneumatischen Knochen des Rumpfes und der Extremitäten in Höhlenverbindung stehen. Die innere Oberfläche der Lungen sowol als der Luftsäcke ist durch den Besitz eines Flimmerepithelium ausgezeichnet.

Was nun die Lage und Befestigungsweise der Lungen anbetrifft, so hangen sie nicht frei in einer geschlossenen Brusthöhle, wie bei den Säugthieren, sind auch nicht in eigenen Brustfellsäcken eingeschlossen, sondern liegen als flache, spongiöse Massen von sehr hellrother Farbe ausserhalb der Bauchfellhöhle, an der Rückenwand des Rumpfes, seitwärts von der Wirbelsäule, eingesenkt in die durch sie ausgefüllten Zwischenräume der Rippen und hier durch Zellgewebe fest angeheftet. Ihre Substanz zeigt den *Spatia intercostalia*, in welche sie eingesenkt sind, entsprechende hintere Quervorragungen.

So erstrecken sie sich in der gemeinschaftlichen Eingeweidehöhle etwa vom zweiten Rückenwirbel bis zum Vorderrande der Nieren hinterwärts. Zwischen ihrer Bauchfläche und dem Brustbeine bleibt auf diese Weise ein weiter Zwischenraum. An ihrer Bauchseite ist die ebene Lungenoberfläche von einer Fortsetzung der der ganzen Bauchhöhle gemeinsamen serösen Membran, welche an dieser Stelle den Namen Pleura erhält, auswendig überzogen. Ueber die Bauchfläche der Lungen schlägt sich unter der Pleura, von ihr bedeckt, die durch muskulöse Fascikel [1]) an mehren Rippen (an der Grenze ihrer Sternocostalknochen) befestigte Zwerchfells-Aponeurose, in der Art, dass sie quer über die Lungen wegtritt. An dem Ende der Lungen ist sie durch einige straffe sehnige Bänder an die Wirbelsäule befestigt. Ihre Continuität ist unterbrochen durch die Oeffnungen, mittelst welcher die Cavität der Bronchien an der Lungenoberfläche mit den Luftsäcken communicirt; im Umkreise dieser Oeffnungen setzt auch die Pleura über die Luftsäcke sich fort.

Der Bronchus [2]) und die respiratorischen Gefässstämme [3]) senken sich in ihre Lunge etwa in dem vorderen Drittheile oder in die Mitte ihrer Länge. Jede Lunge besitzt eine unmittelbare dünnhäutige und durchsichtige äussere Umhüllung, welche mit dem eintretenden Bronchus in Verbindung steht. Sobald der Bronchus in die Lunge getreten ist, erweitert er sich und erstreckt sich dann, an Durchmesser allmälich — doch im Ganzen nicht bedeutend — verlierend, tief im Parenchym seiner Lunge, doch dem Innenrande derselben genähert, ziemlich gerade hinterwärts, zu ihrem unteren oder hinteren Rande, an welchem er, mit einem weiten, bisweilen durch Knorpel unterstützten Orificium, nach aussen in den Bauchluftsack (*Cella abdominalis*) mündet. — Die Cavität des Bronchus ist alsbald nach seinem Eintritte in die Lunge von 4 bis 5 weiten, dicht hinter einander liegenden, durch Knorpelbogen von einander gesonderten und vor dem Zusammenfallen geschützten Oeffnungen der Bronchialröhren erster Ordnung durchbrochen. Diese Oeffnungen sind dem Innenrande der Lunge zugekehrt. — Weiter hinterwärts finden sich — ausser zahlreichen kleineren Oeff-

---

1) Der muskulöse Theil des Zwerchfelles besitzt auch bei den Vögeln mit Querstreifen versehene Primitivbündel.

2) Cuvier, Tiedemann, Meckel, Retzius, Lereboullet haben im Umkreise des Bronchus nach seinem Eintritte in die Lungensubstanz bei grösseren Vögeln transverselle Muskelfasern wahrgenommen. Quergestreift sind sie nicht.

3) Die Verzweigung der Lungenarterie besitzt Eigenthümlichkeiten, welche denen der Vertheilung des Bronchus entsprechen. Sie zerfällt in zwei beträchtliche Stämme, von denen der eine den Bronchus begleitet, während der andere für den vorderen Theil der Lunge bestimmt ist und sich wieder in zwei Aeste spaltet. Diese Arterien vertheilen sich nicht baumförmig in allmälich kleinere Zweige; vielmehr entspringen sowol aus dem Stamme, als aus den Aesten sehr zahlreiche, ganz feine Zweige, welche für die Röhrchen, welche vom Bronchus ausgehen, bestimmt sind.

nungen für engere Bronchialröhren — etwa 5 bis 10 grössere und weitere, welche gleichfalls von vorn nach hinten gerade auf einander folgen und durch dickere Septa von einander getrennt werden. Sie liegen so, dass von ihnen ausgehende gerade Canäle an der hinteren Oberfläche der Lunge münden müssen. Alle diese grossen Oeffnungen des Bronchus führen in weitere Canäle erster Ordnung, welche zu den Lungenoberflächen streben, wohin die vorderen sogleich, die hinteren, nachdem sie die Substanz der Lunge durchsetzt haben, gelangen. An die Lungenoberfläche getreten, verzweigen sie sich in Canäle zweiter und dritter Ordnung. Sämmtliche, an die Lungenoberfläche gelangte Canäle haben das Gemeinsame, dass sie auswendig nur von der zarten, äusseren *Tunica propria* der Lungen bekleidet, und von einander durch schwächere oder stärkere Längsvorragungen des Lungenparenchyms getrennt werden. An ihrer, dem Lungenparenchyme zugewendeten Seite, so wie auch während ihres ganzen Verlaufes durch die Lungensubstanz selbst, erscheinen sie siebförmig durchlöchert. Diese Löcher sind die Anfänge und Enden von feinen, pfeifenartig gestellten Röhren, welche durch die Lungensubstanz sich erstrecken, überall mit einander communicirend. Die ganze Innenwand dieser Röhrchen ist mit polygonalen Zellen besetzt, welche wieder Zellen zweiter und dritter Ordnung einschliessen. Wegen der überall vorkommenden Communication dieser feineren Bronchialröhren mit einander kann die ganze Lunge von jedem Punkte aus aufgeblasen werden.

Die durch die feinen, an der Oberfläche der Lungen gelegenen Oeffnungen der Bronchialstammes und der primären Bronchialröhren mit der Cavität des Bronchi unmittelbar communicirenden Luftsäcke oder Luftzellen [4]), deren innere auskleidende Haut eine unmittelbare Fortsetzung der Bronchialschleimhaut ist, erhalten eine äussere Bekleidung vom Bauchfelle. Sie bieten im Ganzen eine sehr constante Anordnung dar. Der erste Sack (Interclavicularsack) erstreckt sich vom vorderen Theile jeder Lunge vorwärts in den Zwischenraum beider Schenkel der Furcula und ist besonders ausgedehnt bei den Gattungen Sula und Pelecanus [5]), wo sich mit ihm zusammenhangende Säcke unter der Haut der ganzen Körperoberfläche fortsetzen. Oft steht er mit tiefen Cervicalsäcken in Verbindung. Bei einigen Vögeln breiten

4) Je nachdem sie Eingeweide einschliessen, oder nicht, theilt Cuvier sie in leere und in Eingeweide-Zellen. — Dass aber die sogenannten Leberzellen keine Luft enthalten, ist durch Nitzsch nachgewiesen und Hennecke (de functionibus omentorum. Gotting. 1836. 4.) hat auch gezeigt, dass die grosse Darmzelle den Luftsäcken fremd ist.

5) Schon von Méry, später von Owen, Wagner u. A. ist hierauf aufmerksam gemacht worden. Bei Chauna chavaria (Opisthophus Vieill.) dringt, nach Cuvier (Règn. anim. I. p. 537.), die Luft gleichfalls unter die Haut, selbst unter die der Beine.

sich vom Vorderrande der Furcula kommende Muskelfasern, bei Sula und Pelecanus Hautmuskeln, fächerförmig über die Aussenwand dieses Sackes und seiner Fortsetzungen aus. — Durch zwei am vorderen Theile der Lungen befindliche Oeffnungen tritt die Luft in den vorderen Brustsack (*Cella thoracica anterior*), welche den unteren Kehlkopf, die Bronchi und die grossen Gefässstämme einschliesst, zahlreiche häutige innere Septa an diese verschiedenen Theile sendet und vorn in tief gelegene Luftzellen des Halses sich fortsetzt. — Von dem vorderen Brustsacke bedeckt sind die Seitensäcke des Thorax, welche in *Cellae axillares* und *subscapulares* übergehen und dadurch namentlich auch mit dem meist pneumatischen Oberarmbein communiciren. Auch mit einer hinter dem Herzen und den Bronchi gelegenen *Cellula cordis posterior* stehen sie in Verbindung. — Die beträchtlichsten unter den Luftsäcken sind die Bauchsäcke (*Cellae abdominales*), am unteren oder hinteren Ende der Lungen beginnend, wo die Enden jedes Bronchus frei durch die schon erwähnte Oeffnung in sie übergehen. Sie stehen in Höhlenverbindung mit kleineren Beckenzellen, mit intermuskularen Gluteal- und Femoralzellen, und gestatten durch Oeffnungen der Luft Eintritt in das knöcherne Beckengerüste, so wie in die Schenkelknochen. — Den geringsten Grad der Entwickelung dieser Luftsäcke besitzt Apteryx [6]), indem sie hier nicht in die Bauchhöhle sich erstrecken.

[Man vergl. über die Respirationsorgane der Vögel folgende Schriften: John Hunter (über die Luftzellen) in den Philos. Transact. 1774. T. LXIV. p. 205. — Albers, Beiträge zur Anat. und Physiol. der Thiere..Bremen 1802. S. 107. — L. Fuld, de organis, quibus aves spiritus ducunt. Virceb. 1816. 8. — Colas im Journal complément. du dict. de Med. 1825. T. 23. — Retzius (über den feineren Bau der Lungen) in Froriep's Notizen. 1832. No. 749. — Lereboullet, Anatomie comparée de l'appareil resp. dans les anim. vertébr. Strasb. 1838. 4. p. 48 sqq. — Cuvier, Leçons d'Anatom. comp. p. G. L. Duvernoy. T. VII. Paris 1840. 8. p. 110 sqq. (Sehr sorgfältige Darstellung.) — Kohlrausch, de avium saccorum aëriorum utilitate. Gött. 1832. — Ed. Weber im Amtl. Bericht der Naturforscherversamml. in Braunschweig. Braunschw. 1841.]

# Achter Abschnitt.

## *Von den Harnorganen.*

### §. 153.

Die Nieren der Vögel liegen, wie bei allen Wirbelthieren, ausserhalb der Peritonealhöhle, sind fast immer ganz symmetrisch, beginnen gewöhnlich unmittelbar hinter den Lungen und erstrecken sich längs

6) Nach Owen l. c. p. 278. Tab. LI. F. 4. 5.

der Beckengegend, eingesenkt in die Höhlungen des Kreuzbeines, bis zum Ende des Rectum. Sie sind von dunkler schwarzrother Farbe und bedeutend weicher, als bei den Säugthieren. Ihr Umfang ist verschieden; mehr noch ihre Gestalt; sie sind bald in ihrem vorderen [1]), bald in ihrem hinteren Theile am breitesten [2]). Die beiden Nieren sind gewöhnlich von einander getrennt; in diesem Falle liegen ihre Innenränder bald entfernter von einander, bald sind sie sich näher gerückt [3]). Diese Annäherung kann zu vollständiger Verschmelzung führen. Die Berührung und Verschmelzung findet dann am häufigsten im hintersten Abschnitte, selten durch eine mittlere Commissur, bisweilen auch in der ganzen Länge der Nieren Statt [4]). Selten bildet jede Niere eine ungelappte Masse [5]); meist zerfällt sie in grössere, durch Quereinschnitte getrennte Lappen, deren Zahl Verschiedenheiten darbietet; am häufigsten [6]) sind ihrer drei vorhanden, von denen der mittlere am kleinsten ist; während in diesem Falle bald der vordere, bald der hintere Lappen am umfänglichsten sein kann; seltener hat die Niere nur zwei Lappen [7]) oder zerfällt selbst in eine viel grössere Anzahl von Läppchen, die vorzüglich an der hinteren Fläche deutlich erkennbar sind [8]). Der contractile Harnleiter verläuft etwa längs der Mitte der Vorderfläche seiner Niere, in deren Substanz er streckenweise eingebettet liegt und tritt später hinter den Mastdarm, um in die *Cavitas urogenitalis*, einwärts von den Oeffnungen der Geschlechtstheile, sich einzusenken. Eine Harnblase fehlt den Vögeln [9]). — Der feinere Bau der Nieren bietet einige Eigenthümlichkeiten dar. Bei genauerer Untersuchung erscheinen die Nieren oberflächlich hirnartig gewunden und zerfallen so in

---

1) Z. B. bei Ardea, Picus, besonders Rallus.

2) Z. B. bei den Tauben, bei Sterna.

3) Sie nähern sich z. B. bedeutend bei allen Passerinen, bei Alcedo, Sterna u. A.

4) Die Verschmelzung des Hintertheiles kommt häufig vor bei Singvögeln, z. B. bei Lanius; constant, vielleicht mit einzelnen individuellen Ausnahmen, bei der Gattung Ardea, bei Psophia crepitans, bei Puffinus und besonders bei Colymbus, wo man sie, wie Nitzsch sehr richtig bemerkt, gewöhnlich in ihrer ganzen Länge verschmolzen findet. Bei Platalea sah Wagner die Mittellappen beider Nieren hufeisenförmig durch eine breite Substanzbrücke verbunden.

5) So bei Sitta nach Nitzsch, der auch darauf aufmerksam macht, dass bei den meisten Singvögeln die Lappenbildung undeutlich ist.

6) Z. B. bei den Enten, wo der hinterste Lappen überwiegt, bei den Möven, Kormoranen, Rallus, Ciconia, Grus, den Hühnern, Tauben, Spechten, Raubvögeln u. s. w. — 7) Z. B. beim Emeu.

8) Am grössten ist die Zahl dieser Läppchen an der Hinterfläche der Nieren wol bei Fulica und bei Rallus. Beim Pelikan zerfallen die drei Hauptlappen der Nieren durch schwache Einschnitte in kleinere Lappen.

9) Mayer (Neue Unters. a. d. Gebiete der Anatomie u. Phys. Bonn 1842. 4. S. 28.) beschreibt jedoch beim Hühnchen ein Rudiment der Harnblase, als ein dünnhäutiges, vor dem Mastdarm liegendes Säckchen, das sich während der Dauer des ersten Lebensjahres erkennen lasse.

eine grosse Zahl von Läppchen 10). Jedes Läppchen besitzt an seiner Oberfläche ein, durch anscheinend blind und geschlossen endende Seitenzweige gefiedert erscheinendes Harncanälchen 11); diese Canälchen verbinden sich gabelförmig zu Stämmchen zweiter Ordnung 12), welche convergirend und in Büschel oder Pyramiden gesammelt in die viel weiteren Zweige des Harnleiters sich einsenken 13). — Die Malpighi'schen Gefässknäuel sind vorhanden.

## Neunter Abschnitt.

### *Von den besonderen Absonderungs-Organen und den Blutgefässdrüsen.*

§. 154.

Die eigenthümlichen Absonderungsorgane der Vögel sind die bei Beschreibung des Hautorganes bereits abgehandelte Burzeldrüse und die sogenannte *Bursa Fabricii*, von der bei Schilderung der Cloake die Rede sein wird.

Zu den eines Ausführungsganges ermangelnden sogenannten Blutgefässdrüsen gehören zuerst Gebilde, welche man der Schilddrüse verglichen hat. Es sind dies kleine rundliche oder längliche, sehr gefässreiche Körper, welche seitlich von der Luftröhre, bald über dem unteren Kehlkopfe gelegen, ziemlich dicht an den Carotiden oder an der Carotis und *Art. vertebralis* zu haften pflegen. Sie kommen anscheinend durchaus beständig vor 1). Viel weniger beständig sind zwei ähnliche, tiefer abwärts neben jedem Bronchus liegende, gleichfalls gefässreiche Körperchen, welche für Aequivalente der Thymus gehalten werden können 2).

Niemals fehlen die Nebennieren 3). Von verschiedener, anschei-

10) S. Müller, Gland. sec. Tab. XIII. Fig. 8.

11) Müller l. c. Fig. 7. 9. 10. — Jedoch bleibt es immer sehr zweifelhaft und selbst unwahrscheinlich, dass diese verhältnissmässig weiter, durch bedeutende Parenchymmassen getrennten Seitenzweige wirklich die letzten Enden der Harncanälchen sind.

12) Müller l. c. Fig. 11. — 13) Müller l. c. Fig. 11.

1) Ich habe sie bei Vögeln aller Ordnungen gefunden und niemals vermisst; unter den Struthionen namentlich beim neuholländischen und indischen Casuar, so wie beim zweizehigen Strausse angetroffen. Verhältnissmässig sehr gross sehe ich sie beim Flamingo; constant in zwei Körper zerfallen: einen oberen grösseren und einen unten kleineren finde ich sie bei Corvus glandarius.

2) Ich finde sie beim Kormoran und bei Alca; Owen sah sie bei Sula.

3) Meckel unterschied in den Nebennieren des Casuars eine Rinden- und Marksubstanz, was nach Nagel's Untersuchungen sonst nicht vorzukommen scheint. S. Nagel in Müller's Archiv. 1836. S. 376.

nend unbeständiger Form, von okergelber, graugelber oder goldgelber Farbe, nie von bedeutendem Umfange, einer Höhle ermangelnd, liegen sie einwärts vom vorderen Ende der Nieren, oft dicht an der unteren Hohlvene, beim Männchen mit den Hoden, bei weiblichen Thieren mit dem linken Eierstocke in Berührung kommend. Sehr selten und gewiss nur als individuelle Ausnahme findet man die beiden Nebennieren zu einer Masse verschmolzen [4]).

---

# Zehnter Abschnitt.

## *Von den Geschlechts-Organen.*

### I. Von den weiblichen Geschlechtstheilen.

§. 155.

Fast alle Vögel sind — im Gegensatze zu den übrigen Wirbelthieren — ausgezeichnet durch den Besitz eines einzigen Eierstockes und eines einzigen Eileiters, welche linkerseits liegen. Nachdem nämlich ursprünglich die Anlagen zu paarigen weiblichen Geschlechtstheilen aufgetreten sind, verschwinden im Laufe der Entwickelung die der rechten Seite gewöhnlich frühzeitig oder werden abortiv. Sehr häufig jedoch persistiren in der unmittelbaren Nähe der Cloake — oft mit deutlicher Mündung in dieselbe — Ueberbleibsel des rechten Eileiters [1]).

---

4) So fand sie Nitzsch einmal bei Endytes septentrionalis und ich einmal beim männlichen Falco palumbarius.

1) R. Wagner hat in den Abhandl. der Münchener Acad. der Wissenschaften Bd. 2. 1837. S. 278. eine monographische Abhandlung über die Persistenz der weiblichen Geschlechtstheile der rechten Seite geliefert, jedoch, was den rechten Eileiter anbetrifft, ohne Berücksichtigung der früheren vorliegenden Beobachtungen und ohne eigene Erfahrungen. So nur lässt es sich erklären, wie er zu der unrichtigen Behauptung kömmt, dass der rechte Eileiter seltener sich erhalte, als der rechte Eierstock. Barkow hatte längst (Meckel's Archiv. 1829 u. 1830.) gelegentliche Mittheilungen gemacht über das Vorkommen eines rudimentären rechten Eileiters. So von Fulica atra (Archiv 1829. S. 351; abgebildet Tab. IX. Fig. 16. Barkow untersuchte drei Weibchen und fand bei zweien derselben, die erwachsen waren, das Rudiment des rechten Eileiters), von der Taube (l. c. S. 448), von Strix brachyotos (l. c. S. 449), von der Hausente (l. c. S. 449). — Hierzu kömmt Baer's Autorität, der nach seinen zahlreichen Erfahrungen versichert, dass, beim erwachsenen Haushuhne, die Ueberbleibsel des rechten Eileiters in Gestalt einer Hydatide meist noch zu erkennen seien (C. E. v. Baer, Ueber Entwickelungsgeschichte der Thiere. Bd. 2. Königsberg 1837. 4. S. 151.). Den Barkow'schen Beobachtungen kann ich entsprechende hinzufügen, welche den Schwan (Cygnus musicus), die Gans, Alca, Ciconia alba, Gallinula und Aquila albicilla betreffen. — Der rechte Eierstock persistirt in der Regel ziemlich ausgebildet bei den Gattungen Astor und Buteo; viel unbeständiger bei den übrigen

Seltener erhält sich der rechte Eierstock perennirend, doch immer kleiner als der linke oder ganz rudimentär. Am häufigsten tritt dieser Fall ein bei einigen Tagraubvögeln; seltener bei Vögeln aus anderen Familien und dann nur als individuelle Eigenthümlichkeit, als Bildungshemmung.

Der linke Eierstock liegt an der oberen oder vorderen Wand der linken Niere und besteht in einem Paar häutiger Platten, in deren Falten die Eier sich entwickeln. Die letzteren besitzen anfangs die Gestalt kleiner Bläschen und geben, indem sie sich ungleichmässig vergrössern, der Oberfläche des Eierstockes ein ungleichförmiges, hügeliges Ansehen. Bei noch bedeutenderer Vergrösserung der Dotterkugeln treten sie an die Oberfläche des Eierstockes hervor und ziehen dessen äussere Haut mit sich, so dass sie mit dem Eierstocke nur noch durch einen Stiel zusammenhangen. Dadurch erhält denn der Eierstock ein traubenförmiges Ansehen.

Der linke Eileiter steigt, mehr oder minder stark gewunden, an der Vorderseite der linken Niere zur Cloake abwärts. Befestigt ist er an einen gekrösartigen, durch den Besitz von nicht quergestreiften Muskelfasern ausgezeichneten Mesometrium. Seine Länge ist ziemlich beträchtlich; seine Weite und Dicke sind, je nach dem Stande der Geschlechtsthätigkeit, verschieden. Inwendig ist er mit Schleimhaut ausgekleidet, welcher ein Flimmerepithelium zukömmt, und erhält durch das Auseinanderweichen der queren Bündel des Mesometrium eine Muskelschicht, indem nur sein letzter Abschnitt eigene Längsmuskelfasern besitzt. Sein *Ostium abdominale* besteht in einem schiefen Längsschlitz. Dieser führt in einen dünnwandigen weiten Trichter (*Infundibulum*). Allmälich sich verengend und, vom Trichter durch einen dünnen Querstreifen geschieden, erhält sein längster Abschnitt, welcher inwendig Längsfalten besitzt, den Namen des Eileiters (*Oviductus*). Die folgende kurze, weitere, stark muskulöse Abtheilung, deren Schleimhaut meistens eigenthümliche kolbige grosse Zotten oder blattförmige Falten besitzt und in welcher die zur Kalkschale erstarrende, weisse milchige Flüssigkeit secernirt wird, ist unter dem Namen des Eihalters (*Uterus*) bekannt; während endlich der nicht selten scharf abgesetzte, bald kurze, bald gewundene, meist engere Endabschnitt die Benennung Scheide (*Vagina*) führt [2]. Sie mündet in die Cloake auswärts vom linken

---

Tagraubvögeln; noch seltener bei den Nachtraubvögeln. Auch bei Papageien und bei der Krähe (C. corone) hat Wagner ihn ausnahmsweise, als individuelle Eigenthümlichkeit angetroffen; eben so ich bei zwei Tauben. Vergl. über die Tagraubvögel die früheren Mittheilungen von Emmert in Reil's Archiv. Bd. X. S. 383. Der rechte Eierstock von Falco buteo ist abgeb. in Carus und Otto, Erläuterungstafeln. Hft. V. Tab. VII. Fig. 1.

2) Abbildungen bei Carus und Otto, Erläuterungstafeln. Hft. V. Tab. VII. Fig. 1. 7. 8. 9. — Barkow hat, nachdem Geoffroy u. A. ihm darin vorange-

Harnleiter. Die einzelnen Abtheilungen des gesammten Eileiters sind am deutlichsten bei solchen Individuen zu unterscheiden, die im Zustande geschlechtlicher Aufregung oder Thätigkeit sich befinden [3]). — Eine Clitoris [4]) ist nur bei denjenigen Vögeln gefunden, deren Männchen durch den Besitz eines Penis ausgezeichnet sind. — Aeussere Brütorgane [5]) sind bei denjenigen Vögeln, welche selbst brüten, die um die Brütezeit federlos werdenden, dünnen Hautdecken des Bauches, unter welchen die Gefässe dann häufig einen hohen Grad von Ausdehnung und Entwickelung zeigen. — Zu Nährorganen für die Jungen werden bei den Tauben die nach Ablauf der Brütezeit eine milchige Flüssigkeit secernirenden Kröpfe [6]).

[Vergl. Spangenberg, Disquisitiones circa part. genital. avium. Gott. 1813. 4. — Ueber den Bau des Vogeleies s. Purkinje, Symbolae ad ovi avium historiam ante incubationem. Lips. 1830. 4. mit Bemerkungen über den Bau des Mesometrium p. 10. und C. E. v. Baer, Ueber Entwickelungsgeschichte d. Thiere. Bd. 2. Königsberg 1837. 4.]

## II. Von den männlichen Geschlechtstheilen.

### §. 156.

Die stets paarigen Hoden der Vögel liegen in der Bauchhöhle oberhalb der Nieren, neben den Nebennieren und bestehen aus feinen geschlängelten Saamengefässen, welche durch Bindegewebe zusammengehalten werden. Umkleidet sind sie durch eine zarte *Tunica propria.* Der linke Hode ist sehr häufig umfänglicher, als der rechte, welcher nicht selten auch etwas höher liegt. Umfang, Form und Färbung der

---

gangen, in Meckel's Archiv. 1830. S. 40. den Versuch gemacht, die weiblichen ausführenden Geschlechtstheile der Vögel denen der Säugethiere zu parallelisiren. Er vergleicht das Infundibulum der Tuba; den Oviduct dem Gebärmutterhorn; sieht in dem Uterus die Gebärmutter und vergleicht die Vagina derjenigen der Säugthiere.

3) Einige auffallende Beobachtungen über das Verschlossensein des in die Cloake führenden Ostium des linken Eileiters wurden von mir im Laufe dieses Winters gemacht. Ich fand es geschlossen bei einigen Enten, Tauchern (Mergus) und Alca; begierig einen noch grösseren Vogel zu untersuchen, erhielt ich im März einen weiblichen Singschwan (Cygnus musicus). Das Ostium des linken Eileiters war völlig verschlossen, das des rudimentären rechten offen. Früheren Beobachtungen nachforschend finde ich sie bei Barkow (Meckel's Archiv. 1829. S. 353.) über das Verhalten des linken Eileiters bei einer jungen Fulica atra und — minder bestimmt — bei Ardea cinerea (l. c. S. 377.). Sollte dies blos eine Eigenthümlichkeit junger Weibchen sein? Oder findet bei den nicht in beständiger Geschlechtsthätigkeit begriffenen Vögeln blos periodisch eine Dehiscenz des Eileiters Statt?

4) Abb. d. Clitoris der Struthionen bei Müller, Ueber zwei versch. Typen im Bau d. männl. Geschlechtsth. Tab. 1. Fig. 3. 4.

5) Abb. bei Barkow in Meckel's Archiv. 1829. Tab. VIII. Fig. 1.

6) S. Hunter's Works. Palmer's Edition. Vol. IV. p. 122. Tab. XXXIX.

Hoden verhalten sich, je nachdem sie während oder ausser der Begattungszeit untersucht werden, äusserst verschieden. In letzterem Falle findet man sie sehr winzig und zusammengeschrumpft; um die Zeit der Begattung schwellen sie dagegen sehr an und sind stets von weisser Farbe. Die *Vasa efferentia* bilden, indem sie wenig gekrümmt zum Saamenleiter übergehen, eine dünne, platte, abwärts zugespitzte Anschwellung (Rudiment des Nebenhodens), welche der *Tunica propria* des Hodens fest aufliegt und in das *Vas deferens* übergeht [1]. —

Die beiden Saamenleiter — gleich den Hoden von Bauchfellfalten gehalten und bekleidet, gleichfalls ausser der Begattungszeit enger, als während derselben — verlaufen als geschlängelte Canäle über den Nieren zur Cloake, in welche sie, nachdem sie häufig bläschenartig sich erweitert [2], sich einsenken. Meistens münden sie auf kleinen kegelförmigen oder etwas längeren zugespitzten Papillen, neben denen ein mehr oder minder stark entwickelter röthlicher Körper, der bei näherer Untersuchung als ein Gefässconvolut sich zu erkennen gibt [3], angetroffen wird. Diese Papillen sind auch bei Anwesenheit eines Penis vorhanden [4]. — Ein eigentlicher Penis mangelt den meisten Vögeln völlig [5]. Bei anderen findet sich ein warzenförmiger oder zungenförmiger Vorsprung ohne deutliche Rinne oder mit einer solchen an der Vorderwand der Cloake [6]. — Ausgebildeter ist

1) Müller hat die älteren Angaben über den Nebenhoden der Vögel und ein angeblich vorhandenes *Vas aberrans* berichtigt, indem er nachwies, dass dies, bei jungen Vögeln vorkommende, Ueberreste der Primordialnieren sind. Vergl. dessen Bildungsgeschichte der Genitalien. Düsseld. 1830. 4. S. 39 ff.

2) Solche bläschenartige Erweiterungen werden z. B. bei den Hühnern und den Passerinen angetroffen. Berthold, Beiträge zur Anatom. Zoot. und Phys. Gött. 1831. 8. S. 229. Tab. IX. Fig. 9—11. beobachtete bei Sturnus, Lanius und Turdus kurz vor dem Eintritt des Saamenleiters in die Cloake einen platten, rundlichen, etwas gewundenen Körper von weisslicher Farbe, entstehend dadurch, dass die letzten Windungen des Saamenleiters durch Zellgewebe mit einander verbunden werden.

3) Tannenberg l. c. p. 26. bezeichnet diesen röthlichen Körper als *Prostata;* Barkow sieht ihn, mit Geoffroy, als Analogen des *Corpus cavernosum* an (Meckel's Archiv. 1830. S. 38.), nachdem er gefunden, dass er ein Wundernetz darstellt, dessen arterieller Theil durch *Arteriae pudendae internae* (Huhn, Gans, Ente) oder durch die *Artt. epigastricae* (Podiceps) gebildet wird. Auch gegen diese Deutung erhebt Müller (Ueber zwei verschiedene Typen in dem Bau der erectilen männlichen Geschlechtsorgane bei den straussartigen Vögeln. Berlin 1838. 4. S. 23.) mit Recht Bedenken.

4) S. d. Abb. v. Strauss in Carus und Otto, Erläuterungstafeln. Hft. 5. Tab. VII. Fig. 3. Es dürfen diese Papillen daher nicht als doppelte Ruthen angesehen werden.

5) Den meisten Raubvögeln, den meisten Passerinen, den Picariae Nitzsch ohne bekannte Ausnahme, den Tauben, vielen Hühnern, vielen Sumpf- und Schwimmvögeln.

6) Z. B. als eine Warze bei einigen grösseren Raubvögeln; stärker entwickelt bei Otis, Ardea, Ciconia, Phoenicopterus, Platalea.

der Penis bei den meisten Struthionen 7), mehren Palmipeden und hühnerartigen Vögeln. An der vorderen Wand der Cloake haftet ein gekrümmter, von Schleimhaut überzogener Körper, der eine etwas gedrehete Rinne zum Abflusse des Saamens besitzt. Seine Grundlage bilden zwei fibröse Körper und die Rinne wird durch cavernöses Gewebe umkleidet. Das Ende dieser Ruthe setzt sich fort in einen eingestülpten, schlauchförmigen, zuletzt blinden Theil, welcher auch eine Fortsetzung der Rinne enthält und zur Hälfte ausgestülpt werden kann. Ein elastisches Band zieht diesen Schlauch, nachdem er ausgestülpt worden ist, wieder ein. Die Ruthe besitzt zwei Muskelpaare; durch das eine wird sie vorgezogen und gehoben; durch das andere zurück gezogen. — Beim afrikanischen Strausse 8) endlich liegt die Basis der gleichfalls an der Vorderwand der Cloake befestigten, conisch zugespitzten, abwärts gekrümmten Ruthe in einer taschenförmigen Vertiefung, aus welcher sie durch Muskeln vorgezogen und in die sie durch andere Muskeln zurückgezogen wird. Auch sie besitzt zwei fibröse solide Körper, über denen die mit cavernösem Gewebe ausgekleidete Rinne liegt; aber ihr mangelt ein ausstülpbarer Theil. Es findet sich jedoch unter den die Rinne stützenden fibrösen Körpern ein dritter, aus elastischem Gewebe gebildeter, im Innern cavernöser Körper, welcher die Krümmung der Ruthe bewirkt.

[Vergl. Tannenberg, Abhandlung über die männl. Zeugungstheile d. Vögel. Gött. 1840. 4. Mit Abb. — Geoffroy, Philosophie anatomique. T. 2. Tab. 17. — Barkow in Meckel's Archiv. 1830. — Müller in d. phys. Abh. d. Berl. Acad. d. Wissensch. Berlin 1838. — Abb. bei Carus und Otto, Erläuterungstafeln. Hft. V. Tab. VII.]

## III. Von der Cloake.

### §. 157.

Sie besteht in einer mit starken kreisförmigen Muskelfasern versehenen, auswendig theilweise vom Bauchfelle überzogenen Erweiterung. Vorne senkt sich in sie der Mastdarm mit einem kreisförmigen, faltigen oder klappenartigen Vorsprunge, der auf diese Weise häufig eine gesonderte erste Abtheilung, das *Vestibulum cloacae*, bildet. Von der Mastdarmöffnung durch einen mehr oder minder beträchtlichen Zwi-

7) Bei Rhea americana; beim indischen und neuholländischen Casuar; bei Crypturus; bei vielen Palmipeden: Enten, Gänsen, Tauchern, Schwänen; bei Penelope und Crax (s. Müller und Tschudi in Müller's Archiv. 1843. S. 472.). — Ueber den Bau der Ruthe von Apteryx australis, die Owen l. c. p. 281. erwähnt, und von Alecto, welcher Lesson (Ornithol. Paris 1831. p. 433.) gedenkt, sind noch keine genaueren Untersuchungen vorhanden. — Abbild. bei Geoffroy l. c.; bei Home, Lectures on compar. anat. T. IV. Tab. 134.; bei Müller l. c. Tab. 1—3.

8) Abb. bei Müller l. c. Tab. 1. Fig. 1.

schenraum getrennt, der häufig auch durch eine untere Querfalte [1]), oder eine breitere kreisförmige Klappe schärfer abgesondert wird, senken sich die Mündungen der Geschlechtstheile und Harnleiter in die ***Cavitas urethro-sexualis*** (***s. Canalis urogenitalis***) der Cloake. Die beiden Saamenleiter öffnen sich meist auf Papillen; zwischen und hinter ihnen, oder einwärts vom linken Eileiter, münden neben einander die beiden Harnleiter. Sobald Penis oder Clitoris vorhanden sind, liegen sie an der Vorderwand der Cloake. Hinter den Oeffnungen der Harnleiter, mehr dem Ausgange zu, findet sich in dem sogenannten Vestibulum der Cloake eine mehr oder minder stark vorspringende Falte oder Klappe [2]), welche die häufig beträchtliche, ringförmige Oeffnung der ***Bursa Fabricii*** etwas verdeckt, unter deren Mündung gleichfalls nicht selten noch ein Wulst vorkömmt. — An den Seiten des ***Ostium externum*** der Cloake sieht man bisweilen starke, mit mehren bogenförmig gestellten Oeffnungen mündende absondernde Follikel [3]). Bei einigen Vögeln, denen die eben erwähnten ***Folliculi anales*** fehlen, erstreckt sich von dem Ostium der ***Bursa Fabricii*** aus ein erhabener Wulst gerade zum After, der durch sehr zahlreiche aggregirte Follikel gebildet wird [4]).

Die ***Bursa Fabricii*** ist ein anscheinend allen Vögeln zukommender, länglicher oder rundlicher, am Ende bisweilen in einen langen Zipfel ausgezogener, vorzugsweise bei jüngeren Individuen entwickelter, bald perennirender, bald in höherem Alter abortiv werdender oder ganz verschwindender Beutel, welcher tief im Becken, hinter oder über der Cloake, vor dem Ende des Kreuzbeines zwischen den Harnleitern, bisweilen von Fett und Zellgewebe bedeckt, liegt. Seine innere Schleimhautfläche ist nicht selten stark gefaltet und, namentlich bei jüngeren Vögeln, mit den Mündungen zahlreicher absondernder Follikel besetzt.

**[Vergl. Barkow in J. F. Meckel's Archiv. 1829. S. 443. — Abbildungen bei Geoffroy St. Hilaire, Philosophie anatomique. T. II. Tab. XVII., bei Barkow l. c., bei Müller, Bau der Geschlechtstheile. Tab. 2. u. 3. (*Bursa Fabricii* der Struthionen), bei Owen in Todd's Cyclop. und bei Carus u. Otto, Erläuterungstafeln. Hft. 5. Tab. VII. — Ueber die *Bursa Fabricii* vergl. Huschke, de Bursae Fabricii origine. Jen. 1838. 4. und Berthold in Nov. Act. Acad. Caes. Leop. Carol. Vol. XIV. p. 903.**

1) Z. B. bei Colymbus, Fulica, Aquila.
2) Z. B. bei Fulica; sehr stark beim Schwan.
3) Von mir bei Cygnus musicus und bei Vultur papa beobachtet.
4) So fand ich die Follikel bei Meleagris gallopavo mas.

# Viertes Buch.

## Die Säugethiere.

---

### Literatur.

J. C. D. von Schreber, Die Säugethiere, in Abbildungen nach der Natur mit Beschreibungen. 1r u. 2r Thl. Erlangen 1775. 4.; 3r u. 4r Thl. Erlang. 1778. Die folgenden Theile sind bearbeitet von Joh. Andreas Wagner. 5r Thl. Bd. 1. Erlang. 1836.; 5r Thl. Bd. 2. Erlang. 1837.; 6r Thl. Erlang. 1835. — Dazu kommen drei gleichfalls von A. Wagner bearbeitete Supplementbände. Erlang. 1840—1845. In diesem noch nicht vollendeten, durch A. Wagner erst zu eigentlicher Bedeutung erhobenen Werke sind die anatomischen Verhältnisse sorgfältig berücksichtigt.

Gurlt, Vergleichende Anatomie der Haussäugethiere. Berlin 1834. 2 Bde. 8. und daran sich schliessend: Gurlt, Anatomische Abbildungen der Haussäugethiere. Berlin 1843. Fol.

Sehr reichhaltig sind die anatomischen Untersuchungen von Daubenton in Buffon's histoire naturelle.

Vorzüglich wichtige monographische Werke sind folgende:

C. J. Temminck, Monogr. de Mammalogie. T. 1. 2. Paris et Leyden 1827—1841.

J. F. Meckel, Ornithorhynchi paradoxi decriptio anatomica. Lips. 1826. Fol. c. Fig.

R. Owen, Monotremata in Todd's Cyclopaedia of Anatomy and Physiology. Part. XXII. u. XXIII. p. 366 sqq.

R. Owen, Marsupialia in Todd's Cyclopaedia. Part. XXI. u. XXII. p. 257 sqq.

P. S. Pallas, Novae Species Quadrupedum e Glirium ordine cum illustrationibus variis complurium ex hoc ordine animalium. Erlangae 1778. 4. c. F. Enthält zahlreiche anatomische Bemerkungen nebst Abbildungen von Skeleten, Schedeln, Eingeweiden.

W. von Rapp, Anatomische Untersuchungen über die Edentaten. Tübingen 1843. 4.

J. Hunter, Observations on the structure and oeconomy of the Whales. Philos. Transact. 1787. Vol. LXXVII. (Mit Anmerkungen von Owen abgedruckt in Hunter's Works. Palmer's Edition. Vol. IV. p. 331 sqq. Mit Abbild. — Uebers. von J. G. Schneider. Berlin 1795. 8.)

P. Camper, Observations sur la structure intérieure et le squelette de plusieurs especes de Cétacés. Paris 1820. 4. u. Fol. Mit Abb.

W. Rapp, Die Cetaceen zoologisch-anatomisch dargestellt. Mit Abb. Stuttg. u. Tübing. 1837. 8.

P. Camper, Description anatomique d'un Elephant mâle. Paris 1802. Fol. Mit Abb.

G. Fischer, Anatomie der Maki. Frankf. a. M. 1804. 4.
W. Vrolik, Recherches d'anatomie comparée sur le Chimpanse. Amsterd. 1841. Fol. Mit Abb.

Die osteologischen Hauptwerke sind:

Pander und d'Alton, Vergleichende Osteologie. Bonn 1821—1831. In 12 einzelnen Abtheilungen.
Cuvier, Recherches sur les ossemens fossiles. T. I—X. Paris 1834. Mit Abb. in 4.
Ducrotay de Blainville, Ostéographie ou description iconographique comparée du squelette et du système dentaire des cinq classes d'animaux vertébrés récents et fossiles. Paris. Fol. (Noch nicht vollendet.)

---

# Erster Abschnitt.

## *Vom Knochengerüste.*

### I. Von der Wirbelsäule und den Rippen.

§. 158.

Die Wirbel der Säugethiere zerfallen sehr allgemein in Hals-, Rücken-, Lenden-, Kreuzbein- und Schwanzwirbel; nur bei den Cetaceen, welche kein mit der Wirbelsäule verbundenes Becken besitzen, fällt die Abtheilung der Kreuzbeinwirbel weg, falls man ihnen nicht einen einzigen dieser Wirbel vindiciren will.

Die Wirbelkörper [1]) articuliren in der Regel nicht durch erhabene und vertiefte Gelenkflächen [2]) mit einander, sondern sind durch zwischenliegende Knorpelbandscheiben verbunden. Diese werden bisweilen oberflächlich von dünnen Knochenscheiben bedeckt, die mit den Körperflächen der Wirbel durch Harmonie vereinigt sind. Die oberen Bogenschenkel verschmelzen immer mit den Wirbelkörpern; bisweilen, wie bei den Phoken, aber erst sehr spät [3]).

Der Halstheil der Wirbelsäule, mag er lang gestreckt sein, wie bei der Giraffe, oder ganz reducirt, wie bei den ächten Cetaceen, wird fast beständig aus sieben Wirbeln gebildet; sehr selten steigt ihre Anzahl auf acht [4]) oder neun [5]), oder sinkt auf sechs [6]). Die grösste Frei-

---

1) Bei den Monotremen sind die Flächen der Wirbelkörper leicht ausgehöhlt; die sie verbindenden Faserbandmassen schliessen eine durch Synovialhaut ausgekleidete, mit Flüssigkeit erfüllte Höhle ein. Vergl. Owen in Todd's Cycl. Art. Monotremata. p. 375. mit Abb.

2) Wie dies indessen bei Einhufern und Wiederkäuern der Fall ist.

3) Aehnlich die oberen Bogenschenkel des Atlas bei Echidna, nach Owen.

4) Bei Bradypus torquatus.

5) Bei Bradypus tridactylus; nach Rapp auch bei B. cuculliger.

6) Bei Manatus australis finden sich gewöhnlich sechs; Leuckart fand an einem Exemplare sieben. Die letztere Zahl gibt auch Blainville an.

beweglichkeit dieser Wirbel wird bei Einhufern und Wiederkäuern beobachtet, wo ihre Körper vorn stark gewölbt, hinten ausgehöhlt zu sein pflegen [7]), während ihre Beweglichkeit durch Verwachsung mehrer oder der meisten Halswirbel bei vielen ächten Cetaceen [8]), bei einigen Edentaten [9]) und Nagern [10]) ganz aufgehoben, oder wenigstens sehr beschränkt erscheint. — Allgemein zeichnen sich der erste und zweite Halswirbel durch bedeutende Grösse, eigenthümliche Gestalt und abweichendes Verhalten ihrer Fortsätze vor den übrigen aus. Immer besitzt der Atlas zwei Gelenkvertiefungen für die beiden *Processus condyloïdei* des Hinterhauptsbeines. Bei den ächten Cetaceen kömmt ihm, in Vergleich zu den übrigen Halswirbeln, ein enormer Umfang zu; ihrem Epistropheus mangelt auch der, bei den übrigen Säugethieren beständig vorkommende Zahnfortsatz [11]). — Bei mehren Beutelthieren bleibt der Körper des Atlas perennirend knorpelig [12]); bei anderen erhält er sich immer als ein vom oberen Bogen getrenntes Knochenstück.

Der Brusttheil der Wirbelsäule ist von sehr verschiedener Länge und bietet rücksichtlich der Anzahl der ihn zusammensetzenden Wirbel sehr bedeutende Schwankungen dar. Am häufigsten finden sich 12—13 Rückenwirbel; diese Zahl kann sinken auf 10 und steigen auf 23 [13]).

Die Länge der Lendengegend, so wie die Zahl der sie bildenden Wirbel, sind gleichfalls beträchtlichen Verschiedenheiten unterworfen. Die Anzahl der Lendenwirbel schwankt zwischen 2 und 9; meist sind 5 bis 7 vorhanden. In der Regel sind sie unter allen Wirbeln die grössten [14]). Bisweilen wird, wie dies namentlich bei den Einhufern

---

7) Dabei aber finden sich keine Synovialkapseln, wie sie bei den Reptilien angetroffen werden, sondern concentrische Lagen der *Ligamenta intervertebralia.*

8) Solche Verwachsungen erstrecken sich oft über die meisten Halswirbel; so sind bei Delphinus phocaena die 6 ersten und bei Hyperoodon alle unter einander verwachsen. Bei D. longirostris, Tursio, delphis die beiden ersten; bei D. globiceps die 5 ersten. Die Verwachsung fehlt bei D. albicans, bei Platanista gangetica u. A. — 9) Namentlich bei Dasypus und Chlamydophorus.

10) Namentlich bei einigen Dipus, z. B. D. sagitta.

11) Derselbe findet sich dagegen bei den fälschlich sogenannten herbivoren Cetaceen (Sirenia).

12) Bei Phascolarctos und Phascolomys Bei Petaurus, Hypsiprymuus und Macropus wird die knorpelige Grundlage des Körpers allmälich knöchern; doch findet sich hier längs der Mitte des Körpers an den trockenen Skeleten gewöhnlich eine Fissur; getrennt bleibt der kleine Körper vom starken oberen Bogen z. B. bei Perameles. S. Owen l. c. p. 277. Fig. 98. 99. — Pander u. d'Alton, Beutelthiere. Tab. 3. u. 7. Fig. c.

13) Nur 10 Rückenwirbel besitzt, nach Cuvier, Dasypus niger; 23, nach Cuvier selbst 24, besitzt Choloepus didactylus; 18 bis 20 kommen bei den meisten Einhufern und Pachydermen vor.

14) In geringster Zahl kommen sie vor bei einigen Edentaten, namentlich bei Myrmecophaga didactyla. Neun besitzt Stenops gracilis.

und Pachydermen vorkömmt, ihre Verbindung durch das Zusammentreten von Querfortsätzen noch inniger [15]).

Das Kreuzbein entsteht gewöhnlich durch Verschmelzung von mehren Wirbeln; am häufigsten von drei bis vier, selten nur von zwei Wirbeln; die Anzahl der mit den Beckenknochen verbundenen Wirbel kann aber bis auf 9 steigen [16]). Sehr selten bleiben, wie dies beim Schnabelthiere vorkömmt, die einzelnen Kreuzbeinwirbel von einander getrennt; bisweilen erstreckt sich die Verschmelzung auf mehre Wirbel, welche nicht sämmtlich mit den Beckenknochen sich verbinden [17]). Rücksichtlich seiner Dimensionen und seiner Richtung zeigt das Kreuzbein mancherlei Verschiedenheiten [18]).

Die Schwanzgegend bietet in Bezug auf ihre Länge, die Anzahl der sie bildenden Wirbel und die Gestalt der letzteren die grössten Verschiedenheiten dar; die beträchtlichste Anzahl derselben (46) besitzt Manis macrura; die geringste (4—5) erscheint beim Menschen und einigen höheren Affen. Die einzelnen Schwanzwirbel nehmen von vorne nach hinten allmälich an Entwickelung und an Aehnlichkeit mit den übrigen Wirbeln ab. Nur in die vordersten oder vorderen verlängert sich die Höhle des Rückenmarkscanales, während die hintersten undurchbohrt zu sein pflegen. Bei den meisten langgeschwänzten Säugethieren zeichnen sich die mittleren und hinteren Schwanzwirbel durch ihre beträchtliche Länge aus.

[Tabellen über die Zahlenverhältnisse der einzelnen Abtheilungen der Wirbelsäule gibt Cuvier, Leçons d'Anat. comp. T. I. p. 177. und A. Wagner in Schreber's Säugethierwerk. Ueber die Bänder der Wirbelsäule sowol, als der übrigen Knochen muss, in Betreff ihrer Anordnung bei den Haussäugethieren, auf Gurlt, Lehrbuch der vergl. Anatom. der Haussäugethiere. Thl. 1. S. 180. verwiesen werden.]

---

15) An der Wurzel des Querfortsatzes des letzten oder der letzteren Lendenwirbel finden sich überknorpelte Flächen, durch welche sie anfangs beweglich mit einander und mit dem ersten Kreuzbeinwirbel verbunden werden, während sie in vorgerücktem Lebensalter oft mit einander verwachsen. So bei allen Einhufern und vielen Pachydermen, z. B. Tapirus, Rhinoceros, Hippopotamus.

16) Dies geschieht aber nur in denjenigen Fällen, wo das Kreuzbein nicht blos mit den Hüftbeinen, sondern auch mit den Sitzbeinen sich verbindet, was nur in den Ordnungen der Chiropteren und Edentaten vorkömmt (vergl. §. 163.). Unter dieser Bedingung sind die Querfortsätze der letzten Kreuzbeinwirbel sehr lang. — Nach Owen besitzt Perameles nur einen einzigen Kreuzbeinwirbel.

17) Z. B. beim Wombat auf die drei ersten Schwanzwirbel, welche ganz nahe an die Sitzbeine mit ihren Querfortsätzen herantreten; bei anderen, z. B. bei Phalangista Cookii auf den letzten Lendenwirbel u. s. w.

18) Durch seine Breite ausgezeichnet ist es besonders bei den Affen der alten Welt und bei den Faulthieren; breit auch beim Wombat. — Bei allen Säugethieren, mit Ausnahme der höheren Affen und des Menschen, ist es gerade.

§. 159.

Was die Wirbelfortsätze anbetrifft, so ist über dieselben im Wesentlichen Folgendes hervorzuheben:

1. Die oberen Dornfortsätze [1]) sind in den verschiedenen Gegenden der Wirbelsäule verschiedentlich entwickelt; in der Halsgegend in der Regel schwach; namentlich fehlen sie hier einigen langhalsigen Säugethieren, z. B. den Camelen, der Giraffe, bei denen sie die Freibeweglichkeit des Halses beschränken würden, eigentlich ganz; oder sind nur schwach entwickelt, wie bei den Pferden und vielen Wiederkäuern. Eben so fehlen sie hier den Cetaceen, den Phoken, den meisten Insectivoren und den Chiropteren, bei denen sie zum Theil nur am zweiten und am siebenten Halswirbel hervortreten. Entwickelter sind sie in der Halsgegend bei den Quadrumanen, den Ferae, Nagern, und stark namentlich bei einigen Edentaten und Beutelthieren. Am stärksten sind gewöhnlich die Dornfortsätze des zweiten und des siebenten Halswirbels entwickelt. Namentlich erscheint der Dornfortsatz des Epistropheus, welcher so häufig dem Nackenbande zur Befestigung dient, bei den meisten Säugethieren als eine senkrechte hohe Knochenplatte, welche bald vorn den Atlas, bald auch hintere Wirbelbogen überragt. Der Dornfortsatz des siebenten Halswirbels steht gewöhnlich am meisten gerade oder selbst etwas rückwärts, gleich den Dornen der Rückenwirbel, während die vor ihm befindlichen etwas vorwärts gerichtet zu sein pflegen. — Die Dornfortsätze der Rückenwirbel sind bei den meisten Säugethieren — obschon mit manchen Ausnahmen — am höchsten; vorzugsweise hoch, wenn der Kopf sehr schwer oder der Hals sehr lang ist, wie bei Pachydermen und Wiederkäuern, wo sie dem sehr entwickelten Nackenbande [2]) starke Stützpunkte gewähren. Bei den

1) Sie entstehen häufig, namentlich bei Wiederkäuern, Pferden, Schweinen, als besondere Verknöcherungen; bisweilen finden sich an der Spitze derselben bei ausgewachsenen Thieren noch kleine Ossificationen, wie ich sie z. B. bei Macropus Bennetti an den Lendenwirbeln finde. — Verschieden davon ist eine Bildung, welche Theile (Müller's Archiv. 1839. S. 136.) bei der Ratte beobachtete. An der angeschwollenen Spitze des Dornfortsatzes vom zweiten Rückenwirbel findet sich ein kleines horizontales Knöchelchen, das durch Sehnen an den oberen Bogen des siebenten Halswirbels und des ersten Rückenwirbels befestigt ist.

2) Das elastische *Ligamentum nuchae* ist schwach bei den Katzen, stärker bei den Hunden, wo es vom ersten Rückenwirbel zum Dornfortsatze des Epistropheus sich erstreckt. Weiter hinterwärts von den Rückenwirbeln entsteht es schon bei den Schweinen. Am entwickeltsten ist es bei den Wiederkäuern und Einhufern. Bei letzteren beginnt es am letzten Lendenwirbel; ähnlich bei den einheimischen Wiederkäuern; bei der Giraffe selbst von den Schwanzwirbeln. Es besteht bei diesen langhalsigen Thieren in der Regel aus zwei Seitenhälften; erhält von den Dornfortsätzen aller Lenden- und Rückenwirbel Verstärkungsbündel, ist mit den oberen Bogen der Halswirbel oft (namentlich beim Pferde) durch einen breiten häutigen Theil verbunden und inserirt sich gewöhnlich am

Chiropteren und Maulwürfen fehlen sie oder sind durch kleine Höcker repräsentirt. Die Dornfortsätze der Lendenwirbel stehen, gleich denen der letzten Rückenwirbel, gewöhnlich gerade oder sind vorwärts geneigt; letzteres meist um so mehr, je länger und stärker der Schwanz ist. Sie sind bei den ächten Cetaceen die höchsten. In der Kreuzbeingegend fehlen sie selten ganz, sind häufig sehr kurz, wie bei den Affen, verlängern sich aber bedeutend bei den meisten Nagern und Edentaten; häufig bilden sie durch Verwachsung einen zusammenhangenden Kamm. Meistens finden sie sich noch an den ersten Schwanzwirbeln; bei den Cetaceen verschwinden sie erst an den letzten.

2. Die Querfortsätze entstehen bei den Säugethieren bald vom Körper, bald vom oberen Bogen der Wirbel; namentlich findet sich erstere Entstehungsweise sehr oft an den Lendenwirbeln; letztere immer an den Rücken- und Halswirbeln. Die beträchtlichen, meist etwas vorwärts gerichteten Querfortsätze der Halswirbel besitzen gewöhnlich doppelte Wurzeln, von denen die eine, vom Wirbelkörper stammende, ein Rippenrudiment ist. Diese doppelten Wurzeln umschliessen die Canäle zum Durchtritt der *Arteria vertebralis* [3]). Die Querfortsätze des Atlas bilden meist horizontale Platten oder breite flügelartige Fortsätze, wie bei den Ferae. Kürzer sind gewöhnlich — jedoch nicht bei den Monotremen — die des Epistropheus. Bei der zuletzt genannten Ordnung decken sich die breiten, rückwärts gekehrten Querfortsätze der meisten Halswirbel dachziegelartig. Bei den meisten Säugethieren verbreitert sich der untere Theil des Querfortsatzes der Halswirbel zu einer etwas abwärts gebogenen Platte. Auf diese Weise entsteht an der vorderen oder unteren Wirbelfläche eine breite Rinne zur Aufnahme der *M. M. longi colli* und *Recti anteriores*. — An den Rückenwirbeln werden die gerade auswärts gerichteten Querfortsätze bedeutend kürzer. Bei den Cetaceen nehmen sie von vorn nach hinten an Länge zu; bei den Monotremen fehlen sie sowol an den Rücken- als an den Lendenwirbeln. — An den Lendenwirbeln [4]) sind sie schräg hinterwärts bald quer, bald abwärts gerichtet und oft sehr beträchtlich, namentlich bei den Cetaceen, Einhufern, Pachydermen und Wiederkäuern. In der Kreuzbeingegend sind sie selten ziemlich lang, wie bei einigen Eden-

---

Dornfortsatze des Epistropheus, um von hier aus zur Crista des Hinterhauptsbeines zu treten, ohne dass Bündel mit dem beweglichen Atlas zusammenhangen. Abb. von Haussäugeth. bei Gurlt Tab. 1—4.

3) S. über die Halsrippen §. 160. Die *Canales vertebrales* fehlen bei den Camelen und der Giraffe, so wie bei den ächten Cetaceen in allen Halswirbeln; manchen Säugethieren fehlen sie im siebenten Halswirbel; viele besitzen sie in allen.

4) Die Querfortsätze der Lendenwirbel zeigen sich bei der Gattung Lepus, in geringerem Grade auch bei Dasyprocta u. A. an ihrem freien Ende in vordere Spitzen ausgezogen. Dies sind bei jungen Thieren distincte Ossificationen, die erst später mit dem Querfortsatze verwachsen.

taten, dem Wombat u. A. — In der Schwanzgegend sind sie bei kurzgeschwänzten Säugethieren gewöhnlich kurz; beträchtlich an den vorderen Schwanzwirbeln bei manchen Nagern (Ratte, Eichhörnchen) und Edentaten, überhaupt stark entwickelt bei den Monotremen, dem Biber, Manis und anderen Edentaten. Bei den Cetaceen, an deren letzten Schwanzwirbeln sie abortiv werden, sind sie an der Wurzel durchbohrt von einem zum Durchtritte der Rückenäste der *Art. sacra media* bestimmten Canale, der weiter hinterwärts selbst seitlich durch den Wirbelkörper tritt.

3. Die Gelenkfortsätze bieten hinsichtlich ihrer Anordnung manche Verschiedenheiten dar. Bei den Cetaceen kommen nur etwa an den vorderen zwei Dritttheilen der Rückenwirbel die, wie gewöhnlich, horizontal gestellten, flachen Gelenkfortsätze functionel ausgebildet vor. An den letzten Rückenwirbeln und an den Lendenwirbeln gehen die hinteren Gelenkfortsätze verloren und es bleiben statt der vorderen nur Muskelfortsätze (*Processus accessorii*) [5]) übrig. Diese kommen schon am den ersten Rückenwirbeln als Theile der Querfortsätze vor, rücken an den hinteren an die oberen Bogenschenkel und noch weiter hinterwärts an die oberen Dornen. — Bei den übrigen Säugethieren verändern die an den meisten Rückenwirbeln horizontalen Gelenkfortsätze an den letzten Rückenwirbeln und an den Lendenwirbeln ihre Stellung, treten von den Querfortsätzen ab und zugleich mehr aufwärts zu den Wurzeln der oberen Bogenschenkel; die Gelenkflächen erhalten von da an, statt der horizontalen, eine mehr verticale Richtung. Von den Gelenkfortsätzen aus verlängern sich, bei den meisten Säugethieren, nach vorn oder auch nach hinten gerichtet, mehr oder minder deutliche, zu Muskelansätzen bestimmte Höcker, *Processus accessorii anteriores* und *posteriores* [6]). Sie sind immer am stärksten und oft sehr stark an den Gelenkfortsätzen der Lendenwirbel und der letzten Rückenwirbel, meist weniger an den vorderen Rückenwirbeln, wo sie an die Querfortsätze übergehen, aber bisweilen noch sehr deutlich ausgeprägt und selbstständig sich erhalten. Durch die Anordnung ihrer Gelenkfortsätze und ihrer *Processus accessorii* bekommen die hintersten Rückenwirbel bei den meisten Säugethieren also manche Uebereinstimmung mit den Lendenwirbeln [7]). Am eigenthümlichsten

---

5) S. z. B. die Abbildungen bei Pander und d'Alton, Skelete der Cetaceen. Tab. 1. 2. u. 6. An einer mehr oder minder grossen Zahl von hinteren Rücken- und vorderen Lendenwirbeln verlängern sich diese Muskelfortsätze von hinten nach vorn über die nächst vorderen Schenkel der oberen Wirbelbogen.

6) Die *Processus accessorii anteriores* sind sehr allgemein vorhanden, z. B. bei den Einhufern, vielen Wiederkäuern, Pachydermen, Nagern, Affen u. A.; die hinteren kommen z. B. zugleich vor bei den meisten Affen, vielen Ferae, Beutelthieren, Nagern u. A. Die vorderen sind oft sehr verlängert, wie z. B. bei Echidna, Lepus und besonders bei vielen Edentaten.

7) Vergl. die Bemerkungen von Theile in Müller's Archiv. 1839. S. 109 ff.

ist die Einrichtung der Gelenkfortsätze an den Lendenwirbeln und den letzten Rückenwirbeln einiger Edentaten [8]). Sie besitzen nicht nur die an der Basis der oberen Bogen gelegenen Gelenkflächen, sondern noch ausserdem tiefere oder äussere, an der Basis der Querfortsätze befindliche, welche wieder doppelt sind. Die ***Processus accessorii***, in welche die oberen oder inneren Gelenkfortsätze sich ausziehen, sind bei ihnen von so ausserordentlicher Länge, dass sie zum Theil den beträchtlichen Dornfortsätzen gleichkommen.

4. Leisten, dornartige Fortsätze und wirkliche längere untere Dornen gehen bei Säugethieren häufig vom Körper einzelner Wirbel abwärts. Leisten finden sich z. B. an den Körpern der meisten Halswirbel bei den Wiederkäuern, den Einhufern, manchen Ferae; sie dienen dem ***Musc. longus colli*** zur Befestigung; sie kommen vor an mehren Lendenwirbeln von Orycteropus; nach hinten gerichtet an mehren Rückenwirbeln der Monotremen, an den Schwanzwirbeln von Ornithorhynchus. Untere Dornen von beträchtlicher Länge charakterisiren die drei ersten Lendenwirbel der Haasen.

5. Untere Bogenschenkel, Vförmig gestaltet, also meistens verbunden, selten (und dann nur wenige derselben) aus zwei getrennt bleibenden Schenkeln bestehend, sehr selten auch an der Basis durch eine Querleiste vereinigt, kommen bei allen Säugethieren mit langem Schwanze vor; ausnahmsweise, wie bei Hystrix, auch bei kurzgeschwänzten. Sie gehen immer von der Verbindungsstelle zweier Wirbelkörper aus.

§. 160.

Rippen oder Rippen-Rudimente können an Wirbeln jeder Ordnung bei den Säugethieren vorkommen. Was zunächst die Halswirbel anbetrifft, so erscheint beim Fötus des Menschen [1]) die vordere Wurzel ihrer Querfortsätze, welche, dem Wirbelkörper verbunden, das ***Foramen vertebrale*** vervollständigt, häufig als getrenntes Knochenstück und darf als Aequivalent einer Halsrippe gelten. Gewöhnlich e hält sie sich lange getrennt am siebenten Halswirbel. — Sehr lange getrennt bleiben die Cervicalrippen aller Halswirbel, mit Ausnahme des Atlas, bei den Monotremen [2]); besonders ist dies bei Echidna der Fall, während beim

8) So bei Myrmecophaga, Dasypus, Orycteropus. Vergl. z. B. die Abb. von Dasypus bei Pander und d'Alton, Skelete der zahnlosen Thiere. Tab. VII.

1) Die Halswirbel der Säugethiere sind in Bezug auf ihre Osteogenese noch wenig untersucht; am sorgfältigsten sind die Beobachtungen über den Menschen. Siehe in dieser Hinsicht, ausser einzelnen älteren Schriftstellern, besonders J. F. Meckel in seinem deutsch. Arch. f. Physiol. Bd. 1. S. 594 ff. Mit Abb. Tab. VI., Müller in seiner vergl. Anat. der Myxinoïden. Thl. 1. S. 236. und Theile in Müller's Archiv. 1839. S. 104.

2) Vergl. Owen, Monotremata. p. 375. Auch bei einem erwachsenen Perameles fand Owen eine distincte Halsrippe am Epistropheus.

Schnabelthiere, wo die übrigen Cervicalrippen verwachsen, nur die des Epistropheus, welche sehr gross ist, perennirend gesondert bleibt. — Endlich finden sich bei den dreizehigen Faulthieren Rippenrudimente, welche als discrete Knochenstücke von den Spitzen der Querfortsätze ihres achten und neunten Halswirbels ausgehen [3]).

Die Rippen der Brustgegend zerfallen, je nachdem sie mit dem Brustbeine articuliren, oder nicht, in wahre und falsche. Ihre Verbindung mit dem Brustbeine geschieht selten durch wirkliche Sternocostalknochen, meistens durch Knorpel [4]). Sehr selten wird der Knorpel mehrer Rippen aus zwei Stücken zusammengesetzt und dadurch eine schon bei den Crocodilen eingetretene Anordnung wiederholt [5]). — Die Verbindungsweise der Rippen mit den Rückenwirbeln bietet Verschiedenheiten dar. In der Regel articulirt jede Rippe durch ihr Capitulum mit einer von je zwei Wirbelkörpern gebildeten Gelenkfläche und durch ihr Tuberculum mit dem vom oberen Bogen des hinteren dieser Wirbel ausgehenden Querfortsatze [6]). Bei den Monotremen hat nur die erstgenannte Verbindungsart Statt, indem das sehr schwache Tuberculum, das den meisten Rippen zukömmt, nicht mit einem Querfortsatze articulirt. Bei vielen Säugethieren articuliren einige der hinteren Rippen nur mit zwei Wirbelkörpern oder einem einzigen. Seltener — und zwar namentlich bei den ächten Cetaceen — haften sämmtliche [7]), oder, gewöhnlich, die hinteren Rippen nur an den Querfortsätzen der Wirbel. Bei einigen Cetaceen bleiben auch ein bis zwei der allerletzten Rippenpaare durch einen weiten Abstand ganz von den Wirbeln und ihren Fortsätzen getrennt, ein Verhalten, das bei anderen Säugethieren nur ausnahmsweise beobachtet ist [8]). — Die Verbindung

---

3) S. darüber Meckel, vergl. Anat. Thl. 2. Abth. 2. S. 294.; Rapp, Edentaten. S. 17. und den Aufsatz von Th. Bell in den Transactions of the zool. soc. of London. Fol. I. p. 113. Mit Abb. Tab. XVII. Bell sucht, mit Unrecht, den beiden letzten Halswirbeln der Faulthiere den Charakter von Rückenwirbeln zu vindiciren.

4) Bei den Cetaceen findet man schon von der Geburt an, anstatt der Rippenknorpel, wirkliche Knochen, welche sehr beweglich unter starken Winkeln mit den eigentlichen Rippen verbunden sind. Frühzeitig tritt auch bei den meisten Edentaten die Verknöcherung ein.

5) Dies kömmt z. B. bei Ornithorhynchus an den fünf letzten, bei Manis von der siebenten bis eilften Rippe vor; die beiden Stücke stossen hier unter einem nach vorn spitzen Winkel zusammen. — Bei Ornithorhynchus verknöchern die Sternocostalstücke.

6) Theile hat die Beobachtung gemacht, dass bei der Ratte das Tuberculum der ersten Rippe in einer Gelenkhöhle ruhet, zu deren Bildung der Querfortsatz des siebenten Halswirbels und des ersten Rückenwirbels gleichmässig beitragen.

7) Z. B. bei Balaena longimana.

8) Von Meckel ausnahmsweise beim Esel gefunden; von Rapp als constante Bildung bei Delphinus delphis und phocaena beobachtet; ich finde diese losen Rippen (jederseits zwei) nicht nur ganz beständig bei D. phocaena (in 17 Exemplaren), sondern auch bei D. dubius, vermisse sie aber bei 3 frisch untersuchten Narwals.

der Rippenknorpel und Sternocostalknochen mit dem Brustbeine geschieht gewöhnlich so, dass erstere in dem Zwischenraume zweier Brustbeinstücke sich befestigen. — Die Knorpel oder Sternocostalknochen der meisten vorderen falschen Rippen legen sich meistens an die gleichnamigen Stücke der hinteren wahren Rippen; die hintersten falschen Rippen werden dagegen nur durch die Muskeln mit ihnen und dem Brustbeine verbunden. Einige Eigenthümlichkeiten in dem Verhalten der Rippenknorpel zu einander und zum Brustbeine werden bei den Monotremen und bei mehren Edentaten angetroffen [9]). — Das Zahlenverhältniss der wahren Rippen zu den falschen [10]) gestaltet sich bei den einzelnen Ordnungen und Gattungen sehr verschieden. Bald sind die wahren Rippen den falschen an Anzahl gleich; bald sind jene, bald diese — und zwar oft sehr bedeutend — überwiegend.

Die Dimensionen der mehr oder minder stark gewölbten Rippen zeigen beträchtliche Verschiedenheiten; bald sind die Rippen rundlich, bald platt; bisweilen verbreitern sie sich bedeutend [11]), wie bei mehren Edentaten und ganz besonders bei Myrmecophaga didactyla, wo sie dachziegelförmig einander decken, wodurch denn die Zwischenrippenräume ganz verschwinden. Häufig, obschon nicht beständig, ist die erste Rippe die breiteste [12]). — Die längsten Rippen besitzen verhältnissmässig die Chiropteren. Unter den einzelnen Rippen ist die erste sehr beständig am kürzesten.

Nicht selten kömmt an dem Querfortsatze des ersten Lendenwirbels ein überzähliges Rippenrudiment vor [13]), und auch an den übrigen Lendenwirbeln ist, wenigstens beim Schweine im Fötalzustande, in deutlich abgesonderten Knochenkernen an den Querfortsätzen derselben die Anwesenheit primitiver, später freilich mit den Querfortsätzen dieser Wirbel verschmelzender Rippenrudimente nachgewiesen [14]). Auch an den Querfortsätzen der Kreuzbeinwirbel

---

9) Bei den Monotremen z. B. bilden die Knorpel der hinteren Rippen lange und breite Platten, die einander dachziegelförmig decken.

10) Am meisten überwiegen die falschen Rippen die wahren bei den Cetaceen. Bei vielen Walen kömmt auf 11 falsche Rippen nur eine wahre; bei vielen Delphinen auf 13 bis 15 nur 4 bis 5; bei den herbivoren Cetaceen auf 16 bis 18 nur 3 bis 4; die Zahl der wahren Rippen ist dagegen bedeutend überwiegend z. B. bei Phoca (10—11 wahre, 5 falsche), bei Myrmecophaga (bei tamandua z B. 18 wahre, 8 falsche) u. s. w.

11) Breit auch z. B. bei Galaeopithecus, Lemur u. A.

12) Dies ist z. B. der Fall bei allen Beutelthieren; bei Dasypus; bei Chrysochloris; den Fledermäusen; bei anderen ist sie die schmalste; so z. B. bei vielen Wiederkäuern, Quadrumanen, Galaeopithecus u. A.

13) Z. B. beim Bären, bei Lemur Mongoz und anderen Säugethieren, bald an einer, bald an beiden Seiten von mir gefunden.

14) S. Müller, Vergl. Anat. der Myxinoïden. Thl. 1. S. 238. und Theile in Müller's Archiv. 1839. S. 106.

und einiger Schwanzwirbel sind bei jungen Gürtelthieren abgesonderte, rippenartige Knochenstücke beobachtet worden [15]).

## II. Vom Brustbeine.

### §. 161.

Das Brustbein der Säugethiere besteht in der Regel aus einer einfachen Reihe hinter einander liegender Knochen von verschiedener Zahl, die meist unverschmolzen bleiben und deren Zahl gewöhnlich genau mit der der *Interstitia intercostalia* übereinkömmt. Zwischen ihnen liegen bisweilen kleine Sesambeinchen [1]). Seltener ist die Reihe dieser Knochen nicht ursprünglich einfach, sondern es entstehen wenigstens einige derselben aus paarigen Elementen [2]). Meistens ist das Brustbein der Säugethiere lang und schmal [3]), seltener breit, wie bei den Cetaceen, dem Orang-Utang, dem Chimpanze und dem Menschen; bei der erstgenannten Ordnung zugleich am kürzesten. Sehr häufig ist es vorn breiter, als hinten; selten hat die entgegengesetzte Bedingung Statt; bisweilen behält es auch überall ungefähr die gleiche Breite. — Viele Säugethiere besitzen ein vor die Insertion des Schlüsselbeines hinaus sich erstreckendes Manubrium, das durch das vorderste Brustbeinstück gebildet wird. Bei den Phoken und Monotremen kömmt vor diesem ersten Knochenstück noch ein assessorischer Episternalknochen vor; er ist bei den Robben stielförmig und hat bei den Monotremen die Form eines T; bei dieser letzteren Ordnung legen sich die Claviculae an seinen vorderen Querast und verwachsen selbst mit ihm. Seitliche paarige Knorpelstücke sind bei den Cetaceen an dem knöchernen Brustbeine beständig befestigt. — Einige grabende und fliegende Säugethiere (namentlich die Maulwürfe, Gürtelthiere, Fledermäuse) besitzen an ihrem Brustbeine eine mehr oder minder stark vorspringende Leiste. — Ein scheibenförmiger *Processus ensiformis* kömmt vielen Säugethieren zu. — Manche besondere Eigenthümlichkeiten des Brustbeines zeigen die Cetaceen, mehre Edentaten, Maulwürfe und Fledermäuse [4]).

---

15) Hierauf hat Müller (Myxinoïden. I. S. 240.) aufmerksam gemacht. Er fand auch die rippenartigen Knochenstücke an den vier ersten Schwanzwirbeln dieses Thieres. Theile fand sie auch zwischen dem ersten Kreuzbeinwirbel und dem Hüftbeine eines Schweinefötus.

1) Bei den Monotremen aus 4 bis 5, bei den meisten Beutelthieren aus 6 Stücken; bei den meisten Einhufern, Pachydermen, Wiederkäuern besteht es ursprünglich auch 6 bis 7 Knochen, die lange getrennt bleiben; bei vielen Ferae aus 8 verschmelzenden Knochen; die grösste Zahl von Brustbeinstücken: 13 findet sich bei Choloepus didactylus.

2) So bei mehren ächten Cetaceen, z. B. den Delphinen; auch bei den Schweinen.

3) Am stärksten zusammengedrückt bei einigen Pachydermen u. d. Einhufern.

4) Es muss in dieser Beziehung auf die früher citirten Abbildungen verwiesen werden.

## III. Vom Schulter- und Beckengerüste.

### §. 162.

Das knöcherne Schultergerüst der Säugethiere zeigt hinsichtlich der Anzahl und Verbindungen der in seine Bildung eingehenden Knochen und seiner dadurch gegebenen beschränkteren oder unbeschränkteren Freibeweglichkeit beträchtliche Verschiedenheiten. Entweder ist 1) das Schulterblatt sowol durch das, anfangs einen eigenen Knochen darstellende, später mit ihm verwachsene *Os coracoïdeum*, als auch durch die Clavicula mit dem Brustbeine verbunden, wie bei den Monotremen[1]; oder 2) das ursprünglich als eigene Ossification entstandene *Os coracoïdeum* ist auf einen mehr oder minder beträchtlichen Fortsatz (*Processus coracoïdeus*) des Schulterblattes, mit dem es auf das innigste verwachsen erscheint, reducirt, wie bei den übrigen Säugethieren. Dieser Fortsatz tritt dicht über der Gelenkgrube des Schulterblattes vom unteren Ende seines vorderen Randes nach innen, hat aber jede Verbindung mit dem Brustbeine aufgegeben. — Die Säugethiere besitzen bald eine Clavicula, bald ermangeln[2] sie einer solchen, in welchem letzteren Falle dann das Schulterblatt selbst die grösste Freibeweglichkeit erhält. — Wenn eine Clavicula vorhanden ist, verbindet sie bald die Scapula, in deren Acromion sie durch eine Gelenkkapsel eingefügt ist, mit dem Brustbeine; bald ist sie rudimentär[3]) und hat ihre Be-

1) S. die Abbildungen bei Meckel, Ornithorhynch. Tab. IV. Fig. 1., der auch p. 12 sqq. eine vollständige Uebersicht der verschiedenen Deutungen, welche die Theile des Schultergerüstes der Monotremen erfahren haben, gegeben hat. — Cuvier, Recherches. Tab. 214. u. 215. — Pander und d'Alton, Skel. d. zahnlosen Thiere. Bonn 1825. Tab. 1—4. — Owen, Monotr. p. 376. — Der Schulterknochen älterer Thiere ist entstanden durch die Verschmelzung zweier Knochen: der eigentlichen *Scapula* und des *Os coracoïdeum*. An der Stelle, wo beide zusammenstossen, findet sich die Gelenkfläche für den Humerus. Die eigentliche Scapula ist schmal, länglich, der der Vögel ähnlich; die Spina bildet scheinbar den vordern Rand, springt aber als Acromion vor. Dieses bildet das Gelenk für die Clavicula, welche, wie bei den meisten Sauriern, auf dem Queraste des Tförmigen vorderen Brustbeinstückes ruhet und mit der der entgegengesetzten Seite fast zusammenstösst. An ihrem Vorderende sind die *Ossa coracoïdea* noch verbunden mit accessorischen Knochen (*Epicoracoïdea*), welche die Seitenlücke zwischen dem verticalen und horizontalen Aste des Tförmigen vorderen Brustbeinstückes ausfüllen.

2) Die Claviculae fehlen den Sirenen, allen Cetaceen, Wiederkäuern, Einhufern, Pachydermen, unter den Edentaten bei Manis, Myrmecophaga jubata und tamandua, unter den Beutelthieren bei Perameles, unter den Raubthieren z. B. bei Phoca, Ursus, Nasua, Procyon, Cercoleptes.

3) Völlig entwickelt ist die Clavicula als Verbindungstheil bei den Beutelthieren, Orycteropus, Chlamydophorus, bei vielen Nagern (Cricetus, Sciurus, Mus, Arctomys, Castor u. A.), bei vielen Insectivoren, Erinaceus, Talpa, Chrysochloris, Sorex, den Chiropteren mit Einschluss der Galäopitheken, den Quadrumanen. — Bei mehren Edentaten schon wird sie unvollkommener; bei den Faul-

deutung als Verbindungsknochen zwischen Scapula und Sternum aufgegeben. — Das Schulterblatt, gewöhnlich ein länglich dreieckiger oder viereckiger Knochen, dessen oberer Rand oft (wie bei den Einhufern und Wiederkäuern) eine breite Knorpelplatte trägt, besitzt an der Vereinigung seines vorderen und hinteren Randes eine seichte Gelenkgrube für den Oberarm; dicht über dieser tritt der *Processus coracoïdeus* nach innen [4]). Die Aussenfläche des Schulterblattes ist allgemein durch eine Längsleiste: die Gräthe, Spina, in eine vordere und eine hintere Grube getheilt [5]). Die hintere Grube zerfällt bisweilen durch eine zweite, der Spina parallele, Leiste in zwei unvollkommen getheilte Hälften [6]). Die Spina endet häufig in der Gegend der Gelenkfläche mit einem Vorsprunge: der Gräthenecke (*Acromion*), deren Anwesenheit und Stärke im Ganzen mit der Ausbildung des Schlüsselbeines correspondirt. — Einige Eigenthümlichkeiten seiner Bildung zeigt das Schulterblatt — ausser bei den Monotremen — auch bei den Faulthieren und bei einigen grabenden oder fliegenden Säugethieren [7]), besonders bei Talpa, Chrysochloris, den Chiropteren und Galäopitheken. — Bei den letztgenannten Säugethieren ist auch das Schlüsselbein mannichfach und eigenthümlich gestaltet.

§. 163.

Alle Säugethiere, mit Ausnahme der Sirenen und Cetaceen, besitzen ein ausgebildetes Becken. Bei der letztgenannten Ordnung ist es im höchsten Grade rudimentär. Es wird bei den Delphinen, dem Narwal und den Walen [1]) nur durch zwei kleine, längliche Knochen repräsentirt, die

---

thieren erreicht sie den *Processus coracoïdeus*; bei den Faulthieren, den Gürtelthieren und Myrmecophaga didactyla steht sie mit dem Brustbeine durch Ligament in Verbindung. Unvollkommen ist sie auch bei vielen Nagern, z. B. Cavia, Lepus. Bei Hystrix ist sie nur mit dem Brustbeine, nicht mit der Scapula verbunden. Bei den meisten Raubthieren wird sie sehr rudimentär; bei Felis nimmt sie nur die Hälfte des Zwischenraumes zwischen Scapula und Brustbein ein; so nimmt sie an Umfang ab bei Meles, Lutra, Mustela, Hyaena, Canis.

4) Es ist sehr entwickelt bei Galaeopithecus und den Chiropteren überhaupt. — Bei Myrmecophaga jubata und tamandua entsteht durch eine Knochenbrücke, die vom Haken zum vordern Rande der Scapula geht, ein Loch.

5) Bemerkungen über die Grube der Monotremen bei Owen p. 376; der vordere Rand ist hier die wirkliche Spina; der eigentliche Vorderrand liegt vorwärts.

6) Bei Dasypus, Myrmecophaga. Abb. bei Pander und d'Alton, Skel. der zahnlosen Thiere. Tab. 5—7.

7) Abbildungen von Talpa und Chrysochloris bei Pander und d'Alton, die Skelete der Chiropteren und Insectivoren. Bonn 1831. Tab. IV. V. — Abbild. von Chiropteren ebendaselbst Tab. VI. VII., so wie auch bei Temminck, Monographies de Mammalogie.

1) Abgeb. bei Rudolphi, Ueber Balaena longimana in d. Abhandl. d. phys. Klasse d. Acad. d. Wissensch. zu Berlin. Aus d. J. 1829. Berlin 1832. S. 139. Tab. 1. und Tab. 4. Ganz ähnlich gestaltet sind die Beckenknochen bei den Delphinen und beim Narwal. Die Abbildung, welche Albers, Icones Tab. 1. gegeben, ist gewiss nicht naturgemäss.

weder unter einander, noch mit der Wirbelsäule verbunden sind. Diese Knochen entsprechen den Sitzbeinen. — Bei dem Dügong scheint jederseits noch ein Knochen, ein Schaambein, hinzuzukommen [2]. — Das Becken der übrigen Säugethiere entsteht wesentlich aus den Hüftbeinen, Sitzbeinen und Schaambeinen, welche meistens früh zeitig verschmelzen und nur bei den Monotremen während der grössten Zeit des Lebens distinct bleiben [3]. Bei den Monotremen und Beutelthieren kommen zu den genannten Knochen noch die Beutelknochen (*Ossa marsupialia*) hinzu. — Mit dem Becken des Menschen verglichen, erscheint das der Säugethiere verhältnissmässig eng; am engsten bei den Maulwürfen. Im Gegensatze zu den Säugethieren sind beim Menschen die Hüftbeine am breitesten, am niedrigsten und am wenigsten senkrecht. — Gewöhnlich verbindet sich nur das Hüftbein mit dem Kreuzbein; meist geschieht diese Verbindung durch Faserbandmasse, seltener durch Anchylose [4]; bei einigen Edentaten [5] ist auch der Sitzbeinhöcker, Vogel-ähnlich, mit dem Kreuzbeine verwachsen, wodurch der Sitzbein-Ausschnitt in ein Loch verwandelt wird; dieselbe Verwachsung der Sitzbeine mit dem Kreuzbeine kehrt bei vielen Chiropteren [6] wieder, bei denen ausserdem, ähnlich wie bei Rhea americana, die Sitzbeinhöcker unter einander sich vereinigen. Annäherungen zu diesen Bildungen kommen bei einigen Nagern und beim Wombat vor. — Die Verbindung zwischen den beiden Seitenhälften des Beckens geschieht meistens nur durch die beiden Schaambeine, seltener auch zugleich durch die Sitzbeine, wodurch eine beträchtliche Verlängerung der Fuge zu Stande kömmt [7]. — Bei einzelnen Säugethieren bleiben aber die Schaambeine etwas von einander entfernt oder werden nur durch laxe Bandmasse beweglich und verschiebbar unter einander verbunden [8]. Auf der anderen Seite fehlt es auch nicht an Beispielen von vollständiger Verschmelzung derselben [9]. — Das Hüftbeinloch ist

---

2) S. darüber die Zusammenstellungen von Meckel l. c. S. 423. und Blainville, Ostéographie (Lamantias). p. 63.

3) Vergl. Owen, Monotremata. p. 378. Fig. 177.

4) Bei manchen Chiropteren, Edentaten u. A.

5) Bei den Gürtelthieren, den Faulthieren, so wie bei Myrmecophaga jubata und tamandua. S. die Abb. bei Cuvier, Recherches. Tab. 205. 208. 210. u. 211. und bei Pander und d'Alton, das Riesenfaulthier. Tab. VI., die Skelete d. zahnlosen Thiere. Tab. V. u. Tab. VI. e. Tab. VII.

6) Z. B. bei Pteropus, Phyllostoma u. A. S. Abb. bei Pander und d'Alton, Skelete der Chiropteren und Insectivoren. Tab. VI. u. VII., Temminck, Monographies de Mamm. Vol. I. Tab. XVI.

7) So namentlich bei den Beutelthieren, den meisten Nagern, den Wiederkäuern, Einhufern, Pachydermen.

8) Namentlich bei vielen Fledermäusen, Insectivoren (Talpa, Sorex u. A.) und einigen Nagern (z. B. Cavia).

9) Bei Wiederkäuern, Einhufern, Pachydermen u. A.

immer einfach; sehr selten unvollkommen in zwei Theile abgeschnürt [10]). — Die sonst allgemein geschlossene Pfanne bleibt nur bei Echidna nach der Beckenhöhle zu offen. — Bei jungen Säugethieren findet man am inneren Rande der Pfanne häufig noch eine distincte Ossification [11]). — Die ***Eminentia ileo-pectinea*** an der Verbindungsstelle von Hüft- und Schaambein ist bei einigen Säugethieren sehr stark [12]). — Die Beutelknochen [13]) bleiben beweglich mit den vorderen Schaambeinästen verbunden und wechseln in Betreff ihrer Länge und Stärke, sind aber bei beiden Geschlechtern gleichmässig entwickelt.

[S. ausführlichere Angaben bei Cuvier, Leçons Vol. 2. und bei Meckel, System Thl. 2. Abth. 2. S. 421 ff.]

## IV. Von den Knochen der Extremitäten.

### §. 164.

Mit Ausnahme der Sirenen und Cetaceen, denen die Hinterextremitäten mangeln, besitzen alle Säugethiere Vorder- und Hinterextremitäten, deren einzelne Abtheilungen einander entsprechen. Bei der Verschiedenartigkeit des Gebrauches, den die Säugethiere zu ihren mannichfachen Bewegungen (Schwimmen, Graben, Fliegen, Springen, Gehen, Greifen) von ihren Extremitäten machen, sind dieselben zwar höchst mannichfach gebildet, ohne dass jedoch die Einheit des, ihrer Anordnung zum Grunde liegenden, Planes im mindesten gestört erschiene; dasselbe System von Theilen kehrt immer, dem besonderen Zwecke gemäss, welchem es einem Thiere dienen soll, entsprechend gebildet, wieder.

Der Humerus ist bei allen schwimmenden Säugethieren, und unter diesen besonders bei den Sirenen und Cetaceen, durch seine Kürze ausgezeichnet; kurz ist er auch bei den Pachydermen, den Wiederkäuern und besonders bei den Einhufern, bei welchen letzteren Thieren dafür die Mittelhand sehr verlängert ist. Durch beträchtliche Breite und starke Entwickelung seiner Muskelfortsätze ausgezeichnet ist er bei den gra-

---

10) So nach Meckel bei Otaria ursina.

11) Z. B. bei Raubthieren, Nagern, Beutelthieren. Geoffroy St. Hilaire hat in derselben sehr unpassend einen translocirten Beutelknochen sehen wollen. Sein Vorkommen bei Beutelthieren, bei gleichzeitig vorhandenen Beutelknochen deckt den Irrthum hinreichend auf. Auch in der ***Symphysis ischio-pubica*** findet sich bei Beutelthieren bisweilen eine distincte Ossification. S. Owen, Marsupialia. p. 284.

12) Ihre Spitze stellt bei jungen Thieren bisweilen eine eigene Ossification dar. Sie ist sehr stark bei vielen Beutelthieren, einigen Nagern und Chiropteren.

13) Owen und Laurent sehen sie als Verknöcherungen der Sehne des *M. abdominis obliquus externus* an. Sie haben ihre Analoga in ähnlichen Knochen der Salamander, des Strausses u. s. w. — Verkümmert sind sie, nach Owen (Proceedings of the zool. soc. of London. 1843. p. 148.), bei Thylacinus Harrisii, wo sie durch längliche Faserknorpel ersetzt werden; sehr klein und dünn bei Myrmecobius.

benden Thieren: den Gürtelthieren, Ameisenfressern, dem Schnabelthiere, und zeigt unter diesen wieder bei Talpa und Chrysochloris die auffallendsten Bildungsverhältnisse. Sonst ist er meist länglich, schlank, cylindrisch, wenig oder schwach gebogen, mit mässig entwickelten Fortsätzen; sehr lang und schlank ist er bei den kletternden Faulthieren, bei Stenops, Hylobates, so wie auch bei Galaeopithecus und den Chiropteren. — Am unteren Ende des Humerus kommen oft eine oder zwei Oeffnungen vor; die eine derselben, das sogenannte *Foramen supracondyloïdeum* 1), durchbohrt den *Condylus internus* und dient gewöhnlich zum Durchtritte der *Arteria ulnaris*, oft auch der entsprechenden Vene und des *Nervus medianus*. Die zweite Oeffnung verbindet die vordere und hintere Grube, die am unteren Endstücke des Humerus sich finden. Eine *Patella brachialis* 2) kömmt blos vielen Chiropteren zu. — Die Vorderarmgegend ist bei den Chiropteren, den Galäopitheken und unter den Nagern bei Pteromys und Meriones durch ihre Länge ausgezeichnet. Sie besteht immer aus zwei Knochen, dem Radius und der Ulna, welche letztere zwar gewöhnlich länger ist, als der Radius, indem sie ihn durch ihr Olecranon überragt, oft aber auch rudimentär wird, wie dies bei den Einhufern, den Wiederkäuern und vor Allen bei den Chiropteren der Fall ist. Bei der letztgenannten Ordnung liegt die Ulna als ein sehr dünner, griffelförmiger, unten allmälich mit dem Radius verwachsender Knochen gewöhnlich hinter diesem und scheint einzelnen Arten sogar ganz zu fehlen. Bei den Einhufern verlängert sich das Olecranon gleichfalls in einen dünnen Stiel, der, am äusseren und hinteren Theile des Radius gelegen, mit diesem, ohne sein Ende zu erreichen, verschmilzt. Länger ist die Ulna bei den Wiederkäuern, wo sie als dünner Knochen bis zum Ende des Radius hinabreicht. Unter den Cetaceen sind beide Knochen beim Caschelot, unter den Pachydermen bei Hippopotamus und Dicotyles theilweise oder ganz verwachsen. Bei den schwimmenden Säugethieren,

---

1) Eine Aufzählung der Säugethiere, bei denen es vorkömmt, s. bei A. G. Otto, de rarioribus quibusdam sceleti humani cum animalium sceleto analogiis. Vratisl. 1839. 4. p. 25. Unter den Quadrumanen gehören dahin Cebus, Callithrix, Nycticebus, Stenops, Tarsius, Galago; ferner besitzen ihn Galaeopithecus, viele Insectivoren (Sorex, Talpa u. A.), viele Ferae (Mustela, Lutra, Felis, Phoca u. A.), viele Beutelthiere, Nager, Edentaten und die Monotremen. Ueber die verschiedenen Gefässe und Nerven, welche bei verschiedenen Thieren durch diesen Canal treten, s. Otto l. c. p. 26. Vergl. auch §. 198.

2) Von Meckel zuerst bei Vespertilio Vampyrus beobachtet (System d. vgl. Anat. Thl. 2. Abth. 2. S. 375. Durch Isid. Geoffroy (Férussac, Bullet. des sc. Mars 1827. und Diction. d'hist. nat. Vol. XIV. p. 696.), R. Wagner (Heusinger's Zeitschr. f. organ. Physik. I. S. 593.), Temminck (Monogr. d. Mammal. II. p. 52.) bei vielen andern Chiropteren beobachtet. Namentlich bei Pteropus, Cephalotes, Rhinolophus und Vespertilio, bei welcher letzteren Gattung sie in der Sehne des *M. triceps* verborgen liegt.

namentlich den Cetaceen, den Phoken, dem Wallrosse, sind beide Knochen kurz, platt, breit. Eigenthümliche Modificationen bieten, bei aufgehobener Möglichkeit der Axenbewegung beider Knochen, dieselben dar bei mehren grabenden Thieren, namentlich bei den Maulwürfen. Die freieste Beweglichkeit erlangen sie bei einigen Ferae, besonders aber bei den Beutelthieren, den Quadrumanen und dem Menschen. — Die Handwurzel ist immer der kleinste Theil der Hand und besteht aus mehren, kleinen, in zwei Reihen auf einander folgenden Knochen, deren Zahl zwischen 5 und 11 schwankt; gewöhnlich sind die Knochen der ersten Ordnung grösser, als die der zweiten. Die grösste Anzahl der Knochen findet sich in der zweiten Reihe bei den Maulwürfen, deren zum Graben bestimmte Hand dadurch an Breite gewinnt. — Die Mittelhandgegend bietet in Bezug auf ihre Länge und auf die Anzahl der sie zusammensetzenden Knochen beträchtliche Verschiedenheiten dar. Sie ist am kürzesten bei denjenigen Thieren, deren Hand blos zum Greifen und Graben dient; sehr lang bei den Chiropteren und bei den Einhufern und Wiederkäuern. Bei den der letztgenannten Ordnnng angehörigen Thieren kömmt die grösste Reduction der Mittelhandknochen vor. Es ist ein Hauptknochen vorhanden, der aus zwei ursprünglichen, aber frühzeitig verwachsenen Knochen entstanden ist. Jederseits finden sich zwei meistens sehr rudimentäre, nur bei der Gattung Moschus ausgebildetere Nebenknochen oder Griffel, so dass also die Anlagen zu vier Mittelhandknochen vorhanden sind. Entwikkelter, als bei den meisten Wiederkäuern sind die Griffelbeine neben einem einzigen Hauptmittelhandknochen (dem von den Thierärzten sogenannten Schienbeine) bei den Einhufern. — Während bei den meisten Säugethieren fünf Mittelhandknochen vorhanden sind, erscheint ihre Zahl reducirt bei einigen Edentaten und Pachydermen. — Nicht minder gross sind die Verschiedenheiten, welche die Fingerknochen in Bezug auf Zahl und Gestalt darbieten. Die gewöhnliche Zahl der Finger beträgt fünf, wie bei den ächten Cetaceen, den Elephanten, den Monotremen, den Beutelthieren, den Nagern, den Ferae, den Insectivoren, den Chiropteren und Quadrumanen. Gewöhnlieh sind hier die vier äusseren Finger aus drei Gliedern gebildet, während der Daumen nur zwei besitzt. Eine Vermehrung der Glieder der mittleren Finger wird bei den ächten Cetaceen angetroffen; während dagegen der Daumen bei Thieren verschiedener Ordnung oft nur ein einziges Glied besitzt. Selten ist der Daumen der längste Finger, wie bei den Phoken und bei Trichecus, oder doch länger als der zweite Finger, wie bei den Chiropteren. Die der letztgenannten Ordnung angehörigen Thiere zeichnen sich durch Länge, Zartheit und Streckung ihrer Finger aus, welche die Flughaut zwischen sich nehmen. — Die Anzahl der Finger vermindert sich in mehren Ordnungen. So schwankt sie bei den Edentaten zwischen 4 und 2; die meisten Pachydermen — mit Ausnahme der Elephanten — besitzen 4 bis 3 Finger; die meisten Wiederkäuer — mit Ausnahme der Cameele — haben, ausser zwei kurzen Hauptfingern, zwei verschiedentlich entwickelte Nebenfinger; die Einhufer endlich sind durch den Besitz eines einzigen, aus drei Gliedern (dem Fesselbeine, dem Kronenbeine und dem Hufbeine) gebildeten Fingers ausgezeichnet. Sehr allgemein kommen Sesambeine, zwischen den Mittelhandknochen und den Fingerknochen, so wie zwischen den Phalangen der Finger vor. — Bei vielen Nagel- oder Krallentragenden Säugethieren ist das Nagelglied der Finger eigenthümlich gebildet; meist ist es vorwärts gebogen, seitlich zusammengedrückt, nach vorn mehr oder minder scharf zugespitzt, oben uud unten mit scharfem Rande versehen. Bei mehren Edentaten und besonders bei den meisten Ferae besitzt es an seiner Basis jederseits eine aufwärts gebogene vorspringende Platte, zwischen welcher und dem Körper des Nagelgliedes eine Lücke bleibt, in die das hintere Ende des Nagels tritt. Am meisten entwickelt ist diese Nagelscheide unter den Ferae bei den Katzen, unter den Edentaten bei den Faulthieren und vor Allen bei Myrmecophaga jubata. Bei den Katzen bietet auch die hintere Gelenkfläche Eigenthümlichkeiten dar, welche zur Aufwärtsziehung des Nagelgliedes erforderlich sind. Aufwärts gerichtet und zurückgezogen wird das Nagelglied hier übrigens nur durch eigenthümliche, aus elastischem Gewebe gebildete Bänder. Bei den Faulthieren kommen ähnliche Einrichtungen vor, durch welche die Nagelglieder aber nicht aufwärts, sondern abwärts gekrümmt werden.

§. 165.

Das Oberschenkelbein ist bei den schwimmenden Robben und Walrossen, bei den Einhufern, den Wiederkäuern und Monotremen durch seine Kürze ausgezeichnet und wird unter den Nagern besonders bei Dipus und Meriones, unter den Beutelthieren bei Macropus, dann auch allgemein bei den Insectivoren und Chiropteren von den Knochen des Unterschenkels an Länge übertroffen. Bei den übrigen Ordnungen hat es entweder gleiche Länge mit dem Unterschenkel, oder ist wenig länger als dieser. — Die Kniescheibe ist breit bei den Pachydermen und Einhufern; sehr stark bei den Monotremen, klein bei den Ferae und fehlt vielleicht nur einigen Beutelthieren [1]). — Von den beiden Knochen der Unterschenkelgegend ist die Tibia immer stärker, als die Fibula. Letztere ist häufig abortiv; so bei den Einhufern, wo die allein entwickelte obere Hälfte des Knochens zugespitzt bis zur

1) Den Chiropteren, welchen man sie häufig abgesprochen hat, kömmt sie, namentlich nach den Beobachtungen von Andr. Wagner (Schreber's Säugethiere. 1r Supplementband. S. 333 u. 334), sehr allgemein und anscheinend ohne Ausnahme zu. Unter den Beutelthieren wurde sie von Owen (Marsupialia p. 284) bei Petaurus, Phascolomys und Phascolarctos, so wie bei Myrmecobius vermisst.

Mitte der Tibia reicht; noch mehr bei den Wiederkäuern, wo nur das untere Endstück entwickelt ist, das neben dem unteren Ende der Tibia liegt und mit dem Astragalus articulirt. Auch bei den meisten Chiropteren ist nur das untere Endstück oder die untere Hälfte der Fibula vorhanden, welche oben zugespitzt endet. Unter den Pachydermen fehlt bei Hippopotamus das obere Endstück der Fibula. Partielle Verwachsungen der Fibula mit der Tibia kommen häufig vor; selten oben wie bei Orycteropus; meist in der unteren Hälfte, wie bei vielen Nagern (z. B. Lepus, Dipus, Pedetes, Bathyergus, Pteromys, Cricetus, den Mäusen, Castor u. A.) und Insectivoren (Erinaceus, Talpa, Chrysochloris, Sorex), so wie bei Tarsius unter den Quadrumanen. Bei den übrigen Säugethieren sind beide Knochen getrennt und liegen mehr oder minder dicht an einander. Bei vielen Beutelthieren findet sich am oberen Ende der Fibula eine dem Olecranon der Ulna vergleichbare distincte Ossification [2]); auch sind bei mehren Gattungen [3]) dieser Ordnung Tibia und Fibula in der Weise mit einander verbunden, dass dem Fusse eine rotirende Bewegung, ähnlich der Pronation und Supination der Hand möglich wird. Sie besitzen meist zugleich einen gegenüberstellbaren Daumen und sind daher auch Pedimana genannt worden [4]). — Die Fusswurzelgegend ist meistens kurz; nur bei Tarsius und Otolicnus, unter ausserordentlicher Entwickelung des Fersenbeines und Kahnbeines, ungewöhnlich verlängert. Die Zahl der Fusswurzelknochen schwankt zwischen 4 und 9; ja bei den dreizehigen Faulthieren verwachsen die beiden Keilbeine frühzeitig mit einander und mit den Mittelfussknochen, so dass im erwachsenen Thiere nur der Astragalus und Calcaneus vorhanden sind. Bei mehren Chiropteren ist das Fersenbein in einen dem Unterschenkel an Länge beinahe gleichkommenden Fortsatz ausgezogen, der im inneren Rande der Flughaut liegt. — Die Länge der Mittelfussgegend wechselt sehr; sie ist am beträchtlichsten bei den Einhufern, den Wiederkäuern, der Nagergattung Dipus und unter den Pachydermen bei den Schweinen und Tapiren. Bei den meisten aufgeführten Thieren — mit Ausnahme der zuletztgenannten Pachydermen — ist zugleich die Zahl der Mittelfussknochen reducirt. So findet sich bei den Wiederkäuern nur einziger Mittelfussknochen; neben ihm kommen bei den Einhufern an seinem oberen Ende zwei Nebenknochen oder Griffelbeine vor; bei Dipus geht der einfache Mittelfussknochen am unteren Ende in drei Rollen aus und zeigt sich so aus drei verschmolzenen Knochen zusammengesetzt. Bei den Schweinen finden sich, ausser zwei Hauptknochen, zwei Nebenknochen. Unter den übrigen Säuge-

2) Z. B. bei Didelphis (ursina, Philander), Dasyurus, Petaurus, Phalangista.
3) Namentlich bei Phascolarctos, Phascolomys, Phalangista, Petaurus, Didelphis, Dasyurus.
4) Ein solcher kömmt auch der den Nagern zugezählten Gattung Chiromys zu.

thieren besitzen wenige nur vier, die meisten fünf Mittelfussknochen. — Bei den Faulthieren sind der äusserste und innerste der fünf Mittelfussknochen verkürzt; sie verwachsen früh mit den Fusswurzelknochen; auch die drei mittelsten Mittelfussknochen verwachsen an ihrem hinteren Ende unter einander. Bei mehren Beutelthieren, namentlich den hüpfenden Gattungen: Macropus und Hypsiprymnus, die nur vier Zehen besitzen, sind die beiden inneren Mittelfussknochen sehr dünn, während die beiden äusseren durch ihre Stärke sich auszeichnen. — Die Zehenknochen kommen rücksichtlich ihrer Gestalt nnd Anzahl in der Regel mit den Fingerknochen überein; so sind sie bei den Einhufern, Wiederkäuern und Pachydermen meistens nur etwas grösser, als diese. — Unter den Edentaten haben die dreizehigen Faulthiere drei, der Unau vier, die übrigen fünf Zehen. — Die Nager besitzen wenigstens drei, gewöhnlich vier vollkommene äussere Zehen. — Bei mehren Beutelthieren sind die beiden inneren Zehen sehr klein und dünn, während die äusseren, und unter diesen besonders die zweite, durch ihre Stärke sich auszeichnen. — Bei vielen Ferae und auch einigen Affen (Ateles) ist der Daumen verkümmert oder fehlt ganz.

## V. Vom Schedel.

### §. 166.

Den Schedel der Säugethiere charakterisirt die mittelst zweier Gelenkhöcker Statt habende Verbindung seines Hinterhauptes mit dem Atlas, so wie die am Schedel selbst geschehende, nicht mehr durch das Quadratbein vermittelte Einlenkung des Unterkiefers. Die Gesichtsknochen sind — etwa mit Ausnahme des, in diesem Falle ganz rudimentären, Zwischenkiefers [1]) — sowol unter einander, als mit den Knochen des eigentlichen Schedeltheiles unbeweglich verbunden. Selten erhalten sich Lücken zwischen ihnen. Auch sonst findet eine feste Verbindung der Kopfknochen unter einander Statt, eine Regel, welche indessen in dem blos durch fibröses Gewebe vermittelten Zusammenhange des Gehörtheiles des Schläfenbeines bei den Sirenen und Cetaceen eine Ausnahme erleidet. — Die Tendenz zu so vollständiger und frühzeitiger Verwachsung der Schedelknochen, wie sie bei den Vögeln angetroffen wird, ist nur den Monotremen eigen, obgleich auch bei Thieren anderer Ordnungen die Nähte allmälich und bisweilen selbst spurlos verschwinden. — Bei den höheren Ordnungen der Säugethiere wird der Schedeltheil des knöchernen Kopfes immer mehr überwiegend über

1) Eine so lose Verbindung des rudimentären Zwischenkiefers kömmt z. B. vor bei einigen Chiropteren und Edentaten, so wie auch beim Schnabelthier. — Selten erhalten sich Lücken zwischen einzelnen Gesichtsknochen; so bleibt bei vielen Wiederkäuern am stärksten, z. B. den Hirschen, eine Lücke zwischen Stirnbein, Thränenbein, Nasenbein und Oberkieferbein.

den Antlitztheil. Doch lässt der äussere Umfang des Schedeltheiles nicht immer auf entsprechenden Umfang der inneren, zur Umschliessung des Hirnes dienenden Höhle schliessen, indem die Ausdehnung der Diploe-Zellen und Höhlen, ganz besonders der mit dem Geruchsorgane in Höhlenverbindung stehenden, oft sehr beträchtlich ist [2]). — Sehr deutlich erscheint die Zusammensetzung des Säugethierschedels aus drei Wirbelelementen, deren vorderstes das *Os sphenoïdeum anterius* ausmacht. — Viele Säugethiere besitzen innerhalb der Schedelhöhle ein knöchernes *Tentorium cerebelli;* nur beim Schnabelthier findet sich eine knöcherne Sichel [3]). — Sehr bedeutend sind häufig die Altersverschiedenheiten des Schedels derselben Species [4]), bedingt theils durch die verschiedenartige Ausbildung des Gebisses zu verschiedenen Lebenszeiten, theils durch die nur allmälich fortschreitende Entwickelung von Leisten und Fortsätzen, welche den Muskeln, besonders denjenigen des Unterkiefers und Hinterhauptes, Ansatzpunkte gewähren. — Wie unter den Fischen die Schollen, so sind unter den Säugethieren die meisten ächten Cetaceen durch Asymmetrie der Schedelbildung ausgezeichnet [5]). Vorzugsweise bei Thieren dieser Ordnung sind auch einzelne Kopfknochen oft schuppenartig über einander geschoben; auch erhalten sich bei ihnen, gleich wie bei manchen Phoken und wenigen Nagern, oft lange Zeit, oder perennirend, einzelne Lücken in den Schedelknochen.

---

2) Dies gilt namentlich z. B. vom Elephanten, von den Wiederkäuern, von den Faulthieren u. A.

3) Das knöcherne *Tentorium cerebelli* ist am meisten entwickelt bei den Ferae, mit Ausnahme der Insectivoren; es kömmt auch vor bei den Einhufern, den Cameelen, den ächten Cetaceen, einigen Edentaten, Beutelthieren und Nagern. Es ist gewöhnlich ein Theil des Scheitelbeines und wird bald von ihm allein, bald in Verbindung mit dem *Os interparietale* oder mit dem Hinterhauptsbeine oder dem Keilbeine gebildet. Die knöcherne Sichel ist ausgebildet bei Ornithorhynchus; angedeutet bei Echidna und bei den Delphinen.

4) Diese Altersverschiedenheiten treten am meisten hervor bei den Ferae, bei den Affen u. A. Instructiv ist in dieser Beziehung z. B. die Vergleichung junger und alter Schedel des Orang-Utang, in Temminck's und Owen's Abbildungen. S. Temminck, Monographies de Mammalogie. T. 2. Tab. XLV. u. XLVI. und Owen in den Transactions of the zoolog. society of Lond. Vol. I. Tab. 48—58.

5) Namentlieh bei den Gattungen Delphinus, Monodon, Physeter, Hyperoodon. Vergl. die Abb. bei Cuvier, Recherches. Tab. 222. 223. 225. und bei Pander und d'Alton, Cetaceen. S. Näheres darüber bei J. F. Meckel, Anatomisch-physiol. Beobachtungen. Halle 1822. S. 259. — System der vergl. Anat. Thl. 2. Abth. 2. S. 586. — Leuckart, Zoologische Bruchstücke. Hft. 2. Stuttg. 1841. 4. S. 49. In der Regel ist das linke Nasenloch weiter, als das rechte. Die Asymmetrie erstreckt sich sonst besonders auf Zwischenkieferbein und Oberkieferbein. Die der rechten Seite angehörigen Knochen sind länger und entwickelter, als die der linken Seite.

[Ueber den Schedel der Säugethiere handeln am ausführlichsten Cuvier, Leçons d'Anat. comp. 2me Edit. Paris 1837. 8. T. 2. p. 158 sqq. und Meckel, System der vergl. Anatomie. Thl. 2. Abth. 2. S. 473 ff. Zahlreiche Abbildungen s. auch in Spix, Cephalogenesis. Monach 1815. Fol.; neu herausgegeben von Erdl (Tafeln zur vergl. Anatomie des Schedels. München 1842.). Vergl. auch O. Köstlin, Bau des knöchernen Kopfes. Stuttg. 1844. 8. S. 14 ff. — In Betreff der Abbildungen muss auch auf die Kupferwerke von Pander und d'Alton, Cuvier, Blainville und auf die zahlreichen monographischen Arbeiten verwiesen werden.]

## §. 167.

Trotz der grossen Mannichfaltigkeit der Formen, welche der Säugethierschedel darbietet, zeigt die Anzahl der einzelnen, in seine Zusammensetzung ursprünglich eingehenden Knochen eine wesentliche Uebereinstimmung. Die Hinterhauptsgegend wird durch die vier, bei den übrigen Wirbelthierklassen beständig vorkommenden *Ossa occipitalia* 1) gebildet, welche aber meistens, obschon mit vielen Aus-

1) Die Verschiedenheiten, welche das Hinterhauptsbein bei den Säugethieren darbietet, betreffen vorzüglich die Ausdehnung und die Wölbung oder Steilheit der Schuppen, die Gestalt des Basilartheiles, die grössere oder geringere Entwickelung der *Procesus jugulares s. paramastoïdei*, die Stellung und Beschaffenheit der Gelenkfortsätze, so wie endlich Stellung, Form und Umfang des *Foramen magnum*. — Die Schuppe ist am grössten und zugleich am stärksten gewölbt beim Menschen; sehr gross bei den Delphinen, beim Elephanten; sehr entwickelt auch bei Phoca und Trichecus; bei vielen Säugethieren wird sie steil und zerfällt dann oft in zwei Abschnitte: einen oberen kleineren, zur Bildung der Schedeldecke beitragenden und einen unteren, grösseren, der die Hinterwand bildet. So namentlich bei den Wiederkäuern, den Einhufern, mehren Pachydermen, den meisten Edentaten; oft beschränkt sie sich, steil und gerade werdend, ausschliesslich auf Bildung der hinteren Schedelwand, wie bei den meisten Pachydermen, Nagern, Beutelthieren. Die Schuppe wird oft, z. B. bei den Cetaceen, mehren Pachydermen, einigen Ferae (den Hunden), durch das mit ihr verwachsene *Os interparietale* vergrössert. — Der Basilartheil ist breit und dünn bei den Phoken; noch breiter und zugleich in zwei beträchtliche Seitenflügel ausgezogen bei den Delphinen; eigenthümlich vertieft beim Biber. — Die *Processus jugulares s. paramastoïdei*, die Griffelfortsätze der Thierärzte, von den *Occipitalia lateralia* ausgehend, mit Unrecht häufig als *Processus mastoïdei* bezeichnet (vergl. Duvernoy bei Cuvier, Leçons d'Anat. comp. T. IV. P. 1. p. 483. und Hallmann, Vergl. Osteologie des Schläfenbeines. Hannov. 1837. 4. S. 7.), sind vorzüglich stark entwickelt bei den Schweinen, beim Känguruh, bei Phascolarctos, bei Hydrochoerus; weniger bei den Einhufern, Tapiren, Hippopotamus, den Wiederkäuern, den meisten Nagern, dem Wombat und den meisten Ferae, unter denen sie den Amphibiensäugethieren fehlen. — Die Gelenkhöcker sind am meisten nach unten gerückt beim Menschen; gross, flach, breit bei den Delphinen; aus zwei unter einem Winkel in einander übergehenden Flächen gebildet bei den meisten Wiederkäuern; bei einigen derselben (z. B. den Cameelen, den Antilopen) dicht an einander gerückt; bei den Monotremen gross und sehr genähert; fast quer stehend bei den Chiropteren. — Das *Foramen magnum*, gewöhnlich umschlossen von allen Stücken des Hinterhauptsbeines, seltener mit Ausschluss der

nahmen, bald unter einander verwachsen. Fortsätze des Hinterhauptsbeines, welche beim Menschen sehr schwach entwickelt sind, bei vielen Säugethieren aber ausserordentlich stark hervortreten, sind die *Processus jugulares*. — Das Keilbein[2]) besteht — wie beim Menschen frühzeitig — aus zwei an einander sich schliessenden Körpertheilen: dem *Os sphenoïdeum anterius* und *posterius*, welche häufig perennirend sich getrennt erhalten. Dem hinteren Keilbeinkörper gehören die *Alae temporales* und die absteigenden Fortsätze an, dem vorderen die, nicht selten beträchtlicheren *Alae orbitales*. — Die Schläfengegend[3])

---

Schuppe, wie bei den Sirenen, vielen Wiederkäuern, Nagern und Beutelthieren, oder mit Ausschluss des Körpers, wie bei einigen Cetaceen, ist durch seinen Umfang besonders ausgezeichnet bei den Chiropteren und den Delphinen; am meisten an die untere Schedelfläche gerückt und horizontal gestellt ist sie beim Menschen, von dem die Affen in dieser Hinsicht nur allmälich sich entfernen; senkrecht schon bei den Halbaffen und den übrigen Säugethieren; nach hinten geneigt bei vielen Nagern, einigen Insectivoren, den Chiropteren. — Die vier Elemente des Hinterhauptsbeines haben nicht bei allen Säugethieren gleich starke Neigung zur Verschmelzung unter einander, sondern bleiben, z. B. bei vielen Beutelthieren, bei Manatus u. A., lange und perennirend getrennt.

2) Das vordere und hintere Keilbein bleiben bei den Säugethieren in der Regel sehr lange oder immer nur durch Synchondrose verbunden und unverwachsen, während ihre Verschmelzung beim Menschen frühzeitig Statt hat. Das letztere gilt auch von den Sirenen. Schnell erfolgt sehr allgemein die Verwachsung des hinteren Keilbeinkörpers mit dem Basilartheile des Hinterhauptsbeines. Häufig z. B. bei den Cetaceen, Wiederkäuern, Einhufern, Pachydermen, ist das vordere Keilbein grösser als das hintere, welches jenes dagegen bei den Nagern, den Edentaten, den Ferae überwiegt. Bei fast allen Beutelthieren, mehren Insectivoren (z. B. Erinaceus), den Halbaffen u. A. tragen die Flügel des hinteren Keilbeines zur Umschliessung der Trommelhöhle bei. Siehe Näheres bei Owen, Marsupialia. p. 271. — Das vordere Keilbein dient immer zum Durchtritte der Sehnerven. Oft sind die *Foramina optica* nur durch eine schmale Scheidewand von einander getrennt, wie z. B. bei Cebus, Callithrix, Pteropus; bisweilen fliessen sie selbst zusammen, z. B. bei Lepus, Pedetes.

3) Ueber das Schläfenbein s. d. a. Schrift von Hallmann. S. 3. Vergl. auch §. 185. — Dass der *Processus styliformis* des Menschen und mancher Säugethiere, z. B. der Orangs, einiger Pachydermen u. A., nicht eigentlich dem Schläfenbeine, sondern dem vorderen Zungenbeinhorne angehört, hat Hallmann l. c. S. 10 aus einander gesetzt. S. §. 168. Die einzelnen Elemente des Schläfenbeines bleiben häufig unverschmolzen, mit Ausnahme der *Pars mastoïdea*, die bei den ächten Cetaceen (vielleicht mit seltenen Ausnahmen, wohin nach Cuvier, Leçons. II. p. 374. Delphinus micropterus gehört) und bei den Monotremen fehlt, sonst aber sehr allgemein frühzeitig mit dem Felsenbeine verschmilzt. Dass dies auch von mehren Pachydermen (Schwein, Elephant, Hyrax) gilt, bei denen Hallmann die sehr kleine *Pars mastoïdea* geläugnet hatte, haben Otto (De rarioribus quibusdam sceleti humani cum animalium sceleto analogiis. Vratislav. 1839. 4. p. 14.) und Köstlin (Bau des knöchernen Kopfes. S. 150.) bereits gezeigt. Bei den Sirenen, bei der Mehrzahl der Beutelthiere, den Monotremen, den Insectivoren, bei Lemur u. A. erhalten sich die *Ossa tympanica* als getrennte Knochenstücke; bei fast allen Säugethieren gilt dies von der

wird in der Regel ursprünglich durch vier Knochen gebildet: 1) der getrennt bleibenden Schuppe mit ihrem Jochfortsatze, welcher der Unterkiefer eingelenkt ist; 2) dem *Os tympanicum*, das ebenfalls oft perennirend als getrennter Knochen sich erhält; 3) dem *Os mastoïdeum*, das nicht zu den beständig anwesenden Theilen gehört und wenn es, wie gewöhnlich, vorhanden ist, mit dem Felsenbeine frühzeitig verwächst; 4) dem *Os petrosum*. — Die oberen Schlussstücke [4]) der Schedel-

---

*Squama temporalis*. Der permanenten Trennung des Gehörtheiles oder des *Os tympanicum* und *Os petrosum* vom übrigen Schedel bei den Cetaceen geschah schon früher Erwähnung. — Der *Processus mastoïdeus* ist von sehr verschiedener Stärke; sehr entwickelt bei den meisten Affen, bei Trichecus; ziemlich stark bei Ursus, Meles, Phascolomys, vielen Nagern. — Selten besitzt die *Pars mastoïdea* Zellen, wie bei Pedetes, Dipus Sagitta, einigen Beutelthieren. — Ueber das Paukenbein und die *Bulla ossea* vergl. §. 185. — Die *Squama temporalis* besitzt bei keinem Säugethiere gleiche Ausdehnung, wie beim Menschen, dem die Affen zunächst stehen; bei den Einhufern, Pachydermen, dem Känguruh, den Chiropteren, besonders aber bei den Wiederkäuern und Cetaceen, trägt sie nur sehr wenig zur Begrenzung der Schedelhöhle bei. Bei vielen Säugethieren (schon beim Chimpanze, mehren andern Affen, den meisten Nagern u. A.) stösst sie vorn an das Stirnbein. An der Wurzel des Jochfortsatzes findet sich die Gelenkfläche für den Unterkiefer. Diese bietet, je nach der verschiedenartigen Bewegungsweise des Unterkiefers bei den Ferae, den Nagern, den Wiederkäuern u. s. w. grosse Verschiedenheiten ihrer Anordnung dar. Zur Begrenzung derselben tragen bei den Pachydermen, Nagern und Beutelthieren auch noch das Jochbein oder bei letzteren selbst die *Ala temporalis* des Keilbeines bei. Duvernoy (Cuvier, Leçons d'Anat. comp. Vol. IV. P. 1. p. 98.) fand bei Hydrochoerus (Cabiai) den Gelenktheil von der *Squama temporalis* getrennt. — Der Jochfortsatz selbst ist enorm bei Manatus, stark beim Dügong und bei den meisten ächten Cetaceen. Bei vielen derselben erreicht der Jochfortsatz des Schläfenbeines beinahe ganz den des Stirnbeines und so entstehen zwei Jochbogen, von denen der eine durch diese Fortsätze, der andere durch die dünnen Jochbeine gebildet wird.

4) Häufig verwachsen die beiden Scheitelbeine in der Mittellinie sehr früh mit einander; so bei den Sirenen, bei den Wiederkäuern, Einhufern, den meisten Pachydermen, den Monotremen, mehren Edentaten, vielen Ferae, einigen Beutelthieren u. s. w. An die Stelle der *Sutura sagittalis* entwickelt sich oft, wie z. B. bei vielen Ferae, bei Didelphis, Arctomys u. A. eine beträchtliche *Crista sagittalis*. Bei den Delphinen sind die Seitentheile der Scheitelbeine breit, aber ganz auf die Schläfengegend beschränkt; ihr zwischen Stirnbein und Hinterhauptsschuppe gelegener Theil erscheint nur als schmaler Streifen und beide Scheitelbeine erreichen einander, ähnlich, wie bei vielen Fischen, in der Mittellinie nicht. Auf diese Weise kommen Stirnbein und Hinterhauptsschuppe in Berührung. Bei jungen Thieren liegt das *Os interparietale* dazwischen. Den ächten Cetaceen nähern sich Bos und Ovis, wo die Scheitelbeine in der Mittellinie sehr verschmälert sind. Im Gegensatze dazu sind bei den meisten Nagern und bei vielen Beutelthieren die Seitentheile der Scheitelbeine sehr zurückgetreten. Seitwärts vergrössern sich die Scheitelbeine bei den Ferae und Quadrumanen. — Ueber das *Os interparietale* handeln, ausser Cuvier und Meckel, G. Fischer, de osse epactali s. Goethiano. Moscov. 1811. Fol., Leuckart in seinen zoolog.

höhle sind mindestens die beiden Scheitelbeine und die beiden Stirnbeine; bei vielen Säugethieren aber findet sich zwischen dem oberen Rande der Hinterhauptsschuppe und den beiden Scheitelbeinen ein eigener Knochen: das Zwischenscheitelbein: *Os interparietale.* Er verschmilzt entweder ziemlich frühzeitig bald mit der Hinterhauptsschuppe, bald mit den Scheitelbeinen, oder bleibt fast während der ganzen Lebensdauer ein selbstständiger Knochen. Kleine accessorische Knochen der Fontanellen werden bei manchen Säugethieren mehr oder minder beständig beobachtet. — Das Siebbein [5])

---

Bruchstücken. Hft. 2. Stuttg. 1841. 4. und Otto l. c. p. 4. Es ist mehr oder minder beträchtlich bei Säugethieren aller Ordnungen angetroffen; namentlich bei allen Cetaceen, Wiederkäuern (auch bei Auchenia), bei mehren Pachydermen, einigen Edentaten (vielleicht nur ausnahmsweise; Rapp sah es nie; ich finde es bei Dasypus novemcinctus, Myrmecophaga didactyla, Choloepus didactylus; Meckel sah es beim Aï, wo ich es vermisse), den Nagern, den meisten Beutelthieren, den Ferae (aber nicht bei Phoca und Trichecus), einigen Chiropteren und Quadrumanen (constant z. B. beim Chimpanze). Beim Hunde entsteht es aus einem einfachen Kern; bei anderen Säugethieren (Nager, Wiederkäuer, Pferd) aus zwei Seitenhälften. Häufig, z. B. bei den Nagern, den Wiederkäuern, verschmilzt es zunächst mit den Scheitelbeinen; bei anderen, z. B. den Delphinen, einigen Pachydermen, den Hunden u. A. mit der Hinterhauptsschuppe. Bisweilen liegen kleinere Fontanellknochen vor ihm (Pferd, Wombat, Didelphis, Biber, Katzen, Hunde). Kleine Ossificationen kommen auch in den übrigen Fontanellen bisweilen vor, z. B. in der vorderen (Cebus, Ateles, Erinaceus). S. darüber Leuckart l. c. S. 51. — Das Stirnbein verliert vom Menschen abwärts sehr bald seinen verticalen Theil ganz und wird auf seinen horizontalen Theil reducirt. Es wird bei den Delphinen fast ganz vom Oberkiefer bedeckt, während es bei den Walen über einen grossen Theil des Oberkiefers sich erstreckt. Bei denjenigen Wiederkäuern, welche Hörner tragen, läuft es am hinteren Ende seiner oberen Fläche in einen längeren, gewöhnlich (mit Ausnahme von Antilope) hohlen, mit den Stirnhöhlen communicirenden Zapfen aus; bei denjenigen, welche ihr Geweih abwerfen, ist der Fortsatz gewöhnlich kurz, platt, solide. Bei der Giraffe erhält er sich lange als distincte Epiphyse; er entsteht hier als ein beweglich mit dem Pericranium verbundener Knorpel (s. Owen, Transact. of the zool. soc. of London. Vol. III. p. 26. Tab. II. Fig. 4.). Bei den zweigehörnten Rhinoceros-Arten trägt das Stirnbein auf einer rauhen Erhabenheit das hintere Horn. Nur bei einigen Säugethieren (Monotremen, Rhinoceros, Elephas, Insectivoren, Chiropteren, Quadrumanen) verwachsen die beiden Stirnbeine frühzeitig unter einander.

5) Das Siebbein ermangelt, mit Ausnahme der Affen und einiger Gürtelthiere, sehr beständig der *Lamina papyracea* und trägt daher meist nicht zur Begrenzung der Augenhöhle bei. Am eigenthümlichsten verhält es sich bei den Delphinen und dem Narwal, wo seine sogenannte *Lamina cribrosa* nicht durchlöchert ist; zugleich fehlen hier die oberen Muscheln und die Siebbeinzellen. Durchbrechung der *Lamina cribrosa* und Muscheln finden sich dagegen bei den Walen (s. die nähere Beschreibung bei Köstlin S. 90). Vorhanden sind sie auch bei Manatus und Halicore. Ornithorhynchus besitzt, statt zahlreicher Siebbeinlöcher, die bei Echidna vorkommen, zwei grössere.

bietet in seinem Verhalten bei einigen Gattungen bedeutende Eigenthümlichkeiten dar.

Zu diesen eigentlichen Schedelknochen kommen die dem Antlitz und den Kiefern angehörigen. Es sind dies: 1) die sehr verschiedentlich entwickelten Nasenbeine [6]); 2) die Muschelbeine [7]); 3) der einfache Vomer [8]); 4) die, selten fehlenden, Thränenbeine [9]); 5) die Jochbeine [10]),

6) Die Nasenbeine sind zwar gewöhnlich paarig, verwachsen jedoch, namentlich bei den Affen der alten Welt, bei einigen Insectivoren und beim Rhinoceros früh zu einem Knochen. Gewöhnlich bilden sie eine mehr oder minder ausgedehnte Bedachung der Nasenhöhle; aber bei den ächten Cetaceen, besonders bei den Delphinen und dem Narwal, überragen sie die Nasenhöhle nicht, sondern liegen nach hinten gerückt, als unbedeutende aber ziemlich dicke Knochen vorn auf den Stirnbeinen. Aehnlich verkümmern sie bei einigen Phoken, z. B. bei Phoca leonina. Bei einigen Säugethieren, namentlich z. B. bei den Faulthieren, beim Hasen u. A. gehen von der inneren Oberfläche der Nasenbeine muschelförmige Verlängerungen aus.

7) Ueber die unteren Muscheln vergl. §. 183. Die Muschelbeine der Delphine sind repräsentirt durch zwei kleine, hinter den Zwischenkieferbeinen am Vorderrande der Nasenöffnung gelegene rundliche Knöchelchen.

8) Er wechselt sehr in Länge und Höhe. Sehr gross bei den ächten Cetaceen; bei Delphinus phocaena tritt er vor dem vorderen Keilbeine, unter dem Siebbein sehr wenig an die innere Schedelhöhle; hinten verlängert er bei den Delphinen die Mitte des knöchernen Gaumens ein wenig.

9) Das Thränenbein fehlt den Delphinen, den Phoken, dem Walross, und, falls es nicht etwa früh mit dem Oberkiefer verschmelzen sollte, bei Manis. Es ist klein und undurchbohrt bei den Walen, den pflanzenfressenden Cetaceen, den Elephanten. Bei den Affen und dem Menschen ist es klein und tritt ganz in die Augenhöhle zurück; sein Antlitztheil ist unbeträchtlich bei den Ferae, den Nagern, den Beutelthieren, den Faulthieren. Bei den Einhufern, den Wiederkäuern, den meisten Pachydermen, so wie unter den Edentaten bei Myrmecophaga, Dasypus, Orycteropus, ist, neben dem Augenhöhlentheile, auch der Antlitztheil sehr entwickelt, der unter einem Winkel in jenen übergeht. Bei den Hirschen, den Antilopen, den Schaafen ist der Antlitztheil zur Aufnahme von Hautdrüsen sehr vertieft.

10) Das Jochbein zeigt hinsichtlich seiner Ausbildung beträchtliche Verschiedenheiten. Bei wenigen Säugethieren (Echinops, Centetes, Sorex und Manis [wo Köstlin l. c. S. 108. aber ein Rudiment gefunden zu haben scheint]), fehlt es; wahrscheinlich auch bei den Monotremen (s. Owen, Monotremata. p. 370. 373.). Bei mehren Edentaten (Myrmecophaga, Faulthiere) erreicht das vom Oberkieferbeine und Thränenbeine ausgehende Jochbein hinten den Jochfortsatz des Schläfenbeines nicht und ist nur durch Ligament mit ihm verbunden. Sonst erstreckt es sich vom Oberkieferbeine allein, oder von diesem und dem Thränenbeine aus, zum Jochfortsatze der Schläfenschuppe; beim Menschen, den Affen, bei Galaeopithecus, den Einhufern, den Wiederkäuern und bei Hippopotamus verbindet es sich durch einen aufsteigenden Stirnfortsatz mit dem Jochfortsatze des Stirnbeines. Bei einigen Ferae (Felis, Herpestes) ist der aufsteigende Fortsatz sehr entwickelt, erreicht jedoch das Stirnbein nicht. Bei Delphinus und Monodon verlängert sich der viel dickere (von Meckel dem Thränenbeine verglichene) Körper stielförmig vom Oberkiefer und Stirnbein aus zum Jochfortsatze des Schläfenbeines hin. — Bei Trichecus kömmt bisweilen noch ein accessorischer, dem Jochbeine aufsitzender kleiner Knochen vor.

welche bisweilen abortiv sind und bei einigen Thieren völlig vermisst werden; 6) die Oberkieferbeine[11]; 7) die Zwischenkiefer[12];

---

11) Das Oberkieferbein besteht aus dem beträchtlichen Antlitztheile und dem horizontalen Gaumentheile. Bei den ächten Cetaceen ist es durch seinen Umfang ausgezeichnet, bedeckt namentlich bei den Delphinen, dem Narwal u. A. mit dem breiteren hinteren Abschnitte seines Antlitztheiles das Stirnbein fast ganz, während es bei den Walfischen von dem letzteren Knochen grossentheils bedeckt wird. Bei Hyperoodon (s. Cuvier, Recherches. Tab. 225. Fig. 20.) verleihet es durch einen steilen Kamm, welchen es bildet, dem Schedel eine sehr eigenthümliche Form. Bei den meisten ächten Cetaceen (im höchsten Grade bei Platanista) verlängern sich die beiden Oberkieferbeine mehr oder minder schnabelförmig nach vorn und nehmen die Zwischenkieferbeine fast ganz oder grösstentheils zwischen sich. Sehr lang sind sie auch bei einigen Edentaten, namentlich Dasypus und besonders Myrmecophaga. — Eine Eigenthümlichkeit des Hasen ist es, dass der Antlitztheil des Oberkieferbeines aus einem von zahlreichen Lücken durchbrochenen Knochengewebe besteht. — Das Unteraugenhöhlenloch ist nicht immer einfach, sondern oft mehrfach vorhanden. Bei vielen Nagern hat das, die Basis des Jochfortsatzes durchbohrende und dieselbe in zwei Schenkel spaltende Unteraugenhöhlenloch einen enormen Umfang. So besonders bei Dipus, Hystrix, Coelogenys, Cavia, Dasyprocta u. A. Diese Vergrösserung der genannten Oeffnung hangt mit einer eigenthümlichen Anordnung des *Musculus masseter* zusammen, der aus zwei Portionen besteht, von denen die kleinere (der *M. mandibulo-maxillaris*, Cuvier, Leçons. Vol. 4. P. 1. p. 67.) vom Antlitztheile des Oberkiefers entspringt und durch jenes Loch zum oberen Rande des Unterkiefers tritt, wo sie sich inserirt. Vergl. §. 178. Bei manchen Nagern (Dipus, Coelogenys) wird das eigentliche *Foramen infraorbitale* von dem Muskelloche durch ein knöchernes Septum geschieden. Enorm ist das Foramen auch bei Manatus.

12) Die Zwischenkieferbeine bieten rücksichtlich ihrer Grösse und Gestalt beträchtliche Verschiedenheiten dar. Bei den meisten Säugethieren besitzen sie mehr oder minder entwickelte Nasen- und Gaumenfortsätze. Ganz rudimentär sind sie bei vielen Chiropteren und einigen Edentaten. Bei Vespertilio bleiben die beiden Zwischenkieferbeine durch eine weite Lücke von einander getrennt. Knorpelig bleiben sie bei Taphozous und Megaderma. Oft sind sie bei Thieren dieser beiden Ordnungen nicht durch Naht, sondern nur durch Bandmasse mit dem vorderen Theile des Oberkiefers verbunden; so unter den Chiropteren bei Nycteris, Rhinolophus und besonders — zugleich beweglich — bei Hypoderma; unter den Edentaten bei Bradypus und Myrmecophaga. Schwach entwickelt sind sie auch bei Manis; ausgebildeter bei Dasypus und Orycteropus. Der Alveolartheil der Zwischenkieferbeine trägt entweder die Schneidezähne oder ist zahnlos; letzteres bei den meisten ächten Cetaceen (die Delphine besitzen jedoch auch ein Paar Schneidezähne), fast allen Wiederkäuern (mit Ausnahme von Camelus und Auchenia), den Monotremen, fast allen Edentaten (mit Ausnahme von Dasypus sexcinctus), wenigen Pachydermen und Chiropteren. Dessenungeachtet sind sie bei den Wiederkäuern u. A. sehr entwickelt. Am umfänglichsten sind sie beim Dügong. Im Ganzen selten sind die Intermaxillarknochen zwischen den Oberkieferbeinen eingekeilt; grösstentheils z. B. bei den Delphinen; Schildkröten-ähnlich bei Trichecus. — Nur bei Echidna treten die Nasenäste der Zwischenkieferbeine in der Mittellinie vor den Nasenbeinen zusammen und schliessen die Nasenöffnung ein. — Die *Foramina incisiva s. palatina anteriora* liegen bald ganz im Zwischenkiefer, wie bei vielen Nagern, bald werden sie hinten von den Oberkieferbeinen begrenzt. Sie sind bald einfach, bald doppelt; oft, wie namentlich bei den

8) die Gaumenbeine[13]; 9) die *Ossa pterygoïdea*[14]), welche gewöhnlich an die absteigenden Fortsätze des hinteren Keilbeines sich anlegen und selten den knöchernen Gaumen seitlich verlängern. Sie verwachsen selten, und, wenn die Verwachsung erfolgt, erst spät. 10) Der Unterkiefer[15]). — Accessorische Knochen, welche nur ein-

---

Sirenen und Wiederkäuern sehr gross, bisweilen zu Canälen verlängert, wie beim Elephanten. — Vergl. Leuckart, Untersuchungen über das Zwischenkieferbein des Menschen. Stuttg. 1840. 4. S. 67 ff.

13) Die Gaumenbeine sind in ihrem Gaumentheile bei den Beutelthieren ganz allgemein von Oeffnungen durchbrochen. Diese sind zahlreich und klein bei Macropus giganteus, Hypsiprymnus, Didelphis Opossum u. A.; grösser bei anderen Arten von Macropus; sie werden bei den meisten Gattungen, z. B. bei Phascolomys, Dasyurus, Thylacinus, Phascogale u. A. zu beträchtlichen Lücken und Spalten und erreichen ihren grössten Umfang bei Perameles und Acrobates. S. die Abb. bei Temminck, Monogr. d. Mammalog. Vol. 1—7.; bei Owen, Marsupialia. p. 270. Fig. 94. und p. 274. Fig. 96. Andere Abb. bei Pander und d'Alton, Skelete der Beutelthiere. Bonn 1828. — Bei den Nagern sind die Knochen schmal; breit bei den Delphinen; verlängert bei Myrmecophaga, Dasypus.

14) Die *Ossa pterygoidea* entsprechen den *Alae pterygoideae internae* des Menschen, welche auch beim menschlichen Fötus getrennte Knochenstücke sind. Sie erhalten sich bei Säugethieren jeglicher Ordnung perennirend getrennt oder verwachsen erst sehr spät. Bei der Gattung Myrmecophaga (wenigstens bei jubata und tamandua), bei einigen Gürtelthieren, bei Echidna und bei mehren ächten Cetaceen tragen die Flügelbeine zur Verlängerung des knöchernen Gaumens bei. Bei den Ameisenfressern legen sich die Innenränder beider Flügelbeine an einander. Bei den Delphinen verbreitert jedes der sehr grossen Flügelbeine erst die Schedelbasis und tritt dann, in zwei, eine Höhle einschliessende Blätter gespalten, vorwärts und abwärts, um den knöchernen Gaumen seitwärts und hinten zu vervollständigen.

15) Der Unterkiefer der Säugethiere articulirt durch immer beweglich eine einfache, convexe, aber verschiedenartig gestaltete Gelenkfläche mit der Schuppe des Schlafbeines und entsteht immer nur aus zwei Seitenhälften. Diese letzteren bleiben entweder perennirend unverwachsen oder verschmelzen bald mit einander. Ersteres ist der Fall bei den meisten ächten Cetaceen, bei den Sirenen (mit Einschluss von Manatus, wie ich an mehren Exemplaren sehe), bei den Wiederkäuern (mit Einschluss von Moschus und Tragulus, indessen mit Ausnahme von Camelus und Auchenia), bei den Monotremen, den Beutelthieren, bei den Edentaten (mit Ausnahme der Faulthiere), bei den Nagern, den Ferae (mit Ausnahme von Trichecus), den Halbaffen; frühe Verschmelzung hat Statt, ausser bei den schon namhaft gemachten Gattungen, auch bei den Einhufern, den Pachydermen, den Chiropteren, den Affen und dem Menschen. — Die Strecke, in welcher die beiden Unterkieferhälften einander unmittelbar berühren oder selbst mit einander verwachsen, verlängert sich bei Manatus und bei einigen ächten Cetaceen bedeutend; so bei Hyperoodon in fast $\frac{1}{4}$ ihrer Länge; bei den Delphinorhynchi, bei Physeter; besonders aber bei Platanista gangetica. — Bei den Delphinen, dem Narwal, dem Caschelot besteht jede Unterkieferhälfte hinten aus einem einfachen äusseren Knochenblatte; weiter vorn tritt ein inneres Knochenblatt hinzu; zwischen beiden bleibt eine weite, mit Fett ausgefüllte Höhle, die erst vorn verschwindet. Bei mehren Walfischen ist der Unterkiefer auswärts gebogen und erstreckt sich seitwärts weit über den Oberkiefer hinaus (s. z. B.

zelnen Gattungen zukommen, sind: das *Os praenasale* 16) der Faulthiere; das *Os praemaxillare* 17) des Schnabelthieres; der Rüsselknochen 18) der Schweine, Maulwürfe u. A.

## VI. Vom Zungenbeine.

§. 168.

Das Zungenbein der Säugethiere besteht aus dem Körper und den sogenannten Hörnern, deren gewöhnlich zwei Paar vorhanden sind. Die vorderen oder kleinen Hörner sind an der *Pars petrosa* des Schläfenbeines suspendirt 1), während die hinteren Hörner durch die *Ligamenta hyo-thyreoïdea lateralia* mit den oberen Hörnern des Schildknorpels verbunden zu sein pflegen. Die Verschiedenheiten, welche das Zungenbein bei den Säugethieren darbietet, betreffen vorzüglich die Form seines Körpers, die Verbindungsweise seiner vorderen Hörner mit dem Schedel und das Verhalten seiner hinteren Hörner. Die Gestalt

---

die Abb. bei Cuvier, Recherches. Tab. 226.). — Nirgend ist der Unterkiefer verhältnissmässig so schwach entwickelt, als bei Echidna, wo seine beiden, nur durch Band schwach verbundene Hälften zwei dünne Kiele darstellen und der *Processus coronoïdeus* blos angedeutet ist. Am nächsten stehen der Echidna in dieser Beziehung viele Edentaten, besonders Myrmecophaga und Manis. — Bei vielen Säugethieren, namentlich bei den Nagern, den Faulthieren, den Beutelthieren besitzt der Unterkiefer einen mehr oder minder starken Winkelfortsatz; derselbe ist besonders beträchtlich bei den Nagern, wo er nach hinten gebogen ist; bei allen Beutelthieren ist er einwärts gebogen. — Bei den Nagern findet sich an der inneren Fläche des Unterkiefers ein starker Vorsprung, der vom vorderen Ende bis gegen die hinteren Backzähne reicht. — Die Säugethiere besitzen allgemein einen deutlichen, oft nur schwach angedeuteten, meist (Einhufer, Wiederkäuer, Beutelthiere etc.) stark entwickelten Kronenfortsatz. — Immer treten durch eine Oeffnung, die in der hinteren Gegend der Innenfläche jedes Astes sich befindet, Gefässe und Nerven ein, welche durch Oeffnungen, die vorn an der Aussenfläche vorkommen, wieder austreten. — Nur der Mensch besitzt, durch den vorn vorspringenden unteren Rand des Unterkiefers, ein vorspringendes Kinn.

16) Es liegt unmittelbar vor den Nasenbeinen als unpaares Knöchelchen bei allen Faulthieren. Rapp fand ein ähnliches Knöchelchen bei Dasypus. Abgebildet bei Rapp, Edentaten. Tab. 3. Fig. 2. 3. b.

17) Abb. bei Meckel, Ornithorhynchus. Tab. IV. Fig. 1. b. — Cuvier, Recherches. Tab. 215.

18) Abb. vom Rüsselknochen des Maulwurfes bei Pander und d'Alton, Skelete der Chiropteren und Insectivoren. Tab. IV. — Owen hat auch bei einem Beutelthiere, Perameles lagotis, zwei kleine Verknöcherungen im Nasenknorpel angetroffen.

1) Nach Hallmann (Vergleichende Osteologie des Schläfenbeines. S. 11.) soll beim Delphin das Zungenbein an die *Pars lateralis Ossis occipitis* sich inseriren. Ich finde jedoch sowol bei Delphinus phocaena als bei Monodon die gewöhnliche Anheftungsweise und zwar nicht allein beim Fötus, sondern auch bei erwachsenen Thieren; bei Herausnahme des locker dem Schedel verbundenen Gehörtheiles des Schläfenbeines bleibt das Zungenbein an letzterem haften.

des Körpers wechselt sehr [2]); gewölbt, ausgehöhlt, oder mit einem einwärts gerichteten Fortsatze versehen erscheint er bei den Affen, welche einen Luftsack ihres Kehlkopfes besitzen [3]); am auffallendsten ist seine Bildung bei Mycetes [4]), wo er eine länglich runde, mit weiter Oeffnung versehene Blase darstellt, welche zur Aufnahme eines merkwürdigen Resonanzapparates: des unpaaren mit der Kehlkopfshöhle in Verbindung stehenden Zungenbeinsackes dient. Oft ist er bogenförmig, oft prismatisch; bisweilen, wie bei den Einhufern, vorn stielförmig verlängert [5]). Die *Ossa entoglossa* anderer Wirbelthiere sind bei den Säugethieren oft durch einen meist vorn vom Zungenbeinkörper ausgehenden fibro-cartilaginösen Streifen (die sogenannte Lytta) angedeutet [6]). — Die vorderen Hörner erscheinen in der Regel als eigene, dem Körper durch Synchondrose verbundene Knochenstücke von verschiedener Länge; sehr selten, wie z. B. bei Mycetes, werden sie vermisst. Sie sind beständig an der *Pars petrosa* des Schläfenbeines suspendirt. Beim Menschen, den Orangs und einigen Pachydermen haften sie an den Griffelfortsätzen (*Processus styliformes*) des Schläfenbeines. Dies sind aber dem Schedel ursprünglich fremde Theile, welche nur durch Verwachsung des verknöcherten obersten Abschnittes des Zungenbein-Suspensoriums mit dem Schedel an den letzteren gelangen [7]). Bei den übrigen Säugethieren bleibt diese Verwachsung sehr allgemein aus. Das ursprünglich knorpelige Suspensorium wird selten ganz ligamentös, wie bei Mycetes, enthält vielmehr gewöhnlich eine, je nach der Verschiedenheit der Familien und Gattungen verschiedene, Anzahl von discreten, unter einander und mit dem Schedel durch Band verbundenen Ossificationen [8]). — Die hinteren Hörner fehlen selten ganz, wie bei einigen Nagern, Edentaten und Cetaceen, und bestehen meistens aus einfachen, mit dem Körper durch Synchondrose verbundenen Stücken. Selten sind

---

2) Abbildungen desselben s. bei Blainville, Ostéographie und bei Gurlt; einzelne auch bei Cuvier, Recherches sur les ossem. foss. z. B. von mehren Cetaceen Tab. 226.; andere bei Geoffroy St. Hilaire, Philos. anatomique. Tab. IV.

3) S. die nähere Beschreibung bei Brandt, Observationes anatomicae de mammalium quorundam vocis instrumento. Berol. 1816. 4. Stark gewölbt namentlich bei Ateles, Cebus; der untere, nach innen ausgehöhlte Fortsatz besonders bei Cercopithecus Mona, aethiops, Papio Maimon u. A.

4) S. die Abbildung dieses Zungenbeines bei Brandt l. c. Tab. 1. Fig. 1. u. 2. und bei Müller, Ueber die Compensation der physischen Kräfte am menschlichen Stimmorgan. Berl. 1839. Tab. 3. Fig. 25.

5) S. Abb. bei Geoffroy l. c. Fig. 33.; angedeutet ist dieser Stiel bei den meisten Wiederkäuern, s. ebendas. Fig. 34.

6) Vergl. §. 188.

7) Vergl. Hallmann, Vergl. Osteol. des Schläfenbeines. S. 10.

8) Zahl und Ausdehnung derselben schwanken sehr. S. Näheres darüber bei Cuvier l. c. Meist finden sich zwei bis drei, von denen der dem Schedel zunächst liegende als *Os styloïdeum* bezeichnet wird.

sie mit dem Körper verschmolzen. Noch seltener sind die unteren Hörner eigene, vom Körper abgelösete Stücke, wie bei den Monotremen [9]) und bei Manatus.

[Man vergl. über das Zungenbein besonders Cuvier, Leçons d'anat. comp. T. IV. P. 1. Paris 1835. p. 464 sqq. — Geoffroy St. Hilaire, Philosophie anatomique. T. 1. p. 141. und denselben in den Nouv. Annales d. Musée d'hist. nat. p. 321.]

---

## Zweiter Abschnitt.

### *Von den äusseren Hautbedeckungen und den drüsigen an der Hautoberfläche mündenden Gebilden.*

§. 169.

Die aus verschlungenen Zellgewebsfasern gebildete Cutis der Säugethiere haftet meistens innig an den unterliegenden Gebilden, namentlich an dem Fette und den sehr entwickelten Hautmuskeln. Bei den Cetaceen findet sich unter ihr eine dicke Speckschicht. — Sehr selten kann sie, am ganzen Rumpfe, den sie in diesem Falle nur lose und sackförmig umhüllt, durch von der Mundhöhle ausgehende Oeffnungen aufgeblasen werden — eine Eigenthümlichkeit, welche bisher nur bei der Chiropteren-Gattung Nycteris [1]) angetroffen worden ist. — Nur bei den Gürtelthieren hat — bei grosser Dünne der unterliegenden Cutis — die Entwickelung eines wirklich knöchernen, mit den charakteristischen Knochenkörperchen versehenen Hautskeletes Statt. Die Knochenschilder, welche einen grossen Theil des Rumpfes dieser Thiere bedecken, gehören also nicht den Hornbildungen an, sondern werden von hornartiger Epidermis überzogen.

Die grösste Mannichfaltigkeit bieten die verschiedenartigen Epidermialgebilde, so wie die verwandten Nagel-, Horn-, Haar- und Stachelbildungen dar. — Die gewöhnlich nicht sehr dicke Epidermis, erscheint bisweilen schwielenartig verdickt; bald an dem grössten Theile der Körperoberfläche, wie bei einigen Pachydermen, namentlich dem Elephanten und Rhinoceros, bald nur stellenweise, wie an den Gesässschwielen der altweltlichen Affen, an den Brust- und Gliederschwielen der Camele, an den Sohlenballen vieler Säugethiere. — In anderen Fällen bildet sie dachziegelförmig sich deckende Schuppen [2]). — Die

---

9) Bei den Monotremen verbinden sich die hinteren Hörner unter einander und stehen in so enger Beziehung zum Schildknorpel, dass Meckel Theile des Zungenbeines als dem Schildknorpel angehörig beschrieben hat. S. Cuvier l. c. p. 476.

1) S. Geoffroy St. Hilaire in den Ann. d. Mus. d'hist. nat. T. XX. p. 11.

2) Z. B. bei Manis; ferner am Schwanze mehrer Nager (Biber, Ratte), Insectivoren, Beutelthiere u. A.

gewöhnlichste Bekleidung der Hautoberfläche bilden die Haare [3]), deren nur wenige Säugethiere gänzlich ermangeln und die bei anderen durch Stacheln vertreten werden, oder mit letzteren zugleich vorkommen. Die Bildung der Haare geschieht vom Grunde der Cutis aus, in welcher sie mit ihrem Balge stecken, durch eine gefässreiche Pulpa, die in die Höhle des Haarknopfes eindringt und bei stärkeren Haaren oft weit aufwärts sich erstreckt. Dicke und Stärke der Haare sind sehr verschieden und die letzteren führen, zum Theil je nach ihrer verschiedenen Dicke, zum Theil aber auch je nach ihrem Vorkommen an bestimmten Stellen des Körpers, verschiedene Benennungen. Durch Dicke, Derbheit und Steifigkeit ausgezeichnet sind die zu Tastapparaten entwickelten Spürhaare, deren Pulpa Faden vom *N. trigeminus* erhält und deren muskulöser Bewegungsapparat unter Einfluss von Zweigen des *N. facialis* steht. — Form und äussere Umrisse der Haare sind mannichfach. Die äussere Oberfläche ist eben oder uneben. Diese Unebenheit rührt oft her von äusseren Wülsten, ästigen, knotigen oder dornartigen Fortsätzen, welche entweder einseitig oder beiderseits hervortreten. Die Haare bestehen aus Rinden- und Marksubstanz, von der die erstere häufig noch wenigstens in der Wurzelhälfte oder am Schafte einen Epithelialüberzug besitzt. Die genannten beiden Bestandtheile des Haares können in den verschiedenartigsten Verhältnissen zu einander stehen; häufig bildet das dunkele Mark Querstreifen und Ringe. — Die Stacheln sind von den Haaren nicht wesentlich verschieden, und bestehen aus denselben Substanzen. Bei Hystrix treten von der Spitze der Pulpa aus viele parallele Gefässe in die Marksubstanz hinein. —

3) Ueber die mannichfachen Haarbildungen der Säugethiere vergl. Heusinger, System der Histologie. S. 164 ff. — B. Eble, die Lehre von den Haaren. Wien 1831. 8. Thl. 1. S. 63. — Gurlt in Müller's Archiv. 1836. S. 272. — Erdl, Vergleichende Darstellung des inneren Baues der Haare, in den Abhandl. d. math. phys. Classe d. Baiersch. Acad. d. Wissensch. zu München. 1841. Bd. 3. Abth. 2. S. 415. Sämmtlich mit Abb. — S. auch Henle, Allg. Anat. S. 292 ff. — Ueber die Stacheln vergl. noch Boekh, de spinis hystricum. Berol. 1834. 4. und Erdl in dem zweiten Supplementbande zu Schreber's Säugethieren. S. 14. — Interessant ist es, dass auch bei denjenigen ächten Cetaceen, die im späteren Leben keine Spur von Haarbildung zeigen, wenigstens im Fötalzustande einige Barthaare an der Oberlippe (wie bei Inia perennirend) angetroffen werden; so z. B. bei Delphinus phocaena; bei dem Fötus eines exotischen Delphines, den ich besitze, finde ich sie viel zahlreicher. Beim Narwal habe ich sie vermisst. Ausführlichere Mittheilungen über das Vorkommen von Haaren am Schnabel der Cetaceen, besonders der Wale, gibt, wie ich nachträglich bemerke, Eschricht in seinen Undersögelser over Hvaldyrene. Anden Afhandling. Kjöbenhavn 1844. p. 48. mit Abbildung ihrer Stellung. Tab. III. Fig. C. — Sehr eigenthümlich sind, nach Erdl's Beobachtung, die Haare von Bradypus, in so ferne über ihrer ganzen Aussenfläche Längserhabenheiten sich bilden, welche ihnen ein cannelirtes Ansehen geben. S. Erdl l. c. Tab. III. Fig. 89.

Die Nägel und Krallen [4]) der Säugethiere zeigen einen blätterigen Bau und werden von einer gefässreichen Matrix aus gebildet. — Verschieden von den Nägeln zeigt sich der Bau der Hufe [5]). Ihre Bildung hat gleichfalls von einer gefässreichen Matrix (der sogenannten Fleischkrone) aus, Statt. Verschieden gestaltete (zottenartige, fadenförmige, blätterige) gefässhaltige Fortsätze dieser Matrix dringen in hohle hornartige, unter einander durch ein mit Zellen versehenes Horngewebe verbundene Röhren und zwischen Hornblättchen, aus denen die Substanz der Hufe besteht, ein. Hornartig verdickte Epidermis (Saumband) verbindet die Aussenfläche des Hufes mit der Oberhaut. — Innig verwandt den Hufen sind, in Bildungsweise und Bau, die Klauen [6]). — Eben so entstehen die Hörner [7]) der Wiederkäuer von einer, die hohlen Zapfen der Stirnbeine überziehenden Matrix aus, welche aber, statt der zottenartigen und blätterigen Fortsätze, nur unregelmässige kleine Wülste bildet. Die Substanz der Hörner besteht aus wellenförmigen, einander einschliessenden Streifen, welche zu Bändern, die von breiteren Streifen durchsetzt werden, vereinigt sind.

§. 170.

An den verschiedensten Gegenden der Körperoberfläche münden bei einzelnen Gattungen und Familien der Säugethiere die Ausführungsgänge eigenthümlicher drüsiger Gebilde, welche meist ein schmieriges Secret absondern, das nicht selten auch einen specifischen Geruch besitzt. Bei einigen liegen solche Absonderungsorgane am Kopfe. Dahin gehören z. B. die an der Basis der Hörner mehrer Antilopen ausmündenden, unter der Kopfhaut liegenden Drüsen, welche zur Brunstzeit anschwellen [1]); die Occipitaldrüsen der Camele [2]); die bei den Gattungen Cervus, Antilope und Ovis unterhalb der Orbitae in Vertiefungen der Thränenbeine liegenden Schmeerdrüsen (*Folliculi* und *Sacci lacrymales* [3])); die bei einigen Fledermäusen beobachteten, über dem Alveolalrande des Oberkiefers, zwischen Nase und Auge gelegenen, eine fettige Masse absondernden Gesichtsdrüsen [4]); kleinere in der Backengegend beim Murmelthiere und bei Myrmecophaga didactyla

4) S. Gurlt in Müller's Archiv. 1836. S. 263 u. 266. — Hesse, de ungularum, barbae Balaenae, dentium Ornithorhynchi penit. structura. Berol. 1839. 8. Henle, Allg. Anat. S. 270.

5) Vergl. Gurlt a. a. O. S. 267. Tab. XII. Fig. 5. 6.

6) Vergl. Gurlt a. a. O. S. 270.

7) S. Gurlt a. a. O. S. 270. Tab. XII. Fig. 7.

1) S. darüber Géné in d. Mémoires de l'académie d. scienc. de Turin. 1834.

2) Mayer (Analekten zur vergl. Anatomie. Hft. 2.) fand vier solcher Drüsen am Hinterhaupte des Dromedars.

3) Vergl. über ihr Vorkommen bei den Antilopen die Proceedings of the zool. society of London. 1836. p. 35 sqq.

4) Beschrieben und abgebildet von Tiedemann in Meckel's deutschem Archiv f. Phys. Thl. 2. S. 112. Tab. 2. Fig. 9. 10.

vorkommende Drüsen [5]); die *Sinus maxillares* einiger Antilopen; die in der Nähe des äusseren Ohres z. B. bei der Gemse, bei Lemmus norwegicus [6]) u. A. vorhandene Drüse; die zwischen Ohr und Auge ausmündende Schläfendrüse des Elephanten [7]); eine Ansammlung von Schmeerdrüsen unter der Haut des Unterkiefers bei Moschus javanicus [8]). — Bei anderen Säugethieren finden sich dergleichen Drüsen unter der Haut des Rumpfes. Dahin gehören: die am Halse und am Anfange der Brust liegende Drüse bei der Gattung Pedimanus Temm. [9]); die seitlich vom Rumpfe in den Hypochondrien liegenden Drüsen, welche z. B. der Gattung Sorex [10]) zukommen; die bei Dicotyles in der Kreuzbeingegend vorhandene Drüse [11]). — Bei einigen Säugethieren kommen dergleichen Absonderungsapparate am Schwanze vor; dahin gehörig sind die mit zahlreichen Orificia zwischen den Schuppen der Schwanzwurzel mündenden Follikel der Myogale moschata [12]) und des Macroscelides Rozeti [13]), deren Secret einen Moschusgeruch besitzt; ferner die *Folliculi sebacei* unter der Haut des Schwanzes beim Hirsche [14]). — Oefter kommen absondernde Drüsen in der Inguinalgegend vor, wie z. B. bei manchen Nagern, z. B. bei der Gattung Lepus [15]), wo diese zusammengesetzten Follikel seitlich von der Vorhaut münden. Hierher gehört auch der in der Nähe der Vorhaut ausmündende, zwischen der Ruthe und dem Nabel gelegene Moschusbeutel von Moschus moschiferus [16]), der aber nur dem männlichen

5) Vergl. Tiedemann in Meckel's deutschem Archiv. Thl. 4. S. 221.

6) Ueber die Drüse bei Lemmus s. Rathke, Beiträge zur vergl. Anat. und Physiol. Danzig 1842. S. 3.

7) S. Peter Camper, déscript. d'un Élephant mâle. p. 44.

8) S. Rapp in Wiegmann-Erichson's Archiv für Naturgeschichte. Bd. IX. S. 50.

9) S. Temminck, Monographies de Mammalogie. Vol. 2. p. 350.

10) Vergl. Geoffroy St. Hilaire in den Mém. du Musée d'hist. nat. T. 1. p. 299. Diese Drüsen sind, nach späteren Beobachtungen von Nathusius, bei erwachsenen Männchen vorzugsweise entwickelt. Sie kommen auch bei Nagern, z. B. bei Hypudaeus amphibius vor.

11) Näher beschrieben von Seiffert, Spicilegia adenologica. Berol. 1823. 4. p. 10. und von Müller, Gland. secern. p. 41. Tab. II. Fig. 2.

12) S. über ihren Bau, ausser den früheren Mittheilungen von Pallas (Act. Academ. Petropolit. 1781. P. 2. p. 329.), Brandt (in den Nov. Act. Acad. Caes. Leop. Carol. T. XVIII. P. I. p. 241. Tab. X.), der eine vortreffliche Beschreibung ihres feineren Baues geliefert hat.

13) Entdeckt von Andreas Wagner. S. Schreber's Säugeth. Zweiter Supplementbd. S. 85.

14) Von Rapp beobachtet. (S. Müller's Archiv. 1839. S. 366.) Ausserdem fand Rapp beim Hirsche ein drüsenähnliches, zum Theil gelapptes Organ unter der Haut, welches die acht letzten Schwanzwirbel umgibt.

15) S. Müller, Gland. secern. p. 43.

16) S. Näheres bei Pallas, Spicilegia zool. fascic. XIII. p. 39. Mit Abb. — Oken, Isis. 1826. Bd. XIX. Hft. 8. S. 849. Mit Abb. — Brandt und Ratze-

Geschlechte eigenthümlich ist. Er besteht in einer einfachen, durch Hautmuskellagen zusammendrückbaren, beutelförmigen, kleine Grübchen enthaltenden Hauteinsackung. Aehnliche Säcke, welche eine stinkende Materie absondern, sind bei einigen Antilopen beobachtet worden. — Häufig münden paarige, aus zelligen Schläuchen bestehende, im Allgemeinen den Tyson'schen Drüsen entsprechende absondernde Apparate in die Vorhaut des Penis und der Clitoris. Sie erscheinen sehr entwickelt bei vielen Nagern [17]) und sind am umfänglichsten beim Biber, wo in ihnen das bekannte Castoreum abgesondert wird. Diese Bibergeilsäcke [18]) münden mit einer gemeinsamen Oeffnung in die Vorhaut und liegen unterhalb des Schaambogens. Sie stellen birnförmige Sacke dar und zeigen eine mit zahlreichen verstreueten Grübchen versehene, derbe, gerunzelte Innenfläche. — Sehr viele Säugethiere besitzen absondernde Gebilde in der Perineal- und Aftergegend [19]). Sie sind namentlich bei den Monotremen, Beutelthieren, Nagern, Edentaten, den Insectivoren und den eigentlichen Ferae sehr allgemein vorhanden und häufig sehr entwickelt. Bei der Gattung Viverra [20]) kommen After- und Perinealdrüsen zugleich vor. Erstere bestehen in Säkken, welche seitlich vom After münden. In jeden dieser Säcke öffnen sich zahlreiche absondernde Follikel. Die Perinealdrüsen der Viverren, deren Secret das bekannte Zibeth ist, liegen zwischen After und Geschlechtstheilen. Eine hier befindliche Spalte führt in eine Einsackung, in welche jederseits ein weiter Schlauch einmündet. Beide: der gemeinschaftliche Sack und die beiden Schläuche sind inwendig behaart und zahlreiche zusammengesetzte Follikel münden an der Innenwand der letzteren. Die äusseren Bedeckungen der Schläuche bestehen in Sehnenhäüten, die mit Muskelausbreitungen belegt und durch diese zu comprimiren sind. — Einzig in der Classe der Säugethiere steht die in

---

burg, Darstellung und Beschreibung der Thiere, die in der Arzneimittellehre in Betracht kommen. Bd. 1. S. 45. Tab. VIII. Copirt bei Müller, Gland. secern. Tab. II. Fig. 9. — Pallas hat bei Antilope gutturosa einen ähnlichen Sack entdeckt (Spicil. zool. XII. p. 58.) und auch bei Antilope Saïga (l. c. p. 43.) einen schwächer entwickelten. — Bei Moschus javanicus findet sich keine Spur des Beutels. — Die meisten Antilopen besitzen übrigens paarige Inguinaldrüsen.

17) S. Müller, Gland. secern. p. 42. Tab. III. Fig. 10. u. 16. (Hamster und Ratte).

18) S. besomders Brandt und Ratzeburg l. c. Thl. 1. S. 20 u. 135. Abb. Tab. IV. u. IV. a. Sie sind nicht mit den, dem Biber gleichfalls eigenen Afterdrüsen oder sogenannten Oelsäcken zu verwechseln.

19) S. Müller, Gland. secern. p. 41. Abb. dieser Drüsen von mehren Raubthieren ibid. Tab. II. Fig. 3—7. Abb. der Afterdrüsen des Bibers bei Brandt und Ratzeburg l. c. Tab. IV. u. IV. a.; copirt bei Müller l. c. Tab. II. Fig. 5.

20) S. besomders Brandt und Ratzeburg l. c. p. 8. und die Abb. Tab. II Abb. der Follikel bei Müller l. c. Tab. II. Fig. 7.

einen an jeder Fusswurzel befindlichen, gespaltenen hornartigen Sporn ausmündende Cruraldrüse der männlichen Monotremen [21]) da, deren Secret man — hauptsächlich wegen einer gewissen Analogie des Sporns mit den durchbohrten oder geschlitzten Giftzähnen vieler Ophidier — lange Zeit, aber anscheinend ganz irrthümlich, für giftig gehalten hat. Die Drüse selbst, in ihrem Baue der Harder'schen Drüse verwandt, liegt bei Ornithorhynchus in der Oberschenkelgegend, bei Echidna aber, wo sie viel kleiner ist, in der Regio poplitea, bedeckt von der äusseren Haut. Ein bei Ornithorhynchus längerer, bei Echidna kürzerer, dickwandiger und weiter *Ductus excretorius* verläuft an der Hinterseite der Extremität abwärts, erweitert sich an der Basis des Sporns blasenartig und setzt sich verengt in die Spalte desselben fort. — Viele Wiederkäuer endlich besitzen Huf- und Klauendrüsen [22]) in Gestalt sackförmiger, längerer oder kürzerer, inwendig behaarter Einstülpungen der Cutis, welche zwischen den oberen Phalangen der beiden Zehen liegen. Der absondernde Apparat dieser Säcke besteht in kleinen, dicht stehenden, unter ihrer inneren Oberfläche gelegenen Follikeln.

Ueber das Vorkommen und das Verhalten der in die Haarbälge mündenden Talgdrüsen bei den Säugethieren liegen nur wenige Untersuchungen vor. Bei den Haussäugethieren sind gewöhnlich zwei Talgdrüsen mit einem Haarbalge verbunden; seltener kömmt nur eine

---

21) S. über diesen Apparat beim Schnabelthiere Meckel, Ornithorhynchus. p. 34 sqq. Abb. des Sporns Tab. II.; der Drüse, ihres Ausführungsganges und ihres Verhältnisses zum Sporn Tab. VI.; isolirte Darstellungen dieser Theile Tab. VIII. Fig. 8—13. — Die neueren Untersuchungen über diesen Apparat sind in ihren Resultaten zusammengestellt bei Owen, Monotrem. p. 403 sqq. Ueber den feineren Bau der Drüse s. Müller, Gland. secern. p. 43. Abb. Tab. II. Fig. 10. Bei jungen Thieren beiderlei Geschlechtes fand Owen einen kleinen Sporn in einer Grube der äusseren Hautbedeckungen liegend. S. die Abb. l. c. p. 401. Fig. 197. und noch besser in Owen's ausführlicher Abhandlung in den Transactions of the zool. society of London. Vol. I. Tab. XXXII. Fig. 5. Bei vorschreitendem Alter des Weibchens nimmt zwar die Grube an Umfang und Tiefe zu, aber der Sporn bleibt rudimentär oder schwindet. Versuche englischer und französischer Naturforscher, mit beiden Gattungen angestellt, lassen schliessen, dass die Männchen sich ihres Sporns nicht als Waffe bedienen. Wahrscheinlich steht er zu dem Geschlechtstriebe in Beziehung und dient, wie auch Owen vermuthet, als Reizorgan vor oder während der Begattung.

22) S. darüber Müller, Gland. secern. p. 43. mit Angabe der älteren Beobachtungen. F. Klein, de sinu cutaneo ungularum ovis et capreae. Berol. 1830. 8. c. tab. aen. Sie sind beobachtet beim Lama, bei den Schaafen, Ziegen und beim Hirschgeschlechte; scheinen jedoch einigen Hirschen, namentlich Cervus Elaphus zu fehlen. Géné leugnet sie bei der Ziege, wo Klein und Gurlt sie gefunden (s. Mém. de l'Acad. de Turin 1834.). Brandt hat sie bei Auchenia sowol an den Hinter-, als auch an den Vorderfüssen beobachtet, während er sie beim Dromedar vermisste.

vor. — Auch die Schweissdrüsen sind bisher nur bei den Haussäugethieren untersucht worden [23]).

## Dritter Abschnitt.

### *Von dem Muskelsysteme.*

§. 171.

Der allgemeine Plan, welcher der Anordnung des Muskelsystemes der Säugethiere zum Grunde liegt, ist derselbe, den wir beim Menschen realisirt finden. Die mannichfachen Abänderungen, welche die Einrichtung der Muskulatur bei den verschiedenen Gruppen der Säugethiere erleidet, entsprechen auf das genaueste den Eigenthümlichkeiten ihrer Skeletbildung und hangen, gleich dieser letzteren, mit ihrer Lebensweise und namentlich mit den physikalischen Bedingungen, welche durch die Art ihrer Locomotivität gesetzt sind, innig zusammen.

[Ueber die Muskeln der Säugethiere vergl. Cuvier, Leçons. Vol. 1. p. 260. und Vol. 4. P. 1.; Meckel's System der vergl. Anat. Thl. 3. S. 392 ff. und Thl. 4.; Carus, Erläuterungstafeln. Hft. 1. Tab. V. VI. VII. VIII. (Abbildungen, betreffend die Affen, Igel, Fledermaus, Seehund und Maulwurf.) — Wichtige monographische Arbeiten sind folgende: Die Monotremen behandeln Meckel, Ornithorhynchus. p. 22 sqq. und Owen, Monotr. p. 379; die Beutelthiere, ausser Morgan und Vrolik (s. §. 174.), Owen, Marsupialia. p. 287; die Cetaceen Rapp, Cetaceen p. 79 ff.; die Haussäugethiere Gurlt in s. vergl. Anat. Thl. 1. S. 217 ff. und seinen Abbildungen; über Phoca siehe, ausser Rosenthal (bei Carus l. c. p. 35.), Duvernoy, Mém. du Mus. d'hist. natur. T. IX. — Ueber die Affen s. die schätzbare Abhandlung von E. Burdach im Neunten Berichte von der anat. Anstalt zu Königsberg. Königsb. 1838. 8. und Vrolik, Chimpanzé, p. 25 sqq. mit zahlreichen vergleichenden Bemerkungen über die Extremitätenmuskeln anderer Säugethiere.]

§. 172.

Das Sys em der Hautmuskeln ist bei allen Säugethieren ungleich stärker entwic elt, als beim Menschen. Bei den meisten ist der ganze Rumpf eingehüllt von einem auch über den Hals und einen Theil des Kopfes und des Gesichtes sich erstreckenden, von den unterliegenden Rumpfmuskeln durch Zell- oder Fettgewebe mehr oder minder gesonderten Hautmuskel, der oft längs der Rückenkante und längs des

23) S. Gurlt in Müller's Archiv. Jahrg. 1835. S. 399. Tab. IX. u. X. Beim Pferde, Schaafe und Schweine und in den Sohlenballen des Hundes sind die Schweissdrüsen durch ihre vielfachen Windungen denen des Menschen ähnlich. Den Schweissdrüsen des Rindes (Tab. IX. Fig. 6.) und denen der behaarten Körperstellen des Hundes (Tab. X. Fig. 2.) fehlen die Windungen. Diese Schweissdrüsen der Hunde sind sehr kleine, lange Bälge; die ihrer Sohlenballen sind dagegen sehr beträchtlich (Tab. X. Fig. 1.).

Bauches aponeurotisch wird. Meistens, und selbst noch bei den Affen, inseriren sich seine vorn zusammenstrahlenden Fascikel sehnig an den Humerus. Nirgend erreicht das System der Hautmuskeln eine solche Ausbildung, wie bei denjenigen Säugethieren, welche das Vermögen besitzen, sich zusammenzukugeln. Dahin gehören z. B. die Gürtelthiere, Echidna und die, rücksichtlich ihrer Muskulatur am genauesten untersuchten, Igel (Erinaceus).

[Ueber die Hautmuskeln im Allgemeinen s. Cuvier, Leçons T. 3. Paris 1845. p. 395 sqq. — Ueber die des Schnabelthieres Meckel, Ornithorh. p. 22. Abb. Tab. V. VI. — Abb. der Hautmuskeln der Katze und des Hundes Gurlt, Anat. Abb. Tab. 21.; des Schweines und Schaafes Tab. 31.; des Rindes Tab. 48.; des Pferdes Tab. 41. — Bei den Cetaceen ist der Hautmuskel sehr ausgebildet. Er umhüllt Hals, Brust, Bauch und Rücken, geht aber hinter dem After in eine, die Schwanzmuskeln überziehende Aponeurose über. Er erstreckt sich mit seiner unteren Hälfte bis zur Spitze des Unterkiefers; an der Rückenseite des Kopfes bis zur Querleiste des Hinterhauptes. Einzelne Bündel erstrecken sich zur Schläfengegend; andere umschlingen den äusseren Gehörgang. Von den unter ihm liegenden Muskeln ist er durch eine dünne Lage von Speck geschieden. Der Rumpftheil wird durch eine Rücken-, eine Bauch- und eine jeder Seite zukommende Aponeurose in vier Portionen geschieden. Starke Fascikel vom Bauch- und Brusttheile und andere vom Rückentheile treten an den Humerus. Jene ziehen die Brustflosse abwärts und zum Theil hinterwärts, diese heben sie und ziehen sie vorwärts. — Ueber die Hautmuskeln des Igels siehe, ausser Cuvier, Himly, Ueber das Zusammenkugeln des Igels. Braunschweig 1801. 4. — Wetter, Erinacei europaei anatome. Gotting. 1818. 8. — Seubert, Symbolae ad Erinacei europaei anatomen. Bonn. 1841. 4. Mit Abb. Tab. 1. — Carus in seinen Erläuterungstafeln. Hft. 1. Tab. VI. Die Hautmuskelmasse des Igels zerfällt in die sogenannte Kappe (*Cucullus*), welche die Rückseite des Halses und des Rumpfes bedeckt, in die Bauchmasse, welche den Bauch, die Seiten des Rumpfes und den obersten Theil der Extremitäten bekleidet und in die sogenannten Niederzieher (*Depressores cuculli*), deren vordere und hintere vorhanden sind. — Ueber die Hautmuskeln der Affen (Inuus, Cercopithecus, Cynocephalus), die, ganz nach dem Typus der übrigen Säugethiere, eine Hülle um den Rumpf bilden, s. Burdach l. c. S. 5. Nach Vrolik p. 25. sollen der Chimpanze und der Orang-Utang nur den *Platysma myoides* besitzen, der auch bei andern Affen von dem Rumpf-Hautmuskel getrennt ist. Indessen habe ich bei jungen Exemplaren beider Affen einen schwachen Rumpf-Hautmuskel wahrgenommen.]

## §. 173.

Die Muskulatur der Wirbelsäule entspricht in ihrer allgemeinen Anordnung derjenigen des Menschen. Bei der Mehrzahl der Säugethiere, welche, gleich dem Menschen, einen ausgebildeten Halstheil der Wirbelsäule besitzen, weicht gleichfalls die Anordnung der die Rückseite der Halsgegend einnehmenden Muskeln von der der eigentlich sogenannten Rückenmuskeln ab, obgleich jene als Wiederholungen dieser letzteren sich zu erkennen geben. Bei den Sirenen und Cetaceen aber, wo die Halsgegend abortiv wird, treten solche Modificationen in der Anordnung der die Rückseite des Halses einnehmenden Muskeln weniger hervor und die in engerem Wortsinne sogenannten Rückenmuskeln verlängern sich unmittelbar und ununterbrochen bis zur Hinterhauptsgegend. — Die bei den Säugethieren an der Rückseite des Schwanzes liegenden Muskeln sind modificirte Fortsetzungen der eigentlichen Rückenmuskeln und die an der Vorderfläche des Schwanzes gelegenen Muskeln sind Aquivalente der die Rückseite einnehmenden. Den strengsten Beweis für die Richtigkeit dieser Ansicht liefern die ächten Cetaceen, wo die Schwanzgegend ausserordentlich ausgebildet ist, und wo zugleich die vollkommenste Uebereinstimmung zwischen den grösstentheils zum Rücken und Kopfe sich fortsetzenden Muskeln der Rückseite des Schwanzes und den bis in die Brusthöhle verlängerten Muskeln seiner Vorderfläche herrscht. — Die Muskeln der Vorderseite des Halses zeigen nirgend wesentliche Verschiedenheiten von dem bekannten Plane ihrer Anordnung beim Menschen. — Das System der Rippenheber ist verschiedentlich ausgebildet. — Dasselbe gilt von den Interprocessualmuskeln mit Einschluss der *M. M. intercostales*.

[Eine oft wiederholte sorgfältige Untersuchung der Muskulatur der Cetaceen hat mir, in Betreff der für die Morphologie so wichtigen Muskeln des Stammes, im Wesentlichen folgende, anderswo ausführlicher mitzutheilende, Resultate geliefert: 1) Es finden sich zwei Hauptmuskeln, die, vom Ende des Schwanzes beginnend, längs der Rückenfläche bis zum Hinterhaupte sich erstrecken. Diese sind 1) der *M. transversarius superior* und 2) der *M. longissimus dorsi cum sacrolumbali.* — Der Schwangegend eigenthümlich ist ein am äussersten Ende des Schwanzes sehnig beginnender, in der Gegend des achten Lendenwirbels ganz in den *M. sacrolumbalis* übergehender *M. caudalis superior.* Auf den Brust- und Halstheil der Wirbelsäule beschränkt sind: der *M. spinalis*, der zum Hinterhaupte sich fortsetzende *M. semispinalis*, der *M. multifidus* und die *M. M. rotatores.* — Den Bereich des am meisten nach aussen gelegenen *M. transversarius superior*, der auch bei *Manatus* ganz ähnlich sich verhält, bilden die Querfortsätze der Wirbel, insbesondere deren äusseren freien Enden, und die Rippen. Vom äussersten Ende des Schwanzes beginnend, die Querfortsätze der Schwanz- und Lendenwirbel einnehmend, erstreckt er sich längs des Thorax über die Rippen. An dem Rippentheile des Muskels kann man eine innere, auf dem Winkel der Rippen ruhende, den Rippentheil des Sacrolumbalis saumartig begrenzende dickere, schmale Portion und eine äussere, flache, die Rippen überziehende Portion (*M. costalis* Rapp) unterscheiden. Dieser äussere Rippentheil endet an der ersten Rippe. Die innere dickere Portion des Muskels nimmt schon in der Gegend der dritten Rippe an Masse zu, geht mehr auswärts, erreicht den oberen Bogen des Atlas und den Seitentheil des Hinterhauptsbeines. — Der *M. longissimus dorsi* entspringt mit starker Sehne am Schwanze, liegt in dem grössten Theile seines Verlaufes neben den *Processus spinosi* der Wirbel, rückt vom zehnten Rückenwirbel an mehr auswärts und befestigt sich zuletzt fleischig an die Schuppe des Hinterhauptsbeines. Der *M. sacrolumbalis* fängt in der Gegend des achtzehnten Lenden-Schwanzwirbels an von ihm sich zu sondern, rückt am Thorax von den Querfortsätzen auf den Vertebraltheil der Rippen, erreicht den Bogen des Atlas und endet mit zwei

Sehnen am Schedel, deren eine an den Seitentheil des Hinterhauptsbeines, die andere an der Basis des Jochfortsatzes des Schläfenbeines sich befestigt. — Wie nun an den Schwanzwirbeln der Cetaceen das untere Segment genau dem oberen entspricht, so herrscht auch rücksichtlich der Anordnung der Muskeln die vollkommenste Uebereinstimmung zwischen Rücken- und Bauchseite. 1) Dem *M. transversarius superior* entspricht ein *M. transversarius inferior*, der nur vorn keine *Portio costalis* besitzt. 2) Die weiter einwärts gelegene Muskelmasse ist freilich gewöhnlich als *M. psoas* betrachtet worden. In der That besteht sie aus mehren Muskeln: dem *M. caudalis inferior*, dem *M. longissimus inferior* und dem *M. sacrolumbalis inferior*. Vollständig zu sondern sind sie nur hinten. Sie verschmelzen nämlich allmälich zu einer einzigen, sehr dicken Muskelmasse, welche von hinten nach vorn immer mehr an Umfang gewinnt, in der Gegend der letzten Rippe sich verbreitert, an Dicke verliert und endlich sehr verflacht in die Brusthöhle hineinreicht. Die dem Longissimus angehörige Portion liegt an den Wirbelkörpern und Querfortsätzen; der den Sacrolumbalis repräsentirende Theil wird sehr flach und überzieht die Innenfläche des Vertebraltheiles der 4 bis 5 hintersten Rippen. — So ist zugleich der Beweis geliefert, dass die Bauchmuskeln der höheren Wirbelthiere ein System bilden, das demjenigen der eigentlichen Rückenmuskeln, so wie des *M. lateralis* der niederen Wirbelthiere, durchaus fremd ist. Hieraus ergibt sich auch, wie wenig statthaft es ist, Sternum und Rippen oder Sternocostalknochen bei den höheren Wirbelthieren als Repräsentanten der unteren Bogenschenkel der Wirbel zu betrachten, wie dies z. B. von Owen geschieht (Monotrem. p. 375. Anm.). — Eine genau durchgeführte vergleichende Anatomie der Muskeln des Stammes der Wirbelsäule bei den Säugethieren gehört noch zu den Desideraten; sie setzt eine strenge Beachtung des Verhaltens der einzelnen Wirbelfortsätze für ihren morphologischen Theil, für ihren physiologischen Theil aber eine rein physikalisch-mechanische Auffassungsweise voraus. — Ueber die Muskulatur der Schwanzgegend s. Cuvier, Leçons T. 1.; Meckel, System 3. 430. Gurlt l. c. S. 283. Ueber die *M. M. rotatores dorsi* s. Theile in Müller's Archiv. 1839. S. 102 ff.]

§. 174.

Die Bauchmuskeln der Säugethiere zeigen einzelne interessante Eigenthümlichkeiten. — Sie beschränken sich oft nicht blos auf die Bauchgegend, sondern nehmen bei manchen Säugethieren mehr oder minder die ganze Vorderfläche des Rumpfes ein. Dies gilt sowol von den äusseren schiefen Bauchmuskeln, als auch namentlich von den geraden und vom queren Bauchmuskel, welcher letztere mit dem *M. triangularis sterni* oft völlig zusammenfällt. Auch die unteren Befestigungen der Bauchmuskeln bieten, namentlich bei den mit ganz rudimentärem Becken versehenen Cetaceen, abweichende Verhältnisse dar. — Die *Inscriptiones tendineae* verhalten sich verschieden und fehlen bisweilen ganz, wie bei den Cetaceen. — Bei vielen Säugethieren, vorzüglich bei den Monotremen und Beutelthieren, ist der *M. pyramidalis* besonders entwickelt, während er den meisten anderen fehlt. — Bei denjenigen Thieren, deren Hoden in der Unterleibshöhle bleiben, fehlt der Leistenring. — Bei den Beutelthieren, welche im

Leistenringe einen beweglichen Knochen besitzen, tritt durch jenen bei beiden Geschlechtern ein mit dem *M. transversus abdominis* zusammenhangender Muskel, der dem Cremaster verglichen werden kann. Er verläuft über den Beutelknochen und breitet sich beim Männchen über der Scheidenhaut des Hodens, beim Weibchen an der Hinterwand des Beutels über der Brustdrüse aus.

Alle Säugethiere besitzen ein zu einem vollständigen Septum zwischen Brust- und Bauchhöhle ausgebildetes Zwerchfell. Bei einigen derselben ist das *Centrum tendineum* desselben sehr schwach entwickelt. Eigenthümlich ist den Gattungen Camelus und Auchenia eine neben dem *Foramen quadrilaterum* im hinteren Theile der Mittelsehne gelegene Ossification, während bei Erinaceus zwei Ossificationen am Aortenschlitze vorkommen. Bemerkenswerth ist es ferner, dass bei den Phoken die untere Hohlvene durch einen ringförmigen, muskulösen Fortsatz des Zwerchfelles, nach ihrem Eintritte in die Brusthöhle, scheidenartig umschlossen wird.

[Ueber die Bauchmuskeln der Beutelthiere vergl. besonders Morgan in d. Linnean Transactions. 1833. Vol. XVI. — Vrolik in van der Hoeven's Tijdschrift. 1837. — Owen, Marsupialia. p. 287. Fig. 112. — Der beträchtliche *M. pyramidalis* entspringt bei den Beutelthieren und Monotremen von der ganzen Innenseite der Beutelknochen. Er erstreckt sich vorn beinahe zum Sternum. Ueber den Pyramidalis des Schnabelthieres s. Meckel, Ornith. p. 25. — Er kommt nach Meckel sonst vor bei Erinaceus, einigen Quadrumanen und dem Menschen. Beim Chimpanze ward er von Traill und Vrolik vermisst. — Der äussere schiefe Bauchmuskel erstreckt sich bei den Delphinen und, nach Meckel, auch bei den Monotremen über alle Rippen. Seine hintersten Bündel erreichen bei jenen das Beckenrudiment nicht. Bei den Beutelthieren befestigt sich seine innere Sehne am Beutelkochen, über den sie weggeht. — Die *M. M. recti* erstrecken sich über den Costaltheil der Rippenknorpel oder zugleich über den Aussenrand des Brustbeines bei den Cetaceen, den Monotremen, einigen Beutelthieren (z. B. Dasyurus, Didelphis), den Ferae und vielen Andern. S. Meckel l. c. p. 450. Beim Delphin trennen sich die beiden *M. recti* zuletzt und jeder geht dünn und spitz über das Beckenrudiment seiner Seite weg, um an den *Processus transversus* des neunzehnten Lendenwirbels und an die Fascia der übrigen Muskeln sich anzuheften. — Der *M. transversus* fällt mit dem *Triangularis sterni* zusammen, z. B. beim Delphin, wo er vorn über die erste Rippe hinausreicht, indem er den zwischen ihr und ihrem Sternocostalknochen entstehenden Bogen ausfüllt. Der hinterste sehnige Theil ist zwischen den beiden Beckenknochen ausgespannt. — Das *Centrum tendineum* des Zwerchfelles fehlt z. B. bei Delphinus, ist kaum vorhanden bei Talpa u. A. — Ueber die Zwerchfellsknochen s. Meckel l. c. S. 459., wo die frühere Literatur angegeben ist. Brandt hat neuerlich die des Lama beschrieben. Ueber die des Igels siehe Meckel in seinem Archiv. 1829. Bd. 4. S. 233. — Ueber die muskulöse Scheide, die die Hohlvene der Robben bekleidet, siehe die sehr genaue und treue Darstellung von M. J. Weber in Müller's Archiv. 1840. S. 236. Burow (Müller's Archiv. 1838.) hat eine ganz unrichtige Beschreibung gegeben; die von

Weber kann ich dagegen vollkommen bestätigen, habe mich auch von der Existenz quergestreifter Primitivbündel in der Venenscheide überzeugt. Dagegen fehlt dieser Ring dem Delphin durchaus.]

## §. 175.

Die Anordnung der Muskeln des Schultergerüstes zeigt sich, entsprechend den osteologischen Verschiedenheiten desselben, verschieden. Bei den meisten Säugethieren zerfällt der *M. sternocleidomastoïdeus* 1) des Menschen in zwei getrennte Portionen, von denen die eine am Brustbeine, die andere am Schlüsselbeine sich inserirt. Wenn das Schlüsselbein fehlt, oder nur sehr unvollkommen ausgebildet ist, findet sich statt der *M. M. cleidomastoïdeus*, *cucullaris* und *deltoïdeus* gewöhnlich ein gemeinsamer Muskel; bei anderen Säugethieren, z. B. den Delphinen, wird dagegen der *M. cleidomastoïdeus* durch einen vom Hinterhaupte zum Oberarm gehenden *M. humero-mastoïdeus*, der vom *M. deltoïdeus* getrennt bleibt, vertreten. — Beim Mangel des Schlüsselbeins fehlt entweder der *M. subclavius* oder wird, wie bei den Delphinen, durch einen vom Knorpel der ersten Rippe zum Humerus sich begebenden Muskel ersetzt. Auch die übrigen Muskeln des Schultergerüstes: der Levator, die Rhomboïdei, die Serrati, namentlich der *Serratus minor*, zeigen einzelne, durch die besonderen mechanischen Bedingungen nothwendig erforderlich gewordene Abweichungen von der bekannten Einrichtung beim Menschen.

[Es finden sich auch für diesen Theil der Myologie in den Angaben der Anatomen, welche dasselbe Thier untersuchten, manche nicht unbedeutende Widersprüche, wie z. B. bei der Vergleichung der Arbeiten von Duvernoy, Rosenthal und Meckel über Phoca sich ergibt.]

## §. 176.

Sehr bedeutend sind die Modificationen, welche die Anordnung der Muskeln der Vorderextremitäten, je nach den physikalisch-mechanischen Erfordernissen der verschiedenartigen Weisen der Ortsbewegung erfährt. Bei den Cetaceen, wo die Vorderextremitäten als Ruder verwendet werden, befestigen sich an den Humerus die gewöhnlichen vom Schulterblatte, dem Brustbeine, der hinteren Fläche der Rippen kommenden Muskeln und mit ihnen die starken Fascikel des Hautmuskels und des *M. humero-mastoïdeus;* aber der Vorderarm und die tiefer liegenden Knochen sind von Muskeln entblösst. Bei den Hufthieren erscheinen,

---

1) Bei einigen langhalsigen Säugethieren, wie beim Pferde, beim Camele und namentlich der Giraffe, erhält sich der Ansatzpunkt des Sternomastoïdeus am Schedel nicht mehr, indem dieser Muskel oben an den Unterkieferwinkel sich befestigt, den er herabzieht. Bei den Wiederkäuern befestigt sich eine seiner Portionen am Oberkieferbeine, während die andere mit dem *M. rectus capitis anticus maior* verschmilzt.

unter starker Ausbildung der Schulter- und Oberarmmuskeln, die des Vorderarmes durch Mangel der Pronatoren und Supinatoren 1) vereinfacht und namentlich die der Hand verkümmert. — Bei den fliegenden Chiropteren kehrt die die Vögel charakterisirende, und auch bei grabenden Säugethieren, z. B. bei Talpa, vorhandene, bedeutende Entwickelung des in mehre Portionen zerfallenen *M. pectoralis maior* wieder; es findet sich ein vom Oberarm ausgehender Spanner der Flughaut; alle Muskeln sind durch ihre langen Sehnen ausgezeichnet. — Bei der Mehrzahl der Säugethiere wird die Hand, bei stärkerer Entwickelung der Strecksehnen der Finger, fussähnlich kräftiger gehoben als beim Menschen. — Bei allen Säugethieren, mit Einschluss der Affen, ist die Bewegung der einzelnen Finger eingeschränkter, als beim Menschen.

[Ueber die Muskeln der Vorderextremitäten vergl., besonders in Betreff der Unterschiede zwischen Mensch und Affen, Burdach und Vrolik. Ersterer vermisste den *M. flexor brevis digiti minimi* und den *M. extensor pollicis brevis* gänzlich. Den *M. flexor pollicis brevis* fand er mit dem *M. adductor pollicis* verschmolzen; der *M. flexor pollicis longus* zeigte sich als Theil des *M. flexor digitorum communis profundus;* der *M. extensor digiti quinti* gibt auch eine Sehne an den vierten Finger; der *M. extensor pollicis longus* und der *M. extensor indicis* sind mit einander verschmolzen und geben eine dritte Sehne an den Mittelfinger (s. Burdach S. 102.). — Mehr nähert sich schon der Bewegungsapparat der Hand beim Orang-Utang und besonders beim Chimpanze der menschlichen Bildung. — Ueber die Muskulatur von Talpa s. noch Ljunggren, de extremitate anteriore Talpae. Lund. 1819. 4.]

§. 177.

Unter den Muskeln des Beckens kömmt der *M. quadratus lumborum* allen Säugethieren, mit Ausnahme der Cetaceen und Sirenen, zu. Diese besitzen dagegen einen *M. ischio-coccygeus*. Die übrigen Säugethiere haben einen *M. ileo-coccygeus* und *pubo-coccygeus*.

Die Abweichungen, welche die Muskeln der Hinterextremitäten von der dem Menschen eigenthümlichen Anordnung zeigen, sind nicht minder beträchtlich, als die der Muskeln ihrer Vorderextremitäten. Sie betreffen sowol die Zahl, als die Stärke und die Insertionsstellen der einzelnen Muskeln. Was zuvörderst die Gesässmuskeln anbelangt, so sind sie bei allen Säugethieren schwächer entwickelt, als beim Menschen; am stärksten aber noch bei solchen Thieren, die auf den Hinterfüssen sich aufrecht halten, wie z. B. beim Känguruh, beim Bären, beim Faulthiere, schwach dagegen bei allen Affen. Unter den Gesässmuskeln ist meistens (namentlich bei den Einhufern, den Wiederkäuern, den meisten Raubthieren) der mittlere am beträchtlichsten; der dritte, der bisweilen den

1) Es fehlen ihnen namentlich der *M. supinator longus* und *brevis*, der *M. pronator teres* und *quadratus;* noch grösser ist die Anzahl der ihnen mangelnden Zehenmuskeln.

ersten an Umfang noch übertrifft, ist nicht selten durch zwei Muskeln repräsentirt. — Die Auswärtsroller des Oberschenkelbeines kommen meistens sämmtlich bei Säugethieren verschiedener Ordnungen vor. Die beiden Schenkelbeuger: der ***Psoas magnus*** und ***Iliacus internus***, zeigen sich fast immer so eng mit einander verbunden, dass sie mit Recht als ein gemeinsamer Muskel betrachtet werden können. Sie befestigen sich mittelst einer gemeinschaftlichen Sehne an den kleinen Rollhügel. Bei einigen springenden Säugethieren, wie z. B. beim Haasen, beim Känguruh, ist der ***M. psoas minor*** sehr stark entwickelt und befestigt sich an den horizontalen Ast des Schaambeines. — Die Anzieher des Oberschenkels sind bei den Säugethieren in der Regel stark ausgebildet; aber die Zahl der Köpfe des eigentlichen ***M. adductor femoris*** ist nicht überall gleich, indem sie bald sich vermindert, wie bei den Fledermäusen, mehren Pachydermen und Wiederkäuern, bald steigt, wie bei einigen Affen und Nagern. — Unter den an die Knochen des Unterschenkels sich befestigenden Muskeln liegt der ***M. sartorius*** in der Regel viel gerader, als beim Menschen. Die merkwürdigste Abweichung von seiner gewöhnlichen Insertion zeigt er bei den Faulthieren, wo er breit von der Aponeurose des äussern schiefen Bauchmuskels entsteht und in zwei Hauptbündel zerfällt, von welchen das eine an die innere Fläche des Oberschenkelbeines, das andere an die Innenfläche des Schienbeines sich befestigt. So unterstützt er die Bauchmuskeln und hebt auch den Oberschenkel bei Zusammenziehung derselben. Bei den meisten Ferae zerfällt er gleichfalls in zwei Portionen, von denen die eine am Kniegelenk und die andere, mit dem ***M. gracilis*** verbunden, an der Innenseite der Tibia sich befestigt. Der ***M. gracilis***, besonders stark bei den Einhufern entwickelt, tritt bald nur hoch oben an das Schienbein, wie bei den Quadrumanen, bald erstreckt er sich tief abwärts, wie besonders bei den Faulthieren, den Phoken u. A. Die eigentlichen Beuger des Unterschenkels befestigen sich meistens viel tiefer abwärts an den Knochen desselben, als beim Menschen, wodurch jener beständig in stärkerer Beugung erhalten und seine vollständige Strekkung verhindert wird. Während die Schienbeinbeuger gewöhnlich vom oberen Rande des Sitzbeines ihren Ursprung nehmen, erhalten bei den Einhufern beide von dem Seitentheile des Kreuzbeines und von den vorderen Schwanzwirbeln obere Köpfe; bei anderen Säugethieren, wie z. B. bei den Wiederkäuern, den Pachydermen, einigen Nagern, tritt ein so entspringender oberer Kopf blos zum ***M. semimembranosus***, der gewöhnlich stärker ist, als der ***M. semitendinosus***. Bisweilen sind auch die beiden Schienbeinbeuger mit einander verwachsen, wie z. B. beim Känguruh, bei den Faulthieren u. A. Der Wadenbeinbeuger (***M. biceps femoris***) zerfällt bei mehren Säugethieren in zwei Muskeln; der kleinere entspringt vom Sitzbeinhöcker und befestigt sich am mittleren äusseren Theile des Schenkelbeines, während der grössere, der an der äusseren Seite des Unterschenkels sich inserirt (oder aponeurotisch werdend, die Unterschenkelmuskeln umfasst, wie z. B. beim Känguruh), vom Sitzbeinhöcker, und oft auch von der Seite des Kreuzbeines entspringt, wie dies namentlich bei den Einhufern, den Wiederkäuern, dem Känguruh u. A. der Fall ist. Uebrigens bietet er in Betreff seiner Anordnung bei den einzelnen Gattungen der Säugethiere grosse Verschiedenheiten dar. Bei den Einhufern und Schweinen kömmt noch ein accessorischer *Abductor cruris brevis* hinzu. — Der *M. popliteus* ist — mit Ausnahme der Fledermäuse, denen er fehlt, — bei den meisten Säugethieren sehr stark entwickelt. Die Streckmuskeln des Unterschenkels zeigen minder grosse Verschiedenheiten als die Beuger. — Der *Musc. tensor fasciae latae* wird nur ausnahmsweise vermisst. — Bei den meisten Beutelthieren sind Tibia und Fibula so mit einander verbunden, dass sie einer rotirenden Bewegung, ähnlich der Pronation und Supination der Vorderarmknochen, fähig sind. Zur Vollziehung derselben ist auch die Muskulatur eigenthümlich modificirt. Nach anssen gewendet wird der Fuss durch einen dem *Pronator quadratus* des Vorderarmes analogen Muskel, dessen Fasern am *Ligamentum interosseum* schräg von der Fibula zur Tibia absteigen. Sein Antagonist ist der nur von der Fibula entspringende *M. plantaris*, dessen Sehne schief einwärts, hinter dem *Malleolus internus*, in die *Fascia plantaris* übergeht und der beim Strecken des Fusses zugleich die Tibia einwärts drehet. — Unter den Muskeln, welche den Fussrücken und die Fusszehen der Vorderseite des Unterschenkels nähern, wird der *M. extensor hallucis longus* der Menschen bei den Einhufern und Wiederkäuern vermisst. — Der lange Zehenstrecker nimmt bei den Säugethieren seinen Ursprung öfter von der Vorderfläche des äusseren Oberschenkelknorrens, als vom Unterschenkel. Häufig ist er mit dem kurzen Zehenstrecker mehr oder minder innig verbunden. Bei vielen Nagern kommen noch accessorische, für einzelne Zehen bestimmte Strecker hinzu. — Was diejenigen Muskeln anbetrifft, welche die Fusssohle und die Zehen nach hinten wenden, so ist zuerst über den dreiköpfigen Wadenmuskel zu bemerken, dass eine eigentliche Wade, wie er sie beim Menschen bildet, den Säugethieren fehlt. Die *M. M. gastrocnemii* wechseln rücksichtlich ihres Ursprunges, indem sie bald höher aufwärts vom Oberschenkelbeine, bald umgekehrt von diesem und zugleich vom Wadenbeine entspringen. Der *M. soleus* fehlt selten ganz, aber häufig trägt er nicht zur Bildung der Achillessehne bei, sondern inserirt sich mit einer gesonderten Sehne, die bisweilen, z. B. bei den Wiederkäuern, den Schweinen, dem Hunde, für die Zehen sich spaltet und zugleich den *M. flexor brevis digitorum* darstellt. Der *M. tibialis posticus* fehlt oft oder endet in der Sehne des *M. flexor digitorum longus;* erhält er sich gesondert, so befestigt er sich bald an die hintere Fläche des Mittelfusses, bald an die innere Seite und untere Fläche der Fusswurzel.

Der *M. flexor digitorum longus* zeigt bedeutende Verschiedenheiten seiner Anordnung; namentlich tritt er häufig in Verbindung mit dem *M. plantaris*, der gewöhnlich stärker ist, als beim Menschen, und ist auch oft mit dem *M. flexor pollicis longus* verschmolzen. Von den beiden *M. M. peronei* fehlt der kurze bei den Einhufern, ist aber sonst in der Regel vorhanden; der lange bietet rücksichtlich seines Ursprunges Verschiedenheiten dar, indem er namentlich oft ganz oder theilweise vom äusseren Oberschenkelknorren entsteht, wie z. B. bei mehren Ferae, bei den Wiederkäuern u. A. — Die kurzen gemeinschaftlichen Zehenstrecker und Zehenbeuger sind häufig innig mit den langen gleichnamigen Muskeln verbunden. Die Zahl ihrer Sehnen wechselt sehr. — Die Anzieher, Abzieher und Beuger der einzelnen Zehen sind sehr verschiedentlich entwickelt, namentlich bei den Einhufern und Wiederkäuern theils verkümmert, theils fehlend; sonst oft stärker und mannichfaltiger ausgebildet als beim Menschen. Auch die *M. M. interossei* sind bei den Einhufern und Wiederkäuern meist sehnig.

[Näheres über die Muskeln der Hinterextremitäten bei Meckel, Burdach, Vrolik, Gurlt; über die der Beutelthiere vergl. Owen, Marsupialia. p. 290. Mit Abb. Fig. 113.]

## §. 178.

Die eigentlichen Gesichtsmuskeln [1]) sind bei den Säugethieren in sehr verschiedenem Grade entwickelt. Beim Schnabelthiere mangeln sie ganz. Bei den Delphinen findet sich ausser dem starken Ringmuskel der Nase und den Muskeln der Augenlider, nur eine mit Fett durchzogene, auf dem Oberkieferbeine liegende schwache Muskelausbreitung. Stärker entwickelt sind sie bei den meisten übrigen Säugethieren. Im Umkreise des Mundes findet sich gewöhnlich ein *M. orbicularis oris*. Die Hebung der Oberlippe und des Nasenflügels wird meistens durch einen *Musc. levator labii superioris alaeque nasi* bewirkt. Häufig findet sich noch ein eigener *Levator labii superioris*, der aber eben so oft noch mit dem vorigen Muskel verschmolzen ist. Sein Antagonist ist ein *M. incisivus labii superioris*. Von den *M. M. zygomatici* ist der kleinere bei den Säugethieren beständig vermisst worden, während der grosse seltener, wie z. B. bei den Edentaten, fehlt. Die zur Bewegung der Unterlippe bestimmten Muskeln sind gewöhnlich gar nicht oder nur schwach gesonderte Fascikel vom Halstheile des Hautmuskels (*M. subcutaneus colli*), in denen man mehr oder minder deutlich Aequivalente des *Depressor anguli oris* und des *Depressor labii inferioris* des Menschen erkennt. Der *M. risorius Santorini* ist nur ein Theil vom Hautmuskel des Gesichtes.

---

1) S. über dieselben nähere Angaben bei Meckel, System der vergl. Anat. Thl. 4.; in Betreff der Haussäugethiere vergl. Gurlt Thl. 1. S. 240.; über die Gesichtsmuskeln der Affen s. Burdach l. c. S. 11.

— Der *M. buccinator* ist bei den Delphinen sehr schwach entwickelt, stärker dagegen bei den übrigen Säugethieren, namentlich bei den mit Backentaschen versehenen. Bedeckt von ihm liegt bei vielen Säugethieren noch ein vom *Processus coronoïdeus* des Unterkiefers entspringender, zum Alveolarrande beider Kiefer absteigender, auch in den Lippenwinkel übergehender *M. malaris*. Bei der geringen Sonderung der einzelnen Gesichtsmuskeln und bei der sehr allgemein, und selbst noch bei den Affen, Statt habenden Ausbreitung des Hautmuskels über das Gesicht, fehlt den Säugethieren das Vermögen zu dem charakteristischen Mienenspiel des Menschen.

Die Kaumuskeln der Säugethiere bieten nur geringe Abweichungen von denen des Menschen dar. Allgemein und oft sehr beträchtlich entwickelt zeigen sich die *M. M. masseter*, *temporalis*, *pterygoïdeus externus* und *internus*. Der *M. masseter* zerfällt bei vielen Nagern in zwei Hälften, von welchen die grössere den gewöhnlichen Verlauf hat, während die kleinere, tiefere vorn vom Oberkiefer und Jochbogen durch das sehr grosse *Foramen infraorbitale* zum oberen Rande des Unterkiefers tritt [2]). Mehr Verschiedenheiten bietet die Anordnung des *M. digastricus* dar. Er fehlt als gesonderter Muskel den Delphinen, so wie auch mehren Edentaten [3]). Bei den meisten Säugethieren besitzt er nur einen Bauch. — Zur Senkung des Unterkiefers tragen bisweilen noch andere Muskeln bei; so bei den Einhufern die *M. stylomaxillares*; bei ihnen, den Camelen, Lamas u. A. die *M. M. sternomaxillares*; beim Schnabelthiere eine an den Unterkiefer tretende Portion des *M. omohyoïdeus*.

Unter den Zungenbeinmuskeln sind bei den Säugethieren die *M. M. mylohyoïdeus*, *geniohyoïdeus*, *stylohyoïdeus* und *sternohyoïdeus* beständig vorhanden. Der letztgenannte Muskel ist oft, z. B. bei Manatus, bei mehren Wiederkäuern, mit dem *M. sternothyreoïdeus* verschmolzen [4]); bei einigen Edentaten verlängert er sich als *M. sternoglossus* zur Zunge [5]). Unbeständig ist der *M. omohyoïdeus*, der z. B.

---

2) S. §. 167. Anm. 11.

3) Vergl. über die letzteren Meckel, System der vergl. Anat. Bd. 4. S. 605. Er wird durch einen vom Brustbeine zum Kinn sich erstreckenden dünnen Muskel ersetzt.

4) Auf eine interessante Eigenthümlichkeit des gemeinschaftlichen *M. sternohyoïdeus* und *thyreoïdeus* bei der Giraffe hat Owen (Transact. of the zool. soc. of Lond. Vol. 2. p. 232.) aufmerksam gemacht. Er entspringt fleischig vom Brustbeine und verwandelt sich dann in eine runde Sehne. Diese theilt sich später in zwei Portionen, welche bald muskulös, dann wieder sehnig und zuletzt wieder muskulös werden, um sich an Schildknorpel und Zungenbein zu befestigen.

5) Eigenthümlich und in morphologischer Beziehung instructiv ist dies Verhalten bei Myrmecophaga und Manis. Der *M. sternohyoïdeus* entspringt hier vom hinteren Ende des Brustbeines, an dessen Innenfläche er aufsteigt, überspringt dann das Zungenbein und begibt sich in die Zunge, ist demnach mit dem

bei den Cetaceen, Sirenen, Pachydermen, Edentaten und Ferae fehlt, bei den Einhufern seine Insertion am Schulterblatte aufgibt und an der Aussenfläche der ersten Rippen entspringt, bei den Wiederkäuern vom dritten Halswirbel entsteht u. s. w. Die kleineren Zungenbeinmuskeln bieten manche kleine Verschiedenheiten hinsichtlich ihrer Zahl und Anordnung dar [6]).

# Vierter Abschnitt.

## *Vom Nervensysteme und von den Sinnesorganen.*

### I. Von den Centralorganen des Nervensystemes.

§. 179.

Das aus den gewöhnlichen vier Strängen bestehende Rückenmark der Säugethiere erstreckt sich in dem Canale der oberen Wirbelbogen meistens weit hinterwärts, bald in der Lumbargegend, bald in der Kreuzbeingegend sehr verdünnt, oft fadenförmig, endend. Ausnahmen von dieser Regel bilden wenige Säugethiere, wie namentlich Fledermäuse, Erinaceus und Echidna, bei denen es, durch seine Dicke und Kürze ausgezeichnet, in der Mitte der eigentlichen Rückengegend endet [1]). — Indem die Ursprungsstellen der hinteren Spinalnerven beständig viel weiter vorwärts, als ihre Austrittsstellen aus den ***Foramina intervertebralia*** liegen, entsteht auch immer eine ***Cauda equina***, welche natürlich bei den vorhin namhaft gemachten, durch bedeutende Kürze des Rückenmarkes ausgezeichneten Thieren am stärksten ist. — Entsprechend den Ursprungsstellen der für die Extremitäten bestimmten Nerven finden sich im Verlaufe des Rückenmarkes zwei Anschwellungen, welche selbst bei den durch beträchtliche Kürze und Dicke desselben ausgezeichneten Gattungen unverkennbar sind. Bei den mit auffallend stark entwickelten Hinterextremitäten versehenen Säugethieren, wie z. B. beim Känguruh [2]), ist die hintere Anschwellung besonders stark. Sie fehlt sogar nicht bei den der Hinterextremitäten er-

---

*M. hyoglossus* verschmolzen und wird zu einem *M. sternoglossus*. S. Cuvier, Vorlesungen. Bd. 3. S. 281.

6) Vergl. in Betreff der Haussäugethiere Gurlt Thl. 1. S. 259. und sonst die ausführliche Darstellung bei Cuvier, Leçons. T. IV. P. I. p. 483 sqq.

1) Vergl. Meckel in s. deutschen Archiv für Physiol. Bd. 1. S. 354. Abgebildet ist das Rückenmark des Igels bei Swan (Illustrations) Tab. XXVII. Fig. 3. Ueber das der Echidna vergl. Owen, Monotremata. p. 385. Fig. 185. Diese Eigenthümlichkeit des Rückenmarkes der Echidna ist um so auffallender, als das des verwandten Ornithorhynchus in den Canal der Kreuzwirbel sich erstreckt und nur eine sehr schwache *Cauda equina* besitzt.

2) Abb. Owen, Marsupialia. p. 296. Fig. 119.

mangelnden Cetaceen. — Bei einigen Nagern ist die den Nerven der Vorderextremitäten entsprechende Anschwellung nur schwach von der *Medulla oblongata* gesondert. — Eine dem *Sinus rhomboïdalis* der Vögel entsprechende Spalte fehlt immer. — Die hintere Furche oder Spalte ist deutlich und bisweilen tief. — Spuren des Mediancanales erhalten sich nicht selten perennirend. — Auf Querdurchschnitten erscheinen die grauen Hörner.

§. 180.

Das die Schedelhöhle vollständig ausfüllende Gehirn aller Säugethiere besitzt — im Gegensatze zu dem der Vögel — folgende beständige Eigenthümlichkeiten: 1) die bei den Vögeln blos durch einige Querfasern angedeutete Brücke erscheint ungleich stärker entwickelt; 2) hiermit steht in Zusammenhang die beträchtlichere Ausbildung der Seitenlappen des Cerebellum; 3) der den Vögeln noch fehlende Fornix bildet eine Längencommissur für die Ammonshörner und die Sehhügel und verbindet die beiden Ammonshörner unter einander; 4) die *Corpora quadrigemina* sind solide, ermangeln jeder Höhle und zerfallen in vier mehr oder minder scharf gesonderte Abtheilungen.

Andere Unterschiede treten erst allmälich in den Reihen der höheren Säugethiere hervor, charakterisiren also keinesweges beständig das Gehirn aller Säugethiere, als solcher. Zu denjenigen Gebilden, welche bei niedriger organisirten Gruppen — Monotremen und Beutelthieren — noch vermisst werden, gehört die grosse Commissur der Hemisphären oder das *Corpus callosum*, nebst dem *Septum pellucidum* und seinem Ventrikel [1]). Die oft die Vierhügel noch nicht bedeckenden Hemisphären des grossen Gehirnes gewinnen erst allmälich an Umfang und Masse, und namentlich erscheinen ihre hinteren Lappen erst bei den Affen und dem Menschen. Eben so allmälich erscheinen ihre Windungen, deren Vorkommen nicht einmal für alle der gleichen Ordnung angehörigen Thiere charakteristisch ist. Die meistens zu einer einfachen Masse verschmolzenen *Corpora candicantia* theilen sich erst bei den höchsten Säugethieren deutlich in paarige Körper.

Gebilde, welche dem Gehirne vieler Säugethiere zukommen, dem des Menschen aber völlig oder in gleichem Grade der Ausbildung fehlen, sind: 1) die *Corpora trapezoïdea;* am verlängerten Marke hinter der Brücke gelegene Erhabenheiten, von welchen namentlich Fascikel des sechsten und siebenten Hirnnerven ausgehen; 2) die, mit

1) Auf diesen interessanten Umstand hat zuerst aufmerksam gemacht Owen in einem wichtigen Aufsatze in den Philosophical Transactions 1837. P. 1. p. 87., in welchem namentlich auch das Hirn des Wombat mit dem des Bibers verglichen wird. Ausführlich behandelt Owen denselben Gegenstand in seinem Artikel: Marsupialia bei Todd p. 293 sqq. und Monotremata ibid. p. 382. Mit Abb.

Ausnahme der Cetaceen, Affen und Phoken, vorn an den Hemisphären befindlichen hohlen Anschwellungen der Geruchsnerven (*Processus mammillares*); 3) die an ihre Anwesenheit geknüpften, an der Basis der Mittellappen des grossen Gehirnes befindlichen seitlichen Erhabenheiten (*Processus natiformes s. pyriformes*).

[Man vergl. über das Gehirn der Säugethiere, ausser den Schriften von Carus, Treviranus (Vermischte Schriften anatomischen und physiologischen Inhalts. 3r Bd. S. 4 ff.), Serres, Desmoulins, und den Abbildungen, welche Swan in seinen Illustrations of the nervous system Tab. XXIX. gegeben, auch noch Gall et Spurzheim, Recherches sur le système nerveux en géneral et sur celui du cerveau en particulier. Paris 1809. 4.; Rolando, Saggio sulla vera struttura del cervello dell' uomo e degli animali. Sassari 1809. — Rolando, Recherches anatomiques sur la moëlle allongée. Torino 1822. — Rolando, Della struttura degli emisferi cerebrali. Torino 1830. 4. — Zahlreiche Abbildungen und Beschreibungen von Säugethiergehirnen gibt Tiedemann, Icones cerebri simiarum et quorundam mammalium rariorum. Heidelb. 1821. Fol. — Andere Abbild. finden sich bei Volkmann, Anatomia Animalium. Hft. 2. und bei Wagner, Icones zootomic. Tab. VIII. und Icones physiologic. Tab. XXIV—XXVI. — Dann auch bei Leuret, Anatomie comparée du système nerveux. Paris 1839. Mit Atlas in Fol. — Was die monographischen Arbeiten anbetrifft, so siehe über das Gehirn der Monotremen und Beutelthiere besonders die schon oben citirten Arbeiten von Owen; über das Gehirn des Delphins Tiedemann in seiner Zeitschrift für Physiologie. Bd. 2. S. 251. Tab. XII. und die zum Theile in Widerspruch zu Tiedemann's Angaben stehende Abhandlung von Stannius in den Denkschriften des Hamburg. Naturw. Vereines. Hamb. 1845.; über das Gehirn von Hyperoodon vergl. besonders Eschricht, Undersögelser over Hvaldyrene. Fierde Afhandl. Kjöbenh. 1845. 4. p. 38. Mit einer schönen Abb. Tab. VIII.; über das Gehirn der Giraffe s. Owen in den Transact. of the zool. soc. of London. Vol. 2. Mit Abb. Tab. 43. 44.; über das des Lama Brandt in den Mém. de l'acad. imper. de St. Petersbourg. T. 4. 1841. Mit Abb.; über das der Katzen Owen in den Transact. of the zool. soc. Vol. I. p. 133. Tab. XX.; über das des Chimpanze s. Vrolik, Recherches s. l. Chimpanze. p. 39. Tab. VI.; über das des Orang-Utang s. Tiedemann in seiner Zeitschrift für Physiologie. Bd. 2. S. 17. Tab. IV. und dessen Schrift: Das Hirn des Negers mit dem des Europäers und Orang-Utangs verglichen. Heidelb. 1837. 4., so wie auch Sandifort, Verhandel. over de naturlijke Geschiedenis d. Nederlandsche Besittingen. Leiden 1839. Fol.]

## §. 181.

Das verlängerte Mark der Säugethiere ist in Verhältniss zum Gehirne beträchtlicher, als dies beim Menschen der Fall ist. Die *Corpora olivaria* bilden keine so deutliche Hervorragungen, als beim Menschen, oder treten gar nicht hervor und enthalten auch nicht immer einen zackigen Körper, welcher aber bei Delphinen und höheren Affen wahrgenommen ist. — Die Kreuzung der oft starken Pyramiden ist gewöhnlich erkennbar. — Die *Corpora trapezoïdea* hinter der Brücke sind allgemein vorhanden, sowol da, wo die Brücke sehr schwach ist, wie bei den Monotremen [1]), als bei starker Entwickelung derselben, wie sie bei den Delphinen Statt findet.

Das kleine Gehirn besitzt neben seinem, oft seitwärts gebogenen oder gekrümmten, Mittelstücke (dem Wurm) immer auch Seitenlappen. Bei den niedrigsten Säugethieren, den Monotremen, bleibt jenes noch so sehr vorherrschend, dass die Seitenlappen nur als unbeträchtliche Anhänge erscheinen; wenig stärker entwickelt sind die letzteren bei den Chiropteren, Beutelthieren, Nagern und Edentaten; erst bei den Raubthieren, Einhufern, Wiederkäuern tritt das Mittelstück des Cerebellum gegen die Seitenlappen mehr zurück, was noch mehr der Fall ist bei den Phoken, Delphinen und den höheren Affen. Doch erreichen auch bei diesen Gruppen die beträchtlichen, in viele, denen des Menschengehirnes entsprechende Lappen zerfallenden Seitenlappen nicht ein so bedeutendes Uebergewicht über den Wurm, wie beim Menschen. Auch ist bei allen Säugethieren die Anzahl der Querfalten des Cerebellum stets geringer, als beim Menschen. — Die Anhänge der Seitenlappen des Cerebellum oder die Flocken liegen, auch noch bei vielen Säugethieren sehr ausgebildet, in eigenthümlichen Vertiefungen der Felsenbeine, oberhalb des inneren *Meatus auditorius*.

Entsprechend der geringen Entwickelung der Hemisphären des Cerebellum ist auch die Brücke bei den Monotremen und Beutelthieren am schwächsten ausgebildet, während auch sie wiederum bei den Robben, Delphinen und den höheren Affen die beträchtlichste Breite gewinnt.

Bei schwächerer Ausbildung der Brücke und geringerer Ausdehnung der Hemisphären des grossen Gehirnes erscheinen die Hirnschenkel vor der Brücke gewöhnlich länger, als beim Menschen, was besonders bei den Monotremen und Beutelthieren, aber auch bei den höher stehenden Wiederkäuern und Ferae und selbst noch beim Delphin — obschon hier in geringerem Grade — hervortritt.

Die — oft noch hinter und nicht unter den Hemisphären liegenden — Vierhügel stellen weniger, als bei den niederen Wirbelthieren, vorherrschende Hirngebilde dar. Sie ermangeln immer jeder Spur von Höhlung und zerfallen durch einen schwächer oder stärker entwickelten Querspalt in vier Massen. Sehr schwach ist diese Trennung noch bei Ornithorhynchus, wo selbst die Längsfurche so wenig deutlich ist, dass die vorderen Vierhügelmassen oder die Testes fast eine einzige Erhabenheit zu bilden scheinen. Der Unterschied in dem Umfange der Testes und Nates ist bald gering; bald sind erstere, bald letztere mehr oder minder überwiegend [2]).

---

1) Abb. derselben bei den Monotremen bei Owen l. c.; den Delphinen wurden sie mit Unrecht von Tiedemann abgesprochen; ich habe sie bei Delphinus phocaena immer angetroffen. S. d. oben citirte Abhandl. Tab. II. Fig. 2.

2) Die vorderen Hügel sind überwiegend bei dem Pferde, den Nagern, den

Neben den Vierhügeln gelegen, treten bei den Säugethieren noch die *Corpora geniculata externa* auf.

Die Hemisphären des grossen Gehirns stehen auf verschiedenen Entwickelungsstufen. Sie sind am wenigsten ausgedehnt bei den Monotremen, den Beutelthieren, den Nagern, Edentaten, Chiropteren und Insectivoren, wo die Vierhügel noch zum Theil frei liegen; ausgedehnter sind sie bei den Wiederkäuern, Einhufern und Raubthieren; noch mehr bei den Robben und Delphinen, wie denn endlich bei den höheren Affen ein grosser Theil des Cerebellum von ihnen bedeckt wird. Während das grosse Gehirn sonst immer eine mehr oder weniger längliche Form besitzt, überwiegt bei den Robben, den Delphinen und den Walen der grösste Querdurchmesser den Längendurchmesser.

Die Theilung jeder Hemisphäre in zwei hinter einander liegende Lappen erscheint, schwach angedeutet, schon bei einigen Beutelthieren, ist aber bei den höher stehenden Ordnungen, besonders den Pachydermen, Wiederkäuern, Einhufern, so wie bei den Ferae, den Robben und Delphinen sehr deutlich ausgesprochen. Diese beiden Lappen entsprechen dem vorderen und dem mittleren des menschlichen Gehirnes, dessen hinterer Lappen erst bei den Affen — obgleich rücksichtlich seines Umfanges verschiedentlich, immer aber schwach entwickelt — auftritt.

Glatt und windungslos erscheinen die Hemisphären beim Schnabelthiere, bei den Fleisch- und Insekten-fressenden Beutelthieren, bei einigen Edentaten; die ersten Andeutungen von Windungen zeigen sich bei Echidna, bei den herbivoren Beutelthieren, den meisten Nagern, Insektenfressern, Fledermäusen, Faulthieren; ausgebildeter finden sie sich bei allen höheren Ordnungen der Säugethiere. Sie sind bei den meisten Affen schwächer, als z. B. bei den Delphinen und Walen, wo sie stark entwickelt und zugleich unsymmetrisch erscheinen. Ueberhaupt sind die hinteren Hemisphärenlappen der Affen entweder schwach mit Windungen versehen oder ganz windungslos; anscheinend sind die Windungen der vorderen Hemisphärenlappen bei den Affen regelmässiger und zugleich symmetrischer, als beim Menschen [3]).

Auch der verticale Durchmesser der Hemisphären zeigt beträchtliche Verschiedenheiten und bemerkenswerth erscheint es, dass selbst bei sonst verhältnissmässig hoher Organisation des Gehirnes, wie sie bei den Phoken und Delphinen angetroffen wird, noch ein eigentliches *Centrum semiovale Vieusseni* vermisst wird.

---

Wiederkäuern, den Maulwürfen, den Spitzmäusen, den Fledermäusen, die hinteren bei den Delphinen, den Ferae. Bei den Beutelthieren sind die vorderen Hügel mehr in der Längendimension, die hinteren mehr in der Querdimension entwickelt.

3) Auf den verschiedenartigen Verlauf der Windungen haben besonders Malacarne, Treviranus und Leuret ihre Aufmerksamkeit gewendet; auch Owen hat sie (Zool. Transact. Vol. 1. p. 133.), namentlich bei den Katzen, genauer verfolgt.

Die Seitenventrikel sind verhältnissmässig weit, besitzen aber — mit Ausnahme der meisten Affen, denen ein mehr oder weniger deutlich entwickeltes hinteres Horn und der Phoken, denen es spurweise zukömmt — nur ein vorderes und unteres Horn. Das Vorderhorn ist meistens weit, besonders bei schwacher Ausbildung der Marksubstanz der Hemisphären.

Die gestreiften Körper sind verschiedentlich entwickelt; besonders gross bei den Chiropteren, Nagern und Edentaten. Das immer vorhandene Ammonshorn ist bei den meisten Säugethieren verhältnissmässig grösser, als beim Menschen; bei den niedriger stehenden Ordnungen erscheint es gerade und ermangelt, vielleicht beständig, der Zacken. Auch der beständig vorkommende ***Fornix*** ist bei vielen Säugethieren, im Vergleiche zum Umfange der Seitenventrikel beträchtlicher, als beim Menschen, namentlich bei den niedrigeren Ordnungen breit. — Die Vogelklaue fehlt den Säugethieren anscheinend immer.

Zwischen dem ***Corpus striatum*** und dem ***Thalamus opticus*** erscheint die ***Taenia***. Die ***Thalami optici*** selbst zeigen hinsichtlich ihres Umfanges mannichfache Abweichungen.

Besonders wichtig sind die Verschiedenheiten, welche die Entwickelung des Commissurensystemes der beiden Hemisphären des grossen Gehirnes betreffen. Die beim Menschen und den höheren Säugethieren beträchtlichste dieser Commissuren: das ***Corpus callosum***, dessen Anwesenheit lange Zeit als charakteristisch für das Gehirn aller Säugethiere angesehen ward, fehlt — nach den Mittheilungen von Owen — noch den Monotremen und Beutelthieren, die auf diese Weise eng an die Vögel sich anschliessen. Mit dem ***Corpus callosum*** mangelt ihnen auch das ***Septum pellucidum***. Bei den übrigen Säugethieren finden sich diese Gebilde, obwol in verschiedenem Grade entwickelt. Schwach entwickelt sind sie bei den Nagern, Edentaten, Chiropteren und Insectivoren. Das ***Corpus callosum*** gewinnt an Länge bei bedeutenderer Längenausdehnung der Hemisphären. — Die ***Commissura anterior*** scheint im Allgemeinen um so beträchtlicer zu sein, je mehr das ***Corpus callosum*** zurücktritt; so fand Owen sie namentlich sehr stark bei den Monotremen und Beutelthieren. — Die ***Commissura mollis*** und ***posterior*** sind immer vorhanden.

Die ***Corpora candicantia*** erscheinen bei der Mehrzahl der Säugethiere zu einem einzigen mittleren Gebilde verschmolzen, dessen Theilung aber schon bei einigen Raubthieren, z. B. den Hunden und Katzen, schwach beginnt, bei den Delphinen deutlicher wird und bei den höchsten Affen vollständig ist.

Die Hypophysis ist bei den meisten Säugethieren noch verhältnissmässig umfänglicher, als beim Menschen. — Die vorn mit den ***Thalami optici***, hinten mit den Vierhügeln in Verbindung stehende

Zirbel ist sehr gefässreich, scheint aber selten, und auch dann vielleicht nur ausnahmsweise, Hirnsand zu enthalten.

An den mittleren Lappen der Basis des grossen Gehirnes ragen bei der Mehrzahl der Säugethiere — indessen mit Ausnahme der Delphine, Robben und Affen — zwei graue seitliche Erhabenheiten hervor (die sogenannten *Protuberantiae natiformes s. pyriformes*), deren Ausdehnung zu dem Umfange der *Processus mammillares* der Geruchsnerven in directem Verhältnisse steht. Sie sind hohle Verlängerungen der Seitenventrikel, in welche die Ammonshörner sich hinabsenken und von denen die Geruchsnerven grossentheils (wenigstens mit ihrer äusseren Wurzel) ausgehen. Als unmittelbare vordere Verlängerungen des Gehirnes erscheinen bei den meisten Säugethieren — mit Ausnahme der ächten Cetaceen, der Phoken und Affen — die hohlen Riechnerven, welche mehr oder minder beträchtliche keulen- oder knollenförmige, auf der Siebplatte liegende, häufig, wie bei Nagern und Insectivoren, durch eine Einschnürung in zwei Abtheilungen zerfallende Anschwellungen (die sogenannten *Corpora mammillaria*) bilden, aus denen dann die kleinen, das Sieb durchbohrenden Fädchen hervorgehen. Die Höhlen der Geruchskolben communiciren mit den Seitenventrikeln. Die Kolben selbst sind gewöhnlich vorn von den Vordertheilen der Hemisphären grösstentheils bedeckt; bei schwacher Ausbildung der letzteren liegen sie ganz frei und unbedeckt vor ihnen, wie bei den Beutelthieren, Nagern, Chiropteren u. A. [4]).

Die Umhüllungen des Rückenmarkes und Gehirnes sind bei den Säugethieren wesentlich die nämlichen, wie beim Menschen. Der *Processus falciformis* der harten Hirnhaut, welcher nur beim Schnabelthiere und, obwol äusserst schwach angedeutet, auch bei Delphinen, eine knöcherne Grundlage besitzt, ist bei den Säugethieren im Allgemeinen und ganz besonders bei den tiefer stehenden Ordnungen derselben kürzer und schmäler, als beim Menschen. Das ansehnliche *Tentorium cerebelli* wird häufig durch eine knöcherne Grundlage (*Tentorium osseum*) unterstützt [5]). Die *Falx cerebelli* fehlt durchaus oder

---

4) Die wesentlichsten Eigenthümlichkeiten des menschlichen Gehirnes, auch im Gegensatze zu demjenigen der höchsten Affen, sind: Stärkstes Ueberwiegen der Masse des Gehirnes über das verlängerte Mark, das Rückenmark und das gesammte peripherische Nervensystem; beträchtlichster Umfang des grossen Gehirnes; mit der Höhe der Stirn in Beziehung stehende Entwickelung des Vordertheiles seiner Hemisphären; bedeutendste Entwickelung der hintersten Hemisphärenlappen und des hinteren Hornes der Seitenventrikel, bei Anwesenheit der Vogelklaue; asymmetrische Ausbildung der tiefen Windungen an der Oberfläche der Hemisphären; Ausdehnung der Hemisphären über das kleine Gehirn; stärkste Entwickelung der Hemisphären des kleinen Gehirnes; grösster Umfang und tärkste Verzweigung des *Arbor vitae;* grösster Umfang der Mandeln.

5) Vergl. §. 166. Anm. 3.

ist nur schwach angedeutet. Das *Ligamentum denticulatum* der *Dura mater spinalis* wird anscheinend nie vermisst. Zwischen den Blättern der harten Hirnhaut liegen die venösen Sinus [6]). *Arachnoïdea* und *Pia mater* scheinen keine wesentlichen Eigenthümlichkeiten darzubieten. Die *Plexus chorioïdei medii* und *laterales* sind beständig vorhanden und besitzen, wenigstens bei Embryonen, ein Flimmer-Epithelium.

## II. Vom peripherischen Nervensysteme.

### §. 182.

Das peripherische Nervensystem der Säugethiere bietet, so weit die bisherigen Untersuchungen es dargelegt haben, nur leichte und unbedeutende Abweichungen von den bekannten Bildungen des Menschen dar. — Die Spinalnerven entspringen mit vorderen und hinteren Wurzeln. Der den Säugethieren eigenthümliche *N. phrenicus* wird immer gebildet durch die vorderen Aeste mehrer Cervicalnerven. Der *Plexus brachialis* entsteht gewöhnlich durch die vier letzten Cervicalnerven und den ersten Dorsalnerven. Bei vielen Säugethieren tritt der *N. medianus* durch das *Foramen supracondyloïdeum humeri* [1]). — Die Bildung eines Lumbargeflechtes für den *N. ischiadicus* ist beständig. Bei den der Hinterextremitäten ermangelnden Delphinen geht aus dem Lumbarplexus ein Nervenstamm hervor, dessen Zweige für die Muskeln des Beckenrudimentes und für die äusseren Geschlechtstheile und ihre Muskeln, so wie für die Aftergegend bestimmt sind [2]). — Bei Anwesenheit eines längeren Schwanzes verbinden sich die *Rami anteriores* der *Rami sacrales* geflechtartig unter einander. — Gleich den Spinalnerven zeigen auch die Hirnnerven eine sehr beständige, der des menschlichen Körpers entsprechende Anordnung. Unter den Sinnesnerven ist der *N. olfactorius* der abweichendste, sowol durch seinen gänzlichen Mangel bei einigen Delphinen [3]), als durch seine beträchtlichen *Corpora mammillaria* bei den meisten übrigen Säugethieren, mit Ausnahme der höheren Affen, der Phoken und einiger Cetaceen [4]), bei welchen er ähnlich, wie beim

---

6) S. über ihre Vertheilung bei den Haussäugethieren Gurlt, Vergl. Anat. Thl. 2. S. 358.

1) Vielleicht bei den meisten oder bei allen Thieren, die dies Foramen besitzen. S. §. 164.

2) Als Nerv dasselbe, was die *Art. hypogastrica* der Delphine, als Gefäss.

3) S. die Schriften von Rapp (Cetaceen S. 106.) und von mir. Ich muss nach wiederholten Untersuchungen ihre Abwesenheit bei Delphinus phocaena behaupten.

4) Owen beschreibt den *N. olfactorius* von Balaena mysticetus als solide, rund, mehr als ½ Zoll dick, allmälich zu einem Bulbus anschwellend, von welchem aus die Zweige durch die *Lamina cribrosa* des Siebbeines treten. Siehe

Menschen, gebildet ist. — Der *N. opticus* ist bei wenigen blödsichtigen Säugethieren sehr rudimentär, fehlt jedoch nie gänzlich. Das Chiasma der beiden Sehnerven entspricht in seiner Bildung demjenigen des Menschen. — Der *N. acusticus* ist bisweilen sehr stark. — Unter den Augenmuskelnerven ist es der *N. abducens*, welcher bei den mit einem *M. retractor bulbi s. choanoïdes* versehenen Säugethieren auch in diesen Muskel sich vertheilt. Die Bildung des Ciliarganglion erfolgt, gleich wie bei den übrigen Wirbelthieren; über die Beständigkeit einzelner wahrgenommener Abweichungen bleibt zu entscheiden übrig [5]). Bei einigen Säugethieren sind Verbindungen von Augenmuskelnerven [6]) mit Fäden des *Ramus primus Nervi trigemini* wahrgenommen. Nur bei Säugethieren mit sehr winzigen Augen, z. B. beim Maulwurf, wurden die Augenmuskelnerven bisher vergebens gesucht. — Der immer mit zwei Portionen entspringende *N. trigeminus* ist oft ausnehmend stark. Unter den Zweigen des Nerven ist der *Ramus infraorbitalis* bei vielen Säugethieren [7]) sehr beträchtlich; seine Zweige verbreiten sich beim Ornithorhynchus unter der Haut des Schnabels; bei den durch Rüsselbildung ausgezeichneten Säugethieren an den häutigen Theilen des Rüssels; bei denen, wo die Barthaare als Tastorgane dienen, an den Bälgen dieser letzteren. Haut und Barthaare des Unterkiefers erhalten ihre Zweige vom *R. alveolaris inferior*. — Eigenthümlich ist den Säugethieren ein vom dritten Aste des *N. trigeminus* stammender *R. lingualis*. Der *Ramus buccinatorius* erhält bei Wiederkäuern Elemente der *Portio maior* [8]). — Interessante Entwickelungsverschiedenheiten bietet der *N. facialis* dar. Es sind die Muskeln des Mundes und der Nasenlöcher, welche er — ausser dem *M. mylohyoïdeus*, den Hautmuskeln des Halses und den Muskeln des inneren und äusseren Ohres — beherrscht. Bei den Delphinen vertheilt er sich besonders, wenn gleich keinesweges ausschliesslich, in die Muskelmassen des sogenannten Spritzloches. Bei den mit Rüsseln versehenen Säugethieren werden die oft ausserordentlich entwickelten Muskeln des

---

Hunter's Works edid. Palmer. Vol. IV. p. 377. Anm. a. Er gedenkt auch des *N. olfactorius* von Balaenoptera p. 378. Eschricht bildet ihn ab am Hirne von Hyperoodon.

5) Muck (de gangl. ophthalmico. p. 21. 22.) vermisste es bei einigen Nagern: Sciurus, Arctomys marmota. Dass er es beim Pferde mit Unrecht geleugnet, ist seitdem nachgewiesen. S. über dasselbe auch Swân l. c. p. 158.

6) So des *N. trochlearis* beim Schaafe, des *N. abducens* beim Kalbe nach Swan p. 164.

7) Abb. desselben von Cystophora, Phoca, Dicotyles s. b. Rapp l. c.; zahlreiche andere Abb. der Aeste des Trigeminus bei Swan Tab. XXX.—XXXIII.; von Ornithorhynchus bei Meckel Tab. V. VI.; vom Elephanten bei P. Camper Tab. X. Enorm entwickelt finde ich ihn auch bei Manatus.

8) Vergl. Hagenbach im Berichte über die Verhandlungen d. naturf. Gesellschaft in Basel. Basel 1844. 8. S. 97.

Rüssels von ihm mit Zweigen versorgt 9). Die kleinen Hautmuskeln, welche die Bewegungen der Barthaare bei vielen Säugethieren vermitteln, erhalten Fäden vom *N. facialis*. Beim Menschen, wo die Muskeln der Nasenflügel und der Lippen mannichfach ausgebildet sind und wo von ihren Bewegungen der Gesichtsausdruck so wesentlich abhangt, wird der *N. facialis* zum physiognomischen Nerven des Gesichtes. Die *Chorda tympani* scheint nie zu fehlen 10). — Der *N. glossopharyngeus* zeigt bisweilen rücksichtlich seiner Wurzeln einige Eigenthümlichkeiten 11). — Der *N. vagus* hat anscheinend immer zwei Ganglien 12). Als letztes Analogon des Systemes der Seitennerven niederer Wirbelthiere ist sein in die Paukenhöhle tretender und an den *N. facialis* sich legender *R. auricularis* zu betrachten 13). Die übrigen Hauptäste des *N. vagus* entsprechen denen des Menschen. Am Halse verläuft der Stamm des Nerven bei vielen Säugethieren eng verbunden mit dem oberflächlichen Halstheile des *N. sympathicus* 14), während er bei anderen völlig getrennt ist von dem letzteren 15). — Der *N. accessorius* kömmt allen Säugethieren zu; seine hintersten Wurzeln reichen bis zu den Wurzeln des dritten, fünften, sechsten oder siebenten Halsnerven. Seine Verbindungen mit dem Vagus innerhalb des *Foramen lacerum* sind mehr oder minder innig. Sein *Ramus externus* ist gewöhnlich für die *M. M. sternomastoïdeus* und *cucullaris*, bei den Delphinen auch für den *M. occipito-humeralis* bestimmt. — Der *N. hypoglossus* mehrer Säugethiere ist durch den Besitz einer hinteren gangliösen Wurzel ausgezeichnet 16). — Die bisher bekannt gewordenen Abweichungen des sympathischen Nervensystemes von seinem Baue beim Menschen sind nicht erheblich.

---

9) Ueber das Schwein vergl. Swan; über den Elephanten s. P. Camper, Descript. p. 45. Tab. X. Fig. 3. 5. Stark entwickelt ist er auch bei Manatus.

10) Sie bildet bei einigen Wiederkäuern, namentlich bei der Ziege (und beim Schaaf) ein deutliches Ganglion. S. Swan p. 163.

11) Mayer fand beim Ochsen zwei Wurzelfäden, welche innerhalb der *Dura mater* in zwei Ganglien anschwellen.

12) Ueber seine Ganglien vergl. bes. die Schrift von Bendz.

13) Bemerkungen darüber bei A. Hannover libr. cit.

14) Eng verbunden bei Säugethieren aus allen Ordnungen. Wie Emmert (Reil's Archiv Bd. XI. S. 117.) gefunden, beim Hund, Wolf, Fuchs, Marder, Iltis, Katze, Ziege, Rind, Schaaf, Pferd, Esel, Schwein, Murmelthier; nach E. H. Weber l. c. p. 14. bei Cercopithecus; nach Bischoff auch bei der Ratte; nach Barkow beim Ziesel. — Gurlt leugnet mit Recht die enge Verbindung beim Schwein; sie findet sich nicht bei Hystrix, Lepus, bei Mus sylvaticus (nach Bischoff), bei Talpa, bei den Delphinen und den Affen.

15) Eine sehr abweichende Entstehung des *R. recurrens N. vagi* beobachtete Owen bei der Giraffe. Er entsteht durch die Vereinigung mehrer, vom Stamme des Vagus, während seines Verlaufes am Halse, abtretender Zweige.

16) Beim Rinde, Schwein, Hund von Mayer beobachtet, l. c. Tab. 54. 55.

[Ueber das gesammte peripherische Nervensystem der Säugethiere s. detaillirte Angaben und Abbildungen von Swan in seinen oft citirten Illustrations. — Einzelne Bemerkungen und Abbildungen bei Rapp, die Verrichtungen des fünften Nervenpaares. Leipzig 1832. 4. — Barkow, Disquisitiones neurologicae. Vratislav. 1836. 4. (über die Hautnerven des Igels und den *N. sympathicus*). — Ueber den *N. accessorius* s. die Schrift von Bischoff und H. C. B. Bendz, Tractatus de connexu inter Nervum vagum et accessorium Willisii. Havniae 1836. 4. c. fig. p. 23 sqq. — Ueber die Ursprünge der letzten Hirnnerven Mayer in Nov. Act. Acad. Caes. Leop. Nat. Cur. Vol. XVI. p. 2. p. 740 sqq. — Ueber den *N. sympathicus:* die citirten Schriften von E. H. Weber und Swan l. c. — Ueber den Kopftheil des sympathischen Nervensystemes beim Kalbe s. Arnold in Tiedemann und Treviranus Zeitschrift Bd. 2. S. 125 ff. — H. Bendz, Anatomisk Undersögelse af den Jacobsonske Anastomose og Ganglion Arnoldi. (Aus den Schriften der dän Acad. der Wissensch.) Kjöbenhavn 1835. 4. — Ueber den Halstheil des Sympathicus Mayer in Froriep's Notizen. No. 775. — Ueber mehre Hirnnerven vergl. die Bemerkungen von A. Hannover, de cartilaginibus, musculis, nervis Auris externae atque de nexu nervi vagi et nervi facialis. Havn. 1839. 4. — Ueber den Ciliarknoten s. die Schrift von Muck. — Ueber die peripherischen Nerven der Cetaceen: V. Bruns, Disquisitiones de nervis cetaceorum cerebralibus. Tubing. 1836. 8.; Stannius, Erster Bericht von dem zoot. phys. Institute der Universität Rostock. Rostock 1840. 4. S. 6 u. ff. und Stannius in Müller's Archiv 1842. S. 378. — Ueber die peripherischen Nerven der Haussäugethiere vergl. E. F. Gurlt, Handbuch der vergl. Anat. der Haussäugethiere. Bd. 2. S. 378 ff.]

## III. Von den Geruchsorganen.

### §. 183.

Die Geruchsorgane der meisten Säugethiere zeigen eine grosse Uebereinstimmung in ihrer Anordnung, welche nur bei den ächten Cetaceen [1]) wesentlich modificirt erscheint. Die bei allen Säugethieren

1) Am häufigsten und genauesten untersucht ist die Nasenhöhle von Delphinus phocaena. Die Nasenbildung anderer ächter Cetaceen scheint wesentliche Verschiedenheiten darzubieten, wie schon aus der ganz abweichenden Beschaffenheit des Siebbeines und aus der anscheinend keinem Zweifel unterliegenden Anwesenheit der Geruchsnerven bei den Walen hervorgeht. Dass ich von dem Vorhandensein dieser letzteren bei D. phocaena mich nicht habe überzeugen können, wurde schon früher bemerkt. Oft habe ich an ganz frischen Gehirnen Fädchen gesehen, ganz so, wie sie als Geruchsnerven, namentlich durch Baer, beschrieben sind; aber die mikroskopische Untersuchung liess keine Nerven in ihnen erkennen. — Die Nasenhöhle der Cetaceen liegt nicht horizontal über der Mundhöhle, sondern erstreckt sich fast vertikal von oben in die Rachenhöhle hinab; somit erscheint der äussere Eingang in dieselbe weiter nach hinten gerückt. Die äussere Nasenöffnung ist bei den Walen vollkommen getheilt; bei den Delphinen unpaar. Hier besitzt sie eine wulstige vordere und hintere Lippe, welche durch Wirkung eines, aus mehren Schichten bestehenden, von der ganzen Oberfläche des Schedels entspringenden Muskels aus einander gezogen werden können. Diese Lippen umschliessen den Eingang in einen, von derbem, fibrösem, in seiner feineren Textur noch nicht hinlänglich untersuchtem, Gewebe gebildeten, inwendig

paarigen, bisweilen, wie z. B. bei den Monotremen und mehren Edentaten, sehr verlängerten Nasenhöhlen besitzen vordere und hintere Oeffnungen. Die zu ihrer Umschliessung beitragenden Knochen sind gewöhnlich: die Oberkiefer- und Zwischenkieferbeine, die Gaumenbeine, die Nasentheile der Stirnbeine, die Nasenbeine, die Thränenbeine, das Siebbein und das Keilbein nebst den *Ossa pterygoïdea*, so wie auch die Muschelbeine und der Vomer. Die Scheidung der beiden Nasenhöhlen geschieht durch den Vomer und durch hinzutretende knorpelige Theile (*Cartilago septi narium*). — Die äusseren Nasenöffnungen werden gewöhnlich durch Knorpel unterstützt, welche bald selbstständige Theile sind, wie z. B. bei den Einhufern und Wiederkäuern [2]), bald durch Auswärtsrollung des knorpeligen *Septum narium* entstehen, wie bei Manatus und vielem Ferae, und bisweilen röhrig verlängert erscheinen, wie bei einigen Plantigraden Ferae [3]) und Insectivoren. Die Erweiterung der äusseren Nasenöffnungen geschieht bei den meisten Säugethieren theils durch einen, der Nase ausschliesslich angehörigen, verschiedentlich entwickelten Muskelapparat [4]), theils auch durch Muskeln, welche

---

von Schleimhaut ausgekleideten, noch ausserhalb oder oberhalb des knöchernen Kopfes gelegenen weiten einfachen Canal. Mit diesem communiciren zwei gleichfalls durch Fascikel jenes Muskels zu erweiternde Säcke, die sogenannten Spritzsäcke, deren schwarz tingirte Innenfläche parallele längliche Erhabenheiten und Vertiefungen besitzt. In der Tiefe des einfachen Canales zeigen sich zwei durch eine enge Spalte getrennte Klappen. Zwischen jeder dieser Klappen und dem knöchernen Kopfe finden sich noch zwei Paar Nebensäcke. — Unterhalb derselben zerfällt die Nasenhöhle, von Knochen umschlossen, durch die vom Vomer gebildete Scheidewand in zwei Hälften und mündet in den Rachen. — Die Verschiedenheiten, welche dieser hier nicht ausführlicher zu beschreibende Apparat bei anderen Cetaceen darbietet, sind noch fast unbekannt. Die Aussagen über das Ausspritzen des Wassers durch die Cetaceen sind von Baer (Isis 1826. S. 323. u. 1828. S. 927.) in Zweifel gezogen, während Faber (Isis 1827. S. 858.) und Sandifort, Bijdragen tot de ontleedk. Kennis der Valvisschen. Amsterd. 1831. 4. p. 31.) sich durch Autopsie von diesem Ausstossen des Wassers überzeugt haben. Mir bleibt immer Scoresby's Angabe (An account of the arctic regions. Vol. I. p. 456 sqq.) am wahrscheinlichsten, wonach die Cetaceen nur den mit Schleim gemischten, feuchten — von der Oberfläche der Athmungswerkzeuge ausgehauchten — Dunst beim Ausathmen ausstossen, der nur dann von Wasser begleitet wird, wenn das Ausathmen unter Wasser geschieht. — Abbildungen der Nasenhöhle des Braunfisches geben: P. Camper, Cétacés Tab. XLVIII. Fig. 1.; Baer, Isis 1826. Tab. V. und Sandifort, Op. citat. Tab. V.

2) S. ihre nähere Beschreibung bei Gurlt, Lehrbuch Thl. 1. S. 168.

3) S. Näheres bei Cuvier, Vorlesungen Thl. 2. S. 642.

4) Selten fehlt jeder Muskelapparat, wie beim Schnabelthiere; über die Muskeln der einheimischen Säugethiere s. Gurlt Thl. 1. S. 238.; über die anderer Säugethiere s. Cuvier, Vorlesungen Thl. 2. S. 641.; über die der höheren Affen mangeln noch fast alle Angaben. Bei den meisten Affen scheint nur der gemeinsame Nasen- und Lippenheber vorhanden zu sein. Ueber die Nasenmuskeln von Phoca s. Rosenthal in den Nov. Act. Acad. Leop. T. XII. P. 2. Tab. LVI.

zugleich die Lippen bewegen. Diese Muskeln stehen unter Einfluss des *Nervus facialis*. Schon bei einigen Plantigraden Ferae, z. B. bei Ursus, Nasua u. A. liegen die äusseren Nasenöffnungen am vorderen Ende der verlängerten und sehr beweglichen Schnauze. Diese erscheint bei den Maulwürfen, den Schweinen und Tapiren zu einem Rüssel [5]) verlängert, der beim Elephanten, wo er ausserordentlich entwickelt ist, ein sehr wichtiges Tast- und Ergreifungsorgan darstellt und zugleich die sehr verlängerten Eingänge in die Nasenhöhlen enthält. — Anders ist die Organisation der äusseren Nase beim Klappmützen-Seehunde, wo sie als eine grosse, häutig-muskulöse Blase erscheint [6]). — Die Nasenhöhlen der meisten Säugethiere communiciren mit Nebenhöhlen. Diese sind — abgesehen von den Siebbeinzellen — die *Sinus frontales* [7]), *maxillares* [8]) und *sphenoïdales* [9]), welche bei den verschiedenen Familien und Gattungen von sehr verschiedener Weite sind. — Die Flächenvergrösserung der inneren Nase geschieht durch die Muscheln. Von diesen sind die beiden oberen, deren Stellung von der den Muscheln des Menschen zukommenden mannichfach abweicht, Theile des Siebbeines oder selbst nur vergrösserte Zellen desselben, während die untere als selbstständiger Knochen erscheint. Selten gehen auch von anderen Knochen, z. B. den Nasenbeinen, muschelförmige Bildungen aus. Rücksichtlich der Bildungsverhältnisse der unteren Muschel finden bei den Säugethieren wichtige Unterschiede Statt. Bei vielen und namentlich bei Pflanzenfressern [10]) ist der Bau der Muschel wenig zusammen-

---

5) Ueber die Bildung des Rüssels der Säugethiere, namentlich des Elephanten, handelt am ausführlichsten Cuvier l. c. S. 642 u. 645. Von früheren Abhandlungen vergl. noch besonders Perrault, Mém. p. servir à l'hist. nat. d. anim. p. 535. und Camper, Decript. d'un Eleph. p. 45.

6) S. Näheres über den Klappmützen-Seehund bei Rapp in Meckel's Archiv 1829. S. 236. Mit Abb. Tab. VII.

7) Die Stirnhöhlen sind am beträchtlichsten bei den Elephanten, wo sie, auch durch die Scheitelbeine und Schlafbeine sich erstreckend und in zahlreiche, mit einander communicirende Zellen zerfallend, bis zu den Gelenkfortsätzen des Hinterhauptsbeines reichen. Aehnlich ausgedehnt sind sie bei den Schweinen und Faulthieren. Bei den meisten gehörnten Wiederkäuern sind sie gross und communiciren gewöhnlich — doch nicht immer, wie z. B. nicht bei den Antilopen, — mit den Höhlen der die Hörner tragenden Zapfen. Ausgedehnt sind sie auch bei den Einhufern und einigen Beutelthieren. Weniger ist dies der Fall bei den meisten Ferae; noch kleiner sind sie bei den Quadrumanen. Einigen derselben, so wie auch vielen Nagern und Edentaten (Myrmecophaga, Manis) fehlen sie.

8) Sehr beträchtlich bei den Einhufern (wo sie doppelt sind), den Wiederkäuern und den meisten Beutelthieren; von mässigem Umfange bei den Quadrumanen; bei den Ferae, den meisten Nagern und Edentaten fast ganz verschwindend.

9) Wiederum am umfänglichsten beim Elephanten; bei den übrigen Säugethieren unbeträchtlicher, als beim Menschen; zum Theil auch ganz fehlend.

10) Einfach ist der Bau der unteren Muschel bei den Affen der alten Welt; wenig zusammengesetzter bei den Affen der neuen Welt; die oben kurz beschrie-

gesetzt. Sehr oft spaltet sich der freie Theil der an ihrer Befestigungsstelle einfachen Muschel in eine obere und eine untere Lamelle, welche nach entgegengesetzten Richtungen: die eine nach oben, die andere nach unten sich umrollen. Bei anderen Säugethieren und besonders bei Fleischfressern [11]) zeigt dagegen der genannte Knochen viel complicirtere Bildungen. Der am Oberkieferbeine befestigte Stamm desselben theilt sich in mehre Hauptäste, deren jeder durch fortgesetzte Theilungen in eine sehr grosse Zahl von Zweigen mehrer Ordnungen zerfällt. Die ganze Vertheilungsweise hat, namentlich bei den Seehunden und Fischottern, wo die geschilderte Bildung der unteren Muschel am meisten entwickelt ist, unverkennbare Aehnlichkeit mit der der Blätter am *Arbor vitae* des kleinen Gehirnes. — Durch diese Muscheln zerfällt bei den meisten Säugethieren jede Nasenhöhle in drei Gänge. — Eigenthümlich sind den Nasenhöhlen vieler Säugethiere die Stenson'schen Gänge [12]) und die Jacobson'schen Organe [13]). Erstere bestehen in Canälen, welche eine knorpelige, von Schleimhaut überzogene Grundlage besitzen und, durch die *Foramina incisiva* sich fortsetzend, mit oft ziemlich weiten Oeffnungen, welche auf Erhabenheiten hinter dem Alveolarrande des Zwischenkiefers sich finden, an der Gaumenoberfläche münden. Die Jacobson'schen Organe sind lange und enge, am Boden der Nasenhöhlen und zur Seite ihrer Scheidewand gelegene, von Knorpel umschlossene, inwendig von drüsenreicher Schleimhaut überzogene

---

bene Bildung findet sich bei den meisten Wiederkäuern und vielen Pachydermen; bei ersteren sind die Blätter der Muscheln gewöhnlich noch von zahlreichen Oeffnungen durchbrochen. Den Muscheln der Wiederkäuer ähnlich sind die der meisten Edentaten, mit Ausnahme der durch abweichende Bildung ausgezeichneten Faulthiere; wenig entfernen sich davon die mehrer Nager (Hystrix, Arctomys u. A.), während andere zusammengesetztere Bildungen zeigen. Sehr einfach sind auch die Muscheln vieler Beutelthiere, z. B. des Känguruhs, des Wombat, Koala u. s. w. Von dem complicirten Baue anderer Ferae entfernen sich auch Einige, z. B. Viverra. Vergl. Cuvier l. c. p. 625.

11) Der zusammengesetzteste Bau der unteren Muscheln wird angetroffen unter den Beutelthieren z. B. bei Dasyurus und Phalangista, unter den Nagern bei Lepus, Sciurus, Castor, Mus, so wie bei den meisten Ferae: Felis, Canis, Mustela, Meles, besonders aber bei Lutra und Phoca. Abb. vergl. b. Harwood l. c. Tab. VIII. u. IX.

12) Vergl. N. Stenonis, de musculis et glandulis observationum specimen. Amstel. 1664. 12. p. 37. — S. über die Stenson'schen Canäle des Menschen Huschke in der neuen Ausgabe von Soemmering. Thl. 5. S. 610.

13) S. Cuvier's Rapport darüber in den Annales du Muséum d'hist. nat. Vol. XVIII. 1811. p. 412. Vergl. ferner J. A. Reiffsteck, D. sist. disquisitiones anatomicas de structura organi olfactus mammalium nonnullorum. Tubing. 1823. 4. p. 27. (Mit Abb. vom Schaafe) und Rosenthal in Tiedemann und Treviranus Zeitschrift für Physiologie. Bd. 2. S. 289. Tab. XIV. (Schaaf). Das Jacobson'sche Organ ist bei Säugethieren verschiedener Ordnungen angetroffen; besonders entwickelt bei Nagern, Pferden, Wiederkäuern und bei Mamatus; spurweise bei den Ferae. — Dem Pferde fehlen die Stenson'schen Canäle.

Röhren, in welchen Zweige des *N. olfactorius* sich vertheilen und der *R. nasopalatinus N. trigemini* unter Abgabe von Verzweigungen verläuft. Jede dieser Röhren öffnet sich gewöhnlich in den Stenson'schen Gang ihrer Seite und communicirt durch diesen mit der Mundhöhle. — Die, die ganze Nasenhöhle auskleidende Schleimhaut besitzt immer ein Flimmer-Epithelium. — Bei den meisten Säugethieren kömmt eine conglomerirte Nasendrüse vor. Sie liegt an der äusseren Wand der Nasenhöhle oder in dem *Sinus maxillaris*. Ihr aus dem Zusammentreten kleiner Zweige gebildeter Ausführungsgang öffnet sich am vorderen Theile der unteren Muschel [14]).

[Man vergl. über das Geruchsorgan der Säugethiere, ausser den Schriften von Scarpa uud Harwood, besonders Cuvier's Vorlesungen über vergl. Anat. übers. von Meckel. Bd. 2. S. 614 ff. — Ueber das Geruchsorgan von Delphinus phocaena handelt sehr ausführlich v. Baer in der Isis 1826. S. 811 ff. Mit Abb. Tab. IV. u. V.]

## IV. Von den Gesichtsorganen.

### §. 184.

Die Augen der Säugethiere besitzen fast durchgängig einen im Verhältnisse zum Körper und namentlich zum Kopf und zum Gehirne viel weniger beträchtlichen Umfang, als die der Vögel; in dieser Beziehung erscheinen die Augen einiger Halbaffen [1]) am grössten; rudimentär sind sie dagegen bei den in der Erde lebenden Maulwürfen [2]) und bei Spalax typhlus. — Bei der Mehrzahl der Säugethiere öffnen sich die knöchernen Augenhöhlen [3]), deren knöcherner Boden immer unvollkommener wird und allmälich ganz verloren geht, in die Schläfen- oder Jochgruben; bei manchen tritt auswärts eine Scheidung beider Höhlen hervor, indem der hintere Augenhöhlenfortsatz des Stirnbeines mit dem

---

14) Stenson hat sie zuerst beim Schaafe beobachtet (De musculis et glandulis. Amst. 1664. p. 38.). Jacobson (Nouveau Bulletin des scienc. par la soc. philom. de Paris. T. 3. 6^me ann. p. 267. und Müller, Gland. secern.) fand sie bei Halmaturus, vielen Nagern, Wiederkäuern, Pachydermen, Ferae, Chiropteren und Affen. Beim Pferde und Menschen sind nur einzelne Acini übrig. Beim Rinde hat er sie vermisst. Ich finde sie bei Manatus.

1) Stenops, Tarsius, Galago; sehr gross auch bei einigen Affen, z. B. bei Nyctipithecus.

2) Besonders bei Talpa coeca, Chrysochloris; etwas entwickelter schon bei der Gattung Sorex und bei Talpa europaea. Siehe über das Auge des letzteren Treviranus in der Zeitschrift für Physiol. Bd. II. S. 176. Tab. 7. Fig. 7. u. 8. — Auch das Auge von Talpa coeca soll nach Is. Geoffroy eine sehr feine Augenlidspalte besitzen, die von Savi geleugnet war. — Ueber das Auge von Spalax s. Olivier (Bulletin de la soc. philomath. T. 2. N. 38. p. 105.). Er fand darin alle Theile des Säugethierauges.

3) Bei Ornithorhynchus wird nach Meckel (Ornithorh. p. 39.) die Augenhöhle oben und vorn durch einen beweglichen Knorpel und durch fibröse Substanz vervollständigt.

des Jochbeines oder mit dem Jochfortsatze des Schläfenbeines durch ein fibröses Band oder wirklich unmittelbar sich verbindet [4]; nur bei den eigentlichen Affen erscheint die Augenhöhle, wie beim Menschen, durch eine Knochenwand von der Schläfengrube abgeschlossen. Bei denjenigen Säugethieren, welchen diese Knochenwand fehlt, wird die Trennung von der Schläfengrube meistens durch eine fibröse, auch elastisches Gewebe reichlich enthaltende, Membran bewirkt, welche vom Umfange des ***Foramen opticum*** ausgeht [5]; bei anderen, wie beim Bären, ward, statt dieser Membran, ein Muskel (***M. orbitalis***) angetroffen. — Bei der Mehrzahl der Säugethiere sind die Augen nach aussen gerichtet und divergiren daher so, dass ihre Axen sich nicht in einem Punkte des Gegenstandes vereinigen; bei den Affen und Menschen treten sie vorwärts. Die grösste Annäherung beider Bulbi, welche hier durch ein dünnes, bisweilen nicht einmal vollständig ossificirtes Septum geschieden werden, findet sich bei einigen Halbaffen und Affen [6]. — Den meisten Säugethieren kömmt, ausser dem oberen und unteren Augenlide, noch die Nickhaut [7] zu; gewöhnlich werden alle drei Augenlider durch Knorpel gestützt. Meistens liegen zwischen der ***Conjunctiva palpebrarum*** und dem Tarsus, als längliche, einfache Follikel die Meibom'schen Drüsen, welche aber oft, wie z. B. bei den Cetaceen, fehlen. Augenwimper sind noch selten vorhanden. — Die Anordnung der Muskeln der beiden oberen Augenlider bietet einzelne Verschiedenheiten dar [8]. Gewöhnlich findet sich ausser dem ***M. orbicularis pal-***

---

4) Eine Verbindung des knöchernen Orbitalfortsatzes des Jochbeines mit dem gleichen Fortsatze des Stirnbeines und ein dadurch gebildeter vollständiger Augenhöhlenring ohne Abschliessung gegen die Schläfengrube findet sich bei den Halbaffen; ferner unter den Chiropteren bei Pteropus und Emballonura, unter den Insectivoren bei Cladobates, unter den Ferae bei einigen Herpestes und einigen Arten von Felis (z. B. bei F. javanensis), bei allen Wiederkäuern; unter den Pachydermen bei Hippopotamus, bei den Einhufern. — Bei anderen Säugethieren, wo jene Fortsätze sich nicht erreichen, geschieht die Vervollständigung des Ringes durch ein fibröses Band; so bei Felis, Canis, Hyrax u. A.

5) Näher beschrieben von Bendz in Müller's Archiv 1841. S. 196 ff. Er fand das eingeschobene elastische Gewebe am deutlichsten beim Pferde; dünner beim Rinde, Schaafe und Schweine, dann auch beim Hunde. Rudolphi, Phys. 2r Bd. 1. Abth. S. 159. hatte diese elastischen Fasern für Muskelfasern erklärt. Im Eisbären fand Rudolphi den ***M. orbitalis*** am stärksten; beim gewöhnlichen Bären schon schwächer. Meckel erwähnt dieses Muskels auch beim Schnabelthiere. — 6) Besonders bei Cebus, Callithrix, Tarsius. — Auch bei den Phoken ist die Scheidewand der Augenhöhlen sehr schmal.

7) Als Ueberrest derselben erhält sich bei den Affen und beim Menschen die ***Plica semilunaris***, welche auch hier bisweilen einen kleinen Knorpel enthält. Die Nickhaut fehlt den ächten Cetaceen, findet sich aber beim Dügong und Manatus sehr entwickelt.

8) S. die Beschreibung derselben von Phoca bei Rosenthal, Nov. Act. Acad. Caes. Leop. T. XII. P. 2. p. 689.

*pebrarum* ein *M. levator palpebrae superioris.* Aber diese Anordnung ist nicht beständig. Bei den Delphinen zeigt sich z. B. innerhalb der Augenhöhle ein hohler, trichterförmiger Muskel, der im Umkreise des *Foramen opticum* entspringt und in den Augenlidern sich ausbreitet. Durch Schlitze dieses Muskels treten die schiefen Augenmuskeln zum Bulbus, während er die geraden völlig einschliesst. Ausser ihm findet sich nur ein schwacher *M. orbicularis palpebrarum*, der vorzugsweise für das untere Augenlid bestimmt ist. Dieses besitzt hier und bei anderen Säugethieren, z. B. den Wiederkäuern, Pachydermen, Einhufern, noch einen herabziehenden Muskel in dem *M. malaris externus.* — Die Nickhaut der Säugethiere kann fast nie über das ganze Auge vorgezogen werden; meistens scheinen eigene Muskeln derselben zu fehlen; bei einigen Thieren sind sie jedoch nachgewiesen [9]. An ihrer Innenseite mündet der Ausführungsgang der, bei ihrer Anwesenheit, anscheinend niemals fehlenden, am Innenwinkel der Orbita gelegenen, nicht selten aus zwei Portionen bestehenden und beträchtlichen Harder'schen Drüse [10]. — Nur selten bleibt die Spaltung der Augenlider aus, wie denn z. B. bei Spalax typhlus die mit Haaren besetzte Haut über das rudimentäre Auge weggeht; unter ihr findet sich hier, ähnlich wie bei mehren Reptilien, eine kleine, von der Bindehaut gebildete Capsel [11]. — Dass der Thränenapparat je einem Säugethiere spurlos fehle, darf bezweifelt werden [12]; unter den ächten Cetaceen, denen man die Thränendrüse lange Zeit ganz abgesprochen hatte, besitzen die Delphine eine ringförmige, grösstentheils innerhalb des trichterförmigen *M. palpebralis* gelegene Thränendrüse, welche nur in der Gegend des inneren Augenwinkels aus diesem Trichter sich hervor-

---

9) Von Perrault und Camper (Elephant p. 45.) beim Elephanten. S. die Abb. Tab. X. Fig. 6.; von Cuvier beim Rhinoceros; von Albers (Beiträge zur Anat. und Phys. Hft. 1. S. 7.) beim Seehunde; von Rudolphi bei der Hyäne und schwächer beim Hunde (S. C. G. E. Reimann, Spicilegium observ. anat. de Hyaena. Berol. 1811. 4. p. 21.); von Rosenthal bei mehren Säugethieren. Vergl. A. Blumenthal, Diss. de externis oculorum tegumentis. Berol. 1812. 4. — Bendz l. c. S. 199. leugnet neuerdings wieder jeden Muskelapparat der Nickhaut bei den Haussäugethieren und erklärt das Vortreten der Nickhaut auf ganz mechanische Weise.

10) Zweilappig ist sie z. B. bei den einheimischen Nagern: der Ratte, dem Hasen. (Abgeb. bei Müller, Gland. secern. Tab. V. Fig. 7. p. 51.) Sie ist, mit Ausnahme der Quadrumanen, der Chiropteren und der Cetaceen, bei Säugethieren jeder Ordnung angetroffen worden.

11) So nach Carus (Zootom. S. 408.) und Müller.

12) Die Thränendrüse wurde von Camper (Elephant p. 45.) beim Elephanten, nebst den Thränenpunkten, dem Thränencanal u. s. w. vermisst; Perrault hatte sie gefunden. Nach Blainville l. c. p. 394. hat sie die Grösse einer Erbse. Auch er vermisste Thränenpunkte und Thränencanal. — Sie kömmt nach Rosenthal bei Phoca vor, obschon klein; die Ableitungsorgane fehlen.

drängt [13]). Bei den übrigen Säugethieren behauptet sie ihre Lage am oberen und äusseren Theile der Augenhöhle. Rücksichtlich der Thränenpunkte und des Thränencanales kommen manche kleine Verschiedenheiten vor. — Bei den meisten Säugethieren ist die Anzahl der den Bulbus bewegenden Muskeln beträchtlicher, als beim Menschen, indem zu den vier geraden und zwei schiefen Muskeln [14]) noch der von den geraden Augenmuskeln umschlossene, übrigens verschiedentlich ausgebildete, oft in vier Portionen zerfallene, vom Umkreise des Sehnervenloches zum Bulbus tretende *M. suspensorius s. retractor oculi s. choanoïdes* hinzukömmt [15]).

Die Form des Bulbus [16]) ist häufig fast kugelig; bei einigen, wie z. B. bei den Cetaceen, ist er vorn mehr abgeplattet; bei andern vorwärts stark gewölbt, wie beim Maulwurf. Der Querdurchmesser übertrifft am bedeutendsten die Längenaxe beim Walfisch, weniger bei den Phoken, dem Pferde, den Wiederkäuern, Nagern, Beutelthieren, während bei den Fledermäusen, den Affen und dem Menschen die Längenaxe beträchtlicher ist [17]). Die einzelnen Theile des Augapfels sind im Wesentlichen ähnlich, wie beim Menschen angeordnet und ihre Modificationen sind in abweichender Lebensweise begründet, erklären sich daher aus dem Medium, in welchem die Thiere leben, aus ihrer Regsamkeit zur hellen Tages- oder Dämmerungszeit, aus der ihnen zu Erlangung ihrer Nahrung erforderlichen Nah- oder Fernsichtigkeit u. s. w. — Allgemein fehlt den Säugethieren der den Vögeln und vielen Reptilien zukommende Knochenring der Sclerotica, so wie auch der Kamm. — Bei den im Wasser lebenden Säugethieren, namentlich den Cetaceen, den Phoken nähert sich die Linse der Kugelform, während sie bei den in der Luft lebenden Thieren flacher wird; dagegen ist bei diesen die Hornhaut convexer und die Menge der wässerigen Feuchtigkeit grösser, während jene durch flachere Cornea und Abnahme des *Humor aqueus* sich auszeichnen. — Die Sclerotica zeigt bei vielen Säugethieren und namentlich bei den im Wasser lebenden, Verschiedenheiten ihrer

---

13) Zuerst beschrieben von Rapp in den naturw. Abhandlungen einer Gesellschaft in Würtemberg. Thl. 1. 1826. S. 257.; Cetaceen S. 93. Ich fand sie eben so beim Narwal.

14) Die Rolle für den *M. obliquus superior* fehlt bei den ächten Cetaceen. Rudolphi beobachtete eine Spaltung der Sehnen beider schiefen Augenmuskeln beim Tiger; von den beiden Sehnen, in die jeder Muskel sich spaltet, umfassen die des oberen diejenige des *Rectus superior* und die des unteren die Sehne des *Rectus inferior*. Beim Löwen zeigt die Sehne des *Obliquus superior* dasselbe Verhalten. Rudolphi vermisste diese Einrichtung bei anderen Raubthieren, auch bei der Hauskatze (Phys. S. 169.).

15) Abb. vom Seehunde bei Rosenthal, Nov. Act. Acad. Caes. Leop. Vol. XII. P. 2. Tab. LVII.

16) S. die schönen Abb. bei Soemmerring, de sect. horizont. Tab. II.

17) Vergl. die Messungen bei Soemmerring p. 79.

Dicke in ihren verschiedenen Gegenden[18]); vom Strahlenbande aus nimmt ihre Dicke, z. B. bei Phoca, sowol nach vorne zur Cornea hin, als auch nach hinten zum Sehnerven hin beträchtlich zu; beim Walfische hat nur die letztere Verdickung Statt. Das gleiche gilt bei den Phoken und Cetaceen von der Chorioïdea. Bei vielen Säugethieren erscheinen regelmässig an bestimmten Gegenden des Auges Stellen von grün-, blau- oder metallisch-glänzendem Aussehen, wie z. B. bei den Wiederkäuern, den meisten Ferae, den Delphinen und Robben. Sie bilden das sogenannte Tapetum[19]). Diese Stellen finden sich gewöhnlich um den Eintritt des Sehnerven herum, besonders aber oberhalb und auswärts von ihm, bei Delphinen und Robben über den ganzen Grund des Auges verbreitet. Bei den Wiederkäuern fehlen hier die Pigmentkörnchen der Chorioïdea oder werden sparsam und es erscheint, statt der sonst den Pigmentkörnchen zur Grundlage dienenden Schicht von Bindegewebe, eine sehnige, gefässlose Membran (das eigentliche Tapetum). Bei den Carnivoren findet sich hinter dem abweichend gebildeten, zelligen Tapetum häufig noch eine eigenthümliche, kalkartige, kreideweisse Masse. — Die Pupille ist bald rund, wie bei den Quadrumanen, den meisten Nagern u. A., oder vertikal verlängert, wie bei den Katzen und vielen anderen Raubthieren, oder horizontal, wie bei den Einhufern, Wiederkäuern u. A. Bei den Einhufern, den meisten

---

18) Ueber ihre Dimensionen beim Walfisch und Narwal s. Albers in den Abhandl. der phys. med. Soc. zu Erlangen. Bd. 1. S. 459. Mit Abb. und Soemmerring l. c. p. 43.; ähnlich bei den Delphinen; über Phoca s. Eschricht in Müller's Archiv 1838. — Carus bemerkte Aehnliches beim Schwein (vergl. Zootom. S. 407.).

19) S. über das Tapetum besonders: Hassenstein, de luce ex quorundam animalium oculis prodeunte atque de tapeto lucido. Jenae 1836. 4. — Er fand hinter dem Tapetum der Katzen und Carnivoren überhaupt eine kreideweisse Masse, gebildet durch Kügelchen aus phosphorsaurer Talkerde und Kalkerde von $\frac{1}{400}$''' Grösse. Siehe ferner über diesen Gegenstand: Eschricht in Müller's Archiv 1838. S. 575. Er beschreibt das Tapetum, namentlich das der Wiederkäuer, als eigene Membran, die bei den zuerst genannten Thieren milchweiss, beim Rinde flechsenartig, bei allen aber gefässlos ist und nur Löcher zum Durchgange von Gefässen besitzt. Ausserdem macht er auf die schon den älteren Anatomen bekannte Hovius'sche Membran oder Choriocapillarhaut mit sternförmiger Gefässbildung, welche die innere Seite des Tapetum überzieht, aufmerksam. Abb. der Choriocapillarmembran des Rindes Tab. XVI. Fig. 1. — Bei den meisten Quadrumanen, mit Ausnahme von Nyctipithecus, den Monotremen, Nagern und den meisten Edentaten (mit Ausnahme von Orycteropus) ist bisher kein Tapetum angetroffen worden. — Nachträglich erwähne ich der eben erschienenen wichtigen Untersuchungen von Brücke (Müller's Archiv 1845. S. 387.) über diesen Gegenstand. Er fand das von Eschricht beschriebene *Tapetum fibrosum* bei den Wiederkäuern, Einhufern, dem Elephanten, den Cetaceen und einigen Beutelthieren (Thylacinus, Dasyurus). Bei den Ferae und Robben entdeckte er aber ein *Tapetum cellulosum*. Es besteht aus unregelmässigen, sechseckigen, glatten, gelblichen Zellen mit wasserhellen Kernen.

Wiederkäuern, dem Narwal finden sich pigmentreiche Flocken, welche, besonders vom oberen Rande der Pupille herab, schleierartig vorhangen [20]. — Der gelbe Fleck der Netzhaut ist, ausser beim Menschen, nur noch bei Affen angetroffen worden. — Der Sehnerv ist nur bei einigen blödsichtigen Säugethieren, z. B. den Maulwürfen, ein äusserst feines Fädchen [21], sonst gewöhnlich sehr stark. Die blätterige Bildung, welche dem Sehnerven-Chiasma des Vogelauges zukömmt, ist bei keinem Säugethier gefunden worden. Die Primitivfasern beider Sehnerven kreuzen sich im Chiasma nur zum Theil; theilweise laufen sie an ihrer ursprünglichen Seite fort [22]. Die Eintrittsweise des Sehnerven [23] in die Sclerotica bietet einige Verschiedenheiten dar; bei den meisten Säugethieren erscheint der Sehnerv unmittelbar vor seinem Eintritte in die runde Oeffnung der Sclerotica (ihre sogenannte Siebplatte) etwas eingeschnürt; bei anderen gewinnt die Oeffnung etwas an Breite; bei Arctomys aber breitet sich der Nerv hufeisenförmig und unvollkommen in zwei Hauptfascikel zerfallend, aus, um durch eine lange, schmale, horizontale Spalte einzutreten. Eine solche Spaltung erfolgt bei Lepus erst nach dem Durchtritte des indessen verbreiterten Nerven durch die Sclerotica, wo denn seine Fasern in seitlichen Büscheln ausstrahlen. Die Eintrittsstelle liegt meist unterhalb der Axe des Bulbus, selten über ihr, oder seitlich und zwar bald einwärts, bald auswärts von ihr.

[Man vergl. über das Auge der Säugethiere, ausser den schon früher angeführten Schriften von Cuvier, D. W. Soemmerring, Blainville, Treviranus, Huek, zahlreiche Angaben bei Rudolphi, Physiol. 2r Bd. 1. Abth. S. 154 ff. Ueber den feineren Bau der einzelnen Gewebstheile muss auf die bekannten Darstellungen der menschlichen Anatomie und Gewebslehre von E. H. Weber, Krause, Huschke und Henle verwiesen werden, da es ausserhalb des Planes dieser Schrift lag, näher darauf einzugehen.]

## V. Von den Gehörorganen.

§. 185.

Sämmtliche Theile des Gehörorganes bieten in den Reihen der Säugethiere mehr oder minder bedeutende Verschiedenheiten dar. —

---

20) Abb. bei Kieser, de anamorphosi oculi. Gotting. 1804. 4. Tab. 1. (Ziege Camel) und bei Soemmerring Tab. 2. vom Pferde.

21) Vergl. Carus, Versuch einer Darstellung des Nervensystemes. S. 241 und Treviranus, Vermischte Schriften. Bd. 3. S. 137.

22) Abb. bei Müller, Physiol. des Gesichtssinnes. Tab. 2. Fig. 4. u. 5.

23) S. über diesen Gegenstand besonders Barkow, Disquisitiones neurologicae. Vratislav. 1836. 4. p. 10 sqq., der auch Fig. 3—5. Abbildungen über das Verhalten des Sehnerven bei Arctomys citillus gegeben hat Vergl. über Arctomys auch Perrault und Soemmerring l. c. p. 27. — Ueber Lepus siehe Zinn in den Comment. soc. scient. Goetting. 1754. T. 3. p. 191. Tab. VIII. Fig. 3. und Fontana, Viperngift Thl. 2. Tab. 5. Fig. 12.

Das äussere Ohr fehlt den meisten im Wasser lebenden, so wie einigen in der Erde wühlenden Thieren [1]). Bei manchen tauchenden Thieren finden sich, sowol bei Anwesenheit, als bei Mangel eines äusseren Ohres, klappenartige Bildungen, welche die Schliessung des äusseren Gehörganges bewirken und das Eindringen von Wasser in denselben verhüten [2]). Beim Vorhandensein von äusseren Ohren sind dieselben in verschiedenem Grade ausgebildet: klein und unbedeutend sind sie z. B. bei Otaria, bei den Faulthieren; ungeheuer z. B. bei Plecotus und anderen Chiropteren [3]). Meistens sind sie viel beweglicher, als beim Menschen, und demgemäss ist ihr Muskelapparat gewöhnlich ungleich stärker und mannichfaltiger entwickelt, als bei letzterem [4]). Statt des einen Ohrknorpels, welcher dem Menschen zukömmt, besitzen viele Säugethiere drei [5]). Die Säugethiere ohne äusseres Ohr ermangeln gewöhnlich [6]) auch eines knöchernen äusseren Gehör-

---

1) Es fehlt den Cetaceen, den Sirenen, den Monotremen, den Robben (mit Ausnahme der Gattung Otaria), dem Walrosse, den Gattungen Chlamydophorus, Manis, Talpa, Scalops.

2) S. z. B. bei Ornithorhynchus; auch bei Sorex, wo die Schliessung vorzüglich durch den ausgebildeten Antitragus geschieht. Vergl. Geoffroy in den Mémoires du Musée d'hist. nat. de Paris 1815. T. 1. p. 299. Tab. XV.

3) Die mannichfachen Verschiedenheiten, welche die Bildung des äusseren Ohres darbietet, können hier nicht genau geschildert werden. In Betreff der Fledermäuse ist besonders auf die zahlreichen Abbildungen von Temminck in seinen Monographies de Mammalogie zu verweisen.

4) Ueber die Muskeln des äusseren Ohres vergl. Gurlt in seiner vergl. Anatomie der Haussäugethiere. Thl. 1. S. 249 ff. und die noch speciellere Schilderung von A. Hannover, de cartilaginibus, musculis, nervis auris externae. Havniae 1839. 4. Der Verf. beschreibt 18 Muskeln des äusseren Ohres beim Pferde; 20 beim Hasen; 28 bei der Katze. Der Muskelapparat steht vorzugsweise unter Einfluss des *Nervus facialis*; ausserdem erhält das äussere Ohr einen *Ramus auricularis cervicalis* vom dritten Cervicalnerven, den *N. occipitalis minor* vom zweiten und dritten Cervicalnerven, einen *R. auricularis* vom *N. trigeminus* und einen vom *N. vagus*, der an den *N. facialis* sich anlegt.

5) Es sind dies: 1) die Muschel (*Concha*); 2) der Schild (*Cartilago scutiformis*) und 3) der Kürass oder Ring (*Cartilago annularis*). Vergl. Gurlt's vergl. Anatomie der Haussäugethiere. Thl. 1. S. 165. und die angeführte Schrift von Hannover. Bei Cavia Cobaya hat Leuckart (Tiedemann's Zeitschrift Bd. 5. Heft 2.) eine doppelte Ossification im Knorpel des äusseren Ohres entdeckt. Miram fand sie auch beim Biber.

6) Chlamydophorus, obschon eines äusseren Ohres ermangelnd, besitzt einen knöchernen äusseren Gehörgang. — Bei Talpa wird der fibrös-häutige, kurze, äussere Gehörgang durch einen, mehre Windungen machenden, Spiralknorpel umgeben, wie Hannover gezeigt hat; bei Echidna wird er, luftröhrenartig, durch eine Reihe unvollständiger, mittelst eines schmalen Längsstreifens verbundener Knorpelringe unterstützt; sehr lang, eng, gekrümmt, grösstentheils fibröshäutig, aber stellenweise durch einzelne, discrete, unregelmässig gestaltete Knorpelplatten unterstützt, ist er bei den Delphinen.

ganges und ihr meist fibrös-häutiger, durch einzelne Knorpel unterstützter äusserer Gehörgang ist bisweilen, wie namentlich bei den Cetaceen, sehr lang und gekrümmt. Der knöcherne äussere Gehörgang mangelt aber auch vielen anderen Säugethieren oder ist nur schwach angedeutet [7]. — Die Paukenhöhle [8]) zeigt mannichfache Bildungen. Bei der Mehrzahl der Säugethiere weiter, als beim Menschen und den ihm verwandten altweltlichen Affen, zeigt sie sich oft zu einer beträchtlichen Höhle ausgedehnt. Diese bildet dann eine Erhabenheit an der Schedelbasis oder erscheint blasenartig hervorgetrieben, in welchem Falle sie den Namen der ***Bulla ossea*** erhält. Gebildet wird sie meistens durch das ***Os tympanicum*** [9]) in Gemeinschaft mit dem knöchernen äusseren Gehörgange; bisweilen wird sie aber auch durch andere Knochen mit umschlossen. Während die beiden Paukenkapseln gewöhnlich durch das ***Os occipitale basilare*** von einander getrennt werden, stossen sie selten, wie z. B. beim Maulwurfe, unmittelbar an einander. Das Innere der Paukenkapsel: ihre Höhle ist bald einfach, bald zellig, bald durch Scheidewände in Fächer abgetheilt, bald communicirt sie mit Nebenhöhlen. — Die ***Tuba Eustachii***, ausgehend vom

---

7) Vergl. die ausführlichen Mittheilungen von Hagenbach in seiner Schrift: die Paukenhöhle der Säugethiere. Leipzig 1835. 4. Der knöcherne äussere Gehörgang fehlt den Affen der neuen Welt, dem Igel u. A.; er fehlt ferner den meisten Edentaten (mit Ausnahme von Chlamydophorus) oder ist sehr kurz. Sehr unvollkommen ist er auch bei den meisten Ferae und Glires; viel ausgebildeter erscheint er bei den Affen der alten Welt, den Wiederkäuern, Pachydermen und Einhufern; unter den Ferae bei Lutra und Meles; unter den Nagern bei Castor und Lepus.

8) Genau geschildert von Hagenbach in d. a. Sch. Die Bulla findet sich noch unter den Quadrumanen bei Hapale und Lemur; ausgebildet ist sie bei den Chiropteren, den meisten Edentaten, den Beutelthieren und besonders bei den Ferae und Glires; sehr gross bei Phoca; unter den Nagern am grössten bei Dipus und Pedetes. — Hohl ist sie z. B. bei der Ziege, dem Schaaf, bei Cervus, Hystrix, Lepus, Mus, Cavia; mit Zellen gefüllt beim Kalb, Schwein, Iltis, Wiesel, Maulwurf; in Fächer getheilt bei der Katze, dem Marder, Lutra, Sciurus. Sie communicirt mit Nebenhöhlen bei den meisten Edentaten (Myrmecophaga, Manis, Orycteropus, Bradypus) und vielen Nagern (Pedetes, Hydrochoerus, Hystrix, Cavia, Arctomys, Sciurus, Hypudaeus), so wie auch bei einigen anderen Säugethieren, z. B. dem Elephanten, dem Maulwurfe. — Bei den Cetaceen und Sirenen werden das *Os tympanicum* und *petrosum* mit dem übrigen Schedel nur durch fibröses Gewebe verbunden. Die Trommelhöhle hangt bei den Delphinen mit merkwürdigen grossen Sinus zusammen. S. darüber Rapp's Cetaceen S. 99.

9) Dieser Knochen stellt anfangs immer einen zur Einfassung des Trommelfelles bestimmten Ring dar; während er bei den meisten Säugethieren später den *Meatus auditorius osseus* und die Paukenhöhle umschliesst, behält er bei den Monotremen und den Beutelthieren perennirend blos seine ursprüngliche Function, oder bildet, wie bei letzteren, nur noch den Anfang des knöchernen Gehörganges. Dagegen entsteht die Paukenhöhle bei den genannten Familien, wie auch bei manchen andern Säugethieren, z. B. bei Erinaceus, Sorex, Lemur, durch das *Os petrosum* und die *Ala temporalis Ossis sphenoidei*.

*Os tympanicum* oder von benachbarten Knochen, besitzt allgemein eine knorpelige Grundlage. In der Regel führt sie aus der Paukenhöhle in den Rachen; bei den Delphinen dagegen beschreibt sie einen Bogen, erhebt sich und mündet, von einem Wulste umgeben, in den Nasencanal. Bei den Einhufern verbreitert sich die knorpelige Grundlage der Tuba in der Rachenhöhle und steht mit dem sogenannten Luftsacke: einem von Schleimhaut ausgekleideten häutigen Sacke, der unter dem *Occipitale basilare* liegt, in Verbindung. — Das in Hinsicht auf Form und Richtung variirende, aussen meist concave, seltener flache oder, wie beim Walfische, selbst convexe Paukenfell ist in der Rinne eines dem *Os tympanicum* angehörigen hervorspringenden knöchernen Rahmens eingefügt. — Die Gehörknöchelchen [10]) bieten in Betreff ihrer

---

10) Eine genauere Beschreibung der mannichfaltigen Formen der Gehörknöchelchen liegt ausserhalb der Grenzen dieses Lehrbuches. Ich verweise rücksichtlich der einheimischen Säugethiere auf Dietrich's Aufsatz in Müller's Archiv 1841. p. 55. und sonst auf folgende Abbildungen: Hinsichtlich der Monotremen auf Meckel, Ornithorh. Tab. IV. Fig. 5. und Owen, Monotrem. p. 369. Fig. 169. 170.; in Betreff der Beutelthiere auf Owen, Marsupialia p. 296. Fig. 120. 121.; rücksichtlich der Cetaceen auf Pallas, Zoographia rosso-asiatica. T. 1. Fig. 8. und auf Home, Lectures Vol. IV. Tab. 101. — Andere Abbildungen s. bei Hagenbach l. c.; bei Buchanan, Physiological Illustrations of the organ of hearing. London 1828.; bei Breschet, Recherches anat. et physiol. sur l'organe de l'ouie. Paris 1836. 4. und bei Wagner, Icones zoot. Tab. VIII. — Der Steigbügel ist bisweilen undurchbohrt und stäbchenförmig; so bei den Monotremen. Auch bei den Beutelthieren besitzt er noch grosse Aehnlichkeit mit der Columella der Vögel und Reptilien; undurchbrochen ist er z. B. bei Perameles; bei Halmaturus und Didelphis besitzt er einen langen Stiel und zwei kurze Schenkel. Bei Bradypus ist der Zwischenraum seiner Schenkel solide; bei den Delphinen und Sirenen bleibt zwischen seinen sehr dicken Schenkeln nur eine sehr feine Oeffnung, die bei älteren Thieren und bei einzelnen Arten selbst ganz verschwindet. Ein Beispiel von weitem Zwischenraume zwischen den Schenkeln des Stapes liefert Erinaceus. — Bei vielen Säugethieren tritt zwischen die Schenkel des Stapes ein bald hohler, bald solider Knochen hindurch. Carlisle (Philosoph. Transact. 1805. p. 204.) hat diesen Pessulus entdeckt. Otto (Nov. Act. Acad. Caes. Leop. Carol. Vol. XIII. P. 1. p. 24 sqq.) hat angegeben, dass bei den Chiropteren, Erinaceus, Sorex, Talpa, Hypudaeus, Myoxus, Cricetus, Dipus, Arctomys, Sciurus u. A. die *Carotides internae*, welche die Hirncarotiden abgeben, durch diesen Pessulus hindurchtreten. Hyrtl dagegen (Mediz. Jahrbücher des Oesterr Staates. 1843. Bd. 33. S. 270.) sah niemals die *Carotis interna*, sondern den vereinten Stamm der *Artt. maxillares superior* und *ophthalmica* durchtreten; bei Vespertilio die *Art. meningea media;* bei Myoxus glis eine accessorische Arterie der harten Hirnhaut. Er fand den Pessulus solide bei Cavia, Bathyergus, Otomys; hohl bei Arvicola, Sciurus, Spermophilus citillus, Talpa; er vermisste ihn bei Dasyprocta, Cricetus, Mus. — Vergl. über diesen Gegenstand auch Rudolphi, Grundr. d. Physiol. Bd. 2. Abth. 1. S. 132. —.Bei manchen Säugethieren findet man die Basis des Stapes mit dem Rande des *Foramen ovale* verwachsen; namentlich kömmt dies vor bei Einhufern, Wiederkäuern und Cetaceen. — Rudolphi l. c. hat bei Chrysochloris zwischen Ham-

Form, Grösse, Verbindung und selbst ihrer Zahl mannichfache Verschiedenheiten dar. Zu den drei bekannten Gehörknöchelchen des Menschen kommen bisweilen noch accessorische Knochen oder Sesambeinchen hinzu. Ihre Bewegungen 11) geschehen durch den *Musc. stapedius* und den *M. tensor tympani s. mallei internus.* — Das vom Stapes verschlossene *Foramen ovale* verhält sich, gleich dem *Foramen rotundum*, in Grösse und Gestalt verschieden. — Das innere Ohr 12) zeigt bei den einzelnen Ordnungen und Gattungen mannichfache und interessante Eigenthümlichkeiten. Am geringsten sind die Abweichungen, welche in dem Vestibulum und seinen beiden Säckchen hervortreten. Immer sind drei halbcirkelförmige Canäle oder Bogengänge vorhanden. Sie münden bald mit fünf, bald mit vier Oeffnungen in das Vestibulum. Ihre Grösse und Weite wechseln sehr; am kleinsten sind sie bei den ächten Cetaceen, denen dagegen die grösste Schnecke

---

mer und Ambos noch einen kleinen keulenförmigen Knochen angetroffen. Hyrtl entdeckte ihn auch bei Condylura cristata. — Ein *Ossiculum lenticulare Sylvii* kömmt häufig vor und scheint zu dem Ambos in Beziehung zu stehen. — Ein Sesambeinchen im *M. stapedius* wird beim Rinde und Pferde angetroffen. Vergl. Berthold in Müller's Archiv 1838. S. 46. und Hyrtl l. c. S. 270. — Der Hammer dient bei den Monotremen, in Verbindung mit dem *Os tympanicum*, dem Paukenfelle zur Stütze. Bei den meisten einheimischen Säugethieren, besonders deutlich bei den Wiederkäuern, kömmt, wenigstens im Fötalzustande, ein Anhang des *Processus spinosus* des Hammers vor, der später mit der vorderen und äusseren Fläche des Paukenknochens verschmilzt. Hagenbach (Müller's Archiv 1841. S. 46.) hat ihn entdeckt und *Ossiculum accessorium mallei* genannt. — Der Meckel'sche Knorpel erstreckt sich beim Fötus der Säugethiere längs der Innenseite des Unterkiefers und erhält sich bisweilen (z. B. bei Phoca) lange.

11) Vergl. Hagenbach, Disquisitiones anatom. circa musc. aur. intern. Basil. 1833.

12) Ueber das innere Ohr der Säugethiere vergl., ausser den allgemeinen Schriften von Comparetti, Pohl, Blainville, Buchanan, Breschet und den einzelnen monographischen Arbeiten, noch A. Meckel in J. F. Meckel's Archiv 1827. S. 356. Tab. V. und ganz besonders die schon citirten vorläufigen Mittheilungen von Hyrtl, denen eine ausführliche Schrift über das Gehörorgan der Säugethiere bald folgen soll. Hyrtl's Präparate erregen Bewunderung. — Hyrtl fand die Ampullen verhältnissmässig klein beim Menschen, den Affen, den Wiederkäuern, Einhufern, Pachydermen; gross bei den Fleischfressern, Nagern und Chiropteren. Die Ampulle am unteren Schenkel des hinteren Canales ist gewöhnlich am grössten. In Verhältniss zu den engen Bogengängen haben Dasyprocta und Coelogenys die grössten Ampullen. — Die Schnecke hat 1½ Windungen bei Erinaceus; 2 bei Phoca, bei der Gemse; fast 2½ beim Reh, Hirsch, Schaaf, Lama, Camel, Pferd, Elephanten und den meisten Edentaten, während die Affen und Fledermäuse, wie der Mensch sich verhalten; 3 Windungen bei den meisten Ferae (mit Ausnahme der Bären); mehr als 3, fast 4 Windungen bei Sus, Dicotyles, Hystrix, Sciurus, Pteromys und Phalangista; 4 Windungen bei Cavia und Dasyprocta; 5 bei Coelogenys Paca. Bei Dasypus octocinctus ist die zweite Windung der Schnecke grösser, als die erste. Vergl. Hyrtl l. c.

zukömmt. Thiere mit grosser *Bulla ossea* besitzen häufig kleine halbcirkelförmige Canäle. Das relative Grössenverhältniss der einzelnen Canäle bietet Verschiedenheiten dar. Mit Ausnahme der Faulthiere, denen die Ampulle am äusseren Bogengange fehlt, besitzen alle Säugethiere an jedem Bogengange eine Ampulle. Die Ampullen sind in der Regel um so weiter, je enger die halbcirkelförmigen Canäle sind. Die von den knöchernen Theilen eingeschlossenen häutigen Bogengänge entsprechen den ersteren genau; in jeder Ampulle findet sich zur Ausbreitung des Gehörnerven ein querer wulstiger Vorsprung, der ein unvollkommenes Septum bildet. — Die bedeutendsten Verschiedenheiten bietet die Schnecke dar. Bei den Monotremen ist sie Vogel-ähnlich und beschreibt kaum einen Bogen; bei den Cetaceen bildet die sehr grosse Schnecke nur $1\frac{1}{2}$ Windungen, welche beinahe in einer Ebene bleiben; die grösste Zahl der Windungen (5) erscheint bei Coelogenys Paca. Besitzt die Schnecke mehr als drei Windungen, so wird sie conisch aufgethürmt und ragt zapfenförmig in die Paukenhöhle hinein [13]). — Die *Aquaeductus cochleae* und *vestibuli* sind anscheinend constant vorhanden.

---

# Fünfter Abschnitt.

## *Von den Verdauungs-Organen.*

### I. Vom Gebisse.

§. 186.

Rücksichtlich des Gebisses walten die grössten Verschiedenheiten bei den Säugethieren ob. Einige ermangeln zu jeder Lebenszeit der Zähne. Dies ist der Fall bei den Gattungen Echidna, Myrmecophaga, Manis; ein hartes, hornartig verdicktes Epithelium am Unterkieferrande ersetzt bei einigen dieser Thiere die Zähne. — Bei den eigentlichen Walfischen kommen, statt der Zähne die aus Hornsubstanz gebildeten Barten vor; im Fötalzustande jedoch besitzen sie in beiden Kiefern kleine, abortive, Zähne in grosser Zahl [1]). Auch Ornitho-

---

13) Auffallend ist es, dass, nach Fick (Müller's Archiv 1844. S. 431.), beim Elephanten ein ächtes Schneckenfenster zur Paukenhöhle hin fehlt.

1) Sie wurden beim Fötus des grönländischen Walfisches (Balaena mysticetus) von Geoffroy St. Hilaire entdeckt. S. Annal. d. Musée d'hist. nat. T. X. 1807. p. 364. Geoffroy beobachtete sie nur reihenweise im *Canalis alveolaris* des Oberkiefers. Ausführlichere Mittheilungen über diese transitorischen Zähne der Wale gibt so eben Eschricht, Undersögelser over Hvaldyrene. Tredie Afhandling. Kjöbenhavn 1845. p. 25 sqq. Auch die Fötus anderer Wale besitzen in beiden Kiefern verborgene Zähne. Eschricht fand bei Balaena longimana im Oberkiefer etwa 102, im Unterkiefer 84; bei seinem Vaaghehval

rhynchus [2]) hat nur Hornzähne, die aus hohlen Hornfasern bestehen und mit breiter Fläche auf dem Zahnfleische sitzen. Die Barten der Walfische [3]) liegen in zwei seitlichen muldenförmigen Vertiefungen der Gaumenfläche des Oberkieferbeines, die durch einen stark vorspringenden Knochenkamm geschieden werden. Am Gaumenbeine und am Vorderende des Kiefers convergiren die Barten beider Seiten. Sie bestehen aus grösseren und kleineren, parallel stehenden, ungleich vierseitigen, gekrümmten Hornplatten, mit scharfen Rändern, deren Concavität vorwärts gerichtet ist. An ihrer Basis werden sämmtliche Platten durch ein sie vereinigendes Hornband kranzartig umfasst. Jede Barte ruhet auf einer gefässreichen Haut, deren Falten als Matrix in eine Höhle der Hornplatten eindringen und franzenartig zwischen der röhrigen Marksubstanz sich fortsetzen. Jede Hornplatte selbst besteht nämlich aus einer blätterigen, nagelartigen Rindensubstanz und einer von ihr eingeschlossenen röhrigen Marksubstanz, welche letztere an der Basis der Platten fehlt, so dass hier die Rindensubstanz die zur Aufnahme der Keimhaut bestimmte Höhle einschliesst. An dem unteren freien Ende der Platten ragen die Markröhren borstenartig aus der Rindensubstanz hervor. — Den Barten der ächten Walfische am nächsten verwandt, aber schon durch den Besitz von Kalkerde wesentlich verschieden, sind die Zähne der jetzt ausgestorbenen Gattung Rytina [4]). Bedeutende Abweichungen von dem gewöhnlichen Baue zeigen auch die Zähne bei Orycteropus [5]), welche jedoch hinsichtlich ihrer chemischen Zusammen-

---

im Oberkiefer 88, im Unterkiefer 80. Es sind wirkliche Zähne, welche in Zahnsäckchen eingeschlossen sind; in Betreff ihrer Form besitzen sie Aehnlichkeit mit den Zähnen der Delphine. Eschricht hat sie auch mikroskopisch untersucht. S. d. Abh. l. c. Tab. IV. — Beim Fötus des Narwal kommen zwei, gewöhnlich lose in den weichen Bedeckungen der Kiefer sitzende abortive Schneidezähne vor, wie Mulder gezeigt hat. Ich habe sie bei zwei Fötus gefunden; in zwei Schedeln von erwachsenen Narwals sah ich je einen dieser Zähne bleibend. Eigenthümlich ist es dem im Oberkieferbeine haftenden Stosszahne des Narwal, dass er stets von rechts nach links gerichtete Windungen zeigt. Sehr selten erhalten sich zwei solcher Stosszähne perennirend, wie sie in der Jugend immer vorhanden sind. Ich sah sie beide ausgebildet an Schedeln in Hamburg und Wien.

2) Vergl. Meckel, Ornithorhynchus p. 43. und Hesse, de ungularum, Barbae Balaenae, dentium Ornithorhynchi structura. Berol. 1839. 8. p. 21. Tab. I. Fig. 2. u. 3. und Tab. III. Fig. 1. 2. 5.

3) Ueber die Barten von Balaena rostrata vergl. Rosenthal in d. Abhandl. der physikal. Klasse der Acad. der Wissenschaften zu Berlin. A. d. Jahre 1829. Berlin 1832. S. 127 ff. Mit Abb. Tab. 1—3. — Vergl. auch Ravin (Ann. des sc. natur. Série zool. 1836. T. 5. p 266.); so wie Hesse l. c. p. 9. mit d. Abb.

4) S. Brandt in den Mémoires de l'académie de Petersbourg. 1834.; ausgezogen in Müller's Archiv 1834. S. 48.

5) Vergl. Cuvier, Leçons T. IV. P. 1. p. 205. — Owen, Odontography Pl. 78. — Rapp's Edentaten S. 52. und die Abb. eines Querdurchschnittes Tab. VI. Fig. 3. — Diese Zähne bestehen aus parallelen, meist sechsseitigen Röhren

setzung den gewöhnlichen Zähnen näher stehen. — Die Zähne der übrigen Säugethiere bestehen in der Regel aus mehren Schichten verschiedener Substanzen; unter ihnen erscheint am regelmässigsten das Zahn- oder Elfenbein; sehr häufig auch die eigentliche Knochensubstanz, als deren Modificationen das Caement und die Ossificationen der Pulpa zu betrachten sind. Zu diesen, in Bau und chemischer Zusammensetzung, durchaus mit den Knochen übereinstimmenden oder ihnen wenigstens nahe verwandten Bestandtheilen kömmt noch sehr allgemein der Zahnschmelz hinzu, welcher bisweilen durch ein eigenthümliches Pigment ausgezeichnet ist [6]). Diese verschiedenen, in die Zusammensetzung der Säugethierzähne eingehenden Substanzen sind nicht immer zugleich vorhanden; ist dies letztere aber der Fall, so bleibt sich das wechselseitige Lagenverhältniss derselben nicht immer gleich. Eine Classification der Zähne, gestützt auf die Zahl und die Verschiedenartigkeiten der in ihre Zusammensetzung eingehenden Substanzen, setzt noch viele und wiederholte mikroskopisch-chemische Untersuchungen der Säugethierzähne voraus. Cuvier hat eine sehr allgemein angenommene Eintheilung der Säugethierzähne versucht, deren Princip das Verhalten der harten Zahnsubstanzen zur Pulpa-Höhle abgegeben hat. Hiernach heissen einfach (*Dentes simplices*) diejenigen, mit einer oder mehren Wurzeln versehenen Zähne, deren Höhle von einer einfachen, durch Elfenbein gebildeten Wand umschlossen wird; gewöhnlich wird zugleich das Elfenbein an der Krone von einer zusammenhangenden Schmelzschicht überzogen, während die eigentliche Knochensubstanz den Wurzeltheil des Zahnes umkleidet. Dahin gehören z. B. die Zähne des Menschen, der Quadrumanen, Ferae u. s. w. Zusammengesetzt wird ein Zahn dadurch, dass seine, aus mehren Schichten bestehenden Wandungen von mehren Stellen aus in seine Pulpahöhle hineindringen; daher sieht man an der Kronenoberfläche eines solchen Zahnes verschiedene Substanzen alterniren. Je nachdem ein zusammengesetzter Zahn mit einer einfachen Wurzel versehen ist, wie an den Backenzähnen der Wiederkäuer, oder dagegen auch seine Wurzel den zusammengesetzten Bau der Krone theilt, wie an den Backenzähnen der

---

oder Säulen, so dass der Querdurchschnitt wie der eines Schilfstengels aussieht. In der Axe jeder Säule verläuft nämlich ein Canal, der gegen die Kaufläche hin mit Knochenerde ausgefüllt ist. Die unmittelbar den Canal umgebende Wand ist durchsichtig; dann folgt eine dickere, aus undurchsichtigen, filzartig mit einander verbundenen Fasern bestehende Schicht. Nach Lassaigne enthalten diese Zähne wenig mehr, als $\frac{1}{4}$ organischer Substanz; übrigens phosphorsaure und kohlensaure Kalkerde.

6) So bei vielen Nagern, z. B. dem Aguti, dem Biber, an den Schneidezähnen. S. darüber Mayer, Metamorphose der Monaden. S. 24. Nach Mayer ist das Pigment an die Oberfläche des Schmelzes gebunden, ohne eine besondere Lage zu bilden.

Elephanten, heisst er entweder schmelzfaltig (*D. complicatus*) oder blätterig (*D. lamellosus*). — Nicht alle Säugethierzähne besitzen wirkliche Wurzeln in dem Sinne, wie sie bei den Zähnen des Menschen und der meisten Säugethiere vorkommen. Häufig (wie z. B. bei vielen Nagern: Lepus, Cavia, Hypudaeus u. A.) nähern sich nämlich die Wandungen der Pulpa-Höhle unten nirgend, so dass letztere an der Basis einen grösseren Durchmesser besitzt, als aufwärts. — Bei den meisten Säugethieren hat ein Zahnwechsel Statt; häufig werden aber die Jugendzähne nach ihrem frühzeitig erfolgenden Ausfallen gar nicht durch bleibende Zähne ersetzt [7]). — Zahntragende Knochen sind bei den Säugethieren nur Zwischenkiefer, Oberkiefer und Unterkiefer, jedoch bei vielen nicht alle genannten Knochen zugleich. Niemals sind die Gaumenknochen mit Zähnen besetzt. — Rücksichtlich ihrer Anordnung zerfallen die Zähne in Schneidezähne, Eckzähne oder Backenzähne, die jedoch gleichfalls sehr häufig nicht sämmtlich vorhanden sind. — Die Zahl der bleibenden Zähne schwankt ausserordentlich; in keiner Ordnung sind die Zahlenschwankungen bedeutender, als in der der Cetaceen. — Nicht minder wechselnd sind Form und Grösse der Zähne. Die Erläuterung dieser Verhältnisse gehört der descriptiven Zoologie an.

[Die Literatur der Odontologie ist sehr reichhaltig. Man vergl. besonders G. Cuvier, Leçons d'Anat. compar. ed. Duvernoy. T. IV. p. 1. Auch Cuvier's Vorles. übers. von Meckel (mit vielen Zusätzen des Herausgebers). Thl. 3. — Ferner Cuvier, Recherches sur les ossem. fossiles. T. 1—7. — In Bezug auf die Stellung der Zähne ist, ausser den zoologischen Werken, besonders zu vergleichen: Fr. Cuvier, Des dents des mammifères, considérées comme caractères zoologiques. Paris 1825. 8. Mit Abb. — Ducrotay de Blainville, Ostéographie (mit besonderer Berücksichtigung der Zähne). — S. ferner L. F. E. Rousseau, Anatomie comparée du systeme dentaire chez l'homme et les principaux animaux. Avec 30 pl. Paris 1827. 8. — Die mikroskopische Zusammensetzung erläutern: Owen (in seiner noch nicht vollendeten Odontography); Retzius (in Müller's Archiv 1837. p. 498.); Erdl (Untersuchungen über den Bau der Zähne bei den Wirbelthieren, insbesondere den Nagern, in den Abhandl. d. mathemat. physikal. Classe der Baierschen Acad. der Wissenschaften zu München. Bd. 3. Abth. 2. S. 485 ff.); Nasmyth (in den Medico-chirurgical Transactions. Vol. XXII. p. 312.). — Kritische Zusammenstellungen der älteren Beobachtungen bei Heusinger (System der Histologie. S. 199.); der älteren und neueren mit eigenen Untersuchungen über den Bau der menschlichen Zähne bei Henle (Allg. Anat. S. 849 ff.); Historisches auch bei Erdl l. c. — Genauere Angaben liegen ausserhalb der Grenzen dieser Schrift.]

7) Bei manchen Säugethieren, z. B. den Elephanten, den Sirenen (Manatus, Halicore), werden die hinteren Bakenzähne allmälich vorgeschoben und treten an die Stelle der vorderen abgenutzten und ausfallenden.

## II. Von der Mund- und Rachenhöhle und den in sie mündenden Drüsen.

### §. 187.

Weiche Lippen [1]), deren Bewegungen unter Einfluss eines Muskelapparates stehen, der bis zum Menschen hinauf an Ausbildung und Mannichfaltigkeit zunimmt, finden sich bei den meisten Säugethieren, mit Ausnahme der Monotremen und der ächten Cetaceen. Eigenthümlich sind fast allen Säugethieren die Backen und ihr Muskel, der *M. buccinatorius*. Vielen von Früchten lebenden Affen der alten Welt [2]), so wie vielen Nagern [3]), wenigen Beutelthieren und dem Schnabelthier, vielleicht auch einigen Chiropteren [4]), kommen beutelförmige Einsackungen der Mundhöhle, sogenannte innere Backentaschen, zu, deren Ausdehnung und Verengerung durch starke Ausbreitungen des Hautmuskels bewirkt wird. Einige Nager besitzen äussere, nicht mit der Mundhöhle communicirende Backentaschen [5]). — Die Mundhöhle ist bald glatt, bald mit Warzen [6]), oder selbst mit Stacheln, Haaren, Borsten, wenigstens stellenweise [7]), besetzt. Häufig zeigt der Gaumen Querfurchen, zwischen welchen bisweilen noch Papillen liegen. — Das Gaumensegel bietet bei den meisten Säugethieren nichts Eigenthümliches dar; zeigt aber bei einigen Nagern, den Elephanten und den

1) Abbildungen der Mundhöhle s. bei Carus und Otto, Erläuterungstafeln Hft. 4. Tab. VIII.

2) Sie finden sich bei den amerikanischen Affen nicht. Die sackförmige Backentasche beginnt an der Commissur der Lippen und erstreckt sich hinterwärts und abwärts.

3) Namentlich Tamias, Spermophilus, Arctomys, Cricetus, Cricetomys. Abb. von Arctomys Marmota bei Carus und Otto, Erläuterungstafeln Hft. 4. Tab. VII. Fig. 3. Owen entdeckte Backentaschen bei Phascolarctos und bei Perameles lagotis.

4) Meckel fand sie bei Vespertilio murinus, wo allerdings eine Spur davon vorkömmt. Anderen Fledermäusen scheinen sie zu fehlen und Cuvier und Temminck leugnen sie gänzlich. Abb. der Backentaschen von Ornithorhynchus bei Meckel (Ornithorh. Tab. V. F.).

5) Bei Coelogenys schwach; besonders aber bei Ascomys. Ein Schlitz, der von der Nasenspitze sich zum Unterkiefer herabzieht, führt bei Ascomys in eine weite, inwendig mit feinen Haaren besetzte Tasche, welche bis gegen die Schulter herabreicht.

6) Z. B. bei den Wiederkäuern, wo die Warzen kegelförmig sind. Die grösseren derselben sind an der Spitze hornig oder selbst faserig.

7) Z. B. bei Echidna ist der Gaumen mit mehren Querreihen kurzer, harter, scharfer, rückwärts gerichteter Stacheln besetzt, die die fehlenden Zähne ersetzen. Borsten an der innern Fläche der Backenhaut kommen vor bei Loncheres, Cavia, Castor, Bathyergus, Cricetomys; Warzen bei Myrmecophaga, Manis; ähnlich auch beim Dügong und Manati; bekannt sind die Haare an der inneren Backe der Haasen. Abb. der Mundhöhle mehrer Säugethiere bei Carus und Otto, Erläuterungstafeln Hft. 4. Tab. VII. Fig. 1. u. 2.

Cetaceen einige, von der Einrichtung ihrer Nase und dem Hineinragen ihres Kehlkopfes in die hintere Nasenöffnung abhängige Modificationen seiner Bildung [8]). Eine Uvula [9]) fehlt den meisten Säugethieren, mit Ausnahme der Affen. — Der Schlundkopf hat einen stark entwickelten Muskelapparat.

Die drüsigen Organe der Mund- und Rachenhöhle bestehen in Schleimdrüsen und Speicheldrüsen. Zu ersteren gehören: 1) die längs der Unterlippe häufig vorkommenden ***Folliculi labiales*** [10]); 2) die verschiedenen Backendrüsen [11]): ***Folliculi buccales***, ***molares*** und die ***Glandula zygomatica*** einiger Säugethiere; 3) ***Folliculi palatini*** [12]); 4) die Tonsillen [13]). Sie sind nicht immer sämmtlich vorhanden und zeigen, wo sie vorkommen, verschiedene Grade der Entwickelung.

---

8) So steigt beim Elephanten, nach Cuvier, das Gaumensegel tiefer abwärts als die Spitze der Epiglottis und legt sich dicht an dieselbe. Ueber den weichen Gaumen der Cetaceen vergl. Rapp, Cetaceen S. 132. Sehr gut werden seine Verhältnisse versinnlicht durch die im Ganzen gelungenen Abb. vom Delphin bei Carus und Otto, Erläuterungstafeln Hft. 4. Tab. VII. Fig. 4. — Ueber das Gaumensegel von Hydrochoerus Capybara, das, mit den Schlundwänden und der Wurzel der Zunge verwachsen, nur eine sehr kleine Oeffnung zum Durchtritt der Speisen lässt, s. Morgan, Linnean Transact. XVI. p. 465.

9) Ein sehr kleines Zäpfchen besitzen auch die Camele und Giraffen. Verschieden von dem Zäpfchen ist aber die, vor dem *Velum palatinum* liegende, gefässreiche, drüsige Schlundblase des Dromedars, welche beim erwachsenen Männchen zur vollen Entwickelung gelangt und zur Brunstzeit beträchtlich anschwillt. S. die Beobachtungen älterer und neuerer Naturforscher hierüber zusammengestellt bei A. Wagner in s. Ausgabe von Schreber's Säugethieren Bd. 5. Abth. 2. S. 1725 ff. Vergl. besonders Grundler, Diss. de Camelo dromedario observata quaedam anatomica. Tubing. 1817. 8.

10) Z. B. bei den meisten Affen der alten Welt, den Beutelthieren.

11) Die *Glandulae buccales* erstrecken sich gewöhnlich längs der Zahnhöhlenränder der Kiefer und münden mit zahlreichen Ausführungsgängen in gleicher Höhe mit den Kronen der Backenzähne. Sie sind besonders entwickelt bei den Wiederkäuern, den Einhufern und Pachydermen. Rapp beobachtete eine ähnliche Drüse bei Myrmecophaga tamandua, deren Ausführungsgänge zwischen den an der Innenfläche der Wangen befindlichen Warzen münden. S. Edentaten S. 53. — Bei den Ferae liegt, statt der oberen Backendrüse, eine rundliche Drüse (*Glandula zygomatica s. orbitalis*) hinter dem Jochbogen in der Augenhöhle, welche, ausser einem grösseren, mehre kleine Ausführungsgänge (*Ductus Nuckiani*) besitzt. — 12) Z. B. bei Myrmecophaga, nach Rapp.

13) S. über die Tonsillen der Säugethiere besonders W. v. Rapp in Müller's Archiv 1839. S. 189 ff. Mit Abb. Sie sind verschiedentlich entwickelt: häufig bilden sie einen einfachen Sack, der mit einfacher Oeffnung mündet, wie bei Affen, Felis, Orycteropus, Hyrax; oder erscheinen als dicke horizontale Blätter mit sehr kleinen Oeffnungen, wie bei Ursus, Hyaena; oder bilden eine einfache längliche Hervorragung, wie bei Procyon, Mustela, Herpestes, einigen Chiropteren, Talpa, Erinaceus; oder sie bestehen aus vielen verästelten kurzen Canälen, die mit zerstreuten Orificia sich öffnen, wie bei Einhufern, Wiederkäuern, Schweinen, Trichecus, Cystophora, den Cetaceen und Sirenen. Vermisst wurden sie bei Hystrix und bei der Ratte.

Durchaus beständig sind nur die Tonsillen. Die Speicheldrüsen sind am wenigsten entwickelt bei den im Wasser lebenden Carnivoren; den ächten Cetaceen fehlen sie ganz, während sie bei den Sirenen (Halicore und Manatus) stark entwickelt sind; bei den Robben sind sie schwach. Ihre stärkste Ausbildung erlangen sie dagegen bei den meisten Edentaten, bei Echidna und dem Biber. Ueberhaupt sind sie bei den Herbivoren und Omnivoren viel bedeutender. entwickelt, als bei den Carnivoren. Gewöhnlich finden sich die drei Paar Speicheldrüsen des Menschen; selten fehlt ein Paar [14]). Bald ist die *Parotis* [15]), bald die *Glandula submaxillaris* am grössten, letztere oft ausserordentlich ausgedehnt und bei einigen Edentaten [16]), so wie bei Echidna durch eigenthümliche Verhältnisse ihres Ausführungsganges ausgezeichnet. Die *Glandula sublingualis* besitzt immer zahlreiche Ausführungsgänge [17]).

## III. Von der Zunge.

### §. 188.

Die Verschiedenheiten, welche die Zunge der Säugethiere darbietet, betreffen besonders ihre Gestalt, den Grad ihrer Beweglichkeit, ihre Texturverhältnisse, die Beschaffenheit ihrer Papillen, so wie endlich die Ab- oder Anwesenheit von sogenannten Unterzungen. — Die Gestalt der Zunge wechselt mannichfach. Sie ist breit, platt, flach, an ihren Seitenrändern zum Theil gefranzt und zugleich nicht vorstreckbar bei den ächten Cetaceen [1]); viel schmaler und zugleich vorstreckbar

---

14) Die Parotis bei Echidna, während sie bei Phoca ganz rudimentär ist; öfter fehlt anscheinend die *Glandula sublingualis*, z. B. bei Phoca, bei den meisten Beutelthieren nach Owen u. A. Die Sirenen besitzen nur zwei grosse Parotiden.

15) Sie ist enorm entwickelt bei Castor, Halmaturus, Hypsiprymnus; sie ist grösser, als die Unterkieferdrüse bei den meisten Affen; bei Erinaceus u. A. Die *Glandula submaxillaris* überwiegt an Umfang bei allen Edentaten (unter denen nur die Faulthiere schwach entwickelte Speicheldrüsen besitzen), bei Echidna; bei den meisten Ferae, den Chiropteren, den Makis u. A.

16) Bei Dasypus sammeln sich, wie Rapp gezeigt hat, 5—6 Ausführungsgänge der Submaxillardrüse in eine dickwandige, muskulöse Blase, aus deren vorderem Ende ein an der Symphyse des Unterkiefers mündender *Ductus excretorius* hervorgeht. Eine schwächere blasenartige Erweiterung kömmt auch bei Myrmecophaga vor. Abb. von Dasypus Rapp, Edentaten Tab. VII.

17) Bei Echidna tritt, nach Owen, ein weiter Ausführungsgang aus der grossen Drüse ab, der zwischen den Aesten des Unterkiefers sich erweitert, dann 8 bis 10 gewundene Aeste abgibt, welche, vielfach getheilt, mit zahlreichen Oeffnungen in die Mundhöhle münden.

1) Abb. von Delphinus phocaena bei Carus und Otto, Erläuterungstafeln Hft. 4. Tab. VII. Fig. 4. Aehnlich verhält sie sich bei anderen Delphinen und beim Narwal. Sehr wenig beweglich ist auch die Zunge des Dügong. Abb. bei Home, Lectures Vol. 4. Tab. XXIV. Fig. 2. Ganz angewachsen finde ich sie bei Manatus.

bei den meisten Pachydermen, den Wiederkäuern und Einhufern; flach und oft viel freier beweglich, als beim Menschen, bei Thieren der meisten übrigen Ordnungen; bei mehren Chiropteren, besonders aber mehren Edentaten [2]) und bei Echidna ist sie dagegen schmal, lang, oft sehr weit vorstreckbar, bisweilen, wie bei Myrmecophaga, rundlich, wurmförmig. Bei den meisten Wiederkäuern ist sie in ihrem hinteren Abschnitte dicker, höher und breiter, als im vorderen; bei vielen Nagern [3]) besitzt sie in ihrem hinteren Theile eine oft ziemlich beträchtliche, verschiedentlich gestaltete und bekleidete Erhabenheit; diese kehrt noch eigenthümlicher beim Schnabelthiere [4]) wieder, wo sie nicht nur über den vorderen Theil der Zunge frei vorragt, sondern vorn auch zwei vorwärts gerichtete Hornspitzen besitzt. Bei Dasypus peba [5]) kommen ähnliche Gebilde, zangenartig gestaltet, aber unmittelbar unter der Zungenspitze, vor. Bei einigen Chiropteren, vielen Affen der neuen Welt und mehren Halbaffen findet sich dagegen, vom Anfange des freien Theiles der Zunge ausgehend, unterhalb derselben nach vorn, aber nicht bis zu ihrer Spitze sich erstreckend, eine einfache oder selbst doppelte Vorragung, die sogenannte Unterzunge [6]). — Die meisten Ferae besitzen in der Mittellinie der unteren Zungenfläche einen langen, anscheinend fibrösen, bisweilen einen Knorpel enthaltenden, Strang, der vorn bis zur Zungenspitze reicht. Er ist bekannt unter dem Namen des Wurmes (*Lytta*) [7]). — Die Bekleidung der Zunge wechselt sehr. Selten trägt sie, wie bei Hystrix [8]), knochenharte Schuppen auf ihrem vorderen Theile; oft ist sie, besonders in ihren vorderen Abschnitten, mit verschiedenartig gestellten, aber meist hinterwärts gerichteten, bisweilen hornartig verdickten Epithelial-Borsten oder Stacheln besetzt [9]).

---

2) Abb. von Myrmecophaga und Manis bei Carus und Otto l. c. Fig. 5. u. 6.; von Myrmecophaga tamandua bei Rapp, Edentaten Tab. VI. Fig. 4. Rapp fand bei den Ameisenfressern an der Zungenspitze eine halbkugelförmige, glatte, vielleicht zum Tasten dienende Verdickung. — Abb. der Zunge von Echidna bei Home, Lectures on compar. anat. Vol. II. Tab. LVII. — Unter den Chiropteren besonders vorstreckbar bei Glossophaga und Macroglossus.

3) Z. B. beim Haasen, beim Meerschweinchen u. A.

4) Abb. bei Meckel, Ornithorhynchus Tab. VII. Fig. 9.

5) S. Mayer, Neue Untersuchungen a. d. Gebiete der Anatom. u. Physiol. Bonn 1842. S. 32.

6) Abb. bei Carus und Otto l. c. Fig. 10—14. Otto fand diese Unterzunge doppelt bei Stenops gracilis. Meckel beobachtete sie unter den Chiropteren bei Noctilio. Otto sah sie bei Mycetes, Ateles, Cebus, Callithrix, Hapale, Midas; ferner bei Lemur und Stenops.

7) Andeutungen davon finden sich auch bei anderen Säugethieren, deutlich z. B. bei Dasyurus, bei einigen Einhufern und Wiederkäuern, beim Menschen. Abb. bei Carus und Otto l. c. Fig. 15. von Ursus. Meckel hat diese Lytta zuerst als eine Spur vom *Os entoglossum* anderer Wirbelthiere gedeutet.

8) Abb. bei Carus und Otto l. c. Fig. 9.

9) So bei den Monotremen, vielen Ferae (z. B. Felis, Hyaena, Viverra);

Bei Anderen ist sie dagegen glatt oder mit kurzen, weichen Papillen versehen [10]), die sonst auch bisweilen zwischen den Epithelialstacheln vorkommen. Die *Papillae vallatae* an der Basis der Zunge scheinen sehr selten zu fehlen; ihre Zahl wechselt sehr; selten findet sich nur eine, wie beim Känguruh, oder es sind ihrer nur zwei vorhanden, wie bei einigen Edentaten; finden sich, wie gewöhnlich, mehre, so sind sie meist Vförmig gestellt. — Die Bewegungen der Zunge geschehen durch einen verschiedentlich angeordneten Muskelapparat. Zu den beständigsten Muskeln gehören die *M. M. genioglossus*, *hyoglossus* [11]) und *styloglossus*. Der *M. hyoglossus* ist bisweilen, wie z. B. beim Schnabelthiere, einigen Affen u. A., ein *M. thyreo-hyoglossus*. Bei den Einhufern und Wiederkäuern kömmt noch ein *M. myloglossus* vor, der den vordern Theil der Zunge an den Gaumen drückt.

[Rapp (Verrichtungen des fünften Nervenpaares S. 8.) hat auf das Vorkommen parallel laufender Spalten am hinteren Theile des Zungenrandes bei vielen Affen, beim Tapir, bei Hyrax, manchen Nagern aufmerksam gemacht. Später sind sie von Mayer (Neue Untersuch. a. d. Gebiete d. Anat. u. Physiol. Bonn 1842. S. 25.) näher untersucht worden. Ueber ihr Verhalten beim Menschen s. auch Huschke in s Ausgabe von Soemmerring's Lehre v. d. Eingew. u. Sinnesorganen. Leipzig 1844. S. 590. — Genaue Beschreibung der sehr beweglichen Zunge der Giraffe von Owen, Transact. of the zoolog. soc. of London. Vol. 2. Tab. XLI.]

## IV. Vom *Tractus intestinalis*.

### §. 189.

Die Anordnung des Verdauungsschlauches der Säugethiere ist mannichfach modificirt. Seine Verschiedenheiten erstrecken sich nicht nur auf die Dimensionen und die Texturverhältnisse, sondern betreffen auch ganz vorzüglich die Bildung des Magens und des Blinddarmes. Bedingt sind die verschiedenen Anordnungsweisen des Verdauungsschlauches der Säugethiere durch ihre Ernährungsweise. In der Regel ist die Bildung des ganzen *Tractus intestinalis* um so einfacher, je ausschliesslicher die Thiere auf rein animalische Nahrung und namentlich auf Fleisch angewiesen sind. — Unter den Carnivoren besitzen nur die von Fischen und Mollusken lebenden ächten Cetaceen eine zusammengesetzte Magenbildung bei ziemlich bedeutender Länge des Darmes; aber dabei ermangeln sie der Speicheldrüsen, besitzen keine Zähne

---

sehr fein bei Myrmecophaga, Manis. — Abb. von Felis s. bei Carus und Otto l. c. Fig. 7. u. 8. — Bei Echidna ist sie hinten mit zahnartigen Schüppchen besetzt.

10) Bei den Affen, Chiropteren, Beutelthieren, einigen Edentaten (Dasypus), vielen Ferae (z. B. den Hunden, Bären u. A.).

11) Dieser Muskel ist bei einigen Edentaten: Manis, Myrmecophaga, Dasypus, mit dem *M. sternohyoïdeus* zu einem *M. sternoglossus* verschmolzen. S. §. 178.

oder nur solche, die zur Zerkleinerung der Speisen nicht geeignet sind, und ermangeln zum Theil eines Blinddarmes und eines eigentlichen Dickdarmes. — Bei den von Vegetabilien lebenden Säugethieren und besonders bei den ächten Herbivoren, werden nicht nur die beträchtlichsten Dimensionen des Verdauungsschlauches angetroffen, sondern es finden sich bei ihnen auch die zusammengesetztesten Verhältnisse des Magens und Blinddarmes. — Die von gemischter Nahrung lebenden Säugethiere stehen rücksichtlich der Ausdehnung ihres Verdauungsschlauches in der Mitte zwischen den Carnivoren und Frugivoren. — Zwischen dem Magen und dem Blinddarme stellt sich oft ein gewisses antagonistisches Verhältniss heraus [1]); namentlich besitzen Pflanzenfressende Säugethiere mit relativ einfacherer Construction des Magens oft einen enormen Blinddarm, während dieser letztere nicht selten da weniger entwickelt ist, wo der Magen einen sehr zusammengesetzten Bau zeigt.

[Ueber den Verdauungs-Apparat der Säugethiere sind folgende Schriften zu vergleichen: Die zahlreichen anatomischen Bemerkungen von Daubenton in Buffon's Naturgeschichte; Home's Lectures on comparat. anatomy (mit trefflichen Abb.). — Neergard, Vergleichende Anat. und Physiol. der Verdauungswerkzeuge der Säugethiere und Vögel. Mit Abb. Berlin 1806. — Cuvier, Leçons d'Anat. comp. T. IV. P. 2. Paris 1835. — Meckel's System der vergl. Anat. Bd. 4. — Rapp, Observationes de situ tubi intestinalis Mammalium. Tubing. 1820. — Sehr gute Abbild. in Carus und Otto, Erläuterungstafeln Heft 4. — Immer berücksichtigt sind die anatomischen Verhältnisse des Verdauungsapparates der Säugethiere von Andreas Wagner in seiner Ausgabe des Schreber'schen Säugethierwerkes; hier finden sich namentlich über die einzelnen Gattungen die erforderlichen literarischen Nachweisungen.]

§. 190.

Die Speiseröhre behält in ihrem Verlaufe zum Magen einen ungefähr gleichmässigen Durchmesser. Sie ist im Allgemeinen weiter und ausdehnbarer bei den Carnivoren, als bei den Herbivoren. Ihre Länge ist sehr verschieden [1]). Gewöhnlich senkt sie sich dicht unterhalb [2]) ihres Durchtrittes durch das *Foramen oesophageum* des Zwerchfelles in den Magen; nicht selten aber verläuft sie, vor ihrem Eintritte in

---

1) Mangel eines Blinddarmes bei zusammengesetzten Bildungsverhältnissen des Magens z. B. bei den ächten Cetaceen, den Faulthieren; Kleinheit des Blinddarmes bei bedeutender Ausdehnung des Magens z. B. bei Halmaturus, Hypsiprymnus, Dicotyles; bedeutender Umfang des Blinddarmes bei einfachem Magen z. B. bei Phalangista unter den Beutelthieren, bei vielen Nagern, beim Pferde.

1) Zum grossen Theile natürlich von der Länge des Halses abhängig; bei den Wiederkäuern daher lang und zugleich eng; bei den Cetaceen kurz und weit.

2) Z. B. bei den Cetaceen, Wiederkäuern, Einhufern, Pachydermen, Edentaten, manchen Nagern, z. B. dem Biber, vielen Insectivoren, den Ferae, den Quadrumanen, bei Phalangista unter den Beutelthieren.

den letzteren, noch eine mehr oder minder beträchtliche Strecke weit innerhalb der Bauchhöhle abwärts [3]). Während ihres Verlaufes durch die Brusthöhle ist sie gewöhnlich innig, seltener, wie z. B. bei den meisten Beutelthieren, lose durch das Brustfell an die Körper der Rückenwirbel geheftet. Ihre starke Muskelhaut besteht bald aus äusseren Längen- und inneren Querbündeln, bald besitzt sie in ihrer ganzen Ausdehnung, oder in dem grösseren Theile derselben, zwei in entgegengesetzter Richtung verlaufende Spiralfaserlagen [4]). Die Primitivbündel ihrer Muskeln sind meist, bis zum Magen, quergestreift [5]). Die Innenfläche der Speiseröhre, an welcher zahlreiche, einfache Follikel münden, ist gewöhnlich glatt, oder besitzt feine Wärzchen, oder zeigt schwache Längsfalten. Beim Katzengeschlechte und bei Didelphis kommen im unteren Theile derselben zahlreiche, dicht stehende Querfalten vor; beim Biber dagegen finden sich, gleichfalls in der Nähe der Cardia, kreisförmig gestellte, nach hinten gerichtete, den Rücktritt der Speisen aus dem Magen verhindernde, stachelförmige Vorragungen; denselben Zweck erfüllen bei den Pferden klappenartige Bildungen.

Der Magen, immer durch beträchtlichere Weite vor der Speiseröhre ausgezeichnet, bietet in seinen Bildungsverhältnissen die grössten Verschiedenheiten dar. Die beiden Extreme seiner Bildung sind sein Erscheinen als einfache längliche Erweiterung mit sehr schwacher Andeutung eines Blindsackes und sein Zerfallen in vier, durch Einschnürungen und Texturverhältnisse gesonderte Abtheilungen bei den meisten eigentlichen Wiederkäuern. — Einen einfachen Magen besitzen die Monotremen, die meisten Beutelthiere, einige Nager, die meisten Edentaten, einige Pachydermen, die Einhufer, die Insectivoren, die eigentlichen Ferae, mit Einschluss der Phoken, viele Chiropteren und die meisten Quadrumanen. — Dieser einfache Magen stellt selten einen länglichen, fast gerade absteigenden, erst in der Nähe des Pförtners umgebogenen Schlauch mit sehr schwacher Andeutung eines linken Blindsackes dar, wie bei vielen Phoken [6]) und beim Walrosse. Er ist in der Regel mehr quergestellt, meist zugleich rundlicher und bildet linkerseits von der Insertion der Speiseröhre einen Blindsack. Dieser ist nur schwach

---

3) Z. B. bei Didelphis und Macropus unter den Beutelthieren, bei den meisten Nagern, z. B. Cricetus, Mus, Loncheres, Myoxus, Arctomys, Sciurus, weniger beträchtlich bei Cavia und Lepus; bei vielen Chiropteren, bei Talpa u. A.

4) Bei Wiederkäuern, Einhufern, einigen Pachydermen, vielen Ferae. Vergl. Cuvier, Leçons T. 4. P. 2. p. 16.

5) Vergl. die Untersuchungen von Gulliver in seiner Uebersetzung von Gerber's allg. Anat. (ausgezogen von Valentin, Repertorium 1843. S. 198.).

6) Abb. des Magens von Trichecus bei Carus und Otto, Erläuterungstafeln Hft. 4. Tab. VIII. Fig. 1.; von mehren Phoken bei Thienemann, Naturhist. Bemerkungen, gesammelt auf einer Reise im Norden von Europa. Leipzig 1824. Tab. VIII., XII. u. s. w.

entwickelt bei den Hyänen 7) und Katzen 8), erscheint dagegen mehr oder minder beträchtlich bei den Monotremen, den meisten Beutelthieren, manchen Nagern und Edentaten 9), einigen Pachydermen, unter den Ferae bei den Plantigraden und besonders den Insectivoren, so wie unter den Quadrumanen vorzüglich bei Lemur 10), Hapale u. A. Je weiter, bei zunehmender Ausdehnung des Blindsackes, die Cardia nach rechts rückt, um so näher liegt sie gewöhnlich dem Pylorus. — Abweichend von dieser gewöhnlichen Bildung und complicirt wird der Magen besonders bei Thieren, die von Vegetabilien leben, auf mehrfache Weise. Schon beim Elephanten 11) und Rhinoceros zeichnet er sich, bei Anwesenheit eines beträchtlichen Blindsackes, durch bedeutende Länge aus; ähnliches stellt bei Galaeopithecus 12) sich heraus. Dadurch gewinnt der Magen einen mehr darmähnlichen Charakter. Dieser ist, bei Ausbildung einer Windung, sehr scharf ausgeprägt bei Pteropus 13) unter den Chiropteren, wo zugleich links ein enormer, in der Mitte eingeschnürter, blinddarmartiger Blindsack vorhanden ist. Dem Colon des Menschen ähnlich erscheint der aus drei Abtheilungen bestehende darmähnliche Magen bei einigen Quadrumanen (Semnopithecus 14) und Colobus) und mehr noch, wegen beträchtlicherer Länge, bei Halmaturus 15) (Macropus) und Hypsiprymnus unter den Beutelthieren. Es sind äussere, kürzere, bandartige Längsstreifen vorhanden, welche Einschnürungen der längeren Magenhöhle und die Entstehung mehr oder minder zahlreicher Taschen bewirken. Dabei findet sich ein, meist einfacher, seltener, wie bei einigen Arten von Macropus, doppelter

7) Abb. bei Carus und Otto l. c. Fig. 2.

8) Abb. vom Luchs, Home, Lectures on comparat. Anat. Vol. 2. Tab. XI.; vom Leopard Tab. CXIII.

9) Abb. von Manis bei Carus und Otto l. c. Fig. 6. u. 7.; bei einigen Edentaten, Myrmecophaga didactyla und Dasypus peba (Abb. bei Rapp, Edentaten Tab. VIII. Fig. 1.), ist die kleine Curvatur convex.

10) Abb. von Lemur bei Carus und Otto Tab. VIII. Fig. 3.

11) Abb. bei Home, Lectures Vol. II. Tab. XVIII. In dem beträchtlichsten Blindsack finden sich starke Querfalten; vom Rhinoceros s. eine Abb. bei Home Vol. IV. Tab. XXVIII.

12) S. Cuvier, Leçons Vol. 4. P. 2. p. 31.

13) Abb. bei Home, Lect. Vol. II. Tab. XX. Fig. 1.

14) Abb. des Magens von Semnopithecus bei Carus und Otto l. c. Tab. VIII. Fig. 9. S. auch Otto in Nov. Act. Acad. Caes. Carol. Leop. T. XII. P. II. p. 105. Tab. XLVI. u. XLVII. — Boie in Oken's Isis 1828. Hft. 10. S. 1027. — Owen in Transactions of the zool. society of London. Vol. 1. p. 65. Tab. VIII. u. IX. — Ueber Colobus siehe Owen in den Proceedings of the zool. society. 1841. p. 84.

15) Abb. bei Home, Lect. on compar. Anat. Vol. II. Tab. 19.; genaue Beschreibung bei Owen in Todd's Cyclopaedia l. c. p. 301. Die Abb. von Home ist copirt bei Owen l. c. Eine Originalabb. s. bei Carus und Otto Tab. VIII. Fig. 10.

Blindsack. — Eine Theilung des Magens in zwei Säcke kömmt oft zu Stande [16]). Schon bei vielen Nagern geht dessen ***Portio cardiaca*** durch einen verengten Abschnitt in die wieder weitere ***Portio pylorica*** über. An sie schliessen sich andere, bei welchen durch eine Einschnürung — bei gleichzeitig vorhandenen Abweichungen in den inneren Texturverhältnissen — eine schärfere Theilung in einen Cardia- und Pförtner-Sack zu Wege gebracht wird. Bei einigen Säugethieren kommen neben oder an diesen beiden Säcken noch eigenthümliche Anhänge oder Ausstülpungen vor; ihrer sind z. B. drei vorhanden am Cardiasacke von Dicotyles [17]); bei Manatus und Halicore [18]) treten zwei blinddarmartige Ausstülpungen in die Verengerung, welche den Cardiasack vom Pförtnersack scheidet und der Blindsack der linken Magenhälfte geht gleichfalls noch in eine blinde Verengerung über. Bei vielen Nagern hat der Pförtnersack zwei bis drei untergeordnete beutelförmige Aussackungen [19]). — Zu den zusammengesetzen Magenbildungen gehören die der ächten Cetaceen [20]). Der linke Blindsack hat sich z. B. bei Monodon und Delphinus zu einer beträchtlichen Höhle

---

16) Diese Theilung beginnt z. B. unter den Nagern schon beim Haasen und Kaninchen; sie wird deutlicher bei Hystrix, Cricetus u. A. Sie erscheint sehr vollständig z. B. bei der Pachydermen-Gattung Hyrax, wo eine innere Falte die beiden Abtheilungen des Magens scheidet, welche sehr diverse Texturverhältnisse zeigen. Ueber Hyrax siehe, ausser den älteren Angaben von Cuvier: Kaula, Monographia Hyracis. Tubing. 1830. und Owen in den Proceedings of the zool. soc. of Lond. Vol. 2. (1832.) p. 202.

17) Abb. bei Carus und Otto Tab. VIII. Fig. 11. S. auch Rapp in Mekkel's Arch. f. Anat. u. Physiol. 1830. S. 363.

18) Abb. von Manatus bei Home, Lectures Vol. IV. Tab. XXVI.; vom Dügong ibid. Tab. XXV. und von Rüppel im Museum Senkenbergianum Vol. 1. Tab. VI. Fig. 2. Copie der Home'schen Abbild. von Manatus bei Carus und Otto l. c. Tab. VIII. Fig. 12. Rüppel beschreibt den Pförtnersack des Magens als Erweiterung des Duodenum.

19) S. d. sorgfältige Beschreibung, welche Retzius in Müller's Arch. 1841. S. 403. geliefert hat vom Magen der Wasserratte, der Feldmaus und des Lemming. Abb. Tab. XIV. Diese Thiere besitzen eine deutliche Schlundrinne.

20) Abb. des Magens von Delphinus phocaena s. bei Carus und Otto l. c. Tab. VIII. Fig. 14. und bei Rapp, Cetaceen Tab. VI. Meiner Ansicht nach beschränkt sich die Zahl der Magenabtheilungen bei den ächten Cetaceen wesentlich auf drei, von denen die erstere oft nur eine Erweiterung der Speiseröhre darstellt, während die dritte eine darmförmige Gestalt besitzt. Dieser bietet rücksichtlich der Zahl von Unterabtheilungen, in die er zerfällt, grosse Verschiedenheiten dar, und wenn man jene Unterabtheilungen als eigene Magenhöhlen ansieht, kann man, wie dies namentlich in Betreff des Hyperoodon geschehen ist, eine sehr grosse Zahl von Mägen bei einigen ächten Cetaceen unterscheiden. — Der fünfte Magen der Delphine, von dem viele Schriftsteller reden, ist nur der erweiterte Anfang des Duodenum. Uebrigens kommen, wie die Untersuchungen von Hunter, Bennett, Vrolik, Eschricht u. A. gezeigt haben, rücksichtlich des speciellen Verhaltens der einzelnen Magenhöhlen mannichfache Verschiedenheiten bei den Cetaceen vor.

entwickelt, welche neben der Insertion der Speiseröhre mittelst einer weiten Oeffnung mit einer zweiten Höhle communicirt; diese steht durch ein sehr enges Orificium mit der darmförmigen ***Portio pylorica*** in Verbindung, welche hier wieder in zwei (bei anderen Gattungen oft in mehre) gesonderte Höhlen zerfällt. — In anderer Weise zusammengesetzt ist der Magen bei den Faulthieren[21]), wodurch eine Annäherung an seine Bildung bei der Ordnung der Wiederkäuer[22]) zu Stande kömmt. Bei diesen letzteren bildet der Magen drei, gewöhnlich vier Höhlen, in welchem letzteren Falle die drei ersten weitere Entwickelungen der ***Portio cardiaca*** sind. Die erste, immer durch ihre Weite ausgezeichnete, links gelegene, wieder in Nebenhöhlen zerfallende Höhle führt den Namen des Pansen (***Rumen***, ***Ingluvies***); die zweite ist der Netzmagen oder die Haube (***Reticulum***, ***Ollula***), welche unter der Speiseröhre von links nach rechts sich erstreckt; die beiden letzten, rechterseits gelegenen Höhlen sind der Blättermagen oder Löser (***Omasus***, ***Psalterium***) und der Labmagen oder Käsemagen (***Abomasus***). Die Speiseröhre steht nicht nur mit dem Pansen, sondern auch mit dem Netzmagen und dem Blättermagen in Verbindung. Von ihrer Insertionsstelle in den Pansen aus erstrecken sich nämlich zwei lippenartige, eine Rinne (die sogenannte Schlund- oder Speiseröhrenrinne) einschliessende, contractile Vorragungen längs der Innenseite des Netzmagens zur Mündung des Blättermagens. Das frische Futter tritt zuerst in den Pansen und von diesem aus in den, durch eine weite Oeffnung mit ihm communicirenden Netzmagen; aus letzterem gelangt es dann wieder durch die Speiseröhre in die Mundhöhle, um wiedergekäuet zu werden. Das wiedergekäuete Futter tritt aber aus der Speiseröhre durch die, mittelst Annäherung ihrer Labia, zu einer Röhre umge-

---

21) Abb. von Bradypus speculiger bei Carus und Otto l. c. Tab. VIII. Fig. 13.; genaue Beschreibung der inneren Textur bei Rapp, Edentaten S. 57. Es sind drei Magenhöhlen vorhanden. Auch hier kömmt eine Schlundrinne vor.

22) Abb. vom Schaaf bei Carus und Otto Tab. IX. Fig. 16.; vom Lama ibid. Fig. XVII. — Durch eine Reduction der Magenhöhlen auf drei zeichnen sich unter den Wiederkäuern besonders Camelus, Auchenia und, wie Rapp (Wiegmann-Erichson's Archiv 1843. S. 43.) und Leuckart (Müller's Archiv 1843. S. 24. Tab. 2.) neuerlich gezeigt haben, auch Moschus (Tragulus) javanicus aus. S. d. Abb. bei Rapp l. c. Tab. 2. — Die Bildungsverhältnisse des Epithelium in den ersten drei Mägen der Wiederkäuer zeigen übrigens grosse Verschiedenheiten; namentlich gilt dies von den Papillen des Pansen und den Zellen des Netzmagens, welche z. B. bei den Camelen und Lama's so beträchtlich sind. — Ueber den Magenbau der einheimischen Wiederkäuer verweise ich auf Gurlt, Lehrbuch Thl. 2. S. 34., so wie auf Berthold, Beiträge zur Anat., Zootom. u. Physiol. Gött. 1831. S. 186. — Die Eigenschaft des Wiederkäuens beschränkt sich aber nicht auf die Ordnung der Ruminantia, sondern kommt auch andern Säugethieren, wie z. B. einigen Beutelthieren (Känguruh), den Faulthieren und einigen Nagern, bei denen gleichfalls eine Schlundrinne angetroffen wird, zu. Vergl. Anmerk. 19.

wandelte Speiseröhrenrinne unmittelbar in den Blättermagen und von diesem aus in den Labmagen.

Ausser diesen Verschiedenheiten in der Anordnung des Magens kommen noch wesentlich diejenigen in Betracht, welche seine **innere Textur** betreffen. Die Höhle des äusserlich einfachen Magens ist nicht immer überall und gleichmässig von einer weichen, schlüpfrigen, mit Cylinder-Epithelium versehenen Schleimhaut ausgekleidet; häufig ist die Innenwand des Blindsackes mit einer dicken Schicht Pflaster-Epithelium, wie es der Speiseröhre zukömmt, bekleidet [23]). So ist eine innere Theilung ausgesprochen, ohne dass sie zugleich äusserlich hervortritt. Bei den mit getheilter Magenhöhle versehenen Säugethieren, z. B. vielen Nagern, ist der ganze Cardiasack von solchem dickerem Epithelium überzogen; bei Delphinus und Monodon der erste Magensack (der bei Monodon zugleich durch kolben- oder fingerförmige Vorragungen sich auszeichnet); bei den Wiederkäuern ist das Epithelium am dicksten im Pansen, ändert aber erst in dem, dem einfachen Magen anderer Säugethiere entsprechenden, Labmagen wesentlich seinen Charakter. — Bei einigen anderen Säugethieren tritt dagegen ein Anschluss an die Bildung des Vogelmagens dadurch ein, dass die Epithelialschicht in dem, oft zugleich stärker muskulösen, Pförtnertheile sich verdickt; so z. B. bei Echidna [24]), wo in der Nähe des Pförtners auch zahlreiche scharfe, hornige Papillen vorkommen, bei den Faulthieren, wo die letzte Magenabtheilung ein dickes hornartiges Epithelium besitzt; so wie auch beim Känguruh. — Sehr grosse Verschiedenheiten bieten Entwickelung und Anordnung der drüsigen Apparate der Magenhöhle dar. In denjenigen Abschnitten des Magens, die von dickeren Lagen Pflaster-Epithelium bekleidet sind, finden sich gewöhnlich nur die einfachen Follikel, welche auch in der Speiseröhre vorkommen. Die übrigen, mit schlüpferiger, von einem Cylinder-Epithelium ausgekleideter, Schleimhaut versehenen Abschnitte des Magens sind dagegen in der Regel durch Anwesenheit äusserst zahlreicher, dicht neben einander stehender, meist traubig endender absondernder Drüschen ausgezeichnet [25]). Bei vielen Säugethieren kommen dagegen eigenthümliche Anordnungen des drüsigen Apparates der Magenhöhle vor. Beim Siebenschläfer sind die beträchtlichen Magendrüsen, ähnlich, wie bei den Vögeln, auf eine Art von Vormagen concentrirt [26]); bei Phascolomys, Phascolarctos und

---

23) Z. B. bei den Einhufern (s. d. Abb. von Home, Lectures II. Tab. XVI.), bei manchen Nagern u. A.

24) Abb. bei Ed. Home, Lectures Vol. II. Tab. XLIII.

25) S. Näheres bei Bischoff in Müller's Archiv 1838. Tab. XIV. u. XV. Vergl. auch die treffliche Schrift von Wasmann, De digestione nonnulla. Berol. 1838. 8. Mit Abb., wo die Magendrüschen des Schweines speciel beschrieben sind.

26) S. die Abb. bei Home Vol. II. Tab. XIII. Fig. 3. 4.

Castor [27]) liegen auffallend starke absondernde Drüsenmassen unterhalb der Cardia an der kleinen Curvatur des Magens und münden mit zahlreichen Orificia in seine Höhle; eine ähnliche starke Drüse findet sich bei Manis an der grossen Curvatur des Magens [28]); bei vielen Nagern kömmt ein scharf begrenzter, durch drüsigen Bau ausgezeichneter Sack an der grossen Curvatur des Magens vor [29]); beim Känguruh erstrecken sich drei Reihen von rundlichen Drüsenhaufen durch die zweite Hälfte des darmähnlichen Magens [30]). — Auch die Sirenen besitzen eine starke Magendrüse.

An der Uebergangsstelle des Magens in den Darmcanal findet sich beständig eine Pförtnerklappe, die den Eingang in den Darm oft beträchtlich verengt.

§. 191.

Der Darmcanal der Säugethiere sondert sich meistens in einen Dünn- und Dickdarm, deren Grenze dann gewöhnlich durch den verschiedentlich entwickelten Blinddarm bezeichnet wird. Wo aber der letztere fehlt [1]), mangelt auch gewöhnlich jeder bestimmte Unterschied zwischen den genannten beiden Abtheilungen des Darmcanales, dessen letzter Abschnitt dann höchstens durch abweichende Texturverhältnisse oder etwas grössere Weite sich auszeichnet. — Die übrigen Verschiedenheiten, welche der Darmcanal der Säugethiere darbietet, betreffen besonders seine Dimensionen, den Umfang seiner einzelnen Abtheilungen, so wie das Verhalten seiner Schleimhaut und ihrer Absonderungs-Apparate; endlich auch die Ausmündungsweise des Afters. — Der Dünndarm hat eine sehr verschiedene Länge [2]); in der Regel ist sie

---

27) Abb. vom Wombat bei Home l. c. Vol. II. Tab. XIV.; vom Biber ebendas. Tab. XIII.

28) Beschrieben und abgebildet von Otto in den Erläuterungstafeln Hft. 4. S. 19. Tab. VIII.

29) So bei der Wasserratte, der Feldmaus, dem Lemming; vergl. die Abb. von Retzius in Müller's Archiv 1841. Tab. XIV.

30) Abgeb. bei Home, Lectures Vol. II. Tab. XIX.

1) S. weiter unten. Bei manchen ächten Cetaceen, z. B. den Delphinen, ist es unmöglich, die Grenze zwischen Dünn- und Dickdarm zu bezeichnen; auch der Narwal besitzt zwar weder Blinddarm, noch *Valvula coli*, aber der Endabschnitt seines Darmcanales erweitert sich ziemlich plötzlich und ermangelt zugleich aller Zotten und Falten. Ein ähnliches Verhalten kömmt auch bei anderen Säugethieren vor.

2) Zahlreiche Messungen des Darmcanales s. zusammengestellt bei Cuvier, Leçons Vol. IV. P. 2. p. 182 sqq.; in Betreff der Haussäugethiere vergl. die Tabelle bei Gurlt, Vergl. Anatomie der Haussäugethiere Thl. 2. S. 47. — Am kürzesten ist der Darmcanal bei vielen carnivoren Chiropteren, den Insectivoren und anderen Ferae; am längsten dagegen bei den Sirenen und den Wiederkäuern. — Das Verhältniss der Länge des Darmcanales zu derjenigen des Körpers bietet, je nach dem verschiedenen Lebensalter, im Ganzen nicht unbeträchtliche Schwankungen dar. Neben den Messungen muss aber in Betracht gezogen werden, ob die Innenfläche des Darmes etwa durch Schleimhautfalten oder andere Mittel eine bedeutende Vergrösserung erfährt, oder nicht.

bei den herbivoren Säugethieren beträchtlicher, als bei den Carnivoren; indessen zeichnen auch einige Carnivoren, z. B. die Phoken, durch bedeutende Länge ihres Dünndarms sich aus [3]). Seine Flächenvergrösserung kann auf verschiedene Weise zu Stande kommen; bisweilen durch Längsfalten seiner Schleimhaut [4]); bei anderen durch mehr oder minder dicht stehende Querfalten [5]), welche bei einzelnen Gattungen der ächten Cetaceen, durch kürzere Längsfalten verbunden, Zellen bilden, die wiederum kleinere Zellen einschliessen.

Das Duodenum beginnt nicht selten mit einer mehr oder minder beträchtlichen Erweiterung [6]). — Sehr allgemein ist die Innenfläche des Dünndarms mit dichtstehenden, aber hinsichtlich ihrer Ausdehnung und Form etwas variirenden Zotten [7]) besetzt, die nur selten fehlen und dann durch netzbildende Falten [8]) oder lappige Verlängerungen der Schleimhaut [9]) vertreten werden. — Was die drüsigen Gebilde [10]) anbetrifft, so zeigt namentlich das Duodenum einen grossen Reichthum derselben; die hier vorkommenden Brunn'schen Drüsen sind bisweilen dicht an einander gedrängt [11]). Die Peyer'schen Drüsen kommen anscheinend

---

3) Bei den Phoken, deren Dickdarm allgemein sehr kurz ist und etwa $\frac{1}{10}$ der ganzen Darmlänge beträgt, ist der Darm oft über 20mal länger, als der Körper; auch bei den ächten Cetaceen besitzt er eine bedeutende Länge; so ist er z. B. bei Delphinus phocaena fast 11 mal länger, als der Körper.

4) Namentlich bei vielen, wenngleich nicht allen, ächten Cetaceen; z. B. bei den Delphinen und dem Narwal.

5) Quere oder fast schiefe Falten finden sich z. B. im ganzen Dünndarm von Ornithorhynchus. — Die durch schief gestellte Querfalten und kürzere verbindende Längsfalten bewerkstelligte Zellenbildung im Dünndarm des bottle-nose Whale (Hyperoodon) hat schon Hunter beschrieben. Eschricht entdeckte diesen Bau auch bei Balaena boops Fabr. S. die Abb. in seinen Undersögelser over Hualdyrene. Fierde Afh. Kjöbenh. 1845. Tab. VI.

6) Z. B. bei den Cetaceen, beim Lama, Dromedar, bei Phascolarctos, bei vielen Nagern (Coelogenys, Capromys, Dasyprocta u. A.).

7) Vergl. über die Darmzotten Rudolphi in seinen anatomisch-physiol. Abhandlungen S. 39 ff. und Physiologie Bd. 2. Abth. 3. S. 207.; ferner A. Meckel in Meckel's deutsch. Archiv für Physiol. Bd. 5. S. 163. Taf. 3. 4. und dessen Observationes circa superficiem animalium internam. Bern 1822. 8. Zotten fehlen bei Talpa und Chrysochloris; nach Rudolphi bei Ornithorhynchus, nach Otto beim Elephanten, nach Rapp bei Myrmecophaga tamandua und jubata, so wie bei Dasypus peba. Was die Cetaceen anbetrifft, denen man sie bisweilen abgesprochen hat, so habe ich sie bei Delphinus und Monodon beobachtet.

8) Wie bei Talpa. Abb. bei Rudolphi, Abandl. Tab. 5. Fig. 1.

9) Wie beim Elephanten. Abb. bei Carus und Otto, Erläuterungstafeln Hft. 4. Tab. IX. Fig. XVIII.

10) Vergl. über diese besonders auch Boehm, de glandularum intestinalium structura penitiori. Berol. 1835. 4. Ueber das eigenthümliche Verhalten der Dünndarmdrüsen bei Hyrax vergl. Owen, Proceedings of the zool. soc. Vol. 2. p. 203.

11) Gürtelförmig gruppirt sind sie z. B. bei den meisten Beutelthieren; s. d. Abb. vom Känguruh bei Carus und Otto Hft. 4. Tab. VIII. Fig. 10.

beständig vor. — Gewöhnlich, doch keinesweges beständig, geschieht die Abgrenzung des Dünndarmes vom Dickdarme durch eine *Valvula coli* 12). — Kein Theil des Darmcanales bietet eine grössere Verschiedenartigkeit seiner Verhältnisse dar, als der Blinddarm. Häufig fehlt er ganz und zwar ist dies meistentheils bei Fleisch- und Insectenfressern, selten bei Herbivoren der Fall. Er mangelt namentlich mehren ächten Cetaceen 13), den Fleischfressenden Beutelthieren 14), unter den Edentaten den Faulthieren und den meisten Gürtelthieren, unter den Nagern den Myoxina, unter den Raubthieren den Insectivoren, mit Ausnahme der Gattungen Cladobates und Macroscelides, ferner den Familien der Ursina und Mustelina, so wie endlich allen eigentlichen Chiropteren. Bei denjenigen Säugethieren, die einen Blinddarm besitzen, zeigt sich letzterer auf sehr verschiedenen Stufen der Ausbildung. So ist er klein und einfach bei den Ferae 15), den Walfischen, den Monotremen, den Insectenfressenden Beutelthieren. Bei einigen Pflanzenfressenden Beutelthieren 16), beim Pekari u. A., fällt eine geringe Entwickelung des Blinddarmes mit sehr complicirten Bildungsverhältnissen des Magens zusammen. Bei den Quadrumanen ist er allgemein umfänglicher, als beim Menschen, obschon bei den einzelnen Gattungen und Arten verschiedentlich entwickelt 17). Bei den Wiederkäuern ist er einfach und verhältnissmässig weniger weit und gross, als bei den Einhufern und den meisten Pachydermen (mit Ausnahme von Dicotyles, Sus u. A., wo er klein ist). Durch seinen Umfang ausgezeichnet ist er vorzüglich bei einigen Früchte-fressenden Beutelthieren 18) und bei sehr vielen Nagern 19); er übertrifft hier nicht nur den Dickdarm, sondern meist auch den Magen an Weite und ist bisweilen mehrmals länger, als der Körper. Sehr häufig ist er durch bandförmige Längsmuskelstreifen, die kürzer

12) Sie fehlt z. B. den ächten Cetaceen, den meisten Edentaten u. A.

13) Namentlich Physeter macrocephalus nach Bennett, ferner bei Hyperoodon, Delphinus und Monodon; Hunter (Works Tom. IV. p. 360.) traf ihn an bei Balaena mysticetus und rostrata. Duvernoy (bei Cuvier T. IV. 2. p. 269.) bei Platanista gangetica. Auch Eschricht bestätigt seine Existenz bei den Walen.

14) Den Gattungen Thylacinus, Dasyurus, Phascogale.

15) Abb. von Phoca bei Carus und Otto Tab. IX. Fig. XIX. Sehr unbeträchtlich bei Viverra, Rhyzaena u. A.

16) Besonders Hypsiprymnus; länger schon bei Halmaturus; sehr kurz auch beim Wombat; aber zugleich sehr eigenthümlich. Abb. d. Coecum der Beutelthiere bei Owen, Marsupialia p. 302.

17) Sehr umfänglich bei Mycetes fuscus, s. Carus und Otto Tab. IX. Fig. 20. Vergl. auch Meckel, System Thl. 4. S. 729.

18) Bei Phalangista zweimal so lang, als der Körper; noch länger bei Phascolarctos.

19) Vorzüglich lang und weit bei den Gattungen Lepus, Lagomys, Hystrix, einigen Georhychus und Lemmus, so wie auch bei Coelogenys. Man vergl. die Tabelle bei Cuvier l. c. p. 190. Zahlreiche Abb. bei Pallas, Nov. spec. quadr. e Glir. ord. Tab. IV. IX. XVII. XXV.

als er selbst sind und deren sich meistens drei bis vier finden, in zahlreiche Beutel oder Taschen zerfallen. So namentlich bei den Einhufern, vielen Pachydermen und Nagern, dem Känguruh u. A. Einige Säugethiere sind durch eigenthümliche blinde, bei einigen Nagern drüsige, Anhänge oder Aussackungen ihres Blinddarmes ausgezeichnet [20]); manche Affen und Halbaffen (z. B. Nycticebus), der Wombat u. A. besitzen einen eigentlichen *Processus vermicularis*. Sehr selten kehrt, als Vogel-Aehnlichkeit, ein doppelter Blinddarm [21]) wieder; oder es finden sich gar zwei hinter einander liegende Blinddärme [22]). Gleich dem Umfange und der Form des Blinddarmes, zeigt auch seine Schleimhaut ein verschiedenartiges Verhalten; bisweilen bildet sie Querfalten, wie bei Mycetes, bei Arctomys u. A.; bei manchen Nagern, z. B. bei Lepus, findet sich eine innere Spiralklappe. In der Regel ist die Schleimhaut sehr drüsenreich; selten besitzt sie Zotten, wie z. B. bei Lagomys; eben so selten bildet sie Zellen, wie bei den Sirenen.

Was nun den Dickdarm anbetrifft, so wechseln dessen Dimensionen bedeutend; oft ist er, wie bei den meisten Vögeln, durch grosse Kürze ausgezeichnet [23]); gewöhnlich ist er kürzer, als der Dünndarm; selten, aber nur bei Herbivoren, übertrifft er den letzteren beträchtlich an Länge [24]). Oft ist er wenig weiter, als der Dünndarm, oft übertrifft er ihn beträchtlich an Weite. Nur bei herbivoren und omnivoren Säugethieren entstehen durch Längenmuskelbündel, welche kürzer sind, als der Darmschlauch, Taschen im Grimmdarme. Die Texturverhältnisse der Schleimhaut der dicken Därme sind meist einfacher, als im Dünndarme. Zotten kommen nur sehr ausnahmsweise vor; gewöhnlich ist die Schleimhaut glatt, seltener besitzt sie netzförmige Maschen. Der

---

20) Dahin gehört unter den Sirenen Manatus (Abbildungen bei Home, Lectures Vol. IV. Tab. XXVII. (Man vergl. damit die Abb. des einfachen Blinddarmes vom Dügong ibid. Tab. XXIV. Fig. 3.). Copie bei Carus und Otto Hft. 4. Tab. VIII. Fig. XXI. — Andere blinde Anhänge finden sich am Coecum mancher Nager, z. B. bei den Gattungen Lepus und Lagomys. Abb. von letzteren bei Pallas, Glires Tab. IV., copirt bei Carus und Otto Tab. VIII. Fig. 23. 24.

21) So bei wenigen Edentaten, namentlich bei Dasypus sexcinctus und bei Myrmecophaga didactyla, wo die Bildung wirklich Vogelähnlich ist. Vergl. die Abb. bei Carus und Otto Hft. 4. Tab. VIII. Fig. XXII. — Sehr verschieden davon verhält sich Phascolomys, wo eine Aussackung des Dickdarmes eine Art von zweitem Coecum bildet, wo aber alle Symmetrie mangelt.

22) Dahin gehört Hyrax. Ein einfaches Coecum liegt an der Grenze von Dünn- und Dickdarm; im Verlaufe des letzteren kommen noch zwei symmetrisch gestellte Coeca vor. S. Pallas, Spicilegia zoologica. Fasc. 2. Tab. III.; copirt bei Carus und Otto Tab. VIII. Fig. 25. Vergl. auch Owen, Proceedings of the zool. soc. Vol. 2. p. 204.

23) Besonders bei den Phoken, Viverra, Rhyzaena, mehren Edentaten; vergl. die Tabelle bei Cuvier, Leçons d'Anat. comp. Vol. IV. P. 2. p. 224.

24) Fast noch einmal so lang, als der Dünndarm, ist er beim Dügong.

Reichthum an Follikeln ist oft ziemlich bedeutend. — Rücksichtlich der Afterdrüsen ist auf §. 170. zu verweisen. — Der After mündet bei den Monotremen in den gemeinsamen Vorhof der Cloake; bei den Beutelthieren fallen die Mündungen des Afters und der Geschlechtstheile zusammen; ersterer hat einen eigenen Sphincter und einen mit letztern gemeinschaftlichen *Sphincter cloacae.* Bei den übrigen Ordnungen sind die After- und Geschlechtsöffnungen getrennt, liegen aber, namentlich bei vielen Nagern und Edentaten, sehr dicht neben einander.

[Man vergl. nähere Angaben über den Darmcanal der Säugethiere bei Cuvier, Leçons T. IV. P. 2. p. 226 sqq. und Meckel, System Thl. 4.; über die einzelnen Ordnungen s. die monographischen Werke. Viele Abbild. liefert, ausser den citirten, Home, Lectures Vol. II. Tab. CXIII.—CXXXIII.]

§. 192.

Die Befestigung des *Tractus intestinalis* geschieht durch das Bauchfell. An die Rückenfläche der Bauchhöhle werden seine einzelnen Theile geheftet durch Peritonealduplicaturen, welche, die Gefässe einschliessend, je nach den einzelnen Theilen des Darmcanales, zu welchen sie treten, im Allgemeinen die Benennungen: *Mesoduodenum* [1]), *Mesenterium*, *Mesocolon* und *Mesorectum* erhalten. Ihre Anordnung bietet aber, je nach den verschiedenen Verhältnissen des Darmcanales, manche Verschiedenheiten dar. So fällt z. B. bei den ächten Cetaceen der Grund zur Unterscheidung der genannten einzelnen Theile des sehr einfach gebildeten *Mesenterium* weg, während dagegen bei anderen Säugethieren, die einen beträchtlichen Blinddarm besitzen, auch dieser durch eine eigene, vom *Mesocolon* ausgehende Peritonealduplicatur befestigt zu werden pflegt. — Die Netze (*Omenta*) sind beständig, obschon verschiedentlich entwickelt, vorhanden. Das kleine Netz (*Omentum gastrohepaticum*) findet sich immer zwischen der kleinen Curvatur des Magens und der *Fossa transversa* der Leber und erscheint bald als einfaches Band, bald sackförmig ausgedehnt und fetthaltig. Das grosse Netz (*Omentum gastrocolicum*), gleichfalls beständig vorhanden, bietet beträchtliche Verschiedenheiten dar. Am einfachsten, und ohne Fett, erscheint es bei den Cetaceen; seine höchste Entwickelung erlangt es bei den Wiederkäuern als Hülle um die Magen, bei den Ferae als Hülle um die Gedärme. Je einfacher der Magen ist, um so weniger wird er vom grossen Netz umgeben. — Das *Omentum colicum* und die *Appendices epiploicae* werden bei denjenigen Säugethieren, bei welchen die dicken Därme gar nicht oder nur wenig von den dünnen sich unterscheiden, wie dies z. B. bei den Cetaceen, den Ferae u. s. w. der Fall ist, vermisst; sie finden sich aber am Colon der Herbivoren. — Eigenthümlich endlich sind vielen Nagern (z. B. den Ratten) die, die Därme beiderseits deckenden, bisweilen bis zum Magen

1) Vergl. darüber Robert l. c. p. 36.

aufsteigenden, von den Peritonealduplicaturen der Geschlechtstheile ausgehenden *Omenta lumbaria* [2]).

[Ueber das Bauchfell der Säugethiere siehe, ausser Cuvier's Leçons, die zahlreichen monographischen Schilderungen der Eingeweide und ihrer Befestigung. Dann vergl. noch: A. G. Stosch, Diss. de omentis mammalium. Berol. 1807. 8.; besonders aber die reichhaltige Abhandlung von Hennecke, De functionibus omentorem in corpore humano. Goett. 1836. 4.; so wie auch Robert, De ligamentis ventriculi et liberis Peritonaei plicis. Marburg. 1837. 4.]

## V. Von der Leber.

### §. 193.

Die bei allen Säugethieren unterhalb des Zwerchfelles in der Bauchhöhle gelegene, mit ihrer convexen Oberfläche den Bauchwandungen, mit der concaven den Eingeweiden zugewendete, durch das *Ligamentum suspensorium* befestigte Leber zeigt manche Verschiedenheiten rücksichtlich ihres Umfanges, ihrer Form und der geringeren oder grösseren Anzahl von Lappen, in die sie zerfällt. Am kleinsten scheint sie verhältnissmässig bei Bradypus zu sein [1]); klein ist sie auch bei den Wiederkäuern und Cetaceen und unter den Beutelthieren beim Känguruh [2]). Bei den meisten Wiederkäuern, Pachydermen, Einhufern, ächten Cetaceen, Faulthieren und den höheren Affen zerfällt die Leber gewöhnlich mehr oder minder deutlich in zwei Hauptlappen. Drei bis vier Lappen besitzen schon einige Macacus und Cynocephalus, die meisten Affen der neuen Welt, viele Chiropteren und einige Edentaten; vier Lappen die Monotremen; zahlreichere Lappen lassen sich unterscheiden bei den meisten Insectivoren, Raubthieren, Nagern, Beutelthieren; gewöhnlich sind indessen hier drei Hauptlappen vorhanden, von denen der mittlere oder die seitlichen, oder beide durch Einschnitte wieder in untergeordnetere Lappen zerfallen. Einzelne Beispiele vom Zerfallen der Leber in sehr zahlreiche Läppchen kommen in den Ordnungen der Nager [3]) und Beutelthiere [4]) vor.

Eine Gallenblase besitzen die meisten, aber bei weitem nicht alle Säugethiere; sie fehlt namentlich den ächten Cetaceen, den Ein-

---

2) Vergl. Hennecke l. c. p. 23. und die entsprechende Abb. Tab. II—IV.

1) Rapp (Edentaten S. 62.) bestimmte ihr Gewicht bei einem erwachsenen dreizehigen Faulthier, das die Grösse einer Katze hatte, auf 270 Gran.

2) Im Ganzen erscheint also, wie auch Cuvier und Duvernoy hervorheben, ihr Umfang verhältnissmässig gering bei den Säugethieren mit zusammengesetzter Magenbildung; doch bedarf es, um diesen Satz als gültig anzuerkennen, noch sorgfältigerer Gewichtsbestimmungen, als wir sie bis jetzt besitzen.

3) Bei Capromys Fournieri nach Cuvier und Duvernoy l. c. p. 454.; bestätigt von Owen.

4) Beim Koala zerfällt, nach Owen, Marsupialia p. 305. Fig. 130., die untere Fläche durch Einschnitte in 30 bis 40 Läppchen. In geringerem Grade findet dasselbe Statt bei Dasyurus ursinus.

hufern, den meisten Pachydermen — mit Ausnahme der Schweine —, mehren Wiederkäuern (Cervus, Auchenia, Camelus und in der Regel auch Camelopardalis), vielen — indessen bei weitem nicht allen — Nagern (Mus, Cricetus, Echimys, Eretizon, Synetheres u. A. [5]) und unter den Edentaten bei Bradypus tridactylus. — Sie findet sich bei den lebenden Sirenen [6]), den Monotremen, Beutelthieren, bei allen Raubthieren, mit Einschluss der Robben und Insectivoren, allen Chiropteren, Halbaffen und Affen. Die Anwesenheit zweier Gallenblasen ist als individuelle Eigenthümlichkeit bei Camelopardalis [7]) und, vielleicht als normale Bildung, bei Orycteropus [8]) beobachtet. Den Uebergang zu dieser Duplicität bilden Abtheilungen, in welche die einfache Blase durch Septa, z. B. beim Löwen, zerfällt. Die Gallenblase, in Umfang und Form mannichfach verschieden [9]), liegt in einer mehr oder minder tiefen Grube der concaven Leberoberfläche und selten nur kömmt ihr Grund an der Convexität der Leber zu Tage [10]).

Die Leber- und Gallengänge bieten mancherlei Verschiedenheiten dar. Die gewöhnlichste Bildung ist die, wo zwei Hauptleberäste zu einem *Ductus hepaticus* sich verbinden, der unter mehr oder minder spitzem Winkel, einerseits den *Ductus cysticus* abgibt und von hier aus andererseits als *Ductus choledochus* sich fortsetzt. Bisweilen senken sich dann noch untergeordnete *Ductus hepatico-cystici* in die Gallenblase [11]), oder solche treten in den *Ductus cysticus* [12]), oder erst mehr gegen das Ende des *Ductus choledochus* [13]) in diesen ein.

---

5) S. Cuvier l. c. p. 549. Meckel S. 643. und einzelne Angaben bei Pallas, Glires.

6) Steller vermisste sie bei Rytina; bei Manatus und Halicore wurde sie von Home, Rapp, Rüppel, Owen gefunden.

7) Unter drei Giraffen, die Owen untersuchte, waren zwei, denen die Gallenblase fehlte; bei der dritten war sie doppelt vorhanden: bei der äusseren Besichtigung einfach erscheinend, obschon am Fundus zweilappig, in der That aber durch ein Septum in zwei gleich grosse Hälften getheilt; jede communicirte mit dem Ende des einfachen *Ductus cysticus*. Transact. of the zool. soc. of London. Vol. 2. p. 228.

8) Jaeger und Rapp fanden bei Orycteropus capensis an der unteren Fläche des mittleren Leberlappens zwei längliche Gallenblasen, welche, durch den Peritoneal-Ueberzug oberflächlich vereinigt, einfach erschienen. Jede dieser Gallenblasen setzte sich in einen schlangenförmigen Blasengang fort; beide Gänge vereinigten sich endlich und unmittelbar nach der Vereinigung mündeten drei *Ductus hepatici* ein. Rapp's Edentaten S. 61.

9) Sie ist rund bei Fledermäusen, den meisten Insectivoren, meist birnförmig, wie beim Menschen, oft cylindrisch, z. B. bei vielen Raubthieren: Mustela, Lutra, Viverra, bisweilen gewunden: Felis, Leo, Nasua u. A.

10) Z. B. bei Didelphis.

11) Z. B. beim Rinde. Rudolphi fand hier 8 bis 10 (Physiologie Bd. 2. Abth. 2. S. 153.). — 12) Z. B. beim Schaaf, beim Hunde.

13) Z. B. bei einigen Phoken (Ph. litorea).

Es kann aber die Vereinigung zweier oder mehrer *Ductus hepatici* zu einem gemeinsamen Stamm ausbleiben, und sie können successive in den *Ductus cysticus* sich einsenken 14). Endlich können, wie beim Dügong, zwei *Ductus hepatici* in den Blasenhals treten, während ein einfacher Blasengang erweitert in das Duodenum mündet. — Bei Abwesenheit einer Gallenblase vereinigen sich die Leberäste gewöhnlich zu einem *Ductus hepatico-entericus*. Das Ende des, bald etwas höher, bald etwas tiefer in das Duodenum sich einsenkenden, *Ductus hepatico-entericus* oder des *D. choledochus* bietet manche Verschiedenheiten dar. Bald nimmt es den Ausführungsgang der Bauchspeicheldrüse auf 15), bald mündet dieser von dem Gallengange getrennt. Bei einigen Säugethieren, und zwar sowol bei Anwesenheit, als bei Abwesenheit einer Gallenblase, bildet er vor seiner Einmündung in das Duodenum, indem er dessen Wandungen durchdringt, eine mehr oder minder blasenförmige Erweiterung, welche meistens inwendig spirale Klappen besitzt 16). Bisweilen verdicken sich die Wände des *Ductus choledochus* gegen dessen Ende hin und sind mit Schleimfollikeln besetzt, die in seine Höhle münden 17).

[Ausführlichere Angaben über das Verhalten der Leber und ihrer Ausführungsgänge bei den verschiedenen Säugethieren s. bei Meckel, System der vergl. Anat. Bd. 4. und bei Cuvier, Leçons d'Anat. comp. T. 4. P. 2. Paris 1835. Abb. der Leber einiger Nager gibt Pallas, Nov. sp. glirium. Tab. IV. XVII. XXV. Abb. von Phoca Rosenthal, Nov. Act. Acad. Leop. XV. 2. Tab. LXXV. Fig. 2.]

## VI. Vom Pancreas und der Milz.

### §. 194.

Das Pancreas der Säugethiere zeigt einzelne, wenig erhebliche Gestaltungsverschiedenheiten. Gewöhnlich vereinigen sich die von seinen einzelnen Lappen kommenden Ausführungscanäle zu einem gemeinsamen pankreatischen Gange (*Ductus pancreaticus s. Wirsungianus*). Dieser mündet bald in den *Ductus choledochus* oder in dessen End-

---

14) Z. B. bei Tarsius, nach Cuvier, Galaeopithecus, Echidna, Ornithorhynchus u. A.

15) Z. B. bei vielen Affen, bei Ornithorhynchus, bei den meisten Beutelthieren, vielen Raubthieren, vielen Wiederkäuern, z. B. beim Schaaf, Hirsch, dem Lama, bei den meisten Pachydermen, mit Ausnahme der Schweine, bei den meisten Cetaceen.

16) Eine solche Ampulle, die gewöhnlich auch den *Succus pancreaticus* enthält, findet sich z. B. bei vielen Raubthieren, z. B. Canis, Procyon, stärker bei Lutra, Felis, Phoca, Trichecus nach Home, Delphinus delphis (nicht bei phocaena); besonders stark und aus mehren Höhlen zusammengesetzt endlich beim Elephanten, nach P. Camper, Déscription d'un Elephant. Tab. VII. p. 39.

17) Namentlich bei mehren Beutelthieren: Känguruh, Didelphis, Phalangista.

erweiterung [1]), bald tritt er isolirt in den Darm, in welchem letzteren Falle er bisweilen, gleich dem *Ductus choledochus*, eine blasige Enderweiterung bildet [2]). Wenn, wie dies verhältnissmässig selten der Fall ist [3]), zwei pancreatische Gänge vorkommen, so treten sie entweder beide getrennt in den Darm, oder der eine mündet in den *Ductus choledochus*, während der andere seine besondere Insertion im Duodenum hat [4]).

Die Milz [5]), immer mehr oder minder eng an den Magen, bei den mit mehren Magenhöhlen versehenen Säugethieren gewöhnlich — und vielleicht nur mit Ausnahme von Bradypus [6]) — an die erste derselben geheftet, bietet bei einzelnen Familien charakteristische Formverschiedenheiten dar [7]). Während sie bei den meisten Säugethieren einfach ist und Nebenmilzen nur ausnahmsweise vorkommen, zeigen sich die letzteren in verschiedener Anzahl regelmässig bei Delphinus und Monodon [8]).

1) Vergl. §. 193. Anmerk. 15. Näheres s. bei Tiedemann in Meckel's deutsch. Archiv Thl. 4. S. 404.

2) Wenigstens als individuelle Eigenthümlichkeit, z. B. bei Katzen, vorkommend.

3) Z. B. bei den Einhufern, dem Elephanten, dem Biber, dem Hundegeschlechte.

4) So wenigstens oft bei den Hunden.

5) Ueber die weissen Malpighi'schen Körperchen in der Milz vom Rind, Schaaf, Schwein, welche als Auswüchse einer eigenthümlichen weissen Scheide der kleinen Arterien sich zu erkennen geben, s. Müller in seinem Archiv 1834. S. 80. Tab. 1. Schwager-Bardeleben identificirt diese Körperchen mit den weissen Körperchen der Milz anderer Säugethiere.

6) Hier liegt sie tiefer am sogenannten dritten Magen.

7) Dahin gehört z. B. ihr Bestehen aus zwei Lappen bei den Monotremen; ihre fast Tförmige Gestalt bei den Beutelthieren; ihre runde kugelige Form bei den Cetaceen u. s. w.

8) Bei allen Delphinen auch von mir, gleichwie von den früheren Beobachtern, gefunden. Da Meckel (System Thl. 4. S. 532.) über die Anwesenheit von Nebenmilzen beim Narwal in Zweifel geblieben, mag hier bemerkt werden, dass ich in drei von mir untersuchten Exemplaren jedesmal 3—4 Nebenmilzen angetroffen habe. So eben sehe ich bei einem frischen Delphinus phocaena neben der grossen kugelrunden Milz, 17 kleinere Nebenmilzen. — Ob sie bei den Walfischen vorkommen, bleibt zweifelhaft. Eschricht thut derselben keine Erwähnung.

# Sechster Abschnitt.

## *Vom Gefäss-Systeme.*

### I. Vom Herzen.

§. 195.

Das meist gerade, selten, wie beim Menschen, mit der Spitze nach links gelegene [1]) Herz der Säugethiere wird vom Herzbeutel umschlossen, dessen untere Fläche nur bei den höheren Affen und den Cetaceen [2]), wie beim Menschen durch Zellgewebe an dem Zwerchfelle innig befestigt ist. Es besteht wesentlich aus zwei getrennten Vorkammern und zwei getrennten Kammern. Perennirend erhält im Normalzustande bei keinem Säugethiere das eirunde Loch sich offen [3]), obwol es bei den tauchenden Gattungen allerdings verhältnissmässig später sich zu schliessen scheint, als bei den übrigen. Die äussere Gestalt des Herzens bietet, je nach Verschiedenheit der Ordnungen, manche Eigenthümlichkeiten dar. Am auffallendsten ist die äusserliche Spaltung [4]) der beiden Herzkammern bei der Gruppe der Sirenen. Breit und plattgedrückt erscheint es bei allen Cetaceen; in geringerem Grade auch bei einigen anderen Säugethieren [5]); häufig ist es rundlicher [6]), als beim Menschen und anderen rücksichtlich der Herzform ihm nahe stehenden Thieren [7]). — Das Verhalten der Klappen

---

1) Bei Simia satyrus und troglodytes, weniger bei den übrigen Affen; mehr beim Maulwurf.

2) Wenigstens bei den Delphinen und dem Narwal.

3) Auch nicht bei den Phoken und Delphinen, wie Meckel, Rosenthal, Rapp, Burow richtig angeben und wie ich es nach zahlreichen Untersuchungen bestätigen kann. — Bemerkenswerth ist es, dass, den Untersuchungen von Owen zufolge, bei den Beutelthieren keine Spur einer *Fossa ovalis* oder eines *Annulus ovalis* angetroffen wird. Bei dem noch im Uterus verweilenden Embryo des Känguruh findet allerdings noch eine Communication zwischen den beiden Vorhöfen durch eine schräge Fissur Statt; aber später verschwindet jedes Ueberbleibsel dieser Communication spurlos. S. d. Physiol. Catalogue of the Museum of the Royal Coll. of surgeons. Vol. II. p. 52. und Owen, Marsupialia p. 306.

4) Am stärksten ist sie beim Dügong. S. Abb. bei Home, Lectures on comp. anat. Vol. IV. Tab. L.; bei Rapp, Cetaceen Tab. VIII.; bei Carus und Otto, Erläuterungstafeln Tab. VII. Fig. 3. Aehnlich bei Manatus nach Daubenton und Cuvier und bei Rytina nach Steller; bei den ächten Cetaceen finden sich höchstens ganz schwache Andeutungen dieser Spaltung.

5) Z. B. bei Phoca (Abb. bei Rosenthal, Nov. Act. Acad. Leop. Carol. Vol. XV. P. 2. Tab. LXXV. Fig. 1.), Bradypus, Manis, Elephas.

6) So bei den meisten Fleischfressern, Nagern, Beutelthieren.

7) Wiederkäuer, Schweine, Einhufer, Makis, Affen.

zeigt bei einigen Säugethieren Eigenthümlichkeiten [8]). — Bemerkenswerth ist es, dass bei vielen Wiederkäuern und einigen Pachydermen [9]) an der Grenze zwischen der Scheidewand der Herzkammern und der Vorkammern, bei vorgerückterem Alter, einfache oder doppelte Verknöcherungen (Herzknochen) entstehen.

## II. Von den Arterien.

### §. 196.

Der bei allen Säugethieren einfache Stamm der Aorta tritt in einem Bogen nach links, um als absteigende Aorta sich fortzusetzen. Zuerst gibt sie gewöhnlich zwei Kranzarterien des Herzens (sehr selten [1]) nur eine) ab. Die Zahl und Bedeutung der aus dem Aortenbogen entspringenden Aeste bietet beträchtliche Verschiedenheiten dar, die um so mehr die Aufmerksamkeit auf sich ziehen, als die bei den Säugethieren beständigen Anordnungen beim Menschen ausnahmsweise vorkommen können. Die wichtigsten dieser Verschiedenheiten, welche aber bei derselben Art bisweilen variiren, sind folgende:

1. Die kurze einfache Aorta theilt sich sogleich in einen vorderen Stamm (*Aorta superior s. anterior*) und in einen hinteren (*Aorta*

---

8) Statt der *Valvula tricuspidalis* findet sich, Vogelähnlich, eine theilweise muskulöse Klappe der rechten Herzkammer bei Ornithorhynchus (Abb. bei Meckel, Ornithorh. Tab. VI. Fig. 2.). Man kann, nach Owen, an ihr zwei fleischige und zwei häutige Portionen unterscheiden. Häutig ist die Klappe bei Echidna. S. Owen, Monotrem. bei Todd p. 390. — Ueber das *Tuberculum Loweri* und die Eustachi'sche Klappe hat Rudolphi (Physiol. Thl. 2. Abth. 2. S. 332.) sehr ausgedehnte Untersuchungen mitgetheilt. Er fand grosse Verschiedenheiten: 1) Ein grosses oder kleines *Tuberculum Loweri* (Vorsprung, der die obere Hohlvene von der unteren an der Eintrittsstelle in den rechten Vorhof scheidet) ohne Eustachi'sche Klappe bei den Gattungen Felis, Canis, Ursus, Phoca, Gulo, Mustela, Procyon, Talpa, Halmaturus und bei den meisten Wiederkäuern, dem Pferd und Schwein. 2) Kein Tuberculum; aber zwei halbmondförmige Klappen der unteren Hohlvene: Didelphis, Dasypus, Hystrix, Cavia, Lepus, Sciurus maximus (hier mit Spur des Tuberculum). 3) Keine Eustachi'sche Klappe, aber unter der *Fossa ovalis* ein Querband und vorspringende Fleischfasern bei Myrmecophaga und Bradypus. 4) Eine Eustachi'sche Klappe und ein schwaches Tuberculum: ausser dem Menschen, viele Affen, Lemur, Lutra (Echidna). 5) Beide, die Klappe und das Tuberculum, fehlend: Ornithorhynchus, Delphinus. Vergl. hiermit die Angaben von Meckel, System Bd. 5. S. 293.

9) Diese Herzknochen, welche bei jungen Thieren knorpelig sind, wurden beobachtet bei Ovis, Bos, Cervus, Camelus, Camelopardalis (Owen, Transact. of the zool. soc. Vol. 2. p. 229.), Antilope, Sus. — Auch bei den Einhufern kömmt in der Scheidewand der Vorkammer vor der Mündung der unteren Hohlvene ein bei alten Thieren nicht selten verknöchernder Herzknorpel vor. — Abbild. bei Carus und Otto, Erläuterungstafeln Hft. 6. Tab. VIII. Fig. 1.

1) Nach Camper (Kl. Schriften, herausgegeb. von Herbell, Thl. 1. S. 77.) entsteht sie beim Elephanten einfach, theilt sich aber bald in zwei Zweige.

*posterior*) [2]. Der schwächere vordere Stamm gibt die linke Subclavia und sodann aus seiner Fortsetzung den gemeinschaftlichen Stamm beider Carotiden (*Carotis communis primaria*) oder diese beiden sogleich getrennten Gefässe und die *A. subclavia dextra* ab.

2. Es nehmen aus dem Aortenbogen zwei Stämme: 1) ein *Truncus anonymus*, dessen Aeste die beiden Carotiden und die *A. subclavia dextra* sind, und 2) die *A. subclavia sinistra* ihren Ursprung [3].

3. Aus dem Aortenbogen entspringen zwei *Trunci anonymi* [4].

4. Der Aortenbogen gibt drei Stämme ab: einen *Truncus anonymus dexter*, die *Carotis communis sinistra* und die *A. subclavia sinistra* [5].

5. Die beiden Carotiden entstehen als gemeinschaftlicher Stamm (*Carotis communis primaria*) zwischen den beiden *Arteriae subclaviae* aus dem Aortenbogen [6].

6. Neben den genannten Hauptstämmen können noch untergeordnetere Arterien direct aus der Aorta ihren Ursprung nehmen [7].

Bei einigen tauchenden Säugethieren kommen Erweiterungen des Bogens der Aorta vor [8].

2) Bei den Einhufern, den meisten Wiederkäuern und einigen Pachydermen, z. B. dem Rhinoceros nach Cuvier. — Nach Owen's Bemerkung ist die *Carotis communis primaria* bei der Giraffe vorzüglich lang (Proceedings of the zool. soc. of London. Part. VI. 1838. p. 11. — Bei den Einhufern entspringt aus der *Aorta superior* auch die *Art. vertebralis dextra*.

3) Bei den meisten Beutelthieren, nach den Untersuchungen von Cuvier, Meckel und Owen; bei vielen Nagern (z. B. Castor, Myoxus, Arctomys, Hydrochoerus, Cavia, Dasyprocta, Hystrix, Lepus); bei mehren Edentaten (namentlich Myrmecophaga jubata und tamandua, Orycteropus nach Rapp, bei Manis); bei den meisten Ferae (Ursus, Meles, Lutra, Canis, Felis, Mustela); ferner bei Sorex nach Otto; bei Halicore nach Home (Lect. on comp. anat. Vol. 4. Tab. L.); beim Lama; bei den Schweinen. Bei den letztgenannten Gattungen entsteht aber aus der *A. anonyma* zunächst eine kurze *A. carotis communis primaria*.

4) Bei den Chiropteren und bei Talpa nach Otto; bei Delph. phocaena. (Abweichend verhält sich schon D. orca.)

5) Bei den Monotremen nach Cuvier, Meckel, Owen; unter den Beutelthieren beim Koala und Wombat nach Owen; unter den Edentaten bei Bradypus, Dasypus und Myrmecophaga didactyla; unter den Nagern bei allen Mäusen, so wie auch bei Cricetus nach Barkow, bei Dipus und Meriones nach Otto; unter den Insectivoren bei Erinaceus; ferner bei den Phoken, den meisten Affen, namentlich auch bei dem Orang-Utang nach Sandifort und dem Chimpanze nach Vrolik (welche beiden Beobachtungen mit den meinigen übereinstimmen); so wie endlich beim Menschen. — Ebenso finde ich das Verhalten bei Manatus australis. — 6) Beim Elephanten. S. Cuvier, Lecons Vol. 6. p. 112.

7) Z. B. bei Delphinus phocaena eine *Art. thoracica interna sinistra;* die rechte *A. thoracica interna* entspringt aus der *A. anonyma dextra.* Aehnlich scheint sich zu verhalten der Dügong, s. Home Vol. IV. Tab. L.

8) Angeblich soll dies bei allen tauchenden Säugethieren der Fall sein. Duvernoy macht ihre Anwesenheit namhaft bei Castor, Lutra, Phoca, Delphinus, Monodon. Was die beiden letzteren Gattungen, so wie die Seehunde anbetrifft,

[Man vergl. über die Vertheilungsweise der arteriellen Gefässe bei den Säugethieren, ausser Cuvier's Leçons d'Anatomie comp. T. 6. Paris 1839. p. 107 sqq. und Meckel's System der vergl. Anat. Thl. 5. S. 298 ff, folgende Specialschriften: J. C. L. Barkow, Disquisitiones circa originem et decursum Arteriarum Mammalium. C. tab. aen. IV. Lips. 1829. 4.; Barkow (über Lutra) in Meckel's Archiv 1829. S. 30.; Barkow, Ueber die Kopfarterien d. Schaafes, in Nov. Act. Acad. Caes. Leop. Carol. Vol. XIII. P. 1. p. 397.; Barkow, Disquisitiones nonnullae angiologicae. Vratislav. 1830. 4.; Barkow, Disquisitiones recentiores de arteriis mammalium et avium, in Nov. Act. Acad. Caes. Leop. Carol. Vol. XX. P. II. p. 609. — Die Kopfarterien vieler Säugethiere berücksichtigt A. W. Otto in Nov. Act. Acad. Caes. Leop. Carol. Vol. XIII. P. 1. p. 24. — Ueber die Arterien der Haussäugethiere s. Gurlt, Handb. der vergl. Anat. der Haussäugethiere Bd. 2. S. 104. — Ueber die Arterien von Phoca s. Burow in Müller's Archiv 1838. S. 253. — Ueber die des Delphins s., ausser Rapp's Cetaceen S. 158 ff., die abweichende Darstellung von Stannius in Müller's Archiv 1841. S. 379. — Ueber die der Monotremen s. Meckel und Owen; über die der Beutelthiere Owen l. c.; über die der Edentaten s. Rapp l. c. S. 66. Ueber die Wundernetzbildungen der Arterien vergl. besonders: Carlisle in den Philos. Transactions 1800. p. 98. Tab. 1. u. 2. — Vrolik, Disquisitio anatomico-physiologica de peculiari arteriarum extremitatum in nonnullis animalibus dispositione. Amstelod. 1826. 4. c. f. — Rapp in Meckel's Archiv 1826. S. 1. Mit Abb. Tab. 1. u. 2. (Kalb und Hirsch). — K. E. v. Baer, Ueber die Geflechte, in welche sich einige grössere Schlagadern der Säugethiere früh auflösen, in Mémoires présentés à l'Académie des scienc. de St. Petersbourg. T. II. 1835. 4. — G. Breschet, Histoire anatom. et physiol. d'un organe de nature vasculaire dec. dans les Cétacés. Paris 1834. 4. Mit Abb. — Rücksichtlich des Details muss auf diese Schriften verwiesen werden.]

§. 197.

Verästelung und Verlauf vieler Arterienstämme bieten bei den Säugethieren interessante Eigenthümlichkeiten dar, von denen nur einige hier hervorgehoben werden mögen:

1. Die *Arteria carotis communis* ist im Allgemeinen um so länger, je länger der Hals ist. Bei den Delphinen, wo der Hals die grösste Kürze besitzt, fehlt ein gemeinschaftlicher Stamm beider Carotiden ganz, so dass die innere Carotis sowol, als die äussere unmittelbar aus den *Artt. anonymae* entstehen [1]).

2. Bei Anwesenheit einer *Carotis communis* theilt sich diese nur selten in zwei Hauptäste, welche wirklich als Aequivalente der *Carotis*

---

so habe ich eine starke Erweiterung des Aortenbogens nur bei jungen Thieren angetroffen. Burow gibt für Phoca an, dass eine Erweiterung beim erwachsenen Thiere als gewöhnliche Bildung nicht vorhanden sei. Barkow erwähnt keiner Erweiterung des Aortenbogens bei Lutra.

1) Ich kann diese schon früher von mir gemachte Bemerkung, in Folge wiederholter Untersuchungen bestätigen und muss daher der Angabe von Rapp (Cetaceen S. 159.), wonach die *A. carotis cerebralis* aus der *A. maxillaris interna* entspringen soll, widersprechen.

*facialis* und *cerebralis* des Menschen zu betrachten wären; der zweite Hauptast heisst daher, wo er überhaupt vorhanden, besser *Carotis interna* [2]). —

Die dem Hirne Blut zuführenden *Arteriae carotides cerebrales*, im engeren Sinne des Wortes, treten entweder als einfache Aeste in die Schedelhöhle [3]), oder sie treten als Stämme durch Wundernetze, in welche Zweige derselben sich aufgelöset haben, hindurch [4]), oder sie entstehen aus Wundernetzen, welche durch ihre Wurzeln gebildet sind [5]). — Verlaufen die *Carotides cerebrales* als einfache Aeste ohne Wundernetzbildung, so können sie sehr verschiedene Ursprungsstellen haben. Entweder sind sie Hauptäste oder Nebenäste der *Carotides communes* [6]), oder sie sind Aeste der *Carotides internae*, welche die *Carotides cerebrales* erst nach Entsendung anderer bedeutender Aeste abgeben [7]); oder sie erscheinen als Aeste der *Artt. maxillares internae* [8]), oder endlich selbst als Aeste der aus letzteren entstandenen *Artt. ophthalmicae* [9]). — Die bipolaren Wundernetze, aus welchen die *Carotides cerebrales* hervorgehen, können durch die Auflösung verschiedenartiger Gefässe entstanden sein. Bei der Katze entstehen die Arterien, welche das Wundernetz bilden, aus welchem die *Carotides cerebrales* hervorgehen, aus einem anderen grösseren Wundernetze, in welches die Endzweige der *Artt. carotides communes* sich aufgelöset haben [10]); beim Schwein lösen sich die *Artt. carotides internae* in Wundernetze auf, die den Hirncarotiden den Ursprung geben; beim

---

2) S. hierüber die treffenden Bemerkungen von Barkow, Disquis. p. 80.

3) So, ausser dem Menschen, bei den bisher untersuchten Affen, Chiropteren, Insectivoren, Nagern, Beutelthieren, Einhufern und einzelnen — obschon nicht allen — Ferae (z. B. Ursus, Lutra, Canis, Mustela).

4) Bei Delphinus phocaena.

5) Bei den Wiederkäuern, den Schweinen, und unter den Ferae bei den Katzen.

6) So, ausser dem Menschen, bei den bisher untersuchten Affen; mehr Nebenast der *Carotis communis* ist sie bei Canis, wo die *Carotis cerebralis* auch einen Zweig aus einem schwachen Wundernetze aufnimmt. Abb. bei Barkow, Disquisitiones Tab. III. Fig. 1.

7) Z. B. bei den Chiropteren, Insectivoren, den meisten Nagern (z. B. Myoxus, Mus, Hypudaeus u. A.) nach Otto, bei einigen Carnivoren, z. B. bei Lutra, nach Barkow, wo die *Carotis interna*, ein Nebenast der *Carotis communis*, vor der Hirnarterie erst eine *Art. occipitalis* abgibt.

8) Bei Hystrix cristata nach Otto.

9) Bei Cavia Cobaya nach Barkow; ebenso bei Dasyprocta aguti.

10) Abgebildet ist das *Rete mirabile caroticum* der Katze bei Barkow, Disquis. circ. orig. Tab. III. Fig. 2. — Das Wundernetz, aus welchem die Wurzeln des Carotidenwundernetzes hervorgehen, liegt am Condylus des Unterkiefers. Aus ihm entstehen nicht nur die genannten Gefässe, sondern nach Barkow l. c. p. 9. auch noch *R. R. temporales, pterygoïdei, musculares oculi, buccinatorii* und ferner die *Artt. ciliaris, maxillaris interna, ethmoïdalis, meningea anterior* und kleinere Zweige.

Schaaf sind drei Aeste der *Art. maxillaris interna* die Wurzeln jedes *Rete mirabile caroticum*; beim Rinde [11]) werden die Wundernetze vorzüglich gebildet durch Aeste der *Artt. maxillares internae*, die durch die *Foramina optica* und *ovalia*, so wie durch die *Fissurae orbitales* in die Schedelhöhle treten. Hier lösen sich aber auch Zweige der *Artt. vertebrales* und *occipitales* in Geflechte auf, die mit jenen Wundernetzen communiciren. — Das *Rete mirabile caroticum* der Delphine [12]) mit durchtretendem Stamme der Arterie wird hauptsächlich aus Zweigen der *A. carotis interna* gebildet, steht jedoch mit den ausserhalb der Schedelhöhle liegenden Geflechten, welche besonders durch Zweige der *Carotis externa* und der *Art. cervico-occipitalis* formirt werden, in enger Verbindung. — Immer findet durch transverselle Brücken eine Communication der Wundernetze beider Seiten Statt. — Die dem Hirne Blut aus den Carotiden zuführenden Gefässe treten, wie schon aus diesen Thatsachen hervorgeht, auf sehr verschiedenen Wegen [13]) in die Schedelhöhle [14]).

3. Ausser den *Carotides cerebrales* führen gewöhnlich die durch die Wirbelcanäle tretenden *Artt. vertebrales* dem Gehirne Blut zu. Wie beim Menschen, vereinigen sich auch bei vielen Säugethieren die Fortsetzungen der Stämme beider *Artt. vertebrales*, die bis dahin nur kleine *Rami musculares* und *spinales* abgegeben haben [15]), zur Bildung der *Art. basilaris*; bei anderen ist es nür ein starker Ast der, übrigens mit der *A. occipitalis* sich verbindenden, *A. vertebralis*, welcher die *A. basilaris* bildet [16]). Sehr gering wird der Antheil, den bei den Wiederkäuern die besonders für den *Canalis spinalis*,

---

11) S. die Abb. bei Rapp l. c. Tab. I. Fig 1. (Schaaf); Fig. 2. (Rind); Tab. II. (Hirsch). — Carus und Otto, Erläuterungstafeln Hft. 6. Tab. VIII. Fig. 2. (Kalb).

12) Abb. bei Stannius l. c. Tab. XIV. Fig. 1.

13) Durch die *Canales carotici* beim Menschen, den Affen; bei Ursus, Mustela, Meles, Lepus, Castor; durch die *Foramina jugularia* beim Pferd, Schwein; durch die *Foramina lacera anteriora* bei Hystrix, nach Otto; durch die *Foramina optica* bei Cavia, nach Barkow; durch die *Foramina ovalia* und *Fissurae orbitales superiores* beim Schaaf; durch die meisten der genannten Oeffnungen zugleich beim Rinde.

14) Den Durchtritt der *Carotides internae* durch den Pessulus des Steigbügels beobachtete Otto bei den Chiropteren, bei Erinaceus, Sorex, Talpa, Hypudaeus, Georhychus, Myoxus, Mus, Cricetus, Dipus, Meriones, Arctomys, Sciurus. S. Otto l. c. Vergl. dagegen §. 185. Anm. 10.

15) Z. B. bei Cercopithecus, Erinaceus, Mus, Lepus, Felis u. A.

16) Z. B. bei Mustela, Canis u. A., nach Barkow. Nicht selten bilden die *Artt. vertebrales* durch Verschmelzung und abermalige Trennung vor ihrer Vereinigung zur *A. basilaris* schon einen Gefässzirkel. Aehnliche Gefässzirkel entstehen im Verlaufe der *Artt. spinales anteriores*, welche als Fortsetzungen der *A. basilaris* erscheinen, immer aber durch Intervertebraläste der *Artt. vertebrales* und später der *intercostales* und *lumbales* verstärkt werden.

aber auch für die Nackenmuskeln bestimmten *Artt. vertebrales* an der Bildung der *A. basilaris* haben [17]). Noch weniger sind sie dabei betheiligt bei den Einhufern und Schweinen, wo die *Art. basilaris* durch die Vereinigung beider *Artt. occipitales* (im *Foramen magnum*) entsteht [18]), bis endlich bei den Delphinen die *A. vertebralis*, bei Verkümmerung der Halsgegend, als eigener Ast fehlt. Hier ist sie nämlich mit der *A. occipitalis* und der *A. cervicalis adscendens* in einem gemeinsamen Stamme enthalten (*A. cervico-occipitalis*), welche durch zahlreiche unipolare Wundernetze, in welche ihre Zweige sich auflösen, mit den *Artt. spinales* communicirt.

4. Der stets vorhandene *Circulus Willisii* entsteht daher entweder theils durch die *Carotides cerebrales*, theils durch Spaltung der zur *A. basilaris* zusammengetretenen *Artt. vertebrales;* oder durch die *Carotides cerebrales* und durch Trennung der zur Basilaris vereinigten Occipitales, oder er wird fast nur durch die *Carotides cerebrales*, oder einzig durch diese gebildet. Während beim Menschen und vielen Säugethieren die *Carotides cerebrales* vorn durch einen *Ramus communicans* sich verbinden, treten sie bei einigen der letzteren in einen kürzeren oder längeren gemeinsamen Stamm der beiden *Artt. corporis callosi* zusammen [19]).

§. 198.

Die *Arteria subclavia* [1]) setzt sich, nachdem sie schwächere oder stärkere Aeste abgegeben, als *Art. axillaris* und später als *A. brachialis* fort. Bei den Sirenen, Cetaceen und Phoken [2]) zerfällt die *A. brachialis*, entweder nach vorausgegangener Bifurcation oder ohne dieselbe, in zahlreiche, büschelförmig neben einander liegende, Zweige. Bei mehren Edentaten, so wie bei Stenops und Tarsius, kommen an den Armarterien gleichfalls starke und merkwürdige Wundernetzbildungen vor [3]). Bei Bradypus und Stenops tritt der Stamm der *A. brachialis*

---

17) S. darüber Rapp l. c. und Barkow, Disquis. p. 85.

18) Vergl. Gurlt l. c. und Barkow, Nov. Act. T. XX. P. 1. p. 610.

19) Bei Cercopithecus sabaeus, beim Pferde; beim Haasen nach Barkow.

1) Zu den beständigsten Aesten der *Art. subclavia* gehören die *Art. mammaria interna*, *Art. vertebralis*, *Art. cervicalis adscendens*, welche letzteren Arterien jedoch auch zu einem gemeinsamen Stamm verschmelzen können, wie z. B. bei den Delphinen. — Bei Erinaceus theilt sich die *Art. subclavia* nach Abgabe der genannten gewöhnlichen Aeste in zwei gleich starke Stämme: die *Axillaris* und eine *Art. musculo-cutanea*, welche mit einer gleichnamigen Arterie aus der *Iliaca* Bogen bildet. Abb. bei Barkow, Disquis. Tab. 1. Fig. 1. Ueber die einzelnen Verschiedenheiten muss auf die monographischen Werke verwiesen werden.

2) S. hierüber die citirten Abhandlungen von Baer, Burow, Rapp und Stannius.

3) Vergl. die Abhandlungen von Carlisle, Vrolik, Rapp. Nach Allmann (Froriep's Notizen 1843. Bd. XXVII. S. 330.) sollen diese Wundernetze auch bei Dasypus sexcinctus vorkommen.

durch die ihn umgebenden zahlreichen, gestreckten Arterienreiser hindurch; bei Myrmecophaga didactyla und Tarsius zerfällt der Arterienstamm selbst in Reiser; bei Myrmecophaga jubata und tamandua beschränken sich die Wundernetze fast ganz auf den Vorderarm. Ein schwaches Wundernetz findet sich bei den Schweinen an einem, die Vorderarmarterien verbindenden Aste [4]). — Bei einigen Säugethieren gibt der Stamm der Armarterie nur untergeordnete Aeste ab [5]); bei andern theilt er sich gabelförmig. — Die Theilung der *Art. brachialis* in die beiden Vorderarmarterien kann an verschiedenen Stellen Statt finden; sie erfolgt entweder schon hoch oben am Humerus [6]), oder etwa in der Mitte desselben [7]), oder an der Grenze von Oberarm und Vorderarm [8]), oder selbst erst in der Mitte des Vorderarmes [9]). — Bisweilen tritt die *Art. brachialis* [10]), öfter die *A. ulnaris* [11]) durch ein *Foramen supracondyloïdeum humeri.*

§. 199.

Die *Aorta thoracica* mehrer Säugethiere zeigt die Eigenthümlichkeit, dass sie die einzelnen Intercostalarterien nicht unmittelbar abgibt. Bei Mustela [1]) entspringt aus ihr am Ende der Brusthöhle ein in zwei aufsteigende Vertebralarterien sich spaltender Ast, aus welchem die vorderen Intercostalarterien hervorgehen. Bei den Delphinen sind es zwei absteigende *Artt. thoracicae internae s. intercostales supremae* [2]), von denen die rechte aus der *Art. anonyma dextra*, die linke aus dem *Arcus Aortae* entsteht, welche die fünf vordersten Intercostalarterien abgeben. Bei ihnen kommen aus der *Aorta thoracica* auch noch einige unpaare aufsteigende Aeste, die mit den Arteriengeflechten der Brusthöhle und des Wirbelcanales durch ihre Zweige communiciren. Durch die eben erwähnten ungeheuren, aus geschlängelten Gefässen bestehen-

---

4) Abgeb. bei Barkow, Nov. Act. T. XX. P. 1. Tab. XXVII. Fig. 2.

5) Z. B. bei Trichecus nach Cuvier, bei Mustela, Cricetus, Sciurus nach Barkow.

6) Z. B. bei Delphinus phocaena, bei Cercopithecus sabaeus nach Barkow; ferner bei Cebus und Callithrix; endlich auch bei Lagothrix Humboldtii nach Tschudi, wo beide Gefässe vielfach mit einander anastomosiren und so den Uebergang bilden zu der für Stenops und Tarsius charakteristischen Anordnung.

7) Z. B. bei Didelphis, Halmaturus u. A. nach Cuvier.

8) Wie beim Menschen z. B. auch bei Felis u. A.

9) Bei Mus decumanus, Cavia cobaya nach Barkow.

10) Mustela nach Barkow.

11) Bei sehr vielen Säugethieren, z. B. den Beutelthieren, vielen Nagern, Affen u. s. w. Vergl. §. 164. und s. die Abhdl. von Tiedemann in Meckel's deutsch. Archiv für Phys. Bd. 4. S. 545. Mit Abb. Tab. V. Fig. 1. 2.

1) Abb. bei Barkow, Nov. Act. XX. P. 1. Tab. XXIX. Fig. 9. u. 10.

2) Rapp und ich hatten sie früher *Artt. thoracicae posteriores* genannt; diese Gefässe sind Aequivalente der *Artt. mammariae internae* an der Hinterseite des Thorax.

den Wundernetze der Brusthöhle [3]) — welche mit den innerhalb des *Canalis spinalis* befindlichen, so wie mit denjenigen Wundernetzen, in welche die Zweige der *Artt. cervico-occipitales* am Nacken und Hinterhaupte und einzelne Aeste der Carotiden an der Schedelbasis sich auflösen, communiciren — treten die Stämme der Intercostalarterien hindurch.

Die Aeste der *Aorta abdominalis* entsprechen zwar im Ganzen denen des Menschen, bieten jedoch einzelne Eigenthümlichkeiten dar:

1. Die *Arteria coeliaca* und *mesenterica superior* bilden bisweilen einen gemeinsamen Stamm [4]), oder entstehen als einfacher Stamm, der sich bald theilt [5]), oder verbinden sich gleich nach ihrem getrennten Ursprunge durch eine starke Anastomose [6]). — Die bei vielen Säugethieren unbeträchtliche *Art. mesenterica inferior* fehlt den Monotremen und Beutelthieren gänzlich [7]). — Einzelne Zweige dieser Eingeweidearterien bilden bei einigen Säugethieren Wundernetze [8]).

2. Bei den meisten Säugethieren entstehen aus dem Stamme der Aorta grössere, für die schiefen und queren Bauchmuskeln, für den Psoas oder für die unteren Muskeln des Stammes bestimmte Aeste [9]).

3. Häufig entstehen *Artt. uretericae*, *spermaticae* oder *uterinae* aus dem Stamme der Aorta.

4. Die aus dem hinteren Theile der Unterleibs-Aorta paarig entspringenden sogenannten *Arteriae iliacae communes* sind selten vollständige Aequivalente der gleichnamigen Gefässe des menschlichen Körpers. Bei den Cetaceen entsprechen sie am meisten den *Artt. hypogastricae;* doch sind sie mehr als diese, indem sie auch die sonst aus den *Artt. crurales* entspringenden *Artt. epigastricae* abgeben. Bei den meisten übrigen Säugethieren sind sie mehr den *Artt. crurales* analog, indem nicht von ihnen, sondern von der Fortsetzung des Stammes der Aorta die *Artt. hypogastricae* entstehen, oder wenigstens Aeste abgegeben werden, welche im menschlichen Körper aus den *Artt. hypogastricae* hervorgehen. So entspringen bei den Monotremen

3) Abb. bei Breschet l. c. Diese Wundernetze in der Brusthöhle, welche von Hunter, Breschet und mir näher beschrieben sind, kommen allen ächten Cetaceen anscheinend zu. Ganz ähnlich angeordnet finde ich sie bei Manatus; dagegen vermisste sie Owen beim Dügong. S. Proceedings of the zool. society of London. 1838. p. 35. — 4) Bei Cavia cobaya nach Barkow.

5) Bei Talpa, Vespertilio murinus nach Kamerer.

6) Von mir neuerlich bei Delphinus phocaena beobachtet.

7) Nach Owen. Abb. in Todd's Cyclop. Art. Marsupialia p. 209. Fig. 134.

8) Z. B. die *Art. coronaria ventriculi sinistra* beim Schweine am Magen s. Barkow, Nov. Act. XX. Tab. XXVIII. Fig. 4.; die *Artt. mesentericae* des Schweines nach Barkow l. c. p. 616.

9) Bei den Raubthieren (Canis, Felis, Mustela, Lutra etc.), den Nagern, Schweinen u. A. von Barkow nachgewiesen; bei den Phoken und Cetaceen von Burow und mir; bei letzteren führen sie das Blut den Venengeflechten der Lendengegend zu.

und den Beutelthieren die ***Artt. ischiadicae***, bei vielen anderen Säugethieren die ***Artt. sacrae laterales*** unterhalb der ***Artt. iliacae communes*** paarig aus der Fortsetzung der Aorta [10]. — Bei einigen, mit starken Hautmuskeln und sehr entwickeltem Hautsysteme versehenen Säugethieren entstehen aus den ***Artt. crurales*** starke aufsteigende ***Artt. musculo-cutaneae***, welche mit ähnlichen, aus den ***Artt. axillares*** hervorgegangenen, absteigenden Gefässen anastomosiren und Bogen bilden [11]. — Die Spaltung der ***Art. cruralis*** kann höher oder tiefer erfolgen, als beim Menschen [12]. — An den Hinterextremitäten der Phoken, mehrer Edentaten [13] und einiger Halbaffen [14] kehren die an den Vorderextremitäten schon bemerkten Wundernetzbildungen, obschon gewöhnlich schwächer ausgebildet, als an diesen, wieder.

Die Fortsetzung der Unterleibs-Aorta bildet gewöhnlich die ***Art. sacra media***. Sie ist bei den langgeschwänzten Säugethieren oft sehr stark und verläuft innerhalb des Canales der unteren Bogenschenkel; sehr oft bildet sie Wundernetze [15] oder tritt als einfacher Stamm durch Wundernetze [16], in welche ihre Zweige zerfallen, hindurch. Bei vielen anderen Säugethieren, namentlich den kurzgeschwänzten, sind die ***Artt. iliacae***, in Vergleich zur ***A. sacra media***, so stark, dass letztere nur als ganz unbedeutender Zweig erscheint und ihren Charakter, eine unmittelbare Fortsetzung der Aorta für den Schwanz zu bilden, mehr oder minder verliert [17], wie sie denn auch bisweilen fast ganz wegfällt.

## III. Von den Venen.

§. 200.

Das Körpervenensystem der Säugethiere ist zwar im Allgemeinen demjenigen des Menschen sehr entsprechend angeordnet, bietet aber bei einzelnen Ordnungen und Gattungen manche bemerkenswerthe Eigenthümlichkeiten dar [1].

---

10) S. hierüber die Schriften von **Barkow**.

11) Z. B. bei Erinaceus. Abb. bei **Barkow**, Disquis. Tab. 1. Fig. 1.

12) S. **Barkow** l. c. p. 99.

13) S. die Abb. bei **Vrolik**; den venösen Theil des Extremitätenwundernetzes bildet ab: **Otto**, Erläuterungstafeln Hft. 6. Tab. VIII. Fig. 4.

14) Abb. von Stenops gracilis bei **Rapp**, Edentaten Tab. IX. Fig. 2.; Bradypus cuculliger ibid. Fig. 1.

15) Stenops, Bradypus, Myrmecophaga. Abb. bei **Rapp** (Stenops) Tab. IX. Fig. 2. — 16) Delphinus phocaena.

17) Z. B. Erinaceus, Lepus, den meisten Wiederkäuern, z. B. dem Lama, und besonders bei den Einhufern. — Bei Manatus australis theilt sich der Stamm der Aorta in zwei ***Artt. hypogastricae***, ohne als ***sacra media*** sich fortzusetzen. Zweige der ***Artt. hypogastricae*** lösen sich sogleich in enorme Wundernetze auf, die in den Canal der unteren Wirbelbogenschenkel treten.

1) Klappen scheinen dem Venensysteme der Säugethiere nie zu fehlen. **Baer** (Nov. Act. Acad. Caes. Leop. Carol. Vol. XVII. P. 1. 1835. p. 400.) hebt den Klappenmangel als auffallendste Eigenthümlichkeit des Venensystems bei den

Was das System der **oberen** oder **vorderen Hohlvenen** anbetrifft, so erhalten sich bald zwei obere Hohlvenen, bald entsteht durch Uebergang der linken in die rechte ein einfacher in den rechten Herz vorhof mündender Stamm. — Zwei obere Hohlvenen, bei deren Anwesenheit die Kranzvene des Herzens in die linke Hohlvene sich einzusenken pflegt, sind vorhanden bei den Monotremen, den Beutelthieren, bei den meisten Nagern [2]), unter den Pachydermen beim Elephanten, unter den Insectivoren bei Erinaceus und Sorex und bei einigen Fledermäusen. Angedeutet ist die Vereinigung der beiden oberen Hohlvenen zu einem einfachen Stamme schon bei einigen der genannten Thiere durch eine Queranastomose, welche einen Theil des Blutes aus dem linken Hohlvenenstamme in den rechten überführt [3]). Ein einfacher oberer Hohlvenenstamm kömmt zu Stande bei den Edentaten, mehren Pachydermen, den ächten Cetaceen, den Einhufern, Wiederkäuern, den Ferae, den Makis, den Affen, so wie auch bei einzelnen Gattungen der Nager und Insectivoren [4]). — Die dem oberen Hohladersysteme angehörigen *Venae jugulares* zeigen gleichfalls ein verschiedenartiges Verhalten [5]). Die *Venae jugulares internae* sind oft so untergeordnet, dass sie kaum als eigene Stämme betrachtet werden können, während die, beim Menschen zurücktretenden, **äusseren Jugularvenen** nicht nur beträchtlich weit erscheinen, sondern auch das Blut aus dem Gehirne zurückführen. Bei manchen Säugethieren werden die inneren Jugularvenen etwas stärker und bedeutender, indem aus dem *Foramen jugulare* kommende Aeste ihnen einen Theil des venösen

---

Delphinen hervor; aber mit Unrecht; ich habe, unter anderen, in den unter der Haut liegenden, oft beträchtlichen Venenstämmen immer Klappen angetroffen.

2) Ausnahmen bilden z. B. Cavia, Dasyprocta.

3) Z. B. bei Lepus. — 4) Z. B. bei Talpa.

5) Vergl. hierüber nähere Angaben bei **Rathke** (Dritter Bericht über das naturwissenschaftliche Seminar bei der Universität zu Königsberg. Königsb. 1838. 4). Ganz untergeordnet und kaum als eigene Stämme zu betrachten sind die inneren Jugularvenen z. B. bei Lepus, Sciurus, Arctomys, beim Pferde, bei den Wiederkäuern. Bei der Ratte fand **Rathke** die *V. jugularis interna* dünn und untergeordnet, ohne Blut aus der Schedelhöhle aufzunehmen. Aehnlich verhalten sich Mus, Myoxus, Castor. Sie gewinnt etwas an Weite und nimmt einen Zweig aus dem *Foramen jugulare* auf bei Erinaceus, den meisten Ferae (Canis, Felis, Mustela, Meles, Ursus), bis sie endlich bei den Affen und beim Menschen alles Blut aus der Schedelhöhle abführt. Die Weite der äusseren Jugularvene und das Zurücktreten der inneren hangt mit einer anderen Eigenthümlichkeit zusammen, auf die besonders **Otto** (Nov. Act. Acad. Leop. Carol. Vol. XIII. P. 1. p. 24 sqq.) aufmerksam gemacht hat. Die Blutleiter der Schedelhöhle münden nämlich bei den Säugethieren mit ganz untergeordneter *V. jugalaris interna* nicht aus durch das *Foramen jugulare*, sondern durch einen *Canalis temporalis*, der zwischen dem Felsenbeine und der Schlafbeinschuppe oder in letzterer sich findet. Erst wo das *Foramen jugulare* zum eigentlichen Abzugscanale des venösen Blutes der Schedelhöhle wird, erlangt die *V. jugularis interna* die Bedeutung, welche ihr beim Menschen zukömmt.

Blutes der Schedelhöhle zuleiten. Bei anderen gewinnen sie noch mehr an Stärke, bis sie endlich beim Affen und Menschen alles Blut aus der Schedelhöhle zurückführen.

Die vorderen Vertebralvenen liegen als *Venae vertebrales profundae* gewöhnlich in dem Canale der Querfortsätze der Halswirbel und senken sich bald in die *V. V. axillares*, bald in die *V. vertebrales posteriores.*

Die hinteren Vertebralvenen, bei den Säugethieren unter dem Namen des Systemes der *Vena azygos* bekannt, liegen, mit einigen Ausnahmen, zu welchen namentlich die Sirenen und Cetaceen gehören, bei denen, statt ihrer, im *Canalis spinalis* gelegene Venen vorkommen [6]), innerhalb der Bauchhöhle. Bisweilen sind die beiden seitlichen Venenstämme von gleicher Stärke [7]). Dann mündet jeder bisweilen in den vorderen Hohladerstamm seiner Seite; selten der eine direct in die rechte Vorkammer des Herzens, der andere aber in die einfache vordere Hohlvene [8]). — Häufig aber überwiegt der linke Stamm den rechten und dann senkt sich dieser früher oder später in jenen, wodurch ein wirklich unpaarer Stamm (*V. azygos*) entsteht, der bald in den linken vorderen Hohlvenenstamm, bald in die gemeinsame vordere Hohlvene einmündet [9]).

Die Entstehungsweise des Stammes der unteren oder hinteren Hohlvene bietet gewöhnlich keine bedeutenden Abweichungen von den bekannten, dem Menschen eigenthümlichen Bedingungen dar [10]). — An den meisten Stellen, wo die Arterien Wundernetze bilden, lösen auch die Venen in Wundernetze sich auf. — Bei den tauchenden Säugethieren ist das Körpervenensystem durch seine beträchtliche Capacität ausgezeichnet [11]); es kommen bei ihnen häufig starke Venengeflechte

6) Vergl. über diese Eigenthümlichkeit Baer l. c. (Anm. 1.) S. 408. Statt des Systemes der subvertebralen *V. azygos* anderer Säugethiere finden sich, nach Baer, zwei unter dem Rückenmarke liegende Blutleiter, die zuletzt zu einem weiten Canale verbunden, in die hintere Hohlvene sich ergiessen. Ich sah rechterseits zwischen den Köpfchen der dritten und vierten, sowie der dritten und zweiten Rippe zwei weite, sich zu einem kurzen Stamme vereinigende Venenstämme hervortreten und den letztgenannten Stamm in die durch Vereinigung der *V. jugulares* und *axillaris* entstandene rechte Wurzel der oberen Hohlvene eintreten. Auch bei Manatus vermisste ich das System der hintern Vertebralvenen in der Bauchhöhle.

7) Bei den Monotremen, den Beutelthieren, einigen Nagern, z. B. der Ratte, nach Rathke; auch beim Maulwurf.

8) So nach Rathke bei Chiropteren und Talpa.

9) S. nähere Angaben bei Rathke l. c.

10) Am abweichendsten ist ihre Entstehungsweise bei Manatus und den Delphinen. Hier erscheint der Stamm der unteren Hohlvene noch zwischen den beiden Nieren in zwei dicht an einander gedrängte Stämme getheilt, welche mehr als Aequivalente der *Venae iliacae* sind. In den rechten Stamm sah ich, gleich Baer, die starke untere Schwanzvene übergehen. S. Baer l. c. S. 404. Tab. XXIX.

11) S. darüber Näheres bei Baer und bei Burow in Müller's Archiv 1838. S. 253. (Phoca).

in der Unterleibshöhle vor, denen nicht beständig arterielle verbunden sind [12]); ihr unterer Hohlvenenstamm bildet oft eine sackförmige Erweiterung [13]). Bei Phoca wird die untere Hohlvene von einer ringförmigen muskulösen Fortsetzung des Zwerchfelles nach ihrem Durchtritte durch dasselbe eine kurze Strecke weit auswendig umkleidet und kann so — anscheinend willkührlich — zusammengedrückt werden [14]). — Rücksichtlich der Bildung des Leberpfortadersystemes sind durch die bisherigen Untersuchungen keine erheblichen Abweichungen von seiner Zusammensetzung beim Menschen nachgewiesen [15]). Bei einigen Säugethieren sind Klappen im Bereiche des Pfortadersystemes angetroffen worden [16]).

## IV. Von den Lungengefässen.

### §. 201.

Die beständig einfache *Arteria pulmonalis* theilt sich in zwei Aeste, deren einer für jede Lunge bestimmt ist. Bei vielen tauchenden Säugethieren [1]) wird eine beträchtliche Ausdehnung der Lungenarterie an ihrem Ursprunge angetroffen.

Die Lungenvenen bieten in Betreff ihrer Zahl einige Verschiedenheiten dar. Gewöhnlich finden sich jederseits zwei Stämme, seltener kommen an beiden oder an einer Seite mehre Stämme vor. Meistens treten die Stämme beider Seiten getrennt in den linken Vorhof des

---

12) So bei Phoca; bei Delphinus. Vergl. die Abb. bei Baer und bei Burow Tab. VII.

13) Besonders stark bei den Phoken, den Delphinen; nach Meckel auch bei Lutra, Castor, Ornithorhynchus; bei Myogale moschata findet sich nach Pallas (Act. Petropolit. 1781. p. 332.) sogar eine doppelte Erweiterung.

14) Burow l. c. hat eine ganz verfehlte Darstellung dieses Verhältnisses gegeben, wie M. J. Weber (Müller's Archiv 1840. S. 236.) gezeigt hat. Ich habe in 6 Exemplaren von Phoken Weber's Darstellung geprüft und kann ihre Richtigkeit vollkommen bestätigen. Der breite Muskelring, welcher, vom Zwerchfell ausgehend, den unteren Hohlvenenstamm auswendig ringförmig umgibt, enthält quergestreifte Primitivbündel. Beim Delphin, wo allerdings die Hohlvene gleichfalls durch den muskulösen Theil des Zwerchfelles hindurchtritt, fehlt aber dieser Ring gänzlich, wie ich schon früher (Erster Bericht v. zoot. phys. Institut zu Rostock. Rost. 1841. S. 22.) gegen Weber bemerkt habe.

15) Dass die Pfortader bei den Cetaceen weniger abgeschlossen sei, als bei den übrigen Säugethieren, wird durch Baer l. c. S. 401. behauptet; wie es mir scheint, aber mit Unrecht. Verbindungen mit den Venen der Becken- und Schwanzgegend finden Statt, aber nicht beträchtlicher, als anderswo. S. über das Pfortadersystem Hoenlein, Descriptio anatomica systematis venae portarum in homine et quibusdam brutis. Francof. 1808.

16) Beim Pferde und Rinde. S. Weigel (E. H. Weber), De strato musculoso tunicae venarum. Lips. 1823.

1) Namentlich bei Delphinen, Seehunden, Fischottern und Bibern wahrgenommen.

Herzens; selten vereinigen sie sich vor ihrem Eintritte in den letzteren zu einem einfachen Stamme 2).

[Näheres Detail über das Verhalten der Lungengefässe siehe bei Meckel, System der vergl. Anat. Thl. 5. S. 330 ff.]

## V. Vom lymphatischen Gefäss-Systeme.

### §. 202.

Das lymphatische Gefässsystem der Säugethiere ist durch mehre Bedingungen vor demjenigen der übrigen Wirbelthiere ausgezeichnet. Seine Stämme erscheinen mehr gefäss- oder canalförmig; die Klappen ihrer Innenwände, welche den Zutritt ihres Inhaltes nach dem *Ductus thoracicus* hin fördern, dessen Rücktritt aber hemmen müssen, sind ausgebildeter und zahlreicher 1). Die sogenannten lymphatischen Drüsen, welche wesentlich aus netzförmigen Anastomosen der Chylus- und Lymphgefässe bestehen, werden ungleich zahlreicher und erscheinen an sehr verschiedenen Stellen des Körpers, namentlich im Mesenterium, an den Bronchien, in der Oberschenkelbeuge, in der Achselgegend, am Halse u. s. w. Bei vielen carnivoren Säugethieren, aber nicht blos bei solchen, welche durch bedeutende Kürze des Darmcanales ausgezeichnet sind 2), sondern namentlich auch bei einigen, die einen längeren Darm besitzen, z. B. bei Phoca, Delphinus, Monodon, erscheinen die Mesenterialdrüsen haufenweise zusammengedrängt und bilden das sogenannte *Pancreas Asellii*, in welches alle Chylusgefässe des Darmes übergehen. Aus dieser Masse treten bald zahlreiche *Vasa lymphatica efferentia* hervor 3), bald, wie bei Phoca, nur ein einziger (*Ductus Rosenthalianus*) 4). — In der Regel findet sich unterhalb des Zwerchfelles eine erweiterte *Cisterna chyli*. Aus ihr geht ein doppelter 5) oder einfacher *Ductus thora-*

---

2) Von Meckel beim Hamster, von Owen beim Dügong beobachtet.

1) Sehr dickwandig und dabei verhältnissmässig weit fand ich den *Ductus thoracicus* und die in ihn mündenden Chylusgefässe des Mesenterium bei den Delphinen; übrigens keinerlei Abweichung von der gewöhnlichen Anordnung.

2) Ich hebe dies hervor, weil Breschet (Le système lymphatique, considéré sous les rapports anatomique, physiologique et pathologique. Paris 1836. 8. p. 194.) das Vorkommen des *Pancreas Asellii* irrthümlich nur bei den Säugethieren statuirt, die durch Kürze des Darmcanales sich auszeichnen.

3) So nach Rudolphi (Physiol. Bd. 2. Abth. 2. S. 246.) beim Hunde und bei den Delphinen, für welche letztere ich Rudolphi's Angabe völlig bestätigen kann.

4) Von Rosenthal entdeckt (Froriep's Notizen 1822. Bd. 23. S. 5. und Nov. Act. Acad. Caes. Leop. Carol. T. XV. P. 2. p. 235. Abb. Tab. LXXVI. u. LXXVII.); bestätigt von Rudolphi (Physiol. 2. 2. 242.). Rosenthal's Abb. copirt bei Carus und Otto, Erläuterungstafeln.

5) Doppelt ist der Stamm z. B. bei dem Pferde nach Gurlt; bei Phoca nach Rosenthal; bei Macropus Parryi nach Hodgkin, s. Owen, Marsupialia p. 305. Hier verläuft der eine rechts, der andere links an den Wirbelkörpern. Der rechte verbindet sich in der Gegend des siebenten Brustwirbels mit dem linken; vor der

*cicus* hervor; ist er anfangs doppelt, so geht der rechte Stamm später in den linken über und dieser senkt sich in die Vereinigungsstelle der linken *Venae subclavia* und *jugularis;* selten treten Zweige in die *Vena azygos* 6). Kleinere lymphatische Gefässe münden auch in die eben genannten Venen der rechten Seite. So weit die bisherigen Erfahrungen reichen, steht das lymphatische Gefässsystem bei den Säugethieren demnach nur in Communication mit dem Systeme der vorderen oder oberen Hohlvenen 7).

[Ueber die Lymphgefässe der Haussäugethiere s. Gurlt, Handbuch d. vergl. Anat. d. Haussäugethiere. Thl. 2. S. 338 ff.]

---

# Siebenter Abschnitt.

## *Von den Stimm- und Athmungs-Organen.*

### I. Vom Kehlkopfe.

§. 203.

Die, verhältnissmässig selten verknöchernden, Knorpel, welche die solide Grundlage des Säugethier-Kehlkopfes bilden, stimmen gewöhnlich in ihrer Zahl und in den wesentlichsten morphologischen Bedingungen ihrer Anordnung mit denen des menschlichen Kehlkopfes überein; indessen treten nicht selten kleinere, eigenthümliche, accessorische Knorpel zu den gewöhnlich vorhandenen hinzu. Der Schildknorpel, rücksichtlich seiner Wölbung, seiner Ausschnitte, seines Vorspringens in eine mittlere Leiste u. s. w. manche Verschiedenheiten darbietend 1),

---

Einmündung in die *Vena subclavia* findet noch eine Theilung und Wiedervereinigung unter Bildung eines Geflechtes Statt.

6) Dies wurde von Panizza (Osservazioni antropo-zootomico-fisiologiche. Pavia 1830. Fol. — ein Werk, das zahlreiche einzelne Mittheilungen über die Lymphgefässe der Säugethiere enthält — p. 56.) beim Schweine gefunden.

7) Ueber die Annahmen vielfacher Communicationen mit den Venen verweise ich auf die literarischen Notizen bei Rudolphi l. c. S. 247.

1) Beim Dügong besteht, nach Owen (Proceedings of the zool. society of London. Part. VI. 1838. p. 37.) der Schildknorpel aus zwei, nur durch fibröses Gewebe und Zell- und Fettgewebe verbundenen Seitenhälften. Bei Manatus vermisse ich diese vollständige Trennung beider Seitenhälften. — Eine gute Uebersicht über die verschiedenen Formen des Kehlkopfes bei den meisten Säugethieren gewähren die Abbildungen von Wolff l. c. und von Brandt l. c.; indessen finden sich hier keine bildlichen Darstellungen des abweichend geformten Larynx der Cetaceen. Rücksichtlich des Kehlkopfes der Delphine, mit dem der des Narwals nach meinen Untersuchungen wesentlich übereinstimmt, kann auf die Abbildung bei Albers (Icones ad anat. comparat. Tab. V.), in Betreff derjenigen der Walfische aber auf Sandifort l. c. verwiesen werden. Bei den Delphinen und dem Narwal bildet die Epiglottis, mit den beiden Giessbeckenknorpeln bis zur Spitze verbunden, eine lange, pyramidale Röhre, welche in die hintere Nasen-

bildet allgemein nur die Vorder- und Seitenflächen des Stimmorganes. Er verbindet sich mit dem Ringknorpel durch die Spitzen seines unteren Randes, welche, meistens stielförmig verlängert, als untere Hörner bezeichnet werden [2]. Bei den meisten Säugethieren bildet er obere Hörner zur Verbindung mit dem Zungenbeine [3]. Andeutungen einer Theilung des Schildknorpels in mehre Luftröhrenringe sind bei den Säugethieren nicht angetroffen worden. Häufig kommen indessen zwei mehr oder minder beträchtliche, seitliche Oeffnungen, zum Durchgange von Gefässen bestimmt, vor [4]. — Die *Cartilago epiglottica* ist fast immer vom Schildknorpel getrennt; nur bei einigen ächten Cetaceen (Delphinus, Monodon) erscheint sie noch continuirlich mit ihm verbunden, fehlt dagegen bei den Sirenen als eigener Knorpel, indem sie nur aus fibrösem Gewebe besteht [5]. Unter allen Säugethieren besitzt sie bei den Delphinen die beträchtlichste Länge. — Der Ringknorpel, fast immer hinten höher als vorn, ist meist vorne geschlossen; diese vordere Schliessung bleibt aber bei den ächten Cetaceen, bei denen auch die ersten, oder sogar sämmtliche Luftröhrenringe vorne geöffnet sind, aus [6]; auch bei einigen Ferae erhält sich eine vordere Lücke in dem Ringknorpel. Sehr bemerkenswerth erscheint es, dass bei einigen ächten Cetaceen die Rückseite des Ringknorpels ohne alle bestimmte Grenze in die mit ihm und unter einander hinten verschmolzenen Luftröhrenringe übergeht [7]. — Die Giessbeckenknorpel sitzen auf dem oberen Rande der Ringknorpelplatte und sind in der Regel von dreieckiger Gestalt. Ihre vorderen Ränder entfernen sich von den Seitenrändern des Schildknorpels und zwischen ihnen ist jederseits als Schleimhautfalte das *Ligamentum ary-epiglotticum* ausgespannt, in

---

öffnung hineinragt. Diese bis zur Spitze reichende Verbindung der genannten Knorpel und damit auch die Röhrenbildung fehlt, sowol bei Balaena, als bei den Sirenen.

2) Diese unteren Hörner fehlen fast ganz beim Luchs (s. Wolff Tab. II. Fig. 10.); bei Ornithorhynchus (s. Meckel, Ornithorh. Tab. VII. Fig. 19.), sind dagegen sehr beträchtlich bei Anderen, z. B. bei den Cetaceen (s. die Abb. bei Sandifort Tab. 1—3.).

3) Sie sind bei einigen Wiederkäuern (Cervus) und mehren Katzen sehr entwickelt, treten dagegen bei Didelphis ganz zurück und verschwinden beim Schwein und bei den ächten Cetaceen. Wolff sahe beim Löwen die oberen Hörner als eigene Knorpel.

4) Z. B. bei vielen Cetaceen, bei Felis, Phoca u. A.

5) So, nach Owen, beim Dügong, und, nach meinen Untersuchungen, bei Manatus. — Bei Lutra vulgaris kömmt ein *Processus epiglotticus* des Schildknorpels ausser einer eigenen Epiglottis vor. S. Wolff Tab. II. Fig. 13. 14.

6) Er ist vorn weit geöffnet bei Balaena (s. Sandifort Tab. 1—3.), bei Delphinus, Monodon; ferner auch ganz oder fast offen bei Mustela (s. Wolff Tab. III. Fig. 21.), bei Ursus (Wolff Tab. III. Fig. 16.), bei Lutra (Tab. II. Fig. 14.).

7) So bei Balaena rostrata nach Sandifort. S. die Abb. Tab. 1. u. 2.

welchem bei einigen Säugethieren ein eigenthümlicher Knorpel, die *Cartilago cuneiformis s. Wrisbergiana* sich entwickelt[8]). Die obere Spitze der Giessbeckenknorpel läuft bei den Wiederkäuern, Einhufern und Schweinen in einen hakenförmigen Fortsatz aus. Statt desselben kömmt bei den meisten Säugethieren ein eigenthümlicher Knorpel (*Cartilago Santoriniana*) [9]) vor. Andere kleine accessorische Knorpel sind die bisweilen vorkommenden *Cartilagines sesamoïdeae* und *C. interarticulares* [10]). Erstere finden sich bisweilen doppelt, bisweilen aber auch durch Verschmelzung einfach auf dem hinteren und inneren Rande der Giessbeckenknorpel. Letztere kommen bei einigen Säugethieren zwischen den Gelenkflächen der Giessbeckenknorpel und dem oberen Rande des Schildknorpels vor.

Stimmbänder fehlen den ächten Cetaceen, sind aber, mit Ausnahme dieser Ordnung, wahrscheinlich allgemein vorhanden. Bei den Sirenen kommen nur, und zwar sowol beim Dügong, als bei Manatus, elastische *Ligamenta vocalia inferiora* vor. Diese allein sind auch den meisten Wiederkäuern [11]) eigenthümlich, während bei den meisten übrigen Säugethieren noch gewöhnlich schwächere obere Stimmbänder hinzukommen. Zwischen unteren und oberen Stimmbändern liegen dann die Morgagni'schen Ventrikel. — Viele Säugethiere verschiedener Ordnungen sind durch den Besitz von Luftsäcken, welche mit der Kehlkopfshöhle communiciren, ausgezeichnet. Bei einigen Walen tritt ein solcher Luftsack unter dem Schildknorpel, zwischen ihm und dem vorn geöffneten Ringknorpel, hervor [12]). Eine ähnliche Lage zwischen Schild- und Ringknorpel besitzt er bei Mustela furo und Hapale rosalia. Bei einigen Wiederkäuern [13]) und den mei-

---

8) Ein sehr vollständiges Verzeichniss derjenigen Säugethiere, bei welchen diese Knorpel vorkommen, liefert Brandt l. c. p. 30. Sie liegen frei im *Ligamentum aryepiglotticum* bei Ursus, Canis, Phoca, Myrmecophaga; sie verwachsen mit den Giessbeckenknorpeln bei Didelphis, mit diesen und den Santorini-schen Knorpeln bei Sus, Bradypus, Mustela, Nasua; mit den Santorini'schen Knorpeln bei den neuweltlichen Affen.

9) S. Wolff l. c. p. 43. und Brandt l. c. p. 30. Nota 1. — Beim Fötus von Monodon besteht jeder Giessbeckenknorpel aus zwei Stücken: einem Basilarstück und einer etwa eben so grossen Spitze. Bei erwachsenen Delphinen finde ich keine Spur solcher Trennung.

10) S. über diese Knorpel Brandt l. c. p. 32., der sehr ausführliche Verzeichnisse der Thiere gibt, bei welchen er sie beobachtet hat.

11) So wenigstens bei Cervus, Ovis, Capra, Bos. — Auchenia und Camelus besitzen obere Stimmbänder. Die letzteren fehlen dagegen, nach mehren Angaben, dem Elephanten. — Bei Hippopotamus sollen die Stimmbänder gänzlich fehlen.

12) Bei Balaena rostrata und mysticetus. S. Abb. bei Sandifort l. c. Tab. 1. 2.

13) Z. B. bei Antilope dorcas und Corinna, beim Rennthier (s. Camper, Naturgesch. des Orang-Utang, des Nashorns und des Rennthiers, übersetzt von Herbell. Düsseld. 1791. 4. Tab. VIII. Fig. 7.)

sten Affen [14]) findet sich die Austrittsstelle des meist einfachen, seltener doppelten Luftsackes zwischen dem Schildknorpel und dem Zungenbeine. Am merkwürdigsten ist die Bildung dieser Luftsäcke bei den Brüllaffen (Mycetes) [15]). Hier sind die Morgagni'schen Ventrikel vorn zu drei sehr weiten Säcken ausgedehnt, von welchen der mittelste, zwischen Kehldeckel und Schildknorpel austretend, in den blasenförmig ausgehöhlten Körper des Zungenbeines eintritt und dessen Höhle auskleidet. Ausserdem finden sich, zwischen Kehldeckel und Schildknorpel hervortretend, zwei eigenthümliche längliche, in den Schlund mündende Säcke. — Einige ächte Cetaceen sind ausgezeichnet durch den Besitz einer unterhalb des Schildknorpels, zwischen den beiden vorn unvereinigten Bogen des Ringknorpels gelegenen Kehlkopfsdrüse, deren Ausführungsgänge in die Höhle des Kehlkopfes münden [16]).

Zur Bewegung des ganzen Kehlkopfes sind die ihn herabziehenden *M. M. sternothyreoïdei* und die ihn aufwärts ziehenden *M. M. hyothyreoïdei* bestimmt. Bei den Delphinen kommen noch eigenthümliche *M. M. occipito-thyreoïdei* hinzu [17]). — Die kleineren Kehlkopfsmuskeln entsprechen, selbst bei sehr eigenthümlichen Gestaltungsverhältnissen des Larynx, ihrer Zahl und Befestigungsweise nach, gewöhnlich denjenigen des Menschen [18]).

---

14) Beim Orang-Utang und Chimpanze, Hylobates syndactylus (nicht bei agilis), bei Semnopithecus nasicus und leucoprymnus, Cercopithecus aethiops, fuliginosus, ruber, sabaeus, Inuus sinicus, ecaudatus, cynomolgus, nemestrinus, Cynocephalus Sphinx, porcarius, Mormon angetroffen.

15) Vergl. besonders die genaue Beschreibung von Brandt l. c. p. 16. und die Abb. Fig. 1—5. Andere Abb. s. bei Müller, Ueber die Compensation der physischen Kräfte am menschlichen Stimmorgan. Berlin 1839. 8. Tab. III. Fig. 25—27. Abb. auch bei Humboldt und Bonpland, Recueil d'observat. Tab. IV. Fig. 1—3. — Müller erläutert in der genannten Schrift auch die Kehlkopfsbildung des Ateles arachnoïdes, bei dem die Kehlkopfshöhle über den unteren Stimmbändern zu einer gekrümmten, anfangs aufwärts, dann rückwärts steigenden Röhre verlängert ist. S. 50. Tab. III. Fig. 23. u. 24. Vergl. damit Brandt l. c. p. 14.

16) Zuerst beschrieben von Rapp in den Würtemberger naturwiss. Abhandl. Bd. 1. und: Cetaceen S. 147. Bei Delphinus phocaena erstreckt sich eine starke unpaare Längsfalte der Schleimhaut der Kehlkopfshöhle von der Innenfläche des Kehldeckels abwärts. Sie spaltet sich in der Gegend des Schildknorpels in zahlreiche Falten, die unter einander netz- oder maschenförmig sich verbinden. Die so gebildeten Maschen enthalten die weiten Oeffnungen, in welche die zahlreichen Ausführungsgänge der aggregirten Follikel, welche jene Drüse bilden, ausmünden. Ganz ähnlich verhält es sich beim Narwal, nur dass die Maschen noch zahlreicher sind.

17) Das Vorkommen dieses von der Seite des Hinterhauptsbeines zum Seitenrande des Schildknorpels und an die Basis der Epiglottis gehenden Muskels hangt wol mit dem Hineinragen des Kehlkopfes in die hintere Nasenöffnung zusammen und der genannte, den Kehlkopf hebende, Muskel dürfte vielleicht allen ächten Cetaceen zukommen.

18) S. Näheres bei Henle S. 69. Einige Abweichungen fand Eschricht bei Hylobates (Müller's Archiv 1834. p. 218. Tab. 2.). Bei Manatus australis

[Man vergl. über den Kehlkopf der Säugethiere, ausser Cuvier's Leçons, besonders: L. Wolff, De organo vocis mammalium c. tab. IV. Berol. 1812. 4. — J. F. Brandt, Observationes anatomicae de mammalium quorundam praesertim quadrumanorum vocis instrumento. Berol. 1826. 4. — Henle, Vergl. anat. Besch. des Kehlkopfes S. 66. — Meckel, System der vergl. Anat. Thl. 6. S. 498. — Ueber den Kehlkopf der Cetaceen siehe ausserdem: G. Sandifort, Bijdragen tot de ontledkundige Kennis der Walvisschen. Amsterd. 1831. 4. Mit Abb.; Eschricht, Undersögelser over Hvaldyrene. Tredie Afhandl. Kjöbenhavn 1845. p. 18. Mit Abb.; Rapp, Cetaceen S. 146.; und über die Sirenen: Owen, Proceedings of the zool. soc. of Lond. Part. VI. 1838. und Stannius, Beiträge zur Kenntniss der Amerikanischen Manati's. Rostock 1845. 4. Tab. II.]

## II. Von der Luftröhre, den Bronchien und Lungen.

§. 204.

Die Länge der bald cylindrischen, bald von oben abwärts etwas ver engten Luftröhre ist im Allgemeinen von der Länge des Halses abhängig. Wo sie, wie bei den Sirenen und Cetaceen, durch sehr bedeutende Kürze ausgezeichnet ist, pflegt sie zugleich sehr weit zu sein [1]). Die einzigen Beispiele vom Vorkommen einer gewundenen Luftröhre liefern die dreizehigen Faulthiere [2]). Partielle Erweiterungen dieses Gebildes scheinen nur als individuelle Eigenthümlichkeiten vorzukommen [3]). Gewöhnlich theilt sich die Luftröhre in zwei Bronchi, zu welchen jedoch bei vielen Cetaceen, einigen Pachydermen und bei den Wiederkäuern noch ein dritter, für die rechte Lunge bestimmter, hinzukömmt, der vor der eigentlichen Bifurcation abgeht [4]). Meistens sind diese unter mehr oder minder spitzem Winkel abtretenden Bronchi kurz [5]), was besonders von dem, gewöhnlich zugleich weiteren, rechten Luftröhrenaste gilt. Beide Bronchi theilen sich vor und bei ihrem Eintritte in die Lungen in mehre Zweige.

---

finde ich vorn zwischen den beiden Seitenplatten des Schildknorpels noch einen *M. thyreoïdeus transversus.*

1) Bei den Cetaceen ist sie wenig länger, als weit. Weit auch bei den meisten anderen tauchenden Säugethieren, z. B. Ornithorhynchus, Phoca u. A.

2) Bradypus tridactylus, torquatus, cuculliger. Abb. bei Wolff, de organo vocis mammalium Tab. III. Fig. 20. und Daubenton bei Buffon T. 13. p. 64. Tab. VII. Fig. 3. — Eine andere Eigenthümlichkeit bietet nach Otto (bei Meckel S. 405.) die Gattung Pedetes (Helamys) dar, indem die Luftröhre durch eine Scheidewand in zwei Seitenhälften getheilt ist.

3) Von Meckel bei Hystrix einige Male wahrgenommen. System 6. 403.

4) Der dritte Bronchus ist constant bei den Delphinen (ich fand ihn bei D. phocaena, delphis, dubius, orca) und beim Narwal; Sandifort fand ihn bei Balaena rostrata, vermisste ihn aber bei B. mysticetus; unter den Pachydermen kömmt er vor beim Schwein und Pecari; bei den Wiederkäuern ist er anscheinend beständig, da er auch bei Auchenia, Camelus und Moschus vorkömmt. Bei den Einhufern finden sich nur zwei Bronchi. Ebenso nur zwei bei den Sirenen.

5) In Verhältniss zur kurzen Luftröhre aber lang bei allen Cetaceen und Sirenen.

Die solide Grundlage der Luftröhre und der Bronchien bilden Knorpel, welche nur selten ossificiren. Ihre Anzahl ist am geringsten bei den Cetaceen und Sirenen, sehr beträchtlich bei den langhalsigen Wiederkäuern und den Faulthieren. Bei der Mehrzahl der Säugethiere stellen die Trachealknorpel keine vollständigen Ringe dar [6]), sondern werden hinten durch einen mehr oder minder weiten, von Membranen und Muskelfasern geschlossenen Zwischenraum von einander getrennt. Bei einigen Säugethieren sind die hinteren freien Enden der Luftröhrenknorpel einer Seite so über die der anderen Seite geschoben, dass sie letztere decken [7]). Eigenthümlich ist das Verhalten der Trachealknorpel bei den Cetaceen und Sirenen. Die Knorpel der Luftröhre sowol, als die der Bronchien sind nicht regelmässig bogenförmig oder kreisförmig angeordnet, sondern theils spiralförmig, theils gabelförmig getheilt, theils unvollständig, oder selbst stellenweise in grösserer Zahl unter einander verschmolzen. Bei Balaena sind sämmtliche Luftröhrenknorpel vorn weit geöffnet und die Luftröhre ist hier nur durch Membranen geschlossen [8]). Bei Delphinus und Monodon ist diese Trennung nur auf den oder die ersten Trachealknorpel beschränkt. Selten kommen bei anderen Säugethieren Spaltungen an der Vorderfläche des ersten Luftröhrenringes vor [9]).

Die Bronchien zeigen in Betreff ihrer Knorpel gewöhnlich dasselbe Verhalten, wie die Luftröhre; sind dieselben in letzterer hinten unvollständig und nicht geschlossen, so bleiben sie es auch in den Bronchieno der werden hier selbst durch noch weitere Abstände von einander getrennt. Die Bronchialknorpel anderer Säugethiere dagegen sind eben so wenig, wie die der Luftröhre, discret [10]), wie dies namentlich von den Cetaceen und Sirenen gilt. Nach dem Eintritte der Bronchien in die Lungen behalten dieselben oft nur in ihren grösseren Aesten die solide knorpelige Grundlage; bei anderen Säugethieren werden die Knorpel aber sehr bald, selbst in den grösseren Bronchialverzweigungen, unkenntlich [11]), während dagegen Beispiele vorkommen, wo vollständig

6) Vollständige Ringe kommen vor z. B. bei einigen Beutelthieren, namentlich Phalangista fuliginosa, beim Biber, beim Aguti, bei Galaeopithecus nach Cuvier, bei der Gattung Lemur u. A.

7) Z. B. bei Hyaena (s. Abb. bei Reimann, Spicil. obs. de Hyaena. Berol. 1811. 4. Fig. 2. und bei Wolff Tab. II. Fig. 4.); ähnlich beim Schwein, zum Theil auch bei Phoca, wo aber die ersten Ringe vollständig sind (s. Wolff Tab. 2. Fig. 8.). — 8) S. die Abb. bei Sandifort, Bijdragen Tab. 1. u. 3.

9) Z. B. beim Pecari, beim Löwen, wenigstens in einzelnen Fällen, und bei Andern. Henle l. c. S. 68. sah beim Löwen den ersten Trachealring vorn geschlossen, dann folgten vier offene, zwischen denen ein Längsknorpelstreif verlief. Ich vermisste diese Eigenthümlichkeit.

10) Vollständig bleiben sie z. B. auch bei den Makis. Eigenthümlich ist die von Daubenton (bei Buffon XIII. p. 207. T. 29.) beschriebene, von Meckel bestätigte, Erweiterung der Bronchien bei Lemur Macaco.

11) Sie schwinden sogleich bei Mycetes, bei den Makis, den Chiropteren, einigen Beutelthieren u. A.

geschlossene Knorpel selbst in sehr kleinen Bronchialverzweigungen sich erhalten und wo in noch engeren Canälen wenigstens deutliche Spuren derselben vorkommen. Es sind die tauchenden Säugethiere, bei denen die Bronchien diese Eigenthümlichkeit zeigen, die wieder nirgend schärfer ausgeprägt erscheint, als bei den Cetaceen [12]. — Die Interstitien der Tracheal- und Bronchialknorpel werden, der von flimmernder Schleimhaut ausgekleideten Höhle zunächst, von elastischen, in Längsfascikeln angeordneten Fasern, weiter auswärts von queren ungestreiften Muskelbündeln ausgefüllt. Beide Arten von Fasern erstrecken sich zugleich theilweise oder ganz über die Knorpel. In den der Knorpel ermangelnden feinsten Bronchialverzweigungen kommen Längsmuskelfasern vor.

Die stets paarigen **Lungen** der Säugethiere hangen immer frei, von Pleurasäcken umschlossen, in der durch ein vollständiges Diaphragma von der Bauchhöhle abgeschiedenen Brusthöhle. Die Dicke des Pleura-Ueberzuges bietet bedeutende Verschiedenheiten dar; sie ist auffallend stark bei den Cetaceen, wo die die Lungen umkleidende, grossentheils aus elastischen Fasern zusammengesetzte Pleura aus zwei leicht trennbaren Lagen besteht, zwischen welchen Blutgefässe und Nerven verlaufen [13]. — Die Längenausdehnung der Lungen ist am bedeutendsten bei den Cetaceen und den Sirenen, wo sie längs der Rückwand der verlängerten Brusthöhle, jedoch ohne feste Anheftung an dieselbe, sich hinterwärts erstrecken. Während bei vielen Säugethieren [14] die Lungen nicht in einzelne Lappen zerfallen, kömmt bei den meisten die Lappenbildung vor. Die Zahl der Lungenlappen ist aber sehr verschieden [15] und oft grösser, als beim Menschen. Im Allgemeinen sind die Lappen der rechten Lunge zahlreicher, als die der linken, welche sogar nicht selten ungetheilt bleibt. — Die Lungen der

---

12) S. die vortreffliche Abb. bei **Albers**, Icones ad illustrandam anatomen comparatam Fas. 2. Lips. 1822. Fol. Tab. V. Fig. 3. Unbedingt darf behauptet werden, dass die Knorpel nach Eintritt der Bronchien in die Lungen an Consistenz gewinnen. **Barclay** sah bei einem alten Delphin die Knorpel innerhalb der Lungen ossificirt. Aehnliche Beobachtungen machte **Meckel** an dem gleichfalls tauchenden Ornithorhynchus (System Thl. 6. S. 396.).

13) Stärker als beim Menschen ist die Pleura auch bei einigen anderen Säugethieren, z. B. beim Elephanten, Panther, Bären. Vergl. **Bazin** (Annales franç. et étrangères d'anat. et de physiolog. Paris 1836. p. 28.). Nirgend ist sie so stark als bei den Cetaceen. **Rapp** (Cetaceen S. 151.) beschreibt an den Lungen von D. phocaena ein längs ihres Vorderrandes gelegenes eigenthümliches Organ. Es ist dies nur eine Anhäufung von Fett zwischen den beiden hier aus einander weichenden Blättern der *Pleura pulmonalis*. Das Fett ist von Gefässen durchzogen, die auch über die ganze Lunge zwischen jenen Pleuralamellen sich ausbreiten.

14) Dahin gehören alle Cetaceen, die Sirenen, mehre Pachydermen (Elephant, Rhinoceros, Hyrax), die Einhufer, das Lama, die Faulthiere, einige Chiropteren.

15) Eine tabellarische Uebersicht der Zahl der Lungenlappen hat **Duvernoy** gegeben: **Cuvier**, Leçons T. VII. p. 156.

Säugethiere sind durch baumförmige Verästelung ihrer Bronchien und durch Terminalbläschen der letzteren charakterisirt [16]. Die Sirenen zeichnen durch beträchtlichen Umfang ihrer Lungenbläschen sich aus [17].

[Vergl. Cuvier, Leçons ed. Duvernoy Tome 7. Paris 1840. — Meckel, System der vergl. Anat. Bd. 6. — Lereboullet, Anatomie comparée de l'appareil respiratoire. Strasb. 1838. 4. — Abb. der Luftröhren vieler Säugethiere bei Wolff, De organo vocis mammalium. Berol. 1812. 4.; Abb. derjenigen des Manatus bei Stannius, l. c. p. 452. Tab. II.]

---

# Achter Abschnitt.

## *Von den Blutgefässdrüsen.*

### §. 205.

Die Schilddrüse (*Glandula thyreoïdea*) [1], allen Säugethieren ohne Ausnahme zukommend, aber immer verhältnissmässig kleiner, als beim Menschen, liegt gewöhnlich am Kehlkopfe, von dem aus sie oft abwärts zur Luftröhre sich erstreckt; seltener bedeckt sie, mit Ausschluss des Kehlkopfes, nur einen Theil der Luftröhre. Bei vielen Säugethieren besteht sie aus zwei völlig getrennten, zur Seite der Luftröhre oder des Kehlkopfes liegenden Körpern [2]; bei anderen sind zwei solcher Körper nur durch einen schmalen Streifen verbunden [3]; selten ist ihre Verbindung sehr innig [4].

Die Thymus [5], unter den Säugethieren vielleicht nur bei den Beutelthieren abortiv oder fehlend, liegt im vorderen *Cavum mediastini*, die Basis des Herzens und der grossen Gefässstämme bedeckend. Ihre oberen Hörner erstrecken sich meistens nur wenig aus der Brusthöhle

---

16) Vielleicht besitzen die Cetaceen noch einige Eigenthümlichkeiten der inneren Anordnung; Hunter hat gezeigt, dass durch Einblasen in einen Ast der Luftröhre nicht blos der Theil der Lunge, in welchen er sich verzweigt, sondern die ganze Lunge mit Luft gefüllt wird.

17) Diese Eigenthümlichkeit wird von allen Anatomen, die diese Thiere untersucht haben, namentlich neuerdings wieder von Owen hervorgehoben. — Barkow fand bei den einheimischen Winterschläfern die Lungenbläschen verhältnissmässig weit.

1) S. C. A. F. Bopp (Praes. Rapp), Ueber die Schilddrüse. Tübing. 1840. 8.

2) So bei den Monotremen, den meisten Beutelthieren, mehren Edentaten, einigen Nagern (Hystrix, Mus), bei Auchenia und einigen Antilopen, bei Phoca, Lutra, Talpa, einigen Chiropteren, dem Orang-Utang u. A.

3) Bei den meisten Nagern, einigen Ferae (Katzen, Hunden, Ursus, Herpestes) und den meisten Affen.

4) Bei den Cetaceen und einigen Affen.

5) Vergl. über dieses Gebilde F. C. Haugsted, Thymi in homine ac per seriem animalium descriptio anatomico-physiologica. Fascic. 1. Havniae 1831. 8. Ausserdem Meckel in den Zusätzen zu Cuvier's Vorlesungen über vergl. Anat. Thl. 4. S. 705. und in seinen Abhandlungen.

heraus, sind jedoch bei einigen Säugethieren zeitweise weiter ausgedehnt, indem sie vorn bis über die Schilddrüse weggehen. Immer scheint ihr Umfang bei neugeborenen Thieren am beträchtlichsten zu sein. Indessen behält sie bei einigen Säugethieren — z. B. Phoca, Delphinus — lange, und anscheinend während der ganzen Lebensdauer, einen nicht unbedeutenden Umfang. Die Annahme, wonach sie bei den Winterschlafenden Säugethieren während deren Lethargie an Masse beträchtlich zunehmen soll, erscheint nach neueren Untersuchungen unwahrscheinlich; aus diesen ergibt sich vielmehr, dass mehre Beobachter, von denen jene Behauptung ausging, nicht sowol die Thymus, als einen ihr fremden Apparat von anscheinend lymphatischen Gefässknäueln gesehen haben [6]).

Die Nebennieren [7]) kommen allen Säugethieren ohne Ausnahme zu. Sie liegen bald einwärts von den Nieren an ihrem oberen Drittheile, bald über dem oberen oder vorderen Nierenrande. Sie scheinen immer aus Rinden- und Marksubstanz zu bestehen. Ihr Umfang ist sehr verschieden [8]) und ihre Gestalt bietet mancherlei kleine Abweichungen dar. Bei mehren Säugethieren sind sie im Fötuszustande und kurz nach der Geburt bedeutend kleiner, als während der späteren Lebenszeit [9]).

[S. über diese Gebilde besonders die Arbeit von J. F. Meckel in seinen Abhandlungen aus der menschl. und vergl. Anat. und Physiol. Halle 1806. 8. S. 1. Ihren feineren Bau behandelt: Schwager-Bardeleben, Observationes microscopicae de glandularum ductu excretorio carentium structura. Berol. 1841.]

---

# Neunter Abschnitt.

## *Von den Harnorganen.*

### §. 206.

Die Nieren der Säugethiere, in ihrer Lage [1]) keine bedeutende

---

6) S. Jacobson in Meckel's deutschem Archiv Bd. 3. S. 151. und damit übereinstimmend Haugsted l. c.

7) Vergl. die Abhandlung von Nagel in Müller's Archiv 1836. S. 365. Mit Abb. Tab. XV.

8) Verhältnissmässig am grössten sind sie bei einigen Nagern, namentlich bei Cavia Cobaya und Coelogenys Paca; sehr klein bei den ächten Cetaceen, namentlich Delphinus und Monodon.

9) Namentlich bei Cavia und Auchenia von Meckel bemerkt; so auch von mir bei den Cetaceen (Delphinus, Monodon) gefunden.

1) Häufig liegt die rechte Niere mehr oder minder bedeutend höher, als die linke; so z. B. bei den Monotremen, vielen Beutelthieren, den meisten Nagern, den Einhufern, Wiederkäuern (z. B. dem Kalbe, dem Lama), den Delphinen, manchen Ferae u. A.

Eigenthümlichkeiten, in ihrer Gesammtform [2]) manche kleine Abweichungen von derjenigen darbietend, welche diesen Gebilden beim Menschen zukömmt, besitzen bald ebene, gleichmässige Oberflächen, bald erscheinen sie höckerig (*Renes tuberculati*), bald endlich bestehen sie aus zahlreichen, gesonderten, unter einander blos durch die Zweige des Harnleiters zusammenhangenden Läppchen (*Renculi*) und erhalten dann ein trauben- oder beerenförmiges Ansehen, wie es am meisten bei den Robben und besonders den Delphinen und anderen ächten Cetaceen auffällt [3]). Wenn sie in ausgewachsenen Säugethieren höckerig bleiben, zeigen sie also im Wesentlichen dasjenige Verhalten perennirend, das für andere Säugethiere, z. B. für den Menschen, blos transitorisch ist. — Immer gibt sich in den Nieren der Säugethiere der Gegensatz von Corticalsubstanz und Medullarsubstanz zu erkennen. Wo die einzelnen Renculi getrennt sich erhalten, schlägt sich die Corticalsubstanz haubenförmig um die Medullarsubstanz eines jeden herum. Wird aber die Niere durch Verwachsung der Renculi zu einer zusammenhangenden Masse, so zieht die Corticalsubstanz in Lagen von verschiedener Dicke von der Nierenoberfläche bis zu der Basis oder der Warze jedes ursprünglichen Renculus sich hin. — Sobald die Nieren aus einzelnen Renculi bestehen, ist jeder der letzteren mit einer eigenen Papille versehen. Wenn aber durch Verschmelzung der Renculi die Nieren compact werden, fliessen häufig ihre Papillen zusammen. Die Zahlenverhältnisse der letzteren unterliegen demnach sehr beträchtlichen Schwankungen [4]). — Rücksichtlich ihres feineren Baues schliessen

---

2) Mehr rundlich z. B. bei den Katzen, noch mehr bei Dasypus; verlängert beim Schwein und einigen Nagern u. s. w.

3) Gleichmässig ist ihre Oberfläche z. B. bei den Monotremen, den Beutelthieren, den Edentaten, den Nagern; vielen Wiederkäuern (Lama, Giraffe, Schaaf, Hirsch u. A.), mehren Pachydermen; unter den Sirenen beim Dügong (nach Rapp und Owen); vielen Ferae (Hund), den Insectivoren, Chiropteren und Quadrumanen; höckerige Nieren besitzen die Gattungen Hyaena, Viverra, Felis, das Rind, der Elephant (Abb. bei Camper Tab. IX. Fig. 2. 3.), das Rhinoceros; mehr getrennt bleiben die Lappen bei Ursus, Lutra, besonders aber bei Phoca und bei den ächten Cetaceen. Die Zahl der Läppchen scheint bei Phoca je nach der Artverschiedenheit, und selbst bei den Individuen, zu schwanken. Albers zählte 69—76; Cuvier 120—140. — Bei Delphinus delphis fand Rapp mehr als 200 Renculi; damit stimmen meine Zählungen bei D. phocaena und bei Monodon. — Abb. der Nieren von Cetaceen s. bei Rapp, Cetaceen Tab. VII.; Carus und Otto, Erläuterungstafeln Heft 5. Tab. IX. Fig. 1.; von Walen bei Eschricht, Undersögelser over Hvaldyrene. Tredie Afhandling. Kjöbenhavn 1835. 4. p. 10. u. 13.

4) Eine einzige Papille besitzen z. B. die Beutelthiere, Edentaten, Nager, manche Wiederkäuer (Lama), die Hunde, Katzen, Marder, einige Affen u. A. — Drei gibt Cuvier an für den Elephanten; 4 für Echidna; 5 für den Igel u. s. w.; Owen fand 11 beim Dügong. Ihre Zahl wächst mit der der getrennt bleibenden Renculi.

sich die Nieren der Säugethiere an die des Menschen an [5]). — Die Eintrittsstelle der grossen Gefässstämme, so wie deren Vertheilung an der Oberfläche der Nierensubstanz zeigt bisweilen charakteristische Eigenthümlichkeiten [6]). Die Malpighi'schen Gefässknäuel sind immer vorhanden. — Die muskulösen Harnleiter, welche am Innenrande ihrer Niere herabtreten, münden gewöhnlich — obschon nicht immer — in den Hals der beständig vorhandenen Harnblase, die hinsichtlich ihrer Ausdehnung, ihrer Form und namentlich der Dicke ihrer Muskelschicht manche Verschiedenheiten darbietet [7]). Während bei Hyrax und einigen Nagern [8]) die Harnleiter höher aufwärts in die Rückenwand der Harnblase sich inseriren, münden sie bei den Monotremen unterhalb des Blasenhalses in den *Canalis urogenitalis* [9]).

Bei einigen Säugethieren werden Canäle angetroffen, die vielleicht perennirende Ueberreste der Ausführungsgänge der Primordialnieren oder Wolff'schen Körper sein möchten. Es sind dies die sogenannten Gartner'schen Canäle [10]) oder Scheidengänge. Jeder dieser dünnhäutigen Canäle erstreckt sich, vom breiten Mutterbande aus, längs dem *Cervix uteri* und dann zwischen der Schleimhaut und Muskelhaut der Scheide abwärts, um seitwärts von der Harnröhrenmündung sich zu öffnen.

---

5) Vergl. Müller, Gland. secern. p. 94 sqq. Tab. XIV. — Huschke, Isis 1828.

6) Bei den ächten Cetaceen z. B. treten die grossen Gefässstämme hoch oben in die Niere ein. — Charakteristisch ist ferner die baumförmige Gefässvertheilung an der Nierenoberfläche einiger Ferae (Felis, Hyaena u. A.).

7) S. darüber Cuvier, Leçons Vol. 7. p. 591 sqq. — Während sonst der Urachus vom Blasengrunde ausgeht, wurzelt er, nach Rudolphi, Abhandl. der Acad. der Wissensch. zu Berlin. 1828. S. 41., bei Myrmecophaga und dem Faulthiere in der Nähe des Blasenhalses. S. Tab. IV. Fig. 2.

8) Namentlich bei den Gattungen Lepus und Lagostomus, z. B. den Kaninchen, über die Mitte der Harnblase hinauf; ähnlich nach Pallas (Glires) bei L. alpinus (p. 57.), L. ogotona (p. 67.); bei Lepus pusillus sollen sie gar in den Fundus der Blase münden (p. 43. Abb. Tab. IV. Fig. 9.).

9) Abb. bei Meckel, Ornithorh. Tab. VIII. Fig. 1—3.; Owen, Monotrem. Fig. 190. 191.

10) Bei Wiederkäuern, Einhufern, Schweinen. S. darüber L. Jacobson, Die Oken'schen Körper oder die Primordialnieren. Kopenh. 1830. 4. S. 17 ff. Rathke in Meckel's Archiv 1832. S. 386. Gurlt, Vergl. Anat. Thl. 2. S. 115.

# Zehnter Abschnitt.

## *Von den Geschlechtstheilen.*

### I. Von den weiblichen Geschlechtstheilen.

§. 207.

Die Eierstöcke oder Ovarien sind bei allen Säugethieren paarig und in der Regel auch symmetrisch; nur die Monotremen schliessen sich durch Asymmetrie derselben eng an die Vögel; ihr rechtes Ovarium ist nämlich klein und fast verkümmert, während das linke völlig entwickelt ist [1]). — Die Grundlage der Ovarien bildet ein gefässreiches, ziemlich dichtes, aus Zellgewebsbündeln bestehendes Keimlager (*Stroma*), in welchem die Graaf schen Follikel eingebettet sind. Die einzelnen, in demselben Eierstocke enthaltenen Follikel besitzen einen sehr ungleichen Umfang; die grössten und entwickeltsten liegen am oberflächlichsten und ragen an der Aussenfläche des Eierstockes mehr oder minder vor, wodurch dieser höckerig wird; seltener erhält, bei geringerer Menge des Stroma und stärkerem Vorragen der Follikel, der Eierstock selbst ein traubenförmiges Aussehen [2]).

Den eigentlichen Ueberzug der in ihrer Gesammtform manche Verschiedenheiten darbietenden [3]) Eierstöcke bildet die feste, weisse, fibröse *Tunica albuginea*, mit der der äussere, von dem breiten Mutterbande ausgehende, Peritonealüberzug eng verbunden ist. Bei vielen Säugethieren steht der Eierstock in einer innigeren Verbindung mit dem Eileiter, als dies beim Menschen der Fall ist. Bei Einigen liegt er in dem erweiterten *Orificium ovaricum* seiner Tuba [4]). Bei Anderen wird der Eierstock von einer, durch eine Bauchfellsduplicatur gebildeten, nach der Bauchhöhle hin bald unvollkommen [5]), bald vollkommen geschlos-

1) S. d. Abb. bei Owen, Monotremata p. 393. Fig. 191. Vergl. auch Owen in den Philosoph. Transactions 1832.

2) Z. B. beim Schnabelthiere, bei vielen Nagern und unter den Beutelthieren besonders bei Phascolomys. S. d. Abb. des letzteren bei Owen, Marsupialia p. 313. Fig. 137.

3) Bei den ächten Cetaceen sind sie eiförmig; länglich rund bei den Einhufern; mehr platt bei den Wiederkäuern; bei einigen Nagern und dem Maulwurfe zerfallen sie durch eine Einschnürung in zwei Hälften, wodurch eine gewisse Aehnlichkeit des Eierstockes mit Hoden und Nebenhoden zu Wege gebracht wird. Vergl. die Abb. bei Treviranus, Beobachtungen aus der Zootomie und Physiologie. Bremen 1839. 4. Tab. XIX. Fig. 113.

4) Z. B. beim Känguruh. S. d. Abb. b. Owen, Marsupialia p. 314. Fig. 138.; ähnlich ist das Verhalten bei einigen Nagern.

5) Unvollkommen ist die Schliessung der Peritonealtasche z. B. bei den Chiropteren, bei vielen Ferae, wie bei Canis, Felis; bei den Monotremen; voll-

senen serösen Tasche oder Capsel umgeben, welche der Scheidenhaut des Hodens entspricht und in welche die Tuba mündet. Bei einigen Raubthieren [6]) erstrecken sich die Tuben kreisförmig um die Peritonealcapsel des Eierstockes herum und münden dann erst in dieselbe ein. Beim Wombat umschliesst dieselbe die mit sehr zahlreichen Fimbrien, Falten, Wärzchen besetzten und zugleich sehr erweiterten ***Orificia oarica*** der Tuben [7]).

Jeder von einer doppelten Hülle umschlossene Graaf'sche Follikel enthält eine eiweissartige Flüssigkeit, worin Körnchen suspendirt sind. Diese stellen an der Innenwand des Follikels, wo sie dicht an einander gedrängt liegen, eine körnige Haut (***Membrana granulosa***) dar. Eingebettet in einer von dieser ***Membrana granulosa*** gebildeten, verdickten, ringförmigen Scheibe (***Discus proligerus***) liegt an der Wand des Graaf'schen Follikels das kugelrunde, immer sehr kleine Ovulum. Es wird zunächst umhüllt von einer durchsichtigen, verhältnissmässig dicken Membran, der ***Zona pellucida.*** Auf sie folgt die gleichfalls durchsichtige Dotterhaut, welche die zähe, dickflüssige, körnige Dottermasse umschliesst. An der Wand der Dotterhaut liegt in der Höhle des Ovulum das Keimbläschen mit seinem Keimfleck.

§. 208.

Die Bildungsverhältnisse der Theile, welche die Ovula aus den Ovarien aufnehmen, sie Behufs ihrer Entwickelung beherbergen und später ausführen: also im Allgemeinen der Eileiter, des Fruchthälters und der Scheide, zeigen die grösste Mannichfaltigkeit. Bei den Monotremen, den Beutelthieren, den meisten Nagern und einigen Edentaten sind zwei Eileiter (Fallopi'sche Röhren) und zwei als deren Fortsetzungen erscheinende, getrennt in den ***Canalis urogenitalis*** oder in die Scheide ausmündende Fruchthälter (***Uteri***) vorhanden.

Bei den Monotremen [1]) bildet das ***Orificium oaricum*** jedes Eileiters eine weite Tasche, welche, der Fimbrien ermangelnd, in die Peritonealtasche seines Eierstockes sich öffnet. Jeder der beiden Eileiter, von denen der rechte, dem abortiven Ovarium entsprechende, durch grössere Kürze vor dem linken, ausgebildeten sich auszeichnet, verläuft, als mässig enger Canal, schwach gekrümmt, abwärts und bildet bald eine längliche, durch etwas beträchtlichere Dicke der Muskelhaut und Schleimhaut, so wie durch abweichende Texturverhältnisse der letzteren charakterisirte Erweiterung (***Uterus***), welche, etwas verengt, mit einer

---

ständig ist sie z. B. bei Phoca, Lutra, Mustela, Viverra, Rhyzaena, Ursus u. A. Vergl. über diesen Gegenstand: Treviranus in Tiedemann's und Treviranus's Zeitschrift für Physiologie Bd. 1. 1825. S. 180.

6) So bei Viverra, Rhyzaena, Lutra, Mustela putorius. Vergl. E. H. Weber in Meckel's Archiv für Anat. u. Physiol. 1826. S. 105. Mit Abb. Tab. III.

7) S. die Abb. bei Owen, Marsupialia p. 313. Fig. 137.

1) S. die Abb. bei Owen, Monotremata p. 393. Fig. 191.

vorragenden Papille (*Os uteri, s. Os tincae*) in den *Canalis urogenitalis* über oder vor dem Harnleiter seiner Seite ausmündet. Zwischen den Mündungsstellen der beiden Harnleiter öffnet sich die Harnblase. Der *Canalis urogenitalis* selbst geht mit einer verengten Oeffnung über in den gemeinsamen Vorhof (*Vestibulum*) der Cloake, in welchen auch das Rectum mündet.

Den Beutelthieren hat man lange einen *Uterus anfractuosus* vindicirt, bis sorgfältige Untersuchungen der neuesten Zeit[2]) zu einer richtigeren Deutung ihrer Sexualorgane geführt haben. Jeder der beiden Eileiter beginnt mit einem beträchtlich weiten *Orificium oaricum*, das meist sehr zahlreiche Fimbrien, Falten und Papillen trägt und bildet hierauf einen engen, gewundenen Canal, der später zu einem dickhäutigeren, von Falten-bildender Schleimhaut ausgekleideten Uterus sich erweitert. Jeder dieser beiden Uteri mündet mit einer Vorragung (*Os uteri*) in die Höhle einer der beiden Vaginae. — Diese Vaginae zeigen aber in der Ordnung der Beutelthiere sehr eigenthümliche Bildungsverhältnisse. Bei den meisten, dieser Ordnung angehörigen, Thieren bilden nämlich die beiden Vaginae einen äusserlich gemeinschaftlichen, inwendig jedoch durch ein Septum vollständig oder unvollständig in zwei Seitenhälften getheilten Sack, der gerade zum *Canalis urogenitalis* absteigt, mit ihm jedoch an seinem Ende in keiner offenen Communicat on steht, sondern blind endet. Von dem oberen oder vorderen Theile, also dem Anfange dieses Scheiden-Blindsackes geht jederseits ein Scheidencanal aus, der henkelartig seitwärts von ihm liegend, zuerst aufwärts und dann abwärts sich erstreckt, um endlich seitlich in den *Canalis urogenitalis* einzumünden. Nur sehr selten bleibt die Bildung eines mittleren Scheiden-Blindsackes aus, wie dies z. B. bei Didelphis dorsigera der Fall ist[3]). Jede der beiden Vaginae bildet hier, zweimal auf- und absteigend, Windungen, bis sie, dicht neben einander, in den *Canalis urogenitalis* münden. Die äussere Apertur des letzteren fällt mehr oder minder vollständig mit derjenigen des Afters zusammen, wodurch wieder eine Cloakenbildung zu Stande kömmt.

Bei den meisten Nagern[4]) und bei Orycteropus[5]) unter den Edentaten führt jeder der beiden, am *Orificium oaricum* gewöhnlich, doch

---

2) Besonders von Owen und Vrolik. S. die Abhandlung des Ersteren in den Philosophical Transactions 1843. und dessen Artikel Marsupialia bei Todd, Cyclopaedia p. 314 sqq. mit den entsprechenden Abbildungen p. 138 u. 139; so wie endlich Vrolik in van der Hoeven's Tijdschrift 1837. Die Richtigkeit dieser Deutung wird in Zweifel gezogen von Müller, Archiv 1835. p. 43.

3) S. die Abb. bei Owen l. c. Aehnlich verhält sich, nach Owen, Hypsiprymnus Whitei.

4) Dahin gehören z. B. die Gattungen Lepus, Sciurus, Arctomys, Spalax, Bathyergus, Echimys, Hydrochoerus u. A.

5) Nach Rapp und Jaeger. Vergl. Rapp's Edentaten S. 74.

nicht beständig, mit Fimbrien besetzten, oft stark gewundenen Eileiter in einen langen darmförmigen Uterus. An ihrem Ende liegen beide Fruchthälter dicht neben einander und münden mit zwei getrennten Ostia in die durch ihre Länge ausgezeichnete Scheide. Schaam- und Afteröffnung münden hier noch so dicht neben einander, dass sie fast zusammenfallen.

Bei anderen Gattungen der Nager [6]) bleibt der bei weitem grösste Theil des Uterus zwar getheilt, aber es erscheint durch Vereinigung der beiden Fruchthälter an ihrem äussersten Ende schon ein sehr kleiner, einfach ausmündender Gebärmutterkörper.

Der Körper des Uterus gewinnt an Umfang bei den übrigen Ordnungen. Bei den meisten derselben, namentlich bei den Raubthieren [7]) und Insectivoren, so wie bei allen Cetaceen, den Pachydermen, Einhufern und Wiederkäuern bleibt die ursprüngliche Duplicität des Fruchthalters scharf ausgeprägt. Der einfache Körper des Uterus besitzt nämlich noch zwei von seinem Grunde ausgehende, in der Regel lange Hörner, in welche die Eileiter meist ziemlich scharf abgegrenzt, seltener ohne deutliche Grenze, übergehen. Diese Hörner erhalten sich, obschon von geringerer Ausdehnung, noch bei den meisten Chiropteren [8]) und unter den Quadrumanen bei den Halbaffen.

Bei Mangel der Hörner erscheint der Fruchthälter endlich einfach bei den meisten Edentaten, den eigentlichen Affen [9]) und dem Menschen. Aber bei einigen Edentaten [10]) wird die ursprüngliche Duplicität des Fruchthälters durch eine Verdoppelung seiner Ausmündung, also durch einen doppelten Muttermund angedeutet. — Von dem menschlichen Fruchthälter unterscheidet sich auch der der zuletzt namhaft gemachten Säugethiere durch seine gestrecktere Form und durch beträchtlichere Dünne seiner Wandungen. Am einfachsten, am rundlichsten, am dickwandigsten ist der menschliche Uterus.

Die Scheide (*Vagina*) ist bei den meisten Säugethieren von ziemlich beträchtlicher Länge. Sie ist bald runzelig, wie z. B. bei den Delphinen, bald glatt und drüsenreich, wie z. B. bei den Wiederkäuern.

---

6) Z. B. bei Mus, Cavia, Coelogenys, Dasyprocta u. A. Abb. des Uterus von Mus decumanus s. bei Carus und Otto Tab. VIII. Fig. 8., wo jedoch die Anwesenheit eines einfachen Gebärmutterkörpers nicht angegeben ist.

7) Abb. der weiblichen Geschlechtstheile von Phoca siehe in den Nov. Act. Acad. Caes. Leop. Carol. Vol. XV. P. II. Tab. LXXVII. Fig. 5. — Von Felis Leo bei Carus und Otto l. c. Tab. VIII. Fig. 7.; von Cercoleptes ibid. Tab. VIII. Fig. 6.

8) Vergl. über diese Emmert in Meckel's Archiv f. Physiol. Bd. 4. S. 4.

9) Abb. von Mycetes s. bei Carus und Otto Tab. VIII. Fig. 8.

10) So bei Bradypus tridactylus und cuculliger (vergl. Baer in Meckel's deutsch. Archiv Bd. 8. S. 366.) und bei Myrmecophaga. Baer (in Müller's Archiv 1836. S. 384.) fand dies Verhalten bei M. didactyla, Rapp (Edentaten S. 74.) bei allen drei Arten von Myrmecophaga.

Von der oft verlängerten Vulva (*Canalis urethro-sexualis*) wird sie häufig durch eine kreisförmige Einschnürung, oder, vor der ersten Begattung, durch eine wirkliche Scheidenklappe (*Hymen*), die nur eine enge, bald einfache, bald durch ein schmales Septum verdoppelte Oeffnung übrig lässt, unvollkommen abgegrenzt. Die Schaam mündet — mit den schon namhaft gemachten Ausnahmen — durch ein schmaleres oder breiteres Perinaeum getrennt vom After und wird von kaum erhobenen Rändern, oder von einfachen Wülsten, welche den grossen Schaamlippen des Menschen entsprechen, begrenzt.

§. 209.

Die Befestigung der Eileiter und Fruchthälter geschieht bei allen Säugethieren durch Bauchfellfalten, welche denjenigen des menschlichen Körpers entsprechen. Die breiten Mutterbänder umschliessen immer zugleich die Eileiter. Zwischen ihren Platten erscheinen, namentlich zur Zeit der Schwangerschaft, deutlich entwickelte, aber der Querstreifen ermangelnde Muskelfasern [1]). Auch die sogenannten runden Mutterbänder, welche deutlich muskulös sind, erstrecken sich beständig in die Gegend des Bauchringes. Ausser ihnen kommen häufig noch *Ligamenta teretia anteriora* vor, welche, gleichfalls deutlich muskulös, von den Enden der Hörner des Uterus ausgehen und, vom Bauchfelle bedeckt, aufwärts sich erstrecken. Sie verlieren sich bald im Bauchfelle, bald heften sie sich an die Rippen, bald erreichen sie das Zwerchfell [2]). — Sowol die Tuben, als die Fruchthälter besitzen mehre Schichten von Muskelfasern und inwendig einen Schleimhautüberzug, dem ein Flimmerepithelium zukömmt. Die Schwingungen der Cilien haben die Richtung von innen nach aussen. Häufig, und vielleicht beständig, kommen der Schleimhaut des Uterus absondernde Follikel zu. Unter ihnen haben die *Glandulae utriculares* [3]), wegen ihrer Beziehungen

---

1) S. darüber Pappenheim in Müller's Archiv 1840. S. 346. Mit Abb. Tab. IX. u. X.

2) Sie wurden von Stenson beim Igel entdeckt, später von Rudolphi bei der Hyäne und dem Bären gefunden und von Nitzsch bei Ferae und Nagern sehr allgemein angetroffen. S. Nitzsch in Meckel's deutsch. Archiv f. Physiol. Bd. 2. S. 590 ff.

3) Auf diese, schon Malpighi und Baer bekannten, Drüsen hat besonders E. H. Weber in seiner vierten Ausgabe von Hildebrandt's Handbuch der Anat. des Menschen. Braunschw. 1832. Bd. 4. S. 505. aufmerksam gemacht und hat sie namentlich von der Kuh, dem Rehe und dem Kaninchen beschrieben. Sie sind auch unter den Cetaceen bei den Delphinen, unter den Pachydermen bei den Schweinen, unter den Raubthieren bei Hunden und Katzen, so wie auch endlich von E. H. Weber und Sharpey beim Menschen beobachtet worden. In die Oeffnung einer jeden solchen Drüse, welche während der Trächtigkeit eine bedeutende Entwickelung erfährt, senkt sich, wie aus Beobachtungen von Weber, Reid, Sharpey, Reichert, von mir und Anderen hervorgeht, eine Zotte des Chorion hinein. — Eine genaue Beschreibung dieser *Glandulae utriculares* aus dem Uterus der Kuh gibt A. Burckhardt in seinen Observationes anatomicae

zur Ernährung des Fötus, am meisten die Aufmerksamkeit der Physiologen gefesselt. — Die gleichfalls oft drüsenreiche Schleimhaut der Vagina ist, gleich der der Schaam, nur von Pflaster-Epithelium bekleidet.

§. 210.

Die immer vorhandene, oft mit einem eigenen *Musc. erector* versehene Clitoris, zeigt eine grosse Mannichfaltigkeit der Bildungen. Sie

---

de uteri vaccini fabrica. Basil. 1824. 4. p. 13. mit einer vortrefflichen Abb. Tab. I. — Rücksichtlich der Bildungsverhältnisse der Placenta herrschen unter den Säugethieren die grössten Verschiedenheiten. Man vergl. über diesen Gegenstand insbesondere: C. E. v. Baer, Untersuchungen über die Gefässverbindung zwischen Mutter und Frucht in den Säugethieren. Leipzig 1828. Fol. Baer, Ueber Entwickelungsgeschichte der Thiere. Thl. 2. Königsberg 1837. 4. S. 201 ff. Eschricht, De organis, quae respirationi et nutritioni foetus mammalium inserviunt. Hafniae 1837. 4. und Müller's Handbuch der Physiologie des Menschen. Thl. 2. Coblenz 1840. S. 725 ff. — Durch die Untersuchungen von Owen (s. Proceedings of the zool. society of London 1833.; Philosoph. Transact. 1834. und Marsupialia (bei Todd) p. 323 sqq.) über die Beutelthiere ist es erwiesen, dass bei ihnen kein Mutterkuchen sich bildet. Owen fand beim Känguruh kein gefässreiches, mit Zotten versehenes Chorion; das letztere war vielmehr glatt, auffallend dünn und zeigte, selbst bei mikroskopischer Untersuchung, keine Spur von Gefässen. Das Nabelbläschen fand er beträchtlich und durch die *Vasa omphalo-mesaraica* sehr gefässreich. Die Allantois, an welcher die *Vasa umbilicalia* sich ausbreiten, bleibt klein, hangt frei vom Nabel herab und geht nirgend, weder selbst, noch durch ihre Gefässe, eine Verbindung mit dem Chorion ein. Owen stellt es als wahrscheinlich hin, dass bei den Monotremen das gleiche Verhalten Statt findet. Bei allen übrigen Säugethieren kömmt dagegen die Bildung einer Placenta zu Stande. Owen theilt also die Säugethiere in Implacentalia und Placentalia. Die wesentlichsten Verschiedenheiten, welche der Mutterkuchen bei dieser letzteren Gruppe darbietet, sind folgende: 1) Die ganze Oberfläche des Chorion ist gleichmässig mit gefässreichen Zotten besetzt (*Placenta diffusa*). Eine solche besitzen die Cetaceen, die Pachydermen, die Einhufer, und unter den Wiederkäuern die Camele und Lama's. 2) Die gefässreichen Zotten rücken an einzelnen Stellen dicht zusammen und bilden die sogenannten Cotyledones (*Placentae cotyliformes*). Diese Cotyledonen werden meist durch grössere zottenlose und gefässarme Zwischenräume von einander getrennt, wie bei den meisten Wiederkäuern (mit Einschluss der Gattungen Alces nach Rathke in Meckel's Archiv 1832. S. 389. und Camelopardalis nach Owen in den Transact. of the zool. society of London Vol. 3. Tab. II. Fig. 1—3.). Seltener sind die Cotyledonen dicht an einander gedrängt, während der grösste Theil des Chorion gefässlos ist. (S. die Abb. der Placenta von Bradypus tridactylus bei Carus, Erläuterungstafeln Hft. 3. Tab. IX. Fig. XV.) 3) Die gefässreichen Zotten erscheinen dicht zusammengedrängt zu zwei Massen oder zu einer einzigen (*Placenta discreta*). Hierher gehören die Ferae, welche (mit Einschluss von Phoca, Lutra) eine gürtelförmige Placenta besitzen, die Nager mit zwei oder einer rundlichen Placenta, die eine rundliche Placenta besitzenden Insectivoren, die mit eiförmiger Placenta versehenen Chiropteren und die Quadrumanen. (Abb. der einfachen Placenta von Hapale und Mycetes s. bei Rudolphi in den Abhandl. der phys. Classe der Acad. der Wissensch. zu Berlin. 1828. Tab. 2. u. 3.)

enthält gewöhnlich zwei seitliche *Corpora cavernosa*, so wie auch oft ein mehr oder minder rudimentäres *Corpus cavernosum urethrae*. Meistens besitzt sie eine deutliche Eichel und eine Vorhaut (*Praeputium clitoridis*), in welche oft drüsige Gebilde münden. Bei vielen, doch anscheinend lange nicht bei allen, Säugethieren, deren Penis einen Knochen besitzt, kömmt auch der Clitoris ein kleinerer Knochen oder Knorpel zu. In der Regel wird sie von der Harnröhre nicht durchbohrt; nur bei den Maki's und Lori's ist dies, den bisherigen Beobachtungen zufolge, der Fall. Häufig aber besitzt sie an ihrer unteren Fläche eine tiefe Furche, in welcher der Harn abfliesst. Bei den Monotremen ist die an der Grenze des *Canalis urogenitalis* und der Cloake gelegene Clitoris in der Mitte ihres Endes eingekerbt und entspricht dadurch in ihrer Form einigermaassen derjenigen des Penis. Bei den Beutelthieren liegt sie in der Nähe der Mündung des *Canalis urogenitalis*; bei denjenigen Gattungen, welche eine einfache männliche Ruthe besitzen, ist sie einfach; bei denen mit gespaltener *Glans penis* gleichfalls gespalten. Bei den Affen, besonders den amerikanischen, zeichnet sich die Clitoris durch ihre Grösse aus; namentlich ist dies bei der Gattung Ateles der Fall, wo sie aber nicht erectil ist, indem im Inneren der *Corpora cavernosa* blos Fett angetroffen ward [1]).

§. 211.

Die accessorischen Drüsen sind beim weiblichen Geschlechte spärlicher, als beim männlichen. Die den Cowper'schen Drüsen entsprechenden paarigen Duvernoy'schen Drüsen liegen bei den Wiederkäuern jederseits am Scheideneingange und münden jede mit einem ziemlich weiten Ausführungsgange an der Innenfläche der Scheide. Entsprechende Drüsen, die aber mehre Ausführungsgänge besitzen, sind bei einigen Edentaten angetroffen worden.

§. 212.

Milchdrüsen (*Mammae*) kommen allen Säugethieren ohne Ausnahme zu; deutlich entwickelt und zur anatomischen Untersuchung geeignet sind sie aber gewöhnlich nur um die Zeit des Werfens und der Lactation. Die wesentlichsten Verschiedenheiten, welche sie darbieten, betreffen ihre Lage, die Ab- oder Anwesenheit von Warzen, die Zahl der letzteren, die Anzahl der Gänge, von welchen sie durchbohrt werden, so wie endlich den feineren Bau der Drüsen selbst. Bei den Quadrumanen, den Chiropteren, den Faulthieren, den Sirenen, den Elephanten liegen und münden sie am Thorax; bei vielen anderen Säugethieren theils am Thorax, theils in der Bauchgegend; bei anderen nur am Bauche, oder hier und in der Schaamgegend, welche letztere Stelle

---

1) S. die Abb. bei Fugger, de singulari clitoridis in simiis generis Atelis magnitudine. Berol. 1835. 4. C. Tab. Vergl. über diesen Gegenstand auch die Bemerkungen von Leuckart in seinen Zoologischen Bruchstücken Hft. 2. S. 37 ff.

sie bei manchen ausschliesslich einnehmen [1]). Bei vielen Säugethieren können sie durch den sie bedeckenden Hautmuskel comprimirt werden [2]). — Die Zitzen fehlen nur den Monotremen, wo die zahlreichen Ausführungsgänge auf einer kaum über die Oberfläche der umgebenden Haut sich erhebenden Areola münden [3]). Die Zahl der Zitzen bei den übrigen Säugethieren unterliegt sehr grossen Verschiedenheiten; es sind wenigstens zwei, höchstens 13 vorhanden [4]). Bei den ächten Cetaceen liegt jede der beiden Warzen in einer länglichen Vertiefung neben der Schaamspalte. Bei den Beutelthieren liegen sie, oft kreisförmig gestellt, im Beutel. Dieser selbst ist durch eine Duplicatur der äusseren Haut, deren Falten von Hautmuskeln unterstützt werden, gebildet; er ist inwendig fast glatt und vermöge des Secretes zahlreicher Follikel schlüpfrig [5]). In keiner anderen Säugethierordnung kommen verhältnissmässig so lange Warzen vor, als unter den Beutelthieren, wo sie zugleich am Ende kolbig zu sein pflegen. Jede Brustwarze [6]) wird bei den ächten Cetaceen, den Wiederkäuern und den Schweinen von einem einzigen Ausführungsgange durchbohrt, zwei finden sich in jeder Warze der Einhufer, fünf bis sechs bei einigen Nagern und Raubthieren; noch grösser ist die Zahl bei den Sirenen, den Elephanten, den Beutelthieren, den Hunden und Affen. — Rücksichtlich des Baues der Brustdrüsen sind bei den Säugethieren verschiedene Typen beob-

---

1) S. in Betreff der Lage der Brustwarzen die Tabelle bei Cuvier l. c. S. 551 ff., die allerdings einiger Modificationen bedarf.

2) So namentlich bei den Cetaceen, bei den Monotremen und bei den Beutelthieren, bei welcher letztern Ordnung der sie comprimirende Muskel dem Cremaster der männlichen Thiere analog sich verhält.

3) Vergl. Meckel, Ornithorh. p. 54. Owen in den Philosoph. Transact. 1832. p. 537. Tab. XVII. Fig. 2. u. 3. Owen, Monotremata p. 404. Fig. 200. Owen hat jeden Zweifel darüber, dass die Milchgänge hier münden, beseitigt. Bennett (bei Owen p. 405. und in den Transactions of the zoological society of London Vol. 1. p. 254.) sah Milch hervortreten. — Interessant ist es, dass, wie Morgan (Transact. of the Linnean society Vol. XVI. p. 455.) und Owen gezeigt haben, beim jungen Känguruh die Brustwarzen eingezogen und Statt derselben nur kleine Oeffnungen vorhanden sind.

4) Auch über die Zahlenverhältnisse der Warzen s. Cuvier's Tabelle l. c. S. 551., deren Angaben indessen nicht immer genau sind. Zwei Warzen besitzen die meisten Quadrumanen, die Chiropteren, die Faulthiere, die Einhufer, mehre Pachydermen, die Sirenen; Schaaf und Ziege haben hinter ihren beiden vollkommenen Zitzen noch zwei kleine. Auch Galaeopithecus hat nicht 2, sondern 4. Die grösste Anzahl von Warzen besitzen Thiere aus den Ordnungen der Insectivoren, Nager und Beutelthiere. S. über die der Edentaten Rapp l. c. S. 76.; über die der Beutelthiere Owen, Marsupialia p. 327.

5) Ueben den Bau des Beutels vergl. Cuvier l. c. S. 556. und Owen, Marsupialia p. 327. Abb. s. bei Carus und Otto, Erläuterungstafeln Hft. V. Tab. VIII. Fig. 3. 4.

6) Vergl. hierüber besonders Rudolphi l. c. Bei den Beutelthieren finden sich nach Owen 6—10 Oeffnungen in jeder Warze.

achtet worden. Sie bestehen entweder aus blinden Röhren, welche inwendig wieder einen zelligen Bau zeigen, wie bei den Monotremen 7), oder aus baumförmig verzweigten Blinddärmen, wie bei den ächten Cetaceen 8), oder erscheinen gelappt und bestehen aus verzweigten, am Ende in Bläschen übergehenden Canälen, wie bei den übrigen Säugethieren 9). Bei denjenigen Säugethieren, deren Brustwarze von einem einzigen Ausführungsgange durchbohrt wird, wie bei den ächten Cetaceen, den Wiederkäuern und Schweinen, öffnen sich alle grösseren Milchgänge in eine gemeinsame, oft sehr weite Höhle (*Sinus mammae*); bei den Einhufern in zwei getrennte Sinus; bei den übrigen Säugethieren bilden sich blos mehr oder minder zahlreiche Stämme.

[S. über die Brustdrüsen: Cuvier, Vorlesungen über vergl. Anat. übers. v. Meckel. Thl. 4. S. 549. — Müller, De glandular secern. structur. p. 48 sqq. Gurlt, Vergl. Anatomie der Haussäugethiere Thl. 2. S. 123. — Rudolphi, Bemerkungen über den Bau der Brüste in den Abhandl. der physik. Classe der Acad. der Wissensch. zu Berlin. A. d. Jahre 1831. S. 337. Mit Abb. Tab. 1. u. 2.]

## II. Von den männlichen Geschlechtstheilen.

### §. 213.

Die hinsichtlich ihrer Gestalt etwas variirenden, meist ovalen, aber auch bisweilen sehr länglichen 1) oder mehr rundlichen 2) Hoden besitzen eine sie umhüllende *Tunica albuginea* und liegen in einer Bauchfellstasche (der *Tunica vaginalis propria*). Rücksichtlich ihrer Lage bieten sie beträchtliche Verschiedenheiten dar. Bei vielen Säugethieren liegen sie perennirend innerhalb der Bauchhöhle, vor den Nieren oder unterhalb derselben. Dies ist der Fall bei den Monotremen 3), vielen Edentaten 4), allen Cetaceen 5), den Sirenen und manchen Pachydermen 6). Bei anderen liegen sie in der Leistengegend unter der Haut 7), jedoch

7) S. die Abb. bei Meckel, Ornithorh. Tab. VIII. Fig. 5.; bei Müller Tab. IV. Fig. 9. und besonders bei Owen, Philosoph. Transact. 1832. und Monotremata p. 404.

8) S. Baer in Meckel's Archiv 1827. S. 569.; Rapp ebendas. 1830. S. 358 ff. Abb. bei Müller Tab. XVII. Fig. 1. 2.

9) Abb. bei Müller, Gland. secern. Tab. IV. Fig. 2.

1) Z. B. bei den Delphinen.

2) Z. B. beim Känguruh; nach Cuvier auch beim Elephanten, bei einigen Raubthieren (Procyon, Meles) u. s. w.

3) Abb. bei Meckel, Ornithorh. Tab. VIII. Fig. 2.

4) Namentlich bei Bradypus, Myrmecophaga, Dasypus.

5) Abb. vom Delphin s. bei Carus und Otto Hft. 5. Tab. IX. Fig. 1.

6) Z. B. beim Elephanten (s. Camper, Description p. 35. Abb. Tab. IV. Fig. 1.); beim Rhinoceros, bei Hyrax.

7) Z. B. bei vielen Nagern (Castor, Myopotamus u. A.); unter den Wiederkäuern beim Lama und Camel; bei einigen Pachydermen; manchen Ferae (Viverra, Lutra, Phoca u. A.).

nicht in einem herabhangenden Hodensacke, der dagegen vielen Säugethieren zukömmt [8]) und bald ein Septum besitzt, bald eines solchen ermangelt. Bei den meisten Säugethieren bleibt der Scheidencanal beständig offen, womit es denn zusammenhangt, dass ihre Hoden, an deren Scheidenhaut der *Musculus cremaster* sich ausbreitet, zur Brunstzeit gewöhnlich in die Bauchhöhle schlüpfen und darum bei der gleichen Species zu verschiedenen Zeiten in verschiedenen Lagenverhältnissen angetroffen werden [9]). — Die absondernden Theile der Hoden: die Saamencanälchen, bieten rücksichtlich ihrer Weite und ihrer Anordnung kleine Verschiedenheiten dar, welche im Ganzen noch wenig genau erforscht sind. — Der Nebenhode liegt meist dicht am Hoden, selten freier neben ihm. Die contractilen *Ductus deferentes* sind bei denjenigen Säugethieren, deren Hoden perennirend in der Bauchhöhle bleiben, immer sehr stark gewunden. Oft verdicken sich ihre Wände gegen das Ende ihres Verlaufes, erweitern sich auch bisweilen zugleich [10]). Bei wenigen Säugethieren findet sich ein hinter der Harnblase liegender, verschieden gestalteter, in die Urethra führender Schlauch (*Utriculus prostaticus*), welcher einem rudimentären Uterus um so mehr verglichen werden kann [11]), als bisweilen wirklich die beiden Saamenleiter in seine Höhle münden.

§. 214.

Die Ruthe der Säugethiere bietet die mannichfachsten Verschiedenheiten dar. Zuvörderst wechselt ihre Lage. Bei einigen Familien, na-

---

8) Z. B. bei den Beutelthieren, dem Haasen, den Wiederkäuern, dem Pferde u. A.

9) Dies ist namentlich der Fall bei den Beutelthieren, Nagern, Chiropteren, Insectivoren, den Phoken u. A.

10) Z. B. bei vielen Nagern (Biber, Haase, Hamster, Meerschweinchen); beim Pferde, bei mehren Wiederkäuern.

11) Auf dieses Gebilde haben in neuester Zeit besonders E. H. Weber (Amtlicher Bericht von der Versammlung der Naturforscher zu Braunschweig. Braunschw. 1842. S. 64.) und Huschke (in der neuen Ausgabe von Soemmerring, Vom Baue des menschl. Körpers Bd. 5. Leipzig 1844. S. 409 ) die Aufmerksamkeit der Anatomen gelenkt. Weber hat es vom männlichen Biber, Huschke vom Haasen beschrieben. Schon bei älteren Schriftstellern findet man deutliche Spuren ihrer Kenntniss dieses Theiles. Pallas z. B. (Glires p. 67.) gibt an, dass bei Lepus (Lagomys) Ogotona die beiden *Ductus deferentes* in eine Röhre zusammenmünden und bildet dies Verhalten ab Tab. IV. Eine sehr sorgfältige Beschreibung des zweihörnigen Utriculus des männlichen Bibers haben Brandt und Ratzeburg (Medicin. Zool. Thl. 1. S. 137.) gegeben. Sie lieferten zugleich eine Abb. Tab. IV. a. Nach Huschke's Angabe (l. c. S. 411.) münden beim Haasen die Saamenleiter 1''' von einander entfernt und $1\frac{1}{2}$—2''' über dem *Os utriculinum* neben einander mit ziemlich grossen Oeffnungen auf einer Papille in die Vorderwand ein, so dass, wenn man Luft in einen Saamenleiter bläset, diese nicht nur aus dem *Os utriculi* hervordringt, sondern auch den Utriculus selbst und den entgegengesetzten Saamenleiter füllt.

mentlich bei den Monotremen [1]) und Beutelthieren [2]) liegt sie in der Cloake und wird von dem Schliessmuskel derselben umgeben; bei vielen Nagern [3]) liegt und öffnet sie sich unmittelbar vor dem After; bei den meisten Ordnungen, namentlich den Cetaceen, Sirenen, Pachydermen, Einhufern, Wiederkäuern, den Ferae und Insectivoren erstreckt sie sich von der Schaambeinfuge an unter der Mittellinie des Unterleibes, oft gekrümmt oder gewunden vorwärts, und öffnet sich hinter dem Nabel; bei andern endlich (den Chiropteren und den Quadrumanen) verläuft sie längs der Schaambeinfuge und hangt frei herab, wie beim Menschen. Sie wird von einer Fortsetzung der äusseren Haut: der Vorhaut (*Praeputium*), die bald behaart, bald glatt ist, meist scheidenartig, umhüllt. Bei vielen Säugethieren [4]) wird die Vorhaut durch eigene, vom Bauchhautmuskel ausgehende, Muskeln zurückgezogen; ausserdem sind zwei Muskeln bestimmt, sie nach vorn zu ziehen. Verschiedene drüsige Gebilde (den Tyson'schen Drüsen entsprechend) münden in diese Scheide [5]). — Gestalt und Länge der Ruthe zeigen beträchtliche Abweichungen und namentlich bietet die Eichel die mannichfachsten Bildungen dar. Bei Ornithorhynchus ist der Penis kurz und besteht zur Hälfte aus der gespaltenen und mit zahlreichen, kurzen und harten, am Ende aber mit vier längeren und weicheren Stacheln besetzten Eichel [6]); bei Echidna theilt sich die Eichel in vier warzenartige, mit kleinen Papillen besetzte Fortsätze. — Unter den Beutelthieren [7]) besitzen einige, welche nur ein einziges Junges zur Welt bringen, wohin namentlich z. B. Macropus, Halmaturus, Hypsiprymnus gehören, eine einfache Eichel; bei anderen, wie bei Dasyurus und Phascolarctos, endet die Eichel zweilappig; bei Phascolomys hat sie am Ende vier unvollkommene Lappen; bei den meisten Beutelthieren, welche zahlreiche Junge gebären, namentlich bei den Gattungen Didelphis, Perameles, Phalangista, Petaurus, ist die Eichel völlig in zwei Hälften gespalten. Bei mehren Beutelthieren ist sie mit feinen, rückwärts gerichteten Papillen, nur bei Phascolomys dagegen mit hornartigen Stacheln besetzt. — Einfach sind Penis und Eichel bei allen übrigen Ordnungen

---

1) Abgeb. bei Meckel, Ornithorh. Tab. VIII. Fig. 2.

2) Abgeb. bei Carus und Otto Tab. IX. Fig. 6.

3) Z. B. bei Lepus, Dipus, Mus, Castor.

4) Diese Muskeln kommen, verschiedentlich entwickelt, z. B. vor bei Wiederkäuern, Pachydermen, den meisten Ferae. S. Näheres bei Cuvier, Vorlesungen Thl. 4. S. 463. und bei Gurlt Thl 2. S. 104.

5) Vergl. §. 170.

6) Abb. bei Meckel, Ornithorh. Tab. VIII. Fig. 2.; bei Home, Lectures Vol. IV. Tab. CXXXI. und von Echidna ibid. Tab. CXXXIV.

7) Abb. von Hypsiprymnus, Phascolarctos und Phascolomys bei Owen, Marsupialia p. 311. Fig. 135.; von Didelphis ibid. p. 312. Fig. 136.; so wie auch bei Carus und Otto Tab. IX. Fig. 6. und Treviranus, Beiträge Tab. XIV. und XV.

der Säugethiere; aber ihre Gestalt und Bekleidung wechseln ausserordentlich. Bei den Nagern wird die Form der Eichel gewöhnlich durch die des hier vorhandenen Ruthenknochens bestimmt, dessen einfaches oder gespaltenes Ende vorn bisweilen zahnartig vorspringt. Die äussere Bekleidung besteht oft in Schuppen, Warzen, Haaren, zu denen nicht ganz selten noch hornartige Bewaffnungen in Gestalt von Haken oder Sägen, oder kleine knorpelige Anhänge hinzukommen [8]). — Auch bei den Ferae wird die Gestalt der Eichel im Allgemeinen durch die des Ruthenknochens bestimmt. Bei der Gattung Felis ist die Haut der Eichel mit rückwärts gerichteten Stacheln besetzt. — Den Cetaceen [9]), Sirenen, Pachydermen, Einhufern und den meisten Wiederkäuern, deren Ruthe lang, bald cylindrisch, bald zugespitzt zu sein pflegt und deren Eichel selten, wie beim Lama, eigenthümliche, knorpelig-sehnige Fortsätze besitzt, mangeln gewöhnlich die sonst so häufig vorkommenden hornartigen Bewaffnungen der Eichel. — Bei mehren Affen, besonders amerikanischen, deren Ruthe durch ihre Grösse ausgezeichnet ist, nimmt die scheibenartig verbreiterte Eichel eine eigenthümliche Pilzartige Form an [10]). — Das Verhalten der Harnröhre (*Urethra*) zum Penis zeigt bei den Monotremen und Beutelthieren einige Eigenthümlichkeiten. Bei ersteren [11]) senken sich die beiden ***Vasa deferentia*** und die beiden Harnleiter in den Anfang des ***Canalis urogenitalis***, welcher durch das Becken sich erstreckt und im Vestibulum der Cloake vor dem Rectum mündet. Die eigentliche Urethra oder der Canal des Penis beginnt mit einer kleinen Oeffnung an seiner Wurzel in der Nähe des Ausganges des ***Canalis urogenitalis*** und kann durch die gemeinsame Wirkung des ***Sphincter cloacae*** und eines von der Schwanzwurzel entspringenden ***M. retractor penis*** dem letzteren genähert werden. Die Urethra verläuft einfach bis zur Mitte der Eichel, um sich dann in zwei Canäle zu spalten, die bald darauf abermals sich theilen, und an der Spitze der Papillen und Warzen mit vier Oeffnungen ausmünden. — Bei den Beutelthieren [12]) treten die Saamenleiter in den Anfang der durch ihre Länge und Weite ausgezeichneten, gleich nach ihrem Austritte aus der Blase erweiterten Urethra, die durch die

---

8) Abb. der Eichel von Dipus und Pteromys bei Carus und Otto Tab. IX. Fig. 3. u. 4.; von einigen Lepus bei Pallas, Nov. spec. Quadrup. e glir. ordin. Tab. IV. B.; von Arctomys und vom Ziesel ibid. Tab. IX. Fig. 5. 8. u. 9.; vom Hamster und Biber ibid. Tab. XVII. Fig. 1. 2.

9) Abb. bei Carus und Otto l. c. Tab. IX Fig. 1. — Abb. der Eichel des Lama bei Brandt, Mémoires de l'acad. de Petersbourg. Vol. IV. 1841.

10) So besonders bei der Gattung Callithrix. — Abb. der Eichel von Stenops tardigradus bei Carus und Otto Tab. IX. Fig. VIII.

11) S. besonders Meckel, Ornithorh. p. 49 sqq. und Duvernoy, Mémoir. de la soc. d'hist. nat. de Strasbourg. Vol. I.

12) Abb. bei Owen, Marsupialia p. 311. Fig. 135.; Treviranus, Beiträge Tab. XIV. XV.

Ruthe sich fortsetzt und, je nach der Beschaffenheit der Eichel, vorn bald einfach, bald doppelt mündet. — Bei den meisten [13]) übrigen Säugethieren setzt sich die einfache, die Saamenleiter aufnehmende, Harnröhre durch den Penis fort und mündet bald an der Spitze der Eichel, bald vor dem Ende derselben. — Die *Corpora cavernosa penis* sind, mit Ausnahme der Monotremen und der Beutelthiere, mit ihren beiden Wurzeln an den Sitzbeinen befestigt, was auch bei den Sirenen und Cetaceen, wo diese Knochen unter allen Beckenknochen allein vorhanden sind, der Fall ist. Bald sind die beiden Zellkörper [14]) durch ein mittleres Septum vollständig von einander getrennt, bald verschwindet dasselbe früh, oder fehlt. Durch beträchtliche Dicke seiner fibrösen Hülle ist der Zellkörper der Cetaceen ausgezeichnet. Je grösser der Ruthenknochen ist, um so kleiner pflegen bei den mit jenem überhaupt versehenen Säugethieren die Zellkörper zu sein. — Das *Corpus cavernosum urethrae* beginnt bei allen Beutelthieren und einigen anderen Säugethieren [15]) paarig, so dass ein doppelter *Bulbus urethrae* entsteht; die beiden Körper vereinigen sich bald, um die Harnröhre zu umgeben; beim Känguruh verschmelzen die beiden Wurzeln des cavernösen Körpers der Harnröhre sehr bald mit denen des Penis, um einen einfachen cylindrischen Körper zu bilden, durch dessen Axe die Urethra verläuft, während bei den übrigen Säugethieren der Zellkörper der Harnröhre unter dem der Ruthe gelegen ist. Bei den mit gespaltener Eichel versehenen Beutelthieren theilt sich der Zellkörper der Harnröhre für die beiden Hälften derselben. — Viele Säugethiere besitzen in ihrer Ruthe einen eigenen Knochen, den Ruthenknochen (*Os penis*), dessen Grösse und Gestalt mannichfache Verschiedenheiten zeigt. Er ist unter den Cetaceen nur bei Walfischen angetroffen worden [16]) und kömmt ferner den Nagern, fast allen Ferae (mit Einschluss der Phoken), den Chiropteren und Quadrumanen zu [17]); beim Menschen

---

13) Eine Ausnahme bildet, nach Rapp (Edentaten S. 74.), das Faulthier, indem die Harnröhre an der Wurzel der unten der Länge nach gespaltenen Ruthe sich öffnet.

14) Cuvier fand das Septum z. B. beim Hunde, beim Rhinoceros, bei einigen Affen; unvollständig bei den Maki's; er vermisste es beim Bären, beim Dachs, den Wiederkäuern, Einhufern, Cetaceen u. s. w. Es findet sich bei den Sirenen. Bei Dasypus peba sah Rapp 6—7 fibröse Längsscheidewände.

15) Z. B. bei der Wasserratte, nach Cuvier.

16) Rapp (Cetaceen S. 172.), der, mit Cuvier, ganz richtig den Delphinen den Penisknochen abspricht, leugnet ihn auch bei den Walen, denen Cuvier ihn zuschreibt. Bei welchen Balänen er mangelt und welchen er zukommen soll, finde ich nirgend angegeben. Auch unsere Sammlung besitzt einen, angeblich einem Walfische angehörigen Penisknochen, der vorn keulenförmig verdickt ist.

17) Abb. der Ruthenknochen mehrer Ferae und Affen bei Carus und Otto Tab. IX. Fig. 10—13.; von einigen Nagern Pallas, Glires Tab. XVII.; vom Lemming, wo er vorn in drei Spitzen ausläuft, Pallas ibid. Tab. XXVII. Fig. 17.

ist bisweilen ein prismatischer Knorpel (*Cartilago glandis*) im Mittelpunkte der Eichel angetroffen worden [18]). Bei vielen der genannten Säugethiere erstreckt sich der Ruthenknochen durch den grössten Theil des Penis, bei anderen beschränkt er sich auf einen kleinen Theil desselben und namentlich auf die Eichel, deren Spitze er oft bildet und der er grossentheils ihre mannichfachen Formen verleihen hilft. — Die Muskeln der Ruthe sind bei den Säugethieren zum Theil zahlreicher, als beim Menschen. Der *M. bulbo-cavernosus*, welcher sehr beständig vorkömmt, zerfällt bei den Beutelthieren und einigen Nagern, welche einen doppelten *Bulbus urethrae* besitzen, in zwei Seitenmuskeln; diese Duplicität wiederholt sich jedoch auch bei einigen andern Säugethieren mit einfachem Bulbus. — Die *M. M. ischio-cavernosi* zeigen nicht unbeträchtliche Grössenverschiedenheiten und bieten bei den Beutelthieren einige Eigenthümlichkeiten dar. — Ausser ihnen findet sich häufig noch ein, meist paariger, gewöhnlich vom Schaambogen entspringender *M. levator penis* [19]), der längs dem Rücken der Ruthe verläuft. Endlich kömmt bisweilen ein paariger, vom Kreuzbeine entspringender *M. retractor penis* vor [20]).

[Ueber die männlichen Geschlechtstheile der Säugethiere vergl. besonders Cuvier in s. Vorlesungen Thl. 4. der Meckel'schen Uebersetzung. S. 397 ff.; über die der Monotremen s. Meckel, Ornithorh. p. 49. Tab. VIII. und Owen, Monotremata p. 392.; über die der Beutelthiere Owen, Marsupialia p. 310 sqq.; Treviranus, Beobacht. aus d. Zoot. u. Physiol. S. 109. (Didelphis virginiana); über die der Haussäugethiere Gurlt, Vergl Anat. Thl 2. S. 90.; über die der Cetaceen vergl. Rapp, Cetaceen S. 169.; zahlreiche Abbildungen gibt Otto in Carus und Otto, Erläuterungstafeln Hft. V. Tab. IX. Gelungene bildliche Darstellungen der männlichen Geschlechtstheile des Igels gibt Seubert, Symbolae ad Erinacei europaei anatomen. Bonn 1841. 4. Tab. II.]

## §. 215.

Beständig kommen bei den Säugethieren accessorische absondernde Gebilde vor, welche theils in Verbindung mit den *Ductus deferentes*, theils später in die Harnröhre einmünden. Die ersteren sind als Saamenblasen (*Vesiculae seminales*) zu bezeichnen, während die übrigen der Prostata und den Cowper'schen Drüsen entsprechen. — Was zuerst die Saamenblasen [1]) anbetrifft, welche, wenigstens

18) S. darüber Mayer in Froriep's Notizen 1834. No. 883.

19) Z. B. bei den Pavianen, vielen Nagern (Lepus, Cavia), dem Elephanten, den Beutelthieren mit gespaltener Eichel.

20) Z. B. unter den Beutelthieren beim Känguruh; bei den Sirenen u. A.

1) Man sehe über diese Gebilde besonders C. J. Lampferhoff, De vesicularum seminalium, quas vocant, natura atque usu. Berolini 1835. 8. — Aus Hunter's (Works, Palmer's Edition Vol. 1. p. 20.) und Lampferhoff's Untersuchungen ergibt sich, dass die Saamenblasen der Säugethiere als absondernde Gebilde anzusehen sind. Namentlich sind die mikroskopischen Beobachtungen des letzteren Autors, der fast nie Spermatozoïden in ihnen antraf, von Interesse.

bei der Mehrzahl der Säugethiere, als eigenthümliche Secretionsorgane und nicht als *Receptacula seminis* anzusehen sind, so kommen sie vor bei den Sirenen, den meisten Pachydermen, den Einhufern, den Edentaten, den Nagern, den Insectivoren Ferae, den Chiropteren und Quadrumanen, fehlen dagegen den Monotremen, den Beutelthieren, den ächten Cetaceen und den eigentlichen Ferae (mit Ausschluss der Insectivoren). Was die Wiederkäuer und einige Pachydermen anbetrifft [2]), so hat man ihnen die Saamenblasen bald abgesprochen, bald zugeschrieben, je nachdem man die beträchtlichen paarigen, mit einfachen Ausführungsgängen versehenen, mit den *Ductus deferentes* in die Harnröhre mündenden, hohlen, gewundenen Blasen von drüsigem Baue für Prostatae hielt, oder nicht. Ihrer Lage und Insertionsstelle nach entsprechen sie mehr den Saamenblasen, als den Vorsteherdrüsen. Rücksichtlich ihres Baues und Umfanges bieten die Saamenblasen grosse Verschiedenheiten dar [3]). — Der Prostata analoge drüsige Gebilde scheinen den Monotremen zu fehlen; auch die Wiederkäuer besitzen, ausser den schon erwähnten drüsigen Saamenblasen, keine besondere Vorsteherdrüsen. Bei den Beutelthieren finden sich zahlreiche Mündungen von Follikeln, welche in der Nähe des Blasenhalses eine dicke Schicht bilden, an der Innenwand des Beckentheiles der langen Urethra. Bei den meisten Säugethieren bilden die, gewöhnlich mit zahlreichen Ostia in die Harnröhre mündenden, Schläuche der Prostata eine einfache Masse, welche, von der Gegend der Einmündungsstelle der Harnleiter aus, im Umkreise der Harnröhre liegt. So bei den Cetaceen, wo sie durch ihren Umfang sich auszeichnet, bei den Einhufern, bei den Edentaten, den meisten Ferae, den Chiropteren und Quadrumanen. Beim Elephanten, bei den meisten Nagern und einigen Insectivoren sind zwei oder selbst drei Paar solcher Drüsen von sehr verschiedenartigem Baue vorhanden [4]).

---

2) Gurlt vindicirt ihnen den Namen falscher Saamenblasen (Vergl. Anat. der Haussäugethiere Thl. 2. S. 200.). Cuvier bezeichnet sie, anscheinend besonders deshalb, weil sie hier deutlich als Secretionsorgane sich zu erkennen geben, als Prostatae und Meckel stimmt ihm bei (Vorles. Bd. 4. S. 440.).

3) Ausnehmend gross sind sie bei den Insectivoren Ferae, z. B. bei Talpa und Erinaceus, wo sie aus gewundenen und verzweigten Blinddärmchen bestehen; sehr entwickelt auch bei vielen Nagern, wo sie unverzweigte, aber sehr gewundene und lange Blindsäcke darstellen, wie z. B. bei Mus, Cavia, Sciurus; bei anderen, wie beim Kaninchen, bestehen sie in einer einfachen weiten Blase; bei anderen Säugethieren, z. B. Wiederkäuern, Schweinen u. s. w., sind sie inwendig zellig.

4) Oft bestehen sie aus verzweigten Blinddärmchen, wie beim Maulwurf, wo sie am blinden Ende bald wenig, bald mehr erweitert sind und dadurch keulenförmig oder traubig werden. (S. die Abb. bei Müller, Gland. secern. Tab. III. Fig 3—5.); bei Erinaceus aus sehr langen, vielfach gewundenen Röhren. (Abb. bei Treviranus, Beobachtungen aus der Zoot. und Physiol. Hft. 1. Tab. XVIII. Fig. 109.) — Zwei Paar solcher Drüsen sind z. B. vorhanden beim Hamster, beim Aguti, beim Meerschweinchen; drei Paar z. B. bei der Ratte.

— Die Cowper'schen Drüsen, welche nicht ganz so allgemein vorkommen, wie die Prostata, zeigen in Betreff ihrer Anzahl, ihres Baues [5]) und ihres Umfanges nicht geringere Verschiedenheiten. Sie werden vermisst bei den Cetaceen, bei vielen Ferae (namentlich bei Phoca, Canis und den meisten Plantigraden), so wie bei einzelnen Gattungen anderer Ordnungen. Beträchtlich, und mit einem langen und weiten Ausführungsgange versehen, sind sie bei den Monotremen [6]); in dreifacher Zahl jederseits vorhanden, und in den Bulbus der Harnröhre mündend, bei den meisten Beutelthieren [7]); einfach paarig bei den übrigen Ordnungen, zugleich aber verhältnissmässig viel umfänglicher, als beim Menschen. — Der Vorhautdrüsen ist schon früher (§. 170.) Erwähnung geschehen.

[Man vergl. über diese Absonderungsapparate besonders Cuvier in seinen Vorlesungen über vergl. Anat. übers. v. J. F. Meckel Thl. 4. S. 430 ff. Ihren feineren Bau erläutert Müller, Gland. secern. p. 46 sqq. Tab. III.]

5) S. darüber Müller l. c. p. 47. mit den entsprechenden Abb. Tab. III.
6) Abb. bei Meckel, Ornithorh. Tab. VIII. Fig. 2. u. 3.
7) Abb. bei Owen, Marsupialia p. 311. Fig. 135. und bei Treviranus l. c. Tab. XIV. Fig. 97. 98. und Tab. XV. Fig. 99. 100

# Berichtigungen und Zusätze.

---

Das Jahr 1845 hat mehre umfängliche und an wichtigen Ergebnissen reiche Arbeiten über die Anatomie der Fische gebracht. Ausser der, während des Druckes dieses Lehrbuches erschienenen ausführlichen Schrift von Müller über Branchiostoma (s. S. 3. Anm.), welche auch durch zahlreiche Abbildungen die Anatomie dieses merkwürdigen Thieres zur Anschauung bringt, sind besonders folgende Schriften und Abhandlungen namhaft zu machen:

J. Müller, Ueber den Bau und die Grenzen der Ganoïden und über das natürliche System der Fische in Erichson's Archiv für Naturgeschichte 1845. S. 91 ff.

J. Müller, Untersuchungen über die Eingeweide der Fische. Schluss der vergleichenden Anatomie der Myxinoïden. Berlin 1845. 4. Mit 5 Kupfertafeln.

W. Peters, Ueber einen dem Lepidosiren annectens verwandten Fisch von Quellimane in Müller's Archiv 1845. S. 1. Mit Abbildungen. Tab. 1—3.

J. Hyrtl, Lepidosiren paradoxa. Monographie. Prag 1845. 4. Mit 5 Kupfertafeln.

---

S. 17. Ueber den Schedel von Lepidosiren vergl. Peters a. a. O. Tab. 2. u. 3.

S. 21. Jacobson's Untersuchungen über den Primordialschedel finden sich mitgetheilt in den Förhandlingar vid de skandinaviske Naturforskarnes tredje Möte i Stockholm d. 13—19. Juli 1842. und ausgezogen von Hannover in Müller's Archiv 1844. S. 36. Ich bitte S. 21. Anm. Zeile 17 in den Satz: „Ist es einmal — Grundlage" einzuschalten: „und nicht auf Kosten eines coexistirenden Schedelknorpels".

S. 28. Das einzige Beispiel von Duplicität des Vomer bei den Fischen liefert, wie Agassiz bemerkt, Lepidosteus.

S. 45. Die Extremitäten von Lepidosiren annectens aff. sind, nach Peters, nicht so einfach, wie man bisher glaubte. Der bekannte, von der Haut überzogene, lange gegliederte Strahl ist mit knorpeligen Nebenflossenstrahlen besetzt, welche wieder einen feineren Flossenbart tragen. Nebenstrahlen und Flossenbart sind von der äusseren Haut überzogen. S. d. Abb. l. c. Tab. 1. u. 2.

S. 48. Ueber die Schuppen von Lepidosiren vergl. Hyrtl a. a. O. S. 6.

S. 49. Die Schleimsäcke der Myxinoïden sind, nach Müller, Eingeweide der Fische S. 11, von besonderen muskulösen Häuten umgeben. Sie enthalten eine grosse Anzahl ovaler Körper, welche aus einem in unzähligen Windungen aufgerollten klebrigen Faden bestehen. Abgeb. l. c. Tab. II. Fig. 9.

Bei den Plagiostomen finden sich ausser den grösseren knorpeligen Röhren des Seitencanales, welche, ihrem Verlaufe nach kurz beschrieben sind, kleinere, dünnhäutigere Röhrchen, die in grosser Menge büschelweise neben einander liegend, am Kopfe, besonders im Umkreise der Augen, der Nase, und an der Schnauze vorkommen. Sie münden durch zahlreiche Oeffnungen nach aussen und enthalten eine klebrige Feuchtigkeit. Viele derselben bestehen ursprünglich aus runden Bläschen, welche in Röhren übergehen. Jedes dieser Bläschen enthält nach Savi (s. Matteucci, Traité des phénomènes electro-physiologiques. Paris 1844. p. 329. Tab. III.) drei zweilappige Kerne, welche durch Gefässe und eintretende Nerven an der Innenwand des Bläschens befestigt sind.

S. 51. Ueber die Muskulatur von Lepidosiren handelt ausführlich Hyrtl l. c. S. 13.

Das in §. 22. geschilderte Verhalten der Seitenmuskeln erscheint — wie ich nachträglich bemerke — wesentlich modificirt bei denjenigen Fischen, welche keine entwickelte untere Wirbelbogenschenkel und keine letzteren anhangende oder sie vertretende Rippen in der Rumpfgegend besitzen, wie dies S. 12 von mehren Knochenfischen, z. B. einigen Plectognathen, angeführt ward. Bei diesen Fischen wird die Bauchhälfte des Seitenmuskels in der Rumpfgegend abortiv. Sie verlängert sich nur eine Strecke weit an der Vorderfläche der mit ganz rudimentären unteren Wirbelbogenschenkeln versehenen Rückenwirbeln, schliesst also nicht die Bauchhöhle. Geschieht nun die Umschliessung der letzteren nicht blos durch Hautmuskelstreifen, wie bei Diodon, finden sich vielmehr an ihrer unteren oder vorderen Schlusslinie stärkere Muskeln, wie bei Ostracion, so entsprechen diese letzteren nicht den unteren Seitenmuskeln, sondern gehören einem andern Systeme von Muskeln an. — Auch die zickzackförmigen Querstreifen fehlen den eigentlichen Seitenmuskeln mehrer Plectognathen.

S. 57. Ueber das Gehirn von Chimaera siehe Berichtigungen der Valentin'schen Angaben in R. Wagner's Lehrbuch der Zootomie.

2te Aufl. S. 239. und bei Müller, Archiv 1843. Jahresbericht S. CCLIII. Valentin's Lappen des dritten Ventrikels ist das Cerebellum; sein Cerebellum sind Lappen der *Medulla oblongata.* Das Hirn der Chimären stimmt im Wesentlichen mit dem der Plagiostomen überein. — Vortreffliche Abbildungen des Hirnes und der Nervenursprünge von Torpedo gibt Savi in Matteucci, Traité des phénemènes electro-physiologiques des animaux. Paris 1844. 8. Tab. 2. u. 3.

Aehnlich dem Gehirne des Störes ist, nach Müller, das des Polypterus, der mit Lepidosteus und den Stören und Spatularien Müller's Familie der Ganoïden bildet. — Verwandt ist auch die Hirnbildung von Lepidosiren. S. d. Abb. von Peters l. c. Tab. 3. Fig. 6. u. 7.

S. 61. §. 26. Bei Lepidosiren sind, nach Hyrtl S. 49, die Ursprünge der Spinalnerven nicht zweiwurzelig, sondern einwurzelig.

S. 64. Ueber die Hirnnerven von Torpedo s. Savi a. a. O. S. 301. unter besonderer Berücksichtigung des *N. trigeminus* und *vagus.* Savi hat sehr eigenthümliche Organe beim Zitterrochen entdeckt, welche in enger Beziehung zu Zweigen des vorderen Wurzeltheiles des *N. trigeminus* stehen und vom Entdecker als *Appareil folliculaire nerveux* bezeichnet werden (l. c. p. 322. Abb. Tab. III. Fig. 10—14.). Es sind dies Reihen von geschlossenen Zellen oder Follikeln, welche auf aponeurotischen Bändern ruhend, längs dem Vorderrande des Maules, der Nasenlöcher, im Umkreise und oberhalb der Aponeurosen der electrischen Organe vorzugsweise an der Bauchseite, in geringerer Anzahl auch an der Rückenseite vorkommen. Jeder Follikel hält etwa eine Linie im Durchmesser und besitzt zwei Membranen, welche an der Stelle, wo der Nervenfaden in ihn eintritt, dicht an einander liegen, an der entgegengesetzten Seite aber von einander abstehen. Er enthält eine gallertartige Masse und ausserdem einen grauen Kern, ähnlich der grauen Substanz der Gehirnhemisphären. In diesen grauen Kern verästelt sich der eintretende Nerv; aber nicht vollständig, indem ein freier Faden aus dem Follikel wieder austritt, um in den nächsten Follikel wieder einzutreten, mit dessen Nerven er sich verbindet.

Bei Lepidosiren sind, ausser den höheren Sinnesnerven, nur zwei Hirnnerven, entsprechend dem *N. trigeminus* und *vagus*, von Peters und Hyrtl beobachtet. S. Hyrtl l. c. S. 44. und die Abb. von Peters l. c. Tab. III. Fig. 6. u. 7. — Jeder der beiden letztgenannten Nerven bildet ein Ganglion. Die Ganglien beider stehen durch eine Anastomose in Verbindung. In die Augenmuskeln sind noch keine Zweige des *N. trigeminus* verfolgt. Vom ersten Aste des *N. trigeminus* tritt, nach Hyrtl, ein Verbindungszweig zur Anschwellung des *N. olfactorius.* Ein *Ramus lateralis N. trigemini* fehlt (wie bei den Stören, Plagiostomen und wenigen Familien der Knochenfische; den meisten der letzteren kömmt er nach neueren Untersuchungen von mir zu). — Der *N. trigeminus* enthält die bekannten Elemente des *N. facialis;* der *N. vagus* die des *N. glossopharyngeus* und wahrscheinlich die des *N. hypoglossus* in einem merkwürdigen Aste, der in den geraden Bauchmuskel eintritt, in welchem er bis zum Ende der Bauchhöhle verfolgt ward. Der *Ramus visceralis s. pneumogastricus* des *Vagus* enthält, nach Hyrtl, die Elemente des fehlenden *N. sympathicus*. Die Intercostalnerven stehen mit den Geflechten jenes *R. visceralis* durch sehr feine Fädchen in Verbindung. Der *R. lateralis N. vagi* verläuft tief unter den Seitenmuskeln an der *Chorda dorsalis*.

S. 65. Ein Chiasma der Sehnerven, wie der Stör, besitzt, nach Müller, auch Polypterus, so wie, den Abbildungen von Peters zufolge, auch Lepidosiren.

S. 75. Peters fand auch bei Lepidosiren aus dem Gambia hintere, den Gaumen durchbohrende Nasenlöcher. — Sorgfältige Beschreibung der Nase von Lepidosiren paradoxa bei Hyrtl S. 50.

Bei Polypterus entdeckte Müller (Erichs. Archiv) ein Labyrinth von 5 häutigen Nasengängen, parallel um eine Axe gestellt. Jeder einzelne Gang enthält die kiemenartige Faltenbildung, welche bei anderen Fischen nur einfach vorhanden ist.

Bei einer neuen Gattung Arothron, welche Müller von Tetrodon geschieden, vermisste Müller die äussere Nasenöffnung. Die Geruchsnerven treten in solide Tentakeln ohne Oeffnung.

S. 76. §. 30. Bei Lepidosiren wurden sowol von Peters, als auch von Hyrtl vier gerade Augenmuskeln angetroffen; die schiefen fehlen; jene liegen in einem fibrös-häutigen, am Schedel befestigten Trichter.

S. 77. Ueber das von St. delle Chiaje entdeckte Tapetum einiger Fische handelt Brücke in Müller's Archiv 1845. S. 402. Es kömmt vor bei Stören, vielen Haien und Rochen, so wie auch bei einigen Percoïden, Scomberoïden und Theutiern. Bei Hexanchus griseus besteht das Tapetum aus unregelmässigen, sehr grossen Zellen, in welchen die den Silberglanz verursachenden, in Wasser, Alkohol und Aether unlöslichen Krystalle abgelagert sind. Abramis Brama besitzt ein Pseudotapet, indem das sonst dunkele Pigment auf der Choriocapillarmembran hier weisslich ist.

S. 78. Müller hat die Nickhautmuskeln bei den mit einer Nickhaut versehenen Haien entdeckt, beschrieben und abgebildet. Eingew. d. Fische S. 13. Tab. V. Fig. 1—3.

S. 80. §. 31. Ueber das Gehörorgan von Lepidosiren s. Hyrtl l. c. S. 51. — Flimmerbewegung im Innern des die halbcirkelförmigen Canäle repräsentirenden ringförmigen Rohres von Petromyzon wurde beobachtet von Ecker (Müller's Archiv 1844. S. 520.).

S. 83. §. 32. Ueber die Verbindung der Schwimmblase mit dem Gehörorgane bei den Characinen s. Näheres bei Müller, Eingew. der Fische S. 46.

S. 85. Bei Malapterurus electricus fand Peters (Müller's Archiv 1845. S. 375. Tab. XIII. Fig. 8—11.) nur ein einziges über den ganzen Körper sich ausdehnendes electrisches Organ.

S. 90. Ueber den ***Tractus intestinalis*** der Myxinoïden, Plagiostomen und Ganoïden handelt ausführlich Müller, Eingeweide der Fische S. 3. und S. 14 ff. Ueber den Magen der Silurus s. Retzius im Hannover'schen Jahresberichte (Müller's Archiv 1844. S. 8.).

Bei der Gattung Encheliophis (Ophidini) Müll. liegt der After weit nach vorne, sogleich hinter den Kiemen. Abb. b. Müller l. c. Tab. V. Fig. 4. 5.

S. 94. Die bei den Myxinoïden jederseits an der Cardia gelegenen Drüsen werden von Müller als Nebennieren gedeutet. — Bei Lepidosiren hat Peters die Milz aufgefunden.

S. 99. 100. Die wichtigen Mittheilungen Müller's über das Verhalten des ***Bulbus arteriosus*** bei den verschiedenen grossen Abtheilungen der Fische haben den Verf. bewogen, den ursprünglichen Abdruck dieses Blattes zu cassiren und einen Carton einzulegen.

S. 101. Ueber das Verhalten der Kiemengefässe bei Lepidosiren s. die angeführten Schriften von Peters und Hyrtl nebst den Abbildungen.

S. 102. Sehr sorgfältige Beschreibung der Körperarterien von Lepidosiren bei Hyrtl S. 37.

S. 105. Das hier erwähnte Caudalherz des Aales ist abgebildet von seinem Entdecker Marshall Hall in dessen Schrift: A critical and experimental essay on the circulation of the blood, especially as observed in the minute and capillary vessels of the Batrachia and of fishes. London 1831. 8. (p. 170.) Tab. X.

S. 106. Beschreibung des Venensystemes von Lepidosiren bei Hyrtl l. c. S. 39., unter abweichender Deutung der grossen Stämme.

Beschreibung des Pfortaderherzens der Myxinoïden bei Müller, Eingew. d. Fische S. 4.

S. 107. Von der Existenz eines Nierenpfortadersystemes bei den Fischen haben mich neuere Untersuchungen sicher überzeugt. Zur Untersuchung eignen sich am besten solche Fische, deren Nieren freier liegen, z. B. Cyclopterus, Diodon. Die zuführenden Gefässe treten in ein längs dem Aussenrande der Nieren zur Eintrittsstelle der Caudalvene absteigendes Gefäss. Sie kommen aus den Rumpfwandungen, bei Diodon selbst vom Diaphragma und den Vorderextremitäten.

S. 112. Beschreibung der Muskelschicht an den Kiemensäcken der Myxinoïden bei Müller, Eingew. d. Fische S. 112.

S. 115. Bei Lepidosiren annectens beobachtete Peters (Müller's Archiv 1845. S. 3.) constant in jedem Alter drei äussere Kiemenfäden.

Zu ihnen gehen Arterien von den inneren Kiemenarterien und es treten Venen von ihnen zu den inneren Kiemenvenen zurück. Es finden sich also hier äussere Kiemen, innere Kiemen und Lungen zugleich.

Beschreibung der Lungen von Lepidosiren bei Peters l. c. und besonders bei Hyrtl l. c. S. 29. Abb. Tab. III. Fig. 1. u. 2. Die innere Oberfläche jeder Lunge ist vorn ähnlich wie bei den Schlangen, hinten wie bei den ungeschwänzten Batrachiern gebildet. Die Lungenarterien sind, nach Hyrtl (von dessen Darstellung übrigens Peters abweicht), Fortsetzungen des dritten Aortenbogens jeder Seite; sie versorgen noch andere Weichgebilde und geben namentlich Intercostalarterien ab. Die Lungenvenen treten, zu einem Stamme verbunden, in die linke Vorkammer des Herzens.

S. 116. Nähere Beschreibung und Abbildung der merkwürdigen Nieren der Myxinoïden bei Müller, über d. Eingew. d. Fische S. 10. und S. 57. Abb. Tab. I. Fig. 2—7.

Flimmerbewegung innerhalb der Harncanälchen der Nieren wurde beobachtet bei Rochen von Simon und von Müller. S. Müller's Archiv 1845. S. 520.

S. 118. §. 50. Bei den Myxinoïden liegt hinter den Kiemen, zu beiden Seiten der Cardia, eine eigenthümliche traubige Drüse, bestehend aus Büscheln sehr kleiner länglicher Lobuli, welche an Blutgefässen hangen. Diese Organe hält Müller (Eingew. der Fische S. 8. Abb. Tab. I. Fig. 8.) für Nebennieren. Ist diese Deutung richtig, so sind die von mir bei Knochenfischen entdeckten und als Nebennieren beschriebenen Körperchen wol anders zu deuten, da ihr Bau völlig abweicht.

S. 119. Neunter Abschnitt. —

Die der Thymus der Fische vergleichbaren Gebilde wurden S. 88. Anm. 2. nur gelegentlich erwähnt. Ich machte hier auf ihre Existenz bei den Stören aufmerksam. Analoge Gebilde scheinen allen Fischen zuzukommen. Ich sehe z. B. bei Gadus, Salmo, Cyclopterus u. A. an der untern Fläche der Kiemenbogen-Copulae, in der Umgebung der vom *Bulbus arteriosus* ausgehenden Kiemenarterienstämme kleine traubige Bläschen, ähnlich denen, die das Herz des Störes umkleiden. Sie erhalten ihre Gefässe beim Dorsch aus *Arteriae epigastricae* (ventralen Verlängerungen der Kiemenvenen). Sie sollen bald ausführlicher beschrieben werden.

S. 119. §. 51. Sehr reichhaltige Beobachtungen über die Schwimmblase der Fische s. bei Müller, Eingew. d. Fische S. 46 ff. mit Abb. Tab. 3. u. 4.

S. 120. Anm. 5. Nach Müller (Erichson's Archiv 1845. S. 120.) sind die *Trabeculae carneae* nicht Ursache der zelligen Bildung der Schwimmblase bei Lepidosteus, wie Valentin behauptet.

S. 124. Anm. 2. Die Angabe über das Vorkommen unpaarer Ovarien bei Petromyzon muss als irrthümlich zurückgenommen werden.

Anm. 8. Müller findet unter den Malacopterygii apodes bei den Symbranchii (Symbranchus und Monopterus) und bei den Gymnotini (Gymnotus, Carapus, Sternarchus) nicht die Bildung der Muraenoïdei, sondern schlauchartige Eierstöcke. Solche besitzt auch Cobitis. (Siehe Müller in Erichson's Archiv 1845. S. 133.)

Für S. 125 u. 126 ist wegen wesentlicher Irrthümer in der früheren Darstellung ein Carton eingelegt und die neuere betreffende Literatur berücksichtigt.

S. 127. Der Zusammenhang des Hodens mit dem Nebenhoden durch *Vasa efferentia* bei Plagiostomen ist abgebildet bei Müller, Eingew. d. Fische Tab. 2. Fig. 15. u. 16.

---

S. 143. Nach Schlegel (Bericht über die Versamml. der Naturforscher in Mainz S. 215.) sind bei einigen Arten der Gattung Dibamus nur die Männchen mit Fussstummeln versehen.

S. 188. §. 82. Ueber die *N. N. glossopharyngeus, vagus, accessorius Willisii* und *hypoglossus* der Reptilien s. Bendz in: Det kongelige Danske Videnskabernes Selskabs naturvidenskabelige og mathematiske Afhandlinger. Copenhag. 1843. Vol. X. p. 113. Ausgezogen von Hannover in Müller's Archiv 1844. S. 10.

---

S. 273. Ueber die Schultermuskeln der Vögel s. Bemerkungen von A. Retzius, durch Hannover im Auszuge mitgetheilt, in Müller's Archiv 1844. S. 15.

S. 314. Von Lymphherzen und auch von lymphatischen Sinus ist es mir noch immer nicht gelungen, eine Spur bei Hühnern anzutreffen. Ich untersuchte, ausser sämmtlichen hühnerartigen Hausvögeln, neuerlich auch Crax rubrirostris Neuw. vergebens darauf.

S. 335. Anm. 3. Auch im Laufe des gegenwärtigen Winters (1845—1846) wurden einige Beobachtungen von Verschlossensein des linken Eileiters bei Vögeln gemacht. Sie betreffen: Anas nigra und Emberiza miliaris. Doch kömmt diese Verschliessung nicht beständig, selbst bei nahe verwandten Vögeln und bei Vögeln derselben Art, vor. Ich fand den Eileiter offen bei Anas nigra und glacialis.

---

S. 340. Literatur:

L. Reichenbach, Anatomia Mammalium. Pars 1. Cetacea et Pachydermata tabulis aeneis LXV illustrata. Lips. 1845. (Compilation.)

S. 363. Anm. 4. Paarige *Ossa interparietalia* finden sich auch bei Phoca vitulina.

S. 405. Indessen ist auch die ausführliche Schrift von Hyrtl über das Gehörorgan der Säugethiere erschienen. Sie führt den Titel: Vergleichend-anatomische Untersuchungen über das innere Gehörorgan des Menschen und der Säugethiere. Mit 9 Kupfertafeln. Prag 1845. Fol.

Berlin, Druck von A. W. Hayn.

## I. Vom Herzen.

§. 40.

Bei allen Fischen — mit Ausnahme von Branchiostoma — liegt das Herz [1]), sammt dem ***Bulbus arteriosus***, in einem bald mit der Bauchhöhle communicirenden [2]), bald von ihr abgeschlossenen [3]) Herzbeutel, welcher zugleich einen unmittelbaren Ueberzug des Herzens bildet. Der Herzbeutel besitzt bei Petromyzon eine knorpelige Decke, welche mit den Kiemendeckknorpeln zusammenhangt. Bei vielen Fischen steht er mit der Oberfläche der Herzkammer durch anscheinend tendinöse Fäden in Verbindung, welche jedoch, wenigstens bisweilen, nicht solche, sondern Blutgefässe sind [4]).

Die Bildung des Gefässsystemes bei Branchiostoma [5]) zeigt, wegen herzartiger Contractilität seiner grösseren Stämme, auffallende Aehnlichkeit mit derjenigen der Anneliden. Der dem Herzen der übrigen Fische entsprechende Abschnitt dieses Gefässsystemes besteht in einer, das Kiemerarterienherz repräsentirenden, gleichförmig dicken, ziemlich langen contractilen Röhre, die, unter dem Kiementhorax gelegen, am Ende der Speiseröhre mit dem gleichfalls röhrenförmigen, contractilen Hohlvenenherzen zusammenhangt. Von der das Kiemenarterienherz reprä-

---

1831). Auch bei Monopterus liegt, nach Müller, jederseits an dem keine Spur von Kieme besitzenden vierten Kiemenbogen, ein von der Kiemenarterie direct zur Aorta verlaufender Aortenbogen. — Bei Lepidosiren setzen sich mehre Aeste der Kiemenarterien direct in Körperarterien und in die Aorta fort. — Bei Branchiostoma geht, nach Retzius und Müller, jederseits von dem Mittelherzen ein herzartiger, contractiler Aortenbogen ab, der direct in die Aorta führt. — Bei den Myxinoïden hat Müller aus dem vordersten Kiemenarterienaste hervorgehende obliterirte *Ductus arteriosi* angetroffen, woraus sich ergibt, dass eine analoge Bildung bei den Myxinoïden wenigstens temporär vorkömmt. S. Müller, Vergleichende Anatomie des Gefässsystemes der Myxinoïden. Berlin 1841. S. 27 u. 19.

1) Vergl. Tiedemann, Anatomie des Fischherzens. Landshut 1809. 4.; Meckel, System Thl. 5. und J. Müller in Erichson's Archiv 1845. S. 138.

2) Bei den Myxinoïden, Ammocoetes, Accipenser, Chimaera, den Plagiostomen.

3) Bei Petromyzon und bei den eigentlichen Knochenfischen.

4) Solche Fäden kommen z. B. constant vor bei Petromyzon, Accipenser, Lepidosiren, Muraena, Cobitis, Anarrhichas. Beim Stör sind es zum Theil Arterien, welche aus der *Arteria mammaria interna* an die die Herzoberfläche umkleidenden drüsenähnlichen Lymphräume treten. Siehe über diese §. 45. Anm. 3. Auch bei anderen Fischen sind es *Arteriae thymicae* aus der *A. mammaria interna*. S. über die Thymus S. 480.

5) Vergl. die Abb. bei Müller, Ueber den Bau und die Lebenserscheinungen des Branchiostoma lubricum. Berlin 1844. 4.

sentirenden Röhre gehen seitlich sehr zahlreiche contractile *Bulbilli* an den Ursprüngen der Kiemenarterien ab.

Das Herz der übrigen Fische besteht aus einer gewöhnlich dickwandigen, sehr muskulösen Kammer und einer weiten, mit dünneren Wandungen versehenen Vorkammer, welche die Kammer gewöhnlich an den Seiten stark überragt. Sowol die Kammer als die Vorkammer besitzt in der Regel eine einfache Höhle. Nur bei Lepidosiren [6]) ist die Vorkammer durch eine unvollkommene Scheidewand in zwei Hälften getheilt, welche jedoch mit einem gemeinsamen, einfachen, klappenlosen Ostium in den noch unvollkommener getheilten Ventrikel münden. — An der Eintrittsstelle des Körpervenensinus in die Vorkammer fehlen gewöhnlich Klappen und nur bei den Myxinoïden kömmt hier eine häutige Doppelklappe [7]) vor. — Am *Ostium arteriosum* der Vorkammer sind sehr regelmässig halbmondförmige Klappen vorhanden [8]). — Die Kammer, in Form und Umfang beträchtliche Verschiedenheiten darbietend, geht vorn über in den sogenannten ***Bulbus arteriosus*** [9]). Dieser ist bei den Cyclostomen und bei den eigentlichen Knochenfischen nur der bald unverdickte, bald in seinen Wänden sehr verdickte Anfang des gemeinsamen Kiemenarterienstammes; bei den genannten Fischen finden sich zwischen ihm und der arteriösen Mündung der Kammer zwei einfache halbmondförmige Klappen [10]). Bei den Ganoïden, den Chimären, den Plagiostomen und bei Lepidosiren ist er dagegen eine wahre Verlängerung der Kammer und, als solche, mit Muskelbündeln belegt, welche vorn, scharf abgeschnitten, aufhören [11]). Bei diesen Fischen fehlen an dem Abgange des Bulbus aus der Kammer die Klappen; dagegen ist die Innenwand des Bulbus mit Klappen besetzt; namentlich finden sich bei Lepidosiren [12]) im Inneren des hier gekrümmten Bulbus zwei spirale, longitudinale Falten; bei den Ganoïden, Chimären und Plagiostomen dagegen zwei bis fünf Querreihen von dicht neben einander stehenden halbmondförmigen Klappen [13]). —

---

6) Vergl. Peters in Müller's Archiv 1845. S. 3. und Hyrtl's Lepidosiren paradoxa S. 34. Abb. Tab. 1. Fig. 4.

7) Nach Angabe von Müller.

8) Indessen fehlen sie, nach übereinstimmenden Angaben, bei Lepidosiren.

9) S. über die fundamentalen Unterschiede, welche der *Bulbus arteriosus* bei den Fischen darbietet, Müller in Erichson's Archiv 1845. S. 138. — Müller vereinigt in dieser wichtigen Abhandlung die Sturionen und Spatularien mit Polypterus und Lepidosteus zur Gruppe der Ganoïden.

10) S. die Tabelle bei Müller l. c. S. 101.

11) S. die Abb. bei Tiedemann l. c. Tab. 1. u. 2.

12) Vergl. Peters a. a. O. S. 4. und Hyrtl S. 36.

13) In jeder Querreihe stehen bei den Plagiostomen drei, seltener vier Klappen. S. die näheren Angaben von Müller in seinem Archiv für Physiol. 1842. S. 477. und in Erichson's Archiv für Naturgeschichte 1845. l. c., wo er die Existenz der Klappen bei Lepidosteus nachweiset, nachdem er früher schon

den blattartigen Vorsprüngen gebildeten Eier fallen in die Bauchhöhle und werden aus ihr durch einen einfachen, hinter dem After gelegenen *Porus genitalis* ausgeführt.

3. Es finden sich trichterförmige Eileiter mit weiten *Ostia abdominalia*. Die Eier fallen aus den plattenförmigen Ovarien zuerst in die an ihrer Aussenseite mit Flimmer-Epithelium ausgekleidete Bauchhöhle und gelangen aus dieser in jene Eileiter. Diese letzteren münden beim Stör in die Harnleiter [9]); bei Polypterus aber, wo sie länger selbstständig bleiben, mit den letzteren in den hinter dem After gelegenen *Porus urogenitalis*.

4. Bis dicht an den vorderen Theil der Ovarien vorwärts verlängert sind die mit weiten *Ostia abdominalia* versehenen Eileiter bei Lepidosiren [10]). Jeder bildet, nach stark gewundenem Verlaufe in der Nähe seines hinteren Endes einen bedeutend erweiterten Uterus. Beide Eileiter münden verbunden am hinteren Umfange der Cloakenöffnung der Harnblase.

5. Am eigenthümlichsten verhalten sich die Eileiter bei den Chimären und Plagiostomen [11]). Sie sind immer paarig, mag der Eierstock selbst unpaar sein, wie bei den Scyllien und den mit Nickhaut versehenen Haien, oder paarig, wie bei anderen Haien, den Rochen und Chimären. Immer bilden die beiden Tuben über der Leber ein gemeinschaftliches, mittleres *Orificium abdominale*. Jede Tuba zerfällt in mehre Abtheilungen. Die erste engere ist durch eine, Längsfalten bildende Schleimhaut ausgekleidet. An ihrem Ende finden sich die bei den einzelnen Gattungen der Plagiostomen sehr verschiedentlich entwickelten Eileiterdrüsen [12]), welche in ihre Höhlen münden. Die

---

allen ächten Salmonen, wo die Bauchhöhle seitwärts flimmert. — Hierher gehören auch, nach Müller, die Myxinoïden mit unpaarem, rechterseits gelegenem Ovarium und die mit paarigen Eierstöcken versehenen Petromyzonten, bei denen erst am Ende der Bauchhöhle ganz kurze Canäle sich finden, die in den *Porus abdominalis* münden.

9) Abbild. der Geschlechtstheile des Störs bei Brandt und Ratzeburg, Mediz. Zoologie Thl. 2. Tab. IV. — Das zur Seite der Ovarien die Bauchhöhle des Störs auskleidende Flimmer-Epithelium setzt sich, nach meinen Beobachtungen, fort in die trichterförmigen Eileiter; die Bewegungen der Cilien erfolgen so, dass Substanzen, z. B. aufgestreutes Kohlenpulver, aus der Bauchhöhle dem Harnleiter zugeführt werden. Im Harnleiter selbst hört alle Flimmerbewegung auf. — Müller sah mehrmals Verschliessung der Eileiter an ihrem Ende; ich sah sie noch kürzlich offen. — Ueber Polypterus s. Müller in Erichson's Archiv 1845. S. 109.

10) Vergl. Hyrtl's Lepidosiren paradoxa. Prag 1845. 4. S. 41. und die Abb. Tab. V. Hyrtl sah auch im Verlaufe des Eileiters eine der Eileiterdrüse der Plagiostomen vergleichbare absondernde Drüse.

11) Vergl. darüber die reichhaltigen Beobachtungen von Müller in seinen Untersuchungen über die Eingeweide der Fische. Berlin 1845. 4. S. 19 ff.

12) Sie sind, nach Müller, am grössten bei den Eierlegenden Gattungen:

Eileiter gehen nun bald sogleich, bald mittelst eines zwischenliegenden Abschnittes über in die beträchtlich erweiterten Uteri, deren innerer Schleimhautüberzug sehr verschiedenartig sich verhält. Die beiden Uteri münden mittelst einer Art Scheide hinter dem Afterdarme in die Cloake. — Bei den mit Nickhaut versehenen Haien findet sich in Bauchfellfalten noch ein paariges, aus Körnchen gebildetes, accessorisches Organ ohne Ausführungsgang [13]).

[Ueber den Geschlechts-Apparat der Myxinoïden und Plagiostomen vergl. besonders Müller, Untersuchungen über die Eingeweide der Fische. Berlin 1845. 4. Von besonderem Interesse ist auch — vorzüglich in Betreff der hier nicht zu erläuternden Placenta-Bildungen — Müller's Schrift: Ueber den glatten Hai des Aristoteles in d. Abhandl. d. Berl. Acad. d. Wissensch. Berlin 1842. Ueber die Plagiostomen s. noch Treviranus in seiner und Tiedemann's Zeitschr. für Physiol. Thl. 3. — Ueber die Knochenfische vergl. Rathke in dessen Beiträgen z. Geschichte d. Thierwelt Thl. 3. S. 117 ff. und in Meckel's deutsch. Archiv f. Physiol. Thl. 6. S. 589.]

## §. 53.

Die Hoden der Fische sind gewöhnlich paarig, selten unpaar, wie z. B. bei den Myxinoïden. Rücksichtlich ihres inneren Baues und der Ausführungsart ihres Inhaltes zeigen sie folgende wesentliche Verschiedenheiten:

1. Die Hoden mehrer Fische sind, ihrem äusseren Verhalten nach, von den Eierstöcken derselben Thiere nicht zu unterscheiden. Sie besitzen einen körnigen Bau. Zugleich fehlen eigene Saamenleiter und der Saame wird frei in die Bauchhöhle ergossen, aus welcher ein hinter dem After gelegener *Porus abdominalis* ihn ausführt. Hierher gehören die Cyclostomen und unter den Malacopterygii apodes die Muraenoïdei Müll. [1]). — Bei den männlichen Stören dagegen, deren Hodenbau noch nicht aufgeklärt ist [2]), findet sich, ganz wie bei den weiblichen, jederseits ein in die Bauchhöhle mündender Trichter, der in den Harnleiter seiner Seite führt.

---

den Scyllia, den Raja, Platyrhina und den Chimären. Eine eigene Form dieser Drüsen entdeckte Müller bei den Haien mit Nickhaut. Sie bilden zwei schnekkenartig gekrümmte hohle Schläuche, welche sich gegenüberliegen. Die Wände sind drüsig. Als drüsige Elemente erscheinen Röhrchen.

13) S. die Abb. dieses, seiner Bedeutung nach, räthselhaften Organes bei Müller l. c. Tab. 2. Fig. 13.

1) S. darüber Müller in Erichson's Archiv 1845. S. 133. und, was die Cyclostomen anbetrifft, dessen Schrift: Ueber d. Eingew. d. Fische S. 4.

2) Rathke vindicirte den Stören, gleich den Cyclostomen, den Aalen (und einigen sicher nicht hierher gehörigen Knochenfischen), einen körnigen Bau. Müller fand bei Accipenser dagegen sehr verwirrte reiserförmige Saamencanälchen; zugleich öfter eine Verschliessung des Trichters, wie beim weiblichen Stör. Ich fand den Trichter kürzlich offen, vermisste aber die Flimmerbewegung darin.

FSC
www.fsc.org
MIX
Papier | Fördert
gute Waldnutzung
FSC® C083411

Kolibri 360 GmbH
Ferdinand-Jühlke-Straße 7
99095 Erfurt, Deutschland
produktsicherheit@kolibri360.de